AF469223

LES

GRANDS ÉCRIVAINS

DE LA FRANCE

NOUVELLES ÉDITIONS

PUBLIÉES SOUS LA DIRECTION

DE M. AD. REGNIER

Membre de l'Institut

MÉMOIRES

DE

SAINT-SIMON

TOME IV

PARIS. — TYPOGRAPHIE A. LAHURE
Rue de Fleurus, 9

MÉMOIRES

DE

SAINT-SIMON

NOUVELLE ÉDITION

COLLATIONNÉE SUR LE MANUSCRIT AUTOGRAPHE

AUGMENTÉE

DES ADDITIONS DE SAINT-SIMON AU JOURNAL DE DANGEAU

et de notes et appendices

PAR A. DE BOISLISLE

Et suivie d'un Lexique des mots et locutions remarquables

TOME QUATRIÈME

PARIS

LIBRAIRIE HACHETTE ET Cie

BOULEVARD SAINT-GERMAIN, 79

1884

Tous droits réservés

MÉMOIRES

DE

SAINT-SIMON

Je perdis au commencement de cette année[1] M. Bignon[2], conseiller d'État, si ami de mon père qu'il voulut bien être mon tuteur, quoique sans aucune parenté, lorsqu'à la mort de Mme la duchesse de Brissac, en 1684, elle me fit son légataire universel[3]. C'étoit un magistrat de l'ancienne roche[4] pour le savoir, l'intégrité, la vertu, la modestie, digne du nom qu'il portoit, si connu dans la robe et dans la république des lettres[5], et qui, comme ses

[1697]
Mort de Bignon, conseiller d'État, et de son frère, premier président du Grand Conseil, dont Verthamon, son gendre, a la place.

1. On a vu dans le tome III, p. 333, note 5, que Saint-Simon a placé la date de l'année 1697 un peu plus haut, en regard du paragraphe consacré à la nomination de Mme de Jussac.

2. Jérôme Bignon, deuxième du nom : tome II, p. 85. Sur sa mort subite (15 janvier 1697), voyez les *Annales de la cour*, éd. 1739, tome I, p. 100, le *Journal de Dangeau*, tome VI, p. 57, la *Gazette* du 19 janvier 1697, le *Mercure* du même mois, p. 285-290.

3. Comparez notre tome II, p. 269-270, et le tome IV de 1873, p. 334. Bignon avait signé au contrat de Saint-Simon (tome II, p. 477).

4. On dit « un homme, un esprit, un cœur de *la vieille roche*, pour dire excellent, ferme et de la vertu ancienne. » (*Furetière*.)

5. Au sens collectif, noté par Furetière, de : « tous les gens de lettres. » Le mot revient un peu plus loin, p. 249.

pères[1], avoit été avocat général avec grande réputation[2]. Il étoit veuf de la sœur unique[3] de Pontchartrain, qu'il avoit toujours extrêmement aimée[4] et qui fit de ses enfants comme des siens. Bignon n'étoit point riche et

1. Le grand-père, Roland Bignon (1559-1628), quoique fort savant, s'était contenté d'être avocat au Parlement; mais le père, Jérôme Bignon, premier du nom (1590-1656), avait illustré son nom soit au Palais comme avocat général, soit dans la littérature et l'érudition comme auteur d'un grand nombre d'ouvrages, dont le premier fut composé par lui à l'âge de dix ans, et surtout comme chef de cette dynastie de maîtres de la librairie auxquels la Bibliothèque du Roi a dû une bonne partie de sa gloire. On le surnomma le *Varron français*, et Mme de Sévigné (tome III, p. 367-368) le qualifiait de « plus bel esprit de son siècle. » Son tombeau, avec un buste de marbre par Girardon, est dans l'église Saint-Nicolas-du-Chardonnet. C'est lui, comme on l'a vu au tome I, p. 444, qui avait prononcé l'éloge de Claude de Saint-Simon lors de sa réception au Parlement, en 1635.

2. « Homme de vertu, » écrit Dangeau; et M. de Sourches : « Très habile et très honnête homme. » Le *Dictionnaire de Moréri* dit qu'il « joignoit à beaucoup de capacité et de littérature des sentiments de probité, de droiture, de douceur et de modestie qui lui avoient justement attiré l'amour et l'admiration de tout le monde. » Il avait cependant attendu fort longtemps, de 1673 à 1678, sa nomination comme conseiller d'État semestre en place de la charge d'avocat général, quoique ce fût presque un droit, et il n'était passé ordinaire que le 30 mars 1686.

3. Suzanne Phélypeaux, baptisée le 12 février 1641, mariée le 21 juin 1656, et morte le 24 mars 1690 : voyez notre tome II, p. 270, note 3. Si l'on en croit Mathieu Marais (*Journal*, tome II, p. 342-343), c'était une prétendue dévote, qui avait des amants et qui finit mal. Elle laissa quatre fils, dont trois au moins reparaîtront dans les *Mémoires :* 1° Jérôme III, qui devint prévôt des marchands; 2° Louis, qui prit l'épée et fut inspecteur d'infanterie; 3° l'abbé Jean-Paul, célèbre académicien et bibliothécaire du Roi; 4° Armand-Roland, intendant et conseiller d'État.

4. Il faut évidemment lire « qui l' (*au lieu de* qu'il) avoit toujours extrêmement aimée, » ou peut-être « aimé », conformément à ce passage de notre tome II, p. 270 : « Pontchartrain..., dont il avoit épousé la sœur; l'aimoit et le considéroit extrêmement, et regarda et traita toujours ses enfants comme s'ils eussent été les siens. » Cependant, dans une Addition à Dangeau (tome IV, p. 208), parlant de MM. Bignon et de leur mère, il dit que Pontchartrain, « ayant aimé tendrement cette sœur, fit leur fortune et les chérit comme ses enfants. » De même, dans une autre Addition, tome VIII, p. 39.

avoit, à quatre-vingts ans[1], la tête aussi bonne qu'à quarante. Je le regrettai beaucoup, et je ne faisois rien dans mes affaires qu'avec son conseil. Son frère[2], qui étoit premier président du Grand Conseil, et pour qui on avoit formé cette charge[3], le suivit huit jours après[4]. Celui-là étoit riche par un mariage[5]; il n'avoit qu'une fille[6], mariée à Verthamon[7], maître des requêtes, fils du

1. *A* est ajouté après coup, et, à la suite d'*ans*, il y a *et*, biffé. — Jérôme Bignon n'avait que soixante-neuf ans, deux mois et quatre jours. Van Schuppen avait gravé un dernier portrait de lui en 1695.

2. Thierry Bignon, né en 1632, conseiller au Parlement en 1656, maître des requêtes en 1662, commis à une des présidences du Grand Conseil en 1671, créé premier président de la même cour en janvier 1690, et mort le 19 janvier 1697. Voyez le *Journal de Dangeau*, tome VI, p. 59, les *Annales de la cour*, tome I, p. 104, le *Mercure*, janvier 1697, p. 290-292, etc. On a son portrait, gravé par Van Schuppen, d'après François de Troy, en 1697. Très lettré comme tous les Bignon, et, de plus, mari d'une femme fort savante, il avait continué les réunions d'antiquaires et de numismates organisées primitivement à l'hôtel d'Aumont. Antoine Galland l'orientaliste s'était attaché à sa maison; c'est peut-être ainsi, par ce président et son frère, qu'un autre Galland se trouva en relations avec Saint-Simon, devint son secrétaire et fut employé par lui à la transcription des Additions au *Journal de Dangeau*.

3. La composition du Grand Conseil, dont les attributions ont déjà été indiquées au tome II, p. 76, note 2, est exposée dans le *Mémoire sur la généralité de Paris* (1700), publié en 1881, p. 179-181. Les présidences de cette cour avaient été confiées, par commissions temporaires, à des maîtres des requêtes, jusqu'en janvier 1690, où un édit créa une charge de premier président et huit de présidents. Thierry Bignon fut pourvu de la première présidence le 7 avril suivant, au prix de quatre cent mille livres; les gages n'étaient que de douze mille livres. Depuis 1696, le Grand Conseil siégeait en location à l'hôtel d'Aligre, rue Saint-Honoré.

4. Non pas huit jours, mais quatre seulement; Thierry Bignon mourut sans avoir su la maladie ni la mort de son frère (*Gazette d'Amsterdam*, 1697, n° VIII; *Annales de la cour*, tome I, p. 104). On remarqua que leurs deux femmes aussi étaient mortes presque en même temps.

5. Il avait épousé la fille de l'avocat général Omer Talon et possédait, selon les *Annales*, plus de quatre cent mille écus de bien.

6. Marie-Anne-Françoise Bignon, mariée le 7 novembre 1678 à M. de Verthamon, morte le 26 décembre 1730, dans sa soixante-dixième année.

7. Michel-François de Verthamon, marquis de Bréau et de Manœuvre,

[*Add. St-S. 193*] premier lit de la maréchale d'Estrades[1], qui eut sa charge[2].

Caumartin conseiller d'État.

La place de l'autre frère dans le[3] conseil des parties[4]

conseiller au Parlement en 1674, maître des requêtes en 1677, premier président du Grand Conseil à la place de son beau-père le 22 février 1697 (Arch. nat., O¹ 41, fol. 28), commandeur et greffier des ordres en 1716, mourut le 2 janvier 1738, âgé d'environ quatre-vingt-quatre ans. On revint alors, pendant vingt-cinq ans, à l'ancienne organisation : le Grand Conseil fut présidé par huit maîtres des requêtes pourvus de commissions quatriennales et ayant un conseiller d'État au-dessus d'eux. — C'est peut-être parce que M. de Verthamon était le frère de la femme qu'avait épousée, en 1684, le duc de Brissac, veuf de Mlle de Saint-Simon, que notre auteur parle de lui en très mauvais termes chaque fois qu'il rencontre son nom. Du reste, si l'on en croit les *Annales*, tome I, p. 104-106, il se conduisait fort mal avec sa propre femme. Par sa mère, il descendait des deux chanceliers d'Aligre ; son père et son aïeul avaient occupé longtemps des postes importants au Conseil et dans les finances.

1. Le maréchal d'Estrades (tome III, p. 241 et note 1) avait épousé en secondes noces, le 9 juin 1678, Marie d'Aligre, fille du chancelier et veuve de Michel de Verthamon. Elle devint veuve en 1686, et mourut le 2 février 1724, à quatre-vingt-onze ans, n'ayant eu que deux filles. « Grande joueuse, gagnant même tous les jours des sommes considérables, » dit M. de Sourches (*Mémoires*, éd. 1882, tome I, p. 159).

2. Comme il est dit, avec un tour étrange, à la manchette de la page 1. — Avant cela, M. de Verthamon avait refusé de quitter Paris et d'accepter une intendance de province. On avait songé à ne lui donner que la survivance du premier président du Grand Conseil sous M. Talon, qui eût cédé sa charge de président à mortier à l'intendant Phélypeaux, dont il sera parlé p. 9. (*Gazette d'Amsterdam*, n° xi.)

3. *L'autre* est écrit en interligne, au-dessus d'un mot biffé commençant par *D*, et *frère dans le* est en surcharge sur une première rédaction que nous ne pouvons déchiffrer complètement. — Le plus jeune fils de Jérôme Bignon eût désiré, à défaut des biens que son père ne laissait pas, obtenir la place de conseiller d'État ; mais, outre que le Roi ne voulait point donner à ces charges une apparence d'hérédité, il avait promis la première vacance à M. de Caumartin, et il tint sa promesse, quoique celui qui en était l'objet se fût engagé à ne point la rappeler. (*Annales de la cour*, tome I, p. 100-103 ; *Dangeau*, tome VI, p. 57.)

4. Autrement dit conseil privé. Saint-Simon devant, ici et en plus d'un autre endroit, parler assez longuement des divers conseils, nous saisissons cette occasion de donner à l'Appendice, n° I, une notice sur leur composition et leurs attributions respectives.

fut donnée à Caumartin[1], proche parent et ami particulier de Pontchartrain[2], qui s'en servoit très principalement dans l'administration des finances, dont il étoit l'un des intendants[3]. C'étoit un grand homme, beau et très bien fait[4], fort capable dans son métier de robe et de finances[5], qui savoit tout en histoires, en généalogies, en anecdotes de cour, avec une mémoire qui n'oublioit rien de ce qu'il avoit vu ou lu, jusqu'à en citer les pages sur-

1. Louis-Urbain Lefèvre de Caumartin (tome II, p. 194, note 1) était intendant des finances depuis le 6 avril 1690 (Arch. nat., O[1] 34, fol. 89 v°). Sur la façon dont il fut nommé conseiller d'État semestre en remplacement de M. de Breteuil, son collègue, qui passa conseiller ordinaire à la place de Bignon (Arch. nat., O[1] 41, fol. 18 v°), voyez le *Journal de Dangeau*, tome VI, p. 57, et les *Annales*, tome I, p. 102-103.

2. Caumartin avait épousé en 1680 Marie-Anne Quentin de Richebourg, dame de la baronnie de Saint-Ange, nièce de la mère de Mme de Pontchartrain, et par conséquent cousine germaine de celle-ci. Il y avait d'ailleurs d'autres rapports de parenté entre les deux familles.

3. Les intendants des finances, créés au seizième siècle pour seconder le surintendant des finances, diriger le détail de chaque département administratif, examiner les affaires, et les rapporter dans les directions ou au Conseil, avaient beaucoup et souvent varié en nombre. Portés jusqu'à douze sous le cardinal Mazarin, ils avaient été réduits à deux seulement lorsque Colbert était devenu contrôleur général; mais, en 1690, Pontchartrain, qui venait de faire les mêmes fonctions d'intendant en surnombre pendant deux ans, avait fait ériger les deux anciennes commissions en titre d'office et créé quatre autres charges, dont une fut donnée à Caumartin. Nous en verrons supprimer deux en 1701, puis leur nombre remonter jusqu'à sept. On trouve les attributions de chacun des intendants dans l'*État de la France* de 1698, tome III, p. 40-44. La finance de leurs charges était de quatre cent mille livres, et elles en rapportaient à peu près quarante mille. Les intendants des finances subsistèrent, avec des modifications de nombre et d'attributions, jusqu'à la fin de l'ancien régime. En fait, c'étaient des premiers commis, mais avec un titre honorable et une telle omnipotence, sans aucune responsabilité, que souvent on les vit préférer cet emploi stable et utile au poste difficile de contrôleur général.

4. On a son portrait gravé par Vermeulen, d'après François de Troy.

5. Dans le recueil de *Caractères des personnes les plus illustres de la cour de France* (1703) conservé au Musée Britannique, ms. Add. 29 507, fol. 34, Caumartin se trouve ainsi dépeint : « Est bien fait de sa per-

le-champ dans la conversation[1]. Il étoit fort du grand monde, avec beaucoup d'esprit, et il étoit obligeant, et

sonne et ne manque pas d'esprit ni de savoir pour l'exercice de sa charge. Il est riche, avide de grands biens, et fort avare quoiqu'il n'ait point d'enfants. C'est un des premiers du conseil des finances. » Comparez les *Mémoires de Sourches*, tome II, p. 192. On voit dans la correspondance (actuellement en cours d'impression) de la marquise de la Cour-Balleroy, sœur consanguine de Caumartin, que Saint-Simon ne plaisait guère à ce dernier.

1. Comparez à ce passage plusieurs autres endroits des *Mémoires*, tomes II de 1873, p. 221, VIII, p. 41, XVII, p. 154 et 155. — L'érudition de Caumartin datait de l'enfance, et, par les souvenirs de son père, qui avait aussi servi dans les finances, il pouvait remonter jusqu'au règne d'Henri IV. Surtout, dit le marquis d'Argenson (*Mémoires*, tome I, p. 9-10), il « se piquoit de science généalogique. » Élevé par Fléchier et passionné pour les lettres, Caumartin se plaisait à offrir l'hospitalité de son château de Saint-Ange (l'ancien Challeau de la duchesse d'Étampes, à dix-huit kilomètres de Fontainebleau) aux principaux poètes et historiens de son époque. Ces derniers surtout venaient s'y inspirer soit des souvenirs personnels de l'intendant, soit des traditions que lui avait transmises son père. Ce fut là, sous des allées de buis centenaire qu'on voit encore, que Voltaire se réfugia en quittant l'étude de procureur où son père l'avait fait entrer, et qu'il commença la *Henriade*. Peut-être aussi y conçut-il la première idée du *Siècle de Louis XIV*, où les récits et les anecdotes de Caumartin tiennent probablement une large place. Il a consacré par les vers de l'épître V au Grand Prieur, datée de 1715, et par son *Commentaire historique* (*Œuvres*, tomes XIII, p. 13, et XLVIII, p. 320), le souvenir de cette généreuse hospitalité. De l'hôte lui-même, il dit :

Caumartin porte en son cerveau
De son temps l'histoire vivante.
Caumartin est toujours nouveau
A mon oreille qu'il enchante;
Car dans sa tête sont écrits
Et tous les faits et tous les dits
Des grands hommes, des beaux esprits,
Mille charmantes bagatelles,
Des chansons vieilles et nouvelles,
Et les annales immortelles
Des ridicules de Paris.

M. l'abbé A. Fabre a consacré à Caumartin, à son père, au château de Saint-Ange et à l'hospitalité que Voltaire y reçut trois chapitres de son étude récente sur la *Jeunesse de Fléchier*, tome II, p. 129-179.

au fond[1] honnête homme[2]; mais sa figure, la confiance de Pontchartrain et la cour l'avoient gâté : il étoit glorieux, quoique respectueux, avoit tous les grands airs qui le faisoient moquer[3], et haïr encore de ceux qui ne le connoissoient pas; en un mot, il portoit sous son manteau[4] toute la fatuité que le maréchal de Villeroy étaloit sous son baudrier[5]. C'est le premier homme de robe qui ait hasardé le velours et la soie : on s'en moqua extrêmement, et ne fut imité de personne[6].

1. *Fonds*, comme habituellement, dans le manuscrit.

2. Les mots *honnête homme*, pris au sens d'aujourd'hui, rappellent ces vers de la satire XI de Boileau (1698), où le nom de *Caumartin* ne peut désigner que notre intendant des finances, quoi qu'en aient dit récemment quelques écrivains :

> Chacun de l'équité ne fait pas son flambeau ;
> Tout n'est pas Caumartin, Bignon, ni Daguesseau.

Remarquons toutefois ici que la suite, la restriction amenée par *mais*, s'accorderait plutôt avec le sens d'autrefois, que Bussy définit par « homme poli et qui sait vivre » (*Lettres de Mme de Sévigné*, tome V, p. 529).

3. Emploi, très justifié par celui du passif « être moqué », et toujours très français, de l'infinitif actif *moquer*, accompagné du verbe *faire* (voyez l'*Académie* et *Littré*, 6e et 7e). Construit ainsi avec *faire*, *moquer* a le plus souvent pour régime *se*, qui forme, avec les deux verbes combinés, une sorte de composé réfléchi : « se faire moquer », comme on dit, avec un actif quelconque : « se faire battre, louer », etc.

4. Son manteau, dont il va être question p. 8-9, d'homme de finance.

5. Nous avons eu déjà l'occasion (tome III, p. 79, note 4) d'indiquer ce côté du caractère de Villeroy, sur lequel Saint-Simon reviendra plus longuement à diverses reprises. Quant au baudrier, le commentateur du Chansonnier (ms. Fr. 12691, p. 467, 484 et 526) fait connaître que, malgré son âge, le maréchal, toujours couru des dames comme galant et comme danseur, soignait beaucoup sa parure, portait de gros nœuds d'or et d'argent à son épée, et que, quoique la mode des baudriers fût passée, il en avait toujours un, soit pour faire valoir la taille et l'ajustement, soit pour dissimuler une épaule qu'on disait trop haute. « La magnificence est sa folie, dit aussi un recueil de caractères de l'année 1700 environ (*Relation de la cour de France en 1690*, par Éz. Spanheim, publiée par M. Ch. Schefer en 1882, Appendice, p. 401); mais elle est de mauvais goût chez lui : il y a toujours du Mascarille dans sa personne. »

6. Ainsi dans le manuscrit; nous avons déjà rencontré plus d'une

Gagne sa prétention de sa date d'intendant des finances sur les conseillers d'État postérieurs.

Il prétendit une séance[1] qui forma un procès que je rapporterai tout de suite[2]. Les intendants des finances qui ne sont pas conseillers d'État entrent en manteau court au conseil des parties et y ont séance du jour de leurs provisions d'intendants des finances, et la conservent au-dessus des conseillers d'État qui ne le deviennent que depuis que les intendants des finances ont acheté leurs charges[3]. Sur ce fondement, Caumartin, devenu conseiller d'État, prétendit précéder ceux-là, parce qu'il les avoit toujours précédés. Eux prétendoient que les[4] intendants des finances qui n'étoient point conseillers d'État n'étoient point du Conseil, quoique avec séance[5] et voix, et en donnoient pour preuve qu'ils n'y étoient ni comme maîtres[6] des requêtes, ni comme conseillers d'État[7], dont ils ne

omission semblable, et assez fréquente à cette époque, du pronom sujet. — Toute cette dernière phrase a été ajoutée en interligne.

1. C'est-à-dire un rang de séance, un rang d'ancienneté, pour siéger au Conseil.

2. Dangeau n'en parle que lors de la solution du conflit, tome VI, p. 114.

3. Comparez les *Projets de gouvernement du duc de Bourgogne*, p. 74. — Dans ces conditions, en 1685, M. de Breteuil avait obtenu de garder sa place avant l'abbé le Peletier, quoique devenu conseiller huit jours après lui.

4. La première lettre de *les* corrige un *C* majuscule.

5. Les deux premières lettres de *séance* corrigent *voi[x]*.

6. Saint-Simon a mêlé les deux nombres : ici *maître*, suivi de *conseillers* (au pluriel), et, sept lignes plus loin, *conseiller* au singulier.

7. Les maîtres des requêtes, dépouillés par ces intendants du rapport des affaires de finances, affectaient de les considérer comme de simples commis du surintendant, qui n'entraient au Conseil que pour rendre compte du travail dont on les chargeait, et sans jamais s'y asseoir. Tout au plus, aux réunions de directions, devaient-ils avoir un banc séparé de ceux des conseillers d'État, et la séance, le rang qu'on leur accordait néanmoins du jour de leur brevet n'était qu'une « chose extraordinaire, » comme le dit le chancelier Séguier dans sa correspondance de l'année 1657 avec M. le Tellier (Bibl. nat., ms. Fr. 6894, fol. 17, 29 et 58), à laquelle on peut opposer des observations de l'intendant Marin en faveur de ses collègues, sur le règlement du 15 septembre 1661 qui avait constitué le conseil des finances et réglé les rangs et attributions (Arch. nat., KK 597, p. 555).

portoient pas ni l'une ni l'autre robe[1]; et concluoient que, leur séance et voix n'étant que d'honneur, pour décorer leurs charges, et ne les incorporant point dans le Conseil, ils en devoient prendre la queue quand, à proprement parler, ils venoient à y entrer comme membres et à être faits conseillers d'État, dont alors seulement ils revêtoient la robe et quittoient le manteau[2]. La chose portoit directement sur Phélypeaux[3], frère de Pontchartrain, qui

1. La robe des magistrats, dit le *Dictionnaire de Trévoux*, « est un ample vêtement qu'on met par-dessus l'habit ordinaire, qui descend jusqu'aux talons et qui a les manches fort larges à l'égard des laïques, et fort étroites à l'égard des ecclésiastiques. » Celle des membres du conseil d'État, sous Louis XIV, était noire, à doubles manches pendantes, de satin pour les cérémonies, de simple soie pour les temps ordinaires. Les maîtres des requêtes, dans les cérémonies, revêtaient la robe rouge du Parlement, comme faisant partie de ce corps, et, à l'habitude, ils avaient la robe de soie ou de satin noir. Voyez ci-après, p. 404-406 et 413, l'appendice des CONSEILS SOUS LOUIS XIV. Les intendants des finances n'avaient que le manteau et le rabat (suite des *Mémoires*, tomes II, p. 222, et III, p. 54).

2. On voit, par les *Mémoires du duc de Luynes*, tomes V, p. 454, et VII, p. 369-370, que le Roi n'admettait jamais les conseillers d'État ni les maîtres des requêtes à se présenter devant lui sans robe et en manteau, tandis que les intendants des finances avaient le privilège de siéger ainsi au conseil des parties. Mais, dans l'ordinaire de la vie, beaucoup d'hommes de la robe, conseillers d'État ou autres, tendaient, comme nous l'avons vu déjà (tome III, p. 282), à s'affranchir de l'obligation du costume, malgré une déclaration royale de 1684 qui avait prescrit aux magistrats des cours supérieures le port de la robe fermée quand ils étaient en fonctions, et, partout ailleurs, celui de la robe noire avec manteau et collet. (Bibl. nat., *Mélanges de Philibert de Lamare*, ms. Fr. 23 251, n° 1778; *Notice sur la Chambre des comptes de Paris*, par A. de Boislisle, p. XCVII et XCVIII; *les Parlements de France*, par le vicomte de Bastard d'Estang, tome I, p. 177-179; *Caractères* de la Bruyère, tome II, p. 186.

3. Jean Phélypeaux, frère cadet du contrôleur général, né le 12 mars 1646, n'avait débuté que tard au Grand Conseil (1676), puis s'était fait pourvoir d'une charge de maître des requêtes (1686), et il exerçait les fonctions d'intendant de la généralité de Paris depuis le 13 décembre 1690. Conseiller d'État semestre du 23 novembre 1693, il passa ordinaire en mai 1705, se démit de l'intendance en août 1709, et mourut le 19 août 1711. En 1697, on cherchait pour lui une présidence au Parlement.

se trouvoit le premier et le plus ancien des conseillers d'État faits depuis que Caumartin étoit intendant des finances. Pontchartrain l'aimoit beaucoup, et ils vivoient parfaitement en frères, et y[1] ont toujours vécu[2]. Toutefois la cause financière[3] de Caumartin l'emporta dans l'esprit de Pontchartrain, qui lui fit gagner son procès devant le Roi, où l'affaire fut rapportée, qui fit un règlement pour l'avenir[4]. Les conseillers d'État en furent fort fâchés, et Phélypeaux en dit son avis à son frère, mais sans qu'ils s'en soient refroidis[5].

La Reynie, conseiller

La Reynie[6], conseiller d'État, si connu pour avoir tiré, le premier, la charge de lieutenant de police de Paris[7] de

1. Nous ne relevons plus l'élasticité de sens, si ordinaire chez notre auteur, des pronoms adverbiaux *y, en, où* (voyez trois lignes plus bas).

2. Comparez la suite des *Mémoires*, tome IX, p. 89.

3. L'épithète prête à deux sens : sa cause qui intéressait le monde financier, ou peut-être sa prétention en qualité d'intendant des finances.

4. Ce fut seulement le 14 mai 1697 que l'affaire fut jugée en faveur des intendants des finances, et Dangeau (tome VI, p. 114) ajoute : « Le Roi va faire un règlement par lequel tout intendant des finances qui aura été fait conseiller d'État depuis, quand même il viendroit à vendre sa charge, gardera toujours sa place dans le Conseil du jour qu'il aura été intendant des finances. Ce règlement-là augmentera le prix de ces charges-là de beaucoup. » La *Gazette d'Amsterdam*, à la date du 4 mars (nº xx), dit que Caumartin avait contre lui six conseillers semestres, que Daguesseau et la Reynie furent chargés du rapport, et que l'affaire amena des conflits entre les laquais des deux partis. Les pièces se trouvent réunies à la Bibliothèque nationale, ms. Moreau 1282, fol. 176-228. L'arrêt original est aux Archives nationales, dans le registre E 1899.

5. Voyez une rédaction antérieure dans les *Écrits inédits*, tome VI, p. 248-249.

6. Gabriel Nicolas de la Reynie, né à Limoges le 25 mai 1625, fils d'un conseiller au présidial de cette ville, y eut une charge de président le 22 août 1646, puis, amené à la cour par le duc d'Épernon, acheta, en 1661, une charge de maître des requêtes. Il devint lieutenant général de police de Paris en 1667, conseiller d'État semestre le 16 décembre 1680, et conseiller ordinaire le 30 mars 1686, quitta la police en 1697, pour se consacrer exclusivement au Conseil, dont il devint sous-doyen, mais ne put parvenir ni au décanat ni aux sceaux, et mourut le 14 juin 1709.

7. Cette charge, détachée de celle de lieutenant civil lors de la mort

son bas état naturel pour en faire une sorte de ministère, et fort important par la confiance directe du Roi, les relations continuelles avec la cour et le nombre des choses dont il se mêle et où il peut servir ou nuire infiniment aux gens les plus considérables, et en mille manières[1], obtint enfin, à quatre-vingts ans[2], la permission de quitter un si pénible emploi[3], qu'il avoit le premier ennobli[4] par l'équité, la modestie et le désintéressement avec lequel il l'avoit rempli, sans se relâcher de la plus grande exactitude, ni faire de mal que le moins et le plus rarement qu'il lui étoit possible : aussi étoit-ce un homme d'une grande vertu et d'une grande capacité, qui,

d'État et lieutenant de police, quitte cette dernière place à d'Argenson.

tragique de M. Daubray et créée le 12 mars 1667 (voyez les *Mémoires de Louis XIV*, tome II, p. 222), avait été payée par la Reynie deux cent mille livres; mais il avait obtenu, le 22 février 1690, un brevet d'assurance de cent cinquante mille livres. Quoique le lieutenant général de police n'eût pas la préséance sur le nouveau lieutenant civil, ses attributions étaient beaucoup plus considérables : elles représentaient assez exactement celles du préfet de police actuel, avec le droit en plus de juger sommairement les cas de flagrant délit qui n'entraînaient point de peine afflictive, et, en outre, la Reynie, en abandonnant le parti de Seignelay pour se rallier à celui de Louvois, avait obtenu de cette façon la direction des affaires relatives au protestantisme et aux nouveaux convertis (*Mémoires de Sourches*, tome I, p. 343-344). Selon M. de Luynes (tome VIII, p. 224), la charge rapportait vingt-cinq mille cinq cents livres; beaucoup moins, selon Dangeau (tome XVIII, p. 207), quand le titulaire était scrupuleux. Saint-Simon reviendra encore sur son importance dans la suite des *Mémoires*, tomes VI, p. 397, XII, p. 72, et XIII, p. 179 (Addition à Dangeau, tome XVI, p. 43), à comparer avec le *Parallèle*, dans les *Écrits inédits* publiés par M. Faugère, tome I, p. 288-289, et avec un passage du chapitre XXIX du *Siècle de Louis XIV*, avec le *Mémoire sur la police de Paris en 1770* publié par M. Gazier dans le tome V des *Mémoires de la Société de l'Histoire de Paris et de l'Ile-de-France*, p. 32 et suivantes, enfin avec un mémoire semblable, de l'année 1753, qui est au Musée Britannique, ms. Add. 20 831.

1. Les *Caractères* du Musée Britannique (ms. Add. 29 507, fol. 34) disent de lui : « Il est honnête à tout le monde, bon sujet, et brave magistrat. »

2. Il n'avait que soixante-douze ans. — 3. *Dangeau*, tome VI, p. 61.

4. Dans le manuscrit, *annobli* : voyez au tome VIII des *Œuvres de Molière*, p. 178, note 1.

dans une place qu'il avoit pour ainsi dire créée, devoit s'attirer la haine publique, s'acquit pourtant l'estime universelle[1]. D'Argenson[2], maître des requêtes, fut mis en

1. La phrase est irrégulière ; elle peut se corriger de diverses façons, dont la plus simple serait : « et s'y acquit pourtant ». — Les *Mémoires* parleront encore de la Reynie à diverses reprises, avec de semblables éloges (tomes II de 1873, p. 221, IV, p. 41, V, p. 112, VI, p. 397, correspondant à plusieurs Additions au *Journal de Dangeau*, tomes VII, p. 145, IX, p. 387, XII, p. 445), et il faut dire, à ce propos, qu'il avait été l'un des deux exécuteurs du testament fait par la duchesse de Brissac au profit de Saint-Simon (tome IV, p. 334). On peut voir l'historique de son administration dans les *Mémoires tirés des archives de la police de Paris*, par Peuchet, tome I, p. 82-122, et surtout dans *la Police sous Louis XIV*, par P. Clément, p. 62-329. Ses papiers sont actuellement conservés à la Bibliothèque nationale, dans les mss. Joly de Fleury, vol. 2498-2535. Un assez grand nombre de fragments de sa correspondance ont été publiés, soit dans le recueil de Depping, soit dans les *Lettres de Colbert*, dans *la Police sous Louis XIV*, dans le tome I de la *Correspondance des contrôleurs généraux*, etc. Quelques lettres prouvent que, malgré sa « grande capacité, » la Reynie avait bien des préjugés et des préventions ridicules. Le très beau portrait que P. Mignard fit de lui, et qui fut gravé par Van Schuppen, existe encore entre les mains des héritiers de son fils.

2. Marc-René de Voyer de Paulmy, marquis d'Argenson, né à Venise le 4 novembre 1652, reçu avocat le 12 novembre 1669 et chevalier de l'ordre de Saint-Lazare le 8 janvier 1677, se fit pourvoir, après son aïeul, de la charge de lieutenant général aux sénéchaussée et siège présidial d'Angoulême, le 9 août 1679, fut nommé procureur général de la commission des prises maritimes le 25 février 1692, maître des requêtes le 5 mars 1694, membre du conseil des prises en mars 1695, procureur général de la commission des francs-fiefs et de celle des faux-nobles en 1696, lieutenant général de police le 29 janvier 1697 (Arch. nat., O^1 41, fol. 16 v°). Il devint conseiller au conseil de commerce le 18 novembre 1704 et conseiller d'État semestre le 12 juin 1709, quitta la police sous la Régence, le 28 janvier 1718, pour faire les fonctions de garde des sceaux et de président du conseil des finances tout ensemble, eut la charge de garde des sceaux de l'ordre de Saint-Louis à partir de 1719, se démit des finances le 5 janvier 1720, fut alors nommé ministre d'État et lieutenant ou inspecteur général de la police de tout le Royaume, rendit les sceaux le 7 juin 1720, et mourut le 8 mai 1721. Il était membre honoraire de l'Académie des sciences depuis 1716 et membre de l'Académie française depuis 1718.

sa place[1]; c'est un personnage dont j'aurai lieu de parler ailleurs[2].

Mort de Pussort, doyen du Conseil et conseiller au

Pussort[3], conseiller d'État et doyen du Conseil[4], mourut bientôt après[5]; il étoit aussi l'un des deux conseillers au conseil royal des finances[6] et avoit quatre-vingt-

1. La Reynie, poursuivi par l'inimitié de Pontchartrain, avait essayé de le désarmer en prenant un des neveux du ministre, le jeune Jérôme Bignon, pour survivancier de la police (décembre 1690); mais ce maître des requêtes avait préféré entrer dans les intendances, et Pontchartrain finit par obtenir la démission du lieutenant général, à la suite, dit le duc de Luynes (tome XI, p. 192), d'une difficulté avec le Parlement. D'Argenson, nommé alors comme ami personnel du contrôleur général (lettres de celui-ci au premier président de Harlay, dans les mss. Fr. 17430, fol. 9, et 17432, fol. 48), remboursa le brevet d'assurance de cent cinquante mille livres, que le Roi lui rendit d'ailleurs. La Reynie reçut, comme compensation, les bureaux qu'avait M. Bignon au Conseil.

2. Voyez particulièrement au tome XIV, p. 314-318.

3. Tome II, p. 78, note 2.

4. Le doyen du conseil d'État avait des appointements doubles de ceux des conseillers ordinaires et des prérogatives honorifiques ou utiles : voyez ci-après l'appendice des Conseils sous Louis XIV, p. 400. Pussort, conseiller ordinaire depuis le 18 juillet 1664, occupait le décanat depuis le 5 mars 1691.

5. Le 18 février 1697 (*Journal de Dangeau*, tome VI, p. 73 et 74; comparez les *Annales de la cour*, tome I, p. 203-206). Dès 1695, ne pouvant presque plus marcher, il avait obtenu de ne conserver que les bureaux ou commissions qui siégeaient à Paris, et de ne venir au Conseil, à Versailles, que quand sa santé le permettrait (Papiers du P. Léonard, Arch. nat., MM 827, fol. 50; *Gazette d'Amsterdam*, 1695, p. 194).

6. Ces deux places « excitoient, dit Daguesseau (*Œuvres*, tome XIII, p. 71), l'ambition de tous les conseillers d'État : elles les tiroient de pair, pour ainsi dire, et les approchoient fort près du ministre par l'honneur d'assister deux fois la semaine à un conseil où le Roi étoit présent avec le chancelier, le chef du conseil et le contrôleur général. M. de Breteuil, grand-père de celui qui est aujourd'hui secrétaire d'État, disoit que ceux qui remplissoient ces deux places étoient comme de petits dieux placés entre le conseil ordinaire, qu'il comparoit à la nature humaine, et les ministres, qu'il regardoit comme les dieux de la terre. » Il était rare d'ailleurs que les deux conseillers ne suivissent pas docilement l'avis du contrôleur général. Leurs appointements, en comprenant l'indemnité pour secrétaire et le produit du bureau, s'élevaient à vingt mille livres au moins, comme ceux des ministres d'État. On

conseil royal des finances. Cette dernière place donnée à Pomereu, au refus de Courtin, doyen du Conseil. [*Add. St-S. 194*]

sept ou huit ans[1]. M. Colbert l'avoit fait ce qu'il étoit; son[2] mérite l'avoit bien soutenu. Il étoit frère de la mère de M. Colbert[3] et fut toute sa vie le dictateur et, pour ainsi dire, l'arbitre et le maître de toute cette famille si unie. Il n'avoit jamais été marié, étoit fort riche et fort avare[4], chagrin, difficile, glorieux, avec une mine de chat fâché qui annonçoit tout ce qu'il étoit, et dont l'austérité faisoit peur et souvent beaucoup de mal, avec une malignité qui lui étoit naturelle; parmi tout cela, beaucoup de probité, une grande capacité, beaucoup de lumière, extrêmement laborieux, et toujours à la tête de toutes

les appelait encore *directeurs*, ainsi qu'au temps où ils faisaient cette fonction sous un surintendant des finances. Ils ne prêtaient point de serment. Nous aurons à parler d'eux en traitant du conseil des finances.

1. Il n'était que dans sa quatre-vingt-deuxième année.

2. Saint-Simon avait d'abord mis *som*, puis il a corrigé *m* en *n*.

3. Marie Pussort, mariée, par contrat du 20 septembre 1614, à Nicolas Colbert, sieur de Vandières, d'abord drapier-sergor à Reims, puis secrétaire du Roi (1630) et receveur général-payeur des rentes sur les aides (1635). Mme Colbert eut pour enfants le ministre Jean-Baptiste Colbert, l'évêque d'Auxerre, MM. de Croissy et de Maulévrier, Mme Desmaretz, et quatre autres filles, religieuses. Elle mourut le 13 février 1659, à Paris, et son mari le 21 décembre 1661, ayant alors un brevet de conseiller d'État et le gouvernement de Fismes. — C'est précisément cette parenté qui, en 1683, lors de la mort de Jean-Baptiste Colbert, empêcha Pussort, d'ailleurs peu agréable au Roi, d'être nommé contrôleur général (Spanheim, *Relation de la cour de France en 1690*, p. 221).

4. Dans la table de sa copie du *Journal de Dangeau*, Saint-Simon avait écrit ceci sur la mort de Pussort : « Avare, dur, austère, riche, très vieux, très capable, très autorisé, très craint; frère de la mère de feu M. Colbert, et le maître dans la famille ; point marié. » Quant à la fortune, les *Annales de la cour* (tome I, p. 204) prétendent que ses héritiers eurent à se partager cinq cent mille écus outre le bel hôtel qu'il possédait rue Saint-Honoré, auprès de celui de M. d'Armenonville, et qu'acheta le trésorier Bertin; mais la *Gazette d'Amsterdam* (Extr. XVIII) dit au contraire que son bien se trouva moins considérable qu'on eût pu le penser, et que d'ailleurs il avait toujours, ainsi que son neveu Colbert, regardé l'excès de richesse comme un crime. Ce journal vante sa charité, dont le P. Léonard se porte aussi garant (Arch. nat., MM 827, fol. 50). Il y a un éloge de lui dans le *Mercure* de février 1697, p. 275.

les grandes commissions du Conseil et de toutes les affaires importantes du dedans du Royaume[1]. C'étoit un grand homme sec, d'aucune société, de dur et de difficile accès, un fagot d'épines[2], sans amusement et sans délassement aucun, qui vouloit être maître partout, et qui l'étoit parce qu'il se faisoit craindre, qui étoit dangereux et insolent[3], et qui fut fort peu regretté. Courtin[4]

1. L'abbé le Gendre dit, dans ses *Mémoires* (p. 120) : « M. Pussort, quoique fils d'un marchand de Reims, étoit devenu, par ses emplois, par le crédit de sa famille (il étoit oncle maternel de M. Colbert), et bien autant par son mérite, un des hommes du Conseil de la plus grande considération. » Rédacteur du code civil de 1667 et du code criminel de 1670, ce fut Pussort qui « accourcit les griffes de la chicane » (*Lutrin*, livre V, vers 57). Chargé de la police de Paris en 1666, avant la Reynie, il en prépara la réorganisation (*Journal d'Olivier d'Ormesson*, tome II, p. 475). Comme collaborateur de l'œuvre de son neveu, sa rigueur en matière de finances lui valut le surnom de Pussort *le fiscal* (*Annales de la cour*, tome I, p. 203). Il ne s'était pas montré moins inflexible, moins acharné, à accuser et poursuivre Foucquet. Ses mérites réels le firent désigner, en 1685, comme candidat à la dignité de chancelier. Il « avoit, dit à ce propos Saint-Simon, le premier vol au Conseil et aux commissions extraordinaires, mais dur et glorieux à l'excès, et trop porté pour les Colberts, qui, avec lui, eussent emporté toute balance. » (Addition au *Journal de Dangeau*, tome I, p. 242.)

2. La même locution se trouve plusieurs fois dans les *Lettres de Mme de Sévigné* (tomes IV, p. 299, VI, p. 155 et 494, IX, p. 537). Furetière dit qu'elle signifie un homme rude, rébarbatif, d'humeur bourrue.

3. *Insolent* est écrit en interligne, au-dessus de *glorieux*, biffé. — On a, mais sans grande vraisemblance, identifié Pussort avec le « glorieux » Périandre des *Caractères*, tome I, p. 487. Le premier président de Lamoignon (sa *Vie*, par Gaillard, p. XXX-XXXI) a dit de lui : « C'étoit assurément un homme de beaucoup d'intégrité et de capacité, mais si féroce, d'un naturel si peu sociable, si emporté dans ses préventions, et si éloigné de l'honnêteté et de la déférence qu'on doit avoir dans une compagnie, et d'ailleurs si prévenu de son sens et si persuadé qu'il n'y avoit que lui seul qui eût bonne intention, qu'il étoit toujours prêt à perdre le respect qu'il devoit à la Compagnie et à la place que j'y tenois. » Comparez le *Journal d'Ol. d'Ormesson*, tome II, p. 431, 432, 453, 504, etc., les *Lettres de Mme de Sévigné*, tome I, p. 469, celles *de Colbert*, tomes VI, p. 380 et 391, et VII, p. 217, le *Journal de Dangeau*, tome I, p. 260 et 261, etc.

4. Tome III, p. 285, note 7. — Voyez le *Journal de Dangeau*, tomes VI, p. 74-76, VII, p. 141, et la *Gazette d'Amsterdam*, 1697, n° XIX.

devint, par cette mort, doyen du Conseil, et le Roi lui voulut donner la place du conseil des finances[1]; mais les mêmes raisons et le même esprit de retraite qui lui avoient fait refuser de traiter la paix[2] le firent remercier de cette place, que Pomereu[3] eut à son refus. C'étoit un conseiller d'État fort distingué en capacité, en lumière et en esprit, vif, actif, très intègre et laborieux, mais brusque, plus que vif, capricieux, et que sa femme[4] et ses domestiques ne laissoient pas toujours voir, même à ses amis les plus intimes : il en avoit et savoit les mériter; il l'étoit fort de mon père et fut toujours des miens[5]. C'est le premier intendant qui ait été en Bretagne avec cette qualité et ce pouvoir[6].

1. Le Roi s'était déjà excusé, en août 1695, de ne pas lui donner l'autre place, celle de M. d'Argouges (*Journal de Dangeau*, tome V, p. 265).

2. Tome III, p. 285-286. Vingt ans avant, l'affaiblissement de sa santé l'avait forcé de céder l'ambassade de Londres à M. de Barrillon.

3. Auguste-Robert de Pomereu, fils d'un intendant de Picardie, avait été successivement conseiller au Grand Conseil (1651), maître des requêtes (1656), président au Grand Conseil (1662), intendant en Bourbonnais, Berry et Auvergne (1661-1666), conseiller d'État semestre (30 avril 1673), commissaire aux États de Bretagne (1675), prévôt des marchands de Paris (1676-1684), conseiller d'État ordinaire (15 décembre 1680), intendant en Bretagne (1689-1691). Il fut nommé conseiller au conseil royal le 25 février 1697, eut la conduite des affaires de Madame à partir de 1701, et mourut le 7 octobre 1702, à soixante-douze ans.

4. Agnès Laisné, fille d'un maître des comptes, mariée le 19 décembre 1654, et morte le 14 juin 1727, à près de quatre-vingt-dix-sept ans.

5. Comparez la suite des *Mémoires*, tomes II de 1873, p. 221, III, p. 315, et un paragraphe de l'Addition au *Journal de Dangeau*, tome VII, p. 145. Selon le Chansonnier (ms. Fr. 12 620, p. 26), M. de Pomereu se montrait trop plaisant pour un magistrat, et en effet Saint-Simon, aux endroits qu'on vient de citer, le dit capricieux, fantasque, quelque peu sujet à hallucinations; mais, dans sa jeunesse, il passait pour avoir l'esprit vif et adroit, des manières civiles, de la bienfaisance, et pour être bon juge, avec des dispositions à pousser sa fortune (*Tableau des maîtres des requêtes*). En 1675, Mme de Sévigné (tome IV, p. 270) dit que « c'est le plus honnête homme et le plus bel esprit de la robe. » En 1682, M. de Sourches (tome I, p. 160, note 4) le qualifie un des fins compères de ce temps.

6. C'est en janvier 1689 (*Mémoires de Sourches*, tome III, p. 13)

Le fils aîné du comte d'Auvergne[1] acheva de se déshonorer de tous points par un combat qu'il fit contre le chevalier de Caylus[2], au sortir duquel il courut, éperdu, par les rues, l'épée à la main, dont il s'étoit très misérablement servi. La querelle étoit venue pour du cabaret et

Combat à Paris du bailli d'Auvergne et du chevalier de Caylus. Mlle de Soissons exilée. [*Add. St-S.* 195]

qu'il y fut envoyé, avec le titre, non pas précisément d'intendant, mais de « commissaire pour l'exécution des ordres du Roi ; » il venait, tout récemment, de prendre une part active aux enquêtes sur l'état de certaines provinces, dont les conclusions firent tant de bruit en 1688. Les États bretons, aussi bien que le gouverneur de la province, s'étaient entendus jusque-là pour éviter que les commissaires envoyés temporairement par le Roi ne devinssent sédentaires, et surtout ne se transformassent en intendants. M. de Pomereu, ayant eu une de ces commissions au temps de la révolte de 1675, s'y était si bien fait aimer, que M. de Chaulnes n'avait eu d'autre hâte que de l'éloigner. Colbert de Croissy et Boucherat avaient eu des commissions analogues avant Pomereu; Nointel et Caumartin en eurent également en 1679-80, 1682 et 1683. A partir de 1689, le commissaire, en Bretagne, eut, à part le titre, toutes les attributions d'intendant; il en était de même en Béarn.

1. Le comte d'Auvergne, frère cadet du cardinal de Bouillon, a déjà figuré au commencement des *Mémoires*, tome I, p. 131, note 4. Son fils aîné, Emmanuel-Maurice de la Tour, était né le 3 décembre 1670, avait été reçu chevalier de Malte le 7 mai 1692, et portait le titre de bailli d'Auvergne, après avoir eu celui de prince. A la suite de l'affaire qui va être racontée, banni du Royaume et déshérité par ses parents, il fut réduit à faire ses vœux dans l'ordre de Malte, tout en protestant de leur non-validité (*Journal de Dangeau*, tome VI, p. 445-446), et eut la dignité de grand-croix. Il mourut à Berg-op-Zoom, en mars 1702.

2. Claude-Abraham de Thubières de Grimoard de Pestels de Levis, chevalier de Caylus (Saint-Simon écrit : *Quailus*), fils d'une fille du maréchal Fabert et frère du menin, était major au régiment de Lautrec et avait failli acheter, en 1696, le régiment de dragons de son frère. Il alla prendre du service dans l'armée espagnole, y eut un très rapide avancement, devint maréchal de camp, puis lieutenant général en 1709, reçut l'ordre de la Toison d'or en 1717, le gouvernement de Saragosse en 1718, celui de la Galice en 1722, la vice-royauté du Pérou et une charge de capitaine général des armées en 1734, plus tard la grandesse avec un titre de duc (6 avril 1742). Il mourut en Espagne à la fin de l'année 1759, laissant une fille. Son titre ducal et sa grandesse furent relevés en 1770 par les descendants de sa sœur, mariée au marquis de Lignerac. Son père et son aïeul avaient eu, l'un et l'autre, une fin tragique ou mystérieuse.

des gueuses[1]. Caylus, qui étoit fort jeune et qui s'étoit bien battu, se sauva hors du Royaume, et le comte d'Auvergne profita de cette triste occasion pour que son fils n'y rentrât plus[2]. C'étoit de tous points un misérable, fort déshonoré, qui, à force d'aventures honteuses, fut obligé de se laisser déshériter et de prendre la croix de Malte.

1. Le récit de cette rencontre se trouve dans une espèce de gazette à la main recueillie par Gaignières (ms. Clairambault 290, p. 495-496), dans la *Gazette d'Amsterdam*, 1697, n° VIII, dans le *Journal de Dangeau*, tome VI, p. 59, à la date du 18 janvier, où Saint-Simon le prend, etc. L'article du ms. Clairambault est ainsi conçu : « .... On a publié un monitoire contenant que, deux gentilshommes étant chez une dame, ils eurent différend ensemble ; que l'un menaça l'autre de coups de bâton ; qu'ils se quittèrent fâchés, et qu'au sortir de l'église de l'abbaye Saint-Germain, s'étant rencontrés, ils mirent l'épée à la main ; qu'ils étoient tous deux blessés, et que ceux qui en savoient les particularités aient à les venir révéler.... » Et Gaignières, ayant complété son information, écrit un peu plus tard : « Le jour (*lisez :* la veille de) Saint-Sulpice (18 janvier 1697), le comte d'Auvergne et le chevalier de Quélus (*sic*), colonel de dragons, se sont battus à coups d'épée dans la cour de l'abbaye Saint-Germain. On a fermé les portes. La femme d'un savetier les a séparés. Le chevalier a reçu un coup dans le bras et un dans la main ; le comte est peu ou point blessé. On dit que, le chevalier lui ayant porté un coup au milieu du corps, l'épée ploya, et qu'il lui dit que, s'il avoit su qu'il eût eu une cotte de mailles, il eût apporté un pistolet pour lui brûler la cervelle ; et que le comte lui dit qu'il avoit rencontré un bouton. On dit que le chevalier, ayant vu qu'il ne pouvoit avoir prise sur le comte, le colleta, et qu'ils s'entre-mangèrent le nez de colère. Sitôt qu'on eut su qui ils étoient, on les laissa sortir, et ils s'éloignèrent. On veut faire passer ce duel pour rencontre. »

2. Pour éviter la rigueur des édits contre les duels, le comte d'Auvergne alla de lui-même informer le Roi ; mais des ordres furent donnés au procureur général de poursuivre l'instruction sans égard pour personne, et la grand'chambre fit lancer un monitoire, décréta de prise de corps les deux combattants et ajourna personnellement la demoiselle de Chambonneau, cause de la querelle (*Gazette d'Amsterdam*, n° IX, et registres de la Maison du Roi, O^1 41, fol. 12 v° et 13). Le comte d'Auvergne se hâta de faire partir son fils avec le cardinal de Bouillon, qui se rendait à Rome. La procédure ne fut terminée que le 12 juin, par une sentence des grand'chambre et tournelle réunies, condamnant les deux accusés, comme coupables de lèse-majesté, et conformément à l'édit d'août 1679, à être exécutés en effigie, et leurs biens confisqués (Arch. nat., X^{2A} 492).

Il fut pendu en effigie[1] à la Grève[2], de cette dernière-ci[3], avec un grand regret de sa famille, non pas du jugement, mais de sa forme, parce que le Parlement, qui ne connoît de princes que ceux du sang, y procéda comme pour le plus obscur gentilhomme, malgré toutes les tentatives de distinction, dont MM. de Bouillon ne purent obtenir aucune[4]. Cet exil hors du Royaume fit depuis la fortune de Caylus[5]. De cette même affaire, Mlle de Soissons[6] fut chassée de Paris. [Add. S^tS. 106]

1. Cette exécution eut lieu le 26 juin 1697 (*Gazette d'Amsterdam*, n° LIII). « On appelle *exécuter en effigie* l'exécution d'un criminel contumax et condamné dont on n'a pu faire la capture. On pend un tableau à une potence, où est dépeint le criminel, la qualité du supplice, et le jugement de condamnation est écrit au bas. Il n'y a que les condamnations à mort qui s'exécutent en effigie. » (*Dictionnaire de Trévoux*.) On se rappelle Pomenars assistant à sa propre exécution en effigie (*Sévigné*, tome II, p. 411), et Gourville se faisant apporter le tableau où il était figuré (ses *Mémoires*, p. 538). Nous verrons « effigier » également, en 1703, le prince d'Auvergne, frère cadet du chevalier et devenu prince par l'exhérédation de celui-ci, puis, en 1707, le prince Emmanuel de Lorraine. Plus favorisés ou plus habiles, les Novion surent éviter cette honte de famille en 1698 (*Dangeau*, tome VI, p. 428).

2. La place de Grève, beaucoup moins étendue que n'est aujourd'hui celle de l'Hôtel-de-Ville, servait alternativement aux réjouissances publiques et aux exécutions.

3. C'est-à-dire en punition de cette dernière aventure.

4. Nous donnons à l'Appendice, n° II, le factum présenté à ce propos par les ducs et pairs.

5. Voyez sa notice ci-dessus, p. 17, note 2, et le *Journal de Dangeau*, tome XIII, p. 47. Ce fut seulement en 1715 que le Régent lui permit de venir d'Espagne purger son affaire par trois ou quatre jours de Conciergerie : après quoi, il alla reprendre le commandement de sa province (*Mémoires*, tome XII, p. 397).

6. Nous avons vu (tome III, p. 277-278) que Mlle de Soissons et sa sœur Mlle de Carignan « tenoient une conduite fort étrange » et étaient fort mal vues de la cour. La première, compromise avec le comte de Donzy, fut dénoncée par Mlle de Chambonneau à l'occasion du duel des deux chevaliers, et le Roi lui donna ordre de quitter Paris. Elle rejoignit sa mère à Aix-la-Chapelle (*Gazette d'Amsterdam*, 1697, n° XVIII; *Annales de la cour*, tome I, p. 73-75 et 81-84), et nous les retrouverons bientôt, en 1698. Mlle de Chambonneau, souvent impliquée dans des

Ruvigny et ses fils.

[Add. StS. 197]

La paix s'approchant, le Roi la prévint par un trait de vengeance contre Milord Galloway[1], dont il n'auroit plus été temps bientôt après. Il étoit fils de Ruvigny[2], et c'est ce qu'il faut expliquer. Ruvigny étoit un bon, mais simple gentilhomme[3], plein d'esprit, de sagesse, d'honneur et de probité, fort huguenot, mais d'une grande conduite

affaires de même nature, eut ordre de s'éloigner à trente lieues de Paris (Arch. nat., O[1] 41, fol. 12 v°; *Journal de Dangeau*, tome VI, p. 61); y étant revenue malgré cette défense, elle mourut en février 1698, « non sans soupçon de poison » (*Gazette d'Amsterdam*, n° XVIII).

1. Tomes I, p. 260, et III, p. 135-136.

2. Henri Ier de Massué, marquis de Renneval, en Picardie, et de Ruvigny, en Champagne, né vers 1605, débuta dans les gardes en 1627, devint maréchal de camp et mestre de camp du régiment Colonel-général de la cavalerie en 1645, eut un régiment de cavalerie étrangère en 1647, épousa la même année une sœur consanguine de Tallemant des Réaux, passa lieutenant général le 10 juillet 1652, et servit jusqu'au jour où Mazarin le fit nommer (août 1653) député général des Églises protestantes de France, avec des appointements de douze mille livres outre la pension dont il jouissait depuis 1640 et qui fut portée à six mille livres en 1668. Le Roi le chargea de conduire, en 1666, la reine de Portugal se rendant à Lisbonne (*Mémoires de Louis XIV*, tome I, p. 46), puis lui donna, en 1667 et en 1673, des missions extraordinaires auprès de Charles II d'Angleterre. Il revint à Paris en 1676, se démit, peu après, des fonctions de député général au profit de son fils, se fit naturaliser en Angleterre, avec tous les siens, dès 1680, par prévision de la révocation de l'édit de Nantes, et y émigra au mois de février 1686. Après la révolution de 1688, Guillaume d'Orange le fit membre de ses conseils; mais il mourut en 1689, et fut enterré le 28 juillet à Greenwich, où il avoit fondé une église française. Il avait possédé, avec survivance pour son fils, la charge de grand fauconnier de Monsieur. Sa biographie la plus récente se trouve dans le livre du Rév. Agnew : *Protestant exiles from France in the reign of Louis XIV*, 2e édition (1871), tome I, p. 122-142. Voyez aussi les *Mémoires de Dumont de Bostaquet*, gentilhomme protestant de Normandie, qui servit sous les ordres des Ruvigny en exil, et l'*Histoire de Guillaume III*, par Macaulay, tome I, p. 381.

3. Le père du marquis, Daniel de Massué (ou Massy), commandant du château de la Bastille sous Sully, aurait été, selon Conrart (*Historiettes de Tallemant*, tome III, p. 418), le bâtard d'un abbé; mais, selon les généalogistes Haudicquer de Blancourt et la Chenaye des Bois, c'était le fils légitime de Nicolas de Massué et d'Hélène d'Ailly, fille du vidame d'Amiens.

et d'une grande dextérité. Ces qualités, qui lui avoient acquis une grande réputation parmi ceux de sa religion, lui avoient donné beaucoup d'amis importants et une grande considération dans le monde[1]. Les ministres et les principaux seigneurs le comptoient[2] et n'étoient pas indifférents à passer pour être de ses amis, et les magistrats du plus grand poids s'empressoient aussi à en être. Sous un extérieur fort simple, c'étoit un homme qui savoit allier la droiture avec la finesse de vues[3] et les ressources, mais dont la fidélité étoit si connue, qu'il avoit les secrets et les dépôts des personnes les plus distinguées. Il fut, un grand nombre d'années, le député de sa religion à la cour[4], et le Roi se servit souvent des relations que sa

1. Selon Tallemant (tome III, p. 418-430 et 454), qui, comme beau-frère de Ruvigny, devait être bien informé, celui-ci avait commencé par être grand duelliste et des plus galants; il aurait même précédé Henri de Chabot dans les bonnes grâces de l'héritière de Rohan, et c'est pour se consoler de la rupture de cette liaison qu'il fit un premier séjour en Angleterre, chez son beau-frère Thomas Wriothesley, comte de Southampton. Sur son rôle dans la Fronde et sur les missions que la cour lui confia en Allemagne, voyez l'*Histoire de France pendant la minorité de Louis XIV*, par M. Chéruel, tomes III, p. 166, 402, et IV, p. 282, 305, 350.

2. Au sens de « faire *ou* tenir compte de, avoir en considération ».

3. L'*s* de *vues* (*veües*) a été ajoutée après coup.

4. Les protestants avaient eu deux députés d'abord, et un seul depuis 1644. De « personne privée qui se tenoit à la cour pour prendre soin des intérêts des religionnaires, » le député général « étoit devenu personne publique, et, jusque dans le Conseil du Roi, on donnoit des arrêts sur ses requêtes. » (Benoît, *Histoire de l'édit de Nantes*, tome III, p. 205; comparez tomes I, p. 367, et II, p. 122, 161, 162, etc., et Agnew, *Protestant exiles*, tome III, p. 144 et 145.) On estimait, dit Tallemant, qu'il « n'y avoit personne en France plus capable que Ruvigny d'être député général des Églises réformées. » (Tome VII, p. 372.) Son fils, quand il lui remit cette commission, s'en acquitta très bien aussi, quoique jeune. Elle fut naturellement supprimée en octobre 1685; mais, jusqu'à cette époque de la révocation, MM. de Ruvigny rendirent les plus utiles services, d'une part en calmant et retenant les protestants de Languedoc et de Dauphiné, d'autre part en dénonçant l'iniquité des dragonnades (*Histoire de l'édit de Nantes*, tome V, p. 643; C. Rousset, *Histoire de Louvois*, tome III, p. 447 et 452).

religion lui donnoit en Hollande, en Suisse, en Angleterre et en Allemagne pour y négocier secrètement, et il y servit très utilement[1]. Le Roi l'aima et le distingua toujours[2], et il fut le seul, avec le maréchal de Schonberg[3], à qui le Roi offrit de demeurer à Paris et à sa cour, avec leurs biens et la secrète liberté de leur religion dans leur maison, lors de la révocation de l'édit de Nantes;

1. Ses principales missions furent celles que nous avons déjà indiquées, de 1669 et 1673, en Angleterre, la dernière surtout, qui dura trois ans, et dont la correspondance paraît être des plus intéressantes. M. Mignet, dans l'*Histoire des négociations relatives à la succession d'Espagne*, tome IV, et M. de Lort-Sérignan, dans son *Histoire de Guillaume III*, en ont cité ou employé des fragments; de même, M. Chéruel, sur une autre mission de 1660 (*Histoire de France sous le ministère de Mazarin*, tome III, p. 230-232 et 327-328). Voyez aussi les *Annales des Provinces-Unies*, par Basnage, tome II, p. 496, les *Mémoires de Pomponne*, tome II, p. 497-503 et 506, les *Œuvres de Louis XIV*, tome VI, p. 457-471, l'*Histoire de l'édit de Nantes*, par Benoît, tomes III-V, *passim*, l'étude de Guizot sur l'*Amour dans le mariage*, dans la *Revue des Deux Mondes*, 1er mars 1855, *la France protestante* des frères Haag, tome VII, p. 323, le livre du Rév. Agnew, *Protestant exiles*, tome I, p. 129 et suivantes, etc. Les dernières négociations de Ruvigny aboutirent au traité par lequel le roi d'Angleterre se mit à la solde de Louis XIV.

2. Outre ses pensions (dix mille livres pour lui, autant pour son fils aîné, et trois mille pour le cadet), Ruvigny recevait des dons du Roi; insi, en 1684, il eut une somme de trente mille livres pour parfaire le payement de Renneval, qu'il venait d'acheter du duc de Chaulnes (*Journal des bienfaits du Roi*, ms. Fr. 7658, fol. 115; *Dangeau*, tome I, p. 40).

3. Frédéric-Armand, comte de Schonberg, d'une maison originaire du Palatinat, était né en 1615 et avait servi en Suède, puis en Hollande, sous les ordres de Guillaume II, prince d'Orange, avant de passer en France (1650), où il devint capitaine-lieutenant des gendarmes écossais et maréchal de camp (1652), lieutenant général (1654), gouverneur de Saint-Guillain, Bergues, Furnes, etc. De 1660 à 1668, il alla commander les armées du Portugal contre les Espagnols, et, ayant assuré le triomphe de la maison de Bragance, il fut récompensé par une grandesse, avec le titre de comte de Mertola, une pension de quarante mille livres, etc. Revenu en France et naturalisé ainsi que sa famille (enregistrement du 11 janvier 1668), il commanda une des armées de Louis XIV en Catalogne, puis une autre dans les Pays-Bas, pendant la guerre de 1672-1678, et reçut le bâton de maréchal le 30 juillet 1675.

mais tous deux refusèrent[1]. Ruvigny emporta ce qu'il voulut, et laissa ce qu'il voulut aussi, dont le Roi lui permit la jouissance. Il se retira en Angleterre[2] avec ses deux fils[3]. La Caillemotte[4], le cadet, plus disgracié encore du

1. Le maréchal avait été toujours comblé de bienfaits par le Roi; des tentatives furent faites en vain pour le convertir ou pour le retenir (voyez notre tome I, p. 278, note 2 sur son fils Charles), et toute la cour manifesta les plus vifs regrets de son départ. Il se retira en premier lieu en Portugal, et la cour de Versailles, estimant qu'il pouvait y rendre de grands services, mit un vaisseau à sa disposition, avec toutes facilités pour lui, sa famille, sa suite et ses effets[a]; mais l'Inquisition le força bientôt de quitter Lisbonne, et il passa chez l'électeur de Brandebourg, qui le fit gouverneur de la Prusse ducale, ministre d'État et généralissime. Puis il s'attacha à Guillaume d'Orange, prit une part considérable au renversement des Stuarts, fut naturalisé en Angleterre et créé duc, chevalier de la Jarretière, grand maître de l'artillerie. Il périt en commandant l'armée orangiste à la bataille de la Boyne, 10 juillet 1690, contre les Français et les Irlandais. Voyez la suite des *Mémoires*, tomes XIII, p. 392, et XVI, p. 276.

2. Ruvigny eut un passeport, le 29 janvier 1686, pour se retirer en Angleterre avec femme, enfants et domestiques, puis un autre, le 18 février suivant, pour faire passer le carrosse et les sept chevaux de son fils la Caillemotte (Arch. nat., O[1] 30, fol. 39 et 66; *Mémoires de Sourches*, tome I, p. 357; *Journal de Dangeau*, tome I, p. 285 et 288; *Dictionnaire critique* de Jal, p. 1007). On lui conserva même, comme à Schonberg, la jouissance de ses pensions. Très peu d'autres personnes ou familles furent ainsi favorisées en 1685 : on ne cite guère que les Roye (comme nous le verrons plus loin), Mme de Duras, les du Quesne et la princesse de Tarente.

3. Sur le fils aîné, voyez ci-après, p. 24-25.

4. Pierre de Massué de Ruvigny, né à Paris le 4 janvier 1653, portait le nom d'une terre de la Caillemotte, près de Calais, venue de sa grand'mère paternelle. Il avait servi sous Schonberg en Catalogne et en Flandre, et recevait une pension de trois mille livres depuis le 1er mai 1679. Madame (recueil Jaeglé, tome I, p. 341) prétend que lui et son frère aîné étaient tout à la fois dévots et débauchés. Exilé en 1682 (*Sourches*, tome I, p. 111 et note 6), il fit alors un séjour en Angleterre, puis, à son retour, prit part au siège de Luxembourg et y fut blessé le 12 mai 1684. Il émigra, en 1686, comme son père et son frère aîné, travailla

[a] On voit, par les termes de son passeport, du 12 mars 1686 (Arch. nat., O[1] 30, fol. 91 v°), que le nombre des gens de suite ne fut pas aussi limité que le dit Benoît, *Histoire de l'édit de Nantes*, tome V, p. 898.

côté de l'âme que de celui du corps[1], mourut bientôt après. Le père ne survécut pas longtemps, et son aîné[2] continua à jouir des biens que son père avoit laissés en France. Il s'attacha au service du prince d'Orange, à la révolution, qui le fit comte de Galloway[3] en Irlande et l'avança beaucoup[4]. Il étoit bon officier; il avoit de l'ambition; elle le rendit ingrat[5] : il se distingua en haine contre le Roi et contre la France, quoique le seul huguenot qu'on y laissoit jouir de son bien, même servant le prince d'Orange. Le Roi le fit avertir plusieurs fois du mécontentement qu'il avoit de sa conduite; il en augmenta les torts avec plus d'éclat; à la fin, le Roi confisqua ses biens, et témoigna publiquement sa colère[6].

activement les basses classes en faveur du prince d'Orange, malgré son père et son frère, avec qui il se brouilla (*Mémoires de Sourches*, tome II, p. 244), obtint de Guillaume, après la révolution de 1688, l'un des deux régiments de réfugiés français qui se formèrent en Angleterre, et périt en juillet 1690, des suites de blessures reçues au combat de la Boyne.

1. M. de Sourches dit, à l'occasion de son exil (*Mémoires*, tome I, p. 111, note 6) : « Il avoit du cœur et de l'esprit infiniment, ce qui l'avoit mis dans le monde malgré les désagréments naturels de sa personne. » Dumont de Bostaquet le vante beaucoup (*Mémoires*, p. 262-275).

2. Henri, deuxième marquis de Ruvigny : voyez la note 1 de la page 260 du tome I. Il s'était distingué comme aide de camp de Turenne en 1674, puis, en 1676, à la tête d'un régiment de cavalerie, avait été associé, en 1678, aux négociations de Barrillon en Angleterre, et jouissait d'une pension portée à six mille livres le 1er mai 1679.

3. Galloway, ou plutôt Galway, est la capitale d'un comté de ce nom, sur la côte occidentale de l'Irlande, à l'embouchure de la rivière qui joint le lac Corrib à l'Atlantique. Les orangistes en avaient pris possession le 30 juillet 1691, après la victoire d'Aghrim, due en partie à Ruvigny, et ce fut le 3 mars 1692 que celui-ci fut créé vicomte Galway et baron de Portarlington. Il signa depuis lors : *Gallway*.

4. Voyez sa biographie dans le livre du Rév. Agnew, tome I, p. 144-219, et divers passages des *Mémoires de Dumont de Bostaquet*, p. 299-317, etc.

5. Comparez une lettre de Madame, recueil Jaeglé, tome I, p. 318.

6. Ruvigny fils avait vaillamment combattu contre les Français à la Boyne et à Aghrim. Au commencement de 1691, sur la nouvelle qu'il commandait l'ancien régiment de Schonberg et avait le grade de major général en Irlande, le Roi ordonna à l'intendant de Picardie de confis-

Le vieux Ruvigny étoit ami d'Harlay, lors procureur général et depuis premier président, et lui avoit laissé un dépôt entre les mains, dans la confiance de sa fidélité[1].

Harlay, premier président, s'approprie un dépôt à lui

quer ses terres de Renneval et de la Caillemotte, dont il avait conservé la jouissance en dépit des édits rendus contre les protestants (*Dangeau*, tome III, p. 279). Peu après, créé comte de Tyrconnel et désigné pour faire une descente en France, puis envoyé sur le continent avec le grade de maréchal de camp général, Ruvigny (comme nous l'avons vu, tome I, p. 260) avait été pris à la bataille de Nerwinde, où il commandait son régiment de réfugiés français, mais généreusement relâché par les vainqueurs. Depuis novembre 1693, il remplaçait en Piémont, comme lieutenant général et résident britannique, le comte de Schonberg, tué à la Marsaille, et il s'était activement entremis pour que le duc de Savoie ne fit point la paix (tome III, p. 135-136; *Protestant exiles*, tome I, p. 156 et suivantes). De retour en Angleterre en janvier 1697, Guillaume III le créa comte et pair et le nomma, au grand mécontentement des Anglais, un des lords-justiciers ou gouverneurs (*lord justice and acting chief governor*) d'Irlande (ce que Dangeau appelle *vice-roi*) et général des troupes de ce royaume, où il avait déjà rempli des fonctions analogues en 1692 et fait la distribution des terres aux réfugiés français (*Gazette* de 1692, p. 154 et 164; *Correspondance de Bussy*, tome VI, p. 518). C'est à la date du 17 janvier 1697 que Dangeau (tome VI, p. 58) dit : « Le Roi, fort mécontent de la conduite de Milord Galloway, a confisqué tous les effets qui étoient à lui et qui étoient en dépôt chez M. le premier président. Le Roi étoit dans la confidence de ce dépôt-là dès que Milord Galloway et M. de Ruvigny, son père, sortirent de France, et, tandis qu'il a été seul à le savoir, il n'a pas voulu faire saisir le bien, pour ne pas abuser du secret; mais, ayant été averti par beaucoup d'autres endroits, et, en dernier lieu, par M. de Barbezieux, il a cru devoir confisquer le bien d'un de ses sujets dont il a de grandes raisons de se plaindre. » Il s'agissait, selon la *Gazette d'Amsterdam* (1697, n° x), d'une cassette pleine de papiers et d'effets de banque, ou même d'espèces monnayées; la cassette fut ouverte, et les papiers inventoriés, « dont on parle diversement. » On trouva dans la cassette, dit le P. Léonard (Arch. nat., MM 825, fol. 82), une somme de deux cent mille livres restant des fonds de l'agence des Églises réformées, et le Père ajoute, comme Dangeau, que M. de Barbezieux en donna avis au Roi, qui obligea M. de Harlay à remettre le dépôt au Trésor, moyennant une gratification dont Saint-Simon parlera plus loin.

1. Benoît raconte pourtant, dans l'*Histoire de l'édit de Nantes*, tome V, p. 883, que Ruvigny avait déjà été trompé par le premier président, en 1683, au sujet de deux jeunes protestantes qu'il lui avait confiées.

confié par son ami Ruvigny. Fait son fils conseiller d'État; obtient vingt mille [livres] de pension.

Il la lui garda tant qu'il n'en put pas abuser; mais, quand il vit l'éclat, il se trouva modestement embarrassé entre le fils de son ami et son maître, à qui il révéla humblement sa peine. Il prétendit que le Roi l'avoit su d'ailleurs et que Barbezieux même l'avoit appris et l'avoit dit au Roi. Je n'approfondirai point ce secret; mais le fait est qu'il le dit lui-même[1] et que, pour récompense, le Roi le lui donna comme sien[2] confisqué[3], et que cet

1. On vient de voir que les contemporains ne mettent aucunement la révélation au compte de M. de Harlay, et qu'il ne « s'appropria » rien. La version de Saint-Simon est encore empirée dans la biographie de Ruvigny faite par le Rév. Agnew, tome I, p. 161-162.

2. C'est-à-dire comme devenu son bien, le bien du Roi, par l'effet de la confiscation. — Dans l'Addition à Dangeau, Saint-Simon dit que le premier président ne profita qu' « en partie » de sa révélation.

3. Selon le passage déjà cité de Dangeau et la *Correspondance de Bussy*, tome VI, p. 448, la confiscation avait été prononcée dès le commencement de 1691 sur des terres représentant une vingtaine de mille livres de rente. En 1698, Mme de Ruvigny mère étant morte à Londres, M. Tallemant de Chaumont et la demoiselle des Réaux voulurent se faire mettre en possession de ses biens, comme ses plus proches héritiers en France; le Roi refusa d'influer aucunement sur les décisions de la justice et de « disposer des biens de M. de Ruvigny, qui ont toujours été saisis. » (Arch. nat., O[1] 42, fol. 226 et 256.) Aux héritiers résidant en Angleterre, il fut répondu qu'on ne pouvait déposséder les détenteurs (*Agnew*, tome I, p. 2-3). Mais, lorsque Ruvigny fils put revenir momentanément en France à la faveur de l'amnistie qui suivit la paix, il revendiqua l'héritage de son père. Entre autres biens, la belle terre de Vaujours, près de Livry, avait été donnée au duc d'Aumont : celui-ci essaya de résister ; malgré son crédit et les grandes dépenses qu'il avait faites à Vaujours, il fut condamné, en avril 1699, à rendre le fonds et les fruits perçus (*Dangeau*, tome VII, p. 64-65 ; *Luynes*, tome XIII, p. 315). Quand la guerre de Succession éclata, le prix de la terre de Renneval, que Ruvigny venait de vendre, fut saisi et porté aux consignations (23 juin 1701), et enfin, en 1711, la confiscation de tous ses biens, à la réserve de quelques créances dont le Roi fit remise, fut donnée à l'abbé de Polignac (pièces de mars, mai et juillet 1711, au Dépôt des affaires étrangères, vol. *France* 1181 ; *Journal de Dangeau*, tome XIII, p. 404 ; Bibl. nat., *Pièces originales*, vol. 1886, dossier Massué, pièces 13 et 15). Sous le règne suivant, les héritiers de Ruvigny purent, à la faveur d'une nouvelle amnistie, obtenir la restitution des biens confisqués,

hypocrite de justice, de vertu, de désintéressement et de rigorisme[1] n'eut pas honte de se l'approprier et de fermer les yeux et les oreilles au bruit qu'excita cette perfidie. Il en tira plus d'un parti; car le Roi, en colère contre Galloway, en sut si bon gré au premier président, qu'il donna à son fils[2], fort jeune et qui se déshonoroit tous les jours dans sa charge d'avocat général[3], la place de conseiller d'État vacante par la mort de Pussort[4], et que, quelque temps après, il le combla[5] par une pension de vingt mille livres, qui est celle des ministres[6]. Ainsi

ainsi que celle des papiers de la cassette de 1697; mais ils eurent à soutenir de nombreux et longs procès contre les tenants-biens (*Luynes*, tome XVII, p. 45; Maurice Roy, *Étude historique sur les consignations antérieurement à 1816*, p. 120-122). — *La France protestante* (tome VII, p. 325) dit à tort que ce fut en 1711 que M. de Harlay profita du don fait à l'abbé de Polignac pour s'approprier le dépôt.

1. Littré ne cite point d'exemple de *rigorisme* antérieur à Voltaire. Ici, Saint-Simon n'avait pas voulu d'abord employer ce nom dans un sens absolu; il avait écrit : « de rigorisme de vertu »; puis il a biffé *de vertu*, qui se trouvait déjà dans la phrase.

2. L'avocat général dont il a déjà été parlé dans le procès des ducs et pairs contre M. de Luxembourg, tome II, p. 118 et 119.

3. C'était en effet l'opinion de tous les contemporains, et même celle du premier président, qui pensa qu'une place au Conseil serait plus facile à occuper pour un homme incapable, paresseux, n'aimant que la bonne chère et le plaisir. (*Annales de la cour*, tome I, p. 206-209; Chansonnier, ms. Fr. 12 692, p. 246-247.) Saint-Simon dit, dans sa table du *Journal de Dangeau*, que Harlay fils était « plus que médiocre avocat général au Parlement. » Il fera du reste, beaucoup plus tard (tome XIV, p. 85 et 86), le portrait complet de ce personnage.

4. Ci-dessus, p. 13. La place de conseiller ordinaire fut donnée à M. de Bâville, et celui-ci remplacé, comme semestre, par Harlay fils, qui vendit sa charge d'avocat général à M. Joly de Fleury.

5. Combla le père. L'ensemble empêche toute amphibologie.

6. Dangeau dit (tome VI, p. 70) : « J'appris que le Roi avoit donné, le mois passé (janvier 1697), une gratification de vingt mille francs à M. le premier président, et l'on croit que cette gratification deviendra pension, d'autant plus que la pension de vingt mille francs que le Roi donne aux ministres ne s'appelle que *gratification*. » En effet, la gratification extraordinaire de vingt mille livres fut réglée par ordon-

[Add. StS. 198] les forfaits sont récompensés en ce monde; mais la satisfaction n'en dure pas longtemps[1].

Duchesse de Valentinois brouillée et retournée avec son mari. Son horrible calomnie.

M. de Monaco, qui, comme on a vu pages 79 et 80[2], avoit obtenu le rang de prince étranger par le mariage de son fils avec la fille de Monsieur le Grand, trouva bientôt, et son fils plus encore, qu'ils l'avoient acheté bien cher. La duchesse de Valentinois[3] étoit charmante, galante à l'avenant[4], et sans esprit ni conduite, avec une physionomie fort spirituelle; elle étoit gâtée par l'amitié de son père et de sa mère et par les hommages de toute la cour, dans une maison jour et nuit ouverte, où les grâces qui étoient sa principale beauté attiroient[5] la plus

nance du 22 janvier. M. de Harlay avait eu, dès 1679, une pension de six mille livres, portée à douze mille le 3 décembre 1690, et dont une moitié avait été passée sur la tête de son fils le 1er avril 1696. Le 15 octobre 1699, il en reçut une nouvelle et supplémentaire de trois mille livres, et ce fut enfin le 17 novembre 1703 que le Roi lui en assura une de vingt mille pour le cas où il se démettrait de la première présidence (Arch. nat., O1 47, fol. 207 v°).

1. Il reviendra plus d'une fois sur le premier président, pour lequel nous l'avons déjà vu témoigner tant de haine et de mépris (tome II, p. 53-123, *passim*). Ajoutons seulement ici que, comme homme privé et sous le rapport de l'intégrité, du désintéressement, on connaît des traits tout à l'avantage de M. de Harlay, ceux, par exemple, que cite Mme de Sévigné (tomes IV, p. 178, et IX, p. 246). Le *Mercure* d'octobre 1691 (p. 222) raconte que, le président de la Barroire lui ayant fait un gros legs, il n'en garda qu'un beau cheval, et partagea la somme entière du legs, qui était de vingt mille louis, entre l'Hôtel-Dieu et l'Hôpital général[a].

2. Du manuscrit autographe, lesquelles correspondent à la page 21 de notre tome III; voyez aussi l'Addition 140, *ibidem*, p. 342.

3. *Valentiois*, par mégarde, dans le manuscrit. — Comparez le portrait tiré de l'article VALENTINOIS des *Duchés-pairies vérifiés*, que nous donnons à l'Appendice, n° III.

4. En conformité, comme traduit Littré, ou mieux, comme dit l'Académie, à proportion. Comparez notre tome III, p. 222.

5. Dans le manuscrit, *attiroit*, au singulier, par une distraction qu'explique le voisinage de *beauté*.

[a] Cette « annonce » du *Mercure* a échappé à M. Servois (*Caractères*, tome I, p. 545). Il y a certainement de l'*Aristarque*, tel que le peint la Bruyère, dans le fait de donner une pareille publicité à son désintéressement.

brillante jeunesse[1]. Son mari, avec beaucoup d'esprit, ne se sentoit pas le plus fort; sa taille et sa figure lui avoient acquis le nom de *Goliath*[2]. Il souffrit longtemps les hauteurs et les mépris de sa femme et de sa famille; à la fin, lui et son père s'en lassèrent, et ils emmenèrent Mme de Valentinois à Monaco[3]. Elle se désola, et ses parents aussi, comme si on l'eût menée aux Indes. On peut juger que le voyage et le séjour ne se passèrent pas gaiement. Toutefois elle promit merveilles, et, au bout d'une couple d'années de pénitence, elle obtint son retour[4]. Je [*Add. St-S. 199*] ne sais qui fut son conseil; mais, sans changer de conduite, elle songea aux moyens de se garantir de retourner à Monaco, et, pour cela, elle fit un éclat épouvantable[5] contre son beau-père, qu'elle accusa non seulement de lui en avoir conté, mais de l'avoir voulu forcer. Monsieur le Grand, Mme d'Armagnac, leurs enfants, prirent son parti, et ce fut un vacarme le plus scandaleux, mais qui ne persuada personne : M. de Monaco n'étoit plus jeune; il étoit fort honnête homme et avoit toujours passé

1. Mme de la Fayette dit que la duchesse de Valentinois était « plus coquette à elle toute seule que toutes les femmes du Royaume ensemble » (*Mémoires*, p. 241). Mme de Sévigné l'avait trouvée toute belle et aimable lors de son mariage, en 1688 (*Lettres*, tome VIII, p. 158). Le commentateur du Chansonnier (ms. Fr. 12 691, p. 293) prétend qu'elle résista à plusieurs courtisans avant de céder, moyennant argent, au brutal et vulgaire Barbezieux. On a des portraits d'elle en pied, de 1694 et 1695, dans les collections de modes de Bonnart et de Trouvain.

2. C'est ce que rapporte aussi le Chansonnier (ms. Fr. 12 692, p. 208). M. de Sourches (tome I, p. 106, note 5, et 240, note 2) le dit extrêmement grand et maladroit, mais toujours et partout amoureux. « Haut et large comme une tour, » dit Madame (recueil Jaeglé, tome I, p. 217).

3. Dangeau écrivait, à la date du 7 mai 1692 (tome IV, p. 72) : « La duchesse de Valentinois est partie pour s'en aller à Monaco, où elle suivra Monsieur son beau-père; on lui fait espérer qu'elle reviendra l'hiver prochain. »

4. Revenue dès le mois de juillet 1693, elle reprit aussitôt son rang à la cour et fut de toutes les fêtes, promenades, etc.

5. Saint-Simon, après *éclat*, avait mis d'abord *et*, puis a changé en *é*.

pour tel; d'ailleurs il avoit deux gros yeux d'aveugle éteints, et qui en effet ne distinguoient rien à deux pieds d'eux, avec un gros ventre en pointe, qui faisoit peur tant il avançoit en saillie[1]. L'éclat ne fut pas moins grand de sa part et de celle de son fils contre une si étrange calomnie, et la séparation devint plus forte que jamais[2]. Au bout de quelques années, ils s'avisèrent qu'ils n'avoient point d'enfants et que Mme de Valentinois, nageant dans les plaisirs de la cour, sous l'abri de sa famille, jouissoit seule de son crime et se moquoit d'eux. Ils prirent donc leur parti : M. de Valentinois redemanda sa femme. D'abord on se moqua de lui chez elle; mais bientôt l'embarras succéda; les dévots s'en mêlèrent, l'archevêque de Paris[3] parla à Mme d'Armagnac, et M. de Monaco protesta qu'il ne verroit jamais sa belle-fille et qu'il lui défendoit de se trouver en aucun lieu où il seroit. Tout cela ensemble fut un coup de foudre : il fallut céder, et, le 27 janvier, Mme d'Armagnac, accompagnée du prince Camille[4], son troisième fils, et de la princesse d'Harcourt[5], mena sa fille à Paris chez le duc

1. Comparez un autre passage placé à la date de sa mort, tome II de 1873, p. 427-428. Un portrait du prince se trouve dans la collection Clairambault, ms. 1238, fol. 42.

2. Aucune allusion n'est faite à cette situation dans le *Journal de Dangeau*.

3. Ce prélat s'occupa, vers le même temps, de réconcilier M. et Mme de Tourville et M. et Mme de Gesvres (*Gazette d'Amsterdam*, 1697, n° VIII). Dangeau dit, à la date du 10 janvier : « M. l'archevêque de Paris a vu Mme d'Armagnac pour lui dire qu'elle ne pouvoit, en honneur et en conscience, s'empêcher de la rendre (*Mme de Valentinois*) à son mari. »

4. Camille de Lorraine-Armagnac, fils cadet du grand écuyer et frère du comte de Brionne, né le 25 octobre 1666, fait mestre de camp de cavalerie en novembre 1689, brigadier en janvier 1696, maréchal de camp en janvier 1702, passa, la même année, à la cour du duc de Lorraine, comme grand maître et chef du Conseil, et y mourut en décembre 1715.

5. Femme du prince d'Harcourt-Lorraine et représentante attitrée du parti dévot, dont Saint-Simon vient d'indiquer le rôle dans cette affaire.

de Valentinois, où se trouva la maréchale de Boufflers, sa cousine germaine[1]. Mme de Valentinois y soupa et y coucha, et, qui pis fut, y demeura[2].

1. Catherine-Charlotte de Gramont, qui avait épousé le maréchal à la fin de 1693 (tome I, p. 301), était nièce de la mère de M. de Valentinois. Nous la verrons bientôt (ci-après, p. 303) appelée par Mme de Maintenon dans la « privance » de la duchesse de Bourgogne.

2. Ceci est pris presque textuellement du *Journal de Dangeau*, tome VI, p. 63, à la date du 27 janvier; comparez p. 55 et 56. Pour manifester sa joie de cette réconciliation et les espérances qu'elle lui faisait concevoir, M. de Monaco augmenta de deux mille écus la pension de son fils (*Gazette d'Amsterdam*, n° vi). Au bout de neuf mois et demi, Mme de Valentinois accoucha, mais d'une fille (10 novembre 1697), que deux autres suivirent encore en 1698 et 1700, et les regrets de la famille de ne pas avoir d'héritier mâle furent encore augmentés par l'entrée du frère cadet de M. de Valentinois à l'Institut de l'Oratoire (*ibidem*, n° xcviii). Une lettre de Mme de Louvois à Mme de Bernières (*la Marquise d'Huxelles*, par M. Éd. de Barthélemy, p. 329) nous apprend qu'en décembre 1698, c'étaient M. et Mme d'Armagnac qui s'opposaient à ce que leur fille « s'allât jeter aux pieds de M. de Monaco. » Le fragment de gazette à la main conservé dans le ms. Clairambault 290 contient ce qui suit, à la date du 15 février 1699 (p. 505-506) : « La duchesse de Valentinois s'étant réconciliée avec son mari il y a un an et étant accouchée d'un fils (*une fille*), ils sont devenus fort amoureux l'un de l'autre : ce qui a été si loin qu'elle lui a fait confidence, depuis peu, de tous ceux avec qui elle a eu commerce, et lui a nommé Monseigneur, M. de Barbezieux, le duc de Guiche, le duc de Roquelaure, la Carte, l'abbé de la Chastre, Villiers-Vendôme, Armenonville, intendant des finances, etc. On ne dit pas si elle lui a nommé quelques pages qu'elle n'avoit pas jugés indignes de ses faveurs; mais on assure qu'elle nomma encore à son mari ceux de chez Monsieur le Grand qui ménageoient les intrigues et portoient les billets. Son mari s'en est plaint à Monsieur le Grand, qui en a chassé quelques-uns, et, entre autres, le principal acteur, qui est d'Alérac, écuyer de Mme d'Armagnac, auparavant au marquis d'Arquien, et qui vient de donner au public les *Anecdotes de Pologne*. Il s'est plaint de ce traitement, disant qu'il n'avoit rien fait que par l'ordre de Mme d'Armagnac. Comme il ne se fait aussi rien dans la maison de Lorraine dont Monsieur ne soit informé, il n'a pas été longtemps sans savoir cette aventure, qu'il a été aussitôt conter au Roi. Le Roi a dit qu'il ne croyoit pas que Mme de Valentinois, après cela, fût assez hardie pour se présenter devant lui et demander d'aller à Marly. Sur cette aventure, M. le chevalier de Lorraine a dit que Mme d'Armagnac avoit élevé ses garçons

Mme de Laigle dame d'honneur de Madame la Duchesse.

Elle étoit très souvent chez Madame la Duchesse[1], qui changea en même temps de dame d'honneur[2]. Mme de Moreuil[3], qui étoit personne[4] d'esprit et de mérite, femme d'un original de beaucoup d'esprit aussi[5], des bâtards de cette ancienne maison de Moreuil éteinte depuis longtemps, et qui étoit à Monsieur le Duc, demanda tout d'un coup à se retirer, sans qu'on pût savoir pourquoi, et le voulut absolument[6]. On vit depuis de quoi il étoit question : la pauvre femme cachoit un cancer, dont elle mou-

comme des filles, et ses filles comme des garçons. » Ce récit est confirmé par le *Journal de Dangeau*, tome VII, p. 24, et une des *Lettres de Mme Dunoyer* (éd. 1738, tome I, p. 122-123) y fait allusion.

1. Dangeau la mentionne toujours parmi les compagnes de cette princesse.

2. Ce nouvel événement est fourni encore par le *Journal de Dangeau*, tome VI, p. 52 et 62.

3. Hélène Fourré de Dampierre, femme d'Alphonse, comte de Moreuil (tome I, p. 98, note 1), avait été fille d'honneur de Madame Henriette, puis de la Reine (*Sourches*, tome I, p. 256), et elle était devenue dame d'honneur de Madame la Duchesse en juin 1685, à la place de Mme de Langeron (*Journal de Dangeau*, tome I, p. 197 ; *Lettres de Mme de Sévigné*, tome VII, p. 396 et 418). Sa sœur aînée avait épousé le maréchal de Foucault.

4. *Personne* est écrit en interligne, au-dessus de *feme* (sic), biffé.

5. Comparez la suite des *Mémoires*, tome VII, p. 105. Le comte de Moreuil avait été fait premier gentilhomme du grand Condé en septembre 1685, ce qui lui avait permis de vendre la lieutenance de Roi de Berry donnée par le Roi en dot à sa femme, et il était passé à Monsieur le Duc en décembre 1686. Sa place rapportait six mille livres d'appointements et laissait beaucoup de liberté (*Dangeau*, tome IX, p. 458). Mme de Sévigné le rencontrait, ainsi que Mme de Moreuil, dans la société intime de Mme de la Fayette et de Mlle de Méry ; c'est de lui qu'elle eut le récit si connu du suicide de Vatel.

6. Dangeau dit : « Mme de Moreuil, qui étoit dame d'honneur de Madame la Duchesse, et qui, en cette qualité, avoit une pension du Roi de deux mille écus, a obtenu de S. M. qu'il lui conserveroit sa pension, et quitte sa charge ; elle a fait cela sans en parler à Monsieur le Prince, à Monsieur le Duc, ni à Madame la Duchesse. » (*Journal*, tome VI, p. 52.) Peu de temps après, le 11 avril 1697, M. et Mme de Moreuil firent une donation à leur fille Mme de Chemerault ; deux ans auparavant, ils avaient doté une autre fille, Charlotte de Moreuil, pour qu'elle entrât en religion (Arch. nat., Y 264, fol. 422 v°, et 269, fol. 42).

rut quelque temps après[1]. Mme de Laigle[2] fut mise en sa place, et s'y fit aimer et estimer, et même considérer à la cour. C'étoit une femme de beaucoup d'esprit et de monde[3], fille de Mme de Raray[4], gouvernante des filles de Monsieur Gaston[5]; son père et sa mère étoient fort des amis de mon père[6], et elle épousa le marquis de Laigle[7], à six lieues de la Ferté, qui en étoit aussi beaucoup[8] :

1. Le 17 juin 1700 (*Journal de Dangeau*, tome VII, p. 326). Son mari tomba en apoplexie peu auparavant.

2. Marie-Charlotte de Lancy-Raray, mariée par contrat du 7 avril 1669, et morte le 27 août 1724, à quatre-vingt-deux ans.

3. Dans la table de son manuscrit de Dangeau, février 1697, Saint-Simon dit de Mme de Laigle : « Femme de beaucoup d'esprit et d'entregent, bonne amie qui sut bien s'en faire et tirer bon parti de cette place (*de dame d'honneur*), qu'elle garda plus de trente ans, et y mourut dans la plus entière vieillesse. » Comparez la suite des *Mémoires*, tomes VII, p. 308-309, et X, p. 6-7.

4. Catherine d'Angennes de la Loupe, née en octobre 1607, mariée en 1633 à Henri de Lancy, baron de Raray et marquis de Néry (érection de janvier 1654), capitaine-lieutenant des gendarmes de Monsieur et gouverneur de Brescou, morte au palais du Luxembourg, le 27 juillet 1680. « Une bonne femme que j'aimois, » dit Mme de Sévigné (*Lettres*, tome VI, p. 561).

5. Ce membre de phrase est un emprunt fait au *Journal de Dangeau*, tome VI, p. 62. — Mme de Raray, nommée gouvernante des filles du duc d'Orléans en 1645 (*Mémoires de Nicolas Goulas*, tomes II, p. 131, et III, p. 180), fut renvoyée par Madame en juillet 1660 (*Mémoires de Mademoiselle*, tome III, p. 489).

6. Comparez tome VII, p. 309. Le marquisat de Néry-en-Valois et la terre de Raray étaient à une très petite distance de Senlis et des terres de MM. de Saint-Simon.

7. Louis des Acres, marquis de Laigle, avait fait la campagne de Hongrie en 1664 et possédait, par succession de son père, depuis 1669, la lieutenance de Roi des bailliages d'Alençon et d'Évreux. En outre, il était gouverneur de Verneuil. Il mourut dans ses terres, le 21 mars 1713, à soixante-dix ans passés. — Laigle, à l'ouest de Verneuil, sur la Rille, première baronnie du duché d'Alençon, était venue par mariage, en 1587, dans la famille des Acres, après avoir appartenu aux maisons d'Harcourt, d'Avaugour, de Bretagne-Blois, etc., et avait été érigée en marquisat au mois d'avril 1650, pour le père du personnage dont il est parlé ici.

8. Comparez tome X, p. 6-7.

c'est ce qui me fait remarquer cette bagatelle. Les affaires de M. de Laigle étoient très mauvaises : elle se mit là faute de mieux chez elle[1].

Briord ambassadeur à Turin, quoique à Monsieur le Prince.

Il arriva une[2] autre chose chez Monsieur le Prince[3]. Briord[4], son premier écuyer, fut choisi pour l'ambassade de Turin[5]. Torcy, qui étoit de ses amis, le fit proposer par Pomponne, et, quand l'affaire fut faite, le Roi en dit un mot d'honnêteté à Monsieur le Prince[6]. Le sujet étoit bon ; mais le monde fut surpris du lieu[7] où on avoit été chercher un ambassadeur, et je le remarque comme une chose singulière et tout à fait nouvelle[8]. Au demeurant,

1. *Journal de Dangeau*, tome VI, p. 66 et 69; *Annales de la cour*, tome I, p. 180-182.

2. *Un*, par mégarde, dans le manuscrit.

3. *Journal de Dangeau*, tome VI, p. 70, 73 et 94; *Mercure*, février 1697, p. 253.

4. Gabriel, comte de Briord, fils d'un des meilleurs officiers du grand Condé, avait été nommé gentilhomme ordinaire de Monsieur le Duc le 11 décembre 1663, puis était devenu son premier écuyer, et avait été envoyé par lui auprès du roi Jacques II, en 1685. En outre, il avait rempli les fonctions de député de la noblesse des États de Bourgogne en 1692 et s'était très bien acquitté, en 1693 et 1694, d'une mission pour l'approvisionnement de l'armée d'Allemagne. Nommé ambassadeur à Turin le 8 février 1697, il quitta ce poste pour celui de la Haye en 1700, fut récompensé de ses services par une place de conseiller d'État d'épée, le 2 juillet 1701, et mourut à Versailles, le 25 décembre 1703. — On disait et écrivait très souvent : *Briole* ou *Briolle*, comme *Belingant* pour *Beringhen*, et *Roule* pour *Roure*. Dangeau écrit : *Briorde*.

5. Selon le P. Léonard (Arch. nat., K 1327, fol. 34), le duc de Savoie avait demandé qu'on ne lui envoyât plus un ecclésiastique comme l'abbé d'Estrades.

6. Les *Annales de la cour* disent à ce propos (tome I, p. 22) : « S. A. S., sans la participation de qui il (Briord) avoit brigué cet emploi, en fut fort indigné contre lui, quoiqu'il n'osât pas le témoigner ouvertement, de peur d'en recevoir des réprimandes de S. M. » Cependant Dangeau prétend que le Roi attendit, pour faire la nomination, que Monsieur le Prince en eût été avisé et témoignât l'agréer.

7. Devant *où* est effacé *d'*.

8. Il redira ailleurs (tome IV de 1873, p. 36; Addition à Dangeau, tome VIII, p. 41) : « Son attachement à Monsieur le Prince.... ne nuisit poi à sa fortune, chose fort extraordinaire avec le Roi, et peut-être unique. »

Briord étoit sage, honnête homme, et n'étoit pas incapable[1].

Pontchartrain cherchoit à marier son fils[2]. Il lui avoit fait faire une grande tournée par les ports du Levant et du Ponant[3], pour lui faire voir les choses dont il entendoit parler tous les jours et connoître les officiers[4]. Tout

Mariage du fils de Pontchartrain avec une sœur du comte de Roucy.

1. Comparez la suite des *Mémoires*, à l'endroit cité dans la note précédente. Bussy raconte de Briord (*Mémoires*, tome II, p. 103), en 1660, que c'était un « fort joli et fort honnête garçon, mais trop respectueux pour la dame à qui il avoit à faire (*sic*). » Sa bonne mine lui fit faire un beau mariage en 1675. Ce comte, dit en 1698 le *Mémoire de l'intendance de Bourgogne*, est « du nom et armes de Briord, très ancienne maison du Bugey. Il s'est établi en Mâconnois par son mariage avec la fille aînée de feu M. Perrachon de Senozan, et y possède, à la porte de Mâcon, les belles terres de la Salle, du Parc de Saint-Martin et de Saint-Pierre de Senozan. Son père a été si connu et si estimé par ses longs services à la guerre, et fut tué à la tête du régiment de cavalerie de Condé, qu'il commanda longtemps. Il est d'un caractère et d'un mérite distingué; le Roi l'a choisi pour être ambassadeur en Savoie. » Briord avait fait ériger ses terres de Mâconnais en comté en 1694. — C'était un homme très spirituel, et il est de ceux que cite le plus souvent Mme de Sévigné dans la société de Mme de la Fayette et de Gourville. Il avait d'ailleurs très bien combattu aux côtés de son maître. Son entrée publique à Turin fut retardée jusqu'au 8 décembre (*Gazette d'Amsterdam*, Extr. XCIX; *Journal de Dangeau*, tome VI, p. 247); mais ses dépêches furent appréciées du Roi (*Dangeau*, tome VI, p. 114). M. de Léris en a cité quelques passages dans son livre sur *la Comtesse de Verrue* (1881), p. 133 et suivantes.

2. Jérôme Phélypeaux de Pontchartrain, dont il a déjà été parlé aux tomes I, p. 299-300, et II, p. 261-277. Il allait accomplir sa vingt-quatrième année.

3. On a vu, dans le tome II, p. 254, note 6, cette distinction des côtes et des mers qui environnent la France à l'ouest et au sud, en *Ponant* (couchant), pour l'Atlantique, et *Levant*, pour la Méditerranée. Par suite, il y avait un vice-amiral du Ponant, M. d'Estrées, et un du Levant, M. de Tourville, ainsi que trois intendants pour les arsenaux du Ponant (Rochefort, Brest, Dunkerque), et un pour l'arsenal du Levant (Toulon). — Saint-Simon écrit : *Ponent*.

4. Imitant la conduite de Colbert et de Claude le Peletier avec leurs héritiers, Pontchartrain envoya d'abord son fils, en 1694, sur les côtes de Bretagne et de Normandie, après avoir fait dresser un détail minutieux des objets à voir ou des questions à étudier par lui dans chaque port

après que le Roi lui eut défendu celui de Mlle de Malauze.

s'y passa moins en étude et en examens qu'en réceptions, en festins et en honneurs tels qu'on auroit pu les rendre au Dauphin. Chacun s'y surpassa en cour et en bassesses pour le maître naissant de son sort et de sa fortune, qui revint peu instruit, mais beaucoup plus gâté qu'auparavant et dans l'opinion d'être parfaitement au fait de tout. Le père crut avoir trouvé tout ce qu'il pouvoit desirer en Mlle de Malauze[1], qui étoit pensionnaire à la Ville-

(Arch. nat., M 663). En outre, on avait espéré que le jeune survivancier de la marine assisterait à quelque tentative de descente des Anglais et ferait ses premières armes sous les ordres de Vauban, chargé de la défense des côtes; mais il n'arriva à Brest que vingt-quatre heures après l'affaire de Camaret, et Vauban put seulement promettre de l'emmener partout où il irait lui-même. « Je lui donnerai souvent, écrivait le grand ingénieur à Pontchartrain, le plaisir d'entendre les boulets, et peut-être le sifflement des balles de mousquet, ayant l'honneur d'être de votre goût en cela; car, quand on a des enfants, il faut faire tout ce qui peut dépendre de nous pour les rendre honnêtes gens, et du moins les mettre en état de ne point parler des choses sur lesquelles ils doivent un jour décider, par de simples ouï-dire. » (*Dictionnaire critique* de Jal, p. 1232.) En avril 1695, on fit un nouveau voyage dans les ports de la Méditerranée, qui devait être complété par une visite à Bordeaux; mais, au lieu de passer par la Guyenne, le secrétaire d'État revint directement de Toulouse à Paris. Dans le port de Cette, l'éclat d'une botte lui fit sauter hors de l'orbite son œil de verre (*Dangeau*, tome V, p. 248, avec Addition; *Lettres de Mme Dunoyer*, éd. 1738, tome I, p. 83-85). [*Add. StS. 200*] Enfin, en 1696, il alla visiter Rochefort. La table des dépêches du jeune ministre se trouve dans le ms. Clairambault 511, fol. 231 et suivants. Une partie de la correspondance relative à ces voyages a été publiée dans le *Bulletin du Comité historique des monuments écrits* (1850), tome II, p. 52-64 et 80-92, dans le *Dictionnaire critique* de Jal, p. 987-988, et dans l'Appendice du tome XII des *Lettres de Mme de Sévigné*, p. 184-191. M. G. Servois a donné aussi une réponse de l'abbé G. Renaudot au voyageur, dans l'*Annuaire-Bulletin de la Société de l'Histoire de France*, année 1868, 2e partie, p. 157-168.

1. Marie-Geneviève-Henriette-Gertrude de Bourbon-Malauze, marquise de Montpezat, était née en mai 1691, et n'avait par conséquent que six ans. Aussi ne se maria-t-elle qu'en 1715, avec le comte de Poitiers, comme le racontera alors Saint-Simon, mêlé par lui-même ou par les siens à la négociation matrimoniale (tomes XI, p. 86, et XIX, p. 187). Elle mourut à Paris, le 7 mars 1778.

l'Évêque[1] à Paris. Sa mère[2], qui étoit Mitte, fille du marquis de Saint-Chamond[3], étoit morte. Son père[4] étoit un homme retiré dans sa province, après avoir servi quelque temps jusqu'à être brigadier[5], et s'étoit remarié à une Bérenger-Montmouton[6], dont il avoit deux fils[7]. Sa mère[8] à lui étoit sœur des maréchaux de Duras et de

1. Prieuré de Bénédictines fondé en 1613, au profit des religieuses de Montmartre, par Mlles de Longueville, sur les terrains qu'occupe aujourd'hui la place de la Madeleine.

2. Marie-Hyacinthe Mitte de Chevrières de Saint-Chamond, morte en couches au mois de mai 1691.

3. Il écrit : *Saint-Chaumont*, comme la plupart des contemporains. C'est Saint-Chamond, première baronnie du Forez. — Armand-Jean Mitte de Chevrières, marquis de Saint-Chamond, fils d'un chevalier des ordres auquel Saint-Simon a consacré un article de ses *Légères notions sur les chevaliers du Saint-Esprit* (tome 34 de ses papiers, fol. 94 et 104), mourut le 18 juillet 1685.

4. Guy-Henri de Bourbon, troisième du nom, marquis de Malauze, comte de la Case, etc., né le 23 juin 1654, fit ses premières armes sous Turenne, son grand-oncle maternel, abjura la religion protestante entre les mains de Bossuet le 12 août 1678, devint, trois mois plus tard, colonel du régiment de Rouergue-infanterie, fut créé brigadier en août 1688, abandonna le service en 1690, pour cause d'infirmités, et mourut dans son château de la Case, en Albigeois, le 18 août 1706.

5. Le *Mercure galant* du mois de mars 1692, p. 257 et suivantes, contient un article sur ses services militaires. Il avait obtenu une pension de trois mille livres en 1687.

6. Marie-Louise-Françoise de Bérenger, fille du marquis de Montmouton, mariée en 1692 à M. de Malauze. Elle mourut le 5 juillet 1738, au château de Saint-Côme, en Rouergue, âgée de soixante-quinze ans. Voyez le *Mercure*, juillet 1738, p. 1660-1661.

7. Louis-Auguste de Bourbon, marquis de Malauze, né en 1694, nommé colonel du régiment d'Agénois en 1719, mort à la Case le 27 décembre 1741 ; et Armand de Bourbon, chevalier, puis marquis de Malauze, né en 1696, nommé colonel du régiment de son frère lorsque celui-ci se retira pour cause d'infirmités (1731), promu brigadier en 1740, et mort le 26 avril 1744, de blessures reçues à l'attaque de Villefranche. Avec lui s'éteignit leur branche : voyez le *Mercure* de juin 1744, p. 1486-1487. — Un troisième frère était mort commandeur de Malte.

8. Louis de Bourbon, marquis de Malauze et vicomte de Lavedan, veuf en premières noces et sans enfants de Charlotte de Kerveno, se

Lorge, qui avoient toujours pris soin de cette famille avec amitié. L'alliance en plut tant à Pontchartrain, qu'il traita ce mariage et qu'il en demanda l'agrément au Roi[1]. Sa surprise fut grande lorsqu'il entendit le Roi lui conseiller de penser à autre chose. Comme celle-là lui convenoit, il insista : tellement que le Roi lui dit franchement que cette fille portoit les armes de Bourbon[2], qui le

remaria en 1653 avec Henriette, fille aînée de Guy-Aldonce de Durfort, marquis de Duras, et d'Élisabeth de la Tour de Bouillon. Elle perdit son mari le 1er septembre 1667, âgé de cinquante-neuf ans et trois mois, et abjura le protestantisme en 1687. Nous ne savons pas l'époque de sa mort. Le père de ce M. de Malauze, après avoir été un des chefs les plus distingués du parti protestant sous le duc de Rohan, avait abjuré en 1647, à l'âge de soixante-dix ans (sa biographie est dans le tome II de *la France protestante*, p. 474-477) ; Louis, marquis de Malauze, resta néanmoins fidèle à la foi protestante, et les Grands jours d'Auvergne le condamnèrent, en 1665, pour usurpation de bénéfices ecclésiastiques (*Mémoires de Fléchier*, p. 295-296). Parmi ses enfants, deux seulement, le père de Mlle de Malauze dont il est question ici, et une fille, abjurèrent, celle-ci après détention dans un couvent. Un autre
[*Add. StS. 201*] fils, né le 12 juillet 1659 et connu sous le nom de marquis de Miremont, émigra, avec permission du Roi, en Hongrie, puis en Angleterre, où il reçut un régiment en septembre 1688 et se fit appeler le comte de Bourbon, prit une part active à la révolte des Cévennes, en 1703-1704, et enfin mourut à Londres le 12 février 1732. Un troisième, le comte de la Case, ayant émigré aussi, périt à la Boyne, dans les rangs de l'armée anglaise.

1. Dangeau ne parle pas de cette démarche. Nous voyons dans les *Mémoires de Daniel de Cosnac*, tome II, p. 159, que l'on avait songé, en 1696, à la petite-nièce du prélat, celle même qui va bientôt épouser le comte d'Egmont (ci-après, p. 59). M. de Pontchartrain eût conclu volontiers cette alliance; sa femme et la famille s'y étaient opposées.

2. Au quinzième siècle (*Histoire généalogique*, tome I, p. 367), les Bourbon-Malauze portaient, non pas les armes des ducs de Bourbon, qui étaient : d'azur semé de fleurs de lis d'or, et une bande de gueules, mais : d'argent à une bande d'azur semée de fleurs de lis d'or et chargée d'un filet de gueules aussi en bande. Au dix-huitième, le *Dictionnaire de la Noblesse* de la Chenaye des Bois leur attribue un blason beaucoup plus semblable à celui de la maison royale : d'azur à trois fleurs de lis d'or, et en cœur deux bâtons péris et posés en sautoir (croisés en bande et en barre), l'un d'argent, l'autre de gueules (on verra plus loin, p. 42, note 2, que ces armes étaient portées par les Bourbon-Basian). Il ajoute

choqueroient accolées avec les siennes, qu'il la vouloit mariée à son gré, et qu'en un mot il desiroit qu'il n'y pensât plus. La mortification fut grande : les ministres n'y étoient pas accoutumés; peu à peu ils s'étoient mis de ce règne au niveau de tout le monde[1]; ils avoient pris l'habit[2] et toutes les manières des gens de qualité; leurs femmes étoient parvenues à manger et à entrer dans les

Élévations des ministres.

que Mlle de Malauze et son frère Louis-Auguste portaient les mêmes armes que le prince de Condé, c'est-à-dire trois fleurs de lis avec un bâton de gueules péri en bande. Dans *les Blasons des armes de la royale maison de Bourbon*, publiés en 1626, par G.-A. de la Rocque, p. 58 et 60, la brisure n'est pas un bâton péri en bande, mais une cotice posée en barre : voyez ci-après, p. 46, et nos Additions et corrections.

1. Le passage (onze lignes) qui suit se retrouve presque textuellement, ou tout au moins pour le fond, dans l'*État des changements arrivés à la dignité de duc et pair de France depuis mai 1649 jusqu'en mai 1711*, qui a pris place dans le tome III des *Écrits inédits de Saint-Simon* publiés par M. Faugère, p. 109. En outre, une seconde rédaction forme l'Addition indiquée ci-après, n° 202, et enfin il sera encore parlé des ministres, de Mme Colbert et de Mme de Louvois, au même point de vue, dans la suite des *Mémoires*, tome XII, p. 17 (comparez l'Addition à Dangeau, tome XVI, p. 24). En 1714, dans les *Projets de gouvernement du duc de Bourgogne*, p. 73, Saint-Simon demandait qu'on réduisît les secrétaires d'État à l'habit des gens de robe, sans or, sans argent, sans couleur rouge ni bleue, encore moins l'épée, et avec un rabat qui pourrait être de point ou de dentelle, mais « sans ressemblance à cravate. » De même pour les femmes : « Toute exclusion d'entrer dans les carrosses et de manger avec le Roi et la Reine, qu'eux (les secrétaires d'État) et leurs femmes ont peu à peu usurpé de ce règne, vers son milieu; *idem* du contrôleur général des finances et de sa femme, dont Chamillart et sa femme ont été le premier exemple. » Nous aurons d'ailleurs plus d'une occasion de revenir sur les secrétaires d'État.

2. Un règlement de 1585 avait imposé aux secrétaires d'État le manteau de velours violet (de satin pour l'été), fendu à droite, attaché d'un cordon de soie violette et retroussé à gauche jusque par-dessus le coude, avec le bonnet de velours noir; mais Saint-Simon dira (tomes II de 1873, p. 222, III, p. 54, IV, p. 38-39, X, p. 204, XII, p. 17, etc.) qu'ils en étaient venus à se rapprocher du costume des courtisans. On peut voir en effet dans le ms. Clairambault 1664, fol. 182, comment le comte de Brienne, puis Louvois dans sa jeunesse, et enfin Châteauneuf et Seignelay se mirent à porter l'épée, si bien que Pontchartrain était le seul, en

[Add. SᵗS. 202] carrosses par Mme Colbert[1], sous le prétexte de suivre Mme la princesse de Conti[2], qu'elle avoit élevée, et d'ailleurs étoit[3] extrêmement bien avec la Reine[4]. Douze ou quinze ans après, M. de Louvois l'obtint pour sa femme[5], sous prétexte qu'elle étoit fille de qualité, et par l'émulation qui étoit entre Colbert et lui : de là leurs belles-filles, et, à cet exemple, les autres femmes des secrétaires d'État, et à la fin celles des contrôleurs généraux[6]. Leurs alliances les soutenoient dans ce brillant nouveau,

1698, à ne pas l'avoir. Son fils, comme survivancier, avait reçu l'ordre de la prendre, avec le titre de marquis de Phélypeaux, dès 1693, et le Roi finit par rendre cette prescription du port de l'épée générale pour tous les secrétaires d'État (*Dangeau*, tomes IV, p. 415, et XV, p. 186-187).

1. Marie Charron, fille de Jacques, seigneur de Ménars, épousa Jean-Baptiste Colbert, plus tard ministre, le 14 décembre 1648, et mourut le 8 avril 1687, à cinquante-sept ans.

2. La fille de Mlle de la Vallière. Voyez *Louise de la Vallière* par M. Jules Lair, p. 110, et le passage des *Écrits inédits de Saint-Simon* cité plus haut, dans la note 1 de la page 39.

3. Les mots *dailleurs* (sic) *estoit* ont été ajoutés en interligne. Pour la correction, il faudrait : « et d'ailleurs elle *ou* celle-ci (Mme Colbert) étoit, etc. » Sans égard au relatif, Saint-Simon fait servir *elle* de sujet aux deux imparfaits *avoit* et *étoit*.

4. Mme Colbert est désignée sous le pseudonyme de la « sage Mélinde » dans la dédicace de *la Carte de la cour*, par Guéret (1663), p. 52. La Reine elle-même lui témoignait beaucoup d'amitié et la chargeait volontiers de commissions ; c'est dans son appartement que la Dauphine s'installa pour accoucher en 1682, et, comme elle passait pour s'entendre aux questions de layette, le soin des layettes des arrière-petits-enfants du Roi resta par suite confié à la femme du contrôleur général. (*Dangeau*, tomes IV, p. 437, et IX, p. 437 ; *Sourches*, tome I, p. 133.)

5. Anne de Souvré : voyez notre tome I, p. 83.

6. Jamais Mme de Pontchartrain, tant que son mari fut contrôleur général, n'entra dans les carrosses de la duchesse de Bourgogne ; ce fut Mme Chamillart qui eut la première ce privilège (*Dangeau*, tome VII, p. 346 ; *Saint-Simon*, tome II, p. 338). Quant aux contrôleurs généraux, c'est seulement en 1724, dans un séjour à Chantilly, et sur les instances du maréchal de Villars, que M. Dodun dîna pour la première fois à la table du Roi. Jusque-là, on objectait que le contrôle général était une commission, et non une charge. Villars cite Mme Colbert entrant dans le carrosse de la Reine, et Mme Desmaretz dans celui de la Dauphine. (*Mémoires de Villars*, p. 305.)

et leur autorité, dont tout, sans exception, dépendoit, leur avoit acquis une supériorité et des distinctions étranges sur tout ce qui n'étoit point titré[1], qui leur rendit bien amer et bien nouveau le refus du Roi sur une alliance dont il n'auroit pas fait difficulté avec qui que c'eût été de la noblesse ordinaire[2]. Pontchartrain se garda bien de se[3] vanter de ce qui lui étoit arrivé, et se hâta seulement de trouver des prétextes de rompre; mais le Roi, si secret toujours, ne jugea pas à propos de l'être dans cette occasion : il parla aux maréchaux de Duras et de Lorge, à M. de Bouillon, parce que leur mère[4] étoit sœur de M. de Turenne, et à d'autres encore, de ma-

1. On ne reconnaissait d'autres gens titrés que les ducs et pairs.

2. La Bruyère avait répondu d'avance aux critiques de Saint-Simon, dans le chapitre *des Grands* (tome I, p. 346-347) : « Pendant que les grands négligent de rien connoître..., des citoyens s'instruisent du dedans et du dehors d'un royaume, étudient le gouvernement, deviennent fins et politiques, savent le fort et le foible de tout un État, songent à se mieux placer, se placent, s'élèvent, deviennent puissants, soulagent le Prince d'une partie des soins publics. Les grands, qui les dédaignoient, les révèrent : heureux s'ils deviennent leurs gendres. » La fin de cet article du moraliste ne manque pas d'applications dans le règne de Louis XIV, où l'on trouve nombre de ces alliances : les trois filles de Colbert mariées à des ducs et pairs; son fils Seignelay épousant une d'Alègre, puis une Matignon, et ses autres fils une Mortemart et une Sourches; le chancelier le Tellier mariant sa fille avec le duc d'Aumont, son fils Louvois épousant une Souvré, son petit-fils Courtenvaux une d'Estrées, son autre petit-fils Barbezieux une Crussol, puis une d'Alègre, et ses petites-filles les ducs de la Rochefoucauld et de Villeroy. Chez les Phélypeaux eux-mêmes, les filles s'allièrent avec les maisons de Frontenac, de Villeroy, d'Huxelles, d'Humières, de Rochechouart, de la Feuillade, etc. M. Ernest Bertin a consacré plusieurs chapitres des *Mariages dans l'ancienne société française* (p. 263-380) aux familles des secrétaires d'État, et plusieurs autres (p. 381-477) à celles de la robe.

3. *Ce*, dans le manuscrit, par mégarde, à moins que ce ne soit une forme d'*s* initiale comme on en rencontre assez souvent dans certaines écritures du temps.

4. Élisabeth de la Tour, fille d'Henri, vicomte de Turenne et duc de Bouillon, maréchal de France, et d'Élisabeth de Nassau, épousa, par contrat du 27 juin 1619, Guy-Aldonce de Durfort, marquis de Duras, et

nière que ce que Pontchartrain avoit caché fut su, et que ses confrères n'en furent pas moins mortifiés que lui.

Malauzes.

Mlle de Malauze, unique de son lit, et ses deux frères étoient la sixième[1] et dernière génération, et la seule existante[2], de Charles[3], baron de Malauze[4], sénéchal de Toulouse et de Bourbonnois, bâtard du duc Jean II de Bourbon[5], connétable de France, qui ne laissa point d'enfants légitimes, et qui étoit frère de Pierre[6], comte de Beaujeu, mari de la célèbre Mme de Beaujeu[7], fille de Louis XI,

mourut le 1er décembre 1685, à l'âge de soixante-dix-neuf ans, sans que le Roi eût permis de la pousser à se convertir, ni eût voulu qu'elle quittât la France. Elle était mère de MM. de Duras et de Lorge, et sœur cadette du duc de Bouillon, de Turenne, de la duchesse de la Trémoïlle et de la comtesse de Roye.

1. Voyez l'*Histoire généalogique* (tome I, p. 367-371), que Saint-Simon avait sans doute sous les yeux.

2. Selon le même ouvrage, p. 373, il existait encore en 1700, et même sous Louis XV, des barons de Bourbon-Basian issus d'un quatrième fils du bâtard Charles dont il va être parlé, et qui prenaient pour armes, comme les Malauze : d'azur à trois fleurs de lis d'or, avec un bâton en bande de gueules et un bâton en barre d'or croisés en cœur; mais ils étaient protestants et peu connus à la cour.

3. Le prénom *Charles* est écrit *Ch.*; la plupart de ceux qui suivent sont également abrégés, et même des noms communs et d'autres mots.

4. La baronnie de Malauze (près de Moissac, Tarn-et-Garonne) venait de Louise du Lion, mariée à Charles, bâtard de Bourbon, lequel fut sénéchal de Toulouse et d'Albi sous Charles VIII et mourut le 8 septembre 1502 (*Histoire généalogique*, p. 367). Plus tard, Henri IV érigea Malauze en marquisat au profit d'Henri de Bourbon, qui était son filleul.

5. Jean II, dit le Bon, sixième duc de Bourbon, gouverneur de Guyenne, lieutenant général en Lyonnais, créé connétable de France le 23 octobre 1483, mourut le 1er avril 1488, à soixante-deux ans, ne laissant que cinq enfants naturels, et point d'enfants légitimes de trois femmes qu'il avait épousées successivement. (*Histoire généalogique*, tome I, p. 311.)

6. *Pierre* corrige *Pl.* — Pierre II de Bourbon, né en novembre 1439, pair et chambrier de France, gouverneur de Languedoc, etc., échangea le titre de seigneur de Beaujeu contre celui de duc de Bourbon après la mort de son frère. Il mourut le 8 octobre 1503, à Moulins (*Histoire généalogique*, tome I, p. 313).

7. Anne de France, fille aînée de Louis XI et de Charlotte de Savoie,

sœur et régente de la minorité de Charles VIII[1], qui fut duc de Bourbon après son frère et qui ne laissa qu'une fille héritière[2], Suzanne de Bourbon[3], qui épousa le malheureux connétable de Bourbon[4], si cruellement persécuté par la mère[5] de François Ier[6], et qui fut tué devant Rome à la tête de l'armée de Charles V[7], après s'être trouvé à la

morte le 14 novembre 1522, à soixante ans environ. Il y avait eu, en 1461, un contrat de mariage entre M. de Beaujeu et Marie, fille du duc d'Orléans, suivi de fiançailles en 1463; mais Louis XI, qui avait solennellement approuvé cette alliance, la fit rompre par la suite, pour donner à M. de Beaujeu, par contrat du 3 novembre 1473, sa propre fille, qu'il désigna en mourant pour être gouvernante du Royaume et de la personne du jeune roi, son frère, Charles VIII. Quant à M. de Beaujeu, il fut nommé chef du Conseil, comte de la Marche et gouverneur du Royaume, conjointement avec sa femme, pendant la minorité. Sous Charles VIII, il fit les fonctions de lieutenant général régent durant le voyage d'Italie.

1. Charles VIII, fils de Louis XI et de Charlotte de Savoie, né à Amboise le 30 juin 1470, élevé au trône de France le 30 août 1483, sacré le 30 mai 1484, et mort le 7 avril 1498, ne laissa pas d'enfants pour recueillir la couronne, qui passa à Louis d'Orléans.

2. Un fils était mort enfant.

3. Suzanne de Bourbon était née le 10 mai 1491; mariée le 10 mai 1505, elle mourut le 28 avril 1521. Elle avait dû épouser Charles, duc d'Alençon.

4. Charles III de Bourbon, comte de Montpensier, devint duc de Bourbon en 1505, par son mariage, et fut créé connétable le 12 janvier 1515, gouverneur du Milanais, etc.

5. Louise, fille du duc Philippe de Savoie et de Marguerite de Bourbon, mariée le 16 février 1487 à Charles d'Orléans, comte d'Angoulême, devenue veuve le 1er janvier 1496, et morte le 22 septembre 1531, à l'âge de cinquante-cinq ans. Elle fut plusieurs fois régente pendant les expéditions de son fils en Italie.

6. François Ier, né le 12 septembre 1494, titré d'abord comte d'Angoulême comme son père, puis fait duc de Valois (d'où le surnom de la branche royale qui finit avec Henri III) par Louis XII, son cousin et beau-père, succéda à ce prince en qualité de plus proche héritier, et fut sacré le 25 janvier 1515. Il mourut à Rambouillet, le 31 mars 1547.

7. Charles-Quint, fils de Philippe le Beau, archiduc d'Autriche, et de Jeanne la Folle, héritière de Castille, né à Gand le 24 février 1500, déclaré roi d'Espagne en 1516, du vivant de sa mère, élu empereur d'Allemagne trois ans après, et mort le 21 septembre 1558.

bataille de Pavie[1] contre François Ier[2]. Ils[3] étoient frères de Louis de Bourbon[4], élu évêque de Liège[5], qui laissa un bâtard[6], tige des sieurs de Busset[7] qui subsistent en-

1. Le 24 février 1525.

2. Louise de Savoie, comme issue d'une tante paternelle de la femme du connétable, prétendit, quand celle-ci mourut sans enfants, recueillir l'immense succession de la maison de Bourbon, et un arrêt d'août 1522 lui adjugea en effet les biens non apanagers, en faisant retourner au Roi les seigneuries tenues en apanage. Ainsi dépouillé, le connétable passa à l'étranger pour chercher une vengeance : il fut mis par Charles-Quint à la tête de l'armée qui échoua devant Marseille, combattit comme volontaire à Pavie, puis obtint, par le traité de Madrid, son rétablissement dans tous les biens qui lui avaient été enlevés en France ; mais, ayant été chargé de conduire une armée impériale contre le pape Clément VII, il fut tué en montant à l'assaut de Rome, le 6 mai 1527.

3. *Ils*, c'est-à-dire Jean II et Pierre II.

4. Louis de Bourbon, cinquième enfant du duc Charles Ier, pourvu de l'évêché de Liège à l'âge de dix-huit ans, en 1455, fut tué le 30 août 1482, en défendant sa ville épiscopale contre Guillaume de la Marck, surnommé *le Sanglier des Ardennes*. (*Histoire généalogique*, tome I, p. 306-307.)

5. Liège était un évêché suffragant de l'archevêché de Cologne, et sa souveraineté s'étendait sur le pays situé entre le Brabant, la Meuse, le comté de Namur et les provinces de Gueldre et de Luxembourg. L'évêque prenait les titres de prince du Saint-Empire, duc de Bouillon, marquis de Franchimont, etc., et comptait dans son territoire un grand nombre d'abbayes, plus de cinquante baronnies, vingt-quatre villes closes, quinze cents villages, etc.

6. Quelques auteurs disent, mais sans en donner les preuves, que l'évêque de Liège avait épousé, entre son élection et l'époque où il prit les ordres (1466), Catherine d'Egmont, duchesse de Gueldre, d'où vint le fils qui suit, et qui aurait été par conséquent légitime. (Dussieux, *Généalogie de la maison de Bourbon*, p. 44-65.) Ce fils naquit, dit le *Mercure* (septembre 1703, p. 236-237), « sous la bonne foi du mariage du prince Louis de Bourbon (avant d'être élevé sur la chaire épiscopale de Liège) avec une princesse de la sérénissime maison de Gueldre. » Comparez un passage du *Journal de Dangeau*, tome XVIII, p. 224, les *Mémoires du duc de Luynes*, tome III, p. 292-293, le *Dictionnaire de la Noblesse*, éd. 1863, tome III, col. 777, etc.

7. Pierre de Bourbon, dit « le bâtard de Liège, » devint seigneur et baron de Busset, en Auvergne, par son mariage (1er janvier 1498) avec Marguerite d'Alègre. Il fut nommé capitaine-châtelain de Thiers le 1er mars 1503, et la belle-sœur de son père, Anne de Beaujeu, lui

core[1]. Outre ces frères légitimes, ils en eurent un bâtard, qui fut comte de Roussillon[2], amiral de France, et qui figura[3] avec sa femme[4], bâtarde de Louis XI et de Marguerite de Sassenage[5]; mais l'amiral étoit bien loin alors d'être officier de la couronne, et[6] la marine de ce temps-là d'être sur un grand pied en France[7]. Peu à peu ces

donna, en 1511, le gouvernement des vicomtés de Carlat et de Murat. Il mourut en 1529. Voyez l'*Histoire généalogique*, tome I, p. 307 et 375, et la suite des *Mémoires*, tomes X, p. 138, et XII, p. 93.

1. *Histoire généalogique*, tome I, p. 375-377, et continuation jusqu'en 1879, par M. Pol de Courcy, tome IX, 2e partie, p. 40. — Les Bourbon-Busset portaient et portent encore : d'azur semé de fleurs de lis d'or à la cotice (en bande) de gueules, et un chef de Jérusalem, c'est-à-dire d'argent à la croix potencée d'or cantonnée de quatre croisettes de même.

2. Charles Ier, duc de Bourbon, laissa six enfants naturels. Celui dont parle ici Saint-Simon s'appelait Louis ; sa mère était Jeanne de Bournan. Il fut légitimé en septembre 1463, et, outre le comté de Ligny et la seigneurie de Valognes, il eut, par donation de son frère, en 1461, la baronnie de Roussillon, en Dauphiné, qui venait d'Isabeau d'Harcourt et qui fut érigée en comté lorsque Louis épousa la bâtarde de Louis XI. Peu après, il fut fait amiral de France, puis chevalier de l'ordre de Saint-Michel, et mourut le 19 janvier 1487 (*Histoire généalogique*, tome I, p. 308-309).

3. *Figurer*, absolument, dans le sens où l'on dit « faire figure, » par exemple dans le monde, à la cour.

4. Jeanne, dame de Mirebeau, légitimée et mariée en février 1466, morte en 1519.

5. Marguerite, fille d'Henri II de Sassenage et veuve d'Amblard IV, seigneur de Beaumont et de Montfort, eut deux filles de Louis XI.

6. *Et* est écrit en interligne, au-dessus de *ny*, biffé.

7. Voyez l'introduction à l'*Histoire généalogique et chronologique des amiraux de France*, dans le tome VII du *P. Anselme*, p. 731-732. « C'est assez tard, y est-il dit, que cette dignité a été connue en France. Du Tillet et Fauchet remarquent qu'elle y a été longtemps exercée par commission, et le premier de ces auteurs ajoute, comme une chose singulière, que Louis, bâtard de Bourbon, comte de Roussillon, créé amiral de France par le roi Louis XI en 1466, se soit assis au Parlement aux hauts bancs, l'usage étant que les amiraux ne fussent qu'aux bas bancs. » On a vu plus haut (tome II, p. 254) que ce fut en faveur de deux de ses bâtards, le comte de Vermandois, puis le comte de Toulouse, que Louis XIV, non seulement rétablit l'office d'amiral supprimé par son père en 1627, mais lui donna « toutes les distinctions, l'autorité et les avantages dont cet office pouvoit être suscep-

bâtards de Bourbon ont changé leur barre de bâtards et leurs autres et diverses marques de bâtardise en bande[1], comme les princes de cette maison, et l'ont enfin raccourcie comme eux[2], tellement qu'il n'y a plus aucune différence entre les armes des légitimes et des bâtards; et c'est ce qui choquoit si fort le Roi, qu'il ne voulut pas voir, disoit-il, à la chaise à porteurs de la nouvelle mariée, les armes de Bourbon accolées à celles de Phélypeaux[3].

Roucis-Roye-la-Rochefoucauld.

Pontchartrain eut lieu de se consoler par une alliance d'une bien autre sorte, et à laquelle le Roi consentit sans peine, car les mélanges qui mettoient tout à l'unisson ne

tible. » Nous avons dit alors (note 6) que l'autorité de l'amiral, dans les temps primitifs, ne s'exerçait que sur les côtes depuis Calais jusqu'au Mont-Saint-Michel. On peut voir combien, au contraire, son ressort fut étendu par Louis XIV, dans les pièces que reproduit l'*Histoire généalogique*, tome VII, p. 913-920, et consulter soit les *Amiraux, surintendants de la navigation et généraux des galères*, de J. le Féron, édités par Godefroy, soit l'*État de la France*, soit les auteurs indiqués par l'*Histoire généalogique*, tome cité, p. 732, soit encore un mémoire de Colbert, tome III de ses *Lettres*, 2e partie, p. 705-707. Richelieu ayant renoncé aux appointements de la charge, qui étaient de quarante mille livres, elle n'eut plus que des profits indirects, mais énormes. Selon les lettres du 3 avril 1582, elle occupait le cinquième rang dans les grands officiers de la couronne, entre le grand chambellan et les maréchaux de France; mais, depuis, on avait fait passer l'amiral après les maréchaux, et c'est à ce rang que Saint-Simon le place dans ses *Projets de rétablissement* de 1712 (*Écrits inédits*, tome IV, p. 231).

1. La barre, une des pièces honorables du blason, est semblable à la bande (tome III, p. 210, note 2), si ce n'est qu'elle traverse l'écu de l'angle senestre supérieur à l'angle dextre inférieur. Réduite de largeur, elle marquait une bâtardise, tandis que la bande indiquait la puînesse.

2. Les Condé, comme cadets, portaient un « bâton péri en bande, » qui, à force d'être réduit (*péri*), devenait presque invisible entre les trois fleurs de lis. D'autres réduisaient à un filet non moins étroit la bordure qui marquait aussi une branche cadette ou issue de cadets. — *Raccourci* et, plus loin, *accolé* sont deux termes propres à la langue du blason.

3. Les Phélypeaux, d'origine très modeste, comme nous aurons occasion de le dire, portaient pour armes un écusson d'azur semé de quintefeuilles d'or, que la branche de Pontchartrain brisait d'un franc-quartier d'hermines et écartelait des armes des Cottereau : d'argent à trois lézards de sinople.

lui étoient point du tout désagréables en eux-mêmes. Ce[1] fut sur une autre nièce[2] des maréchaux de Duras et de Lorge, mais celle-là fille de leur sœur[3], et de la maison de la Rochefoucauld[4], qu'il jeta les yeux[5]. Elle étoit sœur des comtes de Roucy et de Blanzac et des chevaliers de Roye et de Roucy[6], et elle étoit élevée dans l'abbaye

1. *Ce* corrige *et*, et ensuite *sur* corrige *avec*.

2. Éléonore-Christine de la Rochefoucauld-Roye, dite Mlle de Chefboutonne, mariée au fils de Pontchartrain le 28 février 1697, et morte le 23 juin 1708, à vingt-sept ans (l'acte de 1697 lui en donne cependant dix-huit). Comparez la suite des *Mémoires*, tome VI, p. 32-35, et l'Addition correspondante, tome XII du *Journal*, p. 168. C'est de ce mariage que naquit, le 9 juillet 1701, Jean-Frédéric-Philippe Phélypeaux, si connu, sous le titre de comte de Maurepas, comme ministre des rois Louis XV et Louis XVI.

3. Isabelle de Durfort-Duras : voyez notre tome III, p. 194, note 3.

4. La maison de la Rochefoucauld, une des plus anciennes et des plus illustres du Royaume, tirait son nom de la seigneurie de la Roche, en Angoumois, possédée par Foucauld sous le règne du roi Robert. Elle avait formé plusieurs branches : celle de Marcillac, devenue ducale; celles de Randan et de Barbezieux, éteintes; celles des marquis de Langheac, de Rochebaron, de Montendre, de Surgères, de Bayers, de Cousage, et plusieurs autres qui subsistaient sous Louis XIV et subsistent encore en partie de nos jours. L'article de LA ROCHEFOUCAULD est le dernier que Saint-Simon ait traité dans ses *Duchés-pairies existants* (vol. 58 de ses papiers, fol. 66), avant de passer à la rédaction des *Mémoires*, et encore s'est-il arrêté court au milieu d'une phrase, à l'année 1539. Les titres des la Rochefoucauld à la qualification de *cousin du Roi* et leurs prétentions au tabouret sont exposés dans le mémoire que Clairambault fit, en 1696, pour Pontchartrain (mss. Clairambault 721, p. 510-511, et 1195, fol. 120). A propos du mariage de 1697, les *Annales de la cour* disent (tome I, p. 218) que le contrôleur général apprécia hautement l'honneur de s'allier à une aussi illustre maison : « Il effaçoit effectivement tout ce que les autres ministres avoient pu faire pour relever leur famille, et le sang dont elle sortoit étoit tout autrement illustre que celui des Souvré, des d'Alègre et des Matignon, que les le Tellier et les Colbert avoient mêlé au leur. Celui des Crussol, dont étoit la première femme du marquis de Barbezieux, n'en approchoit pas même, quoique ce soit celui des premiers ducs et pairs de France. »

5. *Journal de Dangeau*, tome VI, p. 75, 76 et 78.

6. Ce dernier, qui s'appelait Louis de la Rochefoucauld, substitua

Notre-Dame, à Soissons[1]. Ils étoient la troisième génération de Charles de la Rochefoucauld[2], fils[3] du comte de la Rochefoucauld[4] qui fut tué à la Saint-Barthélemy[5] et de sa seconde femme, Charlotte de Roye[6], comtesse de Roucy,

plus tard au titre de chevalier de Roucy celui de marquis de Roye. Il commença par commander un vaisseau du Roi, puis devint lieutenant général des galères le 1er mai 1704, et mourut à Paris, le 6 mai 1751, âgé de quatre-vingts ans et huit mois. Son fils fut créé duc d'Anville en 1732. — Les trois autres frères ont déjà figuré à plusieurs reprises dans les *Mémoires;* comparez une Addition de Saint-Simon au *Journal de Dangeau*, tome XVI, p. 245, le tome XI de ses *Mémoires*, p. 85-86, et les *Mémoires du duc de Luynes*, tome V, p. 201-202.

1. On verra plus loin que Mlle de Chefboutonne et ses sœurs avaient été envoyées dans cette abbaye, comme beaucoup de jeunes filles de la noblesse protestante, pour y être élevées et converties à la foi catholique. C'était une très petite maison de Bénédictines, dont Mme de la Rochefoucauld, sœur du duc François VI, avait été abbesse de 1684 à 1693; le duc du Maine l'avait fait donner ensuite à une sœur du comte de Fiesque, qui y resta jusqu'en 1737.

2. Charles de la Rochefoucauld, dit de Roye, comte de Roucy, marié en 1600 à Claude de Gontaut, fille du maréchal de Biron, et mort en 1605. De son fils aîné, François II, comte de Roucy (1603-1680), et de Julienne-Catherine de la Tour, fille du duc de Bouillon, naquit Frédéric-Charles, père des Roucy, Roye et Blanzac dont il est question ici.

3. *Fils* corrige *frère*, et *de père* a été biffé après *fils*.

4. François III, comte de la Rochefoucauld et prince de Marcillac, un des capitaines les plus distingués du règne d'Henri II et de celui de Charles IX, et l'un des chefs du parti protestant. Il avait épousé en premières noces, en 1552, une fille du prince de la Mirandole. Son portrait est au musée de Versailles, n° 3223.

5. Le 24 août 1572. Après avoir longtemps servi les Guises, François de la Rochefoucauld, se trouvant rapproché des princes de Condé par la seconde alliance dont il va être parlé, prit le commandement du parti réformé dans le Poitou et l'Aunis et soumit tout le littoral. Venu à Paris pour les noces du roi de Navarre, il méprisa les avis qu'on lui donnait d'un massacre projeté, résista même aux instances de Charles IX, qui, l'aimant beaucoup, voulait le garder auprès de lui, et, à peine rentré dans sa maison, fut assassiné par des hommes en masque qu'il prit d'abord pour quelques plaisants de la cour.

6. Charlotte de Roye, fille puînée de Charles, sire de Roye et de Muret, comte de Roucy, née en 1537, mariée le 31 mai 1557, et morte en 1569. Elle était la dernière héritière du comté de Roucy, une des

sœur de la princesse de Condé[1] première[2] femme du prince de Condé[3] tué à la bataille de Jarnac[4].

Aventure qui fait passer le comte et la comtesse de Roye de Danemark en Angleterre. [Add. S^t^S. 203]

Toute cette branche de la Rochefoucauld-Roye étoit huguenote. Lors de la révocation de l'édit de Nantes, le comte de Roye[5] père de celle dont il s'agit et sa femme[6] se retirèrent en Danemark, où, comme il étoit lieutenant général en France, il fut fait grand maréchal et commanda toutes les troupes[7]. C'étoit en 1683, et, en 1686,

sept pairies de Champagne, et celui de ses fils à qui il échut joignit le nom patronymique de Roye au nom de la Rochefoucauld.

1. Éléonore de Roye, née le 24 février 1535, mariée le 22 juin 1551 à Louis de Bourbon, premier prince de Condé, et morte le 23 juillet 1564.

2. *P^re^* est écrit en interligne.

3. Louis de Bourbon, premier prince de Condé, marquis de Conti et comte de Soissons, né le 7 mai 1530, septième fils de Charles, duc de Vendôme. Il épousa en secondes noces Françoise d'Orléans-Longueville.

4. Où le duc d'Anjou, plus tard Henri III, et les catholiques battirent l'armée protestante commandée par Condé, qui, couvert de blessures, fut achevé au moment où il se rendait (13 mars 1569).

5. Frédéric-Charles de la Rochefoucauld : voyez notre tome III, p. 194, note 3.

6. La comtesse de Roye était une femme de beaucoup de mérite, selon M. de Sourches, mais protestante des plus ferventes, et elle pensa mourir de chagrin lorsque son frère bien-aimé, le maréchal de Lorge, abjura. Ce fut elle qui empêcha son mari de suivre cet exemple et le poussa à prendre du service en pays étranger. M. de Roye, huguenot lui aussi, « mais un des plus braves, des plus honnêtes et des meilleurs seigneurs du Royaume » (*Sourches*, tome I, p. 112), comptait parmi les principaux protecteurs du protestantisme (*Abraham du Quesne*, par Jal, tome II, p. 522). Néanmoins il avait la faveur du Roi, qui l'associait à son jeu et lui donnait de grosses gratifications, outre une pension de douze mille livres, laquelle fut reportée plus tard sur ses enfants, grâce aux bons soins du duc de la Rochefoucauld.

7. Demandé par le roi de Danemark Christiern V (voyez ci-après, p. 53, note 2), le comte de Roye n'obtint qu'en 1683 la permission de partir, et fut mis alors, avec le titre de maréchal de camp général, à la tête d'une belle armée qui comptait quinze mille hommes de pied et dix mille chevaux. Après avoir organisé ces troupes, il revint passer l'hiver de 1684 en France, mais ne put, à cause de sa religion, obtenir le titre de duc et pair qu'on sollicitait pour lui, et retourna à Copenhague, où sa faveur devint telle, que l'entier commandement du royaume lui fut

fut fait chevalier de l'Éléphant[1]. Il étoit là très grandement établi, et lui et la comtesse de Roye sur un grand pied de considération. Ces rois du Nord mangent ordinairement avec du monde[2], et le comte et la comtesse de Roye avoient très souvent l'honneur d'être retenus à leur table avec leur fille Mlle de Roye[3]. Il arriva à un dîner que la comtesse de Roye, frappée de l'étrange figure de la reine de Danemark[4], se tourna à sa fille et lui demanda

confié pendant un voyage du roi en Norvège. Après la révocation, dans les premiers jours de 1686, Mme de Roye, pressée par la reine de Danemark de venir rejoindre son mari, en eut la permission à condition de n'emmener que ses deux filles aînées et de laisser les autres en France (Journal du P. Léonard, ms. Fr. 10 265, fol. 111 v°; *Dictionnaire critique*, p. 1007-1008, et *Abraham du Quesne*, par Jal, p. 522-523; *Sourches*, tome I, p. 158, 251 et 367; *Dangeau*, tome I, p. 70, 71, 311 et 386).

1. M. de Roye fut fait chevalier en décembre 1683 (*Dangeau* et *Gazette*), et non en 1686. — L'ordre de l'Éléphant (voyez la suite des *Mémoires*, tome III, p. 440), institué en 1474, par Christiern Ier, avait pour insigne, comme celui du Saint-Esprit, un cordon bleu en sautoir, soutenant, sur le côté droit, un éléphant d'émail blanc, et, de plus, les chevaliers portaient, au côté gauche du justaucorps, une étoile d'argent ornée d'une croix rouge, insigne particulier de l'ordre de Danebrog, qui était uni à l'Éléphant comme l'ordre de Saint-Michel à celui du Saint-Esprit. La *Gazette* de 1694, p. 375-376, rend compte des cérémonies d'une promotion. Saint-Simon avait le *Breviarium equestre* de cet ordre, publié par J. Bircherod en 1704 (n° 541 du catalogue de ses livres). En 1722, il fit faire par son peintre Cavin un portrait de M. de Roye en grand costume de l'Ordre, habit de brocart d'argent, galonné d'or, et manteau de velours feu, doublé de brocart d'argent (n° 34 de la collection d'autographes de M. Cottenet, vendue le 30 mars 1882).

2. On sait que Louis XIV ne voulait admettre à sa table que les membres de la « famille du sang, » et nous avons vu déjà que l'étiquette, si sévère sur ce point, ne comportait d'exceptions que très rarement, à l'armée ou en voyage.

3. Sans doute sa fille aînée, Charlotte, qui ne se maria point, fut nommée, en 1724, gouvernante des enfants du roi Georges III, et mourut en Angleterre, le 8 janvier 1743, à quatre-vingt-dix ans.

4. Charlotte-Amélie, fille de Guillaume VI, landgrave de Hesse-Cassel, et cousine germaine de Madame, née le 27 avril 1650, mariée le 25 juin 1667 à Christiern V, roi de Danemark, et morte le 25 mars 1714. Ses portraits gravés donnent en effet l'idée d'une figure fort singulière.

si elle ne trouvoit pas que la reine ressembloit à Mme Panache[1] comme deux gouttes d'eau. Quoiqu'elle l'eût dit en françois, il arriva qu'elle n'avoit pas parlé assez bas, et que la reine, qui l'entendit, lui demanda ce que c'étoit que cette Mme Panache. La comtesse de Roye, dans sa surprise, lui répondit que c'étoit une dame de la cour de France qui étoit fort aimable. La reine, qui avoit vu sa surprise, n'en fit pas semblant; mais, inquiète de la comparaison, elle écrivit à Mayercron[2], envoyé de Danemark à Paris et qui y étoit depuis quelques années, de lui mander ce que c'étoit que Mme Panache, sa figure, son âge, sa condition, et sur quel pied elle étoit à la cour de France ; et que surtout[3] elle vouloit absolument n'être pas trompée et en être informée au juste. Mayercron, à son tour, fut dans un grand étonnement. Il manda à la reine qu'il ne comprenoit pas par où le nom de Mme Panache étoit allé jusqu'à elle, beaucoup moins la sérieuse curiosité qu'elle lui marquoit d'être informée d'elle exactement; que Mme Panache étoit une petite et fort vieille créature, avec des lippes[4] et des yeux éraillés

1. Nous n'avons trouvé aucun renseignement sur cette femme.

2. Henning Meyer, fils d'un apothicaire de Copenhague, fut nommé par le crédit du comte de Griffenfeld secrétaire, puis conseiller de la chancellerie danoise, et anobli, en 1674, sous le nom de *Meyercrone* (on écrivait plus souvent, en France, *Meyercronn*, que *Mayercron*, comme ici). Il remplit des missions en Hanovre, alla ensuite comme ambassadeur à la Haye, puis vint à Paris, une première fois en 1674, comme envoyé extraordinaire, une seconde fois pour signer le traité du 2 septembre 1679, y revint en 1685, et conserva son poste jusqu'au milieu de 1706. Rigaud fit son portrait durant ce séjour. Il était fort savant et avait beaucoup voyagé. Il mourut à Roeskilde en 1707, étant chevalier de l'ordre de Danebrog depuis 1685 et grand bailli d'Aalborg. Une anecdote sur sa femme et lui, d'après les mémoires du baron de Breteuil, a été publiée dans le *Magasin de librairie*, tome I, p. 305-313.

3. Cet adverbe est écrit en interligne.

4. De grosses et vilaines lèvres. C'est l'allemand *lippe*, lequel signifie simplement *lèvre*. En français, le mot, au singulier, désigne surtout « la lèvre d'en bas lorsqu'elle est trop grosse ou trop avancée » (*Académie*, 1694); mais, ailleurs encore (tome III de 1873, p. 346), Saint-

à y faire mal à ceux qui la regardoient, une espèce[1] de gueuse qui s'étoit introduite[2] à la cour sur le pied d'une manière de folle, qui étoit tantôt au souper du Roi[3], tantôt au dîner de Monseigneur et de Madame la Dauphine, ou à celui de Monsieur et de Madame[4], à Versailles ou à Paris, où chacun se divertissoit à la mettre en colère, et qui chantoit pouille[5] aux gens à ces dîners-là pour faire rire, mais quelquefois fort sérieusement, et avec des injures qui embarrassoient et qui divertissoient encore plus ces princes et ces princesses[6], qui lui emplissoient ses poches de viandes et de ragoûts, dont la sauce découloit tout du long de ses jupes; et que[7] les uns lui donnoient une pistole ou un écu, et les autres des chiquenaudes et des croquignoles[8], dont elle entroit en furie, parce qu'avec ses yeux pleins de chassie elle ne voyoit pas au bout

Simon l'emploiera, comme ici, au pluriel. — Il y a bien ensuite « y faire », c'est-à-dire « éraillés au point de faire mal aux yeux ».

1. *Espèce* est écrit en interligne, sur *manière*, biffé.

2. L'*e* d'*introduite* est ajouté après coup.

3. *Souper du* est écrit en interligne, au-dessus de *disner de la*, biffé, et, après *Roy*, Saint-Simon a encore biffé *et de la Reine*.

4. Ces deux dernières lignes, depuis *au dîner* (*disner*) jusqu'à *Monsieur et de*, sont ajoutées en interligne, au-dessus des mots : *à celuy de Monsieur et de Madame*, qui ont été biffés, le dernier par mégarde.

5. Nous avons déjà rencontré (tome I, p. 70) cette expression, que Richelet, Furetière et l'Académie ne donnent qu'au pluriel *pouilles;* l'étymologie (voyez *Littré*) est fort incertaine. Saint-Simon, qui, ici comme au tome I et dans l'Addition à Dangeau, tome XVII, p. 308, se sert du mot au singulier, mais qui dit ailleurs (Additions, tomes V, p. 207, et XVIII, p. 89) : « Chanter les plus horribles pouilles », ou « Pouilles de l'un à l'autre », emploie plusieurs fois, au sens de « chanter pouille », le verbe *pouiller*, que nous avons vu en effet dans l'Addition n° 147, tome III, p. 348, mais que Furetière (1690) dit déjà vieux et hors d'usage à Paris.

6. Ces cinq mots sont en interligne, au-dessus de *Leurs Majestés*, biffé.

7. Ce troisième *que* est régi par *manda*, à dix-sept lignes de distance.

8. On peut voir dans Furetière l'exacte différence de ces deux sortes de petits coups donnés sur le visage ou sur la tête. L'Académie ne se pique pas d'autant de précision; elle décrit à peu près comme lui la *chiquenaude*, mais, de la *croquignole*, se borne à dire : « Espèce de chiquenaude. »

de son nez, ni qui l'avoit frappée, et que c'étoit le passe-temps de la cour[1]. A cette réponse, la reine de Danemark se sentit si piquée, qu'elle ne put plus souffrir la comtesse de Roye, et qu'elle en demanda justice au roi son mari[2]. Il trouva bien mauvais que des étrangers qu'il avoit comblés des premières charges et des premiers honneurs de sa cour, avec de grosses pensions, se moquassent d'eux d'une manière si cruelle; il se trouva des seigneurs du pays et des ministres jaloux de la fortune et du grand établissement dont le comte de Roye jouissoit : tellement que la reine obtint que le roi le remercieroit et lui feroit dire de se retirer[3]. Il ne put conjurer l'orage; il vint, avec sa famille, à Hambourg[4], en attendant qu'il sût ce qu'il pourroit devenir, et, à la révolution d'Angleterre, il y passa, c'est-à-dire quelques mois devant[5]. Le roi Jacques, qui y étoit encore, le fit comte de Lifford[6] et pair d'Irlande[7], dont un fils qui l'avoit suivi prit le nom[8].

1. Ce « passe-temps » pourrait surprendre aux dîners de la cour; mais bien plus fortes, et même trop répugnantes pour que nous les rapportions, sont les anecdotes « historiques, » comme les qualifie notre auteur, qu'il a intercalées dans son article sur le duché de la Trémoïlle (vol. 58 de ses papiers, fol. 21), au sujet d' « un gros ivrogne de très mauvais cordonnier qui s'appeloit Bapaume, » lequel avait, on ne sait comment, ses entrées partout, jusque dans le cabinet du Roi. — L'historiette de Mme Panache est un des passages des *Mémoires* qui ont été insérés à peu près textuellement par Anquetil, en 1793, dans *Louis XIV, sa cour et le Régent*, tome II, p. 191-195.

2. Christiern V, né le 18 avril 1646, avait succédé à son père Frédéric III le 9 février 1670, et mourut le 4 septembre 1699.

3. Cela se passait en août 1686 : *Journal de Dangeau*, tome I, p. 386. La correspondance diplomatique que nous donnons à l'Appendice, n° IV, ne contient pas un mot sur la prétendue occasion de cette disgrâce.

4. Cette ville hanséatique recueillait alors un grand nombre de protestants français chassés par la révocation de l'édit de Nantes.

5. Quelques mois avant la révolution : voyez ci-après, p. 55, note 3.

6. Capitale du comté de Donegal, en Irlande, dans l'Ulster.

7. L'Irlande avait alors son parlement particulier, composé, comme celui d'Angleterre, de deux chambres, haute et basse.

8. Ce fils, Frédéric-Guillaume, né en 1666, porta d'abord le titre

Le comte de Roye étoit donc à Londres, avec un fils et deux filles[1] et le comte de Feversham[2], frère de sa femme, chevalier de la Jarretière[3] et capitaine des gardes

français de comte de Marthon et servit en Danemark, avec son père. Il fut fait ensuite enseigne des gardes du prince d'Orange en 1688, puis eut un régiment de religionnaires en 1693, fut naturalisé avec ses sœurs le 20 septembre 1694, et titré lord Lifford en 1698. S'étant retiré du service en 1699, il reprit plus tard le commandement d'un régiment de réfugiés dans l'armée que la reine Anne envoya en Portugal, et devint major général. Il mourut sans alliance, à Londres, le 24 février 1749. Lui et son frère Chefboutonne avaient fait, en 1679, avec les marquis de Créquy, de Humières et de Bellefonds, un voyage en Hanovre, à Zell, à Hambourg, en Hollande et en Angleterre.

1. Nous avons déjà parlé de Charlotte, une de ces filles; l'autre, Henriette, fut mariée, en novembre 1694, à lord Guillaume Wentworth, comte de Strafford, fils du malheureux « martyr de Charles Ier » (*Dangeau*, tome V, p. 50-51, avec Addition de Saint-Simon, et p. 109) et chevalier de la Jarretière. Elle devint veuve dès 1695, et ne mourut, à Londres, que le 11 novembre 1732.

2. Louis de Durfort, marquis de Blanquefort, cadet d'une nombreuse famille et destiné d'abord par sa mère à devenir ministre de l'Église réformée, passa en Angleterre, y commanda les gardes du duc d'York, plus tard Jacques II, fut naturalisé en 1663 sous le nom de lord Duras, reçut en 1673 un titre de baron de Holdenby, conduisit alors une partie des gardes du corps destinée à servir avec l'armée française contre la Hollande, devint comte de Feversham, qui est un port du comté de Kent, en 1676, par son mariage avec l'héritière du titre, alla en mission pour la paix à Bruxelles (août 1678), fut blessé au grand incendie de Londres (6 février 1679) et sauvé par l'opération du trépan, vint en France complimenter le Roi sur la naissance du duc de Bourgogne (août 1682), fut fait, en 1685, gentilhomme de la chambre et capitaine de la première compagnie des gardes, dirigea peu après les opérations contre le duc de Monmouth et reçut en récompense son collier de la Jarretière (12 août 1685), commanda, lors de l'invasion orangiste, la principale armée du roi Jacques et eut le gouvernement du comté de Kent, mais, à part une détention de quelques jours, ne fut pas inquiété par le parti vainqueur, peut-être parce qu'il avait été d'intelligence avec Guillaume d'Orange. C'était d'ailleurs un très médiocre général, n'ayant servi que six mois sous Turenne. Veuf, sans enfants, depuis 1679, on croit qu'il avait épousé la reine douairière veuve de Charles II, dont il était chambellan. Il mourut le 19 avril 1709, à soixante et onze ans.

3. Le plus illustre des ordres de chevalerie d'Angleterre. Fondé par

du corps. A la révolution, ils ne se mêlèrent[1] de rien[2], et a passé dix-huit ans[3] en Angleterre sans charge[4] et sans service, et mourut aux eaux de Bath[5] en 1690. Ses autres enfants[6] étoient demeurés en France : on les avoit mis dans le service après leur avoir fait faire abjuration, et les autres dans des collèges ou dans des couvents[7]. Le Roi leur donna des pensions, et M. de la

Édouard III, il ne comptait et ne compte encore que vingt-six membres, y compris le souverain. Les insignes étaient, en dehors du costume de cérémonie, une jarretière bleue, avec la devise française *Honni soit qui mal y pense*, une médaille de Saint-Georges, supportée par un ruban de même couleur bleue, et une étoile brodée sur les habits. Cet ordre était compatible avec celui du Saint-Esprit. Saint-Simon, avait dans sa bibliothèque (n°s 545 et 546 du catalogue) deux recueils des noms des chevaliers publiés en 1672 et 1724 (on en trouve aussi la liste chronologique, avec une notice, dans le *Moréri*), et il fit faire, en 1719, par Cavin, un portrait de lord Duras-Feversham en grand habit de chevalier.

1. Il a corrigé *mesla* en *meslèrent*, et laissé ensuite sans son sujet (*il* ou *le comte de Roye*) le singulier *a passé*. Comparez p. 7 et note 6.

2. Voyez ci-contre, p. 54, la note 2 sur lord Feversham. Le prince d'Orange proposa le commandement de son armée à M. de Roye; mais celui-ci refusa, sous prétexte qu'il ignorait l'anglais, et cette conduite lui valut, ainsi qu'aux siens, des égards particuliers de la cour de France (*Dangeau*, tome II, p. 207, 208 et 370). Selon le Rév. Agnew (*Protestant exiles*, tome II, p. 118-120), Mme de Roye eut une charge de dame de la reine Marie.

3. Il y a ainsi *ans*, très lisiblement, dans le manuscrit; mais il faut sans doute lire *mois*, puisque le comte de Roye ne passa en Angleterre que « quelques mois devant » la révolution de 1688 (ci-dessus, p. 53), et qu'il mourut le 9 juin 1690, « 18 mois » plus tard.

4. Le *g* de *charge* corrige un *b*.

5. Ville d'Angleterre, sur l'Avon, dans le comté de Somerset. Ses sources chaudes étaient exploitées dès le temps de la domination romaine; au dix-septième siècle on les estimait autant que celles de Bourbon.

6. Les quatre fils dont il a déjà été parlé, et trois filles.

7. Saint-Simon a gardé la vieille orthographe étymologique *convent*, demeurée longtemps très commune malgré la prononciation. — Les trois filles firent abjuration à Soissons entre les mains de Daniel Huet, le 1er juin 1686, aussitôt après le départ de leur mère (deux d'entre elles eurent plus tard des abbayes), et les deux derniers fils, qui étaient au collège Louis-le-Grand, se convertirent, le 5 du même mois, entre les mains

Rochefoucauld, avec MM. de Duras et de Lorge, leur servirent de pères[1].

Ce fut donc principalement avec M. le maréchal de Lorge, qui aimoit extrêmement la comtesse de Roye[2], que le mariage se traita. On compta que la fille n'avoit rien et n'auroit jamais grand chose[3] : ce fut ce qui y détermina, et ce qui, joint au solide du ministère, apprivoisa la roguerie[4] de M. de la Rochefoucauld[5]. La comtesse de Roucy surtout fut transportée d'un mariage dont elle comptoit bien tirer un grand parti par la considération, et mieux encore par les affaires pécuniaires, auxquelles dans la suite elle ne s'épargna pas[6]. Les Pontchartrains furent transportés d'aise ; le contrôleur général alla chez toute la parenté, et ils ne firent point la petite bouche[7]

du P. de la Chaise (*Gazette*, p. 266 et 290). Nous avons dit que M. de Roucy avait abjuré antérieurement, en février 1684, entre les mains de Bossuet ; le Roi l'avait récompensé par une pension de douze mille livres et un régiment, et on l'avait marié, comme nous l'avons dit aussi en un autre endroit du tome III (p. 178, note 2), avec Mlle d'Arpajon. Blanzac, le troisième fils, avait fait son abjuration, dès 1682, à Rome. Le second de tous ces fils, Guy, vidame de Laon, était mort, en 1684, de blessures [*Add. St-S. 204*] reçues au siège de Luxembourg ; Saint-Simon lui a consacré l'Addition indiquée ci-contre, mais n'en parle pas dans les *Mémoires*. Le vidame et M. de Roucy, son aîné, avaient été exilés quelque temps lors de l'affaire de 1682 (*Mémoires de Sourches*, tome I, p. 112 et 152).

1. Comparez la suite des *Mémoires*, tome XII, p. 352.

2. *Ibidem*, tome III de 1873, p. 330 et 332.

3. Saint-Simon vantera ailleurs les qualités de cette jeune personne, pour laquelle, dit-il, les Pontchartrain recherchèrent l'amitié de sa femme, ce qui resserra sa liaison, déjà intime, avec le jeune secrétaire d'État. (*Mémoires*, tomes II, p. 118-119, V, p. 330, VI, p. 32 ; comparez le *Journal de Dangeau*, tome XIV, p. 436.)

4. Les anciens dictionnaires ne donnent pas ce dérivé, bien fait et expressif, de l'adjectif *rogue*. Littré n'en cite que notre exemple.

5. Il s'agit, bien entendu, du duc de la Rochefoucauld : ce que Jal (*Dictionnaire critique*, p. 987) n'a pas compris.

6. En appuyant de son crédit, moyennant argent, des propositions d'affaires de finances. Comparez ce que Saint-Simon a déjà dit d'elle dans notre tome III, p. 192-193, et ce qu'il en dira en 1715, tome XII, p. 354.

7. « *Faire la petite bouche de quelque chose*, c'est faire semblant de

de l'honneur qu'ils recevoient de cette alliance[1]. La comtesse de Roucy alla chercher sa belle-sœur à Soissons, et le mariage se fit à petit bruit[2] à Versailles, dans la chapelle, à minuit[3], par l'évêque de Soissons Brûlart[4]. Outre

n'en vouloir pas, encore qu'en effet on en veuille; ou bien ne s'expliquer qu'à demi sur une affaire. » (*Académie*, 1694.)

1. Voyez les compliments de Mme des Ursins au jeune mari, dans une lettre qu'a publiée le *Cabinet historique*, tome XI, p. 310.

2. Le P. Léonard dit, dans une note de son dossier des Rois (Arch. nat., M 763) : « M. de Pontchartrain ayant arrêté le mariage de son fils avec Mlle de Chefboutonne, qui devoit se célébrer en carême, 28 février 1697, etc., le Roi lui en demanda des nouvelles, et des préparatifs qu'il faisoit pour ce mariage, par une complaisance toute particulière. Le ministre ayant fait connoître au Roi le nombre des personnes qu'il vouloit prier et la magnificence avec laquelle il vouloit célébrer ces fêtes, S. M. n'approuva pas le projet de ce ministre et lui dit que le carême n'étoit pas un temps pour faire de telles assemblées et festins, etc.; que quand l'Église dispensoit pour un mariage en un temps défendu, que c'étoit à condition que la cérémonie se feroit sans éclat et réjouissances publiques, etc. Ce qui fut observé par ce ministre, qui remercia la plus grande partie des convives. Le Roi donna au fils de ce ministre cinquante mille écus pour présent de noces, et à la mariée une pension de dix mille livres tous les ans. » Comparez la *Gazette d'Amsterdam*, n^{os} xvii et xviii.

3. Dangeau écrit, à la date du 27 février : « Le Roi signa le contrat de mariage de M. Phélypeaux avec Mlle de Roye (une copie de ce contrat, où Saint-Simon signa du côté de la future, est aux Archives nationales, Y 269, fol. 87 v°). Le Roi trouva bon que les fiançailles et le mariage se fissent dans la chapelle (de Versailles). A neuf heures, ils furent fiancés, mariés après minuit, et allèrent coucher chez M. de Pontchartrain. » (*Journal*, tome VI, p. 78.) Cette mention seule suffirait à prouver que Jal s'est trompé lorsqu'il a prétendu rectifier Saint-Simon et placer la célébration du mariage à l'église Saint-Sulpice (*Dictionnaire critique*, p. 986).

4. Fabio Brûlart de Sillery, fils du marquis de ce nom et d'une fille du premier duc de la Rochefoucauld, et frère du marquis de Puysieulx, né en Touraine le 25 octobre 1655, reçu docteur de Sorbonne en 1681, pourvu très jeune de nombreux bénéfices, et nommé, en juin 1689, à l'évêché d'Avranches, avait permuté l'année suivante avec Daniel Huet, pour l'évêché de Soissons, et avait été sacré le 23 mars 1692. Il reçut l'abbaye du Gard le 1er novembre 1693, celle du Mas-Garnier en août 1710, fut nommé membre de l'Académie des inscriptions en 1701, de l'Académie française en 1705, et mourut le 20 novembre 1714.

le présent ordinaire du Roi à ces mariages de ministres[1], il ajouta six mille livres de pension aux quatre que la mariée avoit déjà[2] et donna cinquante mille écus à Pontchartrain[3], qui fit appeler son fils le comte de Maurepas[4]. Près de quatre millions que le chevalier des Augers[5] et

1. Voyez notre tome II, p. 8 et note 3, ainsi que le *Journal de Dangeau*, tomes XII, p. 291, et XV, p. 389, et les *Mémoires de Luynes*, tome VII, p. 416.

2. Elle avait eu cette première pension lors de son abjuration ; l'augmentation lui fut donnée le 24 février 1697, en considération des services de son père et du mariage qu'elle allait contracter.

3. Une liasse de « pièces justificatives de l'état de distribution » du 5 mars 1697 renferme un lambeau de papier portant ces mots de la main du contrôleur général : « M'expédier une ordonnance en mon nom, de cent cinquante mille livres de gratification que le Roi me fait à l'occasion du mariage de mon fils. » (Arch. nat., Papiers du Contrôle général, G^7 997.) Dans l'article des *Annales de la cour*, tome I, p. 215-218, consacré à ce mariage, l'auteur prétend, et cela paraît confirmé par tous les autres témoignages, que la gratification de cent cinquante mille livres, au lieu d'être ajoutée à celle de deux cent mille que le Roi donnait dans les circonstances ordinaires, en tint lieu. Vers la fin du règne, le cadeau d'usage fut remplacé par une pension de dix mille livres.

4. *Journal de Dangeau*, tome VI, p. 87. Le P. Léonard (Arch. nat., MM 827, fol. 18) raconte ceci : « Immédiatement après le mariage, la famille de Pontchartrain avoit résolu que le nouveau marié se nommeroit le comte de Pontchartrain en considération de son épouse, qui est de qualité. Mais, un courtisan parlant en présence du Roi de la comtesse de Pontchartrain, S. M. témoigna qu'il ne connoissoit point de comtesse de ce nom. Cette parole a fait supprimer le titre de comte et de comtesse. (*Addition :* On dit néanmoins que le Roi a érigé cette terre en comté ; mais c'est que, devant le Roi, on n'appelle point les secrétaires du Roi [*pour* d'État] marquis, ni comtes.) Depuis, ce fils a pris, pour le distinguer de son père, le nom de Maurepas, terre achetée depuis peu par le père, proche de Pontchartrain. » Quoi qu'en dise cette note, on donna au jeune secrétaire d'État le titre de *marquis*, ou, comme nous le trouvons ici, celui de *comte* de Maurepas. Jusque-là, il s'était appelé Phélypeaux ou marquis de Phélypeaux, et c'est par mégarde que Saint-Simon lui a déjà donné (tome I, p. 299-300) le nom de Maurepas. Il prit le titre de comte de Pontchartrain en septembre 1699, quand son père devint « Monsieur le Chancelier. »

5. Le chevalier des Augers ou des Augiers, entré au service comme enseigne en 1675 et capitaine de vaisseau depuis 1687, commandait une escadre de six navires. Il mourut en Médoc, le 9 décembre 1708.

un armateur prirent en ce temps-là sur les Espagnols mirent en bonne humeur à propos pour cette libéralité[1].

Le comte d'Egmont[2], dernier de cette grande et illustre maison[3], avoit quitté la Flandre[4] depuis peu et pris le service de France. Il épousa Mlle de Cosnac[5], nièce de l'archevêque d'Aix[6], qui demeuroit chez la duchesse

Mariage du comte d'Egmont avec Mlle de Cosnac,

1. Saint-Simon trouve cette nouvelle à côté du mariage de Phélypeaux, dans le *Journal de Dangeau*, tome VI, p. 68, 77-78 et 95.

2. Procope-François d'Egmont, devenu en 1693, par la mort d'un frère aîné, grand d'Espagne, titulaire du comté de son nom et des duchés de Gueldre, de Juliers et de Berghes, prince de Gavre et du Saint-Empire, marquis de Renty, etc., était le dernier représentant de sa maison et le plus grand seigneur des Pays-Bas espagnols. Élevé en France, comme les Isenghien et divers autres Flamands, il s'était attaché tout à fait à la cour et avait acheté un régiment en août 1696; mais, au commencement de la guerre de Succession, il rentra en Flandre pour servir Philippe V, qui le fit général de la cavalerie (novembre 1703), fut blessé à Ramillies (1706), et mourut à Fraga, en Catalogne, le 15 septembre 1707, âgé de trente-huit ans, ne laissant point de postérité.

3. Cette maison hollandaise, que les légendes faisaient remonter jusqu'à un roi des anciens Frisons, tirait son nom d'un bourg situé près du port d'Alkmaar et érigé en comté, le 15 août 1524, par l'empereur Sigismond, avec titre de prince de l'Empire. Depuis deux générations, MM. d'Egmont réclamaient les duchés de Gueldre et de Juliers, et ils en portaient les titres, comme descendant de Jeanne de Gueldre (quinzième siècle); mais la Hollande leur avait confisqué le comté d'Egmont.

4. *La Flandres*, comme nous l'avons déjà rencontré tome III, p. 122.

5. Voyez tome II, p. 260 et note 8. On demanda que Mlle de Cosnac prouvât seize quartiers de bonne noblesse pour faire cette alliance.

6. Daniel de Cosnac, né en 1627, fut fait premier gentilhomme de la chambre du prince de Conti en 1652, puis évêque de Valence et Die en 1654, premier aumônier de Monsieur en 1658, archevêque d'Aix en 1687, abbé de Saint-Taurin en 1689 et de Saint-Riquier en 1695, commandeur du Saint-Esprit en 1701, et mourut à Aix le 18 janvier 1708, âgé de plus de quatre-vingts ans. Outre le recueil de ses ordonnances synodales imprimé en 1694, il a laissé d'importants mémoires, signalés par Voltaire dès 1756, et qu'un de ses petits-neveux, M. le comte de Cosnac, a publiés pour la Société de l'Histoire de France, en 1852. Ils s'arrêtent à l'année 1701. On a aussi une histoire anecdotique de ce prélat, écrite par Tessé ou par l'abbé de Choisy. Sa mère était fille de Daniel de Talleyrand-Chalais et petite-fille de Blaise de Monluc.

à qui le Roi donne un tabouret de grâce.

de Bracciano, dont elle étoit aussi parente[1]; et le Roi, par grâce, voulut bien lui donner le tabouret[2], les grands d'Espagne, dont le comte d'Egmont étoit des premiers du temps de Charles V[3], n'ayant point de rang en France[4].

1. Parente de son premier mari Talleyrand-Chalais : voyez deux notes de M. Geffroy dans les *Lettres inédites de la princesse des Ursins*, p. 21 et 25. Saint-Simon a déjà dit qu'il avait rencontré Mlle de Cosnac chez la duchesse de Bracciano, au temps où on lui voulait faire épouser une autre nièce de la duchesse, Mlle de Royan. Daniel de Cosnac raconte longuement, dans ses *Mémoires* (tome II, p. 148-174), comment se fit le mariage d'Egmont. Après le départ de leur tante pour Rome, les deux demoiselles avaient été mises au couvent. Mlle de Royan, comme nous l'avons vu, en était promptement sortie pour épouser le duc de Châtillon. Mlle de Cosnac avait, elle aussi, une fortune considérable et solide, mais elle était moins en vue que l'autre héritière ; quant à sa personne, on lui reconnaissait une taille assez agréable, et elle n'avait « rien de dégoûtant pour sa personne, ni rien de foible pour son esprit et sa conversation. » Des projets de mariage avec le marquis de Rochefort, qu'on trouva trop débauché, avec le fils du duc de la Force, qui se montra trop exigeant, avec le fils de M. de Pontchartrain, dont la mère ne voulut pas traiter, échouèrent avant que l'affaire se conclût avec M. d'Egmont, qui lui-même avait voulu épouser Mlle de Royan. Ce mariage eut lieu le 25 mars 1697 (*Dangeau*, tome VI, p. 87 et 91). Le 18 août 1698, l'archevêque d'Aix fit une donation aux deux époux (Arch. nat., Y 280, fol. 53).

2. Voyez le *Journal de Dangeau*, tome VI, p. 87 et 91, le *Mercure*, mai 1697, p. 231-234, et les *Annales de la cour*, tome II, p. 168-169, qui racontent, à ce propos, une historiette assez piquante sur la maréchale d'Estrées. Le comte d'Egmont, ayant pris des lettres de naturalité en 1693, avait eu alors les honneurs du Louvre, comme prétendant aux duchés de Gueldre et de Juliers (mss. Clairambault 721, p. 511-512, et 1195, fol. 122 v°; *Journal de Dangeau*, tome IV, p. 380 et 417 ; *Écrits inédits de Saint-Simon*, tome III, p. 337).

3. La grandesse de la famille d'Egmont, sur laquelle M. de Luynes donne quelques renseignements (*Mémoires*, tomes II, p. 124, et XIII, p. 6-7), remontait au comte Jean IV, chambellan de l'empereur Charles-Quint, général de ses chevau-légers en Italie, chevalier de la Toison d'or, etc., mort à Ferrare le 29 avril 1528, et père de Lamoral, comte d'Egmont, que le duc d'Albe fit décapiter à Bruxelles, le 4 juin 1568.

4. Il reviendra plus longuement sur cette question du rang refusé aux grands d'Espagne, qui est d'ailleurs traitée à plusieurs reprises dans ses papiers inédits, notamment dans les volumes 36, 51, 62, etc. Sainctot a noté dans ses mémoires sur le cérémonial (ms. Fr. 14 119,

Molinos[1], ce prêtre espagnol qui a passé pour le chef des quiétistes[2] et pour en avoir renouvelé les anciennes erreurs, étoit mort à Rome, dans les prisons de l'Inqui-

Mort de Molinos. Continuation de l'affaire

fol. 310-311) quelle réception les grands obtenaient à la cour de France en 1700. Ils évitaient de voir le Roi, ne pouvant avoir la « couverture. »

1. Michel Molinos, prêtre, né dans le diocèse de Saragosse en 1627, arrêté par ordre de l'Inquisition en mai 1685, pour son livre de *la Guide spirituelle*, dont un décret du 28 août suivant déclara les propositions hérétiques, scandaleuses et blasphématoires, fut obligé de faire une abjuration publique et solennelle de ses erreurs le 3 septembre 1687, et mourut en prison le 29 décembre 1696. Louis XIV avait été poussé par son conseil de conscience à demander le procès de Molinos, pour qui le Pape semblait disposé à plus d'indulgence. Voyez les *Mémoires de l'abbé le Gendre*, p. 77-78, ceux *de Choisy*, p. 604, le Journal du P. Léonard, ms. Fr. 10265, fol. 58, une longue note du duc de Luynes dans le *Journal de Dangeau*, tome VI, p. 89 et 90, et le livre de M. Guerrier sur *Madame Guyon*, p. 126-143. Une copie de la sentence de l'Inquisition se trouve à la Bibliothèque nationale, dans le ms. Ital. 1149, fol. 46-68.

2. Le nom de *quiétistes* (hésychastes et béguards) avait été donné, dès le quatorzième siècle, à des sectaires de l'Église grecque ou de l'Église latine qui se vantaient de parvenir par la simple contemplation passive à une tranquillité, une indifférence tellement profonde pour les choses corporelles, que l'âme n'en avait plus ni le sentiment ni la responsabilité. On accusa Molinos d'avoir non seulement renouvelé cette doctrine, mais même professé qu'en théorie ou en pratique le corps pouvait être abandonné à tous les dérèglements pourvu que l'âme restât unie à Dieu par l'oraison de *quiétude*. C'est en 1682 que les premières poursuites eurent lieu contre des quiétistes, à Naples. Une lettre du secrétaire d'État des affaires étrangères à l'intendant de Provence fixe la date des premières mesures prises en France pour la répression : « Versailles, 14 août 1685. On a donné avis au Roi qu'il y avoit dans les villes d'Aix et Marseille des gens qui faisoient profession d'une doctrine, qu'on appelle *quiétistes*, qui croient que la seule contemplation de Dieu suffit pour excuser les désordres des sens, et que leurs assemblées se font à Aix, chez le sieur Giens, au nombre quelquefois de cinquante personnes. S. M. m'a ordonné de vous écrire que vous vous informiez avec soin de ce qui se passe dans ces assemblées, s'il y a dans ces villes beaucoup de personnes infectées de cette erreur, etc. » (Dépôt des affaires étrangères, vol. *France* 235, fol. 61.) Pour les années suivantes, voyez le *Journal de Dangeau*, tomes I, p. 330 et 367, et II, p. 102, les *Mémoires du marquis de Sourches*, tome II, p. 53, 60 et 131, et le commentaire du Chansonnier, ms. Fr. 12 692,

de l'archevêque de Cambray. [*Add. S^tS. 205*]

sition[1], tout au commencement de cette année[2], et cela me fait souvenir qu'il est temps de reprendre l'affaire de Monsieur de Cambray. J'ai laissé Mme Guyon dans le donjon de Vincennes[3], et j'ai omis bien des choses curieuses, parce qu'elles se trouvent dans ce qui a été imprimé de part et d'autre[4]. Il faut néanmoins dire, pour l'intelligence de ce qui va suivre, qu'avant d'être arrêtée elle avoit été mise entre les mains de Monsieur de Meaux[5],

p. 223. Ce fut très probablement en 1694 que la Bruyère commença les *Dialogues sur le Quiétisme* qui ont été publiés après sa mort.

1. Après *Inquisition*, Saint-Simon avait écrit une seconde fois « à Rome », et l'a biffé ensuite. — L'Inquisition était un tribunal ecclésiastique institué par les Papes pour la recherche et la punition des hérétiques albigeois, et, depuis 1232, les fonctions inquisitoriales étaient exclusivement réservées aux dominicains. L'Inquisition n'avait jamais pu s'implanter en France d'une manière solide et générale, tandis qu'elle fonctionnait avec une extrême sévérité à Rome et en Espagne.

2. Le 29 décembre 1696; mais la nouvelle ne fut sue de Dangeau que le 23 janvier 1697, et ne parut que le 2 février dans la *Gazette*. Celle-ci et la *Gazette d'Amsterdam* avaient déjà annoncé la mort de Molinos deux fois, en juillet 1689 et en novembre 1692.

3. Il avait dit, par mégarde : *à la Bastille*, tome III, p. 46.

4. Comparez l'Addition 127, dans notre tome II, p. 413. Dans la notice sur Fénelon précepteur des fils de France, que M. Faugère a publiée en 1882 (*Écrits inédits de Saint-Simon*, tome IV, p. 455), cette « affaire si fatale » à Monsieur de Cambray est passée sous silence, parce qu'il « faudroit plus d'un volume pour raconter ce qui se passa. » Les principaux livres auxquels notre auteur fait allusion étaient la *Relation sur le Quiétisme* de Bossuet (1698), et celle de l'abbé Phélipeaux (1732), encore plus hostile à Fénelon que la précédente; les *Lettres à un ami*, sur Mme Guyon, par l'abbé de la Bletterie (1733); la *Vie de Mme de la Motte-Guyon*, soi-disant écrite par elle-même et publiée à Cologne, en 1720, etc. Saint-Simon possédait ce dernier ouvrage dans sa bibliothèque, ainsi que l'*Histoire de la vie de Fénelon* par Ramsay (Catalogue, n°s 104 et 1054), et il a dû s'en servir pour rédiger les pages qui vont suivre. — Depuis la publication de notre tome III, M. L. Guerrier a fait paraître (1881) une importante étude sur *Madame Guyon, sa vie, sa doctrine et son influence*, d'après les écrits originaux et des documents inédits, dont les tendances trop favorables à Mme Guyon ont donné lieu à un article critique de M. Brunetière dans la *Revue des Deux Mondes*, 15 août 1881.

5. Bossuet, évêque de Meaux. Elle lui remit tous ses ouvrages, tant

où elle avoit été fort longtemps, chez lui ou dans les filles Sainte-Marie de Meaux[1], où ce prélat s'étoit instruit à fond de sa doctrine, sans avoir pu lui persuader de changer de sentiments[2]. On peut juger qu'elle les avoit épurés, en effet ou du moins en apparence, de tout ce qui étoit reproché de sale et de honteux à cette doctrine, et à ce qui lui avoit été reproché[3] de sa conduite avec le P. la Combe[4] et de ses bizarres voyages

imprimés que manuscrits, en septembre 1693, et, lorsqu'il les eut étudiés, il eut avec elle quelques conférences, à la suite desquelles la soumission de Mme Guyon sembla être complète ; mais, comme on continuait à réclamer des mesures de répression sévère, elle demanda et obtint, par l'entremise de Mme de Maintenon, que quatre commissaires, dont deux seraient M. de Noailles, évêque de Châlons, et le supérieur du séminaire de Saint-Sulpice, M. Tronson, examinassent ses livres et un exposé de ses doctrines sur les états d'oraison qu'elle avait dressé d'après le conseil de Fénelon. C'est l'origine des conférences d'Issy dont il va être parlé plus loin.

1. Cette maison, de l'ordre des Visitandines, fondé par saint François de Sales et Mme de Chantal, avait été établie à Meaux, en 1630, par Claude de Bragelongne, veuve de M. Amaury, trésorier de France. La supérieure, en 1695, était Françoise-Élisabeth le Picart. On y comptait cinquante-huit religieuses et huit converses, avec six mille livres de rente environ. C'est déjà chez des Visitandines que Mme Guyon avait été renfermée en 1688.

2. *Sentiment*, au singulier, dans le manuscrit, malgré le pluriel qui suit. — Voyez le livre de M. Guerrier sur *Madame Guyon*, p. 266-281.

3. Abréger ainsi : « et à sa conduite avec.... et à ses.... voyages », corrigerait le pléonasme, mais altérerait le sens. Il a voulu dire : « Ce qui étoit reproché.... à cette doctrine et », non « à ce qu'il y avoit », mais « à ce qu'on trouvoit de reprochable dans sa conduite.... et dans ses bizarres voyages. »

4. François de la Combe, né à Thonon, était barnabite (ordre des clercs réguliers de Saint-Paul). Ce fut en 1681, après avoir assez longtemps correspondu par lettres avec lui, que Mme Guyon, qui l'avait connu à Montargis et pris pour son confesseur, alla le retrouver à Annecy, et elle fit avec lui divers voyages en Savoie et en Piémont, à la suite desquels étant revenus tous deux à Paris, nous avons déjà dit (tome II, p. 340, note 2) qu'elle fut enfermée une première fois. De son côté, le barnabite fut mis d'abord chez les Pères de la Doctrine chrétienne (3 octobre 1687), pour avoir prêché malgré les défenses de l'archevêché, puis à la Bastille (29 novembre), parce qu'il continuait de se promener par la ville. Après

avec lui[1]. Sans des précautions les plus scrupuleuses là-dessus, elle n'auroit pu surprendre la candeur et la pureté des mœurs des ducs de Chevreuse[2] et de Beauvillier, de leurs épouses, de l'archevêque de Cambray, et de bien d'autres personnes qui faisoient l'élite de son petit troupeau[3]. Mais, lasse enfin d'être comme prisonnière entre les

plusieurs conférences avec l'official et le syndic de la faculté de théologie, la juridiction ecclésiastique le condamna à la prison perpétuelle (février 1689), et il fut enfermé dans la citadelle d'Oléron, pour y finir ses jours sans communication avec qui que ce fût. Cependant, d'Oléron, puis de Lourdes, où on le transféra, il ne laissa pas de continuer sa correspondance avec Mme Guyon. Nous le verrons revenir, en 1698, à Vincennes, dont il ne sortit plus qu'en 1712, pour entrer à l'hôpital de Charenton, où il mourut fou en 1715, âgé de soixante-douze ans.

1. « Le Molinos de France étoit un Père barnabite appelé François de la Combe. C'étoit lui principalement qui, par divers petits traités, nommément par son *Analyse de l'oraison mentale*, y avoit répandu la nouvelle spiritualité. Ce Père, du côté du dogme, étoit pleinement Molinos ; l'étoit-il autant du côté des mœurs ? On l'en a soupçonné. De preuves, il n'y en a point ; sur de simples indices, il y auroit de l'injustice à croire qu'il s'étoit livré aux abominations du docteur espagnol. Le Molinos françois eut bientôt des disciples de l'un et l'autre sexe. Sa disciple la plus distinguée fut la fameuse Mme Guyon, qui devint auteur dans la suite, et auteur plus illuminée, ou, pour parler plus juste, plus fanatique que son maître. » (*Mémoires de l'abbé le Gendre*, p. 194-195.) Cet écrivain rapporte ensuite comment l'archevêque de Paris fit condamner, sur l'examen de Nicole, le livre du Père et les deux traités de la « prophétesse » qui avaient pour titre : *Moyen court de faire oraison*, et *le Cantique des cantiques de Salomon interprété selon le sens mystique*. On peut voir aussi, sur les rapports du P. de la Combe avec Mme Guyon, soit une note du commentateur des *Caractères* de la Bruyère, tome II, p. 387-388, soit surtout le livre de M. Guerrier, p. 48 et suivantes, et le tome IX des *Archives de la Bastille*, publiées par M. Fr. Ravaisson, p. 39 et suivantes. Les conclusions très rigoureuses que M. Ravaisson a exposées dans la préface de ce volume, en s'appuyant particulièrement sur des textes publiés en 1717 et 1768, mais reconnus plus tard apocryphes, ont été réfutées par M. Guerrier.

2. Après *Chevreuse*, Saint-Simon a biffé : « du duc ».

3. Comparez ce qu'il a déjà dit en 1695, tome II, p. 341-345, ainsi que le portrait du duc de Beauvillier dans la suite des *Mémoires*, tome X, p. 284, et un autre passage (tome XI, p. 66) où, en parlant de la mort de Fénelon, il l'appelle le « martyr de Mme Guyon, » et celle-ci le « centre de ce petit troupeau » ou « l'oracle » de Monsieur de Cambray.

mains de Monsieur de Meaux, elle avoit feint d'ouvrir les yeux à sa lumière et avoit signé une rétractation telle qu'il la lui avoit présentée[1] : moyennant quoi lui, qui étoit doux et de bonne foi, en fut la dupe, et lui procura la liberté, dont l'abus qu'elle fit par les assemblées secrètes qu'elle tenoit avec les plus affidés de son école la firent[2] chasser de Paris, puis, sur son retour secret[3], enfermer à Vincennes[4]. Cette mauvaise foi de la fausse convertie[5], jointe au peu de fruit des conférences d'Issy[6], qui sont si

1. Cette rétractation, dont l'original a passé, en 1881, à la vente Chambry (n° 286) et est d'une orthographe excessivement grossière, se trouve publiée dans la *Correspondance de Fénelon*, tome VII, p. 161, note, et dans le livre de M. Guerrier, p. 275. Elle est du 15 avril 1695. Le même jour, Mme Guyon signa secrètement une protestation contre les aveux que Bossuet venait de lui arracher, et néanmoins elle renouvela sa soumission le 1er juillet. Ces pièces sont également publiées.

2. Accord, par mégarde, avec l'idée d'*assemblées*.

3. Ces quatre derniers mots sont ajoutés en interligne au-dessus d'*enfermer à*.

4. C'est ce que Saint-Simon a déjà raconté, mais incomplètement, en 1695. Le tome IX des *Archives de la Bastille* renferme de nombreuses pièces sur cette période de la vie de Mme Guyon. On y voit qu'après sa première disgrâce, ce fut chez la duchesse de Charost, à Beynes, château tout voisin de Saint-Cyr, qu'elle trouva asile, et que la duchesse de Mortemart la conduisit à Meaux, le 13 janvier 1695, pour se mettre à la disposition de Bossuet. Ses doctrines ayant été condamnées le 10 mars, et ce jugement suivi de sa rétractation solennelle, elle obtint la permission de se rendre aux eaux de Bourbon; mais les deux duchesses vinrent la prendre, le 9 juillet, et la ramenèrent à Paris, d'abord dans le faubourg Saint-Germain, puis dans le faubourg Saint-Antoine, où Desgrez l'arrêta vers la fin de décembre. Les *Mémoires de Languet de Gergy sur Mme de Maintenon* (p. 379-381), publiés par Lavallée, donnent quelques détails sur sa fuite et sur son arrestation; voyez aussi, dans la *Correspondance générale de Mme de Maintenon*, tome IV, p. 58 et 67-69, une lettre de félicitation de Bossuet et une autre de défense de Fénelon. La prisonnière fut enfermée à Vincennes sous le nom de Mme Besnard, et y resta dix-huit mois.

5. Dans l'ordre du Roi qui finit sa première reclusion, le 7 septembre 1688, elle est qualifiée *nouvelle catholique*. (Arch. nat., O1 32, fol. 245.)

6. On choisit ce lieu parce que le supérieur de Saint-Sulpice, M. Tronson, y était retenu par ses infirmités dans la maison que possédait

connues, et le célèbre tour que fit si prestement Monsieur de Cambray de se confesser à Monsieur de Meaux[1] pour lui fermer la bouche, mit enfin la main de ce dernier prélat à la plume pour exposer au public et la doctrine, et la conduite, et les procédés de part et d'autre depuis la naissance de cette affaire, sous le titre d'*Instruction sur les états d'oraison*[2].

Mandements théologiques de Messieurs de Paris et de Chartres.

Cet ouvrage lui parut d'autant plus nécessaire que Monsieur de Chartres d'abord et Monsieur de Paris ensuite[3] n'avoient traité l'affaire que d'une manière toute

le séminaire[a]. Les conférences durèrent huit ou dix mois, de 1694 à 1695. Bossuet, M. Tronson et M. de Noailles s'adjoignirent Fénelon dès qu'il eut été nommé à l'archevêché de Cambray, et tous quatre arrêtèrent en commun, le 10 mars 1695, un formulaire de trente-quatre articles, que Mme Guyon signa sans peine, mais auquel Fénelon refusa ensuite d'adhérer. Voyez le livre de M. Guerrier, p. 228-315.

1. De plus, nous avons vu qu'il choisit ou accepta Bossuet pour le sacrer évêque, le 10 juillet 1695 (tome II, p. 346); et cependant l'entente s'était rompue entre eux trois mois auparavant, lorsque Bossuet avait voulu que Fénelon signât une condamnation publique des doctrines de Mme Guyon et des livres examinés à Issy.

2. *Instruction sur les états d'oraison, où sont exposées les erreurs des faux mystiques de nos jours, avec les actes de leur condamnation*. Saint-Simon avait ce livre (n° 106 de son catalogue). On en trouvera l'analyse dans l'étude de M. Guerrier sur *Madame Guyon*, p. 324-336; comparez les *Mémoires de Languet de Gergy sur Mme de Maintenon*, p. 385-386.

3. L'ordonnance et instruction pastorale de l'évêque de Chartres « pour la condamnation des livres intitulés : *Analysis orationis mentalis, etc.*; *Moyen court et très facile de faire oraison, etc.*; *Règle des associés à l'enfance de Jésus, etc.*; *le Cantique des cantiques de Salomon interprété selon le sens mystique, etc.*, et d'un manuscrit qui a pour titre : *les Torrents*, » fut signée par Godet des Marais, à Saint-Cyr, le 21 novembre 1695, et publiée aussitôt. Mais il y avait eu auparavant un mandement de M. de Harlay (16 octobre 1694), et deux autres de Bossuet et de M. de Noailles, encore évêque de Châlons (16 et 25 avril 1695), contre les livres de Mme Guyon et du P. de la Combe. Ces pièces avaient été répandues à profusion. L'*Instruction* de Bossuet ne parut qu'au mois d'avril 1697, mais était prête depuis un an.

[a] L'ancien Petit-Olympe de la reine Marguerite (*Histoire de M. Olier*, par M. Faillon, tome III, p. 227-230, et *Bulletin de la Société de l'Histoire de Paris*, 1879, p. 167-171, et 1880, p. 147 et 149).

théologique par leurs mandements, et qu'il crut important de réduire au clair cette théologie assez pour être entendue de tout le monde, et mettre en même temps au net ce qui s'étoit[1] passé là-dessus avec Monsieur de Cambray. Comme il étoit rempli de la matière, tant par ce qui s'étoit passé à Issy avec Monsieur de Cambray, que par ce qu'il avoit vu des livres de Mme Guyon, puis d'elle-même tandis qu'il l'avoit eue à Meaux, d'où Mme de Morstin[2] l'avoit ramenée en triomphe dans l'équipage de la duchesse de Mortemart, sa tante, il eut bientôt composé son ouvrage, et, avant de l'imprimer, le donna à voir à Monsieur de Chartres, aux archevêques de Reims et de Paris, et à Monsieur de Cambray lui-même. Ce dernier en sentit tout le poids[3], et[4] la nécessité de le prévenir. Il faut croire qu'il avoit sa matière préparée de loin et toute rédigée, parce que autrement la diligence de sa composition seroit incroyable, et d'une composition de ce genre. Il fit un livre inintelligible à qui n'est pas théologien versé dans le plus mystique, qu'il intitula *Maximes des saints*[5], et le mit en deux colonnes : la première contenoit les maximes qu'il donne pour orthodoxes et pour celles des saints; l'autre, les maximes dangereuses, suspectes ou erronées, qui est l'abus qu'on a fait ou qu'on peut faire de la bonne et saine mysticité; avec une précision qu'il donne pour exacte de part et d'autre, et qu'il propose d'un ton de maître à suivre ou à éviter[6]. Dans l'empressement de le

Instruction sur les états d'oraison de Monsieur de Meaux.

Maximes des saints de Monsieur de Cambray

1. Dans le manuscrit, *c'estoit* (voyez ci-dessus, p. 41, note 3).
2. Marie-Thérèse d'Albert de Luynes : tome II, p. 325, 344 et 345.
3. Il refusa d'examiner le manuscrit.
4. Saint-Simon a biffé ici un second *sentit* avant *la nécessité*.
5. *Explication des maximes des saints sur la vie intérieure*. La première édition est celle d'Aubouin, libraire des enfants de France, achevée d'imprimer le 25 janvier et annoncée dans le *Journal des Savants* du 4 mars 1697. Cet ouvrage n'a pas été reproduit dans les collections des *Œuvres de Fénelon*, sauf celle de Didot frères, 1838.
6. Le commentateur du Chansonnier (ms. Fr. 12 692, p. 224-225) dit : « L'archevêque de Cambray, par son livre, prétend qu'il y a un

faire paroître avant que Monsieur de Meaux pût donner le sien, il le fit imprimer avec toute la diligence possible, et, pour n'y perdre pas un instant, M. de Chevreuse s'alla établir chez l'imprimeur, pour en corriger chaque feuille à mesure qu'elle fut imprimée[1]. Aussi la promptitude et l'exactitude de la correction répondirent-elles[2] à des mesures si bien prises, qu'en très peu de jours il fut en état de le distribuer à toute la cour, et que l'édition se trouva presque toute vendue[3].

bon et un mauvais quiétisme. Il y déteste celui qui est condamné à Rome et y traite ses adhérents de visionnaires et de fanatiques; mais il prétend qu'il y a un amour de Dieu pur, et qu'il appelle *désintéressé*, qui fait la perfection du chrétien.... [Il] y a distingué par articles le bon et le mauvais quiétisme selon lui. Il y a quarante-cinq articles qu'il appelle *vrais*, où est la saine doctrine touchant l'amour mystique de Dieu, tirée, à ce qu'il dit, des livres de sainte Thérèse, de Malaval, de Grégoire Lopez, du B. Jean de la Croix et de saint François de Sales. Après chaque article *vrai* il y a un article *faux*, où cet archevêque condamne la quiétude de Molinos.... » Voyez aussi une dépêche de l'ambassadeur vénitien Erizzo, en date du 20 mars 1697, dans le tome IX des *Archives de la Bastille*, p. 61-62.

1. Comparez une grande Addition sur M. de Chevreuse, dans le *Journal de Dangeau*, tome XIV, p. 257. — Fénelon ayant communiqué son manuscrit tout d'abord à M. de Noailles, celui-ci répondit que rien ne pressait de le publier (17 octobre 1696). M. Tronson se refusa à l'examiner; mais le théologien Pirot l'approuva. M. de Chevreuse se chargea, comme le dit notre auteur, de surveiller l'impression; il envoya quelques cahiers du tirage à M. Tronson, et l'on convint primitivement que le livre ne paraîtrait qu'après celui de Bossuet; puis Fénelon et ses amis revinrent sur cet avis (lettre du 17 janvier 1697, à M. Tronson). L'impression se termina le 27, et, le 9 février, Fénelon adressa à Bossuet une longue explication, que M. de Chevreuse remit lui-même. « Il ne me restoit plus, y lit-on, qu'une seule ressource : c'étoit d'écrire pour le public en termes si forts et si clairs, sur des principes de tradition si constante, que nul critique n'osât m'attaquer et que nul honnête homme ne pût douter de ma sincérité. » Une lettre pareille fut envoyée, le 10, à l'évêque de Chartres. On trouvera l'historique de cette publication dans l'étude de M. Guerrier sur Mme Guyon, p. 338-345, et dans celle de M. Griveau (1878) sur *la Condamnation du livre des* Maximes des saints.

2. *Ils*, par mégarde, au lieu d'*elles*, dans le manuscrit.

3. La même chose s'était produite pour les livres de Mme Guyon

Si on fut choqué de ne le trouver appuyé d'aucune approbation, on le fut bien davantage du style confus et embarrassé, d'une précision si gênée et si décidée, de la barbarie des termes, qui faisoient comme une langue étrangère, enfin de l'élévation et de la recherche des pensées, qui faisoit perdre haleine comme dans l'air trop subtil de la moyenne région[1]. Presque personne qui n'étoit pas théologien ne put l'entendre, et de ceux-là encore après trois et quatre lectures[2]. Il eut donc le dégoût de ne recevoir de louanges de personne, et de remerciements[3] de fort peu, et de pur compliment; et les connoisseurs crurent y trouver, sous ce langage barbare, un pur quiétisme, délié, affiné, épuré de toute ordure, séparé du grossier, mais qui sautoit aux yeux, et avec cela des sublimités[4] fort nouvelles et fort difficiles à se laisser entendre, et bien plus à pratiquer. Je rapporte, non pas mon jugement, comme on peut croire, de ce qui me passe de si loin, mais ce qui s'en dit alors partout[5]; et on ne parloit d'autre chose jusque chez les dames; à propos

après son emprisonnement (*Annales de la cour*, tome II, p. 105-106). Bossuet, dans une lettre à l'évêque de Saint-Omer, 14 juin 1699, dit que l'impression des *Maximes* fut hâtée « par l'avidité des libraires de contenter le public curieux, ou plutôt par celle du gain. »

1. On appelait ainsi, dans l'ancienne physique, « l'espace d'air depuis le sommet des plus hautes montagnes jusqu'à la *basse* région de l'air que nous respirons. » Au-dessus était la région *supérieure*, et enfin l'*éther* : voyez le *Dictionnaire de Trévoux*, 1771, à l'article Air, tome I, p. 194-195.

2. Forte et incorrecte ellipse, mais sens très clair : « et de ceux-là encore, des théologiens même, il put être entendu après trois et quatre lectures seulement. »

3. Dans le manuscrit, en abrégé, comme presque toujours, *remercim.* Nous mettons le mot au même nombre que *louanges* qui précède.

4. L'*m* de *sublimités* corrige une *l* ou un *t*.

5. C'est en effet ce qu'on lit dans la plupart des écrits du temps. Les *Annales de la cour*, entre autres, après avoir raconté (tome II, p. 104-106) comment Fénelon gagna Bossuet de vitesse, disent que M. de Noailles, archevêque de Paris, ayant eu communication du manuscrit des *Maximes*, le trouva si abstrait qu'à la première lecture il n'y comprit presque rien. Fénelon « y exposoit que, si la doctrine des quié-

de quoi on renouvela ce mot échappé à Mme de Sévigné[1] lors de la chaleur des disputes sur la grâce[2] : « Épaississez-moi un peu la religion, qui s'évapore toute à force d'être subtilisée[3]. »

Ce livre choqua fort tout le monde[4] ; les ignorants, parce qu'ils n'y entendoient rien ; les autres, par la difficulté à le comprendre, à le suivre, et à se faire à un langage barbare et inconnu ; les prélats opposés à l'auteur, par le ton de maître sur le vrai et le faux des maximes et par ce qu'ils crurent apercevoir de vicieux dans celles qu'il donnoit pour vraies. Le Roi surtout et Mme de Maintenon, fort prévenus, en furent extrêmement mal contents, et trouvèrent extrêmement mauvais que M. de Chevreuse eût fait le personnage de correcteur d'imprimerie et que M. de Beauvillier se fût chargé de le présenter au Roi en particulier, sans en avoir rien dit à Mme de Maintenon, et Monsieur de Cambray à la cour[5],

tistes étoit de croire telle et telle chose, il étoit tout prêt de la condamner, mais que, si c'étoit de croire cela et cela, il étoit prêt de la soutenir. Son livre étoit ainsi divisé en plusieurs chapitres, dont les uns étoient d'un quiétisme qui devoit être condamné par tous les docteurs, et les autres d'un quiétisme qu'il prétendoit devoir être approuvé par tout le monde. » On a imprimé dans la *Correspondance de Fénelon*, tome VII, p. 374-387, les lettres qu'il écrivit ou reçut à propos de ce livre.

1. *Sévigné* est écrit en interligne, au-dessus de *Grignan*, biffé. Rappelons que Mme de Grignan fit, en 1697 ou 1698, un petit écrit sur le livre des *Maximes des saints* (tome XI du *Sévigné*, p. 291-294), où, tout en étant favorable à Bossuet, elle lui reproche, ainsi qu'à Fénelon, de trop « subtiliser ». Le mot rapporté ici serait-il d'elle, et non de sa mère?

2. La querelle entre jansénistes et molinistes sur ce qu'on appelait en langage théologique la grâce *suffisante* et la grâce *efficace*, le libre arbitre, etc. Mme de Sévigné y fait allusion en 1676 et 1680, tomes V, p. 43, et VI, p. 476-478 et 513, de ses *Lettres*.

3. M. P. Mesnard, qui cite ce mot dans sa notice en tête des *Lettres de Mme de Sévigné*, tome I, p. 171-172, ne l'a, ainsi que nous, trouvé que dans Saint-Simon.

4. Bossuet écrit, le 13 février 1697 : « Je n'ai pas ouï nommer une personne qui l'approuve. Les uns disent qu'il est mal écrit, les autres qu'il y a des choses très hardies, les autres qu'il y en a d'insoutenables.... »

5. Et Monsieur de Cambray *étant* à la cour, c'est-à-dire, si nous joi-

qui le pouvoit bien faire lui-même. Il craignit peut-être une mauvaise réception devant le monde et en chargea M. de Beauvillier, qui avoit des temps plus familiers et seul avec le Roi, pour faire mieux recevoir son livre par la considération du duc, ou cacher au monde s'il étoit mal reçu; mais ces Messieurs, enchantés par les grâces et par la spiritualité du prélat, s'aliénèrent entièrement Mme de Maintenon par ces[1] démarches : l'un, en se faisant le coopérateur public, par une fonction si au-dessous de lui, d'un ouvrage qu'elle ne pouvoit agréer après avoir pris si hautement le parti contraire[2]; l'autre, en lui marquant une défiance et une indépendance d'elle qui la blessa plus que tout[3], et qui la fit résoudre à travailler à les perdre tous deux[4].

Ducs de Chevreuse et de Beauvillier perdus auprès de Mme de Maintenon.

gnons ce membre à la suite de la phrase, dans un temps où Monsieur de Cambray, qui pouvait bien le présenter lui-même, était à la cour.

1. Le manuscrit porte *ses*, possessif, ce qui ne pourrait signifier que « les démarches du prélat, les démarches qu'il faisait par leur entremise », sens bien forcé, sinon impossible.

2. Une partie de la correspondance du duc de Chevreuse avec Mme Guyon, venant, selon toute apparence, des papiers de la maison de Luynes, a été publiée, en 1828, dans le tome VII de la *Correspondance de Fénelon*, où l'on peut voir (surtout p. 252, 264-271, 276-277, 346, 352, 369, 443) quelle fut la participation de cet ami du prélat à la mise au jour des *Maximes* et aux affaires de Mme Guyon. M. Guerrier cite, dans son livre récent, beaucoup de lettres inédites de cette dame au duc de Chevreuse qui sont conservées dans les archives du séminaire de Saint-Sulpice. Le duc l'avait accompagnée dans ses comparutions aux conférences d'Issy.

3. Le tome VII de la *Correspondance de Fénelon* contient aussi nombre de lettres de M. de Beauvillier relatives à son rôle vis-à-vis de Mme Guyon d'une part, et de Mme de Maintenon d'autre part. Voyez notamment ses protestations à M. Tronson, en date du 29 février 1696, ses lettres de soumission des 9 et 15 avril 1697, etc. M. Ravaisson a donné son mémoire justificatif sur le Quiétisme dans le tome IX des *Archives de la Bastille*, p. 68-69. On ne doit pas oublier que c'est à Montargis, où tant d'intérêts et d'affections, dont Saint-Simon a déjà parlé, attiraient M. de Beauvillier, que Mme Guyon avait fait la connaissance du P. de la Combe, et que, par conséquent, la « spiritualité nouvelle » avait pris naissance.

4. Comparez la suite des *Mémoires*, tome X, p. 283-286, et l'Addition

Monsieur de Cambray se résout à porter son affaire à Rome. Son intime liaison avec le cardinal de Bouillon et les jésuites; leurs intérêts communs.

Parmi ces mouvements de doctrine et d'écrits, Monsieur de Cambray avoit songé à de plus forts secours. Ami des jésuites, il se les étoit attachés, et ils étoient à lui en corps et en groupe[1], à la réserve de quelques particuliers plus considérables par leur mérite que par leur poids et par leur influence dans les secrets, la conduite et le gouvernement intérieur de leur compagnie[2]. Il se voyoit sans ressource en France, avec les premiers prélats en savoir, en piété, en crédit, contre lui, qui, ayant la cour déclarée pour eux, mèneroient tous les autres évêques. Il songea donc à porter son affaire à Rome, où il espéra tout par une démarche si contraire à nos mœurs et si agréable à cette cour, qui affecte les premiers jugements[3] et que toute dispute un peu considérable soit d'abord portée devant elle sans être d'abord jugée sur les lieux[4]. Il y compta sur le crédit des jésuites, et la conjoncture lui

à Dangeau correspondante, tome XV, p. 224. Pour ce qui touche les opinions de Mme de Maintenon et la conduite qu'elle tint dans cette circonstance, voyez son « Entretien sur le Jansénisme et sur le Quiétisme » dans l'édition de ses *Lettres* donnée en 1806, tome VI, p. 218 et suivantes, et certaines lettres reproduites par Lavallée dans le recueil des *Lettres historiques*, tome I, p. 443, 444, 470, etc. Le 30 novembre 1696, elle disait : « Les affaires de Monsieur de Cambray m'affligent toujours.... La liaison qui est entre Monsieur de Cambray et Mme Guyon.... est fondée sur la conformité de la doctrine. On peut en voir le danger, étant soutenue par un homme d'une telle vertu, d'un tel esprit, et dans un tel poste. Nous l'avons caché tant que nous avons espéré d'y apporter du remède.... »

1. Il écrit *group* sans *e*. — Selon le P. Lauras, historien de Bourdaloue, Fénelon avait pour lui, outre la masse des jésuites, les cordeliers, les jacobins et une grande partie des oratoriens, des docteurs de Sorbonne et des curés de Paris.

2. Comparez la suite des *Mémoires*, tome VII, p. 393, et une Addition au *Journal de Dangeau*, tome VI, p. 92, que nous placerons en 1710, comme correspondant à cette période des *Mémoires* (tome VII, p. 393).

3. Qui entend être la première à prononcer en pareille matière.

4. Fénelon écrit en propres termes au Roi, le 11 mai 1697, que « le Pape est son seul juge, et que l'archevêque de Paris ne peut agir avec lui que par persuasion. » (*Correspondance*, tome VII, p. 426.)

présenta une autre protection, dont il ne manqua pas de s'assurer[1].

Le cardinal de Janson[2] étoit depuis six ou sept ans à Rome ; il y avoit très dignement et très utilement servi[3] : il voulut enfin revenir. Le cardinal de Bouillon n'avoit pas moins d'envie de l'y aller relever[4]. La frasque[5] ridi- [Add. S^t-S 206]

1. Comparez ce qui va suivre avec un passage du portrait de Fénelon, dans les *Écrits inédits de Saint-Simon*, tome IV, p. 455 et 456.

2. Toussaint de Forbin de Janson, reçu chevalier de Malte très jeune, puis consacré à l'Église, fut nommé coadjuteur de l'évêque de Digne en 1653 et devint évêque de la même ville en 1655. Évêque de Marseille en 1668, il alla d'abord remplir une mission diplomatique en faveur de la cour de Toscane, en 1673, puis fut successivement nommé ambassadeur en Pologne en 1674, promu à l'évêché-pairie de Beauvais en 1679, et renvoyé encore l'année suivante en Pologne et en Allemagne. Il devint commandeur de l'Ordre en 1689, et cardinal dans la promotion du 13 février 1690, sur la nomination de Sobieski. Quatre mois plus tard, on l'envoya à Rome, où le Pape lui-même le demandait, pour remplacer le duc de Chaulnes. Rappelé de ce poste en 1697, ainsi que nous le verrons bientôt (p. 247), il résida de nouveau à Rome, comme chargé des affaires, depuis la mort du prince de Monaco (1700) jusqu'en 1706, fut alors pourvu de la charge de grand aumônier de France, et mourut à Paris, le 24 mars 1713, âgé de quatre-vingt-trois ans et étant le doyen de l'épiscopat français. Le Roi lui avait donné l'abbaye de Savigny en 1690, celle de Corbie en 1693, etc., et, comme il avait pu rentrer, par privilège cardinalesque, dans l'ordre de Malte, il y était devenu grand commandeur. Par condescendance aux désirs de son frère, il prit, en recevant le chapeau, le nom de cardinal de Janson-Forbin, et non celui de Forbin-Janson. Le cardinal était des amis de Saint-Simon, et surtout avait été très lié avec son père (tome X, p. 9-12).

3. Voyez plus loin, p. 274-276.

4. Le cardinal de Bouillon avait eu le désagrément de se voir supplanté par M. de Janson, en 1690, dans les négociations qu'il menait de concert avec le duc de Chaulnes, pour l'affaire des bulles (*Mémoires de Coulanges*, p. 201-203, 207 et suivantes). L'ambassadeur vénitien Erizzo dit cependant que ce fut M. de Janson qui conseilla, en 1697, d'envoyer M. de Bouillon à sa place.

5. L'Académie, dans ses trois premières éditions, ne donne pas d'autre sens à *frasque* que celui de « mauvais tour qu'on fait à quelqu'un ; » mais, dans sa dernière (1878), et dès la quatrième (1762), elle le définit, d'une manière plus conforme à celle dont Saint-Simon l'emploie ici et ailleurs, par « action extravagante, imprévue, et faite avec éclat. »

cule qu'il avoit faite sur cette terre du dauphiné d'Auvergne[1], et d'autres encore, avoient diminué sa considération et mortifié sa vanité. Il vouloit une absence, et une absence causée[2] et chargée d'affaires, pour revenir après sur un meilleur pied. Il n'y avoit plus que deux cardinaux devant lui, et il falloit être à Rome à la mort du doyen pour recueillir le décanat du sacré collège[3]. Monsieur de Cambray s'étoit lié d'avance avec lui, et l'intérêt commun avoit rendu cette liaison facile et sûre. Le cardinal voyoit alors ce prélat dans les particuliers[4] intimes de Mme de Maintenon et maître de l'esprit des ducs de Chevreuse et de Beauvillier, qui étoient dans la faveur et dans la con-

1. Voyez notre tome II, p. 202-203.

2. *Causée* (voyez les tomes XVIII, p. 432, et XIX, p. 32), au sens ancien de motivée, ayant une cause (sérieuse), telle qu'une mission diplomatique, avec fonction, comme le fait entendre l'expression « chargée d'affaires », dans laquelle il semble appuyer sur le sens propre du mot *chargée*.

3. Dangeau dit (tome VI, p. 60, 21 janvier 1697) : « M. le cardinal de Bouillon s'en va à Rome à la fin du mois ; il y sera chargé des affaires de France, et le cardinal de Janson reviendra quelques jours après que le cardinal de Bouillon y sera arrivé. Outre le service du Roi, il y a encore des raisons au cardinal de Bouillon pour faire ce voyage : il est près d'être doyen des cardinaux ; il n'y en a plus que trois devant lui, qui sont fort vieux et fort incommodés, et il faut être à Rome pour être doyen. » On voit que Saint-Simon copie toujours ; mais il se trompe en écrivant « deux » au lieu de « trois », car le cardinal de Bouillon avait devant lui les cardinaux Cibo, Franzoni et Altieri, par la mort desquels il devint successivement le troisième au commencement de 1698, sous-doyen quelques mois plus tard, et doyen en juillet 1700. C'est alors que, pour avoir le décanat, il brava la disgrâce du Roi. — Le doyen du sacré collège, premier conseiller du Pape et évêque d'Ostie-Velletri, avait le gouvernement de l'Église pendant la vacance du saint-siège, consacrait le nouveau pape après son élection et jouissait d'honneurs et de prérogatives très étendus ; mais l'obligation de résider à Rome était absolue, et une dispense ne s'obtenait point.

4. Les exemples de *particulier* pris ainsi substantivement, soit au singulier, soit au pluriel, sont très fréquents dans Saint-Simon (voyez plus loin, p. 303). Littré en cite d'autres, de divers auteurs, mais aucun où le mot soit accompagné, comme ici, d'un adjectif qualificatif ; il l'est de plusieurs dans une Addition à Dangeau, tome XVIII, p. 88.

fiance la plus déclarée. Bouillon et Cambray étoient aux jésuites, et les jésuites à eux, et le prélat, dont les vues étoient vastes, comptoit de[1] se servir utilement du cardinal et à la cour et à Rome. Son crédit à la cour tombé, celui de ses amis fort obscurci, l'amitié du cardinal lui devint plus nécessaire. Ce dernier leur[2] avoit l'obligation d'avoir vaincu la répugnance du Roi pour l'envoyer relever le cardinal de Janson[3], et celle encore de lui avoir obtenu l'agrément et la protection du Roi pour faire élire l'abbé d'Auvergne[4], son neveu, coadjuteur de son abbaye de Cluny[5]. C'étoit avoir pris l'orgueil qui gouvernoit uni-

Cardinal de Bouillon va relever à Rome le cardinal de Janson et obtient pour son neveu

1. Littré, au n° 12 de Compter, a relevé maint exemple d'emploi avec *de*.

2. Ce *leur* s'applique-t-il aux amis de Fénelon, c'est-à-dire à Beauvillier et Chevreuse, ou aux jésuites? On peut hésiter entre les deux accords. La seconde phrase suivante rend certain, croyons-nous, le rapport à *amis*.

3. Le cardinal de Bouillon reçut, avec le titre de « chargé des affaires, » le seul que portassent les cardinaux envoyés à Rome pendant l'absence d'un ambassadeur ou pour le seconder, une gratification annuelle de trente-six mille livres et vingt-quatre mille livres pour son ameublement.

4. Henri-Oswald de la Tour d'Auvergne, fils du comte d'Auvergne et frère cadet du chevalier dont il a été parlé p. 17-19, était né le 5 novembre 1671 et avait eu un canonicat à Strasbourg dès 1684, l'abbaye de Redon en 1692, celle de Conches en 1694. Son oncle le cardinal, en partant pour Rome, le chargea de l'administration des abbayes de Cluny, Tournus et Saint-Martin, comme vicaire général, et il fut postulé coadjuteur par les moines de Cluny, le 22 avril 1697. Le Pape le fit grand prévôt de Strasbourg quelques mois plus tard. Il eut un des plus considérables prieurés de Cluny en 1707, un autre en 1708, prit possession de l'abbaye en 1715, fut nommé archevêque de Tours en 1719, mais ne s'installa pas dans ce siège, et l'échangea en 1721 contre celui de Vienne, où il avait fait fonction de vicaire général sous M. de Montmorin. Il devint abbé de la Valasse, commandeur de l'Ordre et premier aumônier du Roi en 1732, cardinal en 1737, se démit de l'aumônerie en 1742, de l'archevêché en 1745, et mourut le 23 avril 1747.

5. A vingt-trois kilomètres N. O. de Mâcon. Cette abbaye célèbre, fondée en 910, était une maison chef d'ordre, de la règle de Saint-Benoît; elle avait eu plus de deux mille monastères en Europe, et comptait encore en France nombre de prieurés, soit en règle, soit en commende. Le trésor de l'abbaye, son église et sa bibliothèque étaient des plus célèbres. La mense conventuelle montait à soixante mille livres, et l'abbé, nommé

La coadjutorerie de son abbaye de Cluny.

quement ce cardinal[1] par l'endroit le plus sensible. Il ne se démentit donc point à leur égard lorsqu'il vit leur crédit en désarroi, et il espéra les remettre en selle par le jugement qu'il se promettoit de faire rendre à Rome[2]. Tout l'animoit en ce dessein, le fruit d'un si grand service[3], et on prétendit que le marché entre eux étoit fait, mais à l'insu des ducs, que le crédit de l'un feroit l'autre cardinal en lui faisant gagner sa cause, et que le crédit de celui-ci, relevé par sa victoire et sa pourpre, seroit tel en soi et sur les deux ducs, à qui il seroit alors temps de parler et sur lesquels il pouvoit tout, qu'ils feroient entrer le cardinal de Bouillon dans le Conseil[4], d'où Bouillon ne se promettoit pas moins que de s'élever à la place de premier ministre. Ce dernier point du Conseil n'étoit pas à beaucoup près si aisé à imaginer raisonnablement que les espérances de Rome : le Roi n'avoit jamais mis d'ecclésiastique dans son Conseil[5], et il étoit trop jaloux de

à vie par élection et qualifié supérieur général de l'ordre, avait quarante mille livres de revenu. Jusqu'en 1744, Cluny ne dépendit d'aucun diocèse. Le cardinal de Bouillon avait été élu abbé le 5 mars 1683. Pour la coadjutorerie, voyez plus loin, p. 107-108.

1. *Ce card* (sic), en interligne. Il s'agit du cardinal de Bouillon, et non de M. de Janson. — Cinq lignes plus bas, *entreux*, d'un mot.

2. L'abbé de Beaumont, en envoyant beaucoup plus tard au marquis de Fénelon le recueil des lettres relatives à l'affaire des *Maximes*, dit : « Ces lettres démentent fort ce que la *Relation (du Quiétisme)* dit, que ce cardinal (de Bouillon) étoit allé à Rome dans le dessein d'y soutenir les intérêts de Monsieur de Cambray. Il est bien vrai qu'il étoit bien intentionné pour lui, tant par ancienne amitié que par opposition pour les Noailles ; mais il agit toujours dans cette affaire avec la foiblesse et la circonspection d'un courtisan, etc. » (*Correspondance de Fénelon*, tome XI, p. 63.)

3. Faut-il entendre : « ce dessein qui était le fruit, etc. », c'est-à-dire que le cardinal avait formé pour payer le grand service qu'on lui avait rendu ? N'est-ce pas plutôt : « Tout l'animait, et particulièrement le fruit qu'il se promettait... ? »

4. Saint-Simon a changé après coup, ici et deux lignes plus loin, la lettre initiale de *conseil* en un *C* majuscule.

5. Il reviendra bientôt (p. 276) sur cette maxime de ne point mettre d'ecclésiastiques dans le Conseil ; comparez une Addition au *Journal de*

son autorité et de sembler tout faire pour se résoudre jamais à un premier ministre[1]; mais Bouillon étoit l'homme le plus chimérique qui ait vécu en nos jours, et le plus susceptible des chimères les plus folles en faveur de sa vanité, dont toute sa vie a été la preuve[2]. Un peu de sens auroit pu lui découvrir qu'indépendamment de la difficulté du côté du Roi, il n'étoit pas sûr que, si ses amis les eussent pu vaincre, c'eût été à son profit, et que Monsieur de Cambray n'eût pas mieux aimé[3] prendre pour soi ce qu'il eût pu procurer à un autre; mais, outre ces chimères, le cardinal de Bouillon haïssoit personnellement les adversaires de Monsieur de Cambray, et auroit peut-être plus que lui encore triomphé de leur condamnation.

Les Bouillons et les Noailles étoient ennemis de tous les temps[4] : les principales terres des Noailles étoient dans la vicomté de Turenne[5]; ce joug leur étoit odieux, ils le

Dangeau, tome XIV, p. 356, et les *Projets de gouvernement du duc de Bourgogne*, p. xc et 76, ainsi que le *Parallèle*, p. 231.

1. Louis XIV dit lui-même, dans ses *Mémoires* (tome II, p. 385), qu'il s'était résolu, dès 1661, à ne plus prendre jamais de premier ministre; comparez les *Mémoires de Choisy*, p. 577, et une Addition à Dangeau, tome XVI, p. 14. Saint-Simon, lui aussi, considérait les cardinaux premiers ministres comme « le fléau, la perte et la ruine de l'État »; il l'expliquera longuement à plusieurs reprises.

2. Comparez, entre autres passages des *Mémoires*, le tome VI, p. 21-23. — *Dont* paraît bien être ici, comme mainte fois, pour *ce dont*.

3. Dans le manuscrit, *aimer*.

4. Comparez la suite des *Mémoires*, tomes II, p. 309, III, p. 300, V, p. 405, IX, p. 157, et une Addition à Dangeau, tome XVII, p. 78.

5. La vicomté de Turenne, considérée comme une des plus nobles et grandes terres du Royaume, faisait partie de la généralité de Limoges, sénéchaussée de Brive, et elle était entrée en 1444 dans la maison de la Tour. C'était, antérieurement au dixième siècle, une souveraineté, et Saint-Simon expliquera (tome V de 1873, p. 103-104) de quels privilèges extraordinaires elle jouissait. Son territoire comprenait les villes de Turenne (aujourd'hui simple commune d'environ six cents habitants, avec château en ruine, à huit kilomètres S. de Brive), de Beaulieu, d'Argental, de Saint-Ceré, de Meyssac, de Collongès, et quatre-vingt-dix bourgs ou paroisses, dont un tiers de Quercy et deux tiers de Limousin, avec une très grande quantité de fiefs mouvants, tels que le Montal et

vouloient secouer. Le procès en étoit pendant depuis nombre d'années[1], et se reprenoit par élans, avec une aigreur extrême et jusqu'aux injures[2], jusque-là que les Bouillons avoient reproché aux Noailles, dans les écritures du procès, qu'un Noailles avoit été domestique d'un vicomte de Turenne de leur maison[3]. C'étoit avec un dépit

Durfort. Voyez une pièce du ms. Clairambault 1155, fol. 1-41, et le Mémoire de la généralité de Limoges dressé en 1698 par l'intendant. — Le duché-pairie de Noailles (1663) n'était pas établi sur la terre de ce nom, située entre Brive et Turenne et relevant de cette vicomté, mais sur les quatre châtellenies d'Ausson, de Larche, de Mausac et de Terrasson, situées du côté du Périgord. Ce fut seulement en 1737 que le maréchal de Noailles put racheter la mouvance de M. de Bouillon et faire ériger Noailles et Noailhac en un second duché, de Noailles proprement dit, comme l'explique le duc de Luynes dans ses *Mémoires*, tome I, p. 175.

1. Il en est assez longuement parlé en 1677, dans les *Lettres de Mme de Sévigné*, tome V, p. 394 et 395, 398 et 399, et dans la *Correspondance de Bussy-Rabutin*, tome IV, p. 13 et 14. « Cette affaire pourra bien durer jusqu'à la vallée de Josaphat, » disait alors Mme de Sévigné ; et en effet elle reprit encore trente ans après, avec plus d'aigreur que jamais (*Lettres inédites de la princesse des Ursins*, publiées par M. Geffroy, p. 355 ; *Journal de Dangeau*, tome XII, p. 7, 33, etc.).

2. Les duchesses de Bouillon et de Noailles « se crachèrent de part et d'autre toutes les ordures dont elles se purent aviser. » (*Annales de la cour*, tome II, p. 300.) On peut voir un échantillon de ces *injures* dans le mot de « Noaillée et toutes les guenilles qui sont en haut », qu'on trouve cité en 1680, par Mme de Sévigné (*Lettres inédites* publiées par M. Capmas, tome II, p. 152). De leur côté, les Noailles ne se firent pas faute de rappeler l'hérésie et les rébellions des Bouillon (*Sévigné*, tome V, p. 394 et 399) ; l'acharnement fut égal de part et d'autre.

3. Antoine de Noailles (1504-1563), qui fut ambassadeur en Angleterre sous Henri II, après avoir été maître d'hôtel de François Ier, chambellan des enfants de France, gouverneur de Bordeaux, etc., avait accompagné en effet son parent le vicomte de Turenne lorsque celui-ci était allé, en 1530, épouser Éléonore d'Autriche au nom du roi François Ier ; mais ce fait de placer un jeune gentilhomme à la suite d'un ambassadeur ami ou parent de sa famille n'avait rien que de très ordinaire, et la preuve qu'Antoine de Noailles n'était point un simple maître d'hôtel, ni un « domestique », même au large sens qu'avait alors le mot, du vicomte de Turenne[a], ainsi que les duchesses de Bouillon ou d'Elbeuf le donnèrent à

[a] Voyez les *Annales de la cour*, tomes I, p. 143, et II, p. 300. C'est dans

extrême qu'ils voyoient briller les Noailles dans la splendeur des dignités, des charges, des emplois et du crédit[1],

entendre lors de l'érection du duché de Noailles, ou comme on le répéta dans le procès, c'est qu'il signa au contrat de mariage du Roi, et que celui-ci, dix ans plus tard, lui fit contracter alliance avec une Gontaut. On peut, du reste, se reporter aux factums qui furent produits de part et d'autre dans le procès, et dont la rédaction est attribuée à Baluze pour les Bouillon, à l'abbé Sallier pour les Noailles. En 1698, le crédit des Noailles l'emporta, et ils forcèrent le duc de Bouillon à transiger sur l'exercice des droits régaliens que ses officiers réclamaient dans la terre de Noailles. Ils exigèrent de plus que la transaction fût homologuée au Parlement, où le procureur général la Briffe eut soin, en concluant à l'enregistrement, de demander communication des titres de la maison de la Tour, ce qui alarma fort tous les Bouillon et d'Auvergne (Papiers du P. Léonard, Arch. nat., M 757, p. 93 et 94, et MM 826, fol. 110 et 111).

1. Tout à la fin des *Mémoires* (tome XIX, p. 216 et 217), il reconnaîtra, malgré sa haine pour certains Noailles, que leur noblesse et leurs alliances ne laissaient rien à désirer, si haut qu'on remontât, et qu'« il n'y auroit pas à se récrier quand une Noailles auroit épousé un prince du sang. » On peut voir, du reste, les principaux titres de la maison dans les copies fournies à l'abbé Sallier (Cabinet des titres, dossier 12810), parmi lesquelles se trouvent les preuves pour l'Ordre faites en 1688 par le duc de Noailles, Claude de Saint-Simon étant un des deux commissaires, et nous pouvons ajouter ici une citation du mémoire confidentiel de d'Hozier sur la noblesse des ducs et pairs (1706) : « C'est, dit le célèbre juge d'armes, une injustice à ceux qui ont écrit contre MM. de Noailles dans le temps de leurs démêlés avec la maison de Bouillon, d'avoir tâché de les faire passer pour des gens de la plus petite noblesse. Noailles est une seigneurie mouvant du vicomté de Turenne, qui a donné le surnom à ceux qui le portent encore, dès que l'on commença, dans le dixième siècle, à faire passer à ses descendants les noms des terres que l'on possédoit alors et à les rendre héréditaires. Ainsi les voilà égaux par leur ancienneté aux meilleures races, et ils ont tenu encore, jusqu'à leur élévation, un rang distingué entre les plus nobles de leur province; mais, avec ces avantages, ils ont tort quand ils prétendent qu'ils ne sont pas de beaucoup inférieurs à la grandeur et à la dignité de la

un factum du cardinal de Bouillon (Cabinet des titres, dossier NOAILLES, 12 810, fol. 111 et 380) qu'on trouve cette phrase : « Puisque MM. de Buillon (*sic*) sont forcés, malgré qu'ils en aient, de s'expliquer, ils feront voir qu'Antoine de Noailles, chef de la maison et bisayeul du duc de Noailles d'à présent, a été domestique à gages du vicomte de Turenne, leur trisayeul. » Le principal document annoncé ensuite était une quittance, en date du 17 mars 1535, des gages dus à Antoine de Noailles par l'ambassadeur.

et ce fut avec rage que le cardinal de Bouillon vit arriver Monsieur de Châlons à l'archevêché de Paris, où il avoit tâché inutilement d'atteindre autrefois, et devenir incessamment[1] son confrère par le cardinalat[2]. Les mêmes Bouillons n'étoient pas moins ennemis des Telliers. M. de Louvois, brouillé à l'excès avec M. de Turenne et diverses fois humilié sous son poids[3], l'avoit rendu[4] depuis à toute sa famille, et jusqu'à MM. de Duras, ses neveux, et l'inimitié s'étoit perpétuée[5]. Monsieur de Reims, dans ce

maison de la Tour : cela s'expliquera ci-après en parlant de M. le duc de Bouillon. Hugues, seigneur de Noailles, allant à la terre sainte avec le roi saint Louis, l'année 1248, fit un testament par lequel il substitua tous ses biens graduellement et perpétuellement, afin de les conserver à sa postérité. C'est par le bénéfice de cette substitution que la maison de Noailles possède encore cette terre. Les honneurs où elle s'est élevée commencèrent sous le règne de François Ier. Ce fut Antoine, seigneur de Noailles, et les deux évêques de Dax, ses frères, qui les méritèrent par leurs grands services. C'est de cet Antoine de Noailles, qui étoit alors comme à la suite de François de la Tour, vicomte de Turenne, pendant son ambassade en Espagne l'an 1530, quoiqu'il fût son proche parent, que sont issus, outre l'évêque de Châlons, le maréchal duc et le cardinal de Noailles, ses frères, tous deux commandeurs de l'ordre du Saint-Esprit. » (Ms. Clairambault 719, p. 32-33.)

1. Sans délai, dans un prochain avenir.

2. Voyez notre tome II, p. 357-360, où Saint-Simon a rapporté que la nomination de M. de Noailles comme successeur de l'archevêque de Harlay fut un échec pour les jésuites. Comparez les *Lettres de Mme de Maintenon*, édition de 1806, tome II, p. 176.

3. Le *Nouveau siècle de Louis XIV*, tome II, p. 122, contient des couplets où sont consignés les griefs que Turenne fit valoir au Roi lui-même contre son ministre, et l'on en a, dans le Chansonnier, ms. Fr. 12 690, p. 310, un commentaire écrit par le secrétaire de Gaignières. Peu s'en fallut que Louvois ne succombât en 1674 (C. Rousset, *Histoire de Louvois*, tomes I, p. 397-402, 423-426, 511-514, et II, p. 106 et 107; Spanheim, *Relation de la cour de France*, p. 186-187; *Mémoires de Villars*, p. 11). M. Éd. de Barthélemy a publié, en 1874, une partie de la correspondance de Turenne avec le Tellier et avec Louvois conservée au Dépôt de la guerre; les Archives nationales en possèdent aussi quelques portions.

4. Tour par le neutre : avait rendu la pareille, s'était vengé sur.

5. Comparez la suite des *Mémoires*, tomes III, p. 333-337, IV, p. 181, XI, p. 95, XII, p. 55, etc.; et voyez notre tome II, p. 264.

grand siège, étoit d'autant plus odieux au cardinal de Bouillon qu'il[1] n'avoit pu affoiblir son crédit et sa considération[2]. Le savoir éminent de Monsieur de Meaux, l'autorité qu'il[3] lui avoit acquise sur tout le clergé et dans toutes les écoles, ses privances avec le Roi, sa considération, son estime et sa réputation au dedans et au dehors, tout cela piquoit l'émulation et l'orgueil du cardinal, et lui donnoit un desir extrême de lui voir tomber[4] une flétrissure. Enfin le crédit que Monsieur de Chartres commençoit à prendre sur le Roi à la faveur de cette affaire, porté par son intimité avec Mme de Maintenon, étoit insupportable à un homme qui vouloit tout et qui, dédaignant de regarder cet évêque que[5] comme un cuistre violet, se trouvoit néanmoins obligé à des égards et à des ménagements qui l'outroient. Toutes ces choses ensemble étoient plus qu'il n'en falloit pour enflammer le cardinal de Bouillon et pour[6] lui faire entreprendre et porter la cause de Monsieur de Cambray autant ou plus que la sienne propre. Je me suis étendu sur ces[7] motifs parce que, sans cette connoissance, on n'en pourroit comprendre les suites[8].

Monsieur de Cambray ne put soutenir en face le triste succès de son livre, qui ne trouva de louange que dans le

1. *Il*, celui-ci. L'auteur, selon sa constante habitude, s'en fie au sens pour déterminer le rapport.

2. L'archevêque de Reims passait pour être un des conseils de M. de Noailles dans les matières ecclésiastiques, et nous verrons plus loin (p. 83) qu'il était en hostilité déclarée avec les jésuites.

3. *Elle*, dans le manuscrit, comme s'il y avait *science*, au lieu de *savoir*.

4. C'est-à-dire lui voir échoir, voir tomber sur lui.

5. Pour « autrement que, » ellipse commune devant *que* dans bien des tours.

6. *Et pour*, qui finit la page 111 de notre manuscrit, est répété au *verso*, p. 112.

7. *Ces* corrige *ses*.

8. Voyez ci-après, p. 107-108, et la suite dans les années 1698 et 1699, tome II de l'édition de 1873.

journal des Savants qu'un calviniste faisoit en Hollande[1]. Il partit pour son diocèse, où il alloit de temps en temps[2], et partit brusquement ; mais aussitôt après il tomba malade, ou le fit[3], et, pour demeurer plus près de ses amis, se relaissa[4] chez Malezieu[5], son ami, et domestique gouvernant tout chez M. et Mme du Maine[6], où il ne fut qu'à six lieues de Versailles.

Cependant les jésuites se trouvèrent embarrassés[7].

1. Il ne s'agit pas du *Journal des savants* qui, fondé en 1665 par Denis de Sallo, sous le pseudonyme de Hédouville, se publiait sous la direction d'un comité et avait une édition à Amsterdam (l'année 1697 contient des articles sur le livre de Fénelon et sur celui de Bossuet, dans les nos IX et XXXVI), ni sans doute du *Nouveau journal des savants*, rédigé à Rotterdam, puis à Berlin, de 1694 à 1698, par un réfugié protestant de grand savoir, Étienne Chauvin, mais de l'*Histoire des ouvrages des savants*, que Basnage publiait à Rotterdam, et où se trouvent de longs articles sur les deux livres de Fénelon et de Bossuet, en mars 1697, p. 320-340, et en septembre, p. 1-16.

2. Un incendie venait de brûler son palais archiépiscopal et une partie de ses papiers (*Correspondance de Fénelon*, tome VII, p. 379 et 383).

3. Rapport peu régulier, mais bien clair, à *malade* sans article.

4. C'est-à-dire se reposa à un relais, ailleurs qu'au gîte, qu'à son logis : voyez notre tome III, p. 251 et note 3.

5. Nicolas de Malezieu, d'une famille champenoise, mais né à Paris en 1650, avocat au Parlement en 1673, fut désigné par Montausier et Bossuet pour enseigner les mathématiques au duc du Maine, qui le fit gentilhomme de sa maison en 1682, puis secrétaire de ses commandements au gouvernement de Languedoc en 1688, secrétaire général des galères de 1691 à 1694, avec une moitié de la charge de trésorier, et enfin chancelier de sa souveraineté de Dombes, avec l'intendance de ses affaires, maison et finances. En 1696, Malezieu fut chargé de donner des leçons de mathématiques et de philosophie au duc de Bourgogne : ce qui lui valut une place d'honoraire à l'Académie des sciences, en 1699, et un fauteuil à l'Académie française, en 1701. Le duc du Maine le fit, à cette dernière époque, chef de ses conseils et secrétaire des Suisses et Grisons. Il mourut à l'Arsenal, le 4 mai 1727.

6. Sans doute à Asnières, comme on verra plus loin, p. 106, note 3. Nous croyons que Malezieu n'eut qu'un peu plus tard une maison à Châtenay, lorsque le duc du Maine s'établit à Sceaux (1700).

7. Comparez la suite des *Mémoires*, tome VII, p. 393, et l'Addition correspondante, déjà indiquée, dans le *Journal de Dangeau*, tome VI, p. 92.

Outre leur liaison intime et de tout temps avec le cardinal de Bouillon, et la leur[1] bien affermie avec Monsieur de Cambray, ils haïssoient aussi ses adversaires[2] : Monsieur de Meaux, parce qu'il ne favorisoit ni leur doctrine ni leur morale, que son crédit les contenoit, et que son savoir et sa réputation les accabloit; Monsieur de Paris, par les mêmes raisons de doctrine et de morale, mais ils frémissoient de plus de ce qu'il étoit devenu archevêque de Paris sans eux et comme malgré eux[3]; Monsieur de Chartres, parce qu'ils haïssoient et envioient la faveur de Saint-Sulpice[4], quoique, sur Rome et d'autres points, dans les mêmes sentiments, mais la jalousie détruisoit toute union, et de plus ils[5] sentoient déjà le crédit que ce prélat prenoit dans la distribution des bénéfices[6], et c'étoit leur partie la[7] plus sensible que d'en disposer seuls; Monsieur de Reims, qui se rallioit à ces[8] prélats, parce qu'il ne les ménageoit en rien, et qu'ils n'avoient jamais pu[9] ni l'adoucir ni être soutenus contre lui en aucune occasion[10]. Leur partialité avoit donc été aperçue; elle fut appréhendée, on voulut les contenir, on en parla au Roi. On lui montra l'approbation du P.

1. Ce second *leur* est une sorte de pléonasme, mais dont la phrase, comme elle est construite, ne pouvait se passer.

2. Voyez un passage d'une lettre de l'abbé de Beaumont au marquis de Fénelon, dans la *Correspondance de Fénelon*, tome XI, p. 65, et le livre récent du feu P. Lauras sur *Bourdaloue, sa vie et ses œuvres* (1881), tome II, p. 220-223, en ce qui concerne l'action des jésuites sur Mme de Maintenon.

3. Voyez ci-dessus, p. 80.

4. M. Leschassier, directeur du séminaire de Saint-Sulpice, écrivit, le 10 mai 1697, à l'abbé Delpi, à Meaux, une lettre très vive, pour disculper sa maison de toute connivence avec les partisans du quiétisme et de toute approbation des *Maximes;* cette lettre est reproduite dans le tome VII de la *Correspondance de Fénelon*, p. 422-425.

5. *Il*, par mégarde, pour *ils*.

6. Voyez ci-après, p. 349, note 2.

7. *Les* corrigé en *la*. — 8. Ici encore, *ses* corrigé en *ces*.

9. *Pu* est à la fin d'une ligne, et répété, mais biffé, à la suivante.

10. Voyez le début de l'année 1698, tome II de 1873, p. 1-2.

de la Chaise[1] et du P. Valois[2], confesseur des princes, du[3] livre de Monsieur de Cambray; on mit le Roi en colère, et il s'en expliqua durement à ces deux jésuites[4].

Embarras des jésuites, et leur adresse.

Les supérieurs, inquiets des suites que cela pourroit avoir pour le confessionnal du Roi et des princes[5], et par conséquent pour toute la société, en consultèrent les gros

1. Le P. de la Chaise avait perdu beaucoup de son crédit depuis l'arrivée de M. de Noailles et par suite de sa modération dans les affaires du quiétisme, comme le raconte Saint-Simon dans les *Confesseurs du Roi*, au tome II des *Écrits inédits*, p. 466-468. Par une lettre déjà citée de l'abbé de Beaumont (*Correspondance de Fénelon*, tome XI, p. 60), il paraît que le Père, dans son penchant pour Monsieur de Cambray, alla jusqu'à lui communiquer une copie des lettres de Bossuet et du cardinal de Noailles.

2. Louis le Valois, né à Melun en 1639, entra fort jeune dans la Société de Jésus et professa à Paris (1662-1667), puis à Caen, où il se lia avec le maréchal de Bellefonds. Ayant été appelé à Paris pour diriger les retraites du Noviciat, il fut, à l'instigation de Beauvillier, de Fénelon et du P. de la Chaise, sans avoir vu jamais le Roi ni Monseigneur, choisi pour être le confesseur des petits-fils du Roi, et garda ce poste depuis le mois d'octobre 1695 jusqu'à sa mort, 11 septembre 1700. Son éloge est dans la suite des *Mémoires*, tome II, p. 344, et dans le *Dictionnaire de Moréri*, tome X, p. 450.

3. *Du* corrige *au*.

4. La *Correspondance de Fénelon* renferme, au tome VII, p. 418, une lettre du 27 avril 1697, par laquelle le prélat supplie M. Tronson d'empêcher que le P. le Valois, à cause de son affection pour l'auteur du livre, ne soit injustement accusé de quiétisme et enlevé aux princes. Comparez p. 435, 438, 465, 466, 476, etc. Quant au P. de la Chaise, les lettres de Mme de Maintenon à Mgr de Noailles (*Correspondance générale*, tome IV, p. 145 et 151-153) nous apprennent qu'il avait envoyé à Rome le livre de Fénelon pour qu'on l'approuvât, et que le Roi désavoua vivement cette démarche. Il essaya encore de faire l'apologie du livre auprès de Mme de Maintenon elle-même, disant que, s'il y avait quelques défauts, ce n'étaient que des bagatelles, et qu'elle devait « employer son crédit pour obliger le Roi à faire taire tout le monde. »

5. La Société de Jésus, qui, depuis Henri III, fournissait les confesseurs du Roi, avait, par suite, la haute main sur les affaires du conseil de conscience, et particulièrement sur la distribution des bénéfices, comme il a été dit à la page précédente. Voyez le mémoire, déjà cité, de Saint-Simon sur les confesseurs de Louis XIV, dans le tome II des *Écrits inédits*, p. 463-480, et les *Œuvres de Louis XIV*, tome VI, p. 346-352.

bonnets à quatre vœux[1], et le résultat fut qu'il falloit céder ici à l'orage, sans changer de projets pour Rome. C'étoit le carême; le P. la Rue[2] prêchoit devant le Roi[3] : on fut donc tout à coup surpris que, le jour de l'Annonciation, ses trois points finis et au moment de[4] donner la bénédiction et de sortir de chaire, il demanda permission au Roi de dire un[5] mot contre des extravagants et des fanatiques qui décrioient les voies communes de la piété autorisées par un usage constant et approuvées de l'Église, pour leur en substituer d'erronées, nouvelles, etc.; et de là

1. « Les profès, qui sont l'essentiel de la Compagnie, font publiquement les trois vœux solennels de religion (chasteté, pauvreté et obéissance), et y ajoutent celui d'une obéissance spéciale au chef de l'Église pour les missions.... Les degrés, surtout celui de profès, ne se confèrent qu'après deux ans de noviciat, sept d'études..., sept de régence, une troisième année de noviciat et trente-trois ans d'âge. » (*Dictionnaire de Trévoux.*) Comparez la suite des *Mémoires*, tomes III, p. 278, et XI, p. 146.

2. Charles de la Rue, né à Paris le 2 août 1643 et entré dans la Société de Jésus en 1659, avait un grand renom, soit comme humaniste, soit comme prédicateur. Ses sermons de l'avent de 1678 et de l'avent de 1684 au couvent des jésuites de la rue Saint-Antoine, du carême de 1686 à Saint-Eustache et de l'avent à Saint-Sulpice, de l'avent de 1687 et du carême de 1693 à la cour, et ses oraisons funèbres du grand Condé et du maréchal de Luxembourg lui avaient valu une réputation qui égalait presque celle de Bourdaloue, mais que ne confirma pas la publication de ces discours (1719). Voyez les *Mémoires de l'abbé le Gendre*, p. 20 et 291, les *Caractères*, tome II, p. 235 et 426, le *Moréri*, etc. Ce Père devint, en mars 1705, confesseur de la duchesse de Bourgogne, puis confesseur du duc de Berry en 1712. Il mourut au collège Louis-le-Grand, le 27 mai 1725. Pierre Corneille faisait grand cas de son talent.

3. Dangeau dit, à la date du lundi 25 mars : « Le Roi entendit le sermon du P. de la Rue, et ce sermon fut fort remarqué; on crut que le P. de la Rue avoit voulu faire connoître publiquement les sentiments de la Société sur les livres nouveaux dont on parle tant; et le P. Gaillard, à Paris, prêcha aussi sur le même ton. » (*Journal*, tome VI, p. 91.) Après avoir fait, sur ce passage, une Addition dont la place sera ailleurs, Saint-Simon s'en est servi pour rédiger ces pages des *Mémoires*.

4. *Au moment de* est écrit en interligne au-dessus de *sur le point de*, biffé, et à la suite d'*après*, que Saint-Simon avait d'abord substitué à sa première rédaction, pour éviter la répétition du mot *point*.

5. *De dire un* est écrit deux fois, et effacé la seconde.

prit son thème sur la dévotion à la sainte Vierge, parla[1] avec le zèle d'un jésuite commis par sa société pour lui parer un coup dangereux, et fit des peintures d'après nature par lesquelles on ne pouvoit méconnoître les principaux acteurs pour et contre[2]. Ce supplément dura une demi-heure, avec fort peu de ménagement pour les expressions, et se montra tout à fait hors d'œuvre. M. de Beauvillier, assis derrière les princes, l'entendit tout du long, et il essuya les regards indiscrets de toute la cour présente. Le même jour, le fameux Bourdaloue[3] et le

1. Après *parla*, le manuscrit porte *une demie*, biffé. Voyez quatre et cinq lignes plus loin.

2. L'ambassadeur vénitien écrivait, le 29 mars : « Dans la chapelle royale de Versailles, le jour de la très sainte Annonciation, en présence du duc de Bourgogne lui-même, des princes ses frères et de toute la cour, le prédicateur, qui est un jésuite, fulmina avec tant de véhémence contre l'iniquité de ces opinions, que, sans nommer l'archevêque de Cambray, il démontra clairement à tous la perversité d'une doctrine qui donne des armes aux ennemis de la religion. » (Ravaisson, *Archives de la Bastille*, tome IX, p. 62.) Il est aussi parlé de ce sermon du P. de la Rue dans une lettre de Racine à son fils (tome VII, p. 170) et dans la *Gazette d'Amsterdam* de 1697, n° XXVII. Il n'est point demeuré de trace de ce « hors-d'œuvre » sur le quiétisme, ou au moins n'en avons-nous pas trouvé, dans le recueil, plusieurs fois publié, des sermons du Père. En 1698, il se prononça non moins sévèrement dans un sermon prêché aux Feuillants, le jour de saint Bernard, devant Bossuet : voyez la *Correspondance de Fénelon*, tome IX, p. 443, 463, 467, 503.

3. Le P. Bourdaloue (voyez tome II, p. 232), prédicateur du Roi depuis 1679 et directeur de Mme de Maintenon, pendant quelque temps, avant que l'évêque de Chartres eût pris cette place, prêcha cinq fois le carême et sept fois l'avent à la cour, la dernière fois l'avent en 1697, et on n'a pas moins de quarante discours adressés par lui au Roi. Quoiqu'il « frappât toujours comme un sourd, disant des vérités à bride abattue, à tort et à travers » (*Sévigné*, tome VI, p. 329-332), et qu'il eût, dit-on, osé apostropher le Roi en personne au sujet de sa liaison avec Mme de Montespan, la cour tout entière était enthousiaste de son talent, et nous avons vu déjà que Saint-Simon partageait cette admiration, qu'on retrouve également dans le *Siècle de Louis XIV*, de Voltaire (chap. XXXII). C'était, dit Languet de Gergy (*Mémoires sur Mme de Maintenon*, p. 284-285), « le Chrysostome de son siècle, qui ne craignit jamais d'annoncer à la cour les vérités les plus terribles.... » Le seul de ses ser-

P. Gaillard[1] firent retentir les chaires qu'ils remplissoient dans Paris des mêmes plaintes et des mêmes instructions, et jusqu'au jésuite qui prêchoit à la Paroisse[2] de Versailles en fit autant. La vérité est que le P. Bourdaloue, aussi droit en lui-même que pur dans ses sermons, n'avoit jamais pu goûter ce qu'alors on nommoit *quiétisme*[3]. Car, que la doctrine de Monsieur de Cambray et de Mme Guyon, pour la défense de laquelle il avoit uniquement fait ses *Maximes des saints*, fût ou non quiétiste, ni en quel degré, ou point du tout, c'est ce que je n'entreprends pas de décider; mais, passant, bien ou mal, pour telle, on lui en donnoit aussi le nom, et à[4] ceux qui lui étoient attachés, et, comme il faut des noms dans le langage pour s'expliquer et pour s'entendre sans circonlocutions, c'est aussi le terme dont je me servirai avec le public[5] pour me faire entendre, sans prétendre qu'il ait

mons imprimés qui soit clairement dirigé contre le quiétisme n'est pas un de ses deux de l'Annonciation, mais le sermon sur la prière, du cinquième dimanche après Pâques, placé au tome VI de ses *Œuvres*, éd. de 1812, p. 19-32. Les *Sermons* (1700) et les *Pensées* (1734) figurent dans le catalogue de vente de la bibliothèque de Saint-Simon (n°s 90 et 91).

1. Voyez notre tome II, p. 126, note 7. On n'a point imprimé les sermons du P. Gaillard; il ne nous reste de lui que quatre oraisons funèbres. Dangeau (tome I, p. 158) et Mme de Sévigné (tome VIII, p. 537, 560) le comparent à Bourdaloue. Il était tout dévoué à l'archevêque de Reims. Voyez les Additions et corrections.

2. La Paroisse ou église Notre-Dame, construite par Mansart en 1683, et ouverte au culte en 1686, était desservie, comme la chapelle du château, par des prêtres de la Mission.

3. Consulté en 1694 par Mme de Maintenon, Bourdaloue l'avait louée de sa défiance pour les livres de Mme Guyon, terminant en ces termes: « Ce qui seroit à souhaiter dans le siècle où nous sommes, ce seroit qu'on parlât peu de ces matières, et que les âmes qui pourroient être véritablement dans l'*oraison de contemplation* ne s'en expliquassent jamais entre elles, et encore même rarement avec leurs pères spirituels. » (*Bourdaloue*, par le P. Lauras, tome II, p. 215-220.)

4. *A* est écrit en interligne.

5. Les mots : « avec le public, » prêtent, pris seuls, à deux sens; ils peuvent signifier soit : « comme le public », soit : « en parlant au pu-

une vraie ni une fausse application à la doctrine ou aux gens dont il s'agit. Le P. Gaillard étoit encore plus loin de les approuver : il étoit soupçonné, jusque dans sa compagnie, de n'en porter que l'habit[1] ; il y a eu plus d'une fois besoin d'apologie, et il n'y a dû son repos et les Supériorités[2] qu'il y a eues qu'à sa réputation et au nombre d'amis illustres qu'elle lui avoit faits, et encore à la politique de la Société, qui, par une conduite opposée, ne vouloit pas donner cette prise sur elle en donnant force à l'opinion que le P. Gaillard fût plus janséniste en effet que jésuite. Je dis et dirai dans la suite *janséniste* et *jansénisme*[3], si l'occasion se présente de parler de ceux qui sont réputés tels, par les mêmes raisons et avec la même protestation que je viens d'écrire sur les quiétistes. Enfin le P. de la Rue[4], jésuite de tous points, fut dirigé par ses[5] supérieurs et passa toujours pour nager entre deux eaux, entre le gros de la Société, qui appuyoit les quiétistes, et quelques particuliers qui leur étoient effectivement contraires. Cela fit même une espèce de scission entre eux[6], dont, par politique, ils ne furent pas fâchés, mais qui embarrassa étrangement

blic ». Entendu dans ce second sens, que la suite : « pour me faire entendre », rend presque certain, ce passage est un clair aveu que l'auteur destinait ses *Mémoires* au public.

1. Il avait, dit l'abbé le Gendre (*Mémoires*, p. 21 et 291), « une grande attention à ne dire du mal de personne, à ne paroître jésuite que de bonne sorte. » Plus tard, le P. le Tellier le qualifiait de *demi-jésuite*, ainsi d'ailleurs qu'il appelait le P. de la Rue.

2. Il fut recteur du collège, puis supérieur de la maison professe.

3. Il a déjà parlé des jansénistes et de leur lutte avec les jésuites (tome II, p. 338) ; mais c'est en 1709 qu'il s'étendra plus longuement sur « l'hérésie idéale inventée », dit-il, par les jésuites et mise au compte de Cornélius Jansénius, évêque d'Ypres. Bien qu'il se défende souvent d'être janséniste lui-même, on l'en a accusé, ou du moins soupçonné.

4. Nous avons vu plus haut *la Rue*, sans *de*, comme souvent *la Chaise*.

5. *Sa* corrigé en *ses*.

6. Addition au *Journal de Dangeau* du 25 mars 1697, tome VI, p. 92, et *Mémoires*, tome VII, p. 393.

le P. Valois et le P. de la Chaise, que l'habitude, l'amitié et l'ancienne confiance du Roi tirèrent plus d'affaire que son adresse, et l'estime[1] et l'affection que sa douceur, ses bons choix, et toute sa conduite lui avoit acquise, et qui avoit fait qu'il n'avoit presque point d'ennemis[2].

Succès des *Maximes des saints* et de l'*Instruction sur les états d'oraison.*

Dans ces circonstances[3], Monsieur de Meaux publia son *Instruction sur les états d'oraison*[4] en deux volumes 8°, la[5] présenta au Roi, aux personnes principales de la cour et à ses amis. C'étoit un ouvrage en partie dogmatique, en partie historique[6] de tout ce qui s'étoit passé depuis la naissance de l'affaire jusqu'alors, entre lui, Monsieur de Paris et Monsieur de Chartres d'une part, Monsieur de Cambray et Mme Guyon de l'autre. Cet historique très curieux, et où Monsieur de Meaux laissa voir et entendre tout ce qu'il ne voulut pas raconter, apprit des choses infinies et fit lire le dogmatique. Celui-ci, clair, net, concis, appuyé de passages sans nombre et partout de l'Écriture et des Pères ou des conciles, modeste, mais serré et pressant, parut un contraste du barbare, de l'obscur, de l'om-

1. Nous n'avons pas besoin d'avertir que les mots : *et l'estime*, etc. font suite, non, comme le veut la construction, à *que son adresse*, mais, comme le veut le sens, à *l'amitié et l'ancienne confiance*. A la ligne suivante, *avoit acquise* est au singulier, comme ne s'accordant qu'avec le dernier des trois sujets, qui résume, il est vrai, et contient les deux précédents.

2. Voyez, au tome VI, p. 235, le portrait où nous avons déjà renvoyé.

3. Notre auteur revient ainsi sur ses pas, ce qui embarrasse le récit. L'affaire de Mme Guyon et de Fénelon est résumée avec bien plus d'exactitude chronologique dans le chapitre XXXVIII du *Siècle de Louis XIV* de Voltaire.

4. Voyez ci-dessus, p. 66 et 67. La première édition n'avait qu'un volume. Le permis d'imprimer est du 21 octobre 1696, et l'enregistrement du 2 mars 1697; Anisson, cessionnaire de l'auteur, acheva d'imprimer le 30 mars. Cette édition se termine par trente-neuf pages à pagination séparée, contenant les Additions et corrections, avec la lettre de Bossuet au Pape et le bref donné en réponse. Il parut tout aussitôt une autre édition, augmentée d'un second volume.

5. *Le*, dans le manuscrit.

6. *Historique* avec *de* semble pris, ainsi qu'il l'est dans la phrase suivante, substantivement : « qui était en partie l'historique de tout ce qui, etc. »

bragé[1], du nouveau et du ton décisif de vrai et de faux[2] des *Maximes des saints*, et les dévora[3] aussitôt qu'elle[4] parut. L'un, comme inintelligible, ne fut lu que des maîtres en Israël[5]; l'autre, à la portée ordinaire et secouru de la pointe de l'historique[6], fut reçu[7] avec avidité et dévoré de même. Il n'y eut homme ni femme à la cour qui ne se fît un plaisir de le lire et qui ne se piquât de l'avoir lu : de sorte qu'il fit longtemps toutes les conversations de la cour et de la ville. Le Roi en remercia publiquement Monsieur de Meaux[8]. En même temps, Monsieur de Paris et Monsieur de Chartres

1. Plus faible qu'*obscur* : d'une clarté douteuse, voilé d'ombre. Littré ne cite que cet exemple de cet emploi figuré du participe d'*ombrager*.

2. *Décif*, dans le manuscrit. — *Décisif de vrai et de faux* peut prêter à deux sens : « donnant avec autorité des solutions vraies et fausses, » ou, et plutôt peut-être (comparez p. 70) : « décidant que ceci est vrai et cela faux. » Pascal a dit aussi *décisif de*, mais avec un rapport parfaitement clair au complément : « Cette expérience est décisive de la question » : voyez *Littré*, 2°.

3. C'est-à-dire, mais avec une bien autre énergie, absorba et annula, en quelque sorte, les *Maximes des saints*, en leur ôtant, et gardant seule, valeur et intérêt. Le mot revient quatre lignes plus bas, mais dans un sens métaphorique tout ordinaire.

4. *Elle*, à savoir l'*Instruction*, sujet qui reste dominant malgré tout ce qui, à la suite, dépend du nouveau sujet *ouvrage*, auquel ensuite se rapportent *L'un*, après *parut*, et les divers sujets et régimes suivants.

5. Voyez l'*Évangile de saint Jean*, chapitre III, verset 10.

6. *La pointe de l'historique*, ce que l'historique avait de *piquant*. — M. Griveau, dans son *Étude sur la condamnation du livre des* Maximes des saints (1878), tome I, p. 56, fait observer que l'*Instruction* est purement dogmatique, et point du tout historique.

7. *Lu* corrigé en *reçu*.

8. Dangeau écrit, dans son *Journal* (tome VI, p. 89), à la date du 21 mars : « Monsieur de Meaux donna, ces jours passés, son livre au Roi, et, comme ils ne sont pas de même avis, M. l'archevêque de Cambray et lui, leurs livres, qui sont différents, font beaucoup de bruit, et le Roi paroît fort content de Monsieur de Meaux. » Saint-Simon dit, dans sa table du *Journal* : « Fénelon.... publie son fameux livre des *Maximes des saints*, dont M. de Chevreuse corrige les épreuves à mesure, et Monsieur de Meaux en présente au Roi la réfutation. Époque qui acheva de perdre l'archevêque de Cambray sans retour, qui, pressé par Messieurs de Paris, Meaux et Chartres, avoit broché ce livre fort à la hâte. »

donnèrent chacun une instruction fort théologique, en forme de mandement à leur diocèse, mais qui fut un volume, surtout celui[1] de Monsieur de Chartres, dont la profondeur et la solidité l'emporta sur les deux autres[2], au jugement des connoisseurs, et devint la pierre principale[3] contre laquelle Monsieur de Cambray se brisa[4].

Maximes des saints mises à l'examen.

Ces deux livres, si opposés en doctrine et en style, et si différemment accueillis dans le monde, y causèrent un grand fracas. Le Roi s'interposa et obligea Monsieur de Cambray à souffrir que le sien fût examiné par les archevêques de Reims et de Paris et par les évêques de Meaux, Chartres, Toul, Soissons et Amiens, c'est-à-dire par ses adversaires ou[5] par des prélats qui leur adhéroient[6] : Paris, Meaux et Chartres[7] étoient ses parties[8] reconnues; Reims s'étoit joint à eux; Toul, qui [a] tant fait parler de lui depuis sous le nom de cardinal de Bissy[9], vivoit avec Monsieur de Chartres comme avec un protecteur duquel

Examinateurs.

1. Il faudrait *celle;* il y a accord irrégulier avec *mandement* ou *volume.*

2. Le mandement de l'archevêque de Paris et même le livre de Bossuet; mais il ne s'agit que de « la profondeur et la solidité » au point de vue dogmatique, pour « les connaisseurs, » les théologiens.

3. Par inadvertance, *pricipale,* sans *n,* dans le manuscrit.

4. Comparaison biblique : voyez, entre autres passages, *saint Matthieu,* chapitre XXI, versets 42 et 44, et *saint Luc,* chapitre XX, versets 17 et 18. — L'*Instruction pastorale* de M. de Noailles et la *Lettre pastorale* de Monsieur de Chartres parurent seulement en novembre 1697 et en juin 1698, c'est-à-dire bien après les livres de Fénelon et de Bossuet, et non en même temps, comme le dit notre auteur.

5. *Ou* est écrit en interligne, au-dessus d'*et,* biffé.

6. M. Griveau (p. 76 et 112) conteste que le Roi eût imposé ces examinateurs, ou du moins il n'en a pas trouvé la preuve.

7. La désignation de l'évêque par le nom de son siège était une figure familière, très commune; elle est particulièrement remarquable avec *Toul,* qui suit, *Soissons* (p. 92), et surtout *Amiens* (p. 93), accompagnés de dépendances qui ne peuvent convenir qu'à de vrais noms de personnes.

8. Ses parties adverses, ses adversaires, comme à la ligne précédente.

9. Henri de Thiard de Bissy, fils d'un lieutenant général de Lorraine qui avait eu l'Ordre en 1688, était né le 25 mai 1657 et avait obtenu l'abbaye de Noaillé en 1680, l'évêché de Toul en mars 1687. Il refusa

il attendoit sa fortune[1]. Soissons[2], frère de Puysieulx, étoit un fat[3], mais avec de l'esprit, du savoir, et plus d'ambition encore[4], qui lui avoit fait changer son évêché d'Avranches[5] avec le savant Huet[6], pour être plus près de Paris et de la cour, des[7] volontés de laquelle il étoit esclave[8]. Lui et M. de la Rochefoucauld[9] étoient enfants du

d'échanger ce siège contre l'archevêché de Bordeaux à la fin de 1697, reçut l'abbaye de Trois-Fontaines en novembre 1698, fut promu à l'évêché de Meaux, en remplacement de Bossuet, au mois de mai 1704, eut la nomination au cardinalat en juin 1713, l'abbaye de Saint-Germain-des-Prés en décembre 1714, le chapeau en mai 1715, le cordon de commandeur du Saint-Esprit en février 1724, et mourut le 26 juillet 1737.

1. Il était plutôt favorable à Fénelon ; mais celui-ci lui reprochait de manquer de décision et de jouer, à force de tolérance, un rôle de brouillon (*Correspondance*, tomes I, p. 320, 346, IV, p. 392, VII, p. 465, 478, etc.).

2. Fabio Brûlart de Sillery : ci-dessus, p. 57, note 4.

3. *Un fat*, c'est-à-dire, un homme sans jugement et complaisant pour lui-même. Des divers défauts qu'exprime le mot *fat*, ce sont bien là, ce nous semble, ceux qui trouvent le mieux ici leur application.

4. Comparez un article plus complet dans la suite des *Mémoires*, tome X, p. 331-334, et l'Addition correspondante dans le *Journal de Dangeau*, tome XV, p. 282. Ce prélat s'était appliqué à l'étude des langues anciennes et à la poésie, en même temps qu'à la prédication.

5. Quoique l'évêché de Soissons ne valût que huit mille livres, et celui d'Avranches dix-huit mille, l'abbé de Sillery, en permutant avec Daniel Huet, lui assura encore quatre mille livres de pension.

6. Pierre-Daniel Huet était né à Caen en 1630. S'étant distingué dans tous les genres de littérature et dans les sciences, il fut nommé sous-précepteur du Dauphin le 4 décembre 1670. Quoiqu'il eût la tonsure depuis 1656, il ne prit l'habit ecclésiastique et les ordres qu'en 1676, et fut nommé en 1678 abbé d'Aunay, puis, en novembre 1685, évêque de Soissons; mais il n'entra point en possession de ce siége et l'échangea, comme nous venons de le voir, contre celui d'Avranches, en 1690. Dix ans après, il donna sa démission pour cause de santé, reçut alors l'abbaye de Fontenay et se retira, tout entier à l'étude, dans la maison professe des Jésuites, où il mourut le 25 janvier 1721. Il avait été élu membre de l'Académie française en 1674.

7. *Des* est écrit en interligne, au-dessus d'un autre *des*, biffé.

8. Comparez la suite des *Mémoires*, tomes X, p. 331, et XVII, p. 209, les *Mémoires de Sourches*, tome III, p. 170, et une lettre de Puysieulx à Mme de Maintenon, dans le recueil de la Beaumelle, éd. 1789, tome VIII, p. 83.

9. Le duc, grand maître de la garde-robe et favori du Roi.

frère[1] et de la sœur[2], et Mme de Sillery, sa mère, qui n'avoit rien eu en mariage et dont les affaires étoient ruinées, vivoit depuis longues années à Liancourt[3], chez M. de la Rochefoucauld[4]. L'union étoit donc grande entre eux[5], et M. de la Rochefoucauld, le plus envieux des hommes, ne pouvoit souffrir les ducs de Chevreuse et de Beauvillier, dont le crédit et les places du dernier le désoloient, et dont la chute faisoit tous les desirs[6]. Amiens, auparavant l'abbé de Brou[7] et aumônier du Roi, étoit

1. L'auteur des *Maximes* : tome I, p. 219, note 2.

2. Marie-Catherine de la Rochefoucauld, née le 16 février 1622, mariée par contrat du 27 mai 1638 à Louis-Roger Brûlart, marquis de Puysieulx et de Sillery, devenue veuve le 19 mars 1691, et morte à Liancourt, comme son mari, le 7 mars 1698.

3. Liancourt-en-Beauvaisis (chef-lieu de canton, à sept kilomètres S. de Clermont, département de l'Oise) était une terre très importante, où la sainte duchesse de Liancourt, Jeanne de Schonberg, morte en 1674, avait fait des embellissements dignes d'une maison royale, et qui avait titre de marquisat depuis le mois d'août 1673. On en trouve la description dans le tome IV du *Dictionnaire* d'Expilly, p. 192, dans le *Recueil de pièces* de Charles de Sercy (1663), tome V, p. 111-129, etc. La cour y avait séjourné plusieurs fois en allant à la frontière. Liancourt et la Roche-Guyon avaient été apportés en dot au duc François VII de la Rochefoucauld, par Jeanne-Charlotte du Plessis-Liancourt, petite-fille de Jeanne de Schonberg et héritière unique de cette maison (1659). Au commencement de 1691, le duc de la Rochefoucauld, partageant les biens de sa femme entre ses enfants, avait attribué la Roche-Guyon à l'aîné et Liancourt au cadet, qui en portait le nom; mais il s'était réservé le soin de faire entretenir le château et les jardins, et il avait prêté cette habitation à son oncle Sillery, qui y était mort, comme nous l'avons vu au tome I, p. 62, note 2. La Révolution en a laissé peu de chose.

4. Comparez les tomes IV de 1873, p. 192-193, et IX, p. 400.

5. *Entreux*, en un seul mot, comme plus haut, p. 76.

6. Saint-Simon a construit de la façon la plus irrégulière cette fin liée à la phrase par un double *dont* se rapportant à deux noms différents. Il suffirait de supprimer les deux pronoms conjonctifs pour que le passage fût clair et correct : « le crédit *de l'un et de l'autre* et les places du dernier le désolaient, et leur chute faisait tous *ses* desirs. »

7. Henri-Joseph Feydeau de Brou, fils d'un doyen de la grand'chambre et docteur de Sorbonne, avait été fait aumônier du Roi en 1677 et nommé évêque d'Amiens le 18 mai 1687. Il mourut dans son diocèse

très savant, mais ami intime de Monsieur de Meaux et pensant comme lui en tout genre de doctrine. C'étoit d'ailleurs un homme extrêmement aimable, fort rompu au monde, goûté et recherché[1], mais un saint évêque, tout appliqué à son étude et à son diocèse, dont il ne sortoit que le moins qu'il pouvoit, et qui y donnoit tout aux pauvres.

Je ne puis me passer de raconter ici un trait qui, en deux mots, le fera connoître. Le scrupule le prit de son entrée dans l'épiscopat, et, après y avoir bien réfléchi, il fut trouver le P. de la Chaise, à qui il dit qu'il n'avoit acheté une charge d'aumônier du Roi[2] que dans l'esprit de se faire évêque; que c'étoit là une intrusion; qu'il lui apportoit sa démission pure et simple; qu'il ne demandoit point d'abbaye en quittant un évêché dans lequel il étoit mal entré, et qu'il le prioit de porter sa démission au Roi et de lui faire nommer un successeur. Le P. de la Chaise admira sa délicatesse et refusa sa démission. Ils disputèrent, et se séparèrent ainsi. Quelques mois après, Monsieur d'Amiens lui rapporta sa démission, et, voyant que ce seroit avec le même succès de[3] la première fois, il lui déclara que, s'il ne vouloit pas s'en charger, lui-même l'alloit porter au Roi. Le P. de la Chaise, voyant cette résolution si[4] déterminée, prit sa démission

le 14 juin 1706, à cinquante-trois ans, laissant une réputation peu ordinaire de piété, de régularité et d'intelligence.

1. « Le Roi donna l'évêché d'Amiens à M. l'abbé de Brou, l'un de ses aumôniers, très honnête homme et grand prédicateur, et il n'y eut personne qui ne fût ravi d'un si bon choix.... » (*Mémoires du marquis de Sourches*, tome II, p. 49; comparez tome I de ces mémoires, p. 323.)

2. Sur ces charges, voyez l'*État de la France*, l'*Histoire ecclésiastique de la cour de France*, par Oroux, tome II, p. 67, 182, 633, etc., et plusieurs passages intéressants des *Mémoires du duc de Luynes*, tomes I, p. 107-108 et 138, II, p. 246-247 et 285. Il y avait huit aumôniers, servant par quartier, deux par deux.

3. Voyez des exemples analogues de *même* avec *de* plus loin, p. 153 et 258, et dans le *Lexique de la Rochefoucauld*, article MÊME, p. 254.

4. *Si* est ajouté en interligne.

et lui promit d'en rendre compte au Roi. Il le fit en effet; la réponse fut prompte, et digne de tous les trois : le confesseur dit au prélat que le Roi avoit accepté sa démission, mais qu'en même temps il le nommoit de nouveau évêque d'Amiens et lui commandoit absolument d'accepter. Et de cette manière le scrupule cessa, et l'affaire fut finie; mais elle n'eut pas une médiocre part au scrupule que le Roi prit à son tour de la vénalité des charges de ses aumôniers, et à l'attention qu'il a eue depuis à l'éteindre[1].

Pour revenir d'où la parenthèse m'a distrait[2], Monsieur Mort

1. Comparez tome VIII, p. 162. — La vénalité des charges d'aumônier avait été abolie en principe deux ans avant l'entrée de l'abbé de Brou dans l'épiscopat, c'est-à-dire en 1685 (*Journal de Dangeau*, tome I, p. 139 et 298, et *Mémoires de Sourches*, tome I, p. 187), et le témoignage en est resté dans cette note des registres de la maison du Roi (O[1] 29, fol. 165 v°) : « Le 24 mars 1685, le Roi étant à Versailles, S. M. a fait don au sieur abbé de Beuvron de la charge d'aumônier de S. M. vacante par le décès du sieur abbé de Saint-Luc, et S. M. a résolu qu'à l'avenir aucun aumônier de ceux qui sont à présent en charge ne pourra vendre sa charge, et que, lorsque quelqu'un voudra s'en démettre, il sera tenu d'apporter sa démission à S. M., laquelle pourvoira à son remboursement ainsi qu'elle le trouvera à propos; et ledit sieur abbé de Beuvron et ceux qui seront pourvus à l'avenir de charge d'aumôniers ne pourront, sous quelque prétexte que ce soit, les vendre, mais remettront leur démission pure et simple à S. M. lorsqu'elle leur demandera, sans espérance d'aucune récompense : de quoi S. M. m'a ordonné de faire mention sur le présent registre. » Comparez Oroux, *Histoire ecclésiastique de la cour de France*, tome II, p. 532 et 533. « Je trouve cette mode, écrivait alors Mme de Sévigné, bien noble et bien agréable pour les gens de qualité, de ne plus vendre les charges d'aumônier. Oh! que cela fera un beau séminaire! » (Lettre du 11 avril 1685, tome VII, p. 377.) Les titulaires qui avaient acheté leurs charges continuèrent à les vendre (elles valaient de cinquante à soixante mille livres); mais un certain nombre, comme l'abbé de Brou en 1687, furent successivement remboursés par le Roi, et d'autres charges vaquèrent par mort, si bien qu'il n'en restait plus qu'une seule vénale à la mort de Louis XIV. On exigeait d'ailleurs absolument la qualité de prêtre. (*Dangeau*, tomes II, p. 44, V, p. 13, 38 et 203, IX, p. 444, XII, p. 296 et 358, XIII, p. 264 et 429, XVI, p. 386; *Sourches*, tome II, p. 115.) Plus tard, en 1720, on remboursa également les chapelains et clercs de la chapelle (*Dangeau*, tome XVIII, p. 333).

2. Voyez ci-dessus, p. 91.

de l'évêque de Metz. Sa fortune.

de Cambray souffrit l'examen qu'il ne put éviter, et duquel il n'avoit rien de bon à attendre, pendant lequel Monsieur de Metz[1] mourut à Metz[2] et fit vaquer un cordon bleu et une place de conseiller d'État d'Église[3]. Monsieur de Metz étoit frère aîné de M. de la Feuillade[4], leur aîné[5] à tous deux ayant été tué à la bataille de Lens en 1647[6], sans alliance, attaché à Monsieur Gaston comme leur père[7], tué

1. Georges d'Aubusson de la Feuillade : tome III, p. 117 et 118.

2. Le 12 mai 1697.

3. Voyez le *Journal de Dangeau*, tome VI, p. 118. — Comme nous l'avons déjà dit, tome I, p. 80, note 5, et comme on le verra dans l'appendice I, il y avait, outre les conseillers de robe (douze ordinaires et douze semestres), trois conseillers d'épée et autant d'Église, ces dernières places étant réservées d'ordinaire à des prélats d'importance. Monsieur de Metz en avait une depuis le commencement de 1690; les deux autres étaient occupées par l'archevêque de Reims et l'évêque de Noyon.

4. François III d'Aubusson, duc et maréchal de la Feuillade, mort en 1691 : voyez notre tome III, p. 317, note 2. Il n'était que le cinquième fils de François II, comte de la Feuillade.

5. Léon d'Aubusson, comte de la Feuillade, tonsuré à Paris le 1er mars 1624, puis pourvu, le 25 septembre 1638, de la charge de conseiller et premier chambellan de Gaston, duc d'Orléans, commanda les chevau-légers de ce prince et eut un régiment d'infanterie en 1640, un autre de cavalerie en 1641, le grade de maréchal de camp en 1643, et enfin, en 1646, la lieutenance générale du gouvernement d'Auvergne.

6. Non pas à la *bataille* de Lens gagnée par Condé en 1648, mais au *siège* de cette ville, où le maréchal de Gassion fut tué le 28 septembre 1647, de même que le comte de la Feuillade le fut dans la nuit du 26 au 27. C'est la rédaction inexacte de l'*Histoire généalogique*, tome V, p. 347, répétée plus tard jusque dans le *Dictionnaire de la Noblesse* de la Chenaye des Bois, qui a fait commettre à Saint-Simon cette légère erreur. — On peut voir le résumé des services militaires du comte de la Feuillade, soit dans la table de la *Gazette*, soit dans la *Chronologie* de Pinard, tome VI, p. 170 et 171, et, sur sa mort, les *Mémoires de Nicolas Goulas*, tome II, p. 454 et 455, ou ceux *de Mme de Motteville*, tome I, p. 388 et 389. Goulas fait un éloge très pompeux de ce personnage, « l'un des plus accomplis et agréables hommes de France. »

7. François II d'Aubusson, comte de la Feuillade, enfant d'honneur du roi Louis XIII, fait maréchal de camp en 1621 et premier chambellan de Gaston en 1627, fut tué à Castelnaudary, le 1er septembre 1632.

au combat de Castelnaudary[1], en 1632. Monsieur de Metz étoit un homme de beaucoup d'esprit, avec du savoir, qui avoit toujours fort été du grand monde. Il avoit été un moment jésuite[2], à quoi son génie vif et libre étoit fort peu propre. Lorsque, en 1648, M. de Lionne[3] fit nommer son père[4], qui étoit évêque de Gap[5], à l'archevêché d'Em-

1. Combat où le maréchal de Schonberg défit les troupes rebelles de Gaston d'Orléans, commandées par le duc de Montmorency, comme on l'a vu au tome I, p. 139, 154 et 155, notes.

2. Ceci est pris de la notice consacrée au prélat dans l'*Histoire généalogique*, tome V, p. 348. « L'on apprend, y est-il dit, par une lettre originale de son père (cabinet de M. d'Hozier, pièce cotée 1225), qu'il avoit pris l'habit de jésuite lorsque le Roi donna à ce seigneur l'abbaye de Chartreuve pour un de ses fils (1631). » Saint-Simon se contente de paraphraser ou commenter cette notice d'un bout à l'autre.

3. Hugues de Lionne, né à Grenoble le 11 octobre 1611, devint, en 1630, commis de son oncle Abel Servien, alors secrétaire d'État de la guerre, le suivit dans son voyage de 1631 en Piémont, eut lui-même une mission diplomatique à Parme en 1642-1643, qui lui valut le titre de conseiller d'État en juillet 1643, exerça la charge de secrétaire des commandements de la reine Anne d'Autriche de 1646 à 1653, acheta alors la charge de grand maître des cérémonies et prévôt de l'Ordre, fut envoyé comme ambassadeur en Italie (1654), en Espagne (1656), à Francfort (1657) et à Turin (1658), reçut le titre de ministre d'État le 23 juin 1659, puis la charge de secrétaire d'État des affaires étrangères le 20 avril 1663, et mourut à Paris le 1er septembre 1671, laissant la réputation d'un des meilleurs collaborateurs de Mazarin et des plus habiles ministres qu'ait eus Louis XIV. — L'orthographe primitive du nom était *Lyonne*, et les signatures ne commencent à donner *Lionne* qu'à partir de 1670 (*Dictionnaire critique*, p. 817). Saint-Simon conserve la première forme.

4. Artus de Lionne, né le 1er septembre 1583, conseiller au parlement de Grenoble en 1605, entra dans les ordres après la mort de sa femme, Isabelle Servien (1612), fut nommé chanoine à Grenoble (1623), puis coadjuteur de Gap, et enfin évêque de cette ville le 24 mai 1637, refusa l'archevêché d'Embrun en 1648 et l'évêché de Bayeux en 1659, quitta même son propre évêché en 1661, pour se retirer auprès de son fils, et mourut à Paris le 18 mai 1663. Voyez son éloge dans la *Gazette* de 1663, p. 489, et une notice sur la famille de Lionne, par le docteur Ul. Chevalier, en tête des *Lettres inédites de Hugues de Lionne*, 1879.

5. L'évêché de Gap rapportait vingt mille livres et comprenait deux cent vingt-neuf paroisses, soit en Dauphiné, soit en Provence.

brun[1], Georges d'Aubusson, qui est notre Monsieur de Metz, eut Gap, et aussitôt après Embrun[2], sur le refus obstiné du père de M. de Lionne, qui étoit un saint évêque et qui ne voulut point quitter son évêché[3]. Monsieur d'Embrun brilla fort en diverses assemblées du clergé, par sa capacité et son éloquence[4]. Il eut des abbayes[5] et l'ambassade de Venise en 1659[6], où il se soutint très dignement, avec sagesse, mais fermeté, contre la prétention du nonce Altoviti[7], qui lui disputa l'*Excellence*[8] et le rochet découvert devant lui, parce que, à la manière d'Italie, il couvroit le sien du mantelet[9]. Il passa de là à l'am-

1. L'archevêché d'Embrun rapportait trente mille livres et jouissait de très beaux privilèges. Il comprenait deux cent seize paroisses de Dauphiné, avec six suffragants. L'archevêque avait titre de prince.

2. « Le roi Louis XIV le nomma en 1648 à l'évêché de Gap, à la place d'Artus de Lionne, que S. M. venoit de nommer à l'archevêché d'Embrun; mais, celui-ci n'ayant pas voulu quitter son église de Gap, l'abbé d'Aubusson[a] fut nommé à l'archevêché d'Embrun, et il se démit de son abbaye de Solignac, qui fut donnée à l'évêque de Gap. Il fut sacré à Paris le 11 septembre 1649. » (*Histoire généalogique*, tome V, p. 348.)

3. Comparez une Addition à Dangeau, sur la mort de Mme de Lionne, tome IX, p. 464.

4. Promoteur à l'assemblée de 1645, il présida celle de 1650-1651, avant d'aller prendre possession de son archevêché. Ses remontrances et ses harangues, dit l'*Histoire généalogique*, sont imprimées dans le procès-verbal de cette dernière assemblée. Ce fut lui qui prononça l'oraison funèbre du cardinal Mazarin à Notre-Dame, le 8 avril 1661.

5. Le prieuré de la Villedieu (1639), les abbayes de Solignac (1643-1648), de Saint-Jean de Laon (1653), de Saint-Loup de Troyes (1658), de Saint-Remy de Reims (1666), de Joyenval (1668), etc.

6. Du 11 septembre 1659 au 20 août 1660.

7. Neveu du cardinal Sacchetti, Altoviti devint patriarche d'Antioche et archevêque d'Athènes, puis secrétaire de la congrégation des immunités ecclésiastiques, et fut assassiné à Rome, le 30 novembre 1672.

8. Sur le titre d'*Excellence* donné aux nonces, voyez le tome IV des *Mémoires de Breteuil*, à la bibliothèque de l'Arsenal, ms. 3862, p. 31.

9. Cette phrase est toute empruntée à l'*Histoire généalogique*, qui dit : « Il fit son entrée le 11 septembre 1659. Il s'y soutint avec dignité contre quelques entreprises d'Altoviti, nonce du Pape, qui lui refusoit

[a] On l'appelait l'abbé de la Feuillade.

bassade d'Espagne, en 1661 [1], où il étoit lors de l'insulte du baron de Batteville au comte, depuis maréchal, d'Estrades, pour la préséance à Londres [2], et ce fut ce prélat qui fit à Madrid toute la négociation par laquelle il fut arrêté [3] que l'ambassadeur d'Espagne déclareroit solennellement au Roi que son maître lui cédoit partout la compétence [4], et qu'en aucun lieu les ambassadeurs d'Es-

le titre d'*Excellence*, et qui vouloit l'obliger à ne point paroître en public avec le rochet découvert, prétendant qu'il devoit porter comme lui la mantelette suivant l'usage d'Italie. Ce différend a été écrit par Nani, partie II, livre VII [a]. » — Le rochet est défini par Furetière : « Surplis à manches étroites comme celles d'une aube, lequel est d'ordinaire bien empesé et garni de riches dentelles » ; et le mantelet : « Petit manteau violet que mettent les évêques sur leur rochet lorsqu'ils sont devant le légat ou devant le Pape, pour marquer que leur autorité est subordonnée. » On voit dans le tome Ier des *Mémoires de D. de Cosnac*, p. 292, que les évêques, qui se présentaient sans mantelet devant le Roi, eurent ordre de ne pas couvrir non plus leur rochet devant le légat, « qui est une manière dont les évêques paroissent devant les cardinaux en Italie. » Comparez le *Journal de Dangeau*, tomes I, p. 412, et V, p. 324, et les *Mémoires de Luynes*, tome I, p. 140.

1. Il partit pour l'Espagne le 19 juin 1661, eut sa première audience le 5 septembre suivant, et ne revint que lors de la déclaration de guerre de 1667, le 6 août. Outre sa correspondance diplomatique, dont une partie a été utilisée par M. Mignet dans les tomes I et II des *Négociations relatives à la succession d'Espagne*, on a sa relation sur l'Espagne, recueillie par Amelot de la Houssaye (Bibl. nat., ms. Ital. 1263, fol. 25-41), et M. Morel-Fatio a publié en 1879 les lettres écrites de Madrid, en 1666 et 1667, par un de ses secrétaires, du nom de Muret.

2. Il a déjà parlé de cette affaire en 1696, à propos des Conflans-Watteville, tome III, p. 240-242.

3. Après *arrêté*, Saint-Simon avait d'abord écrit « et exécuté » ; puis il a biffé ces deux mots. Voyez cinq lignes plus loin.

4. C'est-à-dire, comme la suite l'explique, renonçait à la concurrence, à toute prétention rivale. Au sujet de ce mot *compétence*, qui est déjà dans le premier récit (tome III, p. 242), nous aurions pu ajouter que *compétition*, qui le remplace aujourd'hui dans ce sens, n'a été admis par l'Académie que dans sa dernière édition (1878), bien que le dérivé tout voisin : *compétiteur*, se trouve dès le seizième siècle.

a *Istoria della republica Veneta*, dans le tome IX des *Istorici delle cose Venetiane*, p. 433.

pagne ne disputeroient le pas ni la préséance aux ambassadeurs de France : ce que le marquis de la Fuente[1] vint exécuter à Paris comme ambassadeur extraordinaire d'Espagne, en 1662. Monsieur d'Embrun servit en cette occasion avec une grande fermeté et dextérité[2]. Pendant cette

1. Gaspard Tello de Guzman, créé marquis de la Fuente (et non pas *Fuentes*, quoiqu'on trouve, et chez Saint-Simon et chez d'autres, ce pluriel, incorrect après *la*) en 1633, était ambassadeur d'Espagne à Vienne depuis six ans quand on le nomma pour aller à Paris, en remplacement du comte de Fuensaldaña. Il n'obtint permission d'y venir que comme ambassadeur extraordinaire, en 1662, fit son entrée solennelle le 23 mars, eut audience le jour suivant, prit congé le 26 septembre, et fut alors envoyé auprès de la diète de Ratisbonne. Il devint membre du conseil d'État d'Espagne le 15 janvier 1666, fut de nouveau envoyé en France en 1667, mais refusa d'y venir une troisième fois en 1669, et mourut à Madrid, au milieu de l'année 1673, étant alors gentilhomme de la chambre, membre du conseil des Indes et chevalier de Saint-Jacques. Son fils vint aussi plus tard en ambassade auprès de Louis XIV (1680).

2. Comparez le texte de l'*Histoire généalogique*, que Saint-Simon copiera encore pour la phrase suivante. — Nous avons déjà indiqué, en 1696, les récits de cette affaire de 1661-1662 qu'on trouve dans les *Mémoires de Louis XIV* et dans ceux *de Mme de Motteville*. On peut voir aussi le récit des *Mémoires de l'abbé de Choisy*, p. 593, celui de Colbert, dans ses *Particularités secrètes de la vie de Louis XIV* (recueil des *Lettres*, par P. Clément, tome VI, p. 489-490), les *Mémoires de Luynes*, tome III, p. 312, le *Nouveau siècle de Louis XIV*, tome II, p. 20-23, etc. Un manuscrit de la Bibliothèque nationale (ms. Fr. 4248) renferme en copies les pièces du conflit (dont un mémoire de Mézeray et un autre du P. le Cointre), y compris les textes du procès-verbal officiel de l'audience du 24 mars 1662, qui furent imprimés en latin et en français, avec le texte espagnol original de la harangue du marquis de la Fuente, et qu'on retrouve dans le tome IV du recueil de traités publié par F. Léonard. Voici la traduction des paroles de l'ambassadeur : « Le roi mon maître.... m'a ordonné de dire à Votre Majesté qu'il a été fort fâché du cas arrivé à Londres le 10 du mois d'octobre de l'année dernière 1661, entre les ambassadeurs de Leurs Majestés auprès de la personne du roi d'Angleterre, pour la compétence du rang que devoient tenir leurs carrosses en l'entrée publique d'un ambassadeur extraordinaire de Suède, à cause du déplaisir que Votre Majesté a reçu de cet accident, lequel a causé la même surprise au roi mon maître que celle qu'avoit eue Votre Majesté, et qu'aussi, dès qu'il a eu cet avis, il a ordonné au baron de Batteville, sondit ambassadeur, de sortir de Londres et de se rendre en

ambassade, il eut l'ordre du Saint-Esprit en la promotion de 1661[1]. Il eut grand part à la fortune de son frère, qui lui déféroit beaucoup[2]. Il passa à Metz en 1668 avec tout ce qui[3] lui fallut de Rome pour conserver le rang et les honneurs d'archevêque[4]. Le Roi lui parloit toujours et plaisantoit avec lui ; il mettoit d'autres seigneurs en jeu, et cela faisoit des conversations souvent fort divertissantes[5]. On l'attaquoit fort sur son avarice ; il en rioit le

Espagne, le révoquant de l'emploi qu'il avoit, pour donner satisfaction à Votre Majesté et témoigner contre lui le ressentiment que méritoient ses excès. En outre, il m'a ordonné d'assurer Votre Majesté qu'il a envoyé ses ordres à tous ses ambassadeurs et ministres, tant en Angleterre comme en toutes les cours où résident et résideront lesdits ministres, et où se pourront présenter de pareilles difficultés pour raison des compétences, afin qu'ils s'abstiennent et ne concourent point avec les ambassadeurs et ministres de Votre Majesté en toutes les fonctions et cérémonies publiques.... » Le Roi répondit : « Je suis bien aise d'avoir entendu la déclaration que vous m'avez faite de la part du roi votre maître, d'autant qu'elle m'obligera de continuer à bien vivre avec lui. » Ensuite, le marquis de la Fuente s'étant retiré, le Roi dit au nonce et à tous les ambassadeurs et résidents qui étaient présents : « Vous avez ouï la déclaration que l'ambassadeur d'Espagne m'a faite ; je vous prie de l'écrire à vos maîtres, afin qu'ils sachent que le roi catholique a donné ordre à tous ses ambassadeurs de céder le rang aux miens en toutes occasions. » La correspondance originale de M. de la Fuente avec son roi est aux Archives nationales, fonds *Simancas*, K 1644. Saint-Simon avait la pièce imprimée de 1662 dans le volume 35 de ses papiers, consacré aux conflits de préséance avec l'Espagne.

1. Il ne fut reçu qu'à son retour, le 30 septembre 1667.

2. Saint-Simon a écrit, dans la table de son exemplaire de Dangeau, aux Morts de l'année 1697 : « L'évêque de Metz, ancien archevêque d'Embrun..., aussi bien, pour le moins, avec le Roi que le feu maréchal de la Feuillade, son frère cadet, à la fortune duquel il avoit fort contribué ; fort vieux et fort riche. » Il dit à peu près la même chose dans l'article Aubusson des *Légères notions.... de l'ordre du Saint-Esprit*, vol. 34 de ses Papiers, fol. 123.

3. Il y a bien *qui*, et non *qu'il*, dans le manuscrit.

4. Il continua même à porter le titre d'archevêque d'Embrun, que ses actes diplomatiques avaient illustré. Son nouvel évêché rapportait quatre-vingt mille livres et donnait, comme Embrun, le titre de prince de l'Empire. C'est la première fois que Louis XIV y nommait.

5. Voyez les bons mots du Roi et du prélat rapportés dans les *Œuvres*

premier[1], et jamais le Roi ne le put réduire à porter un Saint-Esprit[2] sur sa soutanelle[3] comme les autres : il disoit que celui du manteau suffisoit, que la soutanelle étoit comme la soutane, où on n'en mettoit point, et que la vanité avoit mis cela à la mode; les autres lui répondoient qu'il n'en vouloit point pour épargner deux écus que cela coûtoit sur chaque soutanelle; et c'étoit ainsi des prises sur sa chère, sur son équipage et sur tout, qu'il soutenoit avec beaucoup d'esprit, et se ruant à son tour en[4] attaques fort plaisantes. Il conserva un grand crédit et une grande considération jusqu'à sa mort, et les ministres le ménageoient. Il étoit bon évêque résident[5] et fort appliqué à ses devoirs. Il avoit quatre-vingt-cinq ans, et il y en avoit trois ou quatre qu'il étoit peu à peu tombé tout à fait en enfance[6]; il laissa un riche héritage à son neveu[7].

de Racine, tome V, p. 123 et 124, et dans les *Souvenirs du président Jean Bouhier*, publiés par M. Larchey, p. 53. Dangeau (tome II, p. 73) raconte qu'il divertissait beaucoup le Roi, qui lui dit un jour : « Les autres me prient de les mener à Marly, et moi je vous prie, vous, d'y venir. »

1. Nous avons déjà dit, en 1696, que cette prétendue avarice n'empêchait pas qu'il fît de nombreuses fondations charitables dans son diocèse; de plus, Dangeau nous apprend qu'en plusieurs occasions (*Journal*, tomes I, p. 369, et IV, p. 71) il avait fait de grandes libéralités à son frère, puis à son neveu la Feuillade, qui néanmoins, comme Saint-Simon l'a raconté, ne se conduisit pas très délicatement à son égard.

2. La plaque brodée de l'Ordre, en qualité de commandeur.

3. « Petite soutane de campagne qui ne descend que jusqu'aux genoux. » (*Furetière*.) La collection Hennin, au Cabinet des estampes, renferme une gravure d'abbé en soutanelle, n° 5337.

4. La Fontaine (livre IV, fable IV) a construit de même *ruer* avec *en* :

Cependant on fricasse, on se rue en cuisine.

5. Saint-Simon a écrit ainsi *résident* par un *e*, sans virgule après *évêque*.

6. M. de la Feuillade ayant pris l'initiative d'une procédure en interdiction, avec le concours des parents et amis de son oncle, MM. de Courtenay, de Rhodes, de Caravas, Courtin, le Fèvre d'Eaubonne, etc., le parlement de Metz jugea qu'il y avait « démence notoire, sans esprit de retour, » et prononça l'interdiction le 17 juillet 1696, avec nomination d'un curateur, sous la surveillance du duc de Rouannez, de M. de Châteauneuf et du lieutenant civil.

7. Un beau portrait lavé de Monsieur de Metz, d'après l'original de la

Monsieur de Paris commandeur de l'Ordre.

Monsieur de Meaux conseiller d'État d'Église.

Cette mort arriva fort mal à propos pour Monsieur de Cambray : il n'étoit plus à portée de rien; mais il eut la douleur de voir donner l'Ordre à Monsieur de Paris et la place de conseiller d'État d'Église à Monsieur de Meaux[1]. Ce dégoût fut suivi d'un autre[2] : Mme de Maintenon chassa de Saint-Cyr trois dames principales[3], dont une[4] avoit eu longtemps toute sa faveur et sa confiance, et elle ne se cacha pas de dire qu'elle les chassoit à cause de leur entêtement pour Mme Guyon et pour sa doctrine[5]. Tout cela, avec l'examen de son livre, dont il ne se pouvoit rien promettre de favorable, lui fit prendre le parti d'écrire au Pape[6], de porter son affaire devant lui, et de demander

Monsieur de Cambray

collection du Saint-Esprit, se trouve dans le ms. Clairambault 1146, fol. 27.

1. *Dangeau*, tome VI, p. 122-123 et 143, 24 et 26 mai, 29 juin 1697.

2. Comparez ce qui va suivre avec le portrait que notre auteur fait de Fénelon, comme précepteur des princes, dans un fragment publié par M. Faugère, au tome IV des *Écrits inédits de Saint-Simon*, p. 454-455.

3. « Mme de Maintenon a ôté trois des dames de Saint-Cyr, soupçonnées d'être imbues des nouvelles opinions; il y en a une, qu'on appeloit *la Chanoinesse*, qui est parente de Mme Guyon. » (*Journal de Dangeau*, tome VI, p. 117.) C'étaient Mmes de la Maisonfort, du Tourp et de Montaigle : voyez notre tome III, p. 44, note 7.

4. Mme de la Maisonfort, ancienne chanoinesse de Poussay, qui, sur l'instigation de Mme de Maintenon, avait prononcé ses vœux religieux à Saint-Cyr, en 1692 et 1694.

5. Dès 1691, Mme de Maintenon redoutait les nouvelles doctrines de Mme Guyon, et elle écrivait à Mme de la Maisonfort : « Vous l'avez trop prônée, et il faut se contenter de la garder pour vous. Il ne lui convient pas, non plus qu'à nous, qu'elle dirige nos dames : ce seroit lui attirer une nouvelle persécution. » Mais elle ajoutait : « Tout ce que j'ai vu d'elle m'a édifiée, et je la verrai toujours avec plaisir. » (*Lettres historiques*, tome I, p. 186.) Voyez la suite de cette correspondance jusqu'au mois de juin 1697, et les lettres de Bossuet, de mai à septembre 1697, dans le tome XL de ses *Œuvres* (éd. Lebel). Cet épisode de Saint-Cyr est raconté longuement dans les *Mémoires de Languet de Gergy*, p. 341-394, et dans les livres de Lavallée sur *Saint-Cyr*, p. 178-203, de M. le duc de Noailles sur *Madame de Maintenon*, tome III, p. 220-247, et de M. Guerrier sur *Madame Guyon*, p. 179-204. L'ordre d'exil est du 10 mai 1697.

6. Innocent XII (1691-1700).

porte son affaire à Rome.
Lettres au Pape de part et d'autres (*sic*).
Réponses du Pape.

permission au Roi d'aller la soutenir à Rome[1]; mais le Roi[2] lui défendit le dernier[3]. Monsieur de Meaux, là-dessus, envoya son livre au Pape[4], et Monsieur de Cambray eut la douleur de recevoir une réponse sèche[5] du Pape[6], et de voir Monsieur de Meaux triompher de la sienne[7]. Toutes trois se trouveront aux pages 1 et 2 des *Pièces*[8]. Rien de plus adroit, de plus insinuant, de plus flatteur que la lettre de Monsieur de Cambray[9]. L'art, la délicatesse, l'esprit, le tour y brilloient, et, tout en ménageant[10]

1. Au milieu du mois d'avril, il avait consulté M. Tronson sur ce projet, et le duc de Beauvillier lui avait transmis aussitôt la permission du Roi pour envoyer sa lettre au Pape (*Correspondance de Fénelon*, tome VII, p. 398-403).

2. Après *Roi*, Saint-Simon a biffé *le*.

3. C'est-à-dire d'aller à Rome. *Le d^r^* (sic), emploi latin du neutre, est ajouté après coup à la fin de la ligne, débordant sur la marge. — Voyez le *Journal de Dangeau*, tome VI, p. 137, 156 et 164. Fénelon raconte ses démarches auprès du Roi dans une lettre au nonce datée du 16 août.

4. Voyez l'Appendice de la première édition de son livre, que nous avons indiquée p. 89, note 4.

5. Dans le manuscrit, *seiche*.

6. Cette brève réponse est imprimée dans la *Correspondance de Fénelon*, tome VII, p. 462 et 463; elle porte la date du 11 juin 1697.

7. La réponse du Pape à Bossuet est imprimée aussi dans l'Appendice de l'*Instruction sur les états d'oraison*.

8. A la marge est répété : « Pag. 1 et 2 des pièces. » — C'est la première mention des *Pièces justificatives* dont Saint-Simon avait formé un recueil annexe des *Mémoires*, mais qui, ayant été dispersées depuis l'entrée de ses papiers aux Affaires étrangères, ne se retrouvent plus toutes. Celles-ci, particulièrement, n'ont pu nous être communiquées par les conservateurs actuels du Dépôt; toutefois le déficit n'a ici aucune importance, tous les documents relatifs aux polémiques de Fénelon et de Bossuet ayant été imprimés nombre de fois; nous nous dispenserons même de reproduire à l'Appendice les trois lettres dont il est parlé ici.

9. Cette lettre au Pape, en date du 27 avril, fut rendue publique au bout de quelques mois, et même Fénelon l'imprima, en latin et en français, comme annexe de son instruction pastorale du 17 septembre suivant. On en trouve le texte dans le tome VII de sa *Correspondance*, p. 407-417, à la suite de deux lettres aux cardinaux Colloredo et Denhoff.

10. Au sens d'« éviter », plutôt, ce semble, que d'« employer avec mesure et circonspection », qui serait le vrai.

certains termes trop grossiers pour l'honneur de l'épiscopat et des maximes du Royaume, il y fit litière de l'un et de l'autre sous prétexte de modestie et d'humilité personnelle[1]. Elle ne laissa pas, par cela même, de faire pour lui un bon effet dans le monde. En général, on est envieux et on n'aime pas l'air d'oppression[2]. Tout étoit déclaré contre lui : ses parties devenus[3] ses juges par le renvoi de son livre à leur examen ; elles venoient de profiter des vacances[4] de Monsieur de Metz. On lui passa donc les flatteries de sa lettre en faveur du tour et de la nécessité, et il vit une lueur de retour du public.

Monsieur de Cambray exilé pour toujours dans son diocèse.

Pour achever de suite[5] ce qui s'en peut dire pour cette année, il ne jouit pas longtemps de cette petite prospérité : elle fit peur à ses ennemis ; ils irritèrent le Roi, qui, sans le vouloir voir, lui fit dire de s'en aller sur-le-champ à Paris, et de là dans son diocèse, d'où il n'est jamais sorti depuis. En envoyant cet ordre à Monsieur de Cambray, le Roi envoya chercher M. le duc de Bourgogne, avec lequel il fut longtemps seul dans son cabinet, apparemment pour le déprendre[6] de son précepteur, auquel il étoit fort attaché et qu'il regretta avec une amertume que la séparation de tant d'années n'a jamais pu affoiblir[7]. Monsieur de Cambray ne demeura que deux jours à Paris[8]. En partant pour Cambray, il laissa une lettre à un

1. Bossuet écrivait (tome XXVIII, p. 194-195) : « Monsieur de Cambray est superbe et consterné.... Tout y est captieux et artificieux. »

2. Ce qui a l'air d'oppression, ce qui ressemble à de l'oppression.

3. Le participe s'accorde ainsi, dans le manuscrit, avec l'attribut *juges ;* mais, à la ligne suivante, *elles* corrige *ils*.

4. Des places et dignités devenues vacantes par la mort de ce prélat.

5. Sans interruption, avec suite, et non au sens, si commun aujourd'hui, de « tout de suite », sur-le-champ. Saint-Simon fait toujours la différence : voyez *de suite*, p. 126, 239, 246, etc., et *tout de suite*, p. 8, etc.

6. Le détacher. Voyez deux exemples de même sens dans le *Parallèle*, p. 67 et 100, et plusieurs autres du temps chez Littré.

7. Voyez la suite des *Mémoires*, notamment tome III, p. 272 et 273.

8. A la suite d'une audience qu'il eut du Roi le 18 juin, on sut qu'il devait bientôt repartir pour son diocèse ; mais il ne quitta Paris que

de[1] ses amis[2], qu'on ne douta pas qui ne fût M. de Chevreuse, et qui incontinent après devint publique[3]. Elle parut une espèce de manifeste d'un homme qui, d'un langage béat[4], épanche sa bile et ne se ménage plus parce qu'il n'a plus rien à espérer. Le style, haut et amer, en est d'ailleurs si plein d'esprit, et, à tout événement, d'artifice, qu'elle fit un extrême plaisir à lire, sans trouver d'approbateurs : tant il est vrai qu'un sage et dédaigneux silence est difficile à garder dans les chutes.

La cour de Rome eut une extrême joie de se voir déférer cette cause à juger en première instance par les premiers prélats d'un royaume jusqu'alors si attaché à des maximes plus anciennes, et elle triompha de les tenir en suppliants à ses pieds[5]. Cette affaire y fit grand bruit. Elle

le 3 août, sur un ordre formel (*Dangeau*, tome VI, p. 137 et 164; lettres écrites par Fénelon avant ce départ, dans le tome VII de sa *Correspondance*, p. 474-475, 502, 520-523, 535-543, etc., et dans la *Correspondance générale de Mme de Maintenon*, tome IV, p. 173; Griveau, *Étude sur la condamnation du livre des* Maximes des saints, p. 143).

1. *Des* corrigé en *de*.

2. En marge, ce nouveau renvoi aux Pièces justificatives : « Pag. 2 et 3. »

3. C'est la première *Lettre à un ami*, qui est datée du 3 août, et que Fénelon lui-même, dans une lettre du 3 septembre suivant, à l'abbé de Chantérac, dit avoir écrite d'Asnières. L'*ami* était plutôt le duc de Beauvillier que le duc de Chevreuse; du moins, c'est l'opinion des éditeurs de la *Correspondance*, et en effet M. de Beauvillier, à partir de l'éloignement de Fénelon, resta le seul intermédiaire de sa correspondance avec le duc de Bourgogne. La lettre du 3 août ayant été mal interprétée, l'archevêque en fit répandre une seconde au commencement du mois de septembre : voyez ses *Œuvres*, éd. 1828, tome IV, p. 165 et suivantes, 169 et suivantes, et sa *Correspondance*, tome VIII, p. 12, 27-36, etc. La *Gazette d'Amsterdam* parle de la première lettre dans son n° LXIX de 1697; une copie du temps se trouve dans les papiers du premier président de Harlay, ms. Fr. 15 798, fol 79.

4. On avait lu jusqu'ici : *beau*. — Un peu après, *se* est en interligne.

5. Le chancelier Daguesseau, dans son *Mémoire sur les affaires de l'Église* (*Œuvres*, tome XIII, p. 173), dit de même : « Le Roi le trouva bon, quoique ce fût une espèce de plaie aux libertés de l'Église gallicane qu'une affaire née dans le Royaume n'y fût pas décidée avant que d'être portée à Rome; mais on se persuada que, comme c'étoit l'archevêque

fut renvoyée à la même congrégation[1] qui examinoit un ouvrage dogmatique du feu cardinal Sfondrat[2], abbé de Saint-Gall[3], qui avoit été déféré au saint-siège, qui, sur cette même matière et sur d'autres, étoit, disoit-on, fort étrange, mais que la pourpre de son auteur, quoique mort, protégea[4]. Il faut les laisser travailler à Rome[5], et y arriver le cardinal de Bouillon[6], qui passa par Cluny et y

de Cambray qui l'y portoit volontairement et avec la permission du Roi, le mal étoit moindre, et qu'en tout cas il pourroit être réparé par la manière dont on recevroit la décision du Pape.... »

1. Voyez deux lettres écrites de Rome, par le P. Serry, théologien du cardinal de Bouillon, 3 et 17 septembre 1697, qui sont reproduites dans la *Correspondance de Fénelon*, tome VIII, p. 38-43, et une note à la page 60 du même tome.

2. Célestin Sfondrati, né à Milan le 11 janvier 1644, fit ses études et prit l'habit religieux au monastère de Saint-Gall, et, après y avoir professé, eut une chaire à Saltzbourg, où il se distingua par son ardeur contre les démonstrations gallicanes de 1682. Nommé évêque de Novare en 1684, il quitta ce siège en 1687, pour devenir abbé de Saint-Gall, fut élevé au cardinalat le 12 décembre 1695, et mourut à Rome le 4 septembre suivant, laissant ses biens et pensions aux religieux de Saint-Gall, qui lui avaient prêté vingt mille écus pour monter son train et ses équipages de cardinal.

3. Abbaye célèbre de Suisse, dans la Thurgovie, relevant de l'évêché de Constance. Elle exerçait les droits de souveraineté sur une immense étendue de terrain, et l'abbé portait le titre de prince de l'Empire depuis 1226. Les moines de l'ordre de Saint-Benoît en avaient fait une des écoles scientifiques et philosophiques les plus renommées du moyen âge. L'abbaye a été supprimée en 1805; mais ses bâtiments subsistent, ainsi que son antique bibliothèque, dans la ville de Saint-Gall.

4. Ce livre est le *Nodus prædestinationis dissolutus*, qui parut après la mort du cardinal, malgré ses amis, et choqua beaucoup le clergé français par des pensées erronées sur la grâce, le péché originel, etc. Aussi les archevêques de Reims et de Paris et les évêques d'Arras, d'Amiens et de Meaux le dénoncèrent-ils au Pape par une lettre commune du 23 février 1697, que Bossuet avait rédigée. Le Pape, qui avait comblé Sfondrati d'attentions et manifesté une confiance absolue dans ses lumières, déféra l'ouvrage à une commission de sept censeurs appartenant aux ordres religieux; mais on n'arriva jamais au jugement. Voyez les *Mémoires de l'abbé le Gendre*, p. 234-236.

5. Le récit sera repris en 1698. — 6. Voyez ci-dessus, p. 73.

emporta[1] la coadjutorerie pour son neveu[2], qu'il fit confirmer[3] à Rome[4].

Mort de la duchesse douairière de Noailles;

Avant de quitter les prélats, il ne faut pas oublier la mort[5] de la duchesse de Noailles[6], mère de l'archevêque de Paris. Le cardinal Mazarin l'avoit faite dame d'atour

1. Obtint victorieusement. La note suivante est bien d'accord avec ce mot *emporta*, qui implique difficulté vaincue, forte et puissante action.

2. Le duc de Luynes (*Mémoires*, tome II, p. 252 et 253, 259 et 260) donne des détails intéressants sur la manière dont se faisait cette élection, ou plutôt cette postulation, dans laquelle l'intendant avait une influence décisive; en effet, le ms. Clairambault 1155, fol. 200, renferme un mémoire en forme de protestation contre les manœuvres que le cardinal et l'intendant pratiquèrent en 1697, et contre la confirmation que le saint-siège accorda peu après. Dans un autre volume des mss. Clairambault, 773, fol. 6-15, on trouve les procès-verbaux imprimés de la postulation du 22 avril. Le Roi écrivit, le 28, au cardinal : « J'ai bien de la joie du prompt succès de la recommandation que j'ai faite aux religieux de Cluny en faveur de l'abbé d'Auvergne. Ils ne pouvoient me donner une plus agréable marque de leur soumission. » (Baluze, *Histoire généalogique de la maison d'Auvergne*, Preuves, tome II, p. 846.)

3. *Confirer* corrigé en *confirmer*.

4. *Journal de Dangeau*, tome VI, p. 185; comparez l'Addition 127, dans notre tome II, p. 413 et 414. « M. le cardinal de Bouillon a obtenu l'agrément et les provisions du Pape pour la coadjutorerie de Cluny en faveur de son neveu : ce n'est pas là une petite affaire, » écrit le P. Serry, en date du 17 septembre 1697 (*Correspondance de Fénelon*, tome VIII, p. 41).

5. Saint-Simon, après avoir d'abord écrit : *la mort*, puis remplacé ces mots, en interligne, par : *l'extrémité*, a encore biffé ceux-ci et récrit *la mort* en interligne. Mêmes corrections successives à la manchette.

6. Louise Boyer, mariée à Anne, duc de Noailles : voyez tome II, p. 156 et note 2. Elle mourut le 22 mai, à soixante-cinq ans et demi; son épitaphe, dans l'église Saint-Paul, est rapportée par Piganiol de la Force. On a un portrait d'elle à Versailles. — Saint-Simon a fait une Addition (n° 207) au *Journal de Dangeau* sur cette duchesse de Noailles; mais, par mégarde, au lieu de prendre place en regard de l'article du 22 mai 1697, elle a été mise à l'année 1700, vis-à-vis d'un article où Dangeau annonçait la maladie de la duchesse de Navailles (tome VII, p. 231) : ce qui n'a point empêché d'ailleurs Saint-Simon de faire un peu plus loin une Addition sur la mort de cette autre duchesse. Évidemment, la ressemblance des noms a causé cette erreur, qu'elle vienne de Saint-Simon lui-même ou du transcripteur des Additions.

de la Reine mère en 1657[1], qu'elle n'avoit que vingt-cinq ans, lorsque Mme d'Hautefort, dont j'ai parlé p. [15 et 16][2], quitta cette charge pour épouser le maréchal duc de Schonberg, dont elle fut la seconde femme sans enfants[3]. M. de Noailles ayant été fait duc et pair[4] en cette étrange fournée des quatorze, en 1663[5], sa femme, quoique devenue duchesse, n'osa quitter et fut la première et[6] l'unique dame d'atour duchesse, et la demeura jusqu'à la mort de la Reine mère, c'est-à-dire deux ans[7]. C'étoit une femme d'esprit, extrêmement bien avec le Roi et

sa charge; sa famille.
[*Add. S^t^S. 207*]

1. Le 28 avril 1657. Il suit l'*Histoire généalogique* (tome IV, p. 791).
2. Saint-Simon a laissé un blanc. C'est aux pages 15 et 16 de son manuscrit, correspondant aux pages 163-165 de notre tome I, qu'il a parlé de Mme d'Hautefort. Le texte de la démission de cette duchesse de Schonberg est dans le dossier NOAILLES 12 810, fol. 338, au Cabinet des titres; son mariage était antérieur de onze ans.
3. Comparez le tome I, p. 165, et l'Addition 43, p. 365.
4. Ses lettres de duc sont dans l'*Histoire généalogique*, tome IV, p. 777-779.
5. Cette « monstrueuse promotion, » cette « potée, » dit-il ailleurs (tome IV de 1873, p. 16, et *Écrits inédits*, tome IV, p. 402). Les quatorze ducs dont les lettres de création, quoique de dates différentes, furent vérifiées au Parlement en une seule fois, le 15 décembre 1663, ou qui prirent séance ce jour-là, étaient : Verneuil, Estrées, Gramont, la Meilleraye, Mazarin, Villeroy, Mortemart, Créquy, Saint-Aignan, Foix, Liancourt ou la Rocheguyon, Tresmes-Gesvres, Noailles et Coislin. Voyez l'*État de la France*, chapitre des DUCS ET PAIRS, la *Gazette* de 1663, p. 1251, et les mémoires contemporains : *Bussy*, tome II, p. 148 ; *Ormesson*, tome II, p. 62 et suivantes; *Mademoiselle*, tome IV, p. 67; *la Fare*, p. 263; *Mme de Motteville*, tome IV, p. 341, etc. Toutes les informations de vie et mœurs faites à cette occasion sont conservées aux Archives nationales, cartons K 616 et suivants. Saint-Simon reparlera souvent de la création de 1663, et il s'est étendu sur ce sujet dans l'article D'ESTRÉES des *Duchés-pairies éteints*, vol. 58 de ses papiers, fol. 119.
6. Cet *et* corrige un *d*.
7. Ceci se trouve répété dans les *Mémoires de Luynes*, tome II, p. 20, 21 et 26, mais est inexact, puisque Mme d'Hautefort, quoique duchesse, conserva sa charge de 1646 à 1657. Le cas ne se représenta plus que sous Louis XV, lorsque la duchesse Mazarin « voulut bien succéder à sa mère la comtesse de Mailly. » (Addition à Dangeau, tome XVI, p. 183.)

les Reines, d'une vertu aimable, et toute sa vie dans la piété, quoi[que] enfoncée dans la cour et dans le plus grand monde. Elle s'appeloit Boyer[1] et n'étoit rien[2]. Sa mère étoit Wignacourt[3], nièce et petite-nièce[4] des deux grands maîtres[5] de Malte de ce nom[6]. Les biens

1. Son père, Antoine Boyer, seigneur de Sainte-Geneviève-aux-Bois et de Villemoisson, né à Paris le 27 mars 1586 et pourvu de la recette générale des finances de Poitiers en 1614, fit une énorme fortune comme traitant. Il est question de lui dans les *Mémoires d'Amelot de la Houssaye*, tomes I, p. 518, et II, p. 194.

2. « Unique, mais forte mésalliance des aînés Noailles, de père en fils, » dira-t-il ailleurs sur le même sujet (tome XV, p. 335). Selon une généalogie conservée au Cabinet des titres (dossier Boyer, 3165, fol. 6), les Boyer seraient descendus d'un viguier de Carcassonne, mort en 1412, et le grand-père d'Antoine, Martin Boyer, aurait succédé à un Robertet comme secrétaire de François Ier. Ce Martin fut simplement pourvu d'une charge de secrétaire du Roi en 1532, et son fils, président à Calais, fut revêtu de la même charge le 15 août 1565. Le second de ces secrétaires du Roi eut, outre Antoine, un fils aîné, gentilhomme de la chambre et chevalier de Saint-Michel. Antoine se qualifiait conseiller du Roi en ses conseils d'État et privé et de ses finances, en 1640, lorsqu'il acheta l'hôtel de Coulanges, où l'on croit que Mme de Sévigné était née en 1626, et qui passa de la duchesse de Noailles à la marquise de Lavardin, sa fille. Cet Antoine Boyer avait été reçu, lui aussi, secrétaire du Roi, le 26 avril 1626, et il mourut en 1642.

3. Françoise de Wignacourt, d'une maison ancienne de Flandre, était fille d'un premier gentilhomme de la chambre d'Henri IV. Antoine Boyer, qui avait épousé en premières noces (18 septembre 1617) Catherine du Pré de Cossigny, se remaria avec Mlle de Wignacourt par contrat du 7 juin 1627, et la perdit en 1641. Du premier lit étaient venues Mmes Tambonneau et de Ligny, nommées plus loin ; du second, il eut un fils, baron de Mouchy-le-Châtel et colonel du régiment d'Auvergne, qui périt à Saint-Gothard, Mme de Noailles, et deux autres filles, qui moururent en religion.

4. Ces deux qualifications se rapportent à la duchesse de Noailles, et non à sa mère : celle-ci était sœur et nièce des deux grands maîtres. Saint-Simon paraît avoir été induit en erreur par la rédaction de l'*Histoire généalogique* qu'il avait sous les yeux.

5. *Grand maître*, au singulier et en abrégé (*G Me*), dans le manuscrit.

6. Aloph de Wignacourt, cinquante-troisième grand maître de l'ordre, élu en février 1601, après avoir été grand hospitalier et chef de la langue de France, eut un magistère aussi utile par l'embellissement de l'île de Malte que glorieux par les conquêtes faites sur les Turcs. Il mourut le 14 septembre 1622, à soixante-quinze ans. — Adrien de

avoient[1] fait le mariage de sa mère, qui n'avoit rien, et le sien ensuite[2]. Dès qu'elle fut veuve, elle se retira peu à peu du monde, et bientôt après à Châlons, auprès de son fils[3], dont elle fit son directeur, et à qui, tous les soirs de sa vie, elle se confessoit avant de s'aller coucher[4]. Elle l'avoit suivi à Paris, et elle y mourut, dans l'Archevêché[5], très saintement, comme elle avoit vécu[6], et ce fut une grande douleur pour son fils l'archevêque[7]. Elle avoit

Wignacourt, son neveu, pourvu par lui, avant même sa naissance, de la commanderie d'Hautvillers, fut baptisé à Saint-Jean-en-Grève le 3 février 1619, et reçu sur preuves en juillet 1621. Il devint ensuite grand trésorier, fut élu grand maître de Malte, le 24 juillet 1690, et mourut le 4 février 1697. Un volume de sa correspondance française, de 1690 à 1696, se trouve aujourd'hui au Musée Britannique, ms. Addit. 23 099.

1. *Avoit*, au singulier, dans le manuscrit.

2. C'est-à-dire que la mère épousa Antoine Boyer à cause des biens de ce financier, et que la fille fut, à son tour, épousée pour ceux qu'elle tenait de son père. C'est d'elle que le château et la terre de Mouchy sont venus aux Noailles. Sur les circonstances de son mariage, voyez le *Journal d'Olivier d'Ormesson*, tome I, p. 267-269.

3. Alors évêque de cette ville. Voyez les *Mémoires du marquis de Sourches*, tome II, p. 47.

4. Plusieurs de ses méditations pieuses sont conservées dans un volume des papiers de la maison de Noailles, à la Bibliothèque nationale, ms. Fr. 6920, fol. 34-85. Nous en donnons des fragments dans l'Appendice, n° V. L'abbé le Gendre (*Mémoires*, p. 216) prétend que la duchesse et son fils aîné, le maréchal, avaient tout pouvoir sur l'archevêque.

5. Ce palais, construit en 1161 derrière le chevet de Notre-Dame, fut rebâti en 1697 par le cardinal de Noailles; sa vue sur la rivière était très belle. Une émeute l'a détruit en 1831, et l'emplacement est occupé aujourd'hui, en grande partie, par un jardin public.

6. Voyez une lettre de l'abbé J.-J. Boileau dans la notice publiée sur ce personnage, en 1877, par M. Tamizey de Larroque, p. 56, et le *Mercure* de mai 1697, p. 249-251.

7. La phrase, depuis « et elle y mourut », a été biffée par mégarde par Saint-Simon; il a écrit ensuite en marge : « Restituer cette ligne mal rayée. » — Dans la table de son manuscrit de Dangeau, en relevant la mort de la duchesse de Noailles, il ajoute : « Mère du maréchal et de Monsieur de Paris, avec qui elle étoit retirée depuis longues années, à qui elle se confessoit tous les soirs, et qui l'assista à la mort. Elle avoit été dame d'atour de la Reine mère, toujours vertueuse, et après fort

une sœur[1] femme d'un M[2]. de Ligny[3], mère de la princesse de Fürstenberg[4], et une autre sœur[5] femme de Tambonneau[6], président à la Chambre des comptes[7], et

sainte, et très aimable dans le monde, dont elle avoit fort été, et dans sa retraite. Sans nulle naissance, sœur de la vieille Tambonneau... ; mais sa mère étoit Wignacourt, nièce des deux grands maîtres de Malte. »

1. Élisabeth Boyer, mariée à Jean de Ligny, qui suit; sœur consanguine, issue du premier lit, comme celle qui vient ensuite. Voyez les *Historiettes de Tallemant des Réaux*, tome VII, p. 76.

2. Le manuscrit porte une *M*, qui, évidemment, signifie : « Monsieur », et non « marquis », comme on l'a imprimé jusqu'ici, car le personnage dont il va être parlé ne prit jamais ce titre, et, en tout cas, Saint-Simon ne le lui aurait pas reconnu.

3. Jean de Ligny, seigneur de Grogneul, Saint-Piat, etc., fils d'un maître des requêtes et d'une sœur du chancelier Séguier, fut conseiller au Parlement en 1638, puis conseiller d'État ordinaire en 1663, et mourut à Paris, le 3 novembre 1682, âgé de soixante-cinq ans. Il ne faut pas confondre ces Ligny, sieurs de Rentilly et de Saint-Piat, au Perche, avec une bonne famille de Picardie dont la généalogie se trouve dans Haudicquer et la Chenaye des Bois; les premiers venaient d'un trésorier des parties casuelles enrichi sous Henri II, et leur chapelle funéraire était aux Blancs-Manteaux de Paris.

4. Marie de Ligny épousa à Paris, le 23 janvier 1677 (contrat du 11 janvier, cité dans un acte de 1692, aux Archives nationales, Y 260, fol. 293), Antoine-Égon, landgrave de Fürstenberg, prince du Saint-Empire, comte de Heiligenberg, etc., gouverneur de l'électorat de Saxe, etc. (voyez plus loin, p. 188, et le tome II de 1873, p. 312). Elle mourut à Paris le 18 août 1711, âgée de cinquante-cinq ans. Le Chansonnier contient un curieux commentaire sur le mariage de cette « bourgeoise à triple carillon » avec un prince allemand, et nous aurons occasion de constater, lorsque Saint-Simon parlera plus longuement d'elle (tome IX, p. 90-92), qu'il en dit textuellement les mêmes choses que Gaignières dans son commentaire.

5. Marie Boyer, mariée le 25 janvier 1637 à Jean Tambonneau, qui suit, et morte le 14 février 1700, à quatre-vingt-quatre ans.

6. Jean Tambonneau, reçu conseiller au Parlement en 1629 et président à la Chambre des comptes de Paris, en survivance de son père, le 18 septembre 1634, mourut en exercice dans le courant du mois de mai 1683. Tallemant des Réaux a consacré à M. et Mme Tambonneau une historiette pleine de détails piquants, tome VII, p. 74-92. Selon toute apparence, cette famille descendait d'un grènetier du grenier à sel de Nemours qui était en fonctions sous François Ier; cependant elle put faire des preuves pour Malte dès 1634.

7. La Chambre des comptes de Paris, dont le personnel se composait,

mère de Tambonneau[1] qui eut la même charge, et qui fut longtemps ambassadeur en Suisse[2]. Cette Mme Tambonneau étoit riche, bien logée et meublée[3], et avoit

en 1700, d'un premier président (poste occupé de 1506 à 1791, sans interruption, par neuf Nicolay), de douze présidents, soixante-quatorze maîtres des comptes, trente-quatre correcteurs, soixante-dix-huit auditeurs, un procureur général, un avocat du Roi, etc. Sur ses attributions, voyez l'*État de la France*, ou la *Notice préliminaire* publiée par M. de Boislisle en tête des *Pièces justificatives pour servir à l'histoire des Premiers Présidents* (1873), et comparez la suite des *Mémoires*, tomes VIII, p. 355, et XVI, p. 197.

1. Antoine-Michel Tambonneau, conseiller au Parlement en 1657, fut reçu président, en remplacement de son père, le 24 octobre 1684, étant le cinquième et dernier titulaire de son nom dans cette charge, qui avait été donnée à son trisaïeul par Henri II, en 1554, et qu'il vendit, en 1705, près de trois cent mille livres.

2. Il est ainsi dépeint dans les portraits des membres du Parlement écrits vers 1660 (recueil Depping, tome II, p. 58-59) : « S'engage dans la cour et dans le grand monde, a bonne opinion de lui-même, et cette opinion lui a été insinuée par M. le président son père et Mme sa mère, qui en sont idolâtres. Est assez aimé. Ne sait ce que c'est que l'intérêt; est dans les plaisirs[a]. » Sa mère lui fit quitter la robe en 1672, et ce fut alors qu'on lui donna le surnom de « marquis Michau » dont Saint-Simon parlera ailleurs. (Commentaire des *Historiettes*, tome VII, p. 91; *Lettres de Mme de Sévigné*, tome II, p. 536.) En 1680, elle voulut lui faire acheter une charge dans la maison de la Dauphine, mais ne put y réussir, malgré l'appui des Noailles et de Mme de Montespan (Jal, *Dictionnaire critique*, p. 888). Selon les *Mémoires du chevalier de Gramont* (livre X), il était fort galant, mais laid et peu spirituel. En 1682, il alla comme envoyé extraordinaire à Cologne; puis il fut nommé ambassadeur en Suisse, le 20 juillet 1684, ce qui ne l'empêcha pas de succéder à son père, comme président, trois mois plus tard. Il quitta l'ambassade à la fin de l'année 1688, étant mal vu des Suisses et n'ayant plus l'appui de Mme de Montespan, vendit sa charge de président en 1705, et mourut à Paris, le 2 novembre 1719, âgé de quatre-vingt-sept ou huit ans. Sa descendance s'éteignit à la première génération.

3. L'hôtel Tambonneau, situé dans la rue de l'Université, sur l'emplacement où a été ouverte en 1844 la rue actuellement dite du Pré-aux-

[a] Il avait eu pour précepteur Jean de la Quintinye, alors avocat, qui prit le goût du jardinage dans un voyage en Italie avec son élève, revint faire son apprentissage dans le magnifique jardin de l'hôtel Tambonneau, et fut alors appelé à Versailles pour créer les potagers du Roi.

trouvé le moyen de voir chez elle la meilleure et la plus importante compagnie de la cour et de la ville sans donner à jouer ni à manger[1]. Princes du sang, grands seigneurs dans les premières charges, généraux d'armée, grandes dames, n'en bougeoient; la jeunesse en étoit bannie, et n'y étoit pas admis qui vouloit. Elle ne sortoit presque point de chez elle, et s'y faisoit respecter comme une reine. Cela est si singulier que je l'ai voulu rapporter[2].

Clercs (voyez G. Brice, *Description de Paris*, éd. 1752, tome IV, p. 59 et 60; le *Livre commode*, éd. Éd. Fournier, tome I, p. 67; Lefeuve, *les Anciennes maisons de Paris*, tome V, p. 394-395; *Historiettes de Tallemant*, tome VII, p. 77), avait été bâti par le président Jean sur des terrains appartenant à son beau-père, et passait pour une des plus belles maisons du nouveau quartier, ou même de Paris. Tambonneau fils fut obligé de le vendre en 1698 au comte de Marsan, et ce fut plus tard l'hôtel de Pons. On attribuait le dessin des bâtiments à Levau et celui du jardin à le Nostre.

1. Son mari lui-même, amateur et protecteur des arts, était très lié avec les principaux courtisans, comme l'attestent les *Mémoires de Mademoiselle*, tomes III, p. 510, et IV, p. 342 et 343, où l'on voit aussi (tome IV, p. 206 et 208) la présidente admise dans la société de la Reine. Selon Tallemant (tome VII, p. 77), les deux époux méprisaient les bourgeois et ne recevaient à leur table que ceux qui étaient un peu de la cour. Mme Tambonneau prétendait avoir les meilleurs officiers de bouche de toute la France : ce qui, soit observé en passant, ne cadre pas, non plus que ce qui va être dit des dîneurs, avec la fin de cette phrase de Saint-Simon. Le Chansonnier (ms. Fr. 12 689, p. 207; comparez le *Nouveau siècle de Louis XIV*, tome IV, p. 52 et 53, et un couplet de Louis XIV lui-même, dans ses *Œuvres*, tome VI, p. 264) dit, comme Tallemant, qu'elle avait des amants et que ce fut l'un d'eux, le duc de Mortemart, peut-être bien, disait-on, père du marquis Michau, qui attira la cour chez elle, mais qu'elle l'y retint par son esprit jusque dans une extrême vieillesse. Quand le duc fut mort, M. Tambonneau, qui était devenu avare et ne donnait même pas un carrosse à sa femme, écarta les dîneurs; mais, aussitôt veuve, elle reprit le cours de sa vie passée, sans attendre plus d'une semaine, disant qu'à son âge huit jours étaient tout autant que deux ans pour une autre. On ne cessa d'affluer chez elle que lorsqu'elle se retira au faubourg Saint-Antoine, dans la maison des Enfants-Trouvés, où nous la verrons mourir en 1700.

2. Il reparlera encore d'elle et de son fils dans la suite des *Mémoires*, tomes II de 1873, p. 288 et 289, et XVI, p. 338, à comparer avec une Addition au *Journal de Dangeau*, tome VII, p. 256 et 257.

Coulons à fond les prélats[1]. Monsieur de Troyes[2] surprit beaucoup le monde par sa belle et courageuse retraite[3]. Il étoit fils de Chavigny, cet honnête secrétaire d'État dont j'ai parlé p. [17][4], et petit-fils de Bouthillier[5] surintendant des finances[6]. Il eut des bénéfices de

Monsieur de Troyes. Sa famille, sa vie, sa retraite. [Add. StS. 208]

1. Achevons ce qu'il y a à dire des prélats : exemple à ajouter à *Littré* pour compléter Couler, 15°.

2. François Bouthillier, abbé de Chavigny, cinquième fils du ministre, reçu docteur de Sorbonne le 7 juin 1666, devint aussitôt aumônier du Roi, puis fut nommé évêque de Rennes (2 février 1676), mais donna sa démission cinq mois plus tard, dès que ses bulles furent arrivées, et passa au siège de Troyes le 17 octobre 1678. Il se démit, comme on va le voir, au profit de son neveu, en avril 1697, et ne sortit de sa retraite que longtemps après, et très rarement. En 1715, il eut une place dans le conseil de régence. Le roi Louis XV lui donna l'abbaye de Vauluisant à la mort de son neveu, en novembre 1730, et il mourut lui-même le 15 septembre 1731, dans sa quatre-vingt-dixième année. Le ms. Clairambault 1135 contient (fol. 212 et 213) un portrait de ce prélat gravé par Jollain, en 1679, d'après Platemontagne, et un autre gravé en 1681.

3. *Journal de Dangeau*, tome VI, p. 102, 18 avril 1697.

4. Saint-Simon a laissé le chiffre en blanc. La page 17 de son manuscrit correspond aux pages 176-179 de notre tome I. — Nous avons déjà employé à cet endroit une partie de l'Addition (n° 47, p. 368 et 369) qu'il avait écrite, en 1731, sur l'article où Dangeau parle de la démission de l'évêque de Troyes. De plus, on trouve une autre rédaction dans l'article Bouthillier de Chavigny des *Légères notions.... des chevaliers.... du Saint-Esprit*, vol. 34 (aujourd'hui *France*, n° 189), fol. 119, des papiers de Saint-Simon conservés aux Affaires étrangères ; nous la reproduisons, comme inédite, à l'Appendice, n° VI.

5. Claude Bouthillier, comte de Chavigny, seigneur de Pont-sur-Seine, etc., fils aîné d'un conseiller d'État, fut d'abord avocat, puis, en 1613, conseiller au parlement de Paris. Devenu, par le crédit du cardinal de Richelieu, secrétaire des commandements de la reine Marie de Médicis, il remplaça M. Potier d'Ocquerre, comme secrétaire d'État, en 1628, passa surintendant des finances, en compagnie de Claude de Bullion, le 4 août 1632, remplit seul ces fonctions depuis le 22 décembre 1640 jusqu'à la mort de Louis XIII, et eut aussi les charges d'intendant et de trésorier des ordres du Roi (1632 et 1633). Disgracié par la Régence, il ne prit plus part aux affaires publiques. Mort à Paris, le 13 mars 1652, dans sa soixante et onzième année, et enterré à Pont le 22 avril.

6. L'administration des finances était confiée, depuis le règne de Charles IX, à un surintendant, qui, sans avoir aucun maniement d'argent,

bonne heure[1], fut aumônier du Roi, devint, jeune, évêque de Troyes. Il avoit du savoir et possédoit de plus les affaires temporelles du clergé mieux qu'aucun de ce corps, en sorte qu'il étoit de presque toutes les assemblées du clergé et qu'il brilloit dans toutes. Il avoit de plus bien de l'esprit et, plus que tout, l'esprit du monde, le badinage des femmes, le ton de la bonne compagnie, et passa sa vie dans la meilleure et la plus distinguée de la cour et de la ville, recherché de tout le monde, et surtout dans le gros jeu et à travers toutes les dames[2] : c'étoit leur favori; elles ne l'appeloient que « le Troyen, » et « chien d'évêque » et « chien de Troyen, » quand il leur gagnoit leur argent. Il s'alloit de temps en temps ennuyer à Troyes, où, pour la bienséance et faute de mieux, il ne laissoit pas de faire ses fonctions; mais il n'y demeuroit guère, et, une fois de retour, il ne se pouvoit arracher[3].

C'est ainsi que jusqu'alors il avoit passé sa vie. Cependant les réflexions vinrent troubler ses plaisirs, puis ses amusements : il essaya de leur céder, il disputa avec elles; enfin l'expérience lui fit comprendre qu'il seroit

ni par conséquent aucune responsabilité, était l'ordonnateur suprême, le dispensateur de toutes les finances, et avait, avec la conduite des affaires, l'expédition et la signature en commandement, comme les secrétaires d'État : voyez les *Écrits inédits de Saint-Simon*, tomes II, p. 283, 286, 349 et 350, et IV, p. 31-32, la suite des *Mémoires*, tome V, p. 465, et *Semblançay et la surintendance des finances*, par M. de Boislisle (1882), p. 32 et 37. Le dernier titulaire de la surintendance fut Foucquet, disgracié en 1661 et remplacé par Colbert, qui reçut d'abord le titre d'intendant, puis celui de contrôleur général, en 1665.

1. Les abbayes d'Oigny, en Bourgogne, et de Sellières, en Champagne, les prieurés de Beaumont-en-Auge, Pont-sur-Seine, Choisy-au-Bac, etc. Voyez son article dans le *Moréri*, tome II, p. 200, que Saint-Simon a probablement sous les yeux, et dans le *Gallia christiana*, tome XII.

2. C'est-à-dire, mais bien plus expressif, et au reste parfaitement clair : très mêlé à la société des dames. — Voyez une lettre de Coulanges publiée dans *la Marquise d'Huxelles*, par M. Éd. de Barthélemy, p. 216.

3. Emploi absolu, bien éclairci par ce qui précède.

toujours vaincu, s'il ne rompoit ses liens d'une manière à ne les pouvoir renouer. Jamais il n'avoit été plus gai ni de meilleure compagnie qu'à un dîner à l'hôtel de Lorge, avec M. de Chaulnes et grand monde fort choisi, au sortir duquel il alla coucher à Versailles, après s'être arrangé quelques jours devant avec le P. de la Chaise. Le lendemain matin[1], au sortir du prié-Dieu[2], il demanda au Roi

1. Ces trois mots sont ajoutés en interligne. — C'est le 18 avril que Dangeau en parle.

2. « Le Roi, étant tout habillé, vient aussitôt à la ruelle de son lit, l'huissier de chambre faisant faire place devant S. M. Le Roi s'agenouille sur les deux carreaux, l'un sur l'autre, qu'un valet de chambre a posés à terre sur le parquet au devant du fauteuil proche le lit du Roi, et ce valet de chambre se tient dans le balustre. S. M. prend de l'eau bénite, prie Dieu; et, ayant achevé ses prières, le grand aumônier ou le premier aumônier dit d'une voix basse l'oraison *Quæsumus, omnipotens Deus*, etc., ou, en leur absence, un des aumôniers. Puis le Roi prend encore de l'eau bénite, et s'en va. Si quelqu'un des cardinaux, archevêques, évêques, ou même des aumôniers du Roi, qui entrent tous dans la balustrade de son lit, avoit à parler au Roi, il le fait ordinairement avant que S. M. commence ses prières. Et, après ses prières, le Roi donne souvent l'ordre pour l'heure et le lieu de sa messe, ou quand il est entré dans son cabinet. Autrefois, le Roi alloit prier Dieu dans un oratoire proche sa chambre. » (*État de la France*, édition de 1698, tome I, p. 271 et 272; comparez les *Mémoires*, tome XII, p. 172-173.) — Dans les textes manuscrits et imprimés du temps, on trouve le mot écrit, tantôt, comme ici, *prié-Dieu*, et tantôt *prie-Dieu*. Pour la première orthographe, nous avons la suite des *Mémoires*, tomes II de 1873, p. 398, X, p. 115, etc.; la rédaction inédite de l'article de Saint-Simon sur les deux évêques de Troyes que nous donnons à l'Appendice, n° VI; *Dangeau*, tomes II, p. 210, et VIII, p. 262; le passage de *la Bruyère* cité dans notre tome I, p. 93, note 2; Spanheim, *Relation de la cour de France en 1690*, p. 147; la *Gazette* de 1690, p. 76; la *Gazette d'Amsterdam* de 1699, n° XIII, etc.; et, pour la seconde, les Additions de Saint-Simon à Dangeau, tomes XII, p. 375, et XVI, p. 340; *Dangeau*, tome VIII, p. 59, deux fois, et tome XV, p. 78, et quantité d'autres exemples. Il est probable que la différence d'orthographe et de prononciation distinguait primitivement les sens, et nous serions portés à croire que le *prié-Dieu* devait désigner le temps ou l'action de la prière, et le *prie-Dieu* le lieu ou, au sens où nous le disons aujourd'hui, le meuble. Mais nous trouvons les deux manières d'écrire employées, comme indifféremment, pour les diverses acceptions.

un moment d'audience, et il l'eut dans le cabinet, avant la messe. Là il fit sa confession avec ingénuité : il avoua au Roi le besoin qu'il avoit de retraite et de pénitence, et que jamais il n'en auroit la force tant qu'il tiendroit au monde par quelque prétexte. Il présenta au Roi la démission de son évêché, et lui dit que, s'il le vouloit combler, ce seroit de le donner[1] à son neveu l'abbé de Chavigny[2], qui avoit de l'âge assez[3], et encore plus de mérite, de savoir et de vertu; qu'il l'aideroit à gouverner dans ses commencements un diocèse qu'il connoissoit à fond[4]; qu'il se retireroit dans sa propre maison à Troyes, qu'il partageroit avec lui, et qu'il y demeureroit en solitude le reste de sa vie. L'évêché valoit peu[5], le Roi aimoit Monsieur de Troyes malgré la dissipation de sa vie : il lui accorda sur-le-champ sa demande. Au sortir du cabinet, Monsieur de Troyes gagna Paris, n'y vit personne[6], et partit le lendemain pour Troyes, où il tint très exactement tout ce qu'il s'étoit proposé, sans vouloir voir qui que ce soit que son neveu et ses prêtres, encore pour affaires, et sans écrire[7] ni avoir aucun commerce avec

1. Claire et facile ellipse : ce qu'il aurait à faire, ce serait de, etc.

2. Denis-François Bouthillier de Chavigny, dit l'abbé de Pont, puis l'abbé de Chavigny, d'abord chanoine de Tours, abbé de Bassefontaine en 1687, docteur de Sorbonne en 1692, avait été fait vicaire général de Troyes, par son oncle, avec le titre d'archidiacre de Sézanne. Devenu, par la démission que raconte ici Saint-Simon, évêque de Troyes et abbé d'Oigny, il fut sacré le 20 avril 1698, eut l'abbaye de Mortemer en 1703 et celle de Saint-Loup de Troyes en 1708, devint archevêque de Sens le 20 janvier 1716, reçut l'abbaye de Vauluisant en 1719, et mourut à Sens, le 9 novembre 1730, âgé d'environ soixante-cinq ans. Voyez sa notice dans le *Moréri*, et un article du *Mercure* d'avril 1697, p. 151-154. Il était quatrième fils de M. de Chavigny ministre sous la Régence et la Fronde.

3. Étant né vers 1665, il pouvait avoir trente-deux ans.

4. Dans ce membre de phrase, les pronoms sont, grammaticalement, amphibologiques; mais le sens est évidemment : « qu'il aiderait son neveu.... à gouverner un diocèse que lui, l'oncle, connaissait à fond. »

5. Six mille livres seulement, charges déduites.

6. Ces quatre derniers mots sont ajoutés en interligne.

7. Après *écrire*, il avait d'abord ajouté « à qui que ce soit »; mais,

personne, entièrement consacré à la prière, à la pénitence et à une entière solitude[1].

J'ai parlé p. 84[2] de la querelle de M. de la Rochefoucauld et de Monsieur d'Orléans sur une place derrière le Roi au sermon; j'en ai abrégé les procédés. Il faut dire que, Monsieur le Prince, M. le maréchal de Lorge, ni les autres amis communs n'ayant pu venir à bout de les réconcilier, le prélat, après avoir fait un grand bruit inutile, s'en étoit allé à Orléans bouder. A la fin[3], il fallut bien revenir faire sa charge, et ses amis et ses frères l'en pressoient depuis quelque temps, dans l'espérance que ce retour opéreroit un changement favorable dans son affaire. Son arrivée renouvela le bruit et les plaintes[4]. Il se jeta aux pieds du Roi avec peu de bienséance et moins de dignité, protestant qu'il aimeroit mieux être mort que voir dégrader sa charge après l'avoir exercée trente-quatre ans[5]. M. de la Rochefoucauld supplia le Roi de trouver bon qu'il ne prît point la place qu'il lui avoit accordée et qu'il avoit ignoré[6] être prétendue par le premier aumônier lorsqu'il l'accepta, dont il préféroit le retour de leur[7] ancienne amitié à une place dont il s'étoit bien passé toute sa vie. Le Roi, qui n'aimoit pas à changer ses décisions, beaucoup moins à les voir blâmées, non seulement tint ferme, mais il ajouta qu'après ce qu'il avoit

Monsieur d'Orléans de nouveau et durement condamné contre M. de la Rochefoucauld.

en reprenant (autre plume) la suite de sa rédaction, il a biffé les quatre derniers mots, et laissé par mégarde la préposition *à*.

1. Il reviendra longuement sur ce prélat, pour raconter comment, en 1715 (tome XII, p. 247 et 248), il le fit rappeler de sa retraite et nommer au conseil de régence.

2. Du manuscrit, correspondant aux pages 80-83 de notre tome III. Voyez aussi la rédaction biffée que nous avons placée dans l'Appendice du même volume, n° VIII, et les Additions 154 et 156.

3. *Journal de Dangeau*, tome VI, p. 83 et 84.

4. « Il y a une dispute, dit Dangeau le 7 mars, entre M. de la Rochefoucauld et Monsieur d'Orléans...; le Roi la décidera au premier jour. »

5. Quarante-quatre : il avait prêté serment le 4 août 1653.

6. Dans le manuscrit, *ignorée;* il fait accorder les deux participes.

7. A remarquer cette association peu régulière de *dont* et de *leur*.

réglé[1], c'étoit son affaire à lui, et non plus celle de M. de la Rochefoucauld; que le premier aumônier n'avoit point de place au sermon, ni nulle part, derrière lui; qu'il se souvenoit très bien d'avoir toujours vu Monsieur de Meaux[2], oncle et prédécesseur de Monsieur d'Orléans, qui avoit eu sa charge, ou debout auprès de lui ou assis sur le banc des aumôniers; et finit par ces dures paroles, qui lui étoient si rares, que, si la chose étoit à décider entre Monsieur d'Orléans et un laquais, il donneroit la place au laquais plutôt qu'à lui. M. de la Rochefoucauld n'eut plus qu'à se taire. Monsieur d'Orléans entra dans le cabinet, à qui le Roi parla tout aussi durement. Je l'en vis sortir l'air outré de douleur. Ni lui ni ses parents ne la continrent pas, et il s'en retourna sur-le-champ à Orléans, où il auroit mieux fait de demeurer que de venir presque à coup sûr essuyer une mortification si amère pour une place qui ne lui avoit jamais appartenu, et devant connoître le Roi assez pour ne pas douter qu'après l'engagement qu'il avoit pris de donner la place, c'étoit s'exposer très inutilement que s'hasarder[3] à entreprendre de le faire changer[4].

1. *Reiglé* (sic) est en interligne.

2. Dominique Séguier, grand-oncle de M. de Coislin, démissionnaire en 1653 et mort en 1659 : voyez tome II, p. 356, note 2.

3. Nous trouverons encore plus d'une fois *hasarder* sans *h* aspirée, contre la règle et l'habitude du temps la plus commune, mais non pas générale toutefois : on peut voir au tome VII des *Œuvres de Retz*, p. 324 et note 2, l'indication de divers passages, tirés de textes autographes, où soit le verbe *hasarder*, soit le substantif *hasard*, sont précédés également d'élisions.

4. Ce fut le 10 mars que le Roi régla l'affaire, en décidant, dit Dangeau à cette date (p. 84), « que le premier aumônier n'avoit jamais dit (*ou* dû?) avoir cette place, et que, s'il en avoit été en possession depuis longtemps, c'étoit sans qu'il leur eût accordé. Monsieur d'Orléans, qui étoit revenu de son évêché pour faire juger cette affaire, s'y en retourne, et est fort désolé d'une décision à quoi il ne s'attendoit point. » Selon la *Gazette d'Amsterdam* (nº xxv), l'évêque dit en partant qu'il ne reviendrait plus faire ses fonctions que comme cardinal.

Mais, pour ne plus revenir à cette tracasserie, je dirai tout de suite comment elle finit[1]. Le Roi, au fond, estimoit et aimoit Monsieur d'Orléans, et le montra bien par la façon si obligeante dont il lui donna sa nomination au cardinalat[2] et par la considération qu'il lui avoit toujours constamment témoignée jusqu'à cette prétention de place au sermon[3]. Il étoit donc peiné du cuisant déplaisir qu'il lui avoit fait, et il l'étoit encore de l'irréconciliable division que cela avoit mise[4] entre deux hommes si principaux[5], si anciennement amis, et si continuellement autour de lui par leurs charges. La vacance du riche et magnifique siège de Metz[6] parut au Roi un moyen d'apaiser Monsieur d'Orléans et de finir la discorde : il y nomma l'abbé de Coislin[7] sans que ni lui ni aucun de sa famille eût osé y songer. La surprise fut extrême : ils se croyoient tous bien éloignés des grâces, et l'abbé de Coislin encore plus éloigné d'aucun évêché[8].

Abbé de Coislin ; sa fortune ; est fait évêque de Metz.

1. Voyez une première rédaction dans l'Addition 156, tome III, p. 353.
2. En 1695 : tome II, p. 354 et 355.
3. Comparez le *Journal de Dangeau*, tome VI, p. 124.
4. Dans le manuscrit, *mis*, sans accord.
5. Si considérables. Nous avons déjà vu, sans l'annoter, l'adjectif *principal* construit ainsi avec *si* (tome II, p. 269), ailleurs avec *plus* (*ibidem*, p. 212). Au reste, ces alliances du mot, dont nous retrouverons d'autres exemples, n'en modifient pas le sens, comme il est aisé de le voir ici en modifiant le tour : « entre deux hommes qui étaient à ce point, si incontestablement, des principaux de la cour. »
6. Par la mort de Georges d'Aubusson : ci-dessus, p. 96.
7. Henri-Charles du Cambout, fils du duc de Coislin, né le 15 septembre 1664 et baptisé à l'église Saint-Sauveur de Paris le 21, fut fait d'abord chevalier de Malte, puis se fit recevoir docteur en théologie. Nommé premier aumônier en survivance de son oncle le 1er mars 1682, il eut l'évêché de Metz le 25 mai 1697, entra en fonctions de la charge de premier aumônier le 12 septembre 1700, fut nommé commandeur du Saint-Esprit le 1er mars 1701, devint membre de l'Académie française et duc et pair en 1710, membre honoraire de l'Académie des inscriptions en 1726, et mourut à Paris le 28 novembre 1732.
8. Les *Annales de la cour*, tome II, p. 253 et 254, parlent aussi de cet étonnement général.

C'étoit un petit homme court et gros[1], singulier au dernier point, d'une figure comique et de propos à l'avenant, et souvent fort indiscrets, mêlé pourtant avec la meilleure compagnie de la cour, qu'il divertissoit en se divertissant le premier; avec cela, dangereux et malin, et un fort médiocre prêtre. Il se l'étoit fait[2] par raison, malgré son père[3], qui étoit pauvre[4], et qui, voyant son aîné[5] sans enfants, vouloit marier celui-ci. L'aîné étoit impuissant[6]; celui-ci en étoit fort soupçonné et n'avoit point de barbe[7]. Son aîné étoit gueux : il ne voulut pas mourir de faim toute sa vie, et se tourna du côté des bénéfices. Dès qu'il fut prêtre, Monsieur d'Orléans, sans en dire mot à son frère, pour lui éviter le chagrin du refus s'il en recevoit un, demanda au Roi sa survivance de premier aumônier, et l'obtint sur-le-champ[8]. Avec cet établissement, le jeune homme ne douta plus de rien, et se livra au grand monde et à son humeur. Le Roi ne le goûta jamais, et ne le souffroit qu'à cause de son oncle. Il eut beau le suivre à

1. On a mis au musée de Versailles, n° 2954, son portrait de la collection de l'Académie française. Son oncle aussi (tome II, p. 355) était « gros et court ».

2. Il s'était fait prêtre.

3. Tome I, p. 82, note. — La suite explique bien les mots « par raison, » clairs, au reste, tout d'abord.

4. Voyez ce que Saint-Simon dit de ce duc dans le tome III de 1873, p. 305-312. Les *Annales de la cour* prétendent que la nomination de son fils à l'évêché vint à point pour qu'on ne saisit point son carrosse.

5. Pierre du Cambout, marquis de Pontchâteau, dit le marquis de Coislin, était mestre de camp de cavalerie depuis quinze ans et s'était distingué à la bataille de Fleurus. Il avait épousé Mlle d'Alègre en 1683, mais l'avait perdue en 1692. Par la mort de son père, il devint duc et pair, fut élu membre de l'Académie française en 1702, et mourut le 7 mai 1710, âgé de quarante-six ans, laissant le titre ducal à son frère l'évêque.

6. Quoique impuissant, dit le Chansonnier, il se ruinait à entretenir des filles (ms. Fr. 12 692, p. 246); comparez son portrait dans la suite des *Mémoires*, tome VII, p. 326-329, et dans une Addition à Dangeau, tome XIII, p. 147 et 148.

7. Comparez une autre Addition à Dangeau, tome X, p. 497.

8. Le 1er mars 1682 (Arch. nat., O^1 274, fol. 50).

Orléans, pour y travailler sous lui : cela ne lui produisit qu'une légère abbaye[1], et il n'avoit que celle-là seule, et point d'autre bien, lorsqu'il eut Metz[2].

Place décidée pour le premier aumônier derrière le Roi, à la chapelle.

En même temps, pour finir toute dispute, le[3] Roi donna à la charge de premier aumônier une place derrière lui à la chapelle, au-dessous de celle de M. de la Rochefoucauld, et la joignant[4]. Monsieur de Metz ne fut pas alors en termes de la refuser[5], comme avoit fait son oncle, à qui elle avoit été offerte[6]. Monsieur d'Orléans, qui alloit être cardinal, et qui, par là, s'alloit trouver hors d'intérêt pour sa personne[7], et dans la joie de ce retour du Roi, qui plaçoit si grandement à Metz son neveu, pour lequel il n'espéroit presque plus rien, se prêta et à y consentir et à se réconcilier avec M. de la Rochefoucauld[8]. Le Roi en fut ravi, et tout se passa de part et d'autre de si bonne grâce, que tout fut sincèrement oublié et qu'ils redevinrent amis comme auparavant.

Réconciliation du duc de la Rochefoucauld et de l'évêque d'Orléans.

Je perdis environ dans ce temps-là[9] le chevalier de la

Mort de

1. Celle de Saint-Georges-de-Boscherville, près de Rouen, qui valait quatorze mille livres (*Dangeau*, tome I, p. 58), et qu'il eut en octobre 1684.

2. Il s'estima très heureux d'obtenir le *gratis* pour ses bulles (*Dangeau*, tome VI, p. 163 et 234) ; mais l'évêché ne lui était donné qu'à charge de payer trois mille sept cents livres de pensions et une somme de dix-huit mille livres pour les nouveaux convertis.

3. *Le* corrige *il*.

4. *Journal de Dangeau*, tome VI, p. 124, 26 mai 1697. Ce fut le duc de Beauvillier qui ménagea cet arrangement.

5. A remarquer *en termes de* avec un infinitif pour complément.

6. « M. l'abbé de Coislin, devenu évêque de Metz, a cru qu'il devoit accepter présentement ce que le Roi leur avoit offert en ce temps-là, d'autant plus qu'il paroît assez, par ce que le Roi vient de faire pour eux, qu'il a beaucoup de considération et pour l'oncle et pour le neveu. » (*Dangeau*, tome VI, p. 124, 26 mai 1697.)

7. En raison du rang que lui assurerait cette dignité.

8. Ce duc eut soin de s'absenter le jour où Monsieur de Metz prit place derrière le Roi. Voyez l'indication des places, en 1700, dans le *Journal de Dangeau*, tome VII, p. 289, et comparez les *Mémoires du duc de Luynes*, tome I, p. 214 et 222, où ces faits de 1697 sont rappelés.

9. *Journal de Dangeau*, tome VI, p. 112, 3 mai.

la Ilhière, gouverneur de Rocroy, ami de mon père. [*Add. StS. 209*]

Ilhière[1], gouverneur de Rocroy[2]. C'étoit un ancien ami intime de mon père, et un des braves et des galands[3] hommes de France, qui avoit été dans la confiance de M. le Tellier et de beaucoup de gens très distingués de son temps, et dans toute celle de Mademoiselle, du temps de M. de Lauzun et d'elle[4]. Le Roi le considéroit, et il y avoit toujours des choses curieuses à apprendre de lui de l'ancienne cour[5]; avec cela, de fort bonne et sûre compagnie[6].

Comédiens italiens

Le Roi chassa fort précipitamment toute la troupe des comédiens italiens, et n'en voulut plus d'autre[7]. Tant qu'ils

1. Jean-François de Polastron, chevalier de la Ilhière (il signait ainsi, mais Saint-Simon, comme beaucoup d'auteurs, écrit : *la Hillière*), appartenait à une bonne famille de Gascogne et avait été reçu dans l'ordre de Malte le 7 juin 1631. Fait lieutenant de la première compagnie des gardes du corps, que commandait Lauzun, en 1661, et gouverneur de Rocroy en 1674, il se retira l'année suivante, et mourut à Paris, le 3 mai 1697, âgé de soixante-douze ans.

2. Ce gouvernement valait quinze mille livres, selon M. de Luynes. En outre, le chevalier avait depuis très longtemps une pension de quinze cents livres.

3. Nous suivons, selon notre coutume pour ce mot, l'orthographe du manuscrit.

4. Concision à noter : du temps où M. de Lauzun et elle étaient ensemble en scène, du projet et espoir de mariage avec Lauzun. — Mademoiselle parle plusieurs fois de la Ilhière dans ses *Mémoires*, notamment tome II, p. 397, où elle dit que c'était un homme de qualité, ami de M. de Beaufort et du comte de Béthune, qui s'était attaché à son service depuis 1656, et à qui elle donnait pension.

5. Dans le *Parallèle des trois premiers rois Bourbons*, p. 230 et 231, Saint-Simon s'étend sur ce personnage plus longuement qu'il ne le fait ici et dans l'Addition correspondante, et il rapporte, comme la tenant de lui, une conversation intéressante du chancelier le Tellier.

6. On s'étonne qu'il ne parle pas de la délicate probité que le chevalier manifesta dans son testament, comme le mentionnent Dangeau et les *Annales de la cour*, tome II, p. 25-26 (ce dernier ouvrage, du reste, n'est pas très favorable au personnage). Le Roi laissa à ses héritiers une somme de vingt mille livres que le chevalier voulait restituer comme perçue indûment dans son gouvernement (Arch. nat., O^1 41, fol. 96 v°).

7. *Journal de Dangeau*, tome VI, p. 117. — Cet événement fait le sujet d'un article du *Dictionnaire critique* de Jal, p. 409-411. Des troupes

n'avoient fait que se déborder en ordures sur leur théâtre, et quelquefois en impiétés, on n'avoit fait qu'en rire; mais ils s'avisèrent de jouer une pièce qui s'appeloit *la* chassés. [*Add. St S. 210*]

de comédiens italiens s'étaient succédé, à des intervalles irréguliers, depuis le règne de Charles IX, comme le raconte M. Armand Baschet dans le curieux et savant volume qui vient de paraître en 1882. Appelées par la cour, toutes ou presque toutes avaient joué aussi en public, sur le théâtre de l'hôtel de Bourgogne, alternativement avec les comédiens français, et leurs pièces avaient une grande vogue. A l'exemple de ses prédécesseurs, Louis XIV avait demandé des acteurs au duc de Parme en 1661, « pour se délasser quelquefois à les entendre, » et la troupe italienne, fréquemment invitée à venir, soit à Fontainebleau, soit à Versailles et à Marly, touchait chaque année une gratification de quinze mille livres (*Œuvres de Louis XIV*, tome V, p. 25-26 et 83-84; Papiers du Contrôle général, G^7 990). Elle avait joué d'abord sur la scène du Petit-Bourbon, puis (1660-1673) à l'hôtel de Bourgogne, en alternant avec la troupe de Molière, ensuite à la salle Guénegaud, et, depuis 1680, elle occupait seule la seconde de ces salles, et jouait tous les jours, sauf le vendredi. Mais le Roi se plaisait peu au jeu des Italiens, ce qu'on peut attribuer à l'influence de Mme de Maintenon, et il leur reprochait une extrême hardiesse à parler du clergé. Monseigneur, au contraire, les aimait beaucoup, et il suivit assidûment leurs représentations jusqu'à la mort d'Arlequin (2 août 1688). La Dauphine, sa femme, leur fit accorder, vers 1684, un règlement constitutif. Mais cette faveur n'empêcha pas que plusieurs fois des injonctions sévères leur fussent faites de retrancher tout ce qu'il y avait de « trop libre » dans leurs pièces (*Dangeau*, tome II, p. 101), et une lettre de Madame (recueil Jaeglé, tome I, p. 118) prouve qu'ils faillirent être interdits en 1694. Deux ans plus tard, M. de la Trémoïlle, comme premier gentilhomme de la chambre, fut chargé encore de les réprimander de leurs « saletés et sottises, » et M. de la Reynie annonça que, s'ils se reprenaient à « faire quelques postures indécentes ou dire des mots équivoques ou rien qui fût contre l'honnêteté, » on les renverrait aussitôt (Arch. nat., O^1 40, fol. 8). Ainsi la mesure prise contre eux en 1697 n'eut rien de précipité ni de particulier, et elle était, au contraire, imminente depuis longtemps. Loin de se corriger, ils avaient osé annoncer la prochaine apparition d'une pièce « qui sembloit regarder quelque personne de distinction » (*Annales de la cour*, tome II, p. 183), et, lorsque M. d'Argenson, le nouveau lieutenant général de police, eut ordre de faire fermer leur théâtre le 14 mai, pour toujours (Arch. nat., O^1 41, fol. 73 v°), cette mesure était réclamée très vivement. On lit dans la *Gazette d'Amsterdam*, n° VI de 1697 : « Le parti dévot, n'ayant pu venir à bout de faire défendre les divertisse-

Fausse prude[1], où Mme de Maintenon fut aisément reconnue. Tout le monde y courut; mais, après trois ou quatre représentations, qu'ils donnèrent de suite, parce [que] le gain les y engagea, ils eurent ordre de fermer leur théâtre et de vuider le Royaume en un mois[2]. Cela fit grand bruit[3],

ments du théâtre pendant l'avent et le carême, a fait donner un avis pour établir des commissaires examinateurs de toutes les pièces de théâtre avant qu'elles soient représentées, afin de n'y laisser aucune chose dont les plus scrupuleux puissent murmurer, et que, par ce moyen, toutes sortes de personnes puissent assister à ces spectacles. »

1. Selon la *Table alphabétique et chronologique des pièces représentées sur l'ancien théâtre italien* (1750), p. 116, la pièce ne fut qu'annoncée; toutefois, dans une lettre écrite, il est vrai, beaucoup plus tard, Madame raconte (recueil Brunet, tome II, p. 295) que les comédiens s'obstinèrent, contre ses conseils, à jouer *la Fausse hypocrite* (sic), où ils représentaient « la vieille guenipe de la façon la plus drôle, » et qu'ils « gagnèrent ainsi beaucoup d'argent, mais furent bientôt chassés. » Elle ajoute même qu'elle n'osa aller entendre la pièce de peur d'en paraître l'inspiratrice. En tout cas, il ne semble pas que le livret ait pu être imprimé. Disons, à ce propos, que les Italiens avaient non seulement renoncé à leur genre primitif de comédie improvisée sur canevas (*commedia dell' arte*), mais jouaient même des pièces d'auteurs français, avec des additions triviales de leur cru, qui semblaient encore plus intolérables. C'est ainsi que Baron, en 1686 et 1694, avait fait pour eux deux comédies intitulées, l'une : *la Coquette et la Fausse prude;* l'autre : *la Fausse coquette.*

2. Les détails de cette expulsion sont dans la *Gazette d'Amsterdam*, n° XLI, dans les *Lettres de Mme Dunoyer*, éd. 1738, tome I, p. 47 et 48, dans les *Annales de la cour*, tome II, p. 183-185, dans Piganiol de la Force, *Description de Paris*, tome III, p. 168, etc. L'hôtel de Bourgogne, que les comédiens avaient fait réparer en 1688, ne servit plus qu'aux loteries, et ce fut pour suppléer au revenu que les Enfants-Trouvés retiraient de la location de cette propriété, que le droit des pauvres fut établi sur les représentations d'opéra et de comédie, à partir du 1er mars 1699. Peu après, la censure aussi fut créée. — Un tableau de Watteau, gravé par L. Jacob, représente les incidents du départ des comédiens. On proposa de les rappeler en 1700 et 1702; mais ce fut seulement sous la Régence que M. Rouillé du Coudray, fanatique du théâtre italien, fit venir une troupe pour le duc d'Orléans et lui assura la vogue durant quelque temps : voyez la suite des *Mémoires*, tome XIII, p. 44.

3. Massillon fit allusion à cet ordre, en 1715, dans l'oraison funèbre de Louis XIV. On voit dans le *Journal de Dangeau* (tome IX, p. 82)

et, si ces comédiens y perdirent leur établissement par leur hardiesse et leur folie, celle qui les fit chasser n'y gagna pas, par la licence avec laquelle ce ridicule événement donna lieu d'en parler.

Mort étrange de Charles XI, roi de Suède. Sa tyrannie; son palais brûlé. [*Add. St-S.* 211]

Charles XI[1], roi de Suède, mourut à quarante-deux ans, le 15 avril de cette année, à Stockholm[2]. Il étoit de la maison palatine[3], et son père, le célèbre Charles-Gustave[4] en faveur duquel la reine Christine[5] fut obligée d'abdiquer, étoit fils de Catherine[6], sœur de ce grand Gustave-Adolphe[7] le conquérant de l'Allemagne, tous deux enfants de ce duc de Sudermanie[8] qui usurpa la Suède sur Sigis-

qu'en 1703 les comédiens français furent également menacés pour avoir joué des pièces trop licencieuses devant Monseigneur.

1. Né le 24 novembre 1655 et devenu roi cinq ans plus tard.

2. *Journal de Dangeau*, tome VI, p. 111; *Gazette d'Amsterdam*, 1697, n° xxxv; *Gazette*, n° 19, p. 216.

3. La maison palatine de Deux-Ponts, remontant à Rodolphe Ier, duc de Bavière, mort en 1319.

4. Charles-Gustave, dixième roi de Suède de ce nom, né à Upsal le 8 novembre 1622, déclaré prince héréditaire en 1646, couronné en 1654, et mort le 13 février 1660, de chagrin de n'avoir pu prendre Copenhague. Après comme avant son élévation au trône, il combattit sans relâche soit l'Empereur, soit la Pologne et le Danemark.

5. Christine, fille unique de Gustave-Adolphe II, née le 8 février 1626 et reconnue reine de Suède en 1633, abdiqua en faveur de son cousin le 16 juin 1654, et mourut à Rome le 18 avril 1689.

6. Catherine, fille de Charles IX, roi de Suède, née en 1584, mariée le 11 juillet 1615 à Jean-Casimir de Bavière, comte palatin de la branche de Deux-Ponts et duc de Klebourg, et morte le 17 juin 1639.

7. Gustave-Adolphe, deuxième du nom, surnommé *le Grand*. Né le 9 décembre 1594, il monta sur le trône en 1617, et fut tué à Lützen, le 16 novembre 1632, après quinze années de règne, toutes remplies par une lutte glorieuse contre la maison d'Autriche et la ligue catholique.

8. Charles Wasa, duc de Sudermanie, né le 4 octobre 1550, était le troisième fils de Gustave Ier et l'oncle de Sigismond, roi légitime de Suède. Ce dernier ayant été obligé de prendre la fuite, Charles fut fait gouverneur de l'État, et ensuite reconnu roi sous le nom de Charles IX (1604). Il fit la guerre aux Polonais, aux Danois, aux Moscovites, et affermit en Suède la religion protestante. Mort le 29 octobre 1611. — Le duché de Sudermanie, dans le sud de la Suède, avait pour capitale Nikioping ou Nyköbing.

mond[1], roi de Pologne, fils de son frère Jean III[2], roi de Suède. Charles XI succéda à son père en 1660, n'ayant que cinq ans, sous la tutelle d'Éléonor d'Holstein[3], sa mère, et, avant qu'il eût vingt-cinq ans, il gagna plusieurs batailles en personne[4] et d'autres grands avantages sur les Danois. Il en sut profiter, dès 1680, contre son pays. Il s'affranchit de tout ce qui bridoit[5] l'autorité royale, parvint au pouvoir arbitraire, et, incontinent après qu'il l'eut affermi, le tourna en tyrannie. Il abolit les États généraux[6]

1. Sigismond, né le 20 juin 1566, élu roi de Pologne, comme petit-fils du roi Sigismond Ier, le 9 août 1587, prit possession du royaume de Suède en 1592, mais perdit cette seconde couronne par l'usurpation de son oncle, à cause de son ardeur pour la foi catholique (1604), et ne conserva jusqu'à sa mort, 30 avril 1632, que le trône de Pologne.

2. Jean III, né en 1537, proclamé roi en 1568, par les Suédois révoltés contre son frère aîné Éric XIV, et mort le 25 novembre 1592.

3. Hedwige-Éléonor, fille de Frédéric Ier, duc de Holstein (branche de Holstein-Gottorp), et de Marie-Élisabeth de Saxe, née le 23 octobre 1636, mariée le 24 octobre 1654 à Charles-Gustave X, et morte le 5 décembre 1715. C'était, dit Pomponne (*Mémoires*, tome I, p. 61), une « princesse d'un esprit doux, sage et modéré. »

4. Les batailles de Helmstadt (27 août 1674), de Lünden (14 décembre 1676), de Landskron (14 juillet 1677). — Saint-Simon se sert, en ce moment, soit du livre de Puffendorf publié en 1732 : *Histoire de Suède*, avec traduction française, tome III, p. 56-77 ; soit du *Moréri*. Un *État présent de la Suède*, traduit de l'anglais, avait paru en Hollande en 1695.

5. « Tenait en sujétion », comme dit Furetière, ou plutôt ici, sens moins fort, « mettait des bornes à ». Se disait surtout ainsi, au figuré, des lois, des contrats. L'Académie (1694) explique le mot d'une façon qui convient bien à ce passage : « Imposer des conditions à quelqu'un pour l'empêcher de faire tout ce qu'il voudroit. » Nous avons eu, dans le premier sens, au tome I, p. 148 : « Une place qui bridoit la Guyenne. »

6. Triomphant au dehors par le traité de Lünden et assuré au dedans de la transmission du trône à ses descendants mâles, il n'abolit pas les États généraux, mais se servit d'eux pour se faire donner un pouvoir absolu au détriment du Sénat, et continua ensuite à les convoquer, sinon pour prendre part aux grandes réformes qu'il exécutait (organisation militaire, cadastre, banque, ports, routes et canaux, instruction publique), du moins pour voter les impositions. Les États rentrèrent en possession de tous leurs droits après la mort de Charles XII. Ils se composaient des aînés des familles nobles, de deux prêtres de chaque

et anéantit le Sénat[1], desquels il tenoit toute son autorité nouvelle, et s'appliqua avec trop de succès à la destruction radicale de toute l'ancienne et grande noblesse, à laquelle il substitua des gens de rien[2]. Il ruina tous les seigneurs et les maisons même qui, sous les deux célèbres Gustaves[3], son père et celui de Christine, avoient le plus grandement servi sa[4] couronne de leurs[5] conseils et de leurs bras, et qui, dans le penchant[6] de la Suède, après la mort du grand Gustave-Adolphe, l'avoient le plus fortement soutenue et s'étoient acquis le plus de réputation en Europe[7]. Il établit une chambre de revisions, qui fit rapporter non seulement toutes les gratifications et les grâces reçues depuis l'avènement du grand Gustave-Adolphe à la couronne, mais les intérêts qu'elle en estima[8] et tous les fruits, et qui confisqua tous les biens sans miséricorde. Les plus grands et les plus riches tombèrent dans la dernière misère[9], grand nombre[10] emporta ce qu'il put dans les pays étrangers, et tout ce

communauté, deux marchands de chaque ville et deux habitants de chaque territoire, pour représenter les quatre ordres. Ces États, dit Pomponne (*Mémoires*, tome I, p. 51), « faisoient un mélange de république et de monarchie qui balançoit le pouvoir souverain entre les mains du roi. » Pomponne, ayant séjourné en Suède de 1666 à 1668, donne des détails intéressants sur cette constitution et sur les premiers temps du règne de Charles XI.

1. Le Sénat nommait le souverain avec les États et fournissait les membres des conseils ou ministères. Primitivement électif, il était devenu héréditaire en fait. Voyez les *Mémoires de Luynes*, tomes II, p. 149, et XII, p. 114.

2. Voyez le *Journal de Dangeau*, tome II, p. 121. Il expulsa aussi tous les calvinistes, en 1696.

3. Gustave-Adolphe et Charles-Gustave X.

4. Il y a bien *sa*, et non *la*. — 5. Ici, *leur* sans *s*; ensuite, *leurs*.

6. *Penchant*, absolument, pour *déclin*. On employait de même absolument, au sens figuré, le participe-adjectif : « sa fortune penchante ».

7. Ces deux derniers mots sont écrits en interligne.

8. Dont elle fit l'estimation, le calcul. Il paraît bien faire rapporter *intérêts* à *gratifications* surtout, et *fruits*, plus général, à *grâces*.

9. Entre autres, les Steenbock, les Brahé, les Vrangeld, les Sternschild.

10. A remarquer cet emploi sans article de *grand nombre*, sujet.

qu'il y avoit en Suède de[1] noble et de considérable demeura écrasé[2].

Le genre obscur et cruel de la longue maladie dont il mourut a fait douter entre la main de Dieu vengeresse et le poison[3]. Jusqu'après sa mort, son corps ne fut pas à couvert de la punition en ce monde : le feu prit au palais où il étoit encore exposé en parade[4]; ce fut avec grand peine qu'on le sauva des flammes, qui consumèrent tout le palais de Stockholm[5]. Il mourut avec l'honneur d'avoir été accepté pour médiateur de la paix qui se traitoit[6]. Ce fut en sa faveur que le Roi tint si ferme en celle de Nimègue, en 1679, pour lui faire restituer les provinces qu'il

1. *Ne*, par mégarde, pour *de*; il semble qu'il ait voulu d'abord écrire immédiatement *noble* en se passant de *de* devant les adjectifs.

2. « Charles XI avait dépouillé de leurs biens un grand nombre de ses sujets par le moyen d'une espèce de cour de justice nommée la *chambre des liquidations*, établie de son autorité seule. Une foule de citoyens ruinés par cette chambre, nobles, marchands, fermiers, veuves, orphelins, remplissaient les rues de Stockholm, et venaient tous les jours à la porte du palais pousser des cris inutiles. » (Voltaire, tome XXIV, éd. Beuchot, *Histoire de Charles XII*, p. 42.) Après avoir « anéanti » le Sénat, il créa comtes tous les membres de cette assemblée, en 1687.

3. *Mercure*, mai 1697, p. 155 et suivantes; *Journal de Dangeau*, tome VI, p. 106, 108 et 111. Dans une Addition sur Charles XII (*Dangeau*, tome XVII, p. 455), Saint-Simon affirme l'empoisonnement.

4. Cet incendie éclata le 17 mai, un mois après la mort du roi Charles XI, dont le corps put être transporté dans l'église des Chevaliers. On ne réussit à sauver, du château, que le dépôt des archives des finances et du commerce, avec les bureaux qui en dépendaient; la chancellerie et la bibliothèque furent détruites. (*Gazette*, n° 24, p. 177 ; *Gazette d'Amsterdam*, n° XLIV.) Les obsèques n'eurent lieu que le 4 décembre suivant.

5. Dangeau mentionne ainsi ce fait, que Saint-Simon prend dans son *Journal* (tome VI, p. 134) : « Le Roi nous dit, il y a quelques jours, à son coucher, que le palais du roi de Suède, à Stockholm, avoit été entièrement brûlé, tant le nouveau que l'ancien ; on eut peine à sauver le corps du feu roi, et les pierreries et tous les meubles ont été brûlés. » On entreprit aussitôt la reconstruction du château. Il était situé sur une hauteur commandant la ville et le port.

6. La paix de Ryswyk : voyez plus loin, p. 226 et suivantes. La médiation de Charles XI avait été acceptée par l'Empereur à la fin de 1696.

avoit perdues[1]. Enfin c'est le père de Charles XII[2], qui depuis a fait tant de bruit en Europe et achevé de ruiner la Suède. La mère[3] de ce dernier étoit fille de Frédéric III[4], roi de Danemark, morte dès 1693, et la reine sa grand mère[5] fut encore une fois régente[6].

Les princes Alexandre et Constantin Sobieski[7] se las- Princes So-

1. Il y eut trois traités de paix signés à Nimègue par les plénipotentiaires de la France : 1° avec la Hollande, 10 août 1678 ; 2° avec l'Espagne, 17 septembre suivant ; 3° avec l'Allemagne, qui traita en même temps avec la Suède, 5 février 1679. Pomponne entama alors des négociations avec Frédéric-Guillaume, électeur de Brandebourg, pour faire rendre aux Suédois tout ce que ce prince et les Danois avaient conquis sur eux dans le duché de Brême et la Poméranie. Les négociations traînant en longueur, le maréchal de Créquy, par une série de victoires et de conquêtes dans le duché de Clèves, le comté d'Oldenbourg, etc., força l'Électeur à signer, le 29 juin 1679, un traité par lequel Charles XI recouvra tout le pays en deçà de l'Oder. Par un autre traité, signé à Fontainebleau le 2 septembre suivant, et à Lünden le 27, le Danemark restitua tout ce qu'il avait pris au duc de Holstein et à Charles XI, lequel, après avoir été, au début de cette guerre, le médiateur des conférences de Cologne (1672), n'avait donné sa coopération effective à Louis XIV, contre l'électeur de Brandebourg, qu'à partir de 1675, et moyennant un énorme subside (*Mignet*, tome IV, p. 336-341).

2. Charles XII, né le 27 juin 1682, déclaré majeur le 27 novembre 1697, couronné le 24 décembre suivant, et tué au siège de Fredericksball, dans la nuit du 11 au 12 décembre 1718.

3. Ulrique-Éléonor de Holstein, née le 11 septembre 1656, mariée le 16 mai 1680 à Charles XI, morte le 5 août 1693. « Princesse de mérite, » dit Dangeau (tome IV, p. 347 ; comparez la *Gazette*, 1693, p. 436 et 440).

4. Frédéric III de Holstein, second fils de Christiern IV et d'Anne-Catherine de Brandebourg, né le 18 mars 1609, élu roi le 19 novembre 1648, en remplacement de son frère aîné, et mort le 9 février 1670.

5. Hedwige-Éléonor de Holstein-Gottorp : ci-dessus, p. 128 et note 3.

6. Cette régence fut abrégée par les États, contrairement aux dernières volontés de Charles XI, et le nouveau roi, déclaré majeur à quinze ans et cinq mois, fut couronné le 24 décembre 1697.

7. Voyez tome III, p. 308-309. Les prénoms sont encore ici écrits en abrégé : « Alex. et Const. ». — Ces deux princes, qui avaient pris logement dans une maison de la rue Richelieu mise en communication avec celle de la marquise de Béthune, leur tante, s'aliénaient tout le monde par leurs débauches et leurs violences (Papiers du P. Léonard, Arch. nat., K 1317 ; *Annales de la cour*, tome I, p. 137-138 ; *Histoire*

bieski s'en retournent sans recevoir le collier du Saint-Esprit. [*Add. StS. 212*]

sèrent d'un *incognito* qui ne leur donnoit rien ici, et qui marquoit seulement qu'ils n'y pouvoient obtenir les distinctions dont ils s'étoient flattés[1]. Cette raison les fit renoncer à recevoir ici l'ordre du Saint-Esprit[2]. On y étoit fort mécontent de la reine leur mère[3]. Ils prirent le parti de s'en aller et de dire qu'ils vouloient arriver en Pologne avant l'élection : ils prirent ainsi[4] congé du Roi[5], et s'en allèrent vers la mi-avril[6].

Conduite désapprouvée de l'abbé de Polignac en

Les nouvelles de ce pays commençoient à n'être plus si favorables[7]. On apprit avec étonnement que l'abbé de Polignac s'étoit beaucoup trop avancé[8] et, entre autres

des rois de Pologne et révolutions arrivées dans ce royaume, par P. Massuet, tome II, p. 79-82; copie manuscrite des *Dépêches vénitiennes*, à la Bibliothèque nationale, filza 189, p. 412, et filza 190, p. 33-36).

1. En leur promettant l'Ordre s'ils venaient à la cour de France, on avait eu bien soin de stipuler l'*incognito* (Dépôt des affaires étrangères, vol. *Pologne* 90, 21 octobre 1694).

2. *Journal de Dangeau*, tome VI, p. 30, 32, 34 et 62.

3. Voyez ci-après, p. 135.

4. « Ils prirent donc », ou mieux « ils prirent, en donnant cette raison de leur départ. » La répétition de *prirent* est choquante, mais s'explique et s'excuse un peu par la différence de sens qu'a le verbe dans les deux locutions composées « prendre le parti » et « prendre congé ».

5. Le 10 avril (*Dangeau*, tome VI, p. 99).

6. Ils ne reçurent l'Ordre que beaucoup plus tard, à Rome, des mains du prince de Monaco (*Dangeau*, tome VIII, p. 1, fin de 1700). Le portrait de l'un et de l'autre, d'après la correspondance de l'abbé de Polignac, se trouve dans l'histoire de celui-ci par Faucher, tome I, p. 126-127 et 129-130. Dans une lettre de 1697 publiée par Kemble (*State papers and correspondence*, p. 213), le duc de Brunswick caractérise ainsi ces deux frères : « Le prince Alexandre est bien fait et a beaucoup d'esprit, et le prince Constantin ne parle quasi jamais. » On avait sérieusement songé, en janvier 1697, à faire élire l'un d'eux roi de Pologne, à défaut du prince de Conti.

7. Voyez, tome III, p. 308, l'endroit où a été suspendu le récit.

8. *Journal de Dangeau*, tome VI, p. 61 : « M. l'abbé de Polignac s'est beaucoup trop avancé en Pologne sur les offres qu'il a faites pour faire élire M. le prince de Conti ; une de ses offres étoit de prendre Kaminieck à ses dépens avant le couronnement, à faute de quoi l'élection seroit nulle. On est fort mal content ici de sa conduite, et le Roi envoie Forval en ce pays-là pour tâcher de raccommoder une partie de ce que

promesses, s'étoit engagé d'accorder que le prince de Conti prendroit à ses dépens Kaminieck[1], occupé par les Turcs, et[2] qu'il feroit cette conquête avant son couronnement : sans quoi son élection demeureroit nulle[3]. Un particulier, quelque grand et riche et appuyé qu'il fût, ne pouvoit pas se flatter de suffire à cette dépense, et, de faire dépendre la validité de l'élection[4] du succès de cette entreprise, c'étoit exposer la fortune d'un prince

Pologne. Abbé de Châteauneu y va la rectifier.

l'ambassadeur a gâté. » On va voir que Saint-Simon copie à peu près textuellement et uniquement les articles de Dangeau qui ont trait à cette affaire, en se bornant à intercaler quelques lignes de réflexions. — Faucher, dans son *Histoire du cardinal de Polignac*, tome I, p. 282-288, s'étend longuement sur la mauvaise impression produite par les nouvelles de Varsovie; comparez les *Négociations de l'abbé de Polignac en Pologne concernant l'élection du prince de Conti*, ouvrage posthume et inachevé du comte L. de Bastard (1864), p. 27 et 57-58.

1. Kaminieck-Podolski ou Kamenetz (*Kaminietz* dans la *Gazette*), place forte de la frontière moldave et capitale de la haute Podolie, presque imprenable par sa situation au haut d'un rocher escarpé, près du confluent du Dniester avec la rivière Smotritsch, appartenait aux Turcs depuis 1672 et leur servait d'abri pour le butin rapporté des incursions en Pologne. Sobieski lui-même n'avait pu la reprendre, ni la faire restituer, et la Pologne ne recouvra Kaminieck que par la paix de Carlowitz (26 janvier 1699). C'est aujourd'hui le chef-lieu d'un gouvernement russe.

2. *Et* est ajouté en interligne.

3. Les textes des engagements pris de part et d'autre sur ces bases, en octobre 1696, sont reproduits dans le livre de M. de Bastard, p. 59-66; comparez l'*Histoire du cardinal de Polignac*, tome I, p. 212-216, 248-256 et 265, et surtout la correspondance conservée au Dépôt des affaires étrangères, vol. *Pologne* 95-99. L'ambassadeur demandait, pour l'armée seulement, au moins un million d'écus. « Il faut, disait-il, surmonter les concurrents en mérite, en travail et en argent, et mettre le marché si haut qu'on ne puisse y atteindre. » Il eut soin de donner toute publicité à ces engagements par des lettres à l'évêque de Cujavie, l'un de ses principaux adversaires : sur quoi, la veuve de Sobieski fit rappeler, dans une vive réponse à l'abbé, que, cent vingt ans auparavant, les belles promesses d'Henri d'Anjou et du roi Charles IX, son frère, n'avaient jamais eu d'effet, et que Louis XIV lui-même était connu pour manquer aux siennes. Quant à Kaminieck, la prise de cette place ne pouvait, disait-elle, dépendre que de la volonté de Dieu seul.

4. *De l'élection* est écrit en interligne.

du sang, non seulement à l'incertitude des hasards d'un grand siège, mais à toutes les trahisons de ceux qui se trouveroient intéressés à le faire échouer par leur engagement contre l'élection de ce prince[1]. On en fut si choqué à la cour, qu'on envoya Forval[2] en Pologne pour voir plus clair à ces avances de l'abbé de Polignac, essayer de raccommoder ce qu'il avoit gâté, et donner des nouvelles plus nettes et plus désintéressées de toute cette négociation. Peu après arriva un gentilhomme de la part du cardinal Radzieiowski[3], archevêque de

1. Le livre de M. de Bastard donne (p. 75-80, 94-95) les lettres de reproches écrites par le Roi et par le prince de Conti à l'abbé de Polignac, ainsi que les réponses de celui-ci, p. 81-82 et 103-107. Comparez le volume des Affaires étrangères, *Pologne* 95, fol. 50-61, 66 *bis* à 112.

2. Saint-Simon a écrit *Ferval*. — Forval était un gentilhomme normand de beaucoup de mérite qui avait longtemps résidé près de Tékély, puis en Angleterre et en Écosse, où ses intrigues jacobites l'avaient fait emprisonner à la Tour de Londres, et enfin en Pologne même, auprès du marquis de Béthune, qui l'avait employé en Hongrie et en Transylvanie (*Négociations relatives à la succession d'Espagne*, par M. Mignet, tome IV, p. 684-685; *Anecdotes de Pologne*, par Dalérac, tome I, p. 87-88 et 434-445). Au moment de s'embarquer pour sa nouvelle mission, une attaque de goutte le retint en France, et il ne put partir qu'avec le prince de Conti (*Dangeau*, tome VI, p. 61 et 180). Ses instructions sont analysées dans le livre de M. de Bastard, p. 111-113.

3. Michel Radzieiowski (de Radzieiowic, à sept milles de Varsovie; Saint-Simon écrit : *Radziewski*) était le fils d'un vice-chancelier qu'on avait vu à la cour de France en mars 1654 (*Gazette*, p. 356 et 980). Né le 3 décembre 1645 et adopté par la reine Louise-Marie de Gonzague, il avait été élevé à Paris, au collège d'Harcourt, et avait beaucoup voyagé avant que le roi Sobieski, neveu de sa mère, le nommât au riche évêché de Warmie (1679). Il était devenu vice-chancelier de la couronne le 19 mai 1685, avait été fait cardinal, à la nomination de Pologne, le 2 septembre 1686, et enfin archevêque de Gnesne, en avril 1687. Voyez les *Curiosités historiques*, tome I, p. 253-260, et les *Anecdotes de Pologne*, tome II, p. 329-333. Le cardinal était un homme de belle prestance, peut-être honnête, mais peu habile. Son dévouement à la cause du prince de Conti ne venait pas seulement de ce qu'il avait été élevé en France : on l'attribuait aussi à un trop vif attachement pour sa nièce Mme Towienska, toute française de cœur, comme beaucoup de dames de cette cour. Un recueil de *Vies des cardinaux*, Bibl. nat., ms.

Gnesne[1], qui étoit à la tête du parti du prince de Conti, et qui, comme primat de Pologne, étoit à la tête de la République pendant l'interrègne. Le compte qu'il rendit et la commission dont il étoit chargé pour le Roi et pour ce prince[2] donnèrent beaucoup d'espérances, mais peu d'opinion de la conduite de l'abbé de Polignac, qui, parfaitement bien avec la reine de Pologne, s'étoit brouillé avec elle jusqu'aux éclats et à l'indécence[3] : tellement qu'il fut jugé à propos d'envoyer l'abbé de Châteauneuf[4]

Italien 368, fol. 160-163, lui reproche en effet des goûts de galanterie. De plus, on pouvait toujours le gagner avec de l'argent, et il ne s'était mis que récemment à la tête du parti français, moyennant soixante mille écus et la promesse d'une abbaye en France.

1. Gnesne ou Gnesen, ville archiépiscopale, située dans le palatinat de Kalisch, entre Posnan et Thorn, fait aujourd'hui partie de la Prusse. L'archevêque avait les titres de primat, premier prince du royaume de Pologne, chef de la République et légat-né du Pape; régent pendant les interrègnes, il était chargé de convoquer le Sénat, d'en diriger les délibérations, de fixer le jour de l'élection royale, de proclamer l'élu, etc. Sa résidence était le château de Lowitz.

2. Dangeau ne parle que du départ de cet envoyé avec l'abbé de Châteauneuf (ci-dessous, p. 136, note 3), et point de son arrivée.

3. La reine lui en voulait surtout d'avoir signalé ses fautes et ses tendances autrichiennes dans une lettre à l'évêque de Cujavie du mois d'octobre 1696. N'ayant pu obtenir satisfaction sur ce point de la cour de France, elle alla en personne enlever de l'hôtel de l'ambassade son portrait, que l'abbé, au temps où il était en faveur, avait fait peindre avec sa permission. Le texte latin et la traduction de la lettre de Polignac à l'évêque se trouvent dans le dossier formé par le P. Léonard (Arch. nat., K 1317) ; comparez le mémoire publié dans les *Curiosités historiques*, tome I, p. 222-224, 236-241, l'*Histoire des rois de Pologne*, par Massuet, tome II, p. 75-78 et 87-136, l'*Histoire du cardinal de Polignac*, p. 180-182, 200, 254, 269-279, etc., et ses *Négociations*, par M. de Bastard, p. 96-98, 113-116, 119-120, ainsi que de nombreux passages du *Journal de Dangeau*, année 1697, deux Additions de Saint-Simon, tomes IV, p. 189, et XV, p. 175-176, et les *Annales de la cour*, tome II, p. 138-147. Dans sa correspondance avec Mme d'Huxelles (ms. Fr. 24983, fol. 182-183 et 200-201), le diplomate Callières défend vivement la conduite de l'abbé à l'égard de la reine. Villars éprouva plus tard, en 1699, la duplicité de celle-ci : voyez ses *Mémoires*, p. 64-65.

4. François de Castagner de Châteauneuf, pourvu de l'abbaye de

lui servir d'évangéliste[1], et qui[2] porta à l'abbé de Polignac des ordres très précis de ne rien faire que de concert avec lui[3]. Il étoit frère de notre ambassadeur à Constantinople[4] (c'étoient deux Savoyards[5], tous deux gens de beaucoup d'esprit et de belles-lettres[6], et tous deux fort capables d'affaires, l'aîné avec plus de manège[7], l'autre avec encore plus de fond et de sens), et on prit le parti d'attendre qu'il se fût bien mis au fait de tout en Pologne,

Varennes en 1693, de celle de Baugency en 1706, et mort à Paris le 16 décembre 1708. — Il avait été primitivement désigné pour accompagner M. de Harlay à Ryswyk. L'abbé de Châteauneuf est plus connu comme parrain de Voltaire (22 novembre 1694) ou comme musicographe, que comme diplomate. Le *Gallia christiana* lui donne à tort le titre de conseiller clerc au Parlement.

1. *Évangéliste*, au Palais, « se dit de celui qu'on donne pour assistant à un rapporteur, pour vérifier s'il dit vrai. » (*Furetière*.) Dans une compagnie littéraire, c'était le membre chargé de surveiller les scrutins.

2. Changement de tour fort incorrect, liant, sans que la clarté en souffre beaucoup, un conjonctif : *et qui*, à une première annexe, toute différente : *lui servir d'évangéliste*, jointe à « l'abbé de Châteauneuf ».

3. Dangeau écrit, à la date du 8 mars (tome VI, p. 83) : « L'abbé de Châteauneuf, frère de notre ambassadeur à la Porte, partit ces jours passés, *incognito*, à la suite de l'envoyé du cardinal Radziciowski, qui s'en retourne en Pologne. Le Roi envoie l'abbé de Châteauneuf en ce pays-là pour y être avec l'abbé de Polignac et tâcher à raccommoder ce qu'il y avoit eu de mal fait. » La lettre par laquelle le Roi annonça à M. de Polignac l'arrivée de cet auxiliaire est imprimée dans le tome I de Faucher, p. 288; comparez le livre de M. de Bastard, p. 113.

4. Pierre-Antoine de Castagner, marquis de Châteauneuf, conseiller à la quatrième chambre des enquêtes du parlement de Paris depuis 1675 (il venait alors d'être naturalisé Français), nommé ambassadeur à Constantinople au mois de mai 1689, conserva ce poste jusqu'en 1699, fut ensuite ambassadeur à Lisbonne de 1703 à 1704, puis alla à la Haye en 1713, devint conseiller d'État semestre en août 1719, prévôt des marchands de la ville de Paris le 4 juillet 1720, et mourut le 12 mars 1728, dans sa quatre-vingt-quatrième année.

5. Ils étaient fils d'un conseiller d'État du duc de Savoie, président-superintendant de ses finances, mort à Chambéry le 31 janvier 1662.

6. Comparez la suite des *Mémoires*, tomes IV, p. 148, et VI, p. 184.

7. Il sera encore parlé souvent de cet ambassadeur, que Dangeau (tome IX, p. 128) dit homme d'esprit et de mérite, riche d'ailleurs,

et d'en être informé par lui, avant que de s'embarquer plus avant[1].

Froideur, et plus, du prince de Conti pour la Pologne. [*Add. StS. 213*]

M. le prince de Conti étoit fort éloigné de desirer le succès d'une élévation à laquelle il n'avoit jamais pensé; il alloit jusqu'à le craindre. Il étoit prince du sang, et, quoique mal voulu[2] du Roi[3], il jouissoit de l'estime et de l'affection publique; il profitoit encore de la compassion de sa situation délaissée et de son espèce de disgrâce, du parallèle qu'on faisoit entre lui, si nu[4], et M. du Maine, si comblé, de la préférence sur lui de M. de Vendôme pour le commandement de l'armée, et de l'indignation qui en naissoit[5]. Élevé avec Monseigneur, extrêmement bien avec

et que Mathieu Marais (*Mémoires*, tome III, p. 212) représente, vingt ans plus tard, comme très fin, rusé, éminemment propre à l'intrigue.

1. L'abbé partit déguisé, dans la suite du comte Towienski, qui retournait en Pologne ; il fut très goûté de la cour de Berlin lorsqu'il y passa, et fort bien accueilli à Varsovie par son collègue Polignac, qui avait demandé lui-même un homme capable de juger sincèrement la situation.

2. « Se faire bien vouloir, mal vouloir de quelqu'un, c'est, dit l'Académie, gagner son affection, s'attirer son inimitié, » ou seulement, ajouterons-nous, comme ici et comme le dit le mot, « son mauvais vouloir. »

3. Ces deux mots sont ajoutés en interligne.

4. Nous aurons plus loin (p. 192), au même sens, le substantif *nudité*. « Le seul prince sans charge, sans gouvernement, sans régiment, » dira-t-il ailleurs (tome VI, p. 277).

5. Comparez notre tome II, p. 184-187, 287-288 et 489, et la suite des *Mémoires*, tomes IV, p. 389, VI, p. 274 et 277, XII, p. 149-150, XIX, p. 21, l'Addition au *Journal de Dangeau*, tome XII, p. 339-343, etc. Les contemporains sont unanimes sur ce prince. La Fontaine lui disait : « Si Jupiter recueilloit les voix..., votre esprit et votre valeur auroient une ample matière de s'exercer. » (*Lettres*, éd. Marty-Laveaux, tome III, p. 435.) L'auteur des *Mémoires de M. de Bordeaux* s'exprime de même (tome IV, p. 289) : « On peut dire qu'il seroit un des plus grands hommes de ce siècle, s'il étoit né dans un règne où la politique permît de mettre un prince du sang à la tête d'une armée. » Dans un portrait que fait de lui, en 1703, le recueil conservé au Musée Britannique (ms. Additionnel 29 507, fol. 11 v°) nous trouvons ces phrases : « Sa bravoure est connue de tout le monde, et, quoiqu'il n'ait jamais eu de commandement, on ne doute point qu'il en fût capable. Il est révéré

lui et dans toute sa privance, il comptoit sur le dédommagement le plus flatteur et le plus durable sous son règne[1]. Enfin il étoit passionnément amoureux de Madame la Duchesse[2] : elle étoit charmante, et son esprit autant que sa figure[3]; quoique Monsieur le Duc fût fort

des officiers, aimé des soldats et chéri du peuple. On est comme assuré que son mérite lui fait du tort auprès du souverain, qui n'élève que des personnes qu'il pourra facilement abaisser quand il lui plaira.... » « Le prince de Conti, dit encore l'auteur d'une série de portraits de l'année 1700 environ, est un vrai héros. Il est né pour la gloire, sans en être l'esclave; il la desire en prince, mais elle le cherche comme un aventurier : elle paroît dans ses moindres actions.... Je ne sais rien à reprocher à ce prince qu'un peu d'absence, et d'avoir une étoile malheureuse et peu de bien : ce qui l'empêche de faire paroître autant de grandeur d'âme qu'il en a. Les Polonois l'ont cru avec justice digne de les commander; mais la couronne qu'ils lui ont offerte est au-dessous de lui, et, s'il lui a été glorieux de la mériter, il lui a été encore plus avantageux de la manquer. » (*Relation* de Spanheim, Appendice, p. 396-397 ; comparez les *Nouveaux portraits et caractères de la famille royale*, 1702-1706, édition de M. Éd. de Barthélemy, p. 17-18.) Toutefois, Lassay, qui, mieux que personne, connaissait le prince, fait de graves restrictions à ces éloges : voyez ci-après les Additions et corrections.

1. Saint-Simon a déjà exprimé cette idée en 1694 (tome II, p. 187 et 246). Selon Madame (recueil Jaeglé, tome I, p. 172), quelqu'un avisa le Roi que M. de Conti « se souciait fort peu du royaume de Pologne, vu qu'il était maître absolu de Monseigneur, et prétendait par conséquent régner en France. »

2. C'est un fait également attesté par tous les documents du temps, les *Annales de la cour*, tome I, p. 164, les *Mémoires de Mme de Caylus*, p. 511, la correspondance de Madame, publiée par Rolland, p. 230, et par M. Jaeglé, tome I, p. 171 et 172, etc.

3. Comparez le tome II, p. 371. Précisément au commencement de cette année 1697, Mme de Grignan faisait un piquant parallèle de Madame la Duchesse avec la princesse douairière de Conti : la première, « le plus joli, le plus brillant, le plus aimable petit minois...; un esprit fin, amusant, badin au dernier point. » (*Lettres de Mme de Sévigné*, tome X, p. 426-427.) Quelques années auparavant, Spanheim vantait « son air vif et ouvert, des manières libres et aisées, une humeur enjouée et qui aime la joie et les plaisirs, un port noble et dégagé, et une grâce merveilleuse à la danse,... » (*Relation de la cour de France*, p. 91.) Saint-Simon fera son portrait complet en 1708, tome VI, p. 105-106.

étrange et étrangement jaloux[1], M. le prince de Conti ne laissoit pas d'être parfaitement heureux. Par ce recoin secret[2], il tenoit de plus en plus à Monseigneur, qui commençoit fort à s'amuser de Madame la Duchesse, laquelle avoit su lier[3] sourdement avec Mlle Choin[4]. C'en étoit trop pour que le brillant d'une couronne pût prévaloir sur les horreurs de s'expatrier[5] pour jamais : aussi parut-il extrêmement froid dans toute cette affaire[6], très attentif à en faire peser toutes les difficultés, et si lent[7] à la suivre, qu'on s'aperçut aisément de toute sa répugnance[8].

Plénipotentiaires à Delft et à la Haye.

Après quelques difficultés[9] et quelques délais sur les passeports des plénipotentiaires du Roi pour la paix, ils[10] arrivèrent, et incontinent après Harlay et Crécy[11], qui

1. *Mémoires*, tomes VI, p. 106, et VII, p. 268; Additions au *Journal de Dangeau*, tomes V, p. 75, XII, p. 342, et XIII, p. 89.

2. La première lettre de *secret* corrige une *f*. — Cet emploi figuré de *recoin* est analogue à ceux-ci, fort usités : « les recoins de la conscience, du cœur, » c'est-à-dire ce qu'ils ont de plus caché.

3. *Lier*, absolument, faire une liaison, établir des relations, acception voisine de celle qu'a le verbe dans le réfléchi *se lier*, avec une nuance délicate, mais plus faible, exprimant moins l'intimité. Comparez tome VIII, p. 426, *lier ensemble*, également sans le pronom réfléchi.

4. Il a été parlé déjà de la situation de Mlle de Choin auprès de Monseigneur, tome II, p. 183-184. Saint-Simon reviendra plusieurs fois sur leurs rapports communs avec Madame la Duchesse, tomes V, p. 179-180, VI, p. 106, VII, p. 429-430 et 439, VIII, p. 264, etc.

5. Au tome XII, p. 229, *expatriations*. — À remarquer ici le pluriel du nom abstrait *horreurs* avec un infinitif pour complément ; à ce nombre, le mot fait bien sentir les causes multiples, diverses, de cette horreur.

6. Dans une des Additions indiquées déjà (*Dangeau*, tome XII, p. 341 et 342) et dans le tome VI des *Mémoires*, p. 275, Saint-Simon dit que cet amour « tenoit sur la Pologne » ; mais il n'y nomme pas, comme ici, la princesse qui en était l'objet.

7. La première lettre de *lent* corrige un *d*.

8. Voyez plus loin, p. 175, la suite des affaires de Pologne.

9. Ces difficultés, qui sont des derniers mois de 1696, étaient suscitées par Guillaume III (*Journal de Dangeau*, tome VI, p. 33, 36, 40, 42, 44).

10. *Ils*, les passeports, et non les plénipotentiaires. C'est encore un rapport déterminé plutôt par l'ensemble du sens que par la construction.

11. Tome III, p. 279-300. Callières les attendait en Hollande.

étoient à Paris, partirent[1], et ils se brouillèrent dès Lille[2]. Le Normant[3], fermier général en ce département[4], y étoit,

1. Ils prirent congé du Roi le 24 février, selon Dangeau, mais ne se mirent en route, d'après la *Gazette d'Amsterdam* (1697, n°s xx-xxii), que le 3 mars. M. de Harlay eut de son beau-père, le chancelier, une somme de cinquante mille livres pour soutenir dignement son rang, et, au moment de partir, il hérita fort à propos de presque tous les biens de la chancelière et de ceux de la vieille marquise de Ranues. Sa femme l'alla rejoindre six mois plus tard, avec un train splendide.

2. Ils partirent de Lille le 11 mars, pour gagner Courtray, et se rendre de là, en yachts, à Delft.

3. Charles le Normant du Fort, fils d'un grènetier des greniers à sel d'Orléans et de Baugency, était entré dans le bail des fermes générales en 1689 et occupait le département de Flandres depuis la même époque. Il avait une charge de secrétaire du Roi depuis 1679. Il mourut en février 1712. Voyez un article nécrologique sur ce personnage dans les *Lettres de Mme Dunoyer*, éd. 1738, tome IV, p. 161, et une notice sur sa famille dans l'*Histoire du Berry*, par la Thaumassière, p. 1101. D'une fille de Parthon, oculiste du Roi, il eut Hervé-Guillaume le Normant, père de M. d'Étioles, lequel épousa en 1741 Jeanne-Antoinette Poisson (plus tard marquise de Pompadour), et Charles-François-Paul le Normant de Tournehem, qui fut directeur général des bâtiments (1745-1751).

4. Les fermes générales comprenaient l'exploitation, par baux renouvelés tous les six ans, des impositions indirectes ou « droits du Roi » perçus sur l'entrée, la sortie et la circulation des marchandises, et sur le commerce des boissons (cinq grosses fermes, aides et entrées), le commerce du sel (gabelles), le monopole du tabac, les domaines, etc. L'adjudication en était faite aux enchères, par le conseil des finances, au profit d'un « homme de paille » ou prête-nom, dont les seules fonctions étaient de donner une « raison sociale, » d'endosser les responsabilités et de signer les expéditions, laissant d'ailleurs l'autorité, l'influence et les gros profits aux financiers qui fournissaient d'énormes fonds pour les avances au Roi et pour la régie, et qui, agréés en qualité de cautions, dirigeaient tout. Ces associés, « quarante rois plébéiens qui tiennent à bail l'Empire, et qui en rendent quelque chose au monarque, » comme dit Voltaire dans la *Vision de Babouc*, ne prenaient officiellement que le titre d'*intéressé dans les fermes générales du Roi;* mais l'usage s'était introduit de leur donner communément le nom de *fermier général*, qu'il eût été juste de réserver au seul adjudicataire en titre. Lorsque, en septembre 1691, le bail de Pierre Domergue avait pris fin, cet adjudicataire, renouvelant son contrat pour les cinq grosses fermes, les gabelles, le tabac et le domaine d'Occident, en avait

qui fournit de bons chevaux à Crécy, son ami, et ne donna que des colliers[1] et des charrettes à l'autre, qui, au lieu de ne s'en prendre qu'à la sottise du fermier général, s'emporta contre son collègue[2]. Il écrivit à la cour

fusionné les services avec la ferme des aides et celle des domaines adjugées à Christophe Charrière, et leur association avait pris pour prête-nom commun Pierre Pointeau. Dans le bail suivant, les intéressés restèrent les mêmes, sous une nouvelle raison sociale, et le Normant fit alors partie du bureau des aides et domaines. — Au commencement de chaque bail, et quelquefois plus souvent, le contrôleur général arrêtait le « département, » c'est-à-dire la répartition du travail entre les intéressés, tant pour Paris que pour la province, et ceux qu'il désignait pour ce dernier service recevaient une somme de mille livres par mois, outre leurs droits ordinaires de présence à Paris, qui s'élevaient au même chiffre, et leur participation aux profits de la ferme ou aux intérêts des avances.

1. Des chevaux de collier, c'est-à-dire de charrette ou de labour, *collier* se disant d'une partie du harnais de ces chevaux-là seulement, comme le fait remarquer le passage qui suit (note 2), des *Annales de la cour*. Nous ne trouvons le mot dans aucun dictionnaire du temps.

2. Les *Annales de la cour* (tome I, p. 123-124) racontent ainsi ce fait : « Ils (Harlay et Crécy) partirent ensemble pour se rendre au lieu du congrès, n'étant pas trop contents l'un de l'autre : M. de Harlay, parce que la réputation de Crécy offusquoit la sienne, et M. de Crécy, parce que M. de Harlay affectoit de certains airs de grandeur par où il sembloit le mépriser.... Étant arrivés à Lille, un fermier général nommé le Normant entreprit de les régaler. Il étoit des amis de M. de Crécy : ce qui l'obligea à les retenir un jour de plus qu'ils ne faisoient état d'y demeurer ; mais, afin qu'ils ne l'accusassent pas de leur avoir fait perdre leur temps, il leur donna, quand ils voulurent partir, des carrosses de relais pour les mener jusques à dix ou douze lieues de là. Il fit monter cependant dans le plus beau et celui qui étoit le mieux attelé son ami M. de Crécy, pendant que M. de Harlay n'en eut qu'un assez méchant, et dont les chevaux, au lieu de harnois, n'avoient que des colliers comme en ont ceux qui tirent la charrue. Cette différence ne plut pas à M. de Harlay, qui prétendoit que, s'il en falloit mettre entre eux, elle devoit être à son avantage ; ainsi il fit la mine au fermier général, et ne se put empêcher de dire, en derrière de lui, que les gens qui venoient de rien ne savoient jamais ce que c'étoit que de vivre. Il se servit cependant des carrosses et des chevaux qu'il lui avoit fait apprêter, mais sans témoigner lui en avoir grande obligation. » On trouvera aussi le détail de ce voyage dans le *Mercure*, mars 1697, p. 257-262, et dans les pièces recueillies par le P. Léonard, Arch. nat., K 1360[a], fol. 14-17.

des plaintes amères. Le Normant fut blâmé, Harlay encore plus, qui, sur les réponses sèches qu'il reçut, se hâta de se raccommoder avec Crécy. A Courtray[1], ils apprirent que les plénipotentiaires des alliés avoient le caractère d'ambassadeurs et qu'ils se préparoient à leur faire beaucoup de chicanes sur le cérémonial, parce qu'ils ne l'avoient point; ils dépêchèrent donc un courrier là-dessus, qu'ils attendirent à Courtray, et qui leur apporta le caractère d'ambassadeurs[2] : c'est ce qui fut cause qu'ils ne reçurent que des civilités, mais aucuns honneurs, sur toute la frontière françoise, et que celle des ennemis leur en rendit de fort grands, ainsi que le dedans de leurs pays. Ils arrivèrent à Delft[3], où ils trouvèrent Callières[4]. Ceux des alliés et de Suède étoient à la Haye, à quatre lieues d'eux, et, à demi-lieue de Delft, le château de Ryswyk[5], au prince d'Orange, où ils devoient tous se trouver pour traiter[6]. On l'avoit ouvert par divers côtés, afin que chacun pût entrer et sortir par le sien et s'asseoir vis-à-vis de son entrée autour d'une table ronde, pour éviter toute dispute de rang et de compétence[7].

1. Cette ville des Pays-Bas espagnols appartenait à la France pour la quatrième fois depuis l'avènement de Louis XIV ; mais elle fut rendue encore par le traité de Ryswyk.

2. Comparez le *Journal de Dangeau*, tome VI, p. 82-83, 6 mars 1697.

3. Ville forte située à treize kilomètres N. O. de Rotterdam. Les plénipotentiaires y arrivèrent le 19 mars (*Dangeau*, tome VI, p. 92-93).

4. Voyez notre tome III, p. 296. Callières était établi à Delft depuis plusieurs mois, pour préparer les négociations, et on a les lettres qu'il écrivait de là à Mme d'Huxelles.

5. Village à trois kilomètres S. E. de la Haye, près du canal conduisant de cette ville à Delft. Le château s'appelait Niewburg. Il a été démoli; mais on y a élevé un monument commémoratif.

6. Sur le choix de ce château, que la cour de France fit préférer aux villes proposées par Guillaume III, voyez le *Journal de Dangeau*, tome VI, p. 5, 56 et 116, les *Annales de la cour*, tome I, p. 120-122, etc.

7. Au sens de compétition, comme plus haut, p. 99. — On a une suite d'estampes représentant le château, les appartements et une séance. Les gazettes rendent toutes compte du cérémonial des conférences, qui est d'ailleurs expliqué dans l'*Histoire de Guillaume III*, par

Force jeunes gens de robe et de Paris étoient allés à la suite des nôtres[1]; Harlay y avoit mené son fils[2], qui avoit beaucoup d'esprit et encore plus de débauche et de folie[3], et qui fit là toutes les extravagances les plus outrées et les plus continuelles, et dont plusieurs pouvoient avoir des suites fâcheuses et embarrassantes, même[4] sans que le père parût y donner la plus légère attention[5].

Distribution des armées. M. de Chartres, prince

La disposition des armées[6] fut la même que l'année précédente[7]; mais les princes ne servirent point. Le Roi en étoit convenu avec Monsieur pour M. le duc de Char-

Macaulay, tome III, p. 499-501. Il y en avait eu tout autant aux conférences de Nimègue. Un livret intitulé : *Relation de ce qui s'est passé devant et dans la négociation de la paix à Ryswyk*, donne les titres, noms, armes, livrées et demeures des plénipotentiaires.

1. M. de Poissy, le fils de Sainctot, les abbés de Thou, de Thésut, de Lannion, etc. Ce dernier abjura le catholicisme pour plaire à l'ambassadrice suédoise.

2. Louis-Auguste-Achille de Harlay-Bonneuil, dit le comte de Cély, baptisé le 4 février 1679, avait été gratifié, dès 1693, d'une dispense d'âge et d'études pour acheter une charge de conseiller au Parlement, que le Roi paya en partie, et s'était fait recevoir à la seconde chambre des requêtes en 1696. Il devint maître des requêtes en 1707, intendant à Pau en 1712, à Metz en 1715, à Strasbourg en 1724, à Paris en 1728, fut conseiller d'État à partir de 1721, et mourut dans ses fonctions d'intendant le 27 décembre 1739, dernier du nom de Harlay.

3. Comparez la suite des *Mémoires*, tome XVII, p. 213. Saint-Simon avait des motifs d'animosité contre ce personnage ; mais d'autres contemporains, Barbier et d'Argenson entre autres, ne lui sont pas moins défavorables. Il fallut l'enfermer à la Bastille pour libertinage et différends avec sa famille.

4. Dans le manuscrit, la virgule est bien avant *mesme*.

5. « Le Roi, dit Dangeau, a appris que M. de Cély, fils de M. de Harlay, le plénipotentiaire, dans la maison de son père à Delft, avoit maltraité des gentilshommes françois de la suite des autres plénipotentiaires, et S. M. en est fort mécontente. » (*Journal*, tome VI, p. 113.) C'est avec le fils de Sainctot que M. de Cély avait eu un démêlé (*Gazette d'Amsterdam*, n° XXXVIII ; *Annales de la cour*, tome II, p. 282, et correspondance déjà citée de M. de Callières, ms. Fr. 24 983). Nous verrons plus loin (p. 237) quel acte de légèreté il commit encore.

6. *Journal de Dangeau*, tome VI, p. 91 et 108-113 ; *Gazette d'Amsterdam*, n°s XXXI, XXXII et XXXVI.

7. Voyez notre tome III, p. 112.

du sang, et M. du Maine ne servent plus.

tres, et avec Monsieur le Prince pour Monsieur le Duc et M. le prince de Conti, qui[1] se chargea de le leur dire[2]. Le Roi, à la fin, prit ce parti, par le contraste de M. de Vendôme, qui commandoit une armée[3], et par ce qui s'étoit passé en Flandres de M. du Maine[4], qui, ayant fait encore une campagne depuis, en fut dispensé pour toujours. M. le comte de Toulouse, qui n'avoit pas en soi la même raison, commanda la cavalerie dans l'armée du maréchal de Boufflers[5]; et chacun partit pour les frontières. Le maréchal Catinat, qui n'avoit plus d'occupation en Italie, eut une armée en Flandres[6], avec laquelle il ouvrit la campagne par le siège d'Ath[7], qui étoit mal pourvu et se défendit mollement[8]. La place se rendit le

Ath pris par le maréchal Catinat.

1. Nous n'avons pas besoin de dire que ce *qui*, ainsi placé après *Conti*, se rapporte néanmoins à « Monsieur le Prince », comme du reste l'explique surabondamment la citation, qui suit, de Dangeau.

2. Dangeau dit, le 26 mars (tome VI, p. 92) : « Samedi dernier (23), avant que de partir de Marly, le Roi fit venir Monsieur le Prince dans son cabinet et lui dit que, ne croyant pas qu'il convînt à son service de mettre présentement les princes du sang à la tête de ses armées, il croyoit aussi qu'il ne convenoit pas que ces princes servissent toujours de lieutenants généraux; qu'ils avoient assez acquis de gloire, assez montré leur courage et leur capacité, et qu'ainsi il jugeoit à propos qu'ils se reposassent cette année, et qu'à la veille de la paix c'étoit le meilleur parti qu'ils pouvoient prendre. Mgr le Prince dit au Roi qu'il étoit entièrement de cet avis-là, et en parla, dès ce jour-là, à Monsieur le Duc, à M. le prince de Conti et à M. du Maine, qui suivront les intentions du Roi. Ainsi il n'y aura que M. le comte de Toulouse qui servira cette année. »

3. Celle de Catalogne. — 4. En 1695 : tome II, p. 316-320.

5. Ceci est encore pris textuellement du *Journal de Dangeau*, tome VI, p. 115; comparez la *Gazette d'Amsterdam*, n°s XXXVII-XXXIX.

6. *Journal de Dangeau*, tome VI, p. 69; *Mémoires de Catinat*, tome III, p. 49-54.

7. Ville forte sur la Dendre, à la frontière du Hainaut, entre Mons et Oudenarde. Conquise en 1667, mais rendue aux Espagnols par la paix de Nimègue, elle leur revint encore par celle de Ryswyk. Ses fortifications, dues à Vauban, étaient considérables.

8. *Dangeau*, tome VI, p. 119-131; *Gazette*, n°s 22-25; *Gazette d'Amsterdam*, n°s XLI-XLVII; *Mercure*, mai 1697, p. 270-292, et juin, p. 250-252.

7 juin[1], et le chevalier de Tessé[2] en eut le gouvernement[3]. M. de Vendôme étoit parti pour la Catalogne[4], avec l'ordre exprès de faire le siège de Barcelone[5]. Le comte

Siège et prise de Barcelone par le duc de Vendôme.

1. La capitulation fut signée le 6 ; les articles en sont rapportés dans les *Mémoires de Catinat*, tome III, p. 55-58. La lettre du Roi pour faire chanter le *Te Deum* se trouve dans la *Gazette d'Amsterdam*, n° XLIX. Une lettre de félicitation du roi Jacques à Catinat (17 août 1697) est reproduite en fac-similé dans le tome II de l'*Isographie des hommes célèbres* (1843). Ce siège fit le plus grand honneur à Vauban, qui le dirigeait, aussi bien pour la rapidité des opérations, que pour le peu de pertes que l'armée éprouva grâce à sa nouvelle méthode. (Quincy, *Histoire militaire*, tome III, p. 297-307 ; la Martinière, *Histoire de Louis XIV*, tome V, p. 135-137.)

2. Philibert-Emmanuel de Froullay, chevalier de Tessé, frère cadet du comte, avait été fait successivement enseigne au régiment royal de la Marine (décembre 1669), lieutenant de la mestre de camp du régiment de cavalerie de Vivans (août 1671), aide de camp du Roi (1672), major du régiment des dragons de Tessé (mars 1674), mestre de camp (août 1681), brigadier (mars 1690), maréchal de camp (janvier 1691), et lieutenant général (janvier 1696). Mort à Crémone, le 19 août 1701.

3. *Journal de Dangeau*, tome VI, p. 131. Le chevalier avait été blessé dès l'ouverture du siège, le 25 mai, et Catinat avait reçu ordre de le mettre en possession du gouvernement aussitôt que la place serait rendue. Il s'était beaucoup distingué dans l'expédition d'Irlande, sous les ordres de Saint-Ruhe, et avait fait les campagnes d'Italie sous Catinat.

4. Ses pouvoirs pour commander en Catalogne sont transcrits dans le recueil de sa correspondance, ms. Fr. 14 177, fol. 78-79.

5. *Journal de Dangeau*, tome VI, p. 129-174 ; *Gazette*, 1697, n°s 26-36 ; *Mercure*, juin 1697, p. 265-283, juillet, p. 255-292, et août, p. 220-271 ; *Gazette d'Amsterdam*, n°s XLVIII et LI-LXXV ; *Annales de la cour*, tome II, p. 92-94, 137, 189, 192-197 ; *Mémoires de Saint-Hilaire*, p. 192-210 ; *Mémoires et négociations secrètes du comte d'Harrach*, tome I, p. 67-86, etc. L'*Histoire de Louis XIV*, par la Martinière, tome V, p. 129-135, résume les autres auteurs ou écrivains militaires. Barcelone avait été déjà occupée par les Français de 1640 à 1652 ; nous la verrons rendue à l'Espagne par le traité de Ryswyk, puis prise par l'Archiduc et assiégée deux fois par Philippe V, durant le cours de la guerre de Succession. — On trouvera quelques-unes des principales lettres relatives à ce siège de 1697 dans l'appendice n° VII. Le Roi, qui eût voulu faire faire le siège de Barcelone par M. de Noailles dès 1694 (tome II, p. 216-222), raconta aux courtisans, en annonçant que l'investissement avait commencé le 9 juin 1697 (*Dangeau*, tome VI,

qui est fait vice-roi de Catalogne.

d'Estrées[1], vice-amiral en survivance de son père, y amena la flotte au commencement de juin[2], avec les galères que commandoit sous lui le bailli de Noailles[3], leur lieutenant général[4], et, avec ces forces navales, ferma le port. Pimentel[5], qui avoit défendu Charleroy, et qui l'avoit

p. 135-136), que, cette fois, l'occasion était exceptionnellement favorable, et que M. de Vendôme répondait du succès. D'ailleurs, ce fut toujours une habitude, chez M. de Vendôme, de donner des assurances de ce genre.

1. Victor-Marie d'Estrées, plus tard maréchal comme son père : tome II, p. 99 et note 1.

2. *Journal de Dangeau*, tome VI, p. 127 et 133.

3. Jacques de Noailles, fils du duc Anne et de Louise Boyer (ci-dessus, p. 108 et note 6), né le 3 novembre 1653, reçu chevalier de Malte le 14 août 1657 et fait depuis commandeur de Saint-Thomas et bailli de l'Ordre, s'était distingué comme capitaine de vaisseau dans les campagnes de 1676 et 1677, avait pris possession de la charge de lieutenant général des galères en mai 1679, et avait fait l'expédition de Gênes en 1684 et le bombardement d'Oneglia en 1692; mais on l'avait accusé, en 1693 et 1696, de ne se prêter que très mollement aux opérations de son frère le maréchal ou du duc de Vendôme. Il devint ambassadeur de la Religion et commandeur de la Croix-en-Brie en 1703, et mourut le 22 avril 1712.

4. On a vu, en 1694 (tome II, p. 180), que la charge de général des galères avait été donnée au duc de Vendôme; sous ses ordres étaient un lieutenant général et six chefs d'escadre. Les galères entretenues par le Roi, au nombre de quarante, avaient leur arsenal à Marseille, et elles ne devaient opérer que sur les côtes de la Méditerranée. Le bailli de Noailles vendit sa charge de lieutenant général en décembre 1703, pour le prix de cent quatre-vingt mille livres. Quelques-unes de ses lettres à MM. de Pontchartrain, pendant le siège de Barcelone, sont dans le ms. Clairambault 885.

5. Jean-Antoine, comte de Pimentel, appelé marquis de la Florida à partir de 1697, avait eu le gouvernement de Cadix en 1660, puis le poste de mestre de camp général aux Pays-Bas (1668), le gouvernement de la citadelle d'Anvers (1669), celui de Charleroy (1693). Il était général de l'artillerie depuis 1694, mais ne commandait dans Barcelone que sous les ordres supérieurs de M. de la Corzana (*Dangeau*, tome VI, p. 175). Après la reddition de Barcelone, il fut fait général-major, le 3 août 1697. Il se rallia, en 1700, au gouvernement de Philippe V, qui lui donna le gouvernement de Milan, rendit cette place par ordre de son roi, en 1706, et mourut à Madrid tout au commencement de l'année 1708, étant âgé alors de quatre-vingt-quatre ou cinq ans, dont il avait passé plus de cinquante au service.

rendu en 1693 au maréchal de Villeroy[1], commandoit dans Barcelone; le marquis de la Corzana[2], mestre de camp général de Catalogne, s'y étoit jeté, et le prince d'Hesse-Darmstadt[3] commandoit au Mont-Jouy, qui en est comme la citadelle, quoique un peu séparée de la ville[4]. Ils avoient huit mille hommes d'infanterie de troupes réglées, quelque cavalerie, et le reste *somettants*[5], qui sont des milices fort aguerries; et le tout ensemble faisoit vingt-cinq mille hommes[6]. Nous avions soixante

1. Le *Journal de Dangeau* induit ici Saint-Simon en erreur; il dit : « Les Espagnols ont mis pour commander dans Barcelone Pimentel, qui défendit Charleroy, et le prince de Hesse-Darmstadt s'est jeté dedans aussi. » (Tome VI, p. 136.) Pimentel était bien gouverneur de Charleroy en 1693; mais M. de Castillo, général d'artillerie et capitaine général de l'armée espagnole, avait été chargé spécialement de la défense de cette place (*Gazette*, 1693, p. 82, 470, 519, 565), et c'est lui qui l'avait rendue, comme notre auteur lui-même l'a raconté, tome I, p. 271, et comme le dit aussi Dangeau, tome XIII, p. 118.

2. Diego Hurtado de Mendoza, comte, et non marquis, de la Corzana, Catalan de nation, devint, deux mois plus tard, comme on le verra, vice-roi de Catalogne, et eut, peu après, le gouvernement du château d'Anvers, puis un titre de commissaire général de Castille. Pendant la guerre de Succession, il fut un des auxiliaires les plus actifs de l'Archiduc, qui le créa grand, et il ne se rallia au gouvernement de Philippe V qu'en 1713, lorsqu'une amnistie générale fut accordée à la Catalogne. Il avait remplacé, depuis 1695, comme *governador de las armas* de Catalogne, le marquis de Conflans.

3. Tome III, p. 125, note 1. Envoyé avec des troupes allemandes et napolitaines, pour renforcer les garnisons de Catalogne, en septembre 1695, le prince s'était mis tout aussitôt en hostilité contre M. de Gastanaga, alors vice-roi de la province; mais il gagna les populations par son ardeur et sa témérité.

4. Le *Monjuich* est à trois kilomètres S. O. de la ville, qu'il domine.

5. Sur ce mot, écrit *sommetans* et *somettans* dans le *Journal de Dangeau*, tome VI, p. 133, 140 et 153, *sommetins*, *sommetains* et enfin *sommetans* dans la *Gazette* (1689, p. 351, 1691, p. 588, 1694, p. 391, 1697, p. 284 et 355), voyez une note reportée aux Additions et corrections.

6. Dangeau dit d'abord : six mille hommes de la meilleure infanterie et quinze mille somettants; puis, huit mille hommes de pied et huit cents chevaux. Le *Mercure* et la *Gazette* comptent huit mille hommes de pied et mille chevaux, plus deux régiments de renfort.

pièces de batterie et vingt-huit mortiers[1]. Dehors étoient dom Fr. de Velasco[2], vice-roi de Catalogne[3], et le marquis de Grigny[4], général de la cavalerie, avec une petite armée et[5] force miquelets[6]. La place étoit plus qu'abondamment[7] fournie de tout et conserva une libre communication par un côté avec le vice-roi, pour pouvoir être rafraîchie[8]. M. de Vendôme n'avoit point assez de troupes pour l'investir entièrement, ni pour avoir assez de postes de proche en proche dans ses derrières pour contenir les miquelets : tellement qu'il ne put tirer ses subsistances que par le secours de la mer. Les troupes de l'armée navale mirent pied à terre et servirent au siège, les chefs d'escadre comme maréchaux de camp et le bailli de Noailles comme lieutenant général; le comte d'Estrées

1. Ceci est pris du *Journal de Dangeau*, tome VI, p. 133; comparez le *Mercure* du mois de juin, p. 276. M. d'Andigné commandait l'artillerie.

2. Francisco-Marcos Fernandez de Velasco y Tovar, bâtard du connétable de Castille mort en 1696, avait été général de l'artillerie en Catalogne (1673), membre du conseil de guerre (1678), général de l'artillerie aux Pays-Bas et gouverneur de la citadelle d'Anvers (1679), puis avait eu le gouvernement de Ceuta, celui de Cadix, et était passé à la vice-royauté de Catalogne en mai 1696. Il redevint vice-roi de Catalogne sous Philippe V, mais fut pris dans Barcelone, en 1705, par les alliés. Comme la majorité des généraux espagnols, il ignorait la guerre et était incapable de retenir M. de Darmstadt (*Dunlop's Memoirs of Spain under Charles II*, tome II, p. 270-273).

3. Le gouvernement espagnol était représenté par des vice-rois en Aragon, en Catalogne, en Navarre, à Valence, comme à Naples, en Sicile, en Sardaigne, dans la Nouvelle-Espagne et au Pérou, tandis que les provinces réunies au royaume de Castille n'avaient que des Conseils.

4. Le marquis de Grigny, fait général en 1691 et transféré des Pays-Bas en Catalogne depuis le mois de janvier 1692, avait été pris par l'armée française à la bataille du Ter. Ce fut, comme Velasco, un des officiers qui passèrent au service de Philippe V, et il fut envoyé en Flandre, en 1700, puis nommé capitaine général à Naples (décembre 1701).

5. *Et* est écrit en interligne, au-dessus d'*avec*, biffé.

6. *Dangeau*, tome VI, p. 133, et *Mercure*, juin 1697, p. 257 et 278.

7. La conjonction *qu'* a été ajoutée après coup.

8. *Rafraîchir*, au sens de ravitailler, que nous retrouverons page 152.

demeura sur la flotte[1]. Outre ces difficultés, les chaleurs étoient excessives[2]. Il y eut beaucoup d'actions très vives et très belles. Le prince de Birkenfeld[3], à qui son père[4] avoit donné le régiment d'infanterie d'Alsace[5], à la tête duquel il étoit devenu lieutenant général[6], s'y distingua extrêmement, et tellement de l'aveu de tout le monde[7], que le Roi ne voulut pas attendre la fin du siège à le faire brigadier et récompenser le temps qu'il avoit perdu capitaine de cavalerie[8]. Le duc de Lesdiguières[9] y fit ses premières armes d'une manière fort brillante[10]; les comtes

1. Voyez les *Mémoires du comte de Forbin*, qui faisait partie de l'escadre, dans la collection Michaud et Poujoulat, p. 535. — Il y avait alors sept chefs d'escadre, le dernier créé en décembre 1695.

2. Il y eut des orages fréquents et terribles.

3. Ce jeune homme, de même âge que Saint-Simon et « extrêmement de ses amis, » avait fait avec lui la campagne de 1694 (tome II, p. 143-144 et 171). On trouve ses états de service dans la *Chronologie militaire* de Pinard, tome IV, p. 617, et ceux de son père, même tome, p. 326.

4. Christian II, duc de Bavière et comte palatin du Rhin, né le 21 juin 1637, prince de Birkenfeld en 1654, se distingua dans les guerres de la Suède contre le Danemark (1657) et de l'Empire contre les Turcs (1664), puis entra au service de la France comme colonel du régiment d'infanterie d'Alsace (1667), y devint brigadier (1676), maréchal de camp (1677), lieutenant général (1688), et mourut en Alsace, au mois de mai 1717. Madame le traitait comme son parent.

5. « Le Roi a donné le régiment d'Alsace, qu'avoit le prince de Birkenfeld, à son fils aîné, qui sert depuis six ans de capitaine de cavalerie et qui est en très bonne réputation; ce régiment est d'un très bon revenu. » (*Journal de Dangeau*, tome V, p. 398.) Il le garda jusqu'en 1734.

6. Le père s'était distingué, en commandant ce régiment, à Valenciennes, à Cambray et à la bataille de Saint-Denis.

7. *Journal de Dangeau*, tome VI, p. 144, 165 et 172; *Gazette*, 1697, n° 27, p. 321-322; *Mercure*, août 1697, p. 233; *Gazette d'Amsterdam*, n° LV. Les histoires de Rapin-Thoyras et de Quincy rendent compte aussi de ce fait d'armes, qui se passa le 19 juin, au soir.

8. « J'appris, écrit Dangeau (*Journal*, tome VI, p. 172), que le Roi, après avoir su ce que le prince de Birkenfeld avoit fait à la prise des bastions à Barcelone, l'avoit fait brigadier; il n'y a qu'un an qu'il étoit colonel, mais il avoit servi six ans de capitaine de cavalerie, et toujours avec réputation. »

9. Le *d* de ce nom corrige un *g*. — 10. Dangeau ne cite pas ce duc.

de Mailly[1] et de Montendre[2] et le fils aîné du grand prévôt[3] s'y signalèrent fort aussi.

1. Ce comte de Mailly était le cadet à qui Mme de Maintenon avait fait épouser sa nièce Mlle de Saint-Hermine, devenue dame d'atour de la duchesse de Chartres en 1692 : voyez notre tome I, p. 87-90. Il avait été fait colonel du régiment de Bassigny à sa formation, en 1684, aide de camp de Monseigneur en 1688, colonel du régiment Royal-Vaisseaux en 1689, brigadier en 1691, mestre de camp général des dragons en 1692, maréchal de camp en mars 1693, et s'était distingué dans plusieurs occasions.

2. Isaac-Charles de la Rochefoucauld, comte de Montendre, avait débuté comme lieutenant au régiment du Maine, puis était devenu colonel du régiment de Médoc; mais il ne fut fait brigadier qu'en janvier 1702, eut alors le régiment Royal-Vaisseaux pour sa belle conduite à la surprise de Crémone, et fut tué à la bataille de Luzzara, le 15 août de la même année. Cette branche de la maison de la Rochefoucauld était issue de la tige comtale, puis ducale. Le frère cadet du comte de Montendre devint, en 1709, comte de Jarnac, et Saint-Simon parlera de lui, ainsi que du frère aîné, le marquis de Montendre. — Le comte de Montendre n'est pas cité par Dangeau; mais il l'est dans le *Mercure*, août 1697, p. 231-232, et dans la *Gazette* du 10 août, p. 380.

3. Le prévôt de l'hôtel du Roi et grand prévôt de France, déjà nommé à propos de sa fille, que Saint-Simon eut pour danseuse au premier bal dont il fut chez le Roi, et du duel de la Vauguyon (tome I, p. 76 et 295), était Louis-François de Bouschet (son père et lui signent ainsi, et non *du* Bouschet), marquis de Sourches, né en février 1645 et tenu sur les fonts baptismaux le 9 août suivant, par le Roi et la Reine mère (*Gazette*, p. 718). Pourvu de la survivance de la charge de grand prévôt dès le 15 septembre 1649, il était entré en fonctions le 23 août 1664, avait eu le gouvernement du Maine, du Perche et de Laval en 1670, et un brevet de conseiller d'État en avril 1679. Il avait fait aussi plusieurs campagnes comme colonel d'un régiment de son nom ou comme major général de l'armée de M. de Luxembourg. Il se démit de la grande prévôté en 1714, et mourut à Paris le 4 mars 1716. Sur la charge de grand prévôt, acquise en 1643 par son père, au prix de quatre cent mille livres, voyez l'*État de la France* ou l'introduction de l'édition de ses *Mémoires* complets commencée en 1882 par MM. de Cosnac et A. Bertrand (Hachette et Cie). — Son fils aîné, Louis, dit le comte de Montsoreau, puis le comte de Sourches, filleul du Roi, né le 6 juillet 1666 et pourvu très jeune de la survivance de la grande prévôté et du gouvernement du Maine, commanda successivement les régiments de Périgord (1690) et de Sourches, devint brigadier en 1702, maréchal de camp en

La contrescarpe emportée[1], M. de Vendôme eut avis que, la nuit du 15 au 16 juillet[2], les assiégés devoient faire une grande sortie, et en même temps le vice-roi, avec toutes ses troupes, attaquer le camp[3]. Là-dessus, M. de Vendôme marcha au vice-roi, la nuit du 14 au 15[4], dont il trouva l'armée partagée en deux camps : il en attaqua un, et fit attaquer l'autre par d'Usson[5]. Aucun[6] des deux ne résista presque : ils furent surpris, et tout prit la fuite, et le vice-roi même, tout en chemise. Les deux camps furent pillés, et, pendant ce pillage, quelque cavalerie ennemie prit le temps de se former et de venir tomber sur les pillards; mais on avoit prévu cet inconvé-

1704, lieutenant général en 1710, grand prévôt en 1714, et mourut à Versailles, dans la nuit du 5 au 6 mai 1746. Il s'était distingué au siège de Philipsbourg. Sur sa conduite au siège de Barcelone, voyez le *Journal de Dangeau*, tome VI, p. 165, et la *Gazette* du 17 août, n° 32, p. 381.

1. Ce fait d'armes, qui se passa du 4 au 7 juillet, fut très meurtrier : voyez le *Journal de Dangeau*, p. 152, la *Gazette*, n° 29, p. 343-345, et la *Gazette d'Amsterdam*, n° LVIII. Il y eut environ mille hommes tués ou blessés, dont beaucoup d'officiers et d'ingénieurs.

2. Le mot *juillet* a été ajouté, après coup, en interligne, parce que Saint-Simon écrivait ce passage d'après le *Journal de Dangeau*, tome VI, p. 157-158, où le mois n'est pas nommé. Comparez la *Gazette*, n° 30.

3. Dangeau dit que ce projet ne fut connu qu'après la bataille, par des prisonniers. Voyez le récit de Saint-Hilaire, tome II de ses *Mémoires*, p. 202-205, et les *Mémoires du comte d'Harrach*, tome I, p. 71-75.

4. Le matin du 14, et non du 15.

5. Jean Dusson (*sic*) de Bonnac, marquis de Bézac et d'Usson, capitaine au régiment d'infanterie de Turenne en 1672, puis au régiment de cavalerie de Gassion en 1674, major du régiment Royal-Dragons en 1677, colonel du régiment d'infanterie de Touraine en 1680, inspecteur général d'infanterie en 1687, brigadier et gouverneur de Furnes en 1690, maréchal de camp en 1691, lieutenant général depuis le mois de janvier 1696, fut fait commandeur de l'ordre de Saint-Louis en mars 1699, alla en mission à Wolfenbüttel de 1701 à 1702, battit le maréchal de Styrum à Hochstedt en 1703, eut le commandement du comté de Nice en mars 1705, et mourut à Marseille, le 24 septembre 1705, âgé de cinquante-trois ans. Il avait servi en Irlande depuis le commencement de la guerre de 1688, puis en Italie.

6. Entre *Usson* et *Aucun*, le manuscrit porte : *L'*, biffé.

nient, et cette cavalerie fut défaite. On leur tua ou prit huit cents hommes et beaucoup d'officiers ; le secrétaire et la cassette du vice-roi furent pris avec ses papiers, et cinq mille pièces de quatre pistoles[1]. Par cette action, l'armée ennemie fut entièrement dissipée et hors d'état de rafraîchir la place, ni de montrer de troupes nulle part. On ne songea plus qu'à presser le siège[2]. Il y eut encore beaucoup d'actions fort vives[3] ; enfin, les mines ayant fait tout l'effet qu'on en avoit espéré, et l'assaut prêt à donner, M. de Vendôme envoya Barbesières leur parler. Pimentel s'approcha de lui : il y eut des propositions[4] sur l'état où la place se trouvoit réduite, qui produisirent quelques allées et venues. Enfin ils entrèrent le 5 août en capitulation, qui ne fut conclue que le 8[5]. Elle fut telle que le méritoient de si braves gens, qui, par leur belle défense, s'étoient montrés vrais Espagnols et dignes de l'être[6]. On leur accorda trente pièces de ca-

1. C'est la pistole d'Espagne que nous avons déjà dit être usitée en France, soit comme monnaie courante, soit comme type de monnaie fictive de dix livres. Au cours moyen de ce temps-là (11 liv. 15 s.), les pièces de quatre pistoles, ou doubles quadruples, représentaient environ cinquante livres de France. — Selon la *Gazette* et Saint-Hilaire, cette cassette contenait vingt-deux mille pistoles, et l'on prit la canne du vice-roi ornée de diamants, la vaisselle d'argent des généraux, six ou sept cents mulets et chevaux, les bagages, etc. De même, en 1694, M. de Noailles avait pris les papiers et bagages du vice-roi d'alors (*Gazette*, p. 294).

2. Voyez, dans l'appendice n° VII, la lettre écrite au Roi par M. de Vendôme, le 26 juillet.

3. Dangeau cite plusieurs de ces dernières actions, ainsi que les gazettes ou les écrivains du temps. M. de Birkenfeld s'y distingua encore.

4. La première *s* de *propositions* corrige un *p*.

5. Voyez le *Journal de Dangeau*, tome VI, p. 171-174, la *Gazette*, n°s 33-44, le *Mercure*, août 1697, p. 255-271, la *Gazette d'Amsterdam*, n°s LXVII-LXX et Extr. LXXV, et les lettres du diplomate Alexandre Stanhope, dans l'ouvrage de Dunlop déjà cité, p. 90-91.

6. Dans sa lettre du 21 août pour faire chanter le *Te Deum*, le Roi dit : « Les Espagnols, regardant Barcelone comme le plus fort rempart de leurs États, l'ont défendue au dedans et au dehors avec une armée qui.... a fait voir tout le courage et toute la constance dont cette nation

non, quatre mortiers, des chariots couverts tant qu'ils voulurent[1], et la plus honorable composition, et à la ville tous ses privilèges, excepté l'Inquisition[2], que M. de Vendôme ne voulut pas souffrir. Ils s'étoient fait un point d'honneur de ne battre point la chamade[3]. Il périt beaucoup de monde de part et d'autre à ce siège, mais personne de marque[4]. Le vice-roi dom Fr. de Velasco fut mandé à Madrid pour rendre compte de sa conduite, et la Corzana fut fait vice-roi[5]. Le Mont-Jouy se rendit par la même capitulation de[6] la place, sans avoir été attaqué[7].

Chemerault[8] arriva le 15 août à Versailles, où Barbe-

est toujours capable. » (Arch. nat., O[1] 41, fol. 129; *Gazette d'Amsterdam*, n° LXIX et Extr., correspondance de Paris.) Le prince de Darmstadt, qui était l'idole des Catalans, se montra furieux de la capitulation et prétendit qu'on aurait pu se défendre un mois de plus. En 1714, Barcelone, grâce à l'opiniâtreté de ses défenseurs, tiendra pendant soixante et un jours de tranchée.

1. Ces conditions sont mentionnées dans la *Gazette d'Amsterdam*, ainsi que les pourparlers de Barbesières et de Pimentel; la seule différence est que le nombre des mortiers laissés à la garnison se monte à six. Il y eut aussi une permission de faire passer six personnes masquées. Comparez les *Mémoires du comte d'Harrach*, tome I, p. 86.

2. *Gazette d'Amsterdam*, n° LXX, correspondance de Paris. C'est en Espagne que l'Inquisition (voyez ci-dessus, p. 62, note 1) avait reçu l'organisation la plus complète, pour sévir contre les juifs et les maures relaps, et Saint-Simon y signalera souvent son influence néfaste.

3. *Dangeau*, tome VI, p. 171. — 4. Voyez plus loin, p. 155-156.

5. *Dangeau*, p. 175; *Gazette* (de Madrid), n° 36, et *Gazette d'Amsterdam*, n°s LXVII et LXXI. La Corzana fut nommé avant la capitulation, le 7 août, et son poste de *governador de las armas* donné à M. de Darmstadt. Les Catalans se plaignaient beaucoup de Velasco, qui d'ailleurs n'avait accepté que malgré lui la vice-royauté. M. de Vendôme surprit peu après le nouveau vice-roi, et lui enleva, à lui aussi, son équipage.

6. Il y a plus haut, p. 94 (note 3), un autre exemple de *même* avec *de*, mais non pas tout à fait identique; on peut comparer à celui-ci, p. 258 : « Le même jour de la nouvelle ».

7. En 1705, l'armée franco-espagnole ne pourra garder cette forteresse.

8. Jean-Noël de Barbesières, comte de Chemerault, né à Turny le 25 décembre 1663, débuta par être capitaine au régiment Dauphin, de-

zieux ne se trouva point, avec cette agréable nouvelle[1]. Saint-Pouenge le mena au Roi, et Lapara[2], qui, comme principal ingénieur[3], avoit conduit le siège, où il avoit

vint colonel du régiment de Forez en 1684 et de celui de Périgord en 1693, brigadier en 1696, maréchal de camp en 1697, lieutenant général en 1702, gouverneur de Gravelines en 1708, et fut tué à Malplaquet, le 11 septembre 1709. C'était un des familiers du duc de Vendôme.

1. *Journal de Dangeau*, tome VI, p. 171; *Gazette d'Amsterdam*, n° LXVII, correspondance de Paris; *Annales de la cour*, tome II, p. 193-195, 198 et 199. Nous donnons dans l'appendice VII quelques-unes des lettres de félicitation que reçut M. de Vendôme.

2. Louis Lapara de Fieux, gentilhomme d'Auvergne, né le 24 septembre 1651, débuta, à seize ans, dans le régiment de Sourches, puis passa capitaine dans celui de Piémont en 1672. Il suivit alors la carrière d'ingénieur, remplit les fonctions de major de Saint-Guillain (1677), d'Arras (1681) et de Luxembourg (1684), fut fait commandeur de l'ordre de Saint-Lazare en 1684, brigadier d'infanterie et gouverneur de Niort en 1693, maréchal de camp en 1697, lieutenant général en 1704, gouverneur de Mont-Dauphin en 1706, et périt au second siège de Barcelone, le 15 avril de la même année. Comme ingénieur général ou principal des armées d'Italie et de Catalogne pendant cette guerre-ci, il avait dirigé les sièges de Montmélian, Suse, Nice, Villefranche, Roses, Palamos, Girone, et reçu plusieurs blessures, dont il lui restait une grande mouche en croissant sous l'œil. Catinat, qu'il avait brillamment secondé en qualité d'aide de camp, le considérait (*Mémoires*, tome II, p. 226) comme « aussi bon porteur d'ordres qu'ingénieur de tranchée, » et M. de Noailles ne l'estimait pas moins; mais Feuquière l'accusait d'être aussi hasardeux et prodigue du sang des soldats que Vauban en était économe. Ce défaut parut surtout sensible en comparant le siège de Barcelone avec celui d'Ath : voyez la notice publiée sur ce sujet et sur Lapara lui-même, en 1839, par le colonel Augoyat. Lapara avait déjà de grosses pensions.

3. Longtemps les ingénieurs militaires, chargés du service des sièges, comme l'est aujourd'hui le corps spécial du génie, n'avaient été que de simples officiers d'infanterie, auxquels on attribuait, pour leur travail extraordinaire, une pension supplémentaire de quelque cinq cents livres, mais qui ne pouvaient s'élever au-dessus du grade de capitaine et n'avaient même pas le droit de porter le hausse-col; en un mot, c'étaient « les martyrs de l'infanterie, » selon l'expression de Vauban. Celui-ci avait fini par obtenir pour eux, dans la guerre de Hollande, des avantages et un avancement qui firent toute une révolution. Louvois avait organisé alors les ingénieurs presque en corps spécial, sans qu'ils cessassent

été légèrement blessé[1], vint après rendre compte du détail de ce qui s'y étoit passé[2]. Lui et Chemerault étoient brigadiers : le Roi donna douze mille livres à Chemerault et les fit tous deux maréchaux de camp, et, avec eux, M. de Liancourt[3], qui servoit en Flandres et ne s'attendoit à rien moins : ce fut une galanterie que le Roi fit à M. de la Rochefoucauld[4]. Il y eut suspension d'armes en Catalogne jusqu'au 1er septembre; le Llobrégat[5] servit de barrière pour[6] la séparation des François et des Espagnols. Nous eûmes bien neuf mille hommes tués ou

cependant d'appartenir à l'infanterie lorsqu'on n'avait pas besoin d'eux pour un siège; une proposition de Vauban pour former des compagnies ou des régiments de sapeurs-mineurs n'aboutit point[a]. (Daniel, *Milice françoise*, tome II, p. 89-91; C. Rousset, *Histoire de Louvois*, tome I, p. 241-247.) Les principaux ingénieurs faisaient fonction de directeurs particuliers des fortifications, chacun dans un département, et ils rendaient compte au directeur général, alors le Peletier de Souzy, qui, depuis la mort de Seignelay, réunissait tout ce service entre ses mains, avec Vauban comme commissaire général. Il y avait aussi des sous-ingénieurs : voyez notre tome I, p. 238.

1. Il avait été renversé et froissé par le vent d'un boulet, le 26 juin.

2. *Journal de Dangeau*, p. 178, 31 août 1697.

3. Henri-Roger de la Rochefoucauld, marquis de Liancourt, second fils du duc et frère de M. de la Roche-Guyon, était né le 14 juin 1665. Il avait été fait colonel du régiment de la Marine dès le 7 décembre 1683; mais sa participation à l'affaire des princes de Conti, en 1685, lui avait valu une longue disgrâce, et, malgré une très brillante conduite à Staffarde, il avait été obligé de vendre son régiment en 1694. Depuis l'année 1695, il reprenait pied à la cour, et le Roi l'avait fait brigadier d'infanterie dans la promotion de janvier 1696. Maréchal de camp en août 1697, il devint lieutenant général en décembre 1702. Mort le 21 mars 1749, à Liancourt, sans alliance.

4. *Journal de Dangeau*, tome VI, p. 175.

5. Le nom de Llobrégat est commun à deux rivières de la Catalogne; celle-ci, descendant des frontières de la Cerdagne, va se jeter dans la Méditerranée à huit kilomètres S. O. de Barcelone.

6. *Pour* corrige *con[tre]*.

[a] Dangeau dit encore en 1708 que l'expression « officiers de génie » est une « façon de parler nouvelle, » et, en 1717, qu'on appelle « génie » ce qui regarde les fortifications et les ingénieurs. Le service avait été alors organisé par le brigadier Verpel et le lieutenant général Valory (*Journal*, tomes XII, p. 199, XV, p. 71, XVI, p. 178).

blessés, parmi lesquels six cents officiers[1]; les ennemis y perdirent[2] six mille hommes. Coigny, lieutenant général, et Nanclas sous lui[3], furent mis pour commander dans Barcelone[4]. Pimentel, qui l'avoit défendue, eut du roi d'Espagne un titre de Castille[5] et prit le nom de marquis de la Floride[6]. M. de Vendôme, quelques jours après, y fut reçu vice-roi en grande cérémonie. Le présent en pareille occasion est de cinquante mille écus[7].

1. Ce membre de phrase : « Nous eûmes, etc. », est copié mot pour mot du *Journal de Dangeau*, tome VI, p. 171, et le suivant est pris à la page 174. — Mme de Maintenon écrivait : « Cette conquête ne me consolera pas de tous les braves gens qu'on y perd. On prétend que les ennemis y ont perdu plus de six mille hommes; il y en a bien autant de notre côté. Priez pour ces pauvres gens, à qui personne ne pense! » (*Lettres édifiantes*, tome I, p. 488.) L'armée française eut de neuf à dix mille hommes, cent soixante capitaines, trois cent vingt-deux lieutenants et trente ingénieurs tués ou blessés (*Dangeau* et *la Martinière*).

2. *Perdirent* est écrit en interligne, au-dessus du passé indéfini, biffé, *ont perdu*, qui vient du texte de Dangeau.

3. Le comte de Coigny était, depuis trois ans, directeur de la cavalerie en Catalogne, et Nanclas inspecteur : voyez tome II, p. 215-216.

4. *Journal de Dangeau*, tome VI, p. 172.

5. Le titre d'une terre située dans le royaume de Castille. Le nombre de ces titres était fixé par les anciennes pragmatiques, et ils ne devenaient héréditaires que moyennant une somme de trente mille écus. Suivant l'ouvrage de Joseph Berni publié en 1769 : *Creacion, antiguedad y privilegios de los titulos de Castilla* (p. 383), Pimentel aurait reçu le titre de marquis de la Florida le 24 septembre 1685, et la *Gazette* (p. 731) parle en effet de quatre nouveaux titres créés alors. Dangeau disant : « Pimentel.... s'appelle présentement le marquis de la Floride », Saint-Simon paraphrase cela à sa façon.

6. *Journal de Dangeau*, tome VI, p. 175; *Mercure*, août 1697, p. 260-261; *Gazette*, n°s 41 et 43. Un correspondant écrivait de Madrid à la *Gazette d'Amsterdam* (n° LXXI), le 5 septembre : « On envoya, le 3 août, la commission de vice-roi de Catalogne au comte de Corsana, et celle de général des armes de S. M. au prince de Hesse-Darmstadt. Le marquis de Florida, ci-devant gouverneur de Charleroy, a été fait général-major.... Don Francisco de Velasco, qui étoit revêtu de cette première charge, ayant délivré le bâton de commandement au comte de Corsana, est parti de Catalogne pour se retirer sur ses terres près de Séville. »

7. Cette phrase et la précédente sont tirées du *Journal de Dangeau*,

J'arrive à l'armée du maréchal de Choiseul, qui passe le Rhin.

J'arrivai à Landau sur la fin de mai, deux jours avant l'assemblée de l'armée[1]; ce fut à Lambsheim[2], où le marquis de Chamilly demeura avec une partie de l'infanterie. Le marquis d'Huxelles alla avec l'autre à Spire, et le maréchal de Choiseul, avec une brigade d'infanterie et toute la cavalerie, s'avança à Heppenheim[3], pour la commodité des fourrages, où on fit la réjouissance de la prise d'Ath[4].

Pendant qu'on subsistoit ainsi tranquillement, tantôt dans un camp, tantôt dans un autre, suivant l'abondance, le maréchal n'étoit pas sans inquiétude que le prince Louis de Baden n'en voulût à Fribourg. Ce soupçon et le remuement de leurs bateaux, qui l'empêcha de s'avancer davantage dans le Palatinat, quoique fort court[5] de fourrage, le fit songer à passer le Rhin. Il le proposa à la cour[6], et il en reçut la permission en même temps que Locma-

tome VI, p. 178-179. — Le maréchal de Noailles avait été installé de même à Girone, trois ans auparavant : voyez notre tome II, p. 157.

1. L'armée devait être toute réunie le 30 et le 31 mai, selon la correspondance conservée au Dépôt de la guerre, dont nous donnons quelques pièces dans l'appendice n° VIII, et citerons quelques autres ici même, en commentaire, pour faire ressortir une fois de plus l'exactitude des souvenirs de Saint-Simon, ou, plus vraisemblablement, des notes prises par lui pendant ses campagnes sur le Rhin. Celle-ci d'ailleurs fut des plus insignifiantes. On peut comparer les campagnes du maréchal de Créquy en 1678, de M. de Lorge en 1694, et du maréchal de Villars en 1706 et 1707, dans les mêmes régions.

2. Lambsheim (Saint-Simon écrit : *Lempsheim*; la *Gazette* et la carte de Delisle : *Lampsheim*) est une petite ville à trois quarts de mille O. de Frankenthal, sur l'affluent du Rhin qui unit cette ville à Turckheim. Monseigneur y avait campé en 1690, avec la Frézelière, dont il va être parlé, comme lieutenant général (*Dangeau*, tome III, p. 134 et suivantes).

3. Heppenheim-im-Loch (Saint-Simon, comme Dangeau et la *Gazette*, écrit : *Eppenheim*) est un village situé à mi-chemin entre Worms et Neuf-Linange, sur un autre affluent du Rhin. On y arriva le 12 juin.

4. L'armée, rangée en bataille, faisait trois salves de réjouissance, et on allumait des feux sur toutes les hauteurs, pour annoncer la victoire aux ennemis. (*Journal de Dangeau*, tome III, p. 174.)

5. Voyez, dans le *Littré*, l'article COURT, fin de 3°, et la remarque 3.

6. Le maréchal avait d'abord écrit que le bruit d'une action sur le haut Rhin se répandait, mais qu'on était en mesure de passer le fleuve

ria[1] le joignit avec neuf escadrons et dix bataillons du Luxembourg[2]. Le maréchal tint son dessein secret, partit dans sa chaise, suivi du duc de la Ferté, du comte du Bourg, de Mélac et de Praslin, d'une brigade de cavalerie et d'une de dragons, et s'en alla au Fort-Louis, où il arriva le dernier juin[3]. Il y fut joint par la cavalerie la plus à portée, puis par toute son infanterie, le marquis d'Huxelles resté[4] avec presque rien à Spire. Cependant il se hâta d'occuper les bois et les défilés de Stolhofen[5], pour pouvoir déboucher par là. Le marquis de Renty, avec toute la cavalerie, arriva le 3 juillet au Fort-Louis, où il passa le Rhin[6], et, le même jour, l'artillerie et les vivres joignirent aussi le maréchal de Choiseul assez près de la tête des chaussées. De toutes parts l'ordre et l'extrême diligence de l'exécution furent admirables. J'allai, en arrivant, voir le maréchal, qui ne m'en avoit dit[7]

pour y répondre, et, le 28 juin, il proposa de faire ce passage au Fort-Louis, parce que la présence des ennemis à Bruchsall empêchait de l'opérer à Philipsbourg (Dépôt de la guerre, vol. 1407, n° 176).

1. Louis-François du Parc, marquis de Locmaria, mestre de camp de cavalerie en 1674, réformé en 1686, puis nommé brigadier et inspecteur général en 1688, maréchal de camp en 1693, venait d'être détaché du corps d'armée de M. d'Harcourt pour renforcer le maréchal (*Dangeau*, tome VI, p. 139). Fait lieutenant général et commandant du pays Messin en 1702, il mourut en octobre 1709.

2. C'est-à-dire du pays de Luxembourg, que traversait le marquis d'Harcourt. Le *Journal de Dangeau* dit (tome VI, p. 139) : « Il (le marquis d'Harcourt) a détaché Locmaria, avec dix bataillons et neuf escadrons, pour aller joindre le maréchal de Choiseul, qui étoit campé le 14 de ce mois à Eppenheim (*sic*), près de Worms. » Ces nouvelles ne sont dans la *Gazette* que le 29 juin, tandis que Dangeau les a dès le 21, lendemain du jour où Locmaria avait fait sa jonction.

3. Le soir du 1er juillet, dit la *Gazette* (n° 28, p. 334). C'était une marche de trente lieues.

4. Nous avons déjà vu ce tour du participe passé absolu sans *étant*.

5. Petite ville du grand-duché de Bade, proche de la rive droite du Rhin, à vingt-quatre kilomètres N. E. de Strasbourg. Stolhofen avait été rasé, en août 1689, par M. de Duras. Sur la carte de Delisle, une ligne de retranchements relie cette ville à la route de Bade.

6. *Journal de Dangeau*, tome VI, p. 147. — 7. *Dit* est en interligne.

qu'un mot léger à Osthofen[1], et qui m'en fit excuse sur ce qu'il n'avoit confié son projet qu'à ceux-là uniquement dont il ne se pouvoit passer pour l'exécuter, dans la crainte que le prince de Bade ne portât quelques troupes dans la plaine de Stolhofen[2], ce qui lui étoit bien aisé, et ce qui auroit empêché le passage du Rhin[3].

Pour tromper mieux M. de Baden, le marquis d'Huxelles, qui n'avoit à Spire que les troupes que Locmaria avoit amenées et qu'il y avoit attendues absolument seul pendant vingt-quatre heures, fit passer le Rhin sur le pont de Philipsbourg à quelques troupes et à force trompettes, timbales[4] et tambours, et persuada ainsi à l'ennemi que toute l'armée étoit là : ce qui le retint à trois lieues de là, à Bruchsall[5], où il étoit campé. Le maréchal cependant alla, le 4, mettre son centre et son quartier général à Niederbühl[6], sa droite à Kuppenheim[7], et

1. Voyez notre tome II, p. 153, note 2. Osthofen (écrit ici *Ostoven*) et Westhofen avaient été pillés et brûlés en 1676.

2. Ici *Stolhauffen*, et plus haut *Stolhoffen*.

3. Les lettres du maréchal et de l'intendant de la Grange, sur cette opération, se trouvent dans le vol. 1408 du Dépôt de la guerre, n°s 10-13 et 15, ainsi qu'une réponse de satisfaction du Roi, n° 29. Le préteur Obrecht écrivait de Strasbourg, le 12 juillet (n° 37), qu'un passage si imprévu avait excité la plus vive surprise : « Une victoire entière n'auroit pu causer plus de consternation. » En 1690, Monseigneur avait passé de même le fleuve au Fort-Louis (*Dangeau*, tome III, p. 192).

4. Les tambours à caisse d'airain dont se servait la cavalerie : voyez notre tome I, p. 260 et note 2. — Ici, on peut hésiter dans la lecture : il y a *tymbales*, ou peut-être plutôt *cymbales;* cependant la première leçon nous semblerait plus probable, car on ne voit figurer dans les récits militaires que les timbales, tambours et trompettes.

5. *Bruchal*, par mégarde, dans le manuscrit : voyez notre tome II, p. 292 et note 3. — Le duc de Lorraine était arrivé dans ce camp le 28 juin, avec un équipage magnifique, et M. de Bade s'était alors rapproché du Necker (*sic*), dit la *Gazette d'Amsterdam*, n° LIV.

6. Village du grand-duché de Bade, à un kilomètre S. E. de Rastadt, sur la rive gauche de la Murg. — Saint-Simon écrit : *Niderbihel*.

7. Ancienne capitale fortifiée de l'Uffgau, brûlée en 1689 ; entre Bade et Rastadt. — Saint-Simon écrit : *Cupenheim*.

sa gauche à Rastadt[1], la rivière de Murg[2] coulant le long de la tête de son camp. Les bords de son côté en étoient hauts, et de l'autre ils étoient bas : on en rompit tous les gués[3]; on retrancha bien la droite, on fit des redoutes, et, de ces hauteurs, on voyoit toute la plaine au delà de la Murg. On accommoda bien Rastadt, et on prit toutes les précautions nécessaires pour bien[4] assurer le camp[5].

1. Ville forte entre Kuppenheim et le Rhin, sur la rive droite de la Murg. Elle appartenait au prince de Bade, qui y avait un palais magnifique, et nous y verrons signer en 1713 et 1714 les préliminaires de paix.

2. Rivière flottable prenant sa source dans le cercle de la Forêt-Noire, entrant au N. dans le grand-duché de Bade, et se jetant dans le Rhin par la rive droite, après un cours de quatre-vingt-deux kilomètres.

3. « Les armées ne sont séparées que par une petite rivière guéable en plusieurs endroits. » (*Dangeau*, tome VI, p. 155.) — « Rompre les gués », les rendre impraticables.

4. Ce second *bien* est en interligne. Après *asseurer*, Saint-Simon avait écrit : « la seureté du », qu'il a biffé, en corrigeant *du* en *le*.

5. On écrivait de ce camp à la *Gazette d'Amsterdam* (n° LVII), le 7 juillet : « Le maréchal de Choiseul, ayant eu avis de la marche du prince de Bade et craignant quelque entreprise sur Fribourg ou sur Philipsbourg, jugea à propos de le prévenir et de s'emparer des postes que nous occupons présentement. Pour ôter la connoissance de sa marche, il fit faire une garde exacte le long du Rhin, ayant laissé le marquis d'Huxelles sur le Spierbach (*sic*), avec dix bataillons et neuf escadrons. Cependant il fit défiler les troupes les plus avancées, et le reste de l'armée, qui campoit à Osthoven (*sic*), près de Worms, marcha durant trois jours, et passa le Rhin à Fort-Louis, le 3 et le 4, après trente lieues de marche sans s'arrêter : ce qui n'a pas peu fatigué les troupes. Le maréchal de Choiseul avoit fait avancer un détachement de grenadiers, avec quelques escadrons de cavalerie, pour s'emparer du poste de Kuppenheim, où est la droite de notre armée. La gauche est à Niderbiel (*sic*), près de Rastatt. Le quartier général du prince de Bade n'est qu'à une petite lieue du nôtre. Sa droite s'étend à demi-lieue de Rastatt, et sa gauche à pareille distance de Kuppenheim. On travaille à retrancher notre camp et à faire des ponts à la hauteur du lieu où nous sommes, pour avoir une facile communication avec le marquis d'Huxelles, afin de le renforcer ou lui donner lieu de joindre l'armée, selon que le maréchal de Choiseul le jugera à propos. Il y a une grande plaine entre les deux armées, une petite rivière devant celle des ennemis, et deux devant celle de France. » — Le maréchal écrivait aussi au Roi, le 10 juillet : « .... Je crois Votre Majesté encore

Le prince de Baden, enfin détrompé, vint, le 7, se mettre à Muggensturm[1], à demi-lieue de notre quartier général. De là à la Murg, au delà d'elle[2], il y avoit une assez grande plaine, toute remplie de fourrage. On auroit pu l'enlever le 6; mais on aima mieux laisser reposer l'armée, et, le 7, l'arrivée du prince de Baden empêcha d'y plus penser; mais, le 8, la débandade fut générale, quelque chose qu'on pût faire,. tout courut fourrager cette plaine jusqu'entre les vedettes des ennemis, et à l'entière merci de leurs gardes et de leur camp. Ces débandés[3] furent plus heureux que sages, leur extrême témérité fut leur salut : les ennemis n'imaginèrent jamais que ce fût désobéissance et extravagance; ils la prirent pour un piège qu'on leur tendoit : jamais pas un d'eux ne branla. Tout le fourrage revint avec abondance; il n'y eut pas un cheval de perdu, ni un homme à dire[4] ni blessé. Je

mieux informée que nous du nombre de troupes qu'ont les ennemis. Ce n'est point cela qui décide. Votre armée est belle et bonne, et en état de les attaquer partout, s'ils ne l'évitent pas. Quand je les aurois cru (*sic*) plus forts, connoissant qu'il étoit important à la réputation de vos armes de passer le Rhin, je n'aurois pas manqué de le faire. On se poste en ce pays-ci quand on est inférieur en nombre. Au surplus, il me paroît que l'ennemi ne songe qu'à traverser notre subsistance et à tâcher de décamper le dernier.... Il faut dire à Votre Majesté qu'étant dans la nation de ne la pouvoir contenir comme les autres, il y a eu nombre de maraudeurs au passage du Rhin : cela m'a obligé de mettre en arrêts quelques officiers particuliers qui pouvoient l'empêcher. » (Dépôt de la guerre, vol. 1408, n° 32.)

1. Village situé au delà de la Murg, à trois kilomètres N. du camp français de Kuppenheim et N. O. de Rastadt. — Saint-Simon écrit *Muckensturm*, ainsi que la *Gazette* et la carte de Delisle.

2. Par rapport à la position des Français.

3. Ces deux mots sont écrits en interligne, au-dessus d'*Ils*, biffé.

4. Ni un homme manquant. Littré, à DIRE, 13°, cite de curieux exemples de cette locution, entre autres celui-ci de Guez de Balzac : « Il faisoit parade d'un visage remarquable par.... un œil qu'il avoit à dire. » — La *Gazette* (n° 27, p. 322) dit : « Le maréchal de Choiseul fit faire, le 26 juin, un fourrage général du côté d'Oppenheim, pour lequel il donna de si bons ordres, qu'on ne perdit pas un seul cheval, quoique les hussards voltigeassent aux environs, à leur ordinaire. » Mais ce

ne pense pas que jamais folie ait été, en même temps, et si générale et si heureuse.

Après qu'on se fut bien accommodé dans ce camp, il se trouva que les convois qu'on tiroit du Fort-Louis[1] étoient incommodes et périlleux. On jeta donc, à trois lieues du quartier général, un pont de bateaux sur le Rhin, à l'endroit d'une île qui étoit séparée de notre bord par un bras étroit[2]. Le chemin du pont au camp étoit couvert d'un marais; mais ce marais, cru impraticable, se le trouva si peu, que nos convois suivirent toujours leur premier chemin et que ce pont ne fut qu'une inquiétude de plus que les ennemis ne vinssent le brûler de notre bord à l'île : ce qui en fit ôter les trois premiers bateaux toutes les nuits. Il servit seulement à l'abondance du camp par le commerce avec les paysans d'Alsace; et la Bretesche, lieutenant général, fut chargé de tout ce côté-là.

Chamilly fit un grand fourrage du côté de la montagne[3]; au retour, il trouva force hussards[4], soutenus par

fourrage-là est antérieur au changement de camp, et d'ailleurs il avait été ordonné par le maréchal, si la correspondance est exacte.

1. Il emploie *Fort-Louis* tantôt, le plus souvent, avec article, comme ici, et tantôt sans article.

2. Sans doute l'île du Marquisat, où Villars s'installa et fit faire un pont en juillet 1706 (*Dangeau*, tome XI, p. 162; *Gazette*, 1706, p. 381 et 390; *Mémoires de Villars*, p. 160; *Mémoires de Saint-Simon*, tome V, p. 13).

3. La *Gazette* ne raconte cet épisode, qui est du 12 juillet (n°s 29 et 30), que plusieurs jours après Dangeau, qui en fait mention dès le 16 (tome VI, p. 155). Comparez le *Mercure* du même mois, p. 248-254, et la lettre du maréchal, dans l'appendice VIII, 13 juillet.

4. Cette troupe avait pour origine une espèce de milice à cheval levée en Hongrie et en Bohême pour combattre la cavalerie ottomane, et assez généralement mal composée, mais très utile dans les escarmouches. « Ils sont fort déterminés, dit le *Dictionnaire de Trévoux*, grands pilleurs, bons partisans, et meilleurs dans une prompte expédition que dans une bataille rangée. Aujourd'hui on prononce *houssard;* plusieurs même ne font sentir qu'une *s* et la prononcent comme un *z : houzard*, et personne ne fait entendre le *d* final. » Dangeau et M. de Sourches

Vaubonne[1] avec des troupes. Il y eut une petite action : Vaubonne fut chassé, l'épée dans les reins, jusqu'à un petit ruisseau, qui, avec les approches de la nuit, le délivra de la poursuite. Praslin s'y distingua fort[2]; il y eut assez de gens des ennemis tués, et fort peu des nôtres.

Belle retraite du maréchal de Choiseul.

M. le maréchal de Choiseul demeura seize jours dans ce camp; les fourrages vinrent à manquer tout à fait : il fallut songer à en sortir. On défit le pont de bateaux[3], et tout aussitôt le bruit se répandit qu'on alloit décamper. Pour l'apaiser, Saint-Frémond fut détaché, le 18, avec presque tous les caissons[4] de l'armée, sous prétexte d'aller

écrivent *houssards*; la *Gazette*, *hussars* et *hussarts*, Furetière (1690), *hussarts*, et notre auteur de même. Richelet (1679) n'a pas le mot; l'Académie ne le donne (*hussards*) que dans sa seconde édition (1718). L'armement de ces cavaliers était la lance, le cimeterre, le pistolet d'arçon, et un bâton long pouvant remplacer la lance (*Gazette* de 1661, p. 408). Nous verrons que les hussards étaient connus en France dès le règne de Louis XIII, et que Louis XIV en organisa un régiment en 1692. L'armée française en avait rencontré, dès le début de la guerre, sur le Rhin, et les *Mémoires de Sourches* et ceux *de Villars* parlent d'eux souvent.

1. Joseph Guibert, marquis de Vaubonne (on trouve dans les éditions antérieures des *Mémoires* les mauvaises lectures : *Vanbonne*, *Vaubrune*, *Vanbauze*), originaire du Comtat, parvint au grade de général-major de la cavalerie impériale et fut conseiller au conseil aulique, chambellan de la clef d'or en Espagne, chevalier de Calatrava, gouverneur du Château-Neuf de Naples, etc. Il avait un grand renom comme partisan intrépide et téméraire; le prince de Bade l'avait eu sous ses ordres en Bosnie, en 1688. Nous verrons un général de Vaubonne figurer dans les campagnes d'Italie et périr au siège de Gaëte, en novembre 1707; mais le *Nobiliaire du Comtat-Venaissin* dit que celui dont il s'agit ici mourut à Vienne en 1716, et c'est sans doute lui qui lutta contre Villars dans la campagne du Rhin en 1713. Il avait deux de ses neveux sous ses ordres.

2. Le maréchal et la *Gazette* signalent comme s'étant distingués, outre Praslin, MM. d'Estaing, de Chalmazel et de Mursay, brigadiers, de la Feuillade, de Souvré, d'Estrades et de Plancy, colonels.

3. Le maréchal écrivait en chiffre, à Barbezieux, le 17 juillet : « Le défaut de fourrage m'obligeant à remonter un peu plus haut, je fais défaire mon pont et remonter les bateaux. » (Dépôt de la guerre, vol. 1408, n° 50.) Le Roi le laissa maître d'agir à son gré.

4. Ici, *caissons*; deux lignes plus bas, et ensuite p. 165, *quaissons*.

querir un grand convoi au Fort-Louis. En effet, il revint le même jour avec beaucoup[1] de ces mêmes caissons. Cela trompa et fit croire qu'on séjourneroit encore quelque temps. Le maréchal m'avoit confié son dessein. Notre camp étoit disposé de manière que les ennemis le voyoient en entier, excepté quelques endroits interrompus par des avances de haies et de bois et les deux brigades de cavalerie qui fermoient la gauche de la seconde ligne de dix-neuf escadrons, Hornes[2] et Ligondès[3], dont j'étois[4], et deux régiments de dragons qui couvroient ce flanc; mais la gauche entière de la première ligne, qui étoit devant nous, étoit vue en[5] plein. Le 19 juillet, sur les onze heures du matin, toute l'armée eut ordre de charger les gros bagages, une heure après les menus, avec défenses de détendre[6] et de rien remuer. A deux heures après midi, nos deux brigades et les dragons nos voisins, que les ennemis ne voyoient pas, comme je viens de l'expliquer, reçurent ordre de détendre et de marcher sur-le-champ sans bruit. La Bretesche, lieutenant général[7], et Montgommery, maréchal de camp, officiers généraux de la seconde ligne de cette aile, vinrent la prendre, et la menèrent au delà des bois par lesquels nous étions arrivés, passer la nuit dans la plaine de Stolhofen; et cependant les gros et menus bagages, l'artillerie inutile et tous

1. La première lettre de *beaucoup* corrige un *p*.
2. Ce brigadier a déjà été nommé en 1695, tome II, p. 313.
3. Gaspard de Ligondès ou Ligondez (*Ligondeix*, en Auvergne), seigneur de Châteaubodeau, fait mestre de camp de cavalerie en octobre 1689, nommé lieutenant de Roi en Saintonge au mois de janvier 1691 (quoique la charge ne fût pas encore vacante), chevalier de Saint-Louis en 1694, brigadier au mois de janvier 1696, mourut dans ses terres d'Auvergne au mois de mars 1709.
4. Une estampe allemande du temps représente l'ordre de bataille de l'armée, et le régiment de Saint-Simon y figure au rang qu'il indique ici.
5. *En* corrige *et*.
6. Détendre les tentes.
7. Nous avons dit que cet officier avait déjà fait les campagnes précédentes dans cette région.

les caissons filèrent entre le Rhin et nous. La Bretesche avoit défenses expresses de branler, quelque combat qu'il entendît. La raison en étoit qu'il restoit assez de troupes pour combattre dans un lieu aussi étroit qu'étoit celui d'où on se retiroit, qu'il falloit une grosse escorte pour tous les bagages de l'armée, et que, en cas de malheur, nos troupes se seroient trouvées toutes fraîches et en bon ordre dans la plaine, pour recevoir et soutenir tout ce qui déboucheroit les bois[1] venant de notre camp.

Sur les six heures du soir, le maréchal monta sur cette hauteur retranchée de sa droite à laquelle il avoit fait travailler exprès tout le jour, et disposa toute son affaire avec tant de justesse, qu'avec le signal d'un bâton levé en l'air, avec du blanc au bout, de distance en distance, ce ne fut qu'une même chose que détendre, charger, monter à cheval, marcher, et, quoique au petit pas, perdre les ennemis de vue. Comme il ne restoit nulle sorte d'équipage au camp et que tout étoit sellé et bridé, cette grande armée disparut en un moment, en plein jour, aux yeux des ennemis. L'armée marcha sur deux colonnes. Le régiment Colonel général de cavalerie[2] fit l'arrière-garde de la gauche, avec du canon, et le prince de Talmond[3] ensuite, avec les gardes ordinaires; enfin un détachement de cavalerie, sous un lieutenant-colonel qui étoit commandé tous les jours à Rastadt. Le bon-

1. Nous avons déjà rencontré (tome III, p. 230) et retrouverons un peu plus loin (p. 166) le verbe *déboucher* ainsi employé au sens actif avec complément direct; comparez deux emplois différents dans le tome I, p. 247 et 248. Le *Mercure* de juillet 1697, p. 281, se sert de l'infinitif substantivement, au sens neutre : « Le déboucher de notre camp. »

2. Il a parlé en 1696 (tome III, p. 237) de la brigade du Colonel général. Le régiment de ce nom, qui appartenait au comte d'Auvergne à raison de sa charge, avait été formé en 1635, des premières compagnies d'ordonnance, et il prenait le pas sur le reste de la cavalerie. Depuis 1688, il était commandé par le marquis du Guémadeuc, qui l'avait payé cent dix mille livres au comte d'Auvergne. Il fut vendu soixante mille livres de plus en 1707.

3. Frédéric-Guillaume de la Trémoïlle : tome II, p. 162 et note 6.

homme[1] la Frézelière[2], lieutenant général, conduisoit cette arrière-garde. Le maréchal fit celle de la droite, avec la gendarmerie[3] et quelques détachements derrière elle, et Chamarande fit, avec tous les grenadiers[4] de l'armée, l'arrière-garde de tout. Montgon, qui, par son poste, devoit être avec nous, obtint du maréchal de demeurer auprès de lui. Avant la nuit noire, presque toute l'armée avoit débouché tous les bois et étoit entrée dans la plaine de Stolhofen. Ceux[5] des généraux impériaux qui se trouvèrent à la promenade accoururent de toutes parts sur les bords de la Murg pour voir ce décampement; mais il fut si prompt, qu'il ne leur donna pas loisir de faire la moindre contenance d'inquiéter cette retraite,

1. Voyez au tome II, p. 70 et note 4. Ici encore ce terme, que nous retrouverons un peu plus loin (p. 170), comme épithète habituelle avec le même nom propre, n'a rien d'irrespectueux, et ne sert qu'à marquer le grand âge. Dangeau s'en sert deux fois pour M. de la Frézelière (tomes IV, p. 415, et VIII, p. 101), et de même pour Bartillat, Besmaus, Bissy, la Bourlie, etc.

2. François Frézeau, marquis de la Frézelière en Anjou, de Mons en Loudunois, etc., né le 10 juin 1623, colonel du régiment de Touraine et maréchal de camp en 1677, lieutenant général de l'artillerie de France en 1678, gouverneur de Gravelines en 1682 et de Salins en 1684, lieutenant général des armées en 1688, mourut le 3 mai 1702, à Anglers en Loudunois. Il avait fait les sièges de Doësbourg, de Deux-Ponts, de Fribourg, de Kehl, de Luxembourg, et commandé l'artillerie à la bataille de Cassel. Le pays du Rhin lui était familier pour y avoir fait la campagne de 1690.

3. Tome II, p. 146, note 2. — Saint-Simon écrit : *la Gens d'armerie*.

4. Nous avons déjà dit que chaque régiment d'infanterie avait une compagnie de grenadiers : cette organisation s'était généralisée de 1672 à 1689. Les compagnies étaient de cinquante-cinq hommes, et ce furent ces soldats d'élite qui commencèrent l'emploi régulier du fusil. « Les grenadiers, dit le *Dictionnaire de Trévoux*, ont une grande réputation, et ils la méritent. On les emploie dans les occasions où il faut de la vigueur et de la résolution : alors on rassemble les compagnies de grenadiers de divers bataillons. » Comparez les *Mémoires de Sourches*, tome II, p. 265, le *Journal de Dangeau*, tome XI, p. 200, et les *Mémoires de Villars*, p. 213, 253, etc. Villars, qui avait constamment recours à ses grenadiers, ne trouve pas de terme plus expressif que : « la témérité du grenadier le plus déterminé. »

5. La première lettre de *ceux* corrige une *l*.

l'une des plus belles qu'on ait vues[1]. Somières, capitaine de cavalerie au régiment de la Feuillade, avoit été pris à ce fourrage du marquis de Chamilly dont j'ai parlé[2], et fut renvoyé quelques jours après cette retraite. Il rapporta au maréchal de Choiseul, en ma présence, que les Impériaux, fondés sur[3] ce convoi de Saint-Frémond[4], ne crurent point que notre armée marchât de quelques jours; que, le 19 juillet, jour de cette belle retraite, le prince Louis de Baden rentroit de la promenade avec le duc de Lorraine et venoit de mettre pied à terre, lorsqu'on le vint avertir à toutes jambes que nous décampions; qu'il répondit que cela n'étoit pas possible, fondé sur ce que lui-même venoit de voir un instant auparavant travailler encore sur cette hauteur de notre droite; qu'en même temps il lui vint un second avis semblable, qui le fit aussitôt remonter à cheval et courir aux bords de la Murg, où ce capitaine prisonnier le suivit. Ils ne virent que l'arrière-garde se dérober à leurs yeux : ce qui remplit tellement le prince de Bade d'étonnement et d'admiration, qu'il demanda à ce qui l'accompagnoit s'ils avoient jamais vu rien de pareil, et il ajouta que, pour lui, il n'avoit pas cru jusqu'alors qu'une armée si considérable et si nombreuse pût disparoître ainsi en un instant. Cette retraite en effet fut honorable et hardie, et en même temps sûre. Elle se fit en plein jour, mais si[5]

1. Les gazettes n'en parlent que dans des termes très modérés, en quelques lignes : *Gazette d'Amsterdam*, n° LXI; *Gazette*, n° 30. Seul, le *Mercure* fait un vif éloge de M. de Choiseul, juillet 1697, p. 302.

2. Ci-dessus, p. 162-163. — Cet officier est nommé *Sommieuvre* dans le récit du *Mercure*, p. 252. Il devait appartenir à la famille de Champagne dont étaient alors Gaspard de Sommyèvre, né en novembre 1677, capitaine de cavalerie au régiment de Beringhen, et Félicien ou Sébastien de Sommyèvre, comte d'Ampilly, marié en 1686 à une des filles du marquis de Choiseul-Beaupré.

3. Emploi du participe passé (il revient six lignes plus bas) à rapprocher du sens qu'ont le verbe réfléchi *se fonder sur* et le participe même dans *être fondé à*.

4. Voyez ci-dessus, p. 163-164. — 5. *Si* est ajouté en interligne.

promptement, que les ennemis n'en purent tirer aucun avantage, et, quoique en plein jour, si proche de la nuit, que l'obscurité la favorisa presque autant que si on l'eût faite dans les ténèbres. Elle fut fière, belle, bien entendue, savante, et digne enfin d'un général qui avoit si bien appris sous les plus grands maîtres[1].

Sa gloire en cette occasion eût été sans regrets, sans un accident qui arriva. Blanzac menoit une colonne d'infanterie et fut surpris de la nuit dans les bois. Un petit parti qu'il avoit sur son aile entendit quelque cavalerie marcher fort près de soi. Ce peu de cavalerie étoient des Impériaux égarés, qui, reconnoissant le péril où ils se trouvoient, au lieu de répondre au qui-vive, se dirent entre eux en allemand : « Sauvons-nous. » Il n'en fallut pas davantage pour leur attirer une décharge du petit parti françois, à laquelle ils répondirent à coups de pistolet. Ce bruit fit faire, sans le commandement de personne, une décharge de ce côté-là à toute la colonne d'infanterie, et Blanzac, voulant s'avancer pour savoir ce que ce pouvoit être, en essuya une seconde. Il eut le bonheur de n'être point blessé; mais cinq pauvres capitaines furent tués, et quelques subalternes blessés[2].

L'armée ne fut pourtant point troublée par cette escopetterie[3] et passa la nuit auprès de nos deux brigades, dans la plaine de Stolhofen, comme chacun se trouva. Le lendemain 20, dès le matin, elle en passa le défilé et

1. Comparez le portrait et l'éloge du maréchal, en 1699, dans l'Appendice de la *Relation de la cour de France*, par Spanheim, p. 393-394 : « On peut pourtant dire que ses marches et ses campements ont été beaucoup plus utiles à l'État, sur la fin de la guerre, que les mouvements hors d'œuvre et excessifs qu'on s'est donnés sur d'autres frontières. »

2. On trouvera le récit de cet incident dans une des lettres de l'appendice VIII, 20 juillet, à comparer avec la *Gazette* du 10 août, n° 31, et la *Gazette d'Amsterdam*, Extraordinaire n° LXII. La *Gazette* dit : trois capitaines de grenadiers et douze ou quinze soldats blessés ou tués.

3. « Salve, décharge de plusieurs escopettes, de plusieurs carabines ou mousquets, en même temps. » (*Académie*, 1694.)

campa la droite et le quartier général à Lichtenau[1], la gauche peu éloignée de Stolhofen, l'abbaye de Schwartzach[2] vers le centre, un gros ruisseau à la tête du camp, et le Rhin à trois quarts de lieue derrière nous[3]. Nous y demeurâmes dix ou douze jours, pour voir ce que deviendroit le prince Louis de Baden, qui demeura dans son même camp de Muggensturm. De là nous prîmes celui de Lings[4], puis celui de Wilstett[5], si proche du fort de Kehl[6] qu'il rendit notre pont de bateaux inutile et que, par le pont de Strasbourg, la communication étoit libre sans escorte, et continuelle entre l'armée et cette place[7].

Le comte du Bourg fut chargé là d'un grand fourrage : ce qui, joint à quelques autres bagatelles, brouilla le

1 et 2. Stolhofen (ici *Stolhauffen*) au N. et Lichtenau au S. O., sur l'ancienne grande route du fort de Kehl à Rastadt, forment, avec Schwartzach à l'E., un triangle très ouvert, protégé par le Rhin et coupé de ruisseaux.

3. La *Gazette* (p. 358) dit, à la date du 19, et non du 20 : « Le grand nombre de défilés qu'il a fallu passer a tellement retardé la marche, que l'armée n'a pu arriver que ce matin. Elle est campée sur deux lignes, la droite à Lichtenau, la gauche au delà de Schwartzach, le Rhin derrière, et le ruisseau d'Oberwasser devant, faisant tête à la montagne. » Comparez l'appendice VIII, lettre du 24 juillet.

4. Sur la grande route de Kehl à Rastadt, à quatre kilomètres S. O. de Bischofsheim. L'armée y arriva le 2 août.

5. Village situé sur la droite de la route de Kehl à Appenweier, à environ six kilomètres du Rhin. Il en est question dans la campagne de 1690, et Dangeau, qui suivait alors Monseigneur, raconte (*Journal*, tome III, p. 202-203) que ce prince, conduit par M. de Lorge, alla visiter tout proche de là les positions occupées en 1675 par Montecuculi et Turenne lorsque ce dernier fut tué. Quarante ans plus tôt, Charles IV de Lorraine avait battu les Suédois à Wilstett.

6. Les Français, en même temps qu'ils occupaient Strasbourg, s'étant emparés de la simple redoute qui constituait les défenses de Kehl, Vauban et l'ingénieur Terrade y avaient bâti une véritable place, pour couvrir Strasbourg et pour assurer le passage du Rhin. Voyez les *Mémoires de Sourches*, tome I, p. 39, et ceux *de Villars*, p. 20 et 105.

7. La même idée, exactement, est exprimée dans le nᵒ 33 (p. 393) de la *Gazette*, sous la date du 9 août : « Le 6, le maréchal de Choiseul fit marcher l'armée, qui vint camper ici (à Wilstett), le long de la rivière de Kinzig, la droite du côté d'Offenbourg, Wilstett dans le centre, et la

marquis de Renty[1] avec le maréchal de Choiseul, son beau-frère. Renty étoit un très galant homme, vaillant et homme de bien, mais avec cela épineux[2] à l'excès[3]. Le maréchal s'étoit fait une autre affaire avec Revel[4]. C'étoit à lui à être de jour celui de la retraite, et par conséquent à faire celle des deux arrière-gardes où le maréchal n'étoit pas. Le bonhomme la Frézelière, que toute l'armée aimoit et honoroit, et qui le méritoit[5], étoit[6] lieutenant général aussi, et son tour tomboit immédiatement avant celui de Revel. Il étoit aussi lieutenant général de l'artillerie[7], il la commandoit, et, par là, il ne pouvoit prendre jour de lieutenant général dans l'armée, ni mar-

gauche tirant vers Korck, à demi-lieue du fort de Kehl, en sorte que les vivres viennent aisément de l'Alsace dans le camp, sans aucune escorte. »

1. Tome III, p. 236, note 4.

2. Nous avons déjà rencontré cette expression au tome III, p. 323; on la trouve employée de même dans les *Mémoires de D. de Cosnac*, tome I, p. 57. Dans d'autres sens figurés, Mme d'Huxelles dit : « Une résidence très épineuse » (*Journal de Dangeau*, tome X, p. 92, note), et Saint-Simon lui-même (tome V, p. 73) : « Une conscience épineuse ».

3. Comparez la suite des *Mémoires*, tome VIII, p. 46.

4. Charles-Amédée de Broglie, comte de Revel en Piémont, guidon des gendarmes écossais en 1666, mestre de camp-lieutenant de Royal-cuirassiers en 1668, brigadier de gendarmerie en 1675, maréchal de camp en 1678, était lieutenant général depuis 1688 et commandant du pays d'Aunis depuis 1690. Il eut le gouvernement de Condé en 1702, l'Ordre en 1703, et mourut le 25 octobre 1707. Il s'était distingué au passage du Rhin, à Seneffe, etc. C'est de lui que Boileau a dit (*épître* IV, vers 105 et 106) :

> Revel le suit de près; sous ce chef redouté
> Marche des cuirassiers l'escadron indompté.

5. Son éloge sera fait en 1702 (tome III de 1873, p. 259).

6. *Étoit* (*estoit*) est écrit deux fois.

7. Comme le général des galères (ci-dessus, p. 146, note 4), le grand maître de l'artillerie avait au-dessous de lui un lieutenant général, qui était depuis 1678 le marquis de la Frézelière. De plus, l'*État de la France* dit : « Dans chacune des armées de France, il y a un lieutenant de l'artillerie, qui commande à tout l'équipage d'artillerie et qui a soin de sa conduite, lequel dépend de ce grand maître. »

cher à son tour qu'une fois dans la campagne. Il voulut prendre sa bisque[1] d'être de jour à la retraite; le maréchal, qui l'aimoit et qui comptoit sur sa capacité, décida en sa faveur, et Revel fut outré. Du camp de Wilstett, nous allâmes prendre celui d'Offenbourg[2].

Inondations générales.

Cet été ne fut que pluies universelles et débordements partout, qui interrompoient[3] le commerce[4]. Paris et ses environs furent inondés, à ce qu'on nous mandoit, et ce que nous éprouvions ne nous donnoit pas de peine à le croire[5]. Cela duroit depuis deux mois, et notre général en gémissoit, dans l'impatience d'exécuter un projet qu'il avoit fait approuver à la cour : c'étoit d'aller attaquer[6] des

Beau projet du maréchal de Choiseul avorté

1. Cette figure, avec ce qui précède : « qu'une fois dans la campagne », s'explique fort bien ici par le sens propre du mot. L'Académie (1694) définit *bisque :* « Avantage qu'on prend en tel jeu qu'on veut, mais que l'on ne prend qu'une fois dans la partie. » La métaphore implique, d'une façon expressive, que c'est partie de plaisir pour le vieux lieutenant général; car son sens habituel est « prendre son temps pour se récréer, se donner du relâche. » Nous trouverons : « Se réserver une bisque. »

2. Ville autrefois impériale et capitale de l'Ortenau, située à l'entrée de la vallée de la Kinzig : voyez les *Mémoires de Villars*, p. 20. Elle nous appartenait depuis le mois d'octobre 1688. L'armée arriva à Offenbourg le 20 août (*Gazette*, n° 35).

3. Dans le manuscrit, *interromproient*, et *inter* corrige d'autres lettres. La première lettre du *le* qui suit corrige, elle aussi, un *p*.

4. Le 2 juillet, Dangeau écrit, dans son *Journal* (tome VI, p. 145; comparez p. 144 et 146) : « Le débordement des rivières est si grand et si général dans toutes les rivières (*sic*) du Royaume, que personne ne se souvient d'en avoir vu un pareil dans cette saison-ci; il n'y a point de provinces où cela n'ait fait de grands dégâts. » La *Gazette* rapporte, du camp de Wilstett (n°s 33-35), que les pluies froides ne cessent depuis un mois, que les chemins sont impraticables, que les grains germent et pourrissent, et que tout mouvement est impossible.

5. « Le maréchal de Choiseul mande au Roi que son armée d'Allemagne pâtit fort par les pluies continuelles et par le débordement des rivières; on est obligé d'aller fort loin aux fourrages, et on y perd beaucoup de chevaux. » (*Dangeau*, tome VI, p. 175.) Au sortir de Lichtenau, le 2 août, la marche ne fut possible qu'en faisant remplir de fascines les chemins, et l'infanterie perdit une partie de ses souliers dans la boue.

6. *Attaquer* a été biffé une première fois, puis récrit.

par ordre de la cour qui fait repasser le Rhin à l'armée.

retranchements faits dès le commencement de la guerre pour garder les gorges qui sont l'entrée de la Franconie[1], de la Souabe et de la Bavière[2]. Schwartz[3] et un comte de Fürstenberg[4] gardoient ces lignes, qui, par leur étendue[5], étoient difficiles à conserver. Le maréchal de Choiseul mouroit d'envie de s'y faire un passage dans des pays abondants et qui, depuis bien des années, n'avoient point souffert de guerres, d'essayer à y prendre des quartiers d'hiver, et de brûler un pont d'une structure particulière qui se jetoit en peu d'heures sur le Rhin, et qui, étant toujours là tout prêt, inquiétoit toutes les campagnes, sitôt que notre armée descendoit le Rhin[6].

Le marquis d'Huxelles étoit resté à Spire, d'où il n'avoit bougé, avec Locmaria et les troupes que ce dernier avoit amenées depuis que l'armée avoit passé le Rhin, et ce passage n'avoit point été de son goût[7]. Pendant que le maréchal méditoit l'exécution de son projet, et que le temps

1. Après *Franconie*, il y a *et*, biffé. Un peu avant, *garder* corrige un mot illisible.

2. La carte marque un certain nombre de postes fortifiés le long de cette ligne, entre Offenbourg et Bade. — Ces trois noms désignent des cercles de l'ancien empire. Nous ne pouvons, pour leur situation et leurs limites à la fin du dix-septième siècle, que renvoyer aux cartes du temps.

3. Ce général, que la *Gazette d'Amsterdam* (1697, nº XIX) appelle le baron Swarts, et qu'elle qualifie de général des troupes de Münster, a déjà figuré dans le récit de la campagne de 1695. Ce n'est probablement pas celui que les gazettes et Dangeau (tome VI, p. 384) nomment Wurtz, et qui fut fait gouverneur du fort de Kehl après la paix.

4. Est-ce Prosper-Ferdinand, comte de Fürstenberg-Stullengen, né en 1662 et chambellan du roi des Romains, qui fut fait conseiller d'État en novembre 1700 et périt au siège de Landau, le 21 novembre 1704; ou le comte Charles-Égon, de la branche de Mœskirck, lieutenant maréchal de camp général, qui était, selon Dangeau (tome IX, p. 20), l'homme de confiance de l'Empereur et du prince de Bade, et qui fut tué à Friedlingue en 1702?

5. Dans le manuscrit, par mégarde, *étendues;* l'*s* biffée.

6. Il a été parlé de ce pont en 1696. — Le Roi engagea à plusieurs reprises M. de Choiseul à faire des pointes en avant pour empêcher que le prince de Bade ne passât le Rhin.

7. Voyez les lettres de cet officier dans l'appendice VIII, 16 et 17 août.

commençoit à lui faire espérer la possibilité de l'entreprendre, Huxelles fut averti par des paysans que les ennemis faisoient un pont à Gernsheim[1]. C'est l'homme du monde qui aimoit le moins les entreprises et qui craignoit le plus de se commettre; sans approfondir davantage, il se retira à Germersheim[2], entre Philipsbourg et Landau, en donna avis au maréchal de Choiseul, et, ne se croyant pas encore là en sûreté, s'alla mettre à Lauterbourg[3]. Ce ne fut pas tout : il dépêcha un courrier à Barbezieux, à qui il communiqua toute sa peur pour l'Alsace[4]. Le maréchal reçut l'avis du marquis d'Huxelles avec dépit, parce qu'il jugea la terreur panique[5], ou que le passage pouvoit être empêché par ce que d'Huxelles avoit de troupes, et[6] qu'il venoit d'être fortifié par un corps que Mélac lui avoit mené; mais sa colère fut

1. Le 2 août, Huxelles annonçait que les ennemis descendaient leurs bateaux par le Necker, pour faire un pont à Xanthoven (Dépôt de la guerre, vol. 1408, n° 90); comparez la *Gazette*, n°s 34 et 35. — Gernsheim, un des principaux passages de la rive droite du Rhin, venait d'être fortifié, et le prince de Bade s'y établit le 20 août, à seize kilomètres N. de Worms. Jusqu'à présent, on avait lu ici, de même que trois lignes plus loin, *Germersheim:* ce qui faisait un non-sens. L'auteur, la première fois, a écrit *Guermsheim*, mais a ensuite corrigé la première *m* en *n*.

2. Ville forte de la rive gauche, située beaucoup plus haut que Gernsheim, au confluent de la Queich et du Rhin, à une très petite distance de Philipsbourg. MM. de Rochefort et de Vaubrun l'avaient prise en 1674, et le Roi, s'étant accommodé avec l'électeur palatin, y avait fait construire une forteresse avec pont et tête de pont de l'autre côté du Rhin (Journal du P. Léonard, Bibl. nat., ms. Fr. 10 265, fol. 191). Comparez les bulletins de la campagne de 1694, dans la *Gazette*, p. 501 et 502.

3. Ville forte et chef-lieu d'un comté, près du confluent de la Lauter et du Rhin, au S. O. de Germersheim, aussi sur la rive gauche.

4. Nous reproduisons dans l'appendice VIII sa lettre au ministre. On trouve l'écho de ces bruits chez Dangeau, tome VI, p. 173 et 176.

5. Il jugea que la terreur n'était qu'une panique. Mme de Sévigné dit (tome VII, p. 61) : « Nous avons eu de grandes terreurs ; Dieu merci, elles sont devenues paniques.... »

6. *Et* est en interligne. — A la suite, devant *qu'il*, il sous-entend, comme commencement de conjonction (*parce*), les syllabes *par ce* qu'il vient d'employer, détachées, dans un autre sens.

extrême lorsque, toute sa disposition[1] faite pour marcher aux retranchements le lendemain, et jusqu'à la munition[2] distribuée aux troupes, il lui arriva, sur le midi, un courrier de Barbezieux, avec un ordre positif du Roi de repasser le Rhin sur-le-champ, toutes choses, toutes raisons et toutes représentations cessantes, et sans délai d'un moment. Le maréchal, qui m'avoit confié son projet, me fit les plaintes les plus amères, à moi et aux généraux qui étoient du secret. Il ne douta pas que cet ordre ne lui [eût] été attiré par le marquis d'Huxelles, sur lequel, tout sage et tout mesuré qu'il étoit, il s'échappa entre la Frézelière, du Bourg, Praslin et moi. Il se voyoit arracher sa gloire et une exécution dont l'importance influoit si fort sur la paix qui se traitoit, ou, si elle ne[3] se concluoit pas, sur toute la suite de la guerre. Mais il fallut obéir[4], et, sans que le prince Louis de Baden eût songé à passer le Rhin, il nous fallut le repasser, dès le lendemain, sur le pont de Strasbourg, à travers des eaux et des fanges inconcevables[5].

Je passai un jour entier dans la ville, avec cinq ou six de mes amis, à nous reposer dans la maison de M. Rosen,

1. *Dispotion*, par mégarde, dans le manuscrit.

2. Voyez, au *Lexique de la Rochefoucauld* (p. 268), deux exemples de ce singulier (les dictionnaires n'en donnent pas de ce nombre en ce sens), l'un, de *munition* seul, comme ici, et l'autre, de *munition de guerre*.

3. Après *ne*, il a biffé « réussisoit (*sic*) pas ».

4. Voyez, dans l'appendice VIII, la lettre du Roi et la réponse du maréchal. Saint-Hilaire (*Mémoires*, tome II, p. 191) prétend que cette retraite fut volontaire de la part de Choiseul.

5. Dangeau (tome VI, p. 186) écrit, à la date du 11 septembre : « M. le prince Louis de Bade, qui passa le Rhin à Mayence il y a quelques jours, est campé vers Kreuznach. On faisoit courre le bruit dans son armée qu'il passoit le Rhin pour attaquer Kirn et Ebernbourg ; il n'y a pas d'apparence, dans un temps où l'on croit la paix faite, qu'il veuille rien entreprendre, outre que M. le maréchal de Choiseul est beaucoup plus fort que lui. Ce maréchal, n'ayant pu passer le Rhin au Fort-Louis à cause du débordement des eaux, l'a passé sur le pont de Strasbourg. » Comparez la *Gazette* du 14 septembre, n° 37.

qu'il me prêtoit toutes les campagnes[1]. Il y eut quelque petite escarmouche à l'arrière-garde, que Villars, qui n'étoit chargé de rien, fit tout ce qu'il put pour tourner en combat où il n'avoit rien à perdre et pouvoit gagner de l'honneur, parce que rien ne rouloit sur lui, et il fut enragé d'en être empêché par la Bretesche, qui étoit de jour, et par Bartillat[2], lieutenant général de l'aile, qui avoient les plus expresses défenses du maréchal de laisser rien engager. L'armée campa sous Strasbourg sans entrer[3] dans la ville, puis traversa l'Alsace par lignes et par brigades, le plus légèrement qu'il se put[4], et s'alla remettre en front de bandière[5] à Mussbach, qui étoit le camp du prince Louis de Bade l'année précédente, lorsque notre armée étoit dans le Spirebach[6].

Je l'y laisserai reposer[7], pour parler de l'affaire de

1. Déjà dit au tome II, p. 142 et 210.

2. Déjà nommé en 1695, tome II, p. 313.

3. « L'armée du Roi marchoit en si bon ordre, qu'ils n'osèrent rien entreprendre.... Le maréchal de Choiseul fit, le 30 du mois dernier (août), continuer la marche de l'armée avec toute la diligence possible. Pour cet effet, et afin qu'elle fît moins de dégât, il la fit marcher en plusieurs brigades, ayant fait publier des défenses, sous peine de la vie, aux fourrageurs, de couper les grains, permettant seulement de prendre le foin et l'herbe nécessaires pour la nourriture des chevaux. » (*Gazette*, n°s 36 et 37.)

4. « L'armée observe une si exacte discipline et marche avec tant de diligence, que la basse Alsace n'en sera point incommodée. » (*Ibidem.*)

5. « Une armée rangée en *front de bandières* (sic) est une armée rangée en bataille. Cette situation d'une armée est opposée à celle qui est cantonnée, et divisée par troupe en différents endroits. » (*Dictionnaire militaire* de 1743.) — Voyez, dans les *Mémoires de Villars*, p. 24, et dans le *Journal de Dangeau*, tomes X, p. 6 et 14, XI, p. 19, etc., des exemples avec *bandière* (vieille forme de *bannière*) au singulier, comme écrit l'Académie, qui n'a le mot qu'à dater de sa troisième édition (1740).

6. Tome III, p. 243 et 246. — La *Gazette* dit, le 5 septembre (n° 37, p. 441) : « Le 4, l'armée traversa le Speyerbach (*sic*) et arriva à Moschbach (*sic*), où les ennemis campoient l'année dernière, et aujourd'hui elle est venue ici (Lambsheim). »

7. Voyez la suite p 217.

Pologne et de M. le prince de Conti, dont nous apprîmes l'élection à Niederbühl. Comme nous y étions tout proche des ennemis, le maréchal de Choiseul eut la politesse d'envoyer un trompette au prince Louis de Baden pour l'en[1] avertir, et qu'il[2] ne fût pas surpris de la réjouissance que l'armée en devoit faire le soir[3].

Affaires de Pologne.

L'abbé de Châteauneuf, arrivant en Pologne[4], trouva le prince Jacques réuni à la reine sa mère[5], et l'abbé

1. *En* est ajouté en interligne.

2. Diversité de régimes familière à Saint-Simon. Ici *qu'il* peut dépendre soit directement de la préposition *pour* qui précède, soit, tour fréquent en latin, de l'idée de (*lui*) *dire*, contenue dans (*l'*)*avertir*. Comparez, quatre et cinq lignes plus loin, le *que* dépendant de « déclamant contre elle ».

3. Dangeau dit, à la date du 14 juillet (tome VI, p. 153) : « Le Roi a envoyé ordre que, dans toutes ses armées, on fit des réjouissances pour l'élection de M. le prince de Conti. » Le 16, après midi, un *Te Deum* fut chanté à l'armée du Rhin, avec trois salves de mousqueterie (*Gazette*, n° 30, p. 358).

4. Voyez ci-dessus, p. 135.

5. Le prince Jacques, dont il y a un portrait dans le mémoire des *Curiosités historiques*, tome I, p. 249-252, avait été jusque-là, comme l'a dit Saint-Simon, fort mal vu de sa mère, qui écrivait à la marquise de Béthune, le 25 septembre 1696 : « Je suis enfin sortie de Varsovie, ma très chère sœur, chose inouïe! par un déchaînement terrible des amis de mon fils aîné; c'est ce qui m'est le plus douloureux. Dieu lui pardonne! Il se fait bien du tort, et à moi augmente mes déplaisirs. Il est cause de bien des choses; j'y résiste, mais les plaies ne laissent pas d'être dedans mon cœur. Je vous écris ces lignes pour vous dire que je suis encore en vie; c'est par un courrier qui retourne à Bruxelles. Je ne crois pas que pas un de mes enfants monte sur le trône. On y veut faire monter M. le prince de Conti; mais il vaudroit mieux que ce fût notre électeur. Le Roi avoit ordonné que l'on l'y portât, s'il le desiroit; mais je n'avois nulle connoissance pour lors de ses sentiments; mais j'entrevois que, si pas un de mes enfants, ou, pour mieux dire, mon fils aîné, les autres n'y songeant pas, ne pouvoit être roi, comme il me paroît fort difficile, il vaudroit mieux que ce fût lui qu'un étranger. Dites-le à M. de Pomponne. Adieu. Je vous embrasse, ma très chère sœur, de tout mon cœur. Vous verrez peut-être bientôt mes enfants. » (Dépôt des affaires étrangères, *Pologne*, vol. 93, fol. 56.) Comparez une autre lettre du 5 février 1697, reproduite par M. de Bastard, p. 113-115.

de Polignac déclamant contre elle et contre tous les siens[1], sans aucun ménagement, qu'à bout d'espérance pour aucun de ses fils, elle s'étoit liée au parti de l'Empereur, qui, faute d'argent, avoit abandonné le duc de Lorraine, et portoit ouvertement l'électeur de Saxe, qui étoit devenu le seul compétiteur du prince de Conti[2]. Cet électeur avoit fait abjuration[3] entre les mains du duc de Saxe-Zeitz[4], évêque de Javarin[5], qui étoit passionné Autrichien[6] : il promit douze millions[7], l'entretien de beaucoup de troupes, et surtout d'infanterie, dont le besoin étoit le plus grand pour reprendre Kaminieck, et

1. Châteauneuf était porteur d'une lettre honnête pour la reine; mais l'abbé de Polignac lui persuada de ne la remettre qu'après l'élection.

2. Ci-dessus, p. 135; voyez notre tome III, p. 302-306, et les *Négociations de l'abbé de Polignac*, p. 142-147, 151-170. Il y eut encore une candidature du dernier moment, dont ne parlent ni Dangeau ni Saint-Simon, celle de don Livio Odescalchi, neveu d'Innocent XI; mais son manifeste et ses promesses ne furent jamais pris au sérieux.

3. Cette abjuration portait la date du 2 juin précédent. On en trouvera le texte dans l'appendice IX, où nous réunissons quelques documents relatifs à la double élection de 1697.

4. Christian-Auguste, fils de Maurice, duc de Saxe-Naumbourg ou Zeitz, et de Dorothée-Marie de Saxe-Weimar, né le 9 octobre 1666, eut, après la mort de son père (14 décembre 1681), le bailliage de Thuringe et commanda un régiment au siège de Mayence; puis, s'étant fait catholique à Rome en 1693, il devint prévôt de l'église métropolitaine de Cologne, chanoine de Liège, de Münster et de Breslau, et évêque de Javarin (14 juin 1695), fut créé cardinal le 17 mai 1706, archevêque de Gran en 1707, et premier commissaire de l'Empereur à la diète de Ratisbonne en 1716. Mort dans cette ville, le 23 août 1725. L'Autriche avait fait sa fortune.

5. En allemand *Raab*, en hongrois *Gewer*, ville et forteresse de Hongrie, au confluent du Raab et du Danube, avec évêché suffragant de Gran.

6. Comparez la suite des *Mémoires*, tomes II, p. 33-35, IV, p. 278, 284 et 285, etc., et une Addition à Dangeau, tome XVIII, p. 215-216.

7. C'est le chiffre que dit Dangeau (ci-après, p. 178, note 2); dans le manifeste présenté par son ambassadeur, Auguste de Saxe n'offrait que dix millions pour payer les dettes de la République. Les éditeurs de notre manuscrit avaient lu jusqu'ici : « 112 millions » ; mais le petit trait de plume qui s'aperçoit entre 1 et 2 ne compte évidemment pas.

il offrit de rejoindre la Silésie[1] à la Pologne, et de se charger du consentement de l'Empereur en le dédommageant par[2] démembrement d'une partie de ses propres États[3]. Il s'assura de l'appui des Moscovites et de n'être point troublé par les rois du Nord, et, avec cela, il gagna l'évêque de Cujavie[4], quelques autres évêques,

1. La Silésie, capitale Breslau, avait été réunie à la Bohême en 1357, après avoir eu longtemps des ducs polonais de la maison de Piast. La Prusse l'enleva à l'Autriche en 1745.

2. Saint-Simon, ayant d'abord écrit *du*, y a substitué *par* en interligne. On peut se demander s'il n'a pas oublié, en corrigeant, d'ajouter *le* après *par*.

3. Tout cela est paraphrasé de Dangeau, qui écrit (*Journal*, tome VI, p. 149), à la date du 10 juillet 1697 : « On apprend que l'électeur de Saxe songe à se faire roi de Pologne et qu'il offre, pour cela, de se faire catholique, de donner douze millions d'argent comptant, de faire consentir l'Empereur à rejoindre la Silésie à la Pologne, et que, pour indemniser l'Empereur, il lui donneroit ses États. » Lui aussi, comme le prince de Conti, ou du moins l'abbé de Polignac pour ce prince, promettait de reprendre Kaminieck, et il se faisait fort, en outre, de réunir la Valachie et la Moldavie au royaume.

4. « Province de Pologne, sur la Vistule, aux confins de la Prusse. Elle comprend deux palatinats, savoir : d'Inowladislaw et de Brzescie. Cette province donne le titre à un évêque, que l'on appelle l'évêque de Cujavie, et dont la résidence est à Wladislaw. » (*Moréri*.) C'est aujourd'hui la partie N. O. du gouvernement de Varsovie, et le siège épiscopal est à Wolborz. On regardait Cujavie comme un des plus riches bénéfices de Pologne; il était occupé depuis 1691 par Stanislas Dombski, ncien évêque de Chelm et de Plosko, qui passa au siège de Cracovie en 1699, et mourut vers la fin du mois de novembre 1700. Voyez, sur ce personnage et sur sa polémique avec l'ambassadeur de Louis XIV (déjà signalée plus haut, p. 133, note 3, et p. 135, note 3), l'*Histoire du cardinal de Polignac*, par Faucher, tome I, p. 232-233 et 248-266. Amelot de la Houssaye prétend, dans ses *Mémoires* (tome III, p. 87 et 88), que Dombski s'était tourné contre le parti français par suite du refus qu'avait fait l'abbé de Polignac de lui abandonner ses chances de nomination au cardinalat; M. Topin (*l'Europe et les Bourbons*, p. 84, note 1) n'admet pas que cette anecdote ait aucune vraisemblance. L'équivalent s'en retrouve dans les *Annales de la cour*, tome II, p. 135-136; mais les documents diplomatiques prouvent plutôt qu'on n'avait pas eu assez d'argent comptant ou assuré pour gagner l'évêque.

Jablonowski[1], grand général[2], le petit général de la couronne[3] et le petit général de Lithuanie[4], avec quelques

1. Stanislas Jablonowski, né en 1634, mort en 1702. « Homme de soixante-huit ans, dit son inscription funéraire ; soldat de quarante-neuf ans ; général de trente-six ans ; vainqueur dans les grandes batailles de Choczim, Zurawno, Katusz, Vienne, Raab, Gran, Bukovine et Uscie ; six fois blessé ; constructeur de plusieurs forteresses... ; restituteur de Kaminieck et de la Podolie ; sénateur de trente-six ans ; palatin de Russie et castellan de Cracovie ; électeur heureux de trois rois, Michel, Jean III, Auguste II ; conservateur de la liberté à Golombe.... Il sacrifia tout son bien pour l'entretien de l'armée de la couronne, pendant plusieurs années. » Son histoire a été publiée en quatre volumes, et en français, de 1774 à 1786, par M. de Jonsac. On y trouve résumé, d'après l'évêque de Kiovie, J.-A. Zaluski, le rôle qu'il eut dans les événements de 1696-1697 (tome III, p. 106-135). Son fils aîné ayant épousé une fille de Mme de Béthune en février 1693, leurs enfants furent naturalisés Français en 1724. Sa fille fut mère de Stanislas Leszczynski et grand'mère de notre reine Marie Leszczynska.

2. Jablonowski, d'abord palatin de Russie, fait petit général de la couronne en mars 1676, grand général en février 1683, castellan de Cracovie en janvier 1692, palatin de Volhynie en novembre 1693, devait toute sa fortune au roi Sobieski. La commission de grand général lui donnait un pouvoir absolu, égal au moins à celui de notre connétable, sur les gens de guerre, mais non l'entrée au Sénat ; c'est comme castellan de Cracovie qu'il y siégeait au premier rang des laïques. L'armée confédérée, c'est-à-dire formée en faction indépendante, était très animée contre lui ; mais il l'amena à soumission le 11 mai.

3. Sur ces deux charges de général et sur les armées de la couronne, voyez les *Anecdotes de Pologne*, par Dalérac, tome I, p. 24-64, et le mémoire des *Curiosités historiques*, tome I, p. 267-268. Le petit général était Joseph, comte Potocki (ci-après, p. 182), né en 1673, et qui faillit plus tard être élu roi en 1704, puis alla rejoindre le roi Charles XII de Suède en Turquie. Ses biens étaient immenses ; il possédait une milice de dix mille hommes et cent vingt bouches à feu pour défendre sa résidence. Il eut les charges de grand général, de castellan de Cracovie, de staroste de Varsovie, de palatin de Kiovie, etc. Son aïeul, ancien page d'Henri IV, avait rempli avec gloire les fonctions de généralissime des armées polonaises, et était mort le 23 février 1667. Son père, marié à une fille du grand maréchal Lubomirski, et petit général de campagne, était mort en octobre 1688. Joseph Potocki ne mourut qu'en 1751.

4. La Lithuanie, capitale Wilna, qui confinait avec le pays des Russes à l'est, était un ancien grand-duché, uni en 1501 à la Pologne

autres sénateurs[1] et d'autres moindres seigneurs, qui lui acquirent quatre palatinats[2]. L'espérance du cardinalat lui dévoua Davia[3], nonce du Pape, sous prétexte du grand intérêt de la religion à y réunir un puissant électeur, chef né des protestants d'Allemagne et leur pro-

par une sorte de confédération qui avait laissé aux Lithuaniens leur armée, leurs charges distinctes, leurs dignités, leur trésor particulier, leur tribunal suprême, etc. Ils avaient, comme les Polonais, un grand et un petit général; ce dernier, en 1697, s'appelait Sluska, et le prince Sapieha (plus loin, p. 181, note 4) était grand général.

1. Le sénat polonais se composait, en premier lieu, des officiers de la couronne et de ceux du duché de Lithuanie, du haut clergé, des palatins, etc.; en second lieu, des castellans (*Journal de Dangeau*, tome VI, p. 130).

2. Dangeau dit (*Journal*, tome VI, p. 150, 11 juillet 1697) : « Il arriva ici, sur les deux heures, un secrétaire de M. l'abbé de Polignac, qui apportoit la nouvelle que M. le prince de Conti avoit été élu roi de Pologne par vingt-huit palatinats, sans aucune scission; les quatre autres palatinats, à la tête desquels étoient l'évêque de Cujavie, le grand général Jablonowski et le petit général Potocki, ont élu l'électeur de Saxe. Ces quatre palatinats sont ceux de Cracovie, de Cujavie, de Siradie et de Minsk; et, parmi ces quatre palatinats, il y a encore des scissions pour M. le prince de Conti. » — La Pologne et la Lithuanie étaient, comme on voit, divisées en trente-deux palatinats ou gouvernements, dont les titulaires commandaient à des castellans ou châtelains. « Les palatins, dit Dalérac (*Anecdotes de Pologne*, tome II, p. 277), étoient autant de rois, et l'on les voyoit aller aux diètes avec douze mille hommes à leurs gages, troupes ou domestiques, et quatre pièces de canon, dont ils ornoient les avenues de leurs palais. » Voyez aussi, sur cette organisation, les *Mémoires de M. de****, p. 586, la *Relation historique de la Pologne*, par le sieur de Hauteville (Gaspard de Tende, 1697), p. 158, et les *Mémoires du duc de Luynes*, tome II, p. 200-201.

3. Jean-Antoine Davia, originaire de Bologne, né le 13 octobre 1660, avait d'abord porté les armes en Morée, puis s'était fait prêtre, et, nommé archevêque de Thèbes *in partibus infidelium*, il avait eu les fonctions d'internonce à Bruxelles et de nonce à Cologne (1690) avant de venir en Pologne (1696). Il fut ensuite évêque de Rimini (1698), nonce à Vienne (1700), et parvint au cardinalat en 1712. Légat d'Urbin en 1714, puis de la Romagne en 1717, il devint protecteur de la nation polonaise et de son église de Saint-Jean à Rome, préfet de l'*Index*, puis protecteur d'Angleterre et du collège anglais, et mourut le 11 janvier 1740, étant doyen des cardinaux-prêtres.

tecteur en titre[1]; et tout cela se fit le plus secrètement qu'il se put. Sa partie faite[2], il marcha avec ses troupes en Silésie, sous prétexte d'aller joindre l'armée impériale en Hongrie et d'en prendre le commandement, et s'approcha fort près des frontières de Pologne.

D'autre part, le cardinal Radzieiowski, chef de la République pendant l'interrègne comme primat du royaume par son archevêché de Gnesne[3], le prince Sapieha[4], grand général de Lithuanie, Bielinski[5], maréchal de la diète de

1. Comparez une Addition à Dangeau, tome XVIII, p. 179-180.

2. Son jeu préparé, ses moyens d'action assurés.

3. Voyez ci-dessus, p. 135 et note 1.

4. Les quatre frères Sapieha, fils d'un palatin de Wilna mort en 1666, étaient aussi riches que puissants et occupaient toutes les charges les plus importantes du grand-duché de Lithuanie. L'aîné, Jean-Casimir, qui avait succédé au palatinat de son père et reçu le titre de petit général de Lithuanie en 1680, puis celui de grand général en mai 1682, avait été d'abord partisan de la candidature du prince de Bade. Il prétendit plus tard, en 1700, à la couronne de Pologne. Le mémoire des *Curiosités historiques* (tome I, p. 297-304) dit qu'il manquait d'esprit et de suite dans les idées, mais possédait une grande influence, grâce à l'apparat royal dont il s'entourait. Tous ces Sapieha, élevés aux premières dignités par Sobieski, avaient montré beaucoup d'ingratitude, et il fallut les plus grandes promesses pour les rallier au parti français (*Négociations de l'abbé de Polignac*, p. 184-186). Ils arrivèrent à la diète avec six mille hommes de troupes, déployant un faste insolent.

5. Stanislas, comte Bielinski, fils d'un palatin de Marienbourg mort en 1685, et staroste de cette même province, ayant épousé en 1682 une fille de Michel Morstin, ce partisan de la France dont nous avons fait la biographie (Appendice du tome III, p. 528 et 529), avait remplacé son beau-père, disgracié dès l'année suivante, dans le poste de grand trésorier, puis était devenu grand chambellan en juillet 1688. Le mémoire imprimé dans les *Curiosités historiques*, tome I, p. 269-274, parle assez longuement de Bielinski et de sa femme, celle-ci toute dévouée à la France, mais lui peu estimé, peu capable, peu utile, et même soupçonné de n'avoir pas « le fond du cœur françois. » Son alliance avec Morstin et les biens qui lui en étaient venus en France faisaient mieux espérer de son concours, dit la *Gazette* de 1697. Il fut envoyé comme ambassadeur à Berlin en 1698, et le roi Auguste de Saxe le fit successivement petit maréchal, puis grand maréchal du royaume. Un tableau de la Pologne écrit pour M. de Bonnac en 1703 (Arch. nat.,

l'élection[1], étoient à la tête du parti du prince de Conti, avec presque tous les sénateurs, les officiers de la couronne, l'armée, à la tête de laquelle le grand veneur de la couronne[2] s'étoit mis en l'absence des deux généraux, et vingt-huit[3] palatinats.

L'élection commença le 27 juin, et s'acheva le même jour[4]. L'évêque, le grand général Jablonowski, le petit général Potocki et leurs partisans, appuyés des palati-

K 1352 [no], fol. 34) le représente comme très savant, surtout en mathématiques, et doué de toutes les qualités de l'esprit et du cœur. Il avait alors quarante-deux ans, et « la beauté de sa femme, jointe à une dot considérable et à un esprit brillant et solide, le rendait le plus heureux époux du monde. » Il dut mourir en 1710, et laissa un fils, qui fut à la fois homme de science et de politique, et une fille qui devint la mère du baron de Besenval, auteur des *Mémoires*.

1. Sur ces diètes d'élection, voyez la *Gazette* de 1669, p. 13, 61, 133, 393, 415, et les *Curiosités historiques*, tome I, p. 287-288, 327-330, et, sur la nomination et les fonctions du maréchal des nonces, p. 277 et 279. « C'est de lui que l'ordre équestre reçoit les impressions, et par qui chaque palatinat apprend les résolutions des autres : ce qui lui donne une facilité merveilleuse de les tourner où il veut en les faisant accroire, souvent faussement, que le grand nombre penche du côté du candidat qu'il a envie de favoriser. Enfin c'est lui qui recueille toutes les voix et qui dresse et garde le diplôme de l'élection, pour le présenter lui seul au nouvel élu. » (Dépôt des affaires étrangères, vol. *Pologne* 95, fol. 340.) On eut beaucoup de peine et on dépensa beaucoup d'argent pour faire élire maréchal Bielinski. Son élection eut lieu le 15 juin (*Journal de Dangeau*, tome VI, p. 138-140, 145 et 146; *Gazette*, n°s 25-30; *Négociations de l'abbé de Polignac*, par M. de Bastard, p. 134-141; *Histoire des rois de Pologne*, par Massuet, tome II, p. 163-164; *l'Europe et les Bourbons*, par M. Topin, p. 78 et suivantes).

2. C'était un Potocki, d'abord acheté par le prince Jacques au prix de vingt-cinq mille écus, et qui était passé depuis peu à l'abbé de Polignac pour une modique somme de six mille écus.

3. Le *8* de *28* corrige un *7* ou un *4*.

4. L'élection n'eut pas lieu en un seul jour, comme le dit Saint-Simon, mais en deux, et, si le primat n'en eût remis la terminaison au 27, le triomphe du prince de Conti eût été sûr et complet, car on avait eu, le 26, deux cent quatorze compagnies contre trente-six. Dans la nuit laissée aux adversaires, ils distribuèrent dix-huit cent mille livres. Voyez les récits différents que nous donnons dans l'appendice IX.

nats de Cracovie[1], Cujavie, Siradie[2] et Masovie[3], s'élevèrent contre, et l'évêque de Cracovie[4] montra l'acte d'abjuration de l'électeur de Saxe, signé de l'évêque de Javarin, que le nonce Davia[5] affirma être sa véritable signature[6] : [ils] élurent ce prince, et, contre toutes les

1. Cracovie, dans la petite Pologne, sur la Vistule, était restée la capitale de tout le royaume, quoique les rois eussent transporté leur résidence à Varsovie.

2. Siradie, ou plutôt Sirad, ville de la basse Pologne située entre la haute Pologne et la Silésie, avait eu titre de duché et était la capitale d'un palatinat.

3. Cette province, qui avait eu autrefois des princes particuliers, et dont l'union à la Pologne ne datait que du seizième siècle, comptait Varsovie parmi ses villes principales. — *Masovie* est écrit en interligne, au-dessus de *Mincz*, biffé, parce que le *Journal de Dangeau* (cité plus haut, p. 180, note 2) porte, comme la *Gazette*, *Minsk* au lieu de *Masovie*. Minsk ou Minsko était la capitale d'un palatinat de Lithuanie.

4. *De Cracovie* est écrit en interligne. — Ce siège, suffragant de l'archevêché de Gnesne, était occupé par Jean Malachowski, qui mourut le 21 septembre suivant.

5. Ces deux mots ont été biffés, puis récrits en interligne.

6. La tournure est très incorrecte, mais n'a pas besoin d'explication : le *que* a pour antécédent l'idée de signature contenue dans *signé*. A la suite, la phrase continue par *élurent*, sans répétition des sujets, comme si les mots : « et l'évêque.... signature » étaient entre parenthèses. Notre addition du pronom *ils* ne remédie que bien peu à l'irrégularité de cette construction. — Le fait est ainsi rapporté dans le *Journal de Dangeau* (p. 152), que suit toujours Saint-Simon : « L'évêque de Cujavie a montré l'acte d'abjuration qu'avoit fait[e] l'électeur de Saxe le jour de la Trinité, entre les mains de l'évêque de Javarin, et le nonce du Pape, qui s'appelle Davia, a certifié que c'étoit la signature de l'évêque de Javarin. Ce nonce, qui avoit ordre du Pape d'être pour M. le prince de Conti, lui a été opposé en tout durant tout le cours de l'élection, voyant bien qu'il ne seroit pas cardinal par M. le prince de Conti, et espérant l'être par tout autre candidat qui seroit élu. » Comparez le mémoire des *Curiosités historiques*, tome I, p. 313-315 ; l'*Histoire du cardinal de Polignac*, par Faucher, tome I, p. 336-346 ; les *Négociations* du même, par M. de Bastard, p. 173-178 ; la *Gazette d'Amsterdam*, nos LXXXIV et XCVI, etc. Nous avons dit, contrairement à Dangeau, que le nonce avait eu ordre de rester neutre ; l'auteur de la *Pologne historique* (tome III, p. 7) prétend que le Pape, charmé de la conversion d'Auguste de Saxe, avait changé ses premières instructions ; mais une dépêche du cardinal

formes, les lois et le droit du primat, l'évêque de Cujavie proclama l'électeur de Saxe roi de Pologne et grand-duc de Lithuanie dans le champ de l'élection[1], et y entonna le *Te Deum*, que les siens chantèrent tout de suite[2]. Le primat, de son côté, à la tête des siens et des vingt-huit autres palatinats, proclama le prince de Conti, et le prince Radziwill[3], voyant ce désordre, crut pouvoir ramener le palatinat de Masovie, où il avoit quantité de vassaux, et marcha droit à lui. On lui cria qu'on le tueroit, s'il s'avançoit davantage; mais, au lieu de s'intimider, il se hâta, et, saisissant l'enseigne plantée à leur tête, leur cria qu'il falloit donc le tuer ou le suivre; et tous le suivirent[4]. Il marcha donc avec cette foule de sénateurs et

de Janson citée par M. Topin (*l'Europe et les Bourbons*, p. 112, note 1) contredit cette assertion. Peu après, le cardinal de Bouillon obtint que Davia fût relégué à Cologne.

1. La diète pour l'élection se tenait en pleine campagne, proche le village de Vola, à une demi-lieue de Varsovie. On construisait une grande halle en planches, entourée d'un fossé et séparée en deux parties, pour les délibérations du Sénat et des nonces de la noblesse. La plupart du temps, il y avait deux ou trois cent mille électeurs à cheval autour de ce point central, où la proclamation devait se faire pour être valable.

2. *Journal de Dangeau*, tome VI, p. 151 et 152.

3. Les mots : « le P. Radziwil (*sic*) » sont ajoutés en interligne. — Charles-Stanislas, prince Radziwill, né en 1669, mort le 22 août 1719, avait été fait grand chancelier, puis grand maréchal de Lithuanie (juin 1695), par Jean Sobieski, son oncle maternel, et la mort d'un frère aîné lui avait donné plus de six cent mille livres de rente. Contrairement à son attitude dans l'élection de 1697, le tableau, déjà cité, de la Pologne en 1703 prétend qu'il manquait de hardiesse et d'initiative; cependant il prit encore une part active aux événements qui firent élire roi Stanislas Lesczynski. Son intégrité lui valut le surnom de *Juste*.

4. Voici le texte de Dangeau (tome VI, p. 153) : « Galleran conta une action du prince Radziwill qui mérite d'être sue. Après avoir donné sa voix pour M. le prince de Conti à la tête de son palatinat, voyant que le palatinat de Masovie avoit donné sa voix à l'électeur de Saxe, il crut pouvoir le ramener, parce qu'il a beaucoup de vassaux en Masovie. Dans cette confiance, il y marcha pour leur parler; mais les plus séditieux lui crièrent que, s'il avançoit, ils le tueroient. Cela ne l'intimida point : il s'approcha, il leur parla, et, voyant qu'ils étoient un peu

de nonces[1] à Varsovie, avec le primat, qui[2] entra dans la cathédrale[3] de Saint-Jean[4] (car Varsovie est du diocèse de Posnanie[5]), chanta le *Te Deum* et fit tirer le canon dans l'arsenal, suivant les règles, les lois et les formes[6].

ébranlés, il prit l'enseigne qui étoit à la tête du palatinat et leur cria : « Mes frères, il faut présentement ou me tuer ou me suivre ! »

1. Les nonces ou députés de la noblesse des palatinats, élus dans les petites diètes, formaient une chambre séparée de celle des sénateurs et se réunissaient dans la partie de l'enceinte réservée qui s'appelait le *kolo*. La voix d'un seul nonce pouvait faire rompre une diète et arrêter les affaires ; aussi cette députation était-elle très recherchée des jeunes gens de qualité. C'est par les nonces seuls que Sobieski avait été élu, tandis que la *pospolite* ou noblesse entière avait fait l'élection de Michel Wiecnowiecki en 1669, et devait faire celle de 1697.

2. Les quatre derniers mots sont ajoutés en interligne.

3. Saint-Simon avait commencé d'abord à écrire *Car*.

4. Cette cathédrale, l'église *nationale* de la Pologne, ressemble à une élégante forteresse, avec une façade haute et étroite comme une tour, couronnée à son sommet de cinq tourelles dentelées, et se reliant, sur la gauche, à une énorme construction carrée à trois étages.

5. La Posnanie, capitale Posen ou Posnam, était un palatinat de la haute Pologne situé entre la Poméranie, la Silésie et la marche de Brandebourg.

6. Dangeau s'exprime ainsi (*Journal*, tome VI, p. 151 et 152) : « Les ministres du Roi, après l'élection, s'enfermèrent avec le cardinal Radzieiowski pour voir ce que l'on pourroit faire pour faire revenir les quatre palatinats qui ne sont pas dans notre parti.... Dès le soir du 27, l'évêque de Cujavie, qui n'est point en droit de proclamer, proclama l'électeur de Saxe ; il fit chanter le *Te Deum* dans la plaine de Varsovie, ce qui est encore contre les règles, et le cardinal Radzieiowski ne fit proclamer le prince de Conti qu'après avoir vu les délibérations des nonces, qui lui furent portées par le maréchal de la noblesse, avec le consentement unanime des palatinats. Ensuite de quoi il alla dans Varsovie, à la tête des députés de tous ces palatinats, faire chanter le *Te Deum* dans l'église de Saint-Jean et faire tirer le canon de l'arsenal, ce qui est dans toutes les formes. » — Ce fait s'était produit en 1575, lorsque Étienne Bathory avait été élu et couronné par l'évêque de Cujavie, pour remplacer Henri III, quoique l'archevêque de Gnesne eût proclamé Maximilien d'Autriche : voyez l'*Histoire de la scission ou division arrivée en Pologne, le 27 juin 1697, au sujet de l'élection d'un roi*, par M. de la Bizardière, volume publié en 1699, et favorable à l'abbé de Polignac. Celui-ci, dès le mois de mars précédent, avait prévu une double élection et demandé les moyens d'acheter l'évêque de Cujavie.

Galleran[1], secrétaire de l'abbé de Polignac, arriva[2] le jeudi 11 juillet, de bonne heure, à Marly, avec cette bonne nouvelle. Le Roi la tint secrète, et envoya à Monseigneur et à M. le prince de Conti, que le courrier du Roi trouva revenant de Meudon à Marly. Après la promenade, où M. le prince de Conti l'alla trouver, et qui s'acheva sans parler de Pologne, le Roi, rentré chez Mme de Maintenon, y fit appeler Torcy et envoya chercher le prince de Conti, qui se jeta à ses genoux. Il y avoit, par le courrier de l'abbé[3] de Polignac, une lettre de lui et une de l'abbé de Châteauneuf, toutes deux fort courtes[4], qui le traitoient de roi, avec le dessus[5] *à Sa Majesté polonoise*[6]. Le Roi, après avoir félicité le prince de Conti et reçu ses remerciements, voulut aussi le traiter en roi de Pologne; mais ce prince le supplia d'attendre que son élection fût plus certaine et hors de toute crainte de revers, pour n'être point embarrassé de lui, si, contre toute espérance, il arrivoit quelque révolution en faveur de l'électeur de Saxe[7]. Cette modestie, qui venoit de de-

Le Roi déclare l'élection du prince de Conti, qui refuse modestement le rang de roi de Pologne.

1. C'est dans le *Journal de Dangeau*, tome VI, p. 150-153, que Saint-Simon prend cette partie de son récit. Comparez l'*Histoire de la scission*, p. 175, la *Gazette d'Amsterdam*, n°s LVII et LVIII, et le commentaire de Gaignières dans le Chansonnier, ms. Fr. 12 692, p. 270-272. Galleran était peut-être fils d'un commissaire au Châtelet mort vers 1696.

2. Après *arriva*, Saint-Simon a biffé « à Marly le vendredy », et écrit un second *le* en interligne.

3. Devant *abbé*, il y avait d'abord *des*, qui a été corrigé en *de l'*.

4. Après *courtes*, sont biffés les mots : « pour le P. de Conti ».

5. Voyez cette expression au tome III, p. 289 et note 3.

6. Nous reproduisons, dans l'appendice IX, une lettre collective des deux abbés, celle du cardinal-primat, la réponse du Roi à M. de Polignac, et une seconde lettre, plus longue, écrite, collectivement aussi, par les ambassadeurs.

7. Quoiqu'il fût difficile de croire que l'abbé de Polignac et son secrétaire eussent altéré la vérité, le prince tenait compte des relations hostiles à la France qui, arrivées en même temps, présentaient l'élection sous un jour tout différent, comme on le verra dans l'appendice IX. Comparez au récit de Saint-Simon les *Négociations de l'abbé*

sir[1], fut fort louée; le Roi y consentit, et ne laissa pas de vouloir rendre la nouvelle publique. Il sortit donc de la chambre de Mme de Maintenon dans le grand cabinet[2], où il y avoit beaucoup de dames de celles qui avoient la privance d'y entrer, à qui le Roi dit, en leur montrant le prince de Conti : « Je vous amène un roi. » Aussitôt la nouvelle se répandit partout; le prince de Conti fut étouffé de compliments, et il alla à Saint-Germain la dire au roi et à la reine d'Angleterre, à qui le Roi le manda aussi par le duc de la Trémoïlle, et l'envoya en même temps dire aussi à Monsieur[3] à Saint-Cloud[4].

de Polignac, p. 192 et suivantes, et la conversation du Roi et du prince rapportée dans une lettre de Madame du 4 août, recueil Jaeglé, tome I, p. 171-172. Le prince répondit immédiatement au primat par une lettre des plus sensées, qui fut publiée en France dans le *Mercure*, septembre 1697, p. 279-286 (comparez les *Œuvres de Louis XIV*, tome VI, p. 514-516), et qu'on traduisit en polonais, pour la répandre partout. — Dans un éloge du prince de Conti que possédait M. de Stassart, l'abbé Fleury dit : « Il étoit simple et ennemi de l'ostentation.... Sitôt qu'on eut reçu cette nouvelle (de l'élection), j'allai le trouver à Marly, où il étoit, et lui demandai d'abord s'il falloit le traiter de *Majesté*. Il me dit qu'il n'y avoit rien à changer au traitement, et me fit asseoir à l'ordinaire. Il vouloit attendre qu'il eût reçu le diplôme d'élection et l'ambassade solennelle, et la suite fit voir combien il avoit eu raison d'en user ainsi. Quand il fut arrivé sur les lieux, c'est-à-dire près de Dantzick, il se plaignit que quelques-uns de ceux qui s'étoient mêlés de cette affaire l'avoient gâtée par leurs mensonges, et dit qu'il vouloit essayer de la rétablir en disant la vérité. » (*Les Collections d'autographes de M. de Stassart*, par M. le baron Kervyn de Lettenhove, p. 90.)

1. Du désir de ne pas devenir roi de Pologne : voyez p. 137-139 et 194.

2. Sur l'appartement de Mme de Maintenon, qui a disparu dans les bouleversements modernes, voyez *le Château de Versailles*, par M. Dussieux, tome I, p. 273-290, le plan du château publié en 1714 par Demortain, et surtout la « mécanique de Mme de Maintenon », dans le tome VI de nos *Mémoires*, p. 203-204. La marquise occupait cet appartement depuis 1682, et on l'agrandit de celui du cardinal de Fürstenberg en 1698. Le grand cabinet servit fréquemment à des représentations théâtrales ; il donnait dans l'appartement de jour du duc de Bourgogne.

3. Après *Monsieur*, Saint-Simon a biffé *et*.

4. Ce paragraphe est copié du *Journal de Dangeau*, tome VI, p. 150.

L'électrice de Brandebourg[1], zélée protestante, ne sut des desseins et des démarches de l'Électeur que ce qu'il ne put cacher. Elle l'y traversa dans tout ce qu'elle en put apprendre, et, lorsqu'elle sut qu'il s'étoit fait catholique le jour de la Trinité[2], elle en fut outrée au point qu'[elle] s'en blessa et en accoucha[3]. Elle dépêcha au marquis de Brandebourg-Culmbach[4], son père, de venir en Saxe pour en prendre l'administration : ce qu'il eut la sagesse de ne pas faire. L'Électeur l'avoit donnée, en son absence, au mari de la princesse de Fürstenberg que nous avons ici, et qui est catholique[5]. Il en prit donc le gouvernement; mais l'Électrice ne voulut jamais souf-

1. Il veut dire : l'électrice de Saxe (voyez les lignes suivantes), qui était Christine-Éberhardine, fille aînée du margrave de Brandebourg-Bareith, née le 29 décembre 1671, mariée le 22 janvier 1693 à Frédéric-Auguste de Saxe, et morte à Pretsch le 5 septembre 1727. « Très belle princesse et toujours fort attachée à sa religion, ce qui l'a empêchée d'être couronnée reine de Pologne, et de paroître dans ce pays, » dit le mémoire publié dans les *Curiosités historiques*, tome I, p. 292-293.
2. Le 2 juin : voyez ci-dessus, p. 177 et note 3.
3. Ceci est pris du *Journal de Dangeau*, tome VI, p. 155-157. L'électrice avait eu, au mois d'octobre 1696, un fils, qui fut son unique enfant.
4. Non pas Culmbach, mais Bareith (Baireuth) ; l'erreur vient de Dangeau. Saint-Simon a ajouté l'*m* de *Culmbach* en interligne. — Christian-Ernest, margrave (marquis) de Brandebourg-Bareith, naquit le 27 juillet 1644, fut nommé général du cercle de Franconie en 1664, servit en Danemark en 1668, fut fait major général de l'armée de l'Empereur en 1673, puis de celle de l'Empire en 1674, enfin maréchal de camp commandant en chef des armées des Cercles en juin 1689, et mourut le 10 mai 1712. — La principauté de Culmbach appartenait à un autre rameau puîné de cette branche de la maison de Brandebourg, lequel recueillit la succession de Bareith en 1726.
5. La princesse de Fürstenberg (Mlle de Ligny) a été nommée plus haut, p. 112, à propos de sa tante maternelle la duchesse de Noailles. Le prince Antoine-Égon, neveu du cardinal, né le 3 mai 1656, devenu chef de sa branche en 1674 et marié en 1677, mourut le 10 octobre 1716, ne laissant que des filles. Son mariage, mal vu en Allemagne et considéré comme une mésalliance, l'avait fait séjourner longtemps à la cour de France, où il avait même brigué la charge de chevalier d'honneur de la Dauphine (*Mémoires de Sourches*, tome I, p. 179) ; puis il

frir qu'il fit célébrer la messe à Dresde[1]. Pendant ce contraste domestique[2], l'Électeur s'étoit avancé tout auprès de Cracovie, avec cinq ou six mille hommes de ses troupes et force Polonois de son parti[3]. Malgré cela, celui du prince de Conti tenoit bon, et il en arriva, le 30 août[4], un courrier avec des nouvelles qui furent la matière des résolutions prises le même jour et le lendemain, et[5] d'une longue audience que le Roi donna le surlendemain matin, dimanche, 1er septembre, dans son cabinet à Versailles, à M. le prince de Conti, avant la messe. Il en sortit les larmes aux yeux, et on sut incontinent après qu'il s'en alloit en Pologne[6]. Il pria le Roi de ne point traiter Mme la princesse de Conti en reine[7] jusqu'à ce qu'il eût nouvelle de son couronnement, pour éviter tout embarras en cas que l'affaire échouât et qu'il fût obligé de revenir[8]. Le Roi lui donna deux millions comptant et quatre cent mille francs à emporter avec lui, et cent mille francs pour son équipage[9], outre toutes les remises[10] faites en Pologne, que

Départ du prince de Conti, conduit par mer par le célèbre Jean Bart. Mouvements divers sur ce départ.

avait quitté sa femme pour rentrer en Allemagne, et était devenu premier ministre de l'électeur de Saxe. Il conserva le gouvernement général de l'électorat jusqu'à sa mort. Saint-Simon reparlera de lui.

1. *Journal de Dangeau*, tome VI, p. 156 et 160; comparez l'Addition à Dangeau, tome XVIII, p. 179-180, et l'*Histoire de la scission arrivée en Pologne*, par la Bizardière, p. 181. — Saint-Simon a conservé par mégarde quelques verbes au temps présent, comme ils sont dans le *Journal*.

2. Ces trois derniers mots sont substitués, en interligne, à *tout cela*, biffé. — Littré donne de CONTRASTE des exemples du seizième siècle où le mot signifie, comme ici, opposition, dans le sens de différend, lutte.

3. *Journal de Dangeau*, tome VI, p. 176 et 177; *Gazette d'Amsterdam*, nos LIII et LIV, correspondances de Hambourg.

4. *Journal de Dangeau*, p. 178.

5. Les trois derniers mots sont ajoutés en interligne, et de même *sur* devant *lendemain*, puis *dimanche* après *matin*.

6. *Journal de Dangeau*, tome VI, p. 179.

7. Après *reine*, est biffé *pour*, et *jusque*, en abrégé, corrige *évit[er]*.

8. *Journal de Dangeau*, p. 180. — 9. *Ibidem*, p. 179.

10. Les traites, lettres de change, etc. « *Remises* se dit du commerce d'argent de ville en ville et de place en place. » (*Furetière*.)

Samuel Bernard[1] s'étoit chargé d'y faire payer, tant[2] de l'argent du Roi que de celui de M. le prince de Conti[3]. Ce prince passa le lundi[4] en partie à Paris, et, le mardi 3 septembre, en partit le soir pour Dunkerque[5]. Le célèbre Jean Bart[6] répondit de le mener heureusement,

1. *Bernard* a été écrit après coup au-dessous de la ligne, à la fin d'une page. — Samuel Bernard, né le 28 novembre 1651 et baptisé le 3 décembre au temple de Charenton, était le fils d'un peintre-graveur fort estimé, qui s'appelait aussi Samuel, et d'une fille du tailleur de la reine Marguerite. Ses parents avaient abjuré le protestantisme le 20 octobre 1685, et lui-même s'était converti les 14 et 17 décembre 1685. Depuis lors, il était devenu le plus puissant banquier de l'Europe. Louis XIV l'anoblit au mois d'août 1699, pour services « rendus en plusieurs occasions par ses correspondants en pays étrangers..., avec beaucoup de désintéressement, et seulement dans la vue de marquer son zèle, » soit en faisant venir des grains pour lutter contre la disette, soit en procurant des intelligences secrètes dans toutes les cours. En 1702, on lui donna le cordon de l'ordre de Saint-Michel. Il eut, sous Louis XV, le 28 novembre 1730, un brevet de conseiller d'État, et mourut à Paris, le 18 janvier 1739.

2. *Tant* corrige un premier *de*.

3. *Journal de Dangeau*, tome VI, p. 136 et 182. — Ce fut la question d'argent, et surtout la difficulté d'avoir des espèces comptant en Pologne, qui fit manquer l'entreprise; cependant Bernard, chez qui le prince de Conti était allé dîner à la campagne, trois mois auparavant, lorsqu'il s'était agi d'envoyer six cent mille livres de lettres de change en Pologne (*Gazette d'Amsterdam*, 1697, n° L), se procura cette fois-ci, en vingt-quatre heures, sur la demande de Pontchartrain, un million de livres en or et dix en argent. « Jamais, dit Dangeau (4 septembre 1697), le crédit n'a été si grand; la confiance qu'on a dans le Roi et dans son ministre est à tel point, qu'après neuf ans de la plus grande guerre du monde, le Roi trouve tant d'argent qu'on veut à six pour cent; et, au commencement de la guerre, on n'en trouvoit qu'à douze pour cent. »

4. *Lundi* est en interligne, sur *mardi*, biffé.

5. Voyez le récit de Dangeau, qui passa une partie de la dernière après-dînée avec le prince, tome VI, p. 179-182. Avant de partir, on avait promis à celui-ci des lettres de naturalité pour conserver ses droits éventuels à la couronne de France (*Journal*, tomes VII, p. 439, et VIII, p. 29, note), et il s'était fait peindre en pied par Rigaud. Une estampe de Trouvain le représente en costume de roi de Pologne.

6. Déjà nommé en 1696, tome III, p. 137. Saint-Simon n'a écrit que l'initiale du prénom. — Jean Bart venait d'être fait chef d'escadre le

malgré[1] la flotte ennemie qui étoit devant ce port, et tint parole[2]. On vit des mouvements bien différents dans cette grande séparation. Le Roi, ravi de se voir glorieusement délivré d'un prince à qui il n'avoit jamais pardonné le voyage de Hongrie, beaucoup moins l'éclat de son mérite et l'applaudissement général que, jusque dans sa cour et sous ses yeux, il[3] n'avoit pu émousser par l'empressement même de lui plaire et la terreur de s'attirer son indignation, ne pouvoit cacher sa joie et son empressement de le voir éloigné pour toujours[4]. On distinguoit aisément ce sentiment particulier de celui du foible avantage d'avoir un prince de son sang à la tête d'une nation qui figuroit peu parmi les autres du Nord, et qui laissoit encore moins figurer son roi. Tout vouloit le prince de Conti à la tête de nos armées[5] : cet événement ôtoit au Roi l'importunité d'un desir et d'un jugement si univer-

1er avril précédent. Jal a publié, dans son *Dictionnaire critique*, p. 422-424, la lettre du 3 septembre par laquelle le Roi lui commanda de se mettre aux ordres du prince de Conti, et quelques pièces de la correspondance officielle relative au voyage. Le *Second supplément du Parnasse françois* (1755) raconte, p. 5-6, que, dans cette expédition de 1697, ayant le prince de Conti à bord, Bart donna l'ordre de faire sauter le vaisseau, si l'on avait le dessous dans un combat contre les Anglais. L'auteur des *Mémoires et anecdotes sur la Pologne* qui se trouvent dans le tome Ier des *Curiosités historiques* de 1759 dit (p. 338), pour avoir vu Bart peu après son arrivée à Dantzick, que c' « étoit un homme d'un air doux, mais grossier, qui avoit toujours la pipe à la bouche. » Comparez son apostrophe à un cordon bleu, dans la galerie de Versailles, rapportée par les *Annales de la cour*, tome II, p. 215.

1. La première lettre de *malgré* corrige *et*.

2. *Journal de Dangeau*, tome VI, p. 179, 182 et 184; *Annales de la cour*, tome II, p. 263, 264, 267-272. L'embarquement se fit le 6, à minuit.

3. Cet *il* pourrait, à la rigueur, se rapporter, comme le voudrait la syntaxe, au Roi, et la suite signifierait « par l'empressement de..., la terreur de..., qu'il inspirait à tous » ; mais l'accord du pronom avec *le prince*, grammaticalement moins régulier, donne un sens plus satisfaisant.

4. Voyez ci-dessus, p. 137.

5. Il n'avait jamais pu servir que comme volontaire, et n'eut un commandement qu'au moment même de mourir (*Mémoires*, tome VI, p. 278).

sel[1], à son fils bien-aimé[2] un si fâcheux contraste, et le délivroit du seul de sa maison dont la pureté du sang ne fût point flétrie par le mélange de la bâtardise, et qui, en même temps, étoit l'unique dont l'entière nudité[3] excitoit le murmure, pour n'en rien dire de plus, contre les immenses établissements de ceux qui étoient nés dans l'obscurité légale[4], et de ceux encore qui, étant du sang des rois, n'étoient revêtus qu'à titre de leurs mariages avec les enfants naturels[5].

Mme la princesse de Conti, qui sentoit le poids qui accabloit un mari qu'elle aimoit et dont elle partageoit la fortune, parut transportée de joie de se voir sur le point de régner[6]. Monsieur le Prince, plus sensible encore à la

1. « Il n'y avoit personne qui n'estimât le prince de Conti, ou, pour mieux dire, qui ne l'aimât. On l'aimoit même jusques à l'adoration, tant il est vrai que la bonne renommée est capable de produire des effets merveilleux dans l'esprit de tous les peuples. » (*Annales*, tome II, p. 208.)

2. Le duc du Maine.

3. Nous avons déjà rencontré ce terme, tome II, p. 316, et signalé un autre passage des *Mémoires*, tome V, p. 63, où l'emploi « nudité de l'époux » est encore plus complètement semblable à celui que nous rencontrons ici. Le mot se trouve aussi dans un morceau des *Écrits inédits*, tome III, p. 55. Saint-Simon avait employé plus haut, p. 137, l'adjectif *nu*.

4. Les Vendôme, le duc du Maine, le comte de Toulouse.

5. Le duc de Chartres et Monsieur le Duc.

6. En rendant compte des adieux faits au prince par sa famille, les *Annales de la cour* (tome II, p. 270) disent : « Mme la princesse de Conti se montra plus ferme que les autres, et, si elle jeta quelques pleurs, ce ne fut pas aussi amèrement qu'ils pouvoient faire. Quoiqu'il n'y en eût point à qui le prince touchât de si près qu'il lui faisoit, elle crut qu'elle devoit se trouver digne de la grande fortune à laquelle elle aspiroit. Ce n'est pas qu'elle ne l'aimât tendrement; mais, outre qu'elle avoit une belle ambition, et que le desir d'être reine tenoit une grande place dans son cœur, elle étoit bien aise de le voir sortir de la cour : elle savoit qu'il y étoit amoureux jusques à la folie, et elle espéroit qu'à mesure que sa maîtresse s'éloigneroit de ses yeux, elle s'éloigneroit aussi de son cœur. » Sur sa tendresse pour son mari, voyez une citation de la partie inédite des *Mémoires de Sourches* dans l'*Histoire de Mme de Maintenon*, par M. le duc de Noailles, tome IV, p. 396. Le *Recueil de différentes choses* (tome II, p. 129-137), à côté de quelques lettres que Lassay

gloire d'une couronne pour un gendre[1] qu'il estimoit et qu'il ne se pouvoit empêcher d'aimer, cachoit sous cette couverture la joie du repos de sa famille, et Monsieur le Duc nageoit entre la rage de la jalousie d'un mérite si supérieur et récompensé comme tel par un choix si flatteur, et la satisfaction de se voir à l'abri du sentiment journalier des pointes[2] de ce mérite, et d'autres encore plus sensibles à un mari de son humeur[3].

Qui fut à plaindre? Ce fut Madame la Duchesse[4]. Elle aimoit, elle étoit aimée, elle ne pouvoit douter qu'elle ne la[5] fût plus que l'éclat d'une couronne; il falloit prendre part à une gloire si proche, à la joie du Roi, à celle de sa famille, qui l'observoit dans tous les moments, qui voyoit clair, mais qui ne put mordre sur les bienséances[6]. Monseigneur fut un peu touché; mais, au bout, aise de la joie d'autrui, son apathie ne fut point émue[7]. M. du Maine, transporté au fond de l'âme d'une délivrance si grande et si peu espérée, prit le visage et la contenance qu'il voulut et qu'il jugea la plus convenable. Et le public demeura[8] partagé entre la douleur de la perte de

écrivit au prince en 1697, en contient une que la princesse, avec son aide ou sous sa dictée, adressa à Mme de Maintenon, pour empêcher le départ.

1. Le prince de Conti avait épousé, nous l'avons dit, Marie-Thérèse de Bourbon, fille aînée d'Henri-Jules, prince de Condé.

2. Des piqûres que ce mérite faisait à son amour-propre.

3. Mme de Caylus parle, dans ses *Mémoires*, p. 512, du soulagement que Monsieur le Duc éprouva, à la mort du prince de Conti, « de n'avoir plus un tel rival ni un tel concurrent. »

4. Voyez ci-dessus, p. 138.

5. Accord que plus d'un faisait encore malgré Vaugelas.

6. Les bienséances furent si bien gardées qu'il n'y eut pas prise aux morsures.

7. « Il (le prince de Conti) alla dîner chez Monseigneur (le 1er septembre) pour prendre congé de lui, et Monseigneur lui témoigna encore plus d'amitié que jamais, lui disant : « J'avoue que je suis au désespoir « que nous nous séparions, quoique je sois bien aise de penser que votre « mérite va être récompensé et que vous allez être un des plus grands « rois du monde. » (*Journal de Dangeau*, tome VI, p. 180-181.)

8. *Demeura* est écrit en interligne.

ses délices et la joie de les voir couronnées[1]. Monsieur et Monsieur son fils furent assez aises. Mme de Maintenon triomphoit dans ses réduits[2]. Et les armées, n'espérant plus de le voir à leur tête, s'affligèrent moins qu'il fût tout à fait perdu pour elles, qu'elles ne prirent de[3] part au royal établissement où il étoit appelé[4]. Pour lui, noyé dans la douleur la plus profonde, à bout d'obstacles, de difficultés, de délais, il faut avouer qu'il soutint mal un si brillant choix, et qu'il ne put cacher ni son desir ni son espérance qu'à la fin il ne réussiroit pas[5].

Il étoit encore à Paris lorsque le Roi reçut un courrier du primat, qui pressoit son départ, dont Torcy lui alla porter les lettres, qui le traitoient de roi[6]. Enfin il partit de Paris le mardi 3, à onze heures du soir[7]. Il répandit deux mille louis par les chemins, d'une malle mal fermée, dont une partie fut rapportée à Paris, à l'hôtel de

1. Dans le manuscrit, *couronnés;* il fait ici *délices* du masculin.

2. Dans sa retraite, dans les chambres où elle vivait retirée. — Elle écrivait à Mme de Glapion, le 28 septembre : « Il faut prier pour notre prince du sang, car il est de l'intérêt de la religion et de l'État qu'il règne préférablement à l'autre. » (*Correspondance générale*, tome IV, p. 183.)

3. *De* est ajouté en interligne.

4. Lorsque le comte de Portland fit savoir au maréchal de Boufflers que l'électeur de Saxe l'emportait, quoi qu'on dît, sur le prince de Conti, « ce fut un étrange rabat-joie à toute l'armée, qui prenoit part à la gloire du prince de Conti, dont elle admiroit la valeur. » (*Annales de la cour*, tome II, p. 207.)

5. « On prétend, et ce n'est pas, je crois, sans raison, que ce prince, qui n'avoit été jusque-là sensible qu'à la gloire ou à son plaisir, le fut assez aux charmes de Madame la Duchesse pour lui sacrifier une couronne. On sait qu'il fut appelé par un parti en Pologne, et on prétend qu'il auroit été unanimement déclaré roi s'il l'avoit voulu, et si son amour pour Madame la Duchesse n'avoit pas ralenti son ambition.... Les adieux furent aussi tendres et aussi tristes entre Madame la Duchesse et lui qu'on peut se l'imaginer. » (*Souvenirs de Mme de Caylus*, p. 511; comparez les *Annales de la cour*, tome II, p. 209.)

6. *Dangeau*, tome VI, p. 181 et 182; *Gazette d'Amsterdam*, n° LXXIII.

7. Le 3 septembre. Notre *Gazette* ne donna des nouvelles de ce départ que dans son n° 37, 14 septembre, p. 444.

Conti[1]. Il arriva le jeudi après midi à Dunkerque, où tout l'argent qui lui étoit destiné l'attendoit. Le vent contraire fit qu'il ne s'embarqua que le vendredi au soir, sur cinq frégates, avec cinquante personnes seulement pour sa suite[2]. Le chevalier de Sillery[3], son premier écuyer, frère de Puysieulx et de l'évêque de Soissons[4], le suivit, et, avant partir, épousa une Mlle Bigot[5], riche et de beaucoup d'esprit, avec qui il vivoit depuis fort longtemps[6].

M. le prince de Conti trouva neuf gros vaisseaux ennemis à l'embouchure de la Meuse, qui l'attendoient au passage. Un vent forcé les empêcha de l'atteindre, quoi-

1. « On avoit dit que M. le prince de Conti, dans son chemin, avoit perdu quatre ou cinq mille pistoles de l'argent qu'il porte, qui étoit tombé dans les chemins, et on a su que cela n'alloit qu'à deux ou trois cents au plus, dont même les paysans ont rapporté une partie à l'hôtel de Conti à Paris. » (*Journal de Dangeau*, tome VI, p. 183; comparez la *Gazette d'Amsterdam*, n° LXXIV, et les *Annales de la cour*, tome II, p. 271.) Les *Annales* disent que c'était peut-être une façon de laisser des témoignages de sa générosité dans le pays qu'il quittait. — L'hôtel de Conti était l'ancien hôtel Guénegaud, situé sur la rive gauche de la Seine, entre la rue Guénegaud et le collège des Quatre-Nations, et acquis par Anne-Marie Martinozzi, mère du prince; acheté par le Roi en 1750, et remplacé en 1771 par l'hôtel de la Monnaie.

2. *Journal de Dangeau*, tome VI, p. 182-184.

3. Carloman-Philogène Brûlart de Sillery : tome I, p. 256, note 3. — Le prince emmena aussi le chevalier d'Angoulême, le chevalier de Lauzun, frère du duc, M. de Forval et l'agent diplomatique Jean-Baptiste d'Audiffret.

4. Ci-dessus, p. 92.

5. Marie-Louise Bigot, fille d'un ancien auditeur à la Chambre des comptes, mariée par contrat du dernier août 1697 (Arch. nat., Y 269, fol. 480) et par cérémonie du 1er septembre (*Dictionnaire critique*, Additions, p. 1323), morte le 8 mai 1746, à quatre-vingt-quatre ans. L'acte de mariage lui donne seulement trente-deux ans, et quarante et un ans à M. de Sillery. Elle avait fait sans succès trois sommations respectueuses à son père, avec qui elle n'habitait point.

6. *Journal de Dangeau*, tome VI, p. 188; *Annales de la cour*, tome II, p. 269. Le chevalier était mal vu du Roi depuis l'équipée de son maître en 1685. C'était un des plus actifs correspondants de la Fontaine. De son mariage avec Mlle Bigot vint, en 1701, un fils qui fut ministre des affaires étrangères de Louis XV, sous le titre de marquis de Puysieulx.

qu'ils y fissent tous leurs efforts[1]. Cependant le Roi reçut des nouvelles de plus en plus favorables de l'abbé de Polignac, de l'assemblée de la noblesse à Varsovie[2]. Cet ambassadeur attendoit le prince de Conti avec une grande confiance. Il avoit été quarante-cinq jours sans recevoir aucunes lettres d'ici : la reine de Pologne, retirée à Dantzick[3] et logée chez le maître de la poste, les interceptoit toutes, et, à la fin, pour se moquer de l'abbé de Polignac, lui en envoya toutes les enveloppes[4]. Le prince de Conti passa le Sund[5] sans obstacle[6], le roi de Dane-

1. Ceci est pris encore de *Dangeau*, p. 190, y compris « vent forcé ». Ailleurs (Addition au *Journal*, tome XVIII, p. 86), nous trouvons, de Saint-Simon : « ouragans forcés. »

2. *Journal de Dangeau*, tome VI, p. 183-184, 188 et 189. L'assemblée de la noblesse de la haute Pologne déclara légitime l'élection du prince et somma son concurrent de quitter le territoire polonais (*Négociations de l'abbé de Polignac*, par M. de Bastard, p. 209-215).

3. Cette ville libre, une des quatre capitales de la Hanse (voyez les *Mémoires de M. de* ***, année 1668, p. 584), était sous la protection de la Pologne, et, comme chef-lieu du palatinat de Poméranie, elle avait voix dans les élections. De plus, sa situation très forte et son port sur la Baltique lui donnaient une importance extrême pour le prince de Conti; mais elle était luthérienne depuis 1525, et les menées du Brandebourg l'avaient acquise à l'électeur de Saxe : aussi, sous prétexte de neutralité, elle interdit au prince de descendre de son vaisseau. Voyez plus loin, p. 201. — La veuve de Sobieski, après avoir longtemps refusé de s'éloigner du théâtre de l'élection, s'était installée à Dantzick pour y surveiller les manœuvres du parti français ; elle n'en partit qu'à l'arrivée de l'escadre de Jean Bart.

4. « Le courrier polonois qui arriva mardi (le 3) dit que l'abbé de Polignac a été quarante-cinq jours à Varsovie sans recevoir des nouvelles de France. La reine de Pologne, qui est à Dantzick, et même logée chez le maître de la poste, interceptoit toutes ses lettres, et, pour avoir le plaisir de braver l'abbé de Polignac, elle lui envoyoit l'enveloppe des paquets. » (*Dangeau*, tome VI, p. 183; comparez le mémoire des *Curiosités historiques*, tome I, p. 241-243, et les *Négociations de l'abbé de Polignac*, par M. de Bastard, p. 196 et suivantes.)

5. Ce détroit, placé sous le canon de la ville d'Elseneur et du château de Cronenbourg, ne pouvait être franchi par les vaisseaux sans qu'ils fissent un salut et payassent des droits au Danemark.

6. Le 14 septembre (*Journal de Dangeau*, tome VI, p. 195).

mark ayant voulu demeurer neutre[1]. Il étoit avec la Reine, le 15, aux fenêtres du château de Cronenbourg[2], à[3] le voir passer. Bart, qui savoit que ce château ne rend point le salut, hésita s'il le feroit, et le donna pourtant de tout son canon ; le château répondit de tout le sien, à cause du prince, qui fit redoubler un second salut sur ce qu'il apprit de quelques bâtiments légers qui s'étoient approchés de ses frégates que le roi et la reine de Danemark le regardoient passer[4]. Le 17, il se trouva à la rade de Copenhague[5], où le comte de Guldenlew[6] qui avoit [*Add. St S. 214 et 215*]

1. Christiern V (ci-dessus, p. 53 et note 2) était oncle de l'électeur de Saxe, qui l'avait prié de s'opposer au passage des Français ; mais il lui en voulait d'avoir vendu le duché de Lauenbourg au duc de Zell (*Dangeau*, tome VI, p. 198 ; *Curiosités historiques*, tome I, p. 292).

2. Château considérable bâti par le roi Frédéric II, en 1577, sur l'île de Seeland, près d'Elseneur, et où l'on percevait les droits de passage.

3. *A* corrige *et v[it]*.

4. *Journal de Dangeau*, tome VI, p. 198, 27 septembre ; comparez le *Mercure*, septembre 1697, p. 290, et la *Gazette d'Amsterdam*, n°s LXXVI (de Hambourg) et LXXX (de Paris, 30 septembre). Ce dernier article est ainsi conçu : « On a reçu avis à la cour que l'escadre du chevalier Bart entra dans le Sund le 14, et que le roi de Danemark, qui étoit à son château de Cronenbourg, près d'Elseneur, permit à l'ambassadeur de France de faire distribuer des pilotes du pays sur les frégates françoises : sur quoi, ce ministre se rendit à bord du vaisseau du prince, avec tout ce qu'il y avoit de gentilshommes françois à Copenhague, et, l'escadre ayant passé à la double portée du mousquet de l'esplanade du château, la reine s'avança sur le bord de la mer pour voir ce prince, qui étoit sur le tillac et qui fit saluer S. M. de quinze coups de canon : à quoi la reine fit répondre par neuf. Le calme et les courants contraires à la navigation obligèrent l'escadre de mouiller à la rade de Copenhague jusqu'au 17, qu'elle mit à la voile pour Dantzick. Les avis ajoutent que le roi envoya faire compliment au prince par le grand maître de l'artillerie, avec plusieurs rafraîchissements, et que l'envoyé de Saxe, qui étoit venu pour s'opposer à ce passage, n'avoit eu audience de S. M. D. qu'après que le prince eut passé. » Comparez une lettre du 7 septembre publiée par Kemble, dans ses *State papers and correspondence* (1857), p. 202-203.

5. Il y a cinq lieues de Cronenbourg à Copenhague.

6. Christiern, comte de Guldenlew (ce titre était affecté aux bâtards

été en France, et plusieurs seigneurs le vinrent saluer, que Bonrepaus[1], ambassadeur de France en Danemark, lui présenta[2].

des rois de Danemark, comme le fait observer Saint-Simon dans les deux Additions indiquées ici et dans une pièce des *Écrits inédits*, tome IV, p. 214) et baron de Lindenbourg, était le fils naturel de Christiern V et de la comtesse de Samsoë. Né en 1671, il était venu servir en France, avait été présenté au Roi en juin 1691, et avait eu le commandement du régiment Royal-Danois à l'armée de Flandres; mais, ne pouvant obtenir le grade de maréchal de camp, il était retourné, sur la fin de 1694, en Danemark, où son père l'avait fait lieutenant général, premier chambellan, gouverneur de Bergen, chevalier de l'Éléphant, etc. Il devint, en 1700, vice-roi de Norvège, comme l'avait été le précédent Guldenlew, son oncle (avril 1664), et mourut le 16 juillet 1703. Son portrait, d'après Rigaud, a été gravé par Drevet en 1693. — Il avait un frère cadet, de même nom, qui apprenait la marine sur la flotte française, depuis 1696, pour devenir amiral de Danemark.

1. François Dusson de Bonrepaus avait débuté comme sous-lieutenant dans le corps des galères en 1671; puis, devenu un des principaux collaborateurs de Colbert et de Seignelay dans les bureaux de la marine, il avait été fait commissaire général de la marine de Ponant en 1676, directeur général des classes maritimes, et enfin (10 juin 1683) intendant général de justice, police et finances de la marine et des armées navales, avec rang de chef d'escadre. Il avait acquis, en 1685, la charge de lecteur du Roi que possédait l'abbé de Dangeau, avait rempli depuis plusieurs missions diplomatiques en Angleterre (1686, 1687 et 1688), et, revêtu du grade de lieutenant général des armées navales le 10 janvier 1690, il avait failli, la même année, remplacer Seignelay comme secrétaire d'État de la marine; mais, à la suite du désastre de la Hougue (voyez notre tome I, Appendice, p. 528-538), son titre d'intendant général avait été supprimé le 7 septembre 1692, et on lui avait donné en échange l'ambassade de Danemark, où il resta du mois de mai 1693 au mois de décembre 1697. Nous le verrons, à cette dernière date, passer au poste d'ambassadeur en Hollande (ci-après, p. 279-282). Sa mauvaise santé le força d'abandonner la diplomatie en 1699, et il acquit, le 5 août 1703, une charge de conseiller d'honneur au parlement de Toulouse. Sous la Régence, Saint-Simon le fit entrer au conseil de marine, qu'il quitta en octobre 1718, avec un brevet de conseiller d'État d'épée. Il vendit sa charge de lecteur du Roi en juin 1719, et mourut subitement le 12 août suivant.

2. Pour venir à Copenhague, en février 1693, Bonrepaus avait été amené également par Jean Bart. Il accompagna le prince de Conti à

Électeur de Saxe couronné à Cracovie.

Pendant ce voyage, l'électeur de Saxe ne perdit pas son temps. Le primat lui avoit écrit pour le supplier de ne point troubler leur liberté et de vouloir bien se retirer de Pologne, puisque le prince de Conti étoit élu et proclamé suivant les lois[1]. L'assemblée de la noblesse de Varsovie avoit établi une garde auprès du corps du feu roi pour empêcher qu'on ne l'enlevât et qu'on ne le portât à Cracovie, où il est d'usage que la pompe funèbre et le couronnement du successeur se fassent dans la même cérémonie[2]. L'Électeur jugea que tout dépendoit de la force et de la promptitude[3] : il reçut dans un château royal près de Cracovie l'hommage des principaux de son parti, qui lui firent jurer les *pacta conventa*[4] qu'ils avoient dressés, lui firent livrer le château de Cracovie, et l'y menèrent loger. Dans ce château sont gardés la couronne et tous les ornements royaux, dont il s'em-

partir de son entrée dans le Sund, et une lettre dans laquelle il rend compte de ce passage a été publiée par M. Vanderest, en 1844, dans l'*Histoire de Jean Bart*, p. 161. — Saint-Simon continue de copier le texte de Dangeau, où ces détails figurent dès le 27 septembre, tandis qu'on ne les trouve dans la *Gazette* qu'au n° du 5 octobre, p. 473.

1. *Journal de Dangeau*, tome VI, p. 157. Cette lettre du primat est imprimée dans le *Mercure* de juillet 1697, p. 297-300.

2. *Journal de Dangeau*, tome VI, p. 189; *Négociations de l'abbé de Polignac*, p. 213. — Voyez des exemples de cet usage dans la *Gazette* de 1669, p. 201-211, et dans celle de 1676, p. 289.

3. Il avait manifesté jusque-là de l'hésitation, presque des regrets de s'être lancé dans cette entreprise ; mais c'était un esprit ardent, emporté, impétueux même jusqu'à la violence, et d'ailleurs capable des plus grands desseins (*Curiosités historiques*, tome I, p. 291-293 ; *Histoire du cardinal de Polignac*, par Faucher, tome I, p. 306-307).

4. Ce contrat, ou cette « capitulation », comme on disait alors, se dressait par les soins du sénat et de la noblesse, et on y faisait entrer toutes les promesses extorquées au nouveau roi, qui s'engageait solennellement à les tenir : voyez d'Hauteville, *Relation historique de la Pologne*, 1697, p. 227-233. Les *pacta conventa* d'Auguste de Saxe furent signés à Tarnowitz, le 21 juillet. Selon la *Gazette* (n° 38, p. 447), l'avocat qui les avait dressés faillit être tué dans une assemblée des partisans du prince de Conti, et il ne dut son salut qu'au cardinal-primat.

para après avoir fait enfoncer les portes du lieu où ils étoient[1]. Ensuite on dressa un catafalque dans l'église de Cracovie, comme si le corps du feu roi y eût été présent, on y fit les mêmes obsèques[2], et, en même temps, l'évêque de Cujavie, assisté de quelques autres, couronna l'électeur de Saxe[3], en présence des principaux et d'une multitude de son parti[4]. Le primat, contre les droits duquel l'évêque de Cujavie attentoit[5] en tant de façons, aussi bien que contre toutes les lois du royaume[6], publia un long manifeste contre lui et contre tous les partisans de Saxe[7], et en même temps des universaux[8] pour convoquer les petites diètes préparatoire[9] à la

1. Voyez le mémoire publié dans les *Curiosités historiques*, tome I, p. 318, et les *Négociations de l'abbé de Polignac*, p. 221.

2. Le 13 septembre. L'enterrement réel n'eut lieu que le 23 décembre.

3. Sur l'entrée de celui-ci en Pologne, voyez la *Gazette*, nos 34 et 35.

4. Le 15 septembre : *Journal de Dangeau*, tome VI, p. 203 ; *Gazette*, nos 41 (12 octobre, p. 482) et 42, p. 497 (de Dantzick) ; *Gazette d'Amsterdam*, nos LXXVI, Extr. LXXVIII, et LXXIX ; *Histoire des rois de Pologne*, par Massuet, tome II, p. 206-209. Les cérémonies et usages du couronnement sont expliqués dans le livre de d'Hauteville, p. 236-246.

5. Le troisième *t* de *attentoit* corrige un *d*.

6. Les privilèges accordés aux archevêques de Gnesne en 1455 (voyez ci-dessus, p. 135 et note 1) et les constitutions de 1550 et 1576, qui défendaient de faire le couronnement du roi élu sans le consentement général de toute la nation.

7. On trouve l'analyse très détaillée d'une première déclaration faite par le primat et ses amis en réponse aux offres de médiation du Brandebourg (15 août) et celle de l'acte de confédération générale ou *rokolz* (le manifeste dont parle Saint-Simon) dans la *Gazette*, nos 37-40; comparez *l'Europe et les Bourbons*, par M. Topin, p. 112, et les *Négociations de l'abbé de Polignac*, par M. de Bastard, p. 210-212.

8. On nommait ainsi les lettres circulaires que le roi, ou, dans les interrègnes, le primat, adressait aux provinces et aux grands du royaume, pour la convocation des diètes : voyez le *Journal de Dangeau*, tomes VI, p. 162, et VIII, p. 437.

9. Faut-il lire *préparatoires*? Littré cite deux exemples de Bossuet, et plusieurs des quinzième et seizième siècles, de *préparatoire* pris substantivement, comme il l'est ici s'il n'y a point de *lapsus*.

diète générale[1] qui devoit décider sur la double élection.

Incontinent après, c'est-à-dire le 25 septembre, le prince de Conti arriva à la rade de Dantzick, où l'abbé de Châteauneuf, qui l'attendoit, alla le saluer[2]. La ville s'étoit déclarée saxonne et ne fit faire aucun compliment au prince de Conti[3]; peu de Polonois, et encore moins de marque, l'allèrent saluer à bord[4]. Il y demeura à attendre l'ambassade dont on le flattoit, à la tête de laquelle le prince Lubomirski[5] devoit être, et les troupes que le

Prince de Conti arrive à la rade de Dantzick; est peu accueilli, la ville contre lui, et n'ose mettre pied à terre.

1. Sur ces deux sortes de diètes, voyez les *Mémoires de Pomponne*, tome I, p. 141 et 286, note; le mémoire des *Curiosités historiques*, tome I, p. 287-288 et 327-330; et les relations des diètes de 1661, 1666, 1668, 1669, 1674, 1681, dans la *Gazette* de ces années ou bien dans les *Mémoires de M. de* ***, p. 605 et 609. Avant les diètes dont parle ici Saint-Simon et qui devaient aboutir à une diète générale le 26 septembre, il y en avait eu d'autres le mois précédent, qui s'étaient terminées d'une manière très favorable pour le prince français. Afin de contrecarrer ces mesures, les partisans de l'Électeur se décidèrent à le couronner illégalement. Par suite, la noblesse fut convoquée au 10 octobre, « pour se tenir en divers lieux, à main armée, et s'opposer par force à l'Électeur. » (*Gazette d'Amsterdam*, n° LXXIX, donnant le texte des universaux du 6 septembre, et Extr. LXXXI.) Cette assemblée ne put se réunir que le 17 : elle fut unanime pour le prince de Conti; mais l'annonce de la venue des troupes saxonnes la força à se disperser.

2. *Journal de Dangeau*, tome VI, p. 204; *Gazette*, n° 42, p. 497 (de Dantzick, 2 octobre); et *Gazette d'Amsterdam*, n° LXXXI. Une longue lettre autographe du prince de Conti à sa femme, écrite en rade de Dantzick, le 27 septembre, racontant sa traversée et son arrivée, et exposant la situation des choses, les négociations de l'abbé de Polignac, la nécessité d'avoir beaucoup d'argent pour gagner des partisans, etc., a figuré dans le catalogue de la collection Rathery, n° 792[2]. Il y a un récit de cet épisode, avec des pièces, dans le *Supplément au Journal sur les matières du temps (de Verdun)*, tome I, p. 131-137.

3. Le *t* de *Conti* corrige un *d*. — Le castellan de Dantzick avait cependant pour femme une Française, Mlle de Langeron.

4. *Dangeau*, tome VI, p. 205; *Bastard*, p. 224-226.

5. Stanislas-Héraclius, prince Lubomirski, né vers 1640, mort à Wiasdow, près de Varsovie, le 17 janvier 1701, était le fils aîné d'un célèbre général de la couronne qui, après une longue rébellion contre le roi Jean-Casimir, avait fini ses jours en pays étranger. Rétabli en 1666 dans les charges de son père, il avait eu de Sobieski, en 1676, la di-

prince Sapieha lui devoit mener. Cependant ceux de Dantzick refusèrent des vivres à nos frégates et n'en voulurent laisser aucune dans leur port[1]. A la fin[2], l'ambassade de la République vint saluer le prince de Conti sur sa frégate, l'évêque de Plosko[3] à la tête. Lubomirski étoit avec la partie de l'armée de la couronne[4] qui tenoit

gnité de grand maréchal, dont le principal office était de veiller à la tranquillité publique, et qui exerçait la haute juridiction sur l'ordre équestre, à peu près comme notre grand prévôt. Le prince était un homme très cultivé, qui avait visité jadis la France, l'Espagne, l'Italie, et conservait des relations avec les savants de ces pays, mais trop indolent, ou trop entièrement adonné aux études philosophiques. On a de lui plusieurs écrits politiques et moraux en langue latine. Le P. Léonard a recueilli une copie de *Réflexions* qu'il avait faites sur la situation des affaires de Pologne, datées du 28 juillet 1696 (Arch. nat., K 1317), et on peut encore consulter, sur ce personnage, le mémoire des *Curiosités historiques*, tome I, p. 262-264, et le tableau de la Pologne en 1703 que nous avons déjà cité, fol. 38 v°. Son père avait voulu donner la couronne de Pologne au prince de Condé; mais lui ne se portait pas pour le prince de Conti, et on le soupçonnait même d'avoir aspiré à la couronne; sa femme, par contre, était très dévouée à la France. Un frère cadet, Jérôme-Auguste, revêtu de la charge de grand trésorier en 1692, avait aussi pour femme une ancienne fille d'honneur de la reine, toute française de cœur, et il joua un rôle des plus importants dans les affaires de 1697. Un troisième frère, Joseph, d'abord grand écuyer, avait succédé à Jérôme comme maréchal de cour.

1. *Dangeau*, p. 207-209; *Gazette*, n° 42, correspondance de Dantzick.

2. Le 6 octobre : *Journal de Dangeau*, tome VI, p. 211.

3. Le palatinat de Plosko (Plock ou Plosk) et sa ville capitale, située sur la rive droite de la Vistule, à quatre-vingt-dix kilomètres N. O. de Varsovie, avaient un évêché suffragant de Gnesne, occupé depuis 1691 par un prélat dont on a des œuvres imprimées, André-Chrysostome Zaluski, qui devint évêque de Varsovie en 1698, puis fut nommé grand chancelier par le roi Auguste, en 1702, et mourut le 1er mai 1711, dans sa soixante et unième année. Il avait fait deux voyages en France, et, après avoir d'abord soutenu le prince de Bade, il s'employait très activement pour le prince de Conti. « L'évêque de Plosk, disait M. de Polignac, sert au delà de ce qu'on peut exprimer et est inimitable. » (Affaires étrangères, vol. *Pologne* 95, fol. 72.)

4. Sur les armées polonaises, voyez le livre de d'Hauteville, p. 256-272, celui de M. de Bastard, p. 43, 87-90, etc., et les *Curiosités histo-*

pour le prince de Conti, que force Polonois vinrent saluer, et parmi eux Pryemski[1], échanson de la couronne, fort déclaré pour ce parti[2]. L'évêque de Plosko donna un grand repas au prince de Conti, près de l'abbaye d'Oliva[3], avec tout ce qu'il y eut là de plus distingué des Polonois. Ils y burent à la santé de leur roi, qui, n'acceptant pas encore ce titre, leur fit raison à la liberté de la République[4]. Marège[5], qui étoit à M. le prince de Conti, gentilhomme gascon[6], et que son esprit et ses saillies avoient fort mêlé avec tout le monde, relevoit à peine d'une grande maladie lorsqu'il s'embarqua avec son maître. Il étoit à ce repas, où on but à la polonoise[7]. Il en fut fort pressé, et se défendoit du mieux qu'il pouvoit. M. le prince de Conti vint à son secours et l'excusa

riques, tome I, p. 304-307. A une revue passée en 1690 (*Gazette*, p. 513), on comptait huit mille chevaux, deux mille quatre cents dragons, douze mille hommes de pied.

1. Ce personnage (Saint-Simon écrit : *Primiski*) avait fait son éducation dans les mousquetaires de Louis XIV et était des amis de la famille de Béthune. Homme d'esprit et de cœur, issu de bonne maison, riche par sa femme, très habile à manier la noblesse, il avait la charge de castellan de Kalisch, outre celle d'échanson ou *craisky* de la couronne (*Curiosités historiques*, tome I, p. 280-285).

2. *Journal de Dangeau*, p. 212. Pryemski avait écrit au Roi une lettre toute de dévouement, en rappelant qu'il l'avait servi étant jeune. Cette lettre est conservée aux Affaires étrangères, vol. *Pologne* 98, fol. 105.

3. Abbaye régulière de l'ordre de Cîteaux, fondée en 1180 à l'extrémité d'un faubourg de Dantzick, et dont la nomination appartenait au roi de Pologne, mais au profit exclusif des gentilshommes du pays. C'est là que s'était signée, le 3 mai 1660, la paix entre les Polonais, le Brandebourg et la Suède.

4. *Dangeau*, tome VI, p. 214 ; *Gazette*, p. 509 (de Dantzick, 9 octobre).

5. Marège ou Mareige, capitaine au régiment du prince de Conti et son écuyer, blessé devant Luxembourg en 1684, avait été fait capitaine de ses gardes lors de la formation de sa maison, en juillet 1686.

6. « Gentilhomme du Languedoc, » dit M. de Sourches (tome I, p. 427).

7. M. de Polignac écrivait : « Il y a tout à craindre d'une multitude qui nage dans la bière et le vin. » (*Négociations*, p. 101.) Mais, si l'on en croit Madame (recueil Jaeglé, tome I, p. 176), le prince de Conti, lui aussi, « était bien drôle quand il avait bu. »

sur ce qu'il étoit malade; mais ces Polonois, qui, pour se faire entendre, parloient tous latin, et fort mauvais latin, ne se payèrent point de cette excuse, et, le forçant à boire, s'écrièrent en furie : *Bibat, et moriatur*[1]. Marège, qui étoit fort plaisant et aussi fort colère, n'en sortoit point quand il le contoit à son retour, et faisoit beaucoup rire ceux qui lui en entendoient faire le récit.

Cependant les lettres de nos deux abbés faisoient tout espérer, et celles du prince de Conti tout craindre[2]. Il trouvoit que dix millions ne l'acquitteroient pas des promesses que l'abbé de Polignac avoit faites[3]. C'étoit là-dessus que l'abbé comptoit, et ceux qu'il avoit engagés par là vouloient voir des espèces à bon escient[4] avant de se comporter de même. Cela arrêta tout court le prince Sapieha et l'armée de Lithuanie, qui devoit[5] venir joindre le prince de Conti[6], qui demeuroit toujours en rade et à bord, bien résolu de ne mettre pied à terre que lorsqu'il verra[7] des troupes à portée et prêtes à le recevoir; mais, au lieu d'armée, qui ne fit pas une seule marche vers lui, il ne vit que des Polonois avides qui le pressoient d'acquitter les promesses immenses que l'abbé de Polignac

1. « Qu'il boive, et qu'il meure! »

2. Ceci est copié du *Journal de Dangeau*, tome VI, p. 223, et plusieurs lettres du prince y sont mentionnées, p. 209, 211, 214, etc.

3. *Ibidem*, p. 217-218. Comparez encore une lettre de Madame, dans le même recueil Jaeglé, p. 178.

4. *À bon escient*, au sens de « tout de bon, » pas seulement en promesse, ou même en lettres de change, mais en espèces sonnantes. Par ce sens s'explique aussi la suite : *se comporter de même*, « agir tout de bon. »

5. *Devoit*, laissé, comme si souvent, au singulier, ne s'en rapporte pas moins, ce semble, aux deux sujets qui précèdent.

6. Moyennant une promesse de quatre cent mille livres, les Sapieha s'étaient engagés à amener, sous la conduite du fils du grand trésorier, douze compagnies d'ordonnance, que suivraient tous les officiers lithuaniens (*Faucher*, tome I, p. 373, et *Bastard*, p. 184-186, 227 et 230-232). Nous avons déjà vu que l'armée de Lithuanie était indépendante de celle de la couronne, c'est-à-dire de Pologne.

7. Ce futur trahit l'emprunt fait au *Journal de Dangeau*, tome VI, p. 209.

leur avoit faites[1]. Le desir de réussir dans cette grande affaire, dont il espéroit la pourpre[2], l'avoit aveuglé, et tiré de lui des engagements impossibles[3] : de sorte que, trompé le premier en tout[4], il trompa le Roi et le prince de Conti[5].

1. Cette avidité des électeurs, surtout celle de leurs principaux chefs, était chose notoire, et comme régulière. « C'est dans l'interrègne que les généraux doivent rétablir leurs affaires, » dit la *Gazette* de 1669, p. 281; comparez Voltaire, *Histoire de Charles XII*, p. 88. Mais les visées sur le trône de Pologne formaient une partie si importante de la politique française, que Colbert lui-même écrivait en 1666 (*Lettres et mémoires*, tome II, p. CCXVIII; comparez les *Mémoires de Louis XIV*, tome I, p. 57, 58 et 189-194) : « Lorsqu'il est question de millions pour la Pologne, je vendrois tout mon bien, j'engagerois ma femme et mes enfants, et j'irois à pied toute ma vie pour y fournir, s'il étoit nécessaire. » Des distributions d'argent en lettres de change avaient été faites ou promises en 1696; mais les lettres de change étaient peu estimées, et la cour n'avait pu envoyer autre chose que du papier en avril 1697, pour distribuer avant ou après l'élection.

2. On a déjà dit que, sauf de très rares exceptions, c'étaient des diplomates français qui obtenaient la nomination de la Pologne au chapeau de cardinal; mais nous avons vu que le nonce Davia comptait l'emporter sur l'abbé de Polignac.

3. Après *impossibles*, Saint-Simon a biffé *et*, et écrit *de sorte que* en interligne.

4. « Notre ambassadeur a été trompé en tout, » dit Dangeau, p. 226.

5. Voyez quelques pages de défense en faveur de l'abbé dans le mémoire des *Curiosités historiques*, qui, nous l'avons dit, est l'œuvre d'un de ses secrétaires, tome I, p. 293-297, et surtout les minutes de sa correspondance conservées aux Affaires étrangères, vol. *Pologne* 99. Sur les dépenses auxquelles il s'était cru obligé dès son arrivée en Pologne, nous pouvons reproduire une lettre de lui qui se trouve dans les Papiers du Contrôle général (Arch. nat., G7 994), dossier du 31 mai 1695. Adressée à Pontchartrain et datée du 15 mars, elle est ainsi conçue : « Monsieur, vous me trouverez sans doute bien importun; mais je vous supplie d'excuser la *nécessité qui m'y oblige*[a]. J'ai encore été contraint, pour soutenir avec quelque sorte d'honneur la dépense qui convenoit à mon caractère pendant la diète, comme je ferai encore tant que la plus grande partie de la République sera ici, d'emprunter une somme de dix mille livres du sieur Buchet, premier chirurgien de la reine de Pologne, avec promesse de la faire toucher à Paris, à son

[a] Les mots imprimés en italique sont en chiffre.

Retour du prince de Conti, qui voit à Copenhague le roi de Danemark *incognito*.

Quoique le primat tînt bon avec un parti et des troupes[1], cantonné dans son château de Lowitz[2], le manque de vivres, les glaces très prochaines sur ces mers, ni corps d'armée[3] ni corps de noblesse en aucun mouvement pour venir recevoir M. le prince de Conti[4], force déserteurs considérables faute d'acquitter les promesses de l'abbé de Polignac, c'en étoit plus qu'il ne falloit pour persuader le retour à un candidat plus empressé que n'étoit le prince de Conti, qui, pour soi et pour la France,

ordre; et, comme il m'a proposé le dessein qu'il avoit d'en acquérir un contrat de constitution sur l'hôtel de ville au denier dix-huit, sur le pied de la dernière création, je vous serois infiniment obligé, Monsieur, si vous aviez la bonté d'en faire délivrer un de pareille somme à celui qui sera le porteur de sa procuration, déduisant cette somme de dix mille livres de ce qui m'est dû de mes appointements ou sur la gratification pour la diète que j'espère de la grâce de S. M. Je vous puis assurer, Monsieur, que c'est à mon très grand *regret que je cherche des moyens pour subsister* qui peut-être *vous fatiguent*. Je ne le ferois pas, s'il ne m'étoit absolument impossible de m'en passer; mais, comme la *reine de Pologne*, qui avoit eu la bonté de *m'en prêter, et qui ne m'en laisseroit pas encore manquer, se trouve tout à fait épuisée*, et que je ne pouvois *vivre chez autrui tandis que* l'ambassadeur de l'Empereur tenoit chez lui grande table, je n'ai pu m'empêcher de recourir à l'emprunt, et j'ai eu du moins la satisfaction qu'après m'être assez bien remis en meubles et en vaisselle d'argent, j'ai eu toute la Pologne dans ma maison, pendant que l'autre mangeoit tout seul avec les Allemands de *la ville*.... Je voudrois avoir un peu plus de bien : j'attendrois sans impatience les payements de l'argent du Roi; mais vous savez que *je suis pauvre*, et qu'à peine je commence à jouir de mon abbaye, à cause des procès et des réparations; outre qu'étant chargé de trois mille cinq cents livres de pensions, je n'en aurai jamais huit de quitte. Enfin je me confie entièrement à la protection dont vous m'honorez.... » Le détail minutieux de toutes les dépenses faites pour l'élection se trouve dans la correspondance des Affaires étrangères.

1. *Journal de Dangeau*, tome VI, p. 209 et 212.

2. *Ibidem*, p. 214. Nous avons dit que Lowitz était la résidence des archevêques de Gnesne. Cette ville de basse Pologne, à l'O. de Varsovie, est située sur la rivière de Bzura, entre Rawa et Wladislaw.

3. L'armée polonaise se tenait sur l'expectative.

4. Ces deux faits : « les glaces..., ni corps d'armée ni corps de noblesse, » viennent du *Journal de Dangeau*, tome VI, p. 223-226.

faisoit un triste et humiliant personnage, accueilli de personne, aboyé[1] de tous, et n'osant mettre pied à terre dans un parage[2] ennemi qui lui refusoit des vivres et ne vouloit laisser approcher aucun de ses bâtiments[3]. Il manda donc au Roi sa résolution et ses raisons[4]. Le Roi les loua tout haut à Monsieur le Prince et envoya Torcy faire compliment de sa part à Mme la princesse de Conti sur sa douleur de ce qu'elle ne seroit point reine et sur le plaisir de revoir bientôt M. le prince de Conti[5] (on a vu plus haut[6] ce qu'il en falloit croire de cette joie du Roi[7]); et en même temps il envoya ordre aux abbés de Polignac et de Châteauneuf de revenir[8]. Un détachement de trois

1. Nous trouvons ce participe au même sens figuré dans les *Mémoires du marquis d'Argenson*, tome V, p. 241 : « Le contrôleur général Machault est chassé et aboyé de toutes parts. »

2. Pris au sens propre, comme terme de marine, signifiant : « espace de mer, partie de côtes accessible à la navigation. » L'Académie ne donne le mot qu'à partir de sa seconde édition (1718); à la date de la première (1694), il est dans le supplément publié par Thomas Corneille sous le titre de *Dictionnaire des sciences et des arts*.

3. Cependant il alla souvent tenir des conférences dans l'abbaye d'Oliva, dont il a été parlé plus haut.

4. La *Gazette* donne cette correspondance de Dantzick, 29 octobre, dans le n° 46 (16 novembre) : « Comme, jusqu'à présent, il ne s'est formé aucun corps assez considérable pour tenir la campagne, et que les résolutions de la dernière assemblée, où le prince de Conti a été de nouveau proclamé, n'ont point été exécutées, il n'a pas jugé à propos de débarquer. Le mauvais temps l'a empêché, depuis quelques jours, de venir à Oliva comme à l'ordinaire. Il a fait savoir au cardinal-primat et aux principaux de son parti qu'étant venu sur leurs instances réitérées, pour maintenir la religion, les lois et la liberté, il ne vouloit agir que de concert avec eux et avec la République. On a publié en polonois une lettre qu'il a écrite aux sénateurs et à la noblesse, dans laquelle il expose les motifs de son voyage et la droiture de ses intentions pour le bien public du royaume.... » Comparez la *Gazette d'Amsterdam*, n° LXXIX.

5. *Journal de Dangeau*, tome VI, p. 227, 14 novembre.

6. Pages 191-192.

7. Il y a pléonasme, mais la clarté y gagne; avec *en* de moins, la phrase pourrait prêter à un sens un peu différent.

8. *Journal de Dangeau*, tome VI, p. 229, à la date du 17 novembre.

mille chevaux saxons[1] vint fort secrètement autour de l'abbaye d'Oliva pour enlever M. le prince de Conti, espérant qu'il auroit mis pied à terre : l'abbé de Polignac s'en sauva à grand peine, et, vendu par ceux de Dantzick, y perdit tout son équipage[2].

Bart mit à la voile le 6 novembre et ne put sortir de la rade de Dantzick que le 8[3]. Il prit, chemin faisant, cinq vaisseaux de Dantzick. Celui[4] de M. le prince de Conti ayant touché le 15 sur un banc[5] près de Copenhague, il y passa sur une chaloupe et y coucha chez M. de Guldenlew[6]. Il vit après le roi de Danemark *incognito*, sous le nom de comte d'Alais[7]. Il se rembarqua le 19, laissant les cinq vaisseaux de Dantzick en dépôt au roi de Dane-

1. La victoire du prince Eugène sur les Turcs avait permis à l'Empereur de rendre douze mille hommes à Auguste de Saxe.

2. L'emprunt à Dangeau, tome VI, p. 231, se trahit par un *lapsus* dans le manuscrit, qui porte, avec auxiliaire, non biffé, du passé indéfini, temps employé dans le *Journal* (comparez les notes 8 de la page 209 et 3 de la page 212) : « y *a* perdit. » — Voyez le récit de la *Gazette*, n°s 48 et 49, celui de la *Gazette d'Amsterdam*, n° XCIII, celui de l'*Histoire du cardinal de Polignac*, tome I, p. 377-380 et 387-390, et, dans les *Négociations de l'abbé de Polignac*, p. 232-233 (comparez p. 236-238), sa lettre à Louis XIV, par laquelle il paraît que le prince de Conti fit mettre l'embargo sur sept navires qui étaient en rade de Dantzick, comme représailles de mauvais traitements faits à l'écrivain de son vaisseau, et que ce fut seulement en revanche que le Magistrat fit saisir la suite de l'ambassadeur et les Français qui étaient dans la ville.

3. *Dangeau*, p. 229 et 231. L'escadre ne mit à la voile que le 9, et fut retenue en rade jusqu'au 11.

4. La première lettre de *Celui* corrige une *L*.

5. Le Sandholm ou Santholm, près de Dracker, à dix kilomètres de Copenhague. Voyez le *Dictionnaire critique* de Jal, p. 424.

6. Selon Jal, il logea d'abord chez le bailli de Dracker.

7. Ce fut de peur que le prince royal ne lui disputât la préséance qu'il prit l'*incognito* (*Gazette d'Amsterdam*, n°s XCIII-XCV et Extr. XCIX ; *Gazette*, n° 49, de Copenhague, 19 novembre). Le mémoire des *Curiosités historiques*, tome I, p. 341-342, dit qu'il fut présenté sous le titre de comte de l'Isle-Adam, et non sous celui de comte d'Alais, qui venait aux Condés de leur alliance avec les Montmorency mais c'est une erreur.

mark[1]. Il arriva le 10 décembre à Nieuport[2]. Il[3] y débarqua, parce que la paix étoit faite[4], pour achever son voyage par terre, et, le jeudi au soir 12, il arriva à Paris, où il se trouva plus à son gré qu'il n'eût fait[5] roi à Varsovie. Le lendemain matin, vendredi 13, il salua le Roi, qui le reçut à merveilles, au fond bien fâché de le revoir[6]. Il essuya un mauvais temps continuel en ce retour et ne vit point[7] le primat. Pryemski, dont il se loue[8] le plus, lui dit sur son vaisseau que, s'il avoit su qu'il songeât à venir, il seroit accouru en France pour l'en empêcher, tant il y avoit peu d'apparence de succès[9].

1. *Dangeau*, tome VI, p. 235-236. Le Roi donna ordre en outre, le 20 novembre, de saisir tous les effets de Polonais et de Dantziquois qui se trouveraient en France. Ce fut seulement en 1699 que M. de Chamilly fit vendre à Copenhague les vaisseaux pris en représailles des mauvais traitements subis par les résidents français, et les magistrats de Dantzick vinrent faire amende honorable à Versailles le 7 décembre 1700; mais, comme ils refusaient d'indemniser les banquiers et les deux ambassadeurs, le Roi attribua aux intéressés la confiscation de tous les vaisseaux dantziquois jusqu'à ce que leur perte eût été couverte, et, en 1706, l'abbé de Polignac céda sa part de droits pour cent cinquante mille livres. (*Dangeau*, tomes VII, p. 61, 377 et 454, IX, p. 128, XI, p. 216-217.) Les lettres de représailles, datées du 19 juillet 1702, se trouvent au Dépôt des affaires étrangères, vol. *France* 306, n° 6; elles avaient encore leur effet en 1708 et 1709.

2. Port et ville forte de la Flandre espagnole, à seize kilomètres O. S. O. d'Ostende, et très proche de la frontière française. Selon une lettre citée dans le *Dictionnaire critique*, le prince débarqua à Ostende.

3. Le pronom *Il* a été ajouté après coup.

4. Voyez ci-après, p. 236.

5. Emploi à remarquer de *faire*, qui, bien que correct, peut étonner un peu comme substitut de *se trouva*, verbe réfléchi dont le sens n'implique guère l'idée d'action.

6. *Dangeau*, tome VI, p. 244-245 (comparez p. 236 et 238); *Gazette*, n° 50, et *Gazette d'Amsterdam*, n° c et Extr. cii.

7. Ces trois derniers mots sont en interligne, sur « n'a point veu », biffé.

8. Temps présent, qui trahit encore un emprunt, ici textuel, fait au *Dangeau*, p. 245. — Comparez les *Curiosités historiques*, tome I, p. 285.

9. La *Gazette d'Amsterdam* (Extr. xciv, 25 novembre) résume ainsi la situation, dans une lettre écrite de Paris : « On regarde ici l'affaire de

Ce prince, qui n'avoit pu cacher sa douleur à son départ, ne put empêcher à son retour qu'on ne démêlât

Pologne comme entièrement échouée pour M. le prince de Conti. On l'attend de jour à autre à Dunkerque, avec l'escadre qui le ramène de ce pays-là, où il n'a trouvé aucune place pour débarquer, ni aucune armée prête à le recevoir. On sait qui en a été la principale cause, et qui a le plus contribué à gagner contre lui les armées et les généraux, et à empêcher qu'il n'eût une retraite assurée ; mais, s'il a trouvé plus de mains pour recevoir que de bras pour le défendre, il a su au moins s'empêcher d'en être la dupe, leur ayant fait savoir à tous qu'il ne donneroit pas un sou qu'il ne vît des troupes prêtes à son service ; et, à la réserve de cent mille livres qu'il avoit d'abord fait donner à un des plus empressés, dont il a depuis découvert la mauvaise intention, il rapporte tout l'argent qu'il y avoit porté, et il l'a ainsi mandé au Roi, à qui cette affaire ne laisse pas de coûter bon. Ce n'est pas qu'il n'y eût un grand nombre de noblesse disposée en sa faveur, si la vigueur n'eût manqué dans l'exécution, et qu'il n'ait encore pour lui le cardinal-primat, l'évêque de Plosko, MM. Lubomirski, le palatin de Bels, le comte Bielinski, et d'autres grands du royaume ; mais il faudra bien qu'ils se soumettent à la loi du plus ort. Le prince, avant son départ, a écrit deux lettres, l'une au primat, l'autre à la République. La première contient en substance qu'il a bien du déplaisir de n'avoir pas eu la satisfaction d'embrasser S. É. et de lui marquer combien il étoit sensible à tout ce qu'elle avoit fait pour lui ; qu'il ne l'oubliera jamais, et qu'il pouvoit l'assurer que le Roi prendroit sur son compte tous les services qu'elle lui avoit rendus, dont il auroit la même reconnoissance que s'ils avoient eu un succès plus heureux. Il marque ensuite le chagrin qu'il a de voir la Pologne assujettie à des troupes étrangères et la religion en péril dans ce royaume ; qu'il sait combien le primat est sensible à l'un et à l'autre, et que c'est ce qui augmente sa douleur ; que, pour lui, il est fort tranquille sur la préférence que l'on donne à son rival : quand on est prince du sang de France, on peut se passer d'être mieux ; mais qu'il est pénétré de douleur de voir les plus honnêtes gens de la République succomber dans sa querelle, contre toutes sortes de lois, sans qu'il soit en état de les secourir, ni qu'il puisse même avoir la satisfaction de verser jusqu'à la dernière goutte de son sang pour leur service, à la tête de quelques milliers d'hommes, personne n'ayant eu le courage de se joindre à lui ; qu'enfin, sa dernière ressource lui ayant manqué par la défection de l'armée de Lithuanie, à la tête de laquelle il étoit résolu de se mettre, il est obligé par la saison de remonter sur les vaisseaux du Roi, n'ayant pas trouvé dans toute la Pologne une seule place qui ait voulu tenir pour lui, etc. — La lettre à la République contient à peu près les mêmes choses ; mais il

son contentement extrême[1]. Il trouva que Mgr le duc de Bourgogne venoit d'épouser la princesse de Savoie[2]. L'abbé de Polignac reçut en chemin[3] ordre d'aller droit en son abbaye de Bonport[4], près du Pont-de-l'Arche[5] en Normandie, sans approcher de la cour ni de Paris, et l'abbé de Châteauneuf reçut[6] en même temps un pareil

se plaint de ce qu'on lui a manqué de parole, et que l'on a abusé de sa facilité, en l'exposant à venir recevoir un affront à la face de toute l'Europe, d'autant plus sensible pour lui qu'il n'avoit jamais songé à être leur roi, et qu'il ne s'est rendu qu'à leurs vives et pressantes sollicitations, et à l'extrême envie qu'ils ont témoignée de l'avoir pour maître, après l'élection la plus solennelle et la plus libre qu'on eût pu souhaiter; que la République peut bien voir s'il a eu dessein d'opprimer sa liberté en venant seul se livrer entre leurs mains, et que l'on peut opposer sa conduite à celle de son rival. Il finit en les assurant que, s'ils ont besoin de lui, ils le viendront chercher en France, et qu'il plaint seulement ceux qui sont opprimés par la force, et qui n'ont eu d'autre vue que de faire observer les lois, etc. » La substance d'une de ces lettres avait été donnée dans le n° XCII, correspondance de Varsovie. Comparez les *Négociations de l'abbé de Polignac*, p. 223, et notre *Gazette*, n°s 48 et 49.

1. « Le Roi rendit cependant au prince de Conti l'argent qu'il lui avoit coûté à la poursuite de cette couronne : ce qui lui plut bien autant que s'il l'eût eue sur la tête. Ce n'est pas qu'il eût l'avarice en partage : j'ai déjà témoigné le contraire par ce que j'en ai dit; mais, comme il continuoit toujours d'être amoureux, le plaisir qu'il avoit de voir sa maîtresse le rendoit insensible à tout le reste.... » (*Annales de la cour*, tome II, p. 322.) Selon la *Gazette d'Amsterdam* et le *Journal de Dangeau* (p. 270), il voulut remettre une somme de plus de huit cent mille livres qui lui restait entre les mains; mais le Roi la lui laissa pour dégager les terres qu'il avait vendues à réméré en 1696.

2. Ci-après, p. 312.

3. Les deux ambassadeurs avaient beaucoup hésité à se mettre en route (*Journal de Dangeau*, tome VI, p. 229, 236 et 284).

4. Abbaye en commende, de bénédictins réformés de l'ordre de Cîteaux, fondée en 1190, par Richard Ier, roi d'Angleterre et duc de Normandie, dans la paroisse de Criquebeuf, diocèse d'Évreux, sur la rive gauche de la Seine, à cinq kilomètres O. S. de Pont-de-l'Arche. Elle rapportait vingt mille livres; mais on a vu p. 205, fin de la note 5, que M. de Polignac n'en tirait que huit mille. — L'ordre d'exil est daté du 24 avril 1698.

5. *Le* Pont-de-l'Arche, comme on disait alors, était un chef-lieu d'élection de l'intendance de Rouen, à trois lieues S. S. E. de cette ville.

6. *Receut* corrige *a receu*.

ordre d'exil[1]. Le prince de Conti, tout mesuré qu'il est, se plaignit[2] hautement de l'abbé de Polignac; il lui pardonnera[3] difficilement la peur qu'il lui a donnée. J'ai voulu achever tout de suite tout ce qui regarde ce triste, mais illustre voyage; il faut maintenant revenir sur nos pas[4].

Hardie expédition de Pointis à Carthagène.

Pointis[5], chef d'escadre, se rendit célèbre par son entreprise sur Carthagène[6]. Il prit en passant des fribus-

1. *Dangeau*, tome VI, p. 301, 320 et 325. — L'abbé de Châteauneuf revint par Berlin à la fin de janvier 1698, en compagnie de l'auteur du mémoire sur la cour de Pologne qui est imprimé dans les *Curiosités historiques*. Les lettres qui notifièrent à l'abbé de Polignac sa disgrâce sont imprimées dans le livre de Faucher, tome I, p. 397-403, dans celui de M. de Bastard, p. 238-239, et dans celui de M. Topin, p. 118-119. Le Roi s'engagea toutefois à rembourser « jusqu'au dernier sol » les avances faites par ses deux ambassadeurs, et l'abbé de Polignac reçut deux mille écus pour l'aider à revenir d'Amsterdam. Plus tard, on acquitta aussi toutes les sommes avancées par le primat et ses amis; mais les brevets de pensions distribués en Pologne furent annulés. (*Dangeau*, tome VI, p. 276, 321 et 325.)

2. *Plaignit*, à une fin de ligne, débordant sur la marge, semble corriger *plaint*.

3. Ce futur, comme celui de la page 204, le présent *est* qui se trouve deux lignes plus haut, et le passé défini *a receu* corrigé à la ligne précédente, ainsi qu'un autre à la page 208, sont autant de nouveaux *lapsus* auxquels notre auteur se trouve entraîné en suivant le texte de Dangeau pour tout ce long épisode, alors même qu'il ne le copie plus.

4. C'est-à-dire reprendre la suite des événements antérieurs.

5. Jean-Bernard-Louis Desjean, baron de Pointis, entré en 1672 dans la marine, sous les ordres de Duquesne, était capitaine de vaisseau depuis 1685, commissaire général de l'artillerie de la marine (1687) et chevalier de Saint-Louis; mais, quoi que dise ici Saint-Simon, il ne fut nommé chef d'escadre du Languedoc que le 4 octobre 1699, après vingt-neuf ans de services brillants. Philippe V lui donna plus tard un titre de lieutenant général des armées d'Espagne, et il mourut au château de Champigny-sur-Marne, le 24 avril 1707, âgé de soixante-deux ans.

6. *Journal de Dangeau*, tome VI, p. 135, 168 et 169. — Carthagène-des-Indes, ville forte et port de la Nouvelle-Grenade, à l'embouchure de la Magdalena dans le golfe de Darien, avait été fondée par les Espagnols en 1533, et nommée ainsi à cause de la ressemblance du site avec celui de la ville de Carthagène d'Espagne. Sa rade, une des plus belles du monde entier, avait pour entrée un large bras de mer, comblé de-

tiers[1] à l'île de Saint-Domingue[2], dont Ducasse[3], qui avoit été longtemps avec eux, étoit devenu gouverneur à force

puis. Sa population était de trente mille habitants, et la ville servait d'entrepôt au commerce des provinces grenadines avec les galions espagnols. — L'armement de Pointis, en 1697, se composait de vaisseaux du Roi; mais il fut fait aux dépens d'une compagnie particulière dirigée par le trésorier Vanolles, et qui y mit plus de quatorze cent mille livres : les comptes en sont conservés aux Archives nationales, M 662. Sur l'origine du projet, voyez le récit romanesque des *Annales de la cour*, tome II, p. 70-80 (reproduit par la Martinière ou par les écrivains qu'il cite dans son *Histoire de Louis XIV*, tome V, p. 139). Il y est aussi parlé d'un portrait de la princesse de Conti parvenu alors entre les mains du fils du gouverneur de Lima, lequel en devint amoureux fou : épisode qui se retrouve dans le *Journal de Dangeau*, tome VI, p. 206.

1. Saint-Simon conserve l'orthographe primitive et conforme à l'étymologie, qu'on trouve de même encore dans la *Gazette* en 1680 et 1688, et, avec une *s* de trop (*frisbustiers*), dans les procès-verbaux du conseil de l'Amiral, 1698. C'est un mot d'origine germanique : hollandais *vrybuiter*, allemand *freibeuter*, anglais *freebooter*, « libre *butineur* ». Furetière écrit déjà *flibustier* en 1690, et l'Académie dès sa seconde édition (1718); elle n'a pas ce terme dans la première (1694). — Les flibustiers avaient succédé vers 1660 aux boucaniers et s'étaient primitivement établis dans l'île de la Tortue, près de Saint-Domingue. C'étaient des aventuriers anglais, bretons, et surtout normands, organisés en association d'après des lois toutes particulières, et redoutés partout pour leur hardiesse incomparable. Ils faisaient une guerre acharnée aux Espagnols des Antilles. Leurs chefs les plus célèbres, Morgan, Nau l'Olonnais, Michel le Basque, Montbars dit *l'Exterminateur*, etc., avaient pris la Vera-Cruz, Panama, etc., et fait des prodiges d'audace; mais la prise de Carthagène fut le signal d'une décadence qui amena la dissolution de cette société.

2. Cette île, la principale des Antilles et le premier siège de la domination espagnole en Amérique, était occupée par les flibustiers dans sa partie occidentale, que le traité de Ryswyk céda définitivement à la France.

3. Jean-Baptiste Ducasse (dans le manuscrit, *du Casse;* mais la signature est en un seul mot), baptisé à Saubusse, près de Dax, le 2 août 1646, et envoyé de bonne heure à Saint-Domingue par la compagnie française du Sénégal, à laquelle il rendit de très grands services, y eut le grade de capitaine de vaisseau, puis le titre de directeur supérieur des forces de terre et de mer. Il entra en 1686 dans la marine royale, comme lieutenant de vaisseau, fut nommé gouverneur de l'île de la Tortue et des côtes de Saint-Domingue qu'occupaient les flibustiers à la suite d'un combat naval contre les Hollandais (juin 1691), et devint

de mérite. Avec ce secours[1], il alla attaquer Carthagène, qui ne s'y attendoit pas et se défendit fort mal[2]; il la pilla, et, outre neuf millions en argent ou en barre[3], ce qui y fut pris en pierreries et en argenterie est inconcevable[4]. Cette expédition, qui a tout à fait l'air d'un ro-

capitaine de vaisseau le 1er janvier 1693. Depuis il avait dirigé d'heureuses expéditions contre les colonies ennemies, entre autres contre la Jamaïque (1694). Il fut nommé gouverneur de Carthagène en 1697, et gouverneur général de l'île de Saint-Domingue en 1700. Ayant alors rempli une mission en Espagne, on créa pour lui, en juillet 1701, une charge nouvelle de chef d'escadre des îles de l'Amérique; il fut promu lieutenant général des armées navales en surnombre à la fin de 1707, reçut de Philippe V le collier de la Toison d'or en 1712, eut également un cordon de commandeur de Saint-Louis en juin 1711, et mourut aux eaux de Bourbon le 25 juin 1715. Sa vie a été écrite par le baron Robert du Casse, en 1876. Son portrait sera fait dans les *Mémoires*, tome XI, p. 138-139.

1. Ducasse représentait depuis trois ans qu'il y aurait plus d'avantage à diriger de préférence tous les efforts contre la partie espagnole de Saint-Domingue, « la clef de toutes les Indes; » cependant, et malgré les procédés durs et hautains de Pointis, il se mit sous les ordres de celui-ci, avec dix-sept cents flibustiers ou habitants de Saint-Domingue.

2. Le siège dura toutefois trois semaines et fut fort meurtrier. La ville succomba le 2 mai. On a plusieurs relations du temps, publiées par Pointis et par Ducasse, à Paris, Amsterdam et Bruxelles; voyez aussi la *Gazette* de 1697, n° 34, p. 405, et le *Mercure*, août 1697, p. 202-221.

3. C'est-à-dire « neuf millions [d'argent ou d'or] en espèces monnayées ou en barre. »

4. D'après un état que nous trouvons dans le journal du P. Léonard (Arch. nat., M 757, p. 12-15), dans la copie des dépêches vénitiennes déposée au Cabinet des manuscrits (filza 190, p. 359) et dans le *Theatrum Europæum*, tome XV (1707), p. 142 *b*, le butin se décomposa ainsi : or et argent, monnayés ou en lingots (à 29 liv. le marc d'argent et 444 liv. celui d'or), 7 646 948 livres; émeraudes brutes, 1942 marcs 7 onces; émeraudes ouvrées non montées, 5 marcs; semence de perles brutes, 21 marcs; améthystes brutes, 71 pièces. Il y avait en outre une Vierge de grandeur naturelle, dont la robe d'argent était toute couverte de pierreries, un coffre d'argenterie d'église, quantité de chapelets, bagues et autres bijoux, quatre-vingt-deux pièces de canon de fonte, trente-deux cloches, et un navire évalué quatre-vingt-dix mille livres. Selon la lettre de Ducasse indiquée plus loin, l'estimation du butin était trop faible au moins de moitié. L'historien anglais Burnet a cependant prétendu que tout cela était imaginaire et inventé pour couvrir la honte d'un insuccès.

man[1], fut conduite avec un jugement, et, dans l'exécution, avec une présence d'esprit égale à la valeur. Les fribustiers eurent grand débat avec Pointis pour leur part, de la plus grande partie de laquelle ils se prétendoient fraudés[2] : comme ils virent qu'il se moquoit d'eux, ils retournèrent tout court à Carthagène, la pillèrent de nouveau, y firent un riche butin, et y trouvèrent encore beaucoup d'argent[3], puis envoyèrent ici Galliffet[4], lieutenant de Roi de Saint-Domingue, qui[5] étoit à l'expédition, porter les plaintes de Ducasse et les leurs[6]. Pointis fut poursuivi par vingt-deux[7] vaisseaux anglois, à qui il

1. Le mot est de Dangeau, à qui Saint-Simon emprunte tous ces détails : « Galliffet, dit Dangeau (tome VI, p. 174),... nous conta tout le détail de ce siège, et, quoiqu'il n'y ait rien que de vrai, cela a plus l'air d'un roman que d'une histoire. » Comparez la Martinière, dans son *Histoire de Louis XIV*, tome V, p. 142-143 ; la médaille commémorative de cette expédition y est gravée.

2. Après de longues contestations, Pointis avait promis de donner à chaque flibustier mille écus ; mais il voulut défalquer de ce payement les parts de deux ou trois cents hommes qui avaient été tués au siège.

3. La rançon qu'ils imposèrent à la ville procura à chacun d'eux trente mille piastres. Ils commirent en outre des atrocités inouïes.

4. Joseph de Galliffet, petit-fils d'un président au parlement de Provence mêlé activement aux troubles de la Fronde, avait été successivement lieutenant au régiment de Picardie et capitaine au régiment de Champagne, puis capitaine d'une compagnie franche de la marine et commandant de l'île de la Tortue. Il devint, le 14 mai 1698, gouverneur de toutes les colonies françaises de Saint-Domingue, et mourut à Paris, le 26 mai 1706, sans laisser de postérité.

5. *Qui* corrige un premier *porter*.

6. *Leur*, sans *s*, comme nous le voyons très souvent. — La lettre que Ducasse écrivit à l'amiral de France (le comte de Toulouse, et non le comte de Vermandois, comme l'a cru l'éditeur) est imprimée, avec un mémoire pour le Conseil, dans le livre du baron R. du Casse, p. 184-188. L'original de la lettre a récemment passé dans une vente d'autographes ; une copie du mémoire se trouve, avec d'autres documents, dans le portefeuille du P. Léonard sur l'Amérique, Bibl. nat., ms. Fr. 9097, fol. 27-30. Les lettres écrites par Ducasse et sa femme au secrétaire d'État sont dans le ms. Clairambault (série de *Marine*) 878, fol. 78-90.

7. Vingt-sept, selon la plupart des historiens.

échappa. Ils prirent quelques bâtiments fribustiers, sur lesquels il n'y avoit presque rien, et le vaisseau de Pointis qui servoit d'hôpital, où il n'y avoit que des malades et quelques pestiférés[1]. Galliffet[2] arriva à Versailles le 20 août[3], et presque en même temps Pointis à Brest, malgré six vaisseaux anglois qui l'attendoient à l'entrée. Il salua le Roi à Fontainebleau, le 27 septembre, de qui il fut très bien reçu et fort loué. Il sauva toute sa prise et présenta au Roi une émeraude grosse comme le poing[4], et se justifia[5] fort contre Ducasse et les fribustiers[6]. Peu de jours après, il fut fait lieutenant général[7], et je pense qu'il s'est mis en état d'achever sa vie fort à son aise[8].

1. *Journal de Dangeau*, tome VI, p. 174 et 181. Voyez la *Gazette*, n° 34, et, sur toute l'expédition, les n°s L, LI Extr., LXVI, LXVII, LXXI à LXXIV de la *Gazette d'Amsterdam*.

2. *Galifet* (sic) corrige *C'est* et quelques lettres illisibles.

3. Dangeau ne mentionne son arrivée que le 21.

4. M. Germain Bapst veut bien nous faire savoir qu'aucune émeraude de cette importance ne figure dans les inventaires de la couronne.

5. *Justifie* est au présent dans le manuscrit, parce que Saint-Simon, qui continue de copier Dangeau, oublie encore ici de changer le temps.

6. *Journal de Dangeau*, p. 198.

7. C'est une nouvelle erreur : Pointis resta simple capitaine de vaisseau ; il ne devint chef d'escadre, comme nous l'avons dit d'après le *Dictionnaire critique* (p. 1233, note), la *Gazette d'Amsterdam*, 1699, n° LXXXIV, et le *Journal de Dangeau*, tome VII, p. 165, qu'à la fin de 1699 ; encore sa nomination fut-elle fort critiquée par les officiers plus anciens. Quant au grade de lieutenant général, il ne l'eut qu'en Espagne.

8. Le Roi commença par faire mettre à part le butin pris dans les églises et estimé cinquante mille écus, pour le restituer : ce qui fut exécuté en 1698. Puis un arrêt du Conseil, rendu au profit des flibustiers, qui avaient beaucoup perdu dans le retour, força Pointis à leur payer une indemnité de quatorze cent mille livres. La part du comte de Toulouse, comme amiral, fut d'un million, et enfin, la vente des pierreries ayant été faite sous la direction de deux conseillers au conseil royal des finances, il se trouva que les intéressés en l'armement ne touchèrent que trois ou trois et demi pour un. Aussi attaquèrent-ils en justice Pointis, qui se défendit sur ce qu'il n'avait fait qu'exécuter les ordres du Roi, représenté à son bord par un commissaire et un écrivain. Le Chansonnier (ms. Fr 12692, p. 373-377) contient, à ce sujet, des vers fort durs sur

Situation du maréchal de Choiseul et du prince Louis de Bade, qui prend Ebernbourg.

J'ai laissé[1] M. le maréchal de Choiseul au camp de Mussbach, qui s'avança à Odernheim[2]. Le prince Louis de Baden avoit passé le Rhin à Mayence presque[3] en même temps que nous à Strasbourg, et il étoit à Kreuznach, sur la Nahe[4], où il s'étoit retranché. La Nahe est une rivière guéable[5] partout, mais assez large, fort rapide, avec de l'eau jusqu'au poitrail des chevaux, et quelquefois plus dans son milieu, son lit plein de gros cailloux roulants et glissants, fort incommodes, les bords du côté du Hundsrück élevés et escarpés, ceux du côté de l'Alsace tous plats. Kreuznach est un peu élevé; il est des deux côtés, avec un pont qui les joint et qui enfile directement la rivière. Le prince Louis avoit bien fortifié le côté de Kreuznach du côté de l'Alsace, tenoit toute cette petite ville et son pont, et avoit son armée le long de la Nahe, qui couloit à sa tête, et ses flancs couverts chacun d'un ruisseau. En cette posture, il fouettoit[6] de son camp tout ce qui pouvoit s'approcher de la rivière, qui l'étoit

la grosse fortune faite par Pointis. Voyez aussi le *Journal de Dangeau*, tome XI, p. 352, et quelques lignes sur la mort de ce marin, dans le tome V des *Mémoires*, p. 157.

1. Ci-dessus, p. 176.

2. Le 3 septembre, M. de Choiseul quitta le camp de Langenkandel, où il était depuis le 1er, et ce fut le 9 qu'il campa, la gauche appuyée sur Alzey, la droite sur Odernheim, petit bourg fortifié situé au N. O., sur la route d'Alzey à Oppenheim. De là, le 27 septembre, Saint-Simon écrivit à Pomponne une lettre de félicitation qui a passé dans la vente du marquis de Biencourt, n° 294 du catalogue Sotheby, 5 mars 1883.

3. *Presque* est écrit en interligne. — Le passage de l'armée allemande se fit du 24 au 26 août, exactement comme celui de l'armée française.

4. Il a déjà parlé de cette rivière, ainsi que de Kreuznach, dans les campagnes de 1694 et 1695 (tome II, p. 164 et notes 2 et 3); mais alors cette position était occupée par le maréchal de Lorge.

5. Saint-Simon écrit : *guaÿable*.

6. *Fouetter* se dit du canon « quand il donne en quelque lieu sans obstacle, » dit l'Académie (1694); mais elle ne cite, ainsi que Furetière, que des exemples où le verbe est suivi de compléments indirects. — A la ligne suivante, l'*s* corrige une *f*, et *l'estoit* est pour « était *fouettée*, » participe passif peu correctement remplacé par *le*, à la suite de l'actif *fouettoit*.

elle-même du pont, et, avec la hauteur de son côté, voyoit fort loin du nôtre[1]. Il demeura ainsi tranquillement plusieurs jours, amassant quantité de fourrage du Hundsrück par ses derrières et toutes les provisions et munitions de Mayence par un pont de bateaux qu'il jeta à trois ou quatre lieues de Bingen, où aussi il établit ses fours. Dès qu'il eut tout à souhait[2], il attaqua le château d'Ebernbourg par un détachement de son armée qui se relevoit tous les jours. Ebernbourg[3] est un pigeonnier sur une pointe de rocher, à demi-lieue de Kreuznach, dans la montagne. Sa situation ni celle du pays ne demandoient point d'investiture[4], ni plus d'une attaque : de manière que les Impériaux faisoient ce petit siège en pantoufles[5]. Le maréchal de Choiseul s'étoit approché d'eux, et le bruit de leur canon étoit une musique piquante à entendre. De secourir ce château, rien ne le permettoit; d'attaquer le prince Louis posté comme je viens de le représenter, parut entièrement impossible[6]; restoit un

1. Sur cette situation, voyez la *Gazette*, n° 38, correspondance du camp d'Alzey, 12 septembre.

2. On avait imprimé jusqu'ici : « à *son* souhait ».

3. Voyez tomes II, p. 172 et 174, et III, p. 248. Les Impériaux avaient dédaigné cette place en 1696, et, en 1692, elle avait repoussé une attaque des Hessois (*Dangeau*, tome IV, p. 175, 178 et 180 ; *Villars*, p. 47-48).

4. Au sens où l'on dit aujourd'hui *investissement*, dont Littré ne cite aucun exemple pris dans les auteurs (il est pourtant dans *Luynes*, tome VII, p. 161), tandis que, pour *investiture*, dans cette acception, il en donne deux, outre le nôtre, l'un du seizième siècle et l'autre du dix-septième.

5. « On dit proverbialement qu'on iroit en *pantoufle* en quelque lieu, pour exagérer la beauté du chemin ou la commodité qu'il y a pour y aller. » (*Furetière*.) — Sur ce siège, voyez le *Journal de Dangeau*, tome VI, p. 176, 193, 199 et 202, la *Gazette*, n°s 40 et 41, et la *Gazette d'Amsterdam*, n°s LXXV-LXXXII. La garnison n'était que de quatre cents hommes, auxquels se joignit un renfort de soixante grenadiers; néanmoins, les généraux ennemis eurent à faire des opérations régulières, avec vingt-deux pièces de grosse artillerie.

6. Le prince avait fait rompre tous les chemins pour qu'on ne pût aller au secours de la place, et, de plus, il venait d'être renforcé des contingents du Brandebourg, de Münster et de Paderborn.

troisième parti : c'étoit de s'aller placer sur une hauteur au deçà de la Nahe qui commandoit leur attaque, et la faire cesser par nos batteries ; mais, en même temps, il se trouva qu'il n'y avoit pas pour trois jours de fourrage, après quoi il faudroit se retirer. Ce dernier parti n'alloit donc qu'à leur faire suspendre trois jours durant leur siège, pour leur laisser après toute liberté, et, pour cela même, fut jugé ridicule. Ce que le maréchal de Choiseul fit de mieux fut d'assembler tous les officiers généraux, de leur exposer l'état des choses, et de les obliger tous à dire leur avis l'un après l'autre, tout haut et devant tous. Par ce moyen, il coupa court à tous les propos qui pourroient se tenir et s'écrire, parce que, chacun parlant tout haut devant tant de témoins, il n'y avoit plus de porte de derrière ; et c'étoit ce que le maréchal s'étoit proposé. Dans cette espèce de conseil de guerre, chacun se regarda, et fut bien étonné d'avoir à dire si publiquement qu'il ne pût se dédire ou déguiser ce qu'il auroit dit. Aucun ne fut d'avis d'attaquer le prince Louis, sans exception ; aucun ne fut d'avis d'aller sur cette hauteur, pour ne faire que suspendre l'attaque d'Ebernbourg et se retirer trois jours après, excepté Villars tout seul, dont tous se moquèrent[1]. Il fut donc résolu de se retirer quand il n'y auroit plus de fourrage ; et cependant d'Arcy[2] se rendit avec tous les honneurs de la guerre, excepté du canon[3], et fut traité par le prince Louis avec

1. Voyez sa lettre du 24 septembre dans l'appendice VIII, et comparez ses propres *Mémoires*, p. 57-58. Il y prétend que le maréchal lui avait promis, au début de la campagne, « des événements et de la gloire ».

2. Cet officier, s'étant distingué à la tête de sa compagnie de grenadiers lors de la prise du château d'Heidelberg, en avait eu le commandement avec la croix de Saint-Louis, en 1694. On trouvera une ou deux lettres de lui dans l'appendice VIII. Sa signature est sans apostrophe.

3. C'est-à-dire excepté la faculté ordinaire d'emmener, en évacuant la place, une ou plusieurs pièces de canon : tour elliptique, mais clair, la chose étant si connue. La capitulation fut signée le 27 (Dépôt de la guerre, vol. 1409, n°s 40, 120 et 122).

toutes sortes de politesses et les louanges que méritoit sa valeur et sa belle défense[1]. Il avoit été capitaine dans Picardie[2].

Nous gagnâmes donc en deux marches le camp de Marxheim[3], où, logé un peu à part avec quatre ou cinq de mes amis, je me délassai des querelles des officiers généraux dont je n'avois cessé d'être fatigué, surtout depuis que ce courrier du cabinet[4] nous eut fait repasser le Rhin.

Suspension d'armes sur le Rhin.

Ce fut en ce camp que nous reçûmes par un courrier du cabinet la nouvelle de la paix signée à Ryswyk, excepté avec l'Empereur et l'Empire, mais la suspension d'armes avec eux[5]. M. le maréchal de Choiseul envoya aussitôt[6] un trompette à M. le prince Louis de Baden

1. Ebernbourg « s'est assez bien défendu, » dit Dangeau. Il y avait eu onze jours de tranchée ouverte, pendant lesquels le château avait été presque entièrement ruiné par huit cents bombes et plus de trois mille boulets. La garnison sortit par la brèche, avec ses chevaux, et se retira à Kaiserslautern; elle avait perdu un ingénieur, un commissaire des guerres et une quarantaine d'hommes. Les assiégeants avaient eu près de cinq cents hommes tués, parmi lesquels leur principal ingénieur, le religionnaire français Juvigny (*Gazette*, n° 41, p. 491). Ebernbourg fut rendu à la France après les traités, mais démantelé et rasé.

2. Le régiment de Picardie-infanterie.

3. Ou *Marchsheim*, petite localité à un mille trois quarts O. de Worms, sur un cours d'eau qui va se jeter dans le Rhin près de cette ville.

4. Le courrier de Barbezieux qui avait interrompu subitement les opérations sur la rive droite du fleuve : ci-dessus, p. 174. — L'Académie, dans ses cinq premières éditions, dit, comme ici Saint-Simon, « courrier du cabinet. » C'est seulement dans ses deux dernières (1835 et 1878) qu'elle donne le choix entre *du* et *de*. Richelet, dès 1680, et Furetière, en 1690, se bornent à *de*. Selon l'*État de la France*, un « courrier *du* cabinet du Roi » était attaché à chaque secrétaire d'État, et celui de M. de Barbezieux s'appelait, en 1697, Nicolas Gousselin de la Vallée. Chaque voyage à l'armée du Rhin était payé de huit à neuf cents livres.

5. Le jour même où le ministre notifia la paix, le 24 septembre, il venait d'expédier un mémoire de Chamlay sur les opérations que l'on désirait faire faire par le maréchal, et, le 25, M. d'Harcourt envoyait ses vues personnelles dans le même sens. Voyez l'appendice VIII.

6. Le 1er octobre.

et lui manda l'ordre qu'il venoit de recevoir. Le prince Louis caressa fort le trompette et manda au maréchal[1] qu'il avoit le même avis de la Haye par M. Straatman[2], un des ambassadeurs de l'Empereur, mais qu'il n'avoit encore aucun ordre de Vienne : ce qui n'empêcheroit pas d'observer la suspension en attendant. Il défendit donc aussitôt tous actes d'hostilité et rappela[3] tous les hussards et les partis qui étoient dehors[4]. J'eus grande envie de prendre cette occasion d'aller voir Mayence[5]; plusieurs y furent, mais je n'en pus jamais obtenir la permission du maréchal : il se tint toujours à dire que j'étois trop marqué[6], et que, tout général d'armée qu'il étoit[7], il n'y avoit que le Roi qui pût permettre à un duc et pair de sortir du Royaume[8]. Nous n'en fûmes pas long-

1. Le 4 octobre. Cette réponse officielle du prince est conservée dans le volume 1409 du Dépôt de la guerre, n° 147.

2. Ce personnage, fils d'un chancelier aulique que l'Empereur avait fait premier ministre et comte et qui était mort en 1693, s'appelait Henri-Jean, comte de Straatman et de Peurbach. Conseiller impérial aulique depuis 1688 et chambellan de l'Empereur, il avait été envoyé à Bruxelles en 1691, puis à la Haye en 1696. Selon Callières (ms. Fr. 24983, fol. 247 v°), sa jeune femme plaisait fort aux gentilshommes de l'ambassade française. Il alla ensuite, comme envoyé extraordinaire, en Pologne (1700-1706), et fut fait conseiller privé. Villars le dit (*Mémoires*, p. 65) grand partisan d'une réconciliation de la France avec l'Autriche, et pensionné par Louis XIV. C'est l'auteur d'un *Testament politique de Charles, duc de Lorraine*, imprimé en 1696 à Leipzick.

3. *Rappelle*, dans le manuscrit.

4. Il repassa sur la rive droite du fleuve, avec la majeure partie de ses troupes, le 12 octobre, par le pont de Mayence.

5. La ville était célèbre par son grand nombre d'églises et de couvents, son palais électoral, ses fortifications et son pont de cent bateaux.

6. La suite de la phrase explique ce sens du mot *marqué*, analogue à celui de l'expression « homme de marque ». Voyez chez Littré, à MARQUE, 11°, et, à MARQUÉ, 16°, des applications différentes de ce participe.

7. La suite des idées est logique; celle des mots ne le devient qu'en suppléant après « tout général d'armée qu'il étoit, » cette ellipse : « il ne pouvoit pas accorder cette permission, parce qu'il n'y avoit, etc. »

8. Il n'est pas question de ce détail dans la correspondance du maréchal; mais l'usage était en effet que les grands seigneurs, comme aussi

temps à portée; mais ma curiosité n'en fut pas moins dépitée[1]. La suspension étoit jusqu'au 1er novembre et laissoit à cette armée liberté de subsister en attendant en pays ennemi. Comme, par la suspension, il n'y avoit rien à craindre, et que les fourrages manquoient absolument, l'armée alla cantonner[2] dans le pays de la Sarre[3], et le maréchal prit son quartier général aux Deux-Ponts[4]. Un comte de Nassau-Ottweiler[5], voisin de là, y amena de fort bons chiens courants pour le lièvre, et cette honnêteté nous fit grand plaisir. L'ennui nous faisoit faire des promenades à pied de trois et quatre lieues, et nous

les hauts magistrats ou officiers, prissent des permissions signées du secrétaire d'État de la maison du Roi pour sortir du Royaume.

1. Littré n'a pas relevé ce remarquable exemple du participe *dépité*, se rapportant à un nom abstrait, sans qu'au reste son sens soit altéré. C'était bien à la curiosité de Saint-Simon que le dépit était causé, c'est-à-dire à lui en tant que curieux.

2. Les dictionnaires ne donnent ce mot qu'avec le pronom *se*, comme verbe réfléchi.

3. « Il faut remarquer, dit l'*État de la France* (1698, tome III, p. 260), que plusieurs nomment *province de la Sââre* les pays qui sont dessus et aux environs de la rivière de la Sââre, qui passe en la partie occidentale des États de Lorraine, etc., et qui tombe dans la Moselle au-dessus de Trèves. On nomme aussi cette province *Lorraine allemande*, parce qu'elle comprend la partie de la Lorraine la plus proche de l'Allemagne. Ses principales villes sont Sââr-Louis, Hombourg, Bich, Faltzbourg (*sic*). » Ce pays avait eu, pendant quelques années, une intendance particulière, qu'on avait jointe à celle de Lorraine en 1696. Les cantonnements de M. de Choiseul s'étendirent de Kirn et Trèves à Bockenheim et Bitche. Trois escadrons du régiment de Saint-Simon furent placés dans les environs de Cusel, près de Kaiserslautern, sous le commandement supérieur de M. de Revel.

4. Même emploi de ce nom avec l'article à la page suivante, et déjà au tome II, p. 170.

5. Saint-Simon écrit : *Hautveiller*, comme les gazettes du temps. C'est Ottweiler, petite ville située à soixante-six kilomètres S. E. de Trèves, et où une branche des Nassau-Sarrebrück s'était récemment installée. Le chef de cette branche était alors Frédéric-Louis, comte de Nassau (1651-1728), qui avait servi en Hollande et en Danemark, et qui se remaria, dans la même année 1697, avec une fille du comte de Hanau.

gagna à tel point, plusieurs que nous étions, qu'il nous persuada une vraie équipée. Du Bourg, lors maréchal de camp et directeur de la cavalerie, faisoit ses revues par les quartiers[1] : il nous conta plusieurs choses curieuses d'une femme possédée, qu'il avoit apprises en passant à l'abbaye de Mettloch[2], à deux lieues de Sarrelouis[3], qu'on y exorcisoit, et que pourtant il n'avoit point vue. Sur[4] cela, nous partîmes sept ou huit, moitié relais, moitié poste, pour faire dix-huit lieues. Au sortir de Sarrelouis, nous trouvâmes des gens qui en venoient, qui nous assurèrent que cette possédée n'étoit[5] rien moins, mais ou une espèce de folle, ou une pauvre créature qui cherchoit à se faire nourrir. La honte et le courrier qui portoit les quartiers d'hiver et l'ordre de la séparation de l'armée, que nous avions rencontré à deux lieues de là[6], nous empêchèrent de pousser plus loin. Nous tournâmes bride et revînmes tout de suite aux Deux-Ponts[7], où je trouvai le courrier du cabinet couché dans le lit de mon valet de chambre. Dès le lendemain matin, je pris congé de M. le maréchal de Choiseul, et je partis pour Paris[8].

Cette sottise me fait souvenir d'une histoire si extra- Curieux sortilège.

1. Les *Mémoires* ont dit, en 1694 (tome II, p. 209), ce que c'était que ces directeurs, et à quelles époques ils faisaient leurs revues. Selon l'état envoyé par Villars, comme commissaire général, le 7 octobre (Dépôt de la guerre, vol. 1409, n° 152 *bis*), le régiment de Saint-Simon avait perdu treize chevaux emmenés par des déserteurs, vingt-cinq morts, et trente et un pris par l'ennemi. Ce dernier chiffre était le plus élevé qu'on eût dans toute la cavalerie, sauf un seul régiment.

2. Ou Mettlach, abbaye de l'ordre de Saint-Benoît (non réformé); elle avait été établie au septième siècle, dans le milieu d'un lac, à une lieue et demie N. N. O. de Merzig, sur la rive droite de la Sarre.

3. Cette forteresse avait été commencée à bâtir en 1680, sous la direction de Vauban et de M. de Choisy. Vauban en augmenta encore les défenses après la paix de 1697. Nous l'avons possédée jusqu'en 1815.

4. La première lettre de *Sur* corrige un *D*.

5. Le *t* final manque à cet imparfait, que suit un premier *rie[n]*, biffé.

6. Sur la séparation des troupes, voyez la *Gazette*, n°s 46, 47 et 50.

7. Le *P* de *Ponts* corrige un *d*. — 8. Voyez l'appendice X.

ordinaire et de telle nature[1], que, pour ne la pas oublier et pour n'en pas allonger ces *Mémoires*, je la mettrai parmi les pièces [page 3][2]; et ma raison, la voici. J'avois lié une grande amitié, dans les mousquetaires, avec le marquis de Rochechouart-Faudoas[3], qui y étoit aussi, quoique de plusieurs années plus âgé que moi[4]. C'étoit un homme de valeur, d'excellente compagnie, et de beaucoup d'esprit, de sens, de discernement et de savoir. Il étoit riche et paresseux; il ne trouva pas les portes ouvertes pour s'avancer dans le service aussi promptement qu'il eût voulu : il se dépita contre M. de Barbezieux et quitta[5]. Mme la duchesse de Mortemart et moi, le voulûmes marier à une fille[6] de M. le duc de Chevreuse qui épousa ensuite M. de Levis[7]. M. de Chevreuse en mou-

1. Il semble se complaire aux histoires de sorcellerie. Il en a déjà raconté une presque au début des *Mémoires*, tome I, p. 57, et nous en rencontrerons encore plusieurs autres.

2. L'indication « Pag. 3 » est en marge du manuscrit. — Cette pièce n'est pas retrouvée jusqu'ici; son peu d'importance au point de vue de l'histoire, et probablement aussi le manque de date précise, l'ont sans doute fait placer par les classificateurs du Dépôt des affaires étrangères dans un volume des fonds divers de *France*, ou de celui d'*Espagne*, où elle échappe aux recherches. Par suite, les allusions que Saint-Simon va faire sont à peu près inintelligibles.

3. Jean-Paul de Rochechouart de Barbazan d'Astarac, marquis de Faudoas, dernier de sa branche, avait été appelé, en 1677, à recueillir les nom, biens et armes de la maison d'Astarac de Fontrailles, à laquelle appartenait sa grand'mère maternelle, et il mourut en 1696, deux mois après son mariage. Sa branche s'éteignit ainsi au même temps que celle de Chandenier, qui était, comme nous avons eu l'occasion de le dire (tome III, p. 145), l'aînée des branches subsistantes de la maison de Rochechouart. L'héritage de la maison de Faudoas-Barbazan était venu par mariage au cinquième aïeul du jeune marquis, Antoine de Rochechouart, personnage fort considérable sous le règne de François Ier.

4. Il avait vingt-six ans en 1696, et était né par conséquent vers 1670.

5. Il quitta le service, comme Saint-Simon le fera lui-même en 1702.

6. Marie-Françoise d'Albert de Luynes, née le 15 avril 1678, mariée à M. de Levis le 27 janvier 1698, morte le 3 novembre 1734.

7. Charles-Eugène, marquis de Levis, fils du comte de Charlus, commença à servir en 1688, puis eut le régiment de cavalerie de son père

roit d'envie, mais il ne finissoit pas aisément une affaire : M. de Rochechouart s'en lassa, et il épousa une Chabannes[1], riche, fille du marquis de Curton[2]. Il ne vécut pas longtemps avec elle, n'en eut point d'enfants, et mourut chez lui, près de Toulouse[3], fort brusquement. Sa femme en fut si touchée, qu'elle se fit religieuse aux Bénédictines de Montargis[4], où elle vit très saintement[5]. J'ai voulu expliquer quel étoit le marquis de Rochechouart parce qu'il a été témoin oculaire de l'histoire dont il s'agit, qu'il vint tout droit à Paris du lieu près de Toulouse où il en eut le spectacle, et me la conta en arrivant. C'étoit en carême 1696[6] : je lui en fis tant de scrupule, qu'il alla au grand pénitencier[7]. Par la dernière lettre que j'ai reçue de lui, de chez lui, où il étoit

(1690). Brigadier en 1702, maréchal de camp en 1704, lieutenant général le 18 février 1708, gouverneur des villes et citadelles de Mézières et de Charleville en 1713, il fut nommé membre du conseil de guerre en septembre 1715, et, ce conseil étant supprimé, il devint commandant en chef du comté de Bourgogne, puis duc et pair en février 1723, gouverneur de Bergues en mars 1728, chevalier des ordres en janvier 1731, et mourut à Paris, le 9 mai 1734, dans la soixante-cinquième année de son âge. Lui et sa femme auront une large place dans les *Mémoires*.

1. Françoise-Gabrielle de Chabannes-Curton, mariée le 2 juillet 1696. Sa mère, fort riche, était une fille de Besmaus, le gouverneur de la Bastille.

2. Henri de Chabannes, marquis de Curton, comte de Rochefort, baron de Riom, etc., se distingua à Seneffe et en plusieurs autres occasions. Mort à Paris, le 16 mai 1714, à l'âge de soixante-deux ans.

3. Le château de Faudoas est situé entre Toulouse et Montauban. M. de Rochechouart y mourut le 29 septembre 1696 (*Histoire généalogique*, tome IV, p. 660).

4. Voyez notre tome II, p. 6, note 1.

5. Elle prit l'habit le 11 octobre 1701, et fit profession le 29 octobre 1702, entre les mains de l'archevêque de Sens. L'*Histoire généalogique* ne donne pas la date de sa mort, qui doit être, comme l'indique le temps présent : « elle vit », postérieure à la rédaction de cette partie des *Mémoires*.

6. La date d'année est ajoutée, après coup, en interligne.

7. Dignitaire ayant, dans chaque cathédrale, la juridiction des cas réservés au Pape et délégués aux évêques.

retourné en automne la même année[1], il me mandoit que la même histoire, interrompue à sa vue la première fois, recommençoit dans le même lieu, avec le savant et l'homme de Pampelune[2], et que, dans peu de jours, il m'en feroit savoir le succès définitif. C'est en ce point qu'il mourut, et je n'en ai pu apprendre de nouvelles, parce qu'ayant promis le secret du nom de son ami et du lieu où cela se passoit, il ne me voulut jamais nommer ni l'un ni l'autre. Ce marquis de Rochechouart fut une vraie perte, et je le regrette encore tous les jours[3].

La campagne se passa fort tranquillement en Flandres depuis la prise d'Ath par le maréchal Catinat[4] : il n'y fut partout question que de s'observer et de subsister[5]. La paix cependant se traitoit fort lentement à Ryswyk[6], où il s'étoit perdu beaucoup de temps en cérémonial et en communications[7] de pouvoirs[8]. Les Hollandois, qui vouloient la paix, s'en lassoient, et plus encore le prince d'Orange, qui avoit beaucoup perdu en Angleterre et ne tiroit pas du Parlement ce qu'il vouloit[9]. Son grand point

1. Les douze derniers mots, depuis *de chez luy*, sont en interligne.

2. Ces mots, depuis *avec*, sont aussi écrits en interligne. — Pampelune était la capitale de la Navarre, et sa proximité de la frontière lui donnait des relations fort importantes avec la France.

3. Cette phrase encore est ajoutée en interligne.

4. Ci-dessus, p. 144 et note 7.

5. Un petit manuscrit de la bibliothèque de l'Arsenal (4399), aux armes de le Peletier, renferme le détail des mouvements de l'armée de Flandres, commandée par Villeroy, avec cartes du pays. Le seul événement de quelque importance fut une tentative sur Bruxelles, que déjoua l'activité du roi Guillaume. Les *Mémoires de Catinat* donnent aussi (p. 59-86) la correspondance relative à cette fin de campagne.

6. Voyez ci-dessus, p. 220, l'endroit où Saint-Simon a suspendu le récit de ces négociations.

7. L'*s* de *communications* a été ajoutée après coup.

8. Les conférences s'ouvrirent le 9 mai, et les demandes des alliés furent présentées le 22 ; mais elles étaient inacceptables.

9. Comparez l'*Histoire de Guillaume III*, par Macaulay, trad. Pichot, tome III, p. 438-444 et 496-497. L'année précédente, Dangeau inscrivait, à la date du 19 février 1696, cette mention, qui, sans doute, a

étoit d'être reconnu roi d'Angleterre par la France, et, s'il pouvoit, d'obliger le Roi à faire sortir de son royaume le roi Jacques d'Angleterre et sa famille. L'Empereur, fort embarrassé de sa guerre de Hongrie, des révoltes de cette année, des avantages considérables que les Turcs y avoient remportés[1], ne vouloit point de paix sur la mauvaise bouche[2]. Il retenoit l'Espagne par cette raison, dans l'espérance d'événements qui le missent en meilleure posture et lui procurassent des conditions plus avantageuses. Tout cela arrêtoit la paix[3]. Le prince d'Orange, bien informé du desir extrême que le Roi avoit de la faire, jugea en devoir profiter pour tirer meilleur parti de l'opiniâtreté de la maison d'Autriche et, sans avoir

attiré l'attention de notre auteur : « On a des nouvelles d'Angleterre, qui portent que le prince d'Orange n'est pas tout à fait si maître de son nouveau parlement qu'on avoit cru d'abord. Ils lui ont refusé plusieurs choses qu'il leur avoit demandées, et lui ont même fait révoquer des grâces considérables qu'il avoit accordées à ses favoris, entre autres un don qu'il avoit fait au comte de Portland, qui est celui qui a le plus de part à ses bonnes grâces et à sa confidence. » (*Journal*, tome V, p. 368; voyez aussi p. 405, et tome VI, p. 30.) — Dès que la médiation suédoise avait été acceptée, Callières avait promis que son maître reconnaîtrait Guillaume comme roi de la Grande-Bretagne après la signature de la paix.

1. Sur les révoltes qui éclatèrent alors en Hongrie, malgré l'éloignement de Tékély, et sur les mouvements de l'armée turque, qui, victorieuse de l'électeur de Saxe en 1696 (tome III, p. 264), cherchait à pénétrer en Transylvanie et en haute Hongrie, voyez le *Journal de Dangeau*, tome VI, p. 157, 159, 164, 172, 176, 193.

2. Nous retrouverons encore cette expression. L'Académie (1694) ne donne que « laisser, demeurer *sur la bonne bouche*, » dans l'acception, d'où la contraire se déduit aisément, de laisser et de demeurer « sur quelque pensée agréable ou sur l'espérance de quelque bien ».

3. « Les ministres de l'Empereur, écrivait Guillaume III, devraient rougir de leur conduite. Il est intolérable qu'un gouvernement qui fait tout ce qu'il peut pour faire échouer les négociations ne contribue en rien à la défense commune. » (Lettre à Heinsius, 11-21 décembre 1696, dans le livre du baron Sirtema de Grovestins : *Histoire des luttes et rivalités politiques entre les puissances maritimes et la France*, 1854, tome VI, p. 594.) Ce que Léopold voulait attendre, c'était l'ouverture de la succession d'Espagne.

l'air de l'abandonner après en avoir reçu une si utile protection contre les Stuarts[1] et les catholiques pour son usurpation, faire une paix particulière, en stipulant pour cette maison, si elle vouloit y entrer; sinon, conclure pour l'Angleterre et la Hollande, et s'en sauver[2] en alléguant que cette république, dont il recevoit ses principaux secours, et de laquelle il étoit bien connu qu'il étoit maître plus que souverain[3], et l'Angleterre, dont il ne l'étoit pas tant à beaucoup près, quoique roi[4], lui avoient forcé la main, et que tout ce qu'il avoit pu, dans une presse[5] si peu volontaire, avoit été de prendre soin autant qu'il avoit pu de mettre à couvert les intérêts de l'Empereur et de l'Espagne[6]. Suivant cette idée, qu'il fit adopter secrètement aux Hollandois, Portland, par son ordre, fit demander, tout à la fin de juin, une conférence au maréchal de Boufflers, à la tête de leurs armées[7].

Portland et ses conférences avec

Portland[8] étoit Hollandois, s'appeloit Bentinck, avoit été beau et parfaitement bien fait, et en conservoit encore des restes. Il avoit été nourri page du prince d'Orange; il

1. La dynastie royale que Guillaume III avait dépossédée des deux couronnes d'Angleterre et d'Écosse, en 1688, dans la personne de Jacques II, son propre beau-père.

2. Se tirer d'affaire, se disculper, s'excuser de n'avoir pu mieux faire.

3. C'est-à-dire ayant plus de pouvoir que d'ordinaire un souverain, quoiqu'il fût simple stathouder.

4. Comparez une conversation que Madame rapporte dans une lettre du 24 avril 1698 (recueil Jaeglé, tome I, p. 191-192), et dont le sens est absolument semblable. Contredit en Angleterre, dit M. de Torcy (*Mémoires*, p. 532), Guillaume III disposait souverainement des résolutions de la république de Hollande.

5. *Presse* au sens de hâte forcée, imposée : dans une négociation où on le pressait tant. L'Académie n'a nettement ce sens dans aucune de ses éditions; Furetière donne un sens approchant.

6. Voyez *Macaulay*, tome III, p. 502, et les *Memoirs of Great Britain and Ireland* de John Dalrymple, dernier volume (1692-1702), p. 79-88.

7. *Journal de Dangeau*, tome VI, p. 148; *Correspondance de Madame*, recueil Jaeglé, tome I, p. 170; *Mémoires de Torcy*, p. 531, etc.

8. Voyez sa notice dans notre tome II, p. 329. Saint-Simon écrit *Portlandt* dans le corps du texte, et *Portland* à la marge; plus loin, *Benting*.

le maréchal de Boufflers à la tête des armées.

s'étoit personnellement attaché à lui[1]. Le prince d'Orange lui trouva de l'esprit, du sens, de l'entregent, et propre à l'employer[2] en beaucoup de choses. Il en fit son plus cher favori et lui communiquoit ses secrets autant qu'un homme aussi profond et aussi caché qu'étoit le prince d'Orange en étoit capable. Bentinck, discret, secret, poli aux autres[3], fidèle à son maître, adroit en affaires, le servit très utilement[4]. Il eut la[5] première confiance[6] du projet et de l'exécution de la révolution d'Angleterre; il y accompagna le prince d'Orange, l'y servit bien : il en fut fait comte de Portland[7], chevalier de la Jarretière, et fut comblé de biens. Il servoit de lieutenant général dans son armée[8].

1. En 1675, le prince étant attaqué d'une variole très violente, les médecins imaginèrent, dit-on, que le contact d'un corps jeune et vigoureux pourrait produire une crise salutaire, et Bentinck s'offrit pour cette périlleuse expérience, qui faillit, car il prit le mal, lui coûter la vie. Quoique sir W. Temple atteste la courageuse assiduité du jeune Bentinck auprès de son maître, il ne parle pas de ce trait de dévouement, qui n'est peut-être que de pure légende; mais on le retrouve dans toutes les biographies, et aussi dans les *Mémoires du duc de Luynes*, tome XIII, p. 416.

2. Très libre tour : « et le trouva propre à être employé ».

3. *Poli à*, pour *poli envers*. C'est un bon emploi, n'ayant rien qui doive étonner, de cette préposition si commune toujours et si souple, mais qui l'était bien plus encore autrefois qu'aujourd'hui.

4. Il était beaucoup moins prisé et estimé en Angleterre, à cause de son origine hollandaise, que sur le continent, et la preuve en est dans ce fait cité plus haut (p. 227, fin de note), d'après Dangeau, que, en 1696, les communes avaient forcé Guillaume de révoquer le don qu'il venait de faire à son favori de plusieurs domaines du pays de Galles.

5. *La* corrige *les*.

6. Dans le manuscrit, *conficnce*, orthographe ordinaire de l'auteur : sans quoi on pourrait se demander s'il n'a pas sauté un *d*, bien que chez lui *confiance*, au sens de *confidence*, n'ait rien qui choque.

7. Portland est une île de la Manche, sur la côte méridionale du Dorsetshire. Ce comté fut donné à Bentinck deux jours avant le couronnement de Guillaume, ainsi que la baronnie de Cirencester et la vicomté de Woodstock. Il était déjà *groom of the stole*, *privy purse*, premier gentilhomme de la chambre et membre du conseil privé (février 1689). Voyez sa biographie dans Chalmers, *General biographical dictionary*, tome IV, p. 486-493, et les *Mémoires du comte d'Harrach*, tome II, p. 116-120.

8. Ce grade lui avait été donné en 1691, et la Jarretière en 1697.

Il avoit eu commerce avec le maréchal de Boufflers à sa sortie de Namur et pendant qu'il fut arrêté[1]. Le prince d'Orange n'ignoroit ni le caractère, ni le degré de confiance et de faveur auprès du Roi des généraux de ses armées. Il aima mieux traiter avec un homme droit, franc et littéral[2] tel qu'étoit Boufflers, qu'avec l'emphase, les grands airs et la vanité du maréchal de Villeroy[3]. Il ne craignit pas plus l'esprit et les lumières de l'un que de l'autre[4], et il comprit que ce qui passeroit par eux iroit droit au Roi et reviendroit de même du Roi à eux, mais que, par Boufflers, ce seroit avec plus de précision et de sûreté, parce qu'il n'y ajouteroit rien du sien, ni à informer le Roi, ni à donner ses réponses[5]. Boufflers répondit à un gentilhomme du pays[6] chargé de cette proposition de Portland, qu'il en écriroit au Roi par un courrier exprès, et ce courrier lui apporta fort promptement l'ordre d'accorder la conférence et d'écouter ce qu'on lui voudroit dire[7]. Elle se tint presque à la tête des gardes avan-

1. Voyez notre tome II, année 1695, p. 329-330.

2. Dont on peut prendre la parole à la lettre. Nous ne trouvons pas cette acception de l'adjectif *littéral*, comme épithète d'un nom de personne, dans les dictionnaires du temps ; mais on la rencontrera dans la suite des *Mémoires* (tome VII, p. 372), à côté de *précision*, qui en confirme bien le sens, et que du reste nous avons déjà dans cette page, cinq lignes plus bas.

3. Voyez ci-dessus, p. 7. Villeroy commandait une des armées de Flandres ; Boufflers eut ordre de lui communiquer le détail des négociations après chaque conférence, et on trouve en effet des fragments de leur correspondance dans la publication anglaise ci-dessous indiquée.

4. Ni Boufflers ni Villeroy ne brillaient par l'esprit et les lumières.

5. Comparez le portrait du maréchal dans le tome IX, p. 92 et 93. Tout ce passage a été paraphrasé par Macaulay, tome III, p. 503.

6. M. de Gicy, dont le château était en tête des lignes françaises ; peut-être le baron de ce nom qu'on voit capitaine des gardes de M. de Vaudémont en 1699.

7. Voyez *Macaulay*, p. 504. La correspondance, soit anglaise, soit française, relative à cette négociation, a été publiée en 1848 (la française, traduite en anglais) par Grimblot, en tête de ses *Letters of William III and Louis XIV and of their ministers, 1697-1700*. Il a reproduit en note le texte de Saint-Simon.

cées de l'armée du maréchal de Boufflers[1]. Il y mena peu de suite, Portland encore moins, qui ne s'approchèrent point et demeurèrent à cheval, chacune de son côté. Le maréchal et Portland s'avancèrent seuls avec quatre ou cinq personnes, et, après les premiers compliments, mirent pied à terre seuls et à distance de n'être point entendus. Ils conférèrent ainsi debout ou se promenant quelques pas. Il y en[2] eut trois de la sorte dans le mois de juillet, après la première de la fin de juin[3]. La dernière de ces quatre fut plus nombreuse en accompagnements[4], et les suites se mêlèrent et se parlèrent avec force civilités, comme ne doutant plus de la paix[5]. Les ministres de l'Empereur en firent des plaintes à ceux d'Angleterre à la Haye, qui furent froidement reçues. A chaque conférence, le maréchal de Boufflers en rendoit compte par

1. Cette première conférence eut lieu au village de Bruckom, tout à côté de Halle (ci-après, p. 232, note 5), qui servait de poste avancé à l'armée française sur la route de Mons (Grimblot, *Letters*, etc., p. 8-16). Notre *Gazette* en rendit compte dans son n° 29, daté du 20 juillet. « Le 8, dit-elle, le maréchal de Boufflers, suivi du duc de Guiche, des comtes de Tallard et de Gacé, du sieur de Pracomtal, de quelques autres officiers, et de treize gardes, se rendit au delà de Halle, où il trouva le sieur de Benting (*sic*), avec qui il eut une longue conférence, qu'il avoit, à ce qu'on dit, fait demander par ordre du prince d'Orange. »

2. Rapport très clair, malgré l'intervalle de neuf lignes, au mot *conférence*, et éclairci encore par « la première », qui suit.

3. Saint-Simon prend l'indication de ces conférences dans le *Journal de Dangeau*, tome VI, p. 148, 158, 159 et 161. Selon les lettres publiées par Grimblot, les quatre premières eurent lieu à Bruckom, les 8, 15, 17 et 20 juillet, et une cinquième le 26, dans les vergers de Halle; mais il n'y en avait pas eu au mois de juin. Ce qui a pu tromper notre auteur, c'est que la première remontait, d'après le comput julien encore usité en Angleterre, au 28 juin.

4. Ce mot est écrit en interligne, au-dessus de *suitte*, biffé. — Littré n'en cite que cet exemple en ce sens, en le mettant au singulier d'après l'édition de 1840 (tome III, p. 77), qu'il a coutume de suivre. Nous trouvons dans une lettre de la marquise d'Huxelles (*Journal de Dangeau*, tome XIII, p. 64) : « Un grand accompagnement domestique. »

5. Saint-Simon prend la dernière partie de cette phrase, ainsi que la phrase qui va suivre, dans le *Journal de Dangeau*, tome VI, p. 161.

un courrier. La cinquième se tint le 1er août, au moulin de Zenich[1], entre les deux armées. Portland y fit présent de trois beaux chevaux anglois au maréchal de Boufflers, d'un au duc de Guiche[2], beau-frère du maréchal, et d'un autre à Pracomtal, lieutenant général, gendre de Montchevreuil et extrêmement bien avec le maréchal de Boufflers, qu'ils avoient suivi à cette conférence[3]. La sixième fut extrêmement longue, et la dernière[4] se tint dans une maison de Notre-Dame-de-Halle[5] que Portland avoit fait meubler et où il avoit fait porter de quoi écrire. Lui et le maréchal furent enfermés longtemps dans une chambre[6], pendant que leur suite, pied à terre, nom-

1. Ou Zenig. Cette entrevue, la sixième, et non la cinquième, se tint le 2 août, et non le 1er, dans le village de Coppegheim (Grimblot, *Letters*, p. 77).

2. Antoine de Gramont, cinquième du nom, fils du duc Antoine-Charles IV et de Marie-Charlotte de Castelnau, fut titré d'abord comte, puis duc de Guiche (1695). Mousquetaire en 1685, colonel d'un régiment d'infanterie en 1687, aide de camp de Monseigneur en 1688, brigadier en 1694, mestre de camp général des dragons en 1696, maréchal de camp en 1702, colonel général des dragons en 1703, colonel des gardes françaises et lieutenant général en 1704, maréchal de France en 1724, il mourut le 16 septembre 1725, âgé de cinquante-trois ans et huit mois, ayant pris le nom de Gramont depuis la mort de son père (1720). Sa sœur, Catherine-Charlotte de Gramont, avait épousé Boufflers à la fin de 1693 (tome I, p. 301), et lui-même venait de se marier, le 13 mars 1697, avec une fille du maréchal de Noailles.

3. Ceci encore est pris dans le *Journal de Dangeau*, tome VI, p. 167. Comparez le passage de la *Gazette* reproduit plus haut, p. 231, note 1.

4. Nous reproduisons le texte de Saint-Simon avec sa ponctuation. Il continue son erreur de nombre. La septième et dernière conférence, celle qui fut « extrêmement longue » (*Dangeau*, p. 188), eut lieu dans le bourg de Tubise, le 11 septembre, et dura quatre heures et demie (*Letters*, p. 109-122; *Gazette*, n° 38).

5. Halle ou Notre-Dame-de-Halle est une ville du Brabant méridional, à seize kilomètres S. O. de Bruxelles, qui a une belle église du quatorzième siècle, dédiée à la Vierge et où l'on voit le tombeau du fils de Louis XI mort en 1460. C'était un lieu de pèlerinage. M. de Luxembourg l'avait occupée en 1691.

6. Ils rédigèrent alors par écrit le résultat de ces conférences : voyez

breuse de part et d'autre et mêlée ensemble, fit la conversation d'une manière polie et fort amiable[1], comme ne doutant plus de la paix.

En effet, ces conférences la pressèrent[2]. Les ministres des alliés eurent peur que le maréchal de Boufflers et Portland ne vinssent au point de conclusion pour l'Angleterre et que la Hollande n'y fût entraînée, et la prise de Barcelone[3] fut un nouvel aiguillon, qui rendit effectif et sérieux à Ryswyk ce qui, jusque alors, n'avoit été qu'un indécent pelotage[4]. Je ne m'embarquerai pas ici dans le récit de cette paix : elle aura vraisemblablement le sort de toutes les précédentes ; des acteurs et des spectateurs curieux et instruits en écriront la forme et le fond[5]. Je

Macaulay, tome III, p. 505-506 ; comparez les *Mémoires de Torcy*, p. 531. Louis XIV s'engageait à ne favoriser aucune tentative contre le nouveau gouvernement d'Angleterre ; mais il refusa de retirer l'hospitalité de Saint-Germain aux Stuarts. De son côté, Guillaume d'Orange repoussa péremptoirement l'idée d'une amnistie générale pour les Jacobites, et il ne consentit à assurer à la reine Marie son douaire de cinquante mille livres sterling que si cette somme ne devait pas être employée en machinations contre le nouvel ordre de choses.

1. Au sens de *gracieux, amical*, comme l'adverbe *amiablement* dans les *Mémoires de Mme de Motteville*, tome I, p. 146.

2. Macaulay (tome III, p. 508) rapporte, d'après les manuscrits du secrétaire Prior, ce mot de M. de Harlay : « Il est curieux que, tandis que les ambassadeurs font la guerre, les généraux fassent la paix. »

3. Capitulation du 10 août : ci-dessus, p. 152-153. « Le gouvernement espagnol, dit Macaulay (p. 509), passa aussitôt d'une apathie hautaine à une terreur abjecte. » Cette conquête permit à la France de revenir sur le dernier ultimatum, de ne plus proposer que Fribourg et Brisach, avec les fortifications transrhénanes, de garder Strasbourg, comme le réclamait Vauban, et de rétablir la frontière du Rhin de Huningue à Landau. On eût pu, de même, conserver Luxembourg.

4. Les dictionnaires du temps ne donnent pas ce substantif, mais seulement son primitif *peloter*, que nous avons déjà rencontré, au sens figuré de « s'amuser à quelque chose de peu sérieux. »

5. En dehors des textes donnés par les gazettes, plusieurs publications immédiates firent connaître à fond les actes et mémoires des négociations de Ryswyk : il suffit de citer celles de Moëtjens et de du Mont (1699), chacune en quatre volumes, que Saint-Simon avait dans sa bi-

me contenterai de dire que tout le monde convint après que les alliés n'eurent Luxembourg[1] que de la grâce de M. d'Harlay[2], qui, malgré ses deux collègues, trancha du premier, et quoique les deux autres aient beaucoup souffert de ses avis et de ses manières, et qu'ils aient eu la sagesse de n'en venir jamais à aucune brouillerie[3]. J'ai

Paix signée à Ryswyk.

bliothèque, et auxquelles, comme lui, nous nous contenterons de renvoyer le lecteur. Quant aux deux futurs *aura* et *écriront* (surtout le premier) qu'on vient de rencontrer, il faut ou supposer que Saint-Simon intercale ici un lambeau de texte écrit par lui au lendemain même de la signature des traités, ou les considérer comme de simples *lapsus* semblables à plus d'un déjà signalé, mais assez peu explicables ici.

1. Louis XIV s'obligeait à rendre à l'Espagne Mons, Charleroy, Courtray, Ath, Luxembourg et tout ce qu'il occupait dans les Pays-Bas espagnols, à la réserve de quatre-vingt-deux petites villes, bourgs ou villages, qu'on prétendait dépendre des territoires cédés par les traités précédents.

2. « Luxembourg nous y échappa par l'ignorance et la précipitation d'Harlay, la frontière très mal réglée par celle de nos trois plénipotentiaires, tous gens de robe et de plume.... » (*Parallèle des trois premiers rois Bourbons*, p. 264.) Comparez deux passages d'Additions à Dangeau, tomes XVI, p. 21, et XVII, p. 38, et les *Mémoires*, tome XII, p. 12.

3. Voyez ci-dessus, p. 141 et note 2, un passage des *Annales de la cour*. Il semble cependant que M. de Harlay s'était fait aimer jusque-là de ses compagnons, car Callières, que Saint-Simon va citer, écrivait, le 15 décembre 1694, à la marquise d'Huxelles : « J'ai amplement vérifié et très agréablement éprouvé tout ce que vous m'aviez dit sur le sujet de M. de Harlay. Je ne connois pas un homme qui, avec tout l'esprit et toute l'*élévation* que vous lui connoissez, ait des manières plus aimables et soit d'un commerce plus délicieux, et je compte au nombre de mes meilleures fortunes l'honneur que le Roi m'a fait de m'associer à un homme de son mérite et de son caractère. » (Bibl. nat., ms. Fr. 24 983, fol. 2.) Le même Callières faisait encore l'éloge de Harlay au moment de son arrivée à Delft (*ibidem*, fol. 217). Le manuscrit d'où nous tirons ces citations, et que nous avons déjà employé plusieurs fois, vient de Gaignières et contient une partie des lettres écrites par Callières à la marquise d'Huxelles pendant son séjour en Hollande (1696-1697). M. Éd. de Barthélemy en a signalé l'intérêt dans son livre sur Mme d'Huxelles, p. 266-274. Malheureusement, la correspondance est incomplète et saute du 9 mai 1697 au 12 novembre. La lettre du 12 novembre a été publiée par Grimoard, d'après la copie qui se trouve à la bibliothèque de l'Arsenal (ms. 3202, fol. 36), dans les *Œuvres de Louis XIV*, tome VI, p. 518-520, et traduite dans le recueil anglais de Grimblot, p. 134-136.

ouï assurer ce fait souvent à Callières[1], qui ne s'en pouvoit consoler[2]. L'Empereur et l'Empire, à leur ordinaire, ne voulurent pas signer avec les autres[3]; mais autant

1. Il y a une ode de Perrault à Callières sur la conclusion de la paix. Sur son rôle dans les négociations préliminaires, voyez sa correspondance et les *Annales de la cour*, tome I, p. 113-120. Ce recueil (p. 123) lui reproche, à lui aussi, beaucoup de concessions inutiles. On voit pourtant, par les lettres de Guillaume III à Heinsius, qu'il avait, au moins en 1696, vivement bataillé pour garder les fortifications de Luxembourg.

2. Harlay passait en effet pour le plus incapable des plénipotentiaires, mais le plus directement responsable : voyez les *Annales de la cour*, tome II, p. 280-281. On crut un instant que tous trois seraient disgraciés (*Racine*, tome VII, p. 210-211), et les faiseurs de chansons les unirent dans un même persiflage (ms. Fr. 12 692, p. 317 et 347) :

De Harlay, Crécy et Callières
Ont fait la paix :
Ah! quels plénipotentiaires!
Vit-on jamais
Des gens adroits comme ceux-ci?
Charivari, charivari!

Ces trois ministres habiles
Dans un seul jour
Ont rendu trente et deux villes
Et Luxembourg :
A peine ont-ils sauvé Paris.
Charivari, charivari!

« On croit, disait Mme Dunoyer (*Lettres galantes*, éd. 1738, tome I, p. 201), que les conditions ne seront pas avantageuses à la France ; mais qu'est-ce que cela nous fait? Il nous importe fort peu que le Roi étende ou resserre les limites de son royaume, pourvu que nous puissions manger notre pain en repos dans nos maisons, sans être accablés tous les jours par de nouvelles taxes, dont le peuple commence d'être fort ennuyé. » Dangeau fut, sur le moment même, plus satisfait des premières nouvelles : « Le Roi, disait-il (p. 197), donne la paix à l'Europe aux conditions qu'il a voulu leur imposer : il étoit le maître, et tous les ennemis en conviennent, et ne sauroient s'empêcher de louer et d'admirer sa modération. » C'est sans doute ce passage qui a provoqué les observations défavorables de Saint-Simon.

3. Après une dernière discussion, les ambassadeurs hollandais commencèrent à signer le 20 septembre, minuit étant sonné, et leur exemple fut suivi par les anglais et les espagnols ; ils s'engageaient à faire signer l'Empereur dans un délai de quarante jours.

valut, et leur paix se fit ensuite telle qu'elle avoit été projetée à Ryswyk[1].

La première nouvelle qu'on eut de sa signature fut par un aide de camp du maréchal de Boufflers qui arriva le dimanche 22 septembre, à Fontainebleau, dépêché par ce maréchal sur ce que l'électeur de Bavière lui avoit mandé que la paix avoit été signée à Ryswyk le vendredi précédent, à minuit[2]. Le lendemain matin[3], il y arriva un autre courrier du même maréchal, accompagnant jusque-là celui que l'Électeur[4] envoyoit porter la même nouvelle en Espagne, et, à quatre heures après midi du même lundi, un autre de Dom Bern. Fr. de Quiros[5], premier ambassadeur plénipotentiaire d'Espagne, pour y porter la même nouvelle. Monsieur de Bavière eut la petitesse de faire écrire pour prier qu'on amusât ce courrier de l'ambassadeur, pour donner moyen au sien d'arriver avant lui à Madrid ; et le plaisant est qu'on avoit beau jeu à l'amuser : il n'avoit pas un sou pour payer sa poste ni pour vivre, et le Roi lui fit donner de l'argent[6].

1. Voyez plus loin, p. 240.

2. Ceci est pris de *Dangeau*, tome VI, p. 194. — 3. *Ibidem*, p. 195.

4. Maximilien de Bavière, gouverneur des Pays-Bas espagnols.

5. Ce comte de Quiros, chevalier de Saint-Jacques et membre du conseil de Castille, homme de naissance fort commune, mais ancien et habile diplomate, ainsi que le dira plus tard Saint-Simon (tome VI, p. 233-234), représentait l'Espagne à la Haye depuis 1692, comme envoyé extraordinaire, et depuis 1695 comme ambassadeur. En juin 1698, il fut l'objet de grandes faveurs et devint membre du conseil, de la chambre des Indes et de la junte de guerre. Philippe V lui confia la même ambassade de Hollande de 1700 à 1702 ; mais, après la bataille de Ramillies, il se donna à l'Archiduc, qui l'envoya encore à la Haye et lui conféra la grandesse. Il mourut aux eaux d'Aix-la-Chapelle, fort vieux, le 18 janvier 1709. Un volume de minutes de sa correspondance, 1692 à 1708, se trouve parmi les papiers de M. de Vaudémont, à la Bibliothèque nationale, collection de *Lorraine*, tome 865. Selon le comte d'Harrach (*Mémoires*, tome I, p. 98-99, 104-111 et 150), les Espagnols lui imputèrent la chute de Barcelone parce qu'il avait persisté à obtenir le Luxembourg ; mais il était soutenu par le parti allemand.

6. « Le Roi, dit Dangeau (p. 195), nous conta que ce courrier n'a-

On sut par lui qu'il étoit six heures du matin du samedi quand la paix fut signée[1]. Enfin, le jeudi 26 septembre[2], Cély[3], fils d'Harlay, arriva à cinq heures du matin à Fontainebleau, après s'être amusé en chemin avec une fille qu'il trouva à son gré et du vin qui lui parut bon[4]. Il avoit fait toutes les sottises et toutes les impertinences dont un jeune fou, et fort débauché et parfaitement gâté par son père, s'étoit pu aviser, dont plusieurs même avoient été fort loin et importantes, qu'il couronna par ce beau délai : ainsi il n'apprit rien de nouveau[5].

voit point d'argent pour faire son voyage, et qu'il lui en avoit fait donner. » Le 24 septembre, Pontchartrain écrivait au premier président de Harlay, cousin germain du premier plénipotentiaire : « Si ce que deux courriers de M. l'électeur de Bavière qui passèrent hier par ici, sans passeports de France, pour aller en Espagne, ont dit est véritable, la paix est faite et signée ; et, par les circonstances qu'ils rapportent, par la lettre de M. le maréchal de Boufflers, et par avoir été dépêchés à douze heures l'un de l'autre, et par plusieurs autres particularités, il y a lieu de le croire ; mais ce ne doit pas être sur leur foi que notre créance doit être fondée, et on est seulement, à présent, dans la vive impatience d'un courrier de nos plénipotentiaires, et dans le juste chagrin qu'il n'arrive pas, quelque prétexte que puisse avoir le retardement, fusse (*sic*) le choix de celui qui doit apporter cette si heureuse nouvelle, qui a perdu tout mérite en perdant celui de la diligence et de la nouveauté, et le laissant à des courriers ennemis et étrangers. » (Bibl. nat., ms. Fr. 17 432, fol. 64.)

1. C'est-à-dire que la signature avait duré depuis minuit jusqu'au matin.

2. *Journal de Dangeau*, p. 197.

3. Voyez ci-dessus, p. 143. — La terre de Cély, près de Melun, et son château, bâti par Jacques Cœur, venaient, comme Bonneuil, de Françoise-Charlotte de Thou, grand'mère paternelle du jeune homme.

4. Ce détail n'est pas donné par Dangeau, qui dit seulement, à la date du 22 (p. 194) : « On ne croit pas qu'il fasse diligence, parce que c'est un jeune homme qui n'est pas accoutumé à courre la poste. » On prétendit qu'il avait dû faire le voyage en litière. De même, en 1678, le fils du maréchal d'Estrades s'était attardé en apportant la nouvelle de la paix de Nimègue (*Mémoires*, tome VIII, p. 175).

5. Voyez les *Lettres de Mme Dunoyer*, éd. 1738, tome I, p. 220 (anecdote curieuse) ; les *Annales de la cour*, tome II, p. 282 ; les *Œuvres de Racine*, tome VII, p. 193 ; et les *Mémoires du marquis d'Argenson*, tome I, p. 276. Suivant ce dernier auteur, le Roi répondit à Cély, annonçant la signature : « Monsieur, je le savais. » Callières, indulgent pour ce

Attention du Roi pour le roi et la reine d'Angleterre.

Le roi et la reine d'Angleterre étoient à Fontainebleau[1], à qui la reconnoissance du prince d'Orange fut bien amère[2]; mais ils en connoissoient la nécessité pour avoir la paix, et savoient bien[3] aussi que cet article ne l'étoit guère moins[4] au Roi qu'à eux-mêmes, dont j'expliquerai tout présentement la raison. Ils se consolèrent comme ils purent, et parurent même fort obligés au Roi, qui tint également ferme à ne vouloir pas souffrir qu'ils sortissent de France, ni qu'ils quittassent le[5] séjour de Saint-Germain. Ces deux points avoient été vivement demandés[6], le dernier surtout dans l'impossibilité d'obtenir l'autre, tant à Ryswyk que dans les conférences,

jeune homme, écrivait : « Il est certain qu'il a beaucoup d'esprit et d'agrément, et qu'on a eu grand tort de le décrier sans sujet, comme on a voulu faire. J'apprends avec beaucoup de joie qu'on lui rend à présent plus de justice. » (Ms. Fr. 24983, fol. 271 v°.) Quelques années plus tard, la famille de M. de Cély dut le faire enfermer à la Bastille, et, jusqu'au bout de sa carrière, il passa pour être aussi vicieux que léger et étourdi.

1. *Journal de Dangeau*, tome VI, p. 196 et 197. — La cour de Saint-Germain était invitée chaque année à rejoindre le Roi pendant le temps qu'il passait à Fontainebleau vers la fin de l'été. C'était, dit Dangeau (tome VII, p. 383), une dépense de soixante mille livres.

2. Voyez les lettres publiées par Grimblot, p. 13-14, 50, 63, 72, 86, 92-93, etc., et *Macaulay*, tome III, p. 505-507 et 510-511. Jacques II lança une protestation solennelle, mais impuissante, contre les actes du gouvernement usurpateur. Louis XIV promit à Guillaume III que ni lui ni ses successeurs ne l'inquiéteraient dans la possession de la Grande-Bretagne, que le commerce serait rétabli entre les deux nations, et que les pays conquis de part et d'autre pendant la guerre seraient restitués. Un article stipula, ainsi que nous l'avons dit, que la reine femme de Jacques II recevrait un douaire de l'Angleterre, comme si son mari était mort; mais le payement n'eut point lieu jusqu'à la paix d'Utrecht, faute de ratification du parlement anglais.

3. La première lettre de *bien* corrige une abréviation de *que*.

4. Guère moins amer; le rapport est clair. *Dont*, un peu après, est encore ici pour « ce dont, chose dont. » — Il s'apercevra plus loin (p. 242) qu'il a oublié de donner l'explication promise. Voyez un passage du *Parallèle des trois premiers rois Bourbons*, p. 314.

5. *Le* corrige *la*.

6. « Ils (les plénipotentiaires étrangers) avoient.... proposé.... que le

par Portland. Le Roi eut l'attention de dire à Torcy, sur le point de la signature, que, si le courrier qui en apporteroit la nouvelle arrivoit, un ou plusieurs l'un après l'autre, il ne le lui vînt point dire, s'il étoit alors avec le roi et la reine d'Angleterre[1], et il défendit aux musiciens de chanter rien qui eût rapport à la paix jusqu'au départ de la cour d'Angleterre[2].

On sut en même temps que le prince Eugène avoit gagné une bataille considérable en Hongrie[3], qui y rétablit fort les affaires et la réputation de l'Empereur, mais dont, faute d'argent, il ne put profiter, comme il eût été aisé de faire grandement[4].

Pour achever de suite[5] cette matière de la paix, les ratifications étant échangées, elle fut publiée le 22 octobre à Paris avec l'Angleterre et la Hollande, et huit jours

Roi obligeât le roi et la reine d'Angleterre de sortir de France, et ensuite s'étoient réduits à demander qu'au moins ils ne demeurassent pas à Saint-Germain, si près du Roi, qui est d'ordinaire à Versailles. S. M. n'a voulu.... écouter aucunes propositions là-dessus, disant toujours que c'étoient des gens malheureux, à qui il avoit donné asile, et des gens véritablement ses amis, et qu'il ne vouloit point les éloigner de lui; qu'ils étoient assez à plaindre, sans augmenter encore leurs malheurs. » (*Dangeau*, tome VI, p. 197.) Il sera encore parlé de cette prétention de l'Angleterre en 1698, lors de l'ambassade de Portland.

1. « Le Roi ordonna à M. de Torcy, s'il (*M. de Cély*) arrivoit pendant que S. M. seroit avec LL. MM. britanniques, de ne l'en point venir avertir, le Roi songeant à leur épargner tous les petits dégoûts que cela pourroit leur donner. » (*Dangeau*, tome VI, p. 196.)

2. « Le Roi eut encore l'attention de faire dire au maître de musique, à la messe, de ne rien faire chanter qui eût rapport à la paix. » (*Ibidem*, p. 197.) La cour anglaise quitta Fontainebleau le 8 octobre.

3. La bataille de Zentha, sur la Theyss, gagnée sur les Turcs le 11 septembre : voyez le *Journal de Dangeau*, tome VI, p. 196, 203, 210, 226 et 227, et une anecdote intéressante dans les *Mémoires de Luynes*, tome X, p. 128-130.

4. Ce fut seulement à la fin de l'année suivante que le Sultan signa la paix et rendit ses conquêtes de Hongrie et de Pologne.

5. Avec suite, sans interruption : voyez p. 105. C'est un de ces exemples qui marquent bien comment s'est faite la transition au sens de *tout de suite*, sur-le-champ, que l'on donne si souvent aujourd'hui à *de suite*.

après avec l'Espagne[1]. Cély, qui étoit retourné[2], arriva à Versailles le 2 novembre, portant la nouvelle de la signature de la paix avec l'Empereur et presque tout l'Empire. Quelques protestants faisoient encore difficulté de la signer sur ce que le Roi insistoit que la religion catholique fût conservée[3] dans les pays à eux rendus, et à la fin ils y passèrent[4]. Cély, malgré sa conduite, eut

1. *Journal de Dangeau*, tome VI, p. 215 et 218; *Gazette d'Amsterdam*, n° LXXXVII. Sur ces cérémonies de publication, voyez notre note du tome III, p. 223, note 6, les *Mémoires de Luynes*, tomes II, p. 398 et 406, et IX, p. 322-324, et un compte rendu de la publication de la paix de 1749 dans le *Journal de l'avocat Barbier*, tome IV, p. 350 et 351. Macaulay a donné dans son *Histoire de Guillaume III* (tome III, p. 514 et suivantes) le récit des réjouissances extraordinaires qui accueillirent en Angleterre la nouvelle d'une paix définitive. Les fêtes célébrées à Paris et en Hollande sont racontées dans le *Mercure*, octobre 1697, p. 246-252 et 262-265, novembre, p. 210-222, et décembre, p. 118-126.

2. On l'avait renvoyé en Hollande, le 6 octobre, pour porter la ratification du Roi.

3. Voyez, dans le *Dictionnaire de Littré*, à l'article INSISTER, 1°, plusieurs exemples de ce verbe suivi de *que* avec le subjonctif.

4. Dangeau écrit (*Journal*, tome VI, p. 220), le samedi 2, de Marly : « M. de Cély arriva à Versailles avant qu'on en partît, qui apporta au Roi la nouvelle que, jeudi (31 octobre), à sept heures du matin, la paix avoit été signée des ministres de l'Empereur ; et presque tous les ministres des princes de l'Empire l'ont signée aussi. Il n'y a qu'une partie des princes protestants qui n'ont pas voulu signer, parce que le Roi veut que la religion catholique soit conservée dans les pays qu'il rend, et où il l'avoit rétablie. » Un délai fut accordé à ces princes jusqu'à la ratification de l'Empereur, mais ils n'en attendirent pas le terme : « La ratification de l'Empereur arriva le 11 à la Haye; elle devoit être échangée le 13. La ratification des princes de l'Empire étoit arrivée quelques jours auparavant. » (*Ibidem*, p. 247.) — On trouve dans un carton des Archives nationales coté K 1309, nos 5-10 (comparez la *Gazette d'Amsterdam*, Extr. XCVIII), l'état des lieux du département de la Sarre, des bailliages alsaciens et des diocèses de Trèves, Worms et Mayence qui étaient rendus à l'Allemagne, et où le libre exercice fut garanti aux catholiques. Ce fut l'origine de conflits incessants, jusque sous Louis XV. Les alliés allemands recouvraient Kehl, Philipsbourg, tous les lieux et droits situés hors de l'Alsace, Brisach, Fribourg et les forts du Brisgau et de la Forêt-Noire ; mais ils abandonnaient à perpétuité à la France Strasbourg et la rive

douze mille livres de gratification[1]. On peut juger que les *Te Deum*[2] et les harangues de tous les corps furent la suite de cette paix, dans lesquelles il fut bien répété que le Roi avoit bien voulu la donner à l'Europe[3].

Retournons maintenant à beaucoup de choses laissées

gauche du Rhin : c'était le point essentiel sur lequel Vauban avait demandé qu'on ne fît aucune concession (lettre à Racine, dans le tome VII des *Œuvres*, p. 180-183). De plus, le duc de Lorraine devait rentrer dans ses États aux conditions où son oncle les possédait en 1670. Ce fut pour la forme seulement que les alliés demandèrent qu'on rendît la liberté de conscience au protestantisme français et qu'il fût rétabli dans ses anciens droits et privilèges. Voyez, à ce propos, deux lettres de Schmettau et de Leibniz dans le recueil de Kemble, *State papers and correspondence*, p. 209 et 211, et, sur la conduite que le Roi devait tenir envers ses sujets de la religion réformée, une lettre de l'évêque de Chartres et un mémoire de Mme de Maintenon, de la fin de 1697, qui ont été reproduits dans la *Correspondance générale*, tome IV, p. 193-206.

1. *Journal de Dangeau*, tome VI, p. 203.

2. *Ibidem*, p. 225. La première lettre pour faire chanter le *Te Deum* fut envoyée le 12 novembre (Arch. nat. O¹41, fol. 169; *Gazette d'Amsterdam*, n° XCIV). « La paix, y était-il dit, a toujours été l'unique fin que nous nous proposions dans toutes nos entreprises..., et nous nous sommes fait une loi de consacrer au repos de l'Europe le fruit de nos conquêtes.... Dieu, favorable aux desseins qu'il nous a toujours inspirés, a ouvert les yeux aux puissances confédérées, qui, désabusées de leurs fausses espérances et touchées de leurs véritables maux, ont accepté les conditions avantageuses que nous leur avions si souvent offertes.... » Un second *Te Deum* fut ordonné le 5 janvier 1698; le Roi s'exprimait ainsi : « Le moment que le Ciel avoit marqué pour réconcilier les nations est arrivé; l'Europe est tranquille; la ratification du traité que nos ambassadeurs avoient conclu depuis quelque temps avec ceux de l'Empereur et de l'Empire achève de rétablir partout cette tranquillité si desirée. Strasbourg, un des principaux remparts de l'Empire et de l'hérésie, remis pour toujours à l'Église et à notre couronne, le Rhin rétabli pour barrière entre la France et l'Allemagne, et, ce qui nous touche encore plus, le culte de la véritable religion autorisé par un traité solennel chez des souverains d'une religion différente, sont les avantages de ce dernier traité.... » (*Gazette d'Amsterdam*, 1698, n° v.) Bourdaloue, prêchant l'avent devant le Roi, fit une allusion éloquente aux bienfaits de cette paix, dans son sermon du 9 décembre (le P. Lauras, *Bourdaloue, sa vie et ses œuvres*, tome I, p. 432-435).

3. C'est le mot de Dangeau que nous avons rapporté plus haut,

en arrière[1] pour n'avoir pas voulu[2] interrompre le voyage de M. le prince de Conti et la conclusion de la paix. Ajoutons-y, auparavant de[3] finir la guerre, que, pendant la campagne, vers le fort des conférences du maréchal de Boufflers, M. le comte de Toulouse fut fait seul lieutenant général[4].

Haine personnelle du Roi et du prince d'Orange.

Je m'aperçois[5] que j'oublie de tenir parole sur les raisons particulières qui rendoient au Roi la reconnoissance du prince d'Orange pour roi d'Angleterre si amère[6] : les voici[7]. Le Roi étoit bien éloigné, quand il eut des bâtards,

p. 235, note 2, et c'est le sens de la médaille qui fut frappée avec ces légendes (*Histoire de Louis XIV*, par la Martinière, tome V, p. 159) :

SALUS EUROPÆ.
Pax terra marique
parta.

Le Roi reçut, le 25 novembre, des députations du Parlement, de la Chambre des comptes, de la Cour des aides, de la Cour des monnaies et de la Ville ; le 27, une députation de l'Académie, conduite par l'abbé de Dangeau (*Journal*, p. 233 et 234). Le discours du premier président Nicolay, reproduit dans les *Pièces justificatives pour servir à l'histoire des premiers présidents de la Chambre des comptes*, n° 670, commence par cette phrase, qui rappelle encore et la lettre de *Te Deum* et les mots : *pax parta*, « paix gagnée, conquise, » de la légende adoptée, et une autre légende proposée par Racine (*Œuvres*, tome V, p. 33) : « Sire, après avoir rendu au Ciel nos actions de grâces, quels remercîments ne devons-nous point à Votre Majesté pour le repos qu'elle donne à l'Europe !... »

1. Ci-dessus, p. 175.
2. *N'avoir pas voulu* est en interligne, au-dessus de *ne pas*, biffé.
3. Richelet (1680) et l'Académie (1694) ne donnent *auparavant* qu'au sens adverbial, sans *que* ni *de*. Furetière cite encore le vieux tour conjonctif : « auparavant que de », bien que Richelet avertisse que le mot ne doit jamais être suivi de *que*.
4. Le 3 août. Dangeau en parle le 6 (tome VI du *Journal*, p. 166).
5. Avant ces mots de début, Saint-Simon a biffé un autre commencement de phrase : « Le Roy estant au Conseil le mardi d^r juill. à M[arly] », qui reparaîtra plus loin, p. 245.
6. Ci-dessus, p. 238, et note 5.
7. On trouve, sous d'autres formes, le contenu de ce paragraphe : 1° dans l'Addition à Dangeau indiquée ci-contre, n° 216 ; 2° dans une

des pensées qui, par degrés, crûrent toujours en lui pour leur élévation. La princesse de Conti, dont[1] la naissance étoit la moins odieuse[2], étoit aussi la première : le Roi la crut magnifiquement mariée[3] au prince d'Orange et la lui fit proposer dans un temps où ses prospérités et son nom[4] dans l'Europe lui persuadoient que cela seroit reçu comme le plus grand honneur et le plus grand avantage[5]. Il se trompa. Le prince d'Orange étoit fils d'une fille du

et sa cause.
[Add. S^tS. 216]

autre Addition sur Portland, à la date du 4 février 1698, tome VI, p. 290-291; 3° dans le *Parallèle des trois premiers rois Bourbons*, p. 310. Il sera encore reproduit en partie dans deux endroits du grand résumé du règne de Louis XIV, tome XII des *Mémoires*, p. 23-24 et 156 (comparez l'Addition correspondante, tome XVI, p. 27-28). Nous ne voyons pas qu'il soit question chez aucun auteur contemporain du singulier projet d'alliance dont parle ici Saint-Simon; ni l'historien moderne de Louvois, ni celui des *Négociations relatives à la succession d'Espagne* ne semblent en avoir rencontré trace, et ils passent sous silence le récit de Saint-Simon. Il faut observer d'ailleurs que la fille du Roi et de Mlle de la Vallière n'avait que quatre ans quand on commença à préparer la guerre de Hollande, et que le prince d'Orange, alors âgé d'une vingtaine d'années, n'avait encore acquis ni la célébrité ni l'importance que lui valut cette même guerre. Nous aurons à examiner ailleurs, plus à fond, quels furent les vrais motifs de la guerre de Hollande; pour le présent, nous nous en tiendrons à l'opinion la plus accréditée, et la plus vraisemblable d'ailleurs, qui donne à ces motifs un caractère vraiment politique. « Je ne connais, disait Louis XIV au prince de Condé, qu'un moyen d'enlever aux Hollandais leur prépondérance maritime : c'est de les soumettre. » On sait du reste que les Hollandais n'avaient manqué aucune occasion de blesser l'orgueil du Roi. Mais Saint-Simon est bien décidé à ne voir, dans cette guerre, que l'effet d'une « pique personnelle » contre Guillaume d'Orange : c'est le mot dont il s'est servi en 1696, tome III, p. 113.

1. *Dont* corrige *la*.
2. Voyez ce qu'il a déjà dit de cette naissance en 1696, tome III, p. 139.
3. C'est-à-dire crut que ce serait là une magnifique alliance.
4. La prospérité et le nom de Louis XIV, comparés à la situation modeste du futur stathouder et roi d'Angleterre.
5. Notons encore que le pouvoir était alors aux mains du grand pensionnaire Jean de Witt, et que toutes les négociations préalables de la France furent dirigées contre lui, non contre Guillaume, qui n'était rien, quoique visant déjà à s'emparer du pouvoir (*Mémoires de Gourville*, p. 548).

roi d'Angleterre Charles Ier[1], et sa grand mère étoit fille de l'électeur de Brandebourg[2]. Il s'en souvint avec tant de hauteur, qu'il répondit nettement que les princes d'Orange étoient accoutumés à épouser des filles légitimes des grands rois[3], et non pas leurs bâtardes. Ce mot entra si profondément dans le cœur du Roi, qu'il ne l'oublia jamais et qu'il prit à tâche, et souvent contre son plus palpable intérêt, de montrer combien l'indignation qu'il en avoit conçue étoit entrée profondément en son âme. Il n'y eut rien d'omis de la part du prince d'Orange pour l'effacer, respects, soumissions, offices, patience dans les injures et les traverses[4] personnelles, redoublement d'efforts : tout fut rejeté avec mépris. Les ministres du Roi en Hollande eurent toujours un ordre exprès de traverser ce prince, non seulement dans les affaires d'État, mais dans toutes les particulières et personnelles, de soulever tout ce qu'ils pourroient de gens des villes contre lui, de répandre de l'argent pour faire élire aux magistratures

1. Marie Stuart, née le 4 novembre 1631, mariée le 2 mai 1641 à Guillaume de Nassau, dixième du nom, prince d'Orange, devenue veuve le 9 novembre 1650, cinq jours avant la naissance de son fils unique, et morte le 24 décembre 1660.

2. Dans l'Addition : « Sa mère étoit fille et sœur des rois d'Angleterre, et sa grand mère fille et sœur des électeurs de Brandebourg. » La grand'mère maternelle de Guillaume-Henri de Nassau était Henriette de France; sa grand'mère paternelle, Amélie de Solms-Braunfels (1602-1675), fille d'un grand maître de la maison de l'électeur palatin Frédéric V, et sa bisaïeule Anne-Marie de Saxe, fille de l'électeur Maurice, mariée en 1561. Peut-être ne faut-il voir, dans l'erreur évidente de Saint-Simon, qu'un simple *lapsus*, et voulait-il dire que la fille du grand-père de Guillaume-Henri de Nassau (Louise-Henriette, morte le 18 juin 1667) avait épousé Frédéric-Guillaume, électeur de Brandebourg, parenté qui valut au prince l'alliance et le secours du mari de sa tante (traité du 6 mai 1672). Cette généalogie sera établie par notre auteur lui-même, à propos des Bouillons, tome XVI, p. 452.

3. On ne voit pas, dans la généalogie des princes d'Orange, qu'ils eussent eu aucune alliance royale avant 1641.

4. Les oppositions, les contrariétés, sens bien expliqué par le verbe *traverser*, deux lignes plus bas, et tout ce qui en dépend.

les personnes qui lui étoient les plus opposées, de protéger ouvertement ceux qui étoient déclarés contre lui[1], de ne le point voir : en un mot, de lui faire tout le mal et toutes les malhonnêtetés dont ils pourroient s'aviser. Jamais le prince, jusqu'à l'entrée de cette guerre[2], ne cessa, et publiquement et par des voies plus sourdes, d'apaiser[3] cette colère ; jamais le Roi ne s'en relâcha. Enfin, désespérant d'obtenir de rentrer dans les bonnes grâces du Roi, et dans l'espérance de sa prochaine invasion de l'Angleterre et de l'effet de la formidable ligue qu'il avoit formée contre la France[4], il dit tout haut qu'il avoit toute sa vie inutilement travaillé[5] à obtenir les bontés du Roi, mais qu'il espéroit du moins être plus heureux à mériter son estime[6]. On peut juger ensuite quel triomphe ce fut pour lui que de forcer le Roi à le reconnoître roi d'Angleterre[7], et tout ce que cette reconnoissance coûta au Roi.

Il[8] étoit au Conseil, à Marly, le mardi dernier juil-

1. Voyez les *Mémoires de Louis XIV*, tome I, p. 17, 138-139 et 174.
2. La guerre de 1688, que viennent de terminer les traités de Ryswyk.
3. *Apaiser* équivaut ici à « tâcher d'apaiser ». Au présent, ce verbe, comme d'autres d'action analogue, signifie aussi bien travailler à faire la chose qu'y réussir. Nous trouverons *émousser* dans le même sens.
4. La ligue d'Augsbourg. — 5. *Travaillé* corrige *mérité*.
6. En 1681, le prince, dans une longue conversation que Gourville rapporte (p. 573), disait à celui-ci : « On me méprise bien dans votre pays ! » et Gourville répondait : « Pardonnez-moi, on vous fait bien plus d'honneur, car on vous craint bien fort. » M. de Sourches note, en 1688 (tome II de ses *Mémoires*, p. 337), cette exclamation de Guillaume apprenant que Louis XIV venait de faire saccager une de ses maisons de plaisance sur le Rhin : « Je périrai, ou j'irai brûler son Versailles ! » Mais, en 1697, les choses étaient arrivées à ce point que Louis XIV crut devoir faire donner à Guillaume d'Orange l'assurance d'une « estime que commandait la déférence des principales puissances de l'Europe à ses opinions. » (Lettre à Boufflers, 12 juillet 1697, dans le recueil du baron Sirtema de Grovestins, tome VI, p. 614-615.)
7. Une lettre de Madame, du 15 août 1697 (recueil Jaeglé, tome I, p. 173), prouve que la cour de Versailles avait déjà l'habitude de donner le titre de roi à Guillaume III, au moins dans la conversation.
8. Saint-Simon reprend le récit interrompu plus haut (p. 242).

Monsieur d'Orléans cardinal.

let[1], lorsque le courrier du cardinal de Janson arriva apportant la promotion des couronnes[2], et, une heure après, celui du Pape, avec la calotte pour l'évêque d'Orléans[3], qui, au sortir du Conseil, la lui présenta, et la reçut, baissé fort bas, de ses mains sur sa tête, avec beaucoup d'amitiés[4]. Pour achever de suite[5], le cardinal de Janson

1. Non pas *mardi*, mais *mercredi*. Sauf cette erreur, ceci est pris à Dangeau et résume le récit de son *Journal*, tome VI, p. 162 et 163.

2. Le cardinal de Janson annonça la promotion en ces termes au contrôleur général Pontchartrain : « A Rome, le 22 juillet 1697. — Vous honorant, Monsieur, autant que je fais, je ne puis dépêcher le sieur Noblet pour porter au Roi la nouvelle de la promotion des cardinaux, que le Pape vient de faire, sans vous assurer par lui de mon respect et de l'impatience que j'ai d'avoir l'honneur de vous voir. Le Roi peut être certain que cette promotion ne s'est faite présentement qu'à sa seule considération, à la réserve de M. le cardinal de Coislin, que S. M. (pour *Sa Sainteté*) estime autant qu'il le mérite. Il n'y avoit aucun des nommés par les couronnes pour qui S. S. n'eût plutôt de l'éloignement que de l'inclination : les Espagnols ne feront (*fairont*) aucune instance, et n'ont donné qu'hier leur nomination ; vous savez ce qui se passe avec la cour de Vienne, et les chagrins que l'ambassadeur de l'Empereur donne à S. S. L'abbé Grimani portoit aussi avec lui son exclusion, et toutes ces raisons, quoique vivement représentées au Pape par les cardinaux, n'ont point empêché S. S. de passer outre. Je n'ose me flatter que la conjoncture de mon départ y ait contribué ; mais je puis bien vous dire que j'ai toute la joie imaginable de finir mon emploi par la conclusion d'une affaire que S. M. souhaitoit avec tant de passion. Je ne doute pas que vous n'en soyez aussi très aise, et que vous ne m'accordiez, à mon retour, la continuation de vos grâces. Je vous le demande par avance, Monsieur, en vous assurant du respect inviolable et de l'attachement infini avec lequel je suis, Monsieur, entièrement à vous. LE CARD[l] DE JANSON FORBIN. » (Arch. nat., Papiers du Contrôle général, G^7 542.) Cette promotion ne comprenait que cinq sujets, présentés par l'Empereur, la France, l'Espagne, Venise et le Portugal.

3. Après *Orléans*, est biffé un *a*.

4. La phrase de Dangeau (p. 163) est moins embrouillée : « Le Roi sortit de ce conseil-là à six heures, et Monsieur d'Orléans lui présenta la calotte que le Pape lui envoyoit. Le Roi la prit et la lui mit sur la tête, accompagnant cela de toutes les honnêtetés et les amitiés qu'il put faire et au cardinal et à toute sa famille, qui étoit présente. » On trouve plusieurs comptes rendus de ces cérémonies dans Dangeau et Luynes.

5. Au même sens que plus haut, p. 105, 126 et 239.

arriva le 8 septembre à Versailles[1], et avec lui l'abbé de Barrière[2], camérier du Pape[3], avec la barrette[4] du cardinal de Coislin, à qui le Roi la donna le lendemain, à sa messe[5]. Quelques jours après, étant au lever du Roi, il lui demanda si on le verroit à cette heure avec des habits d'invention[6]. « Moi, Sire, dit le nouveau cardinal, je me souviendrai toujours que je suis prêtre avant que[7] d'être cardinal. » Il tint parole : il ne changea rien à la simplicité de sa maison et de sa table, il ne porta jamais que des soutanelles[8] de drap ou d'étoffe légère, sans soie, et n'eut de rouge sur lui que sa calotte et le ruban de son chapeau. Le Roi, qui s'en doutoit bien, loua fort sa réponse, et encore plus sa conduite, qui le mit de plus en plus en vénération.

Mort du célèbre Santeul.

Monsieur le Duc tint cette année les États de Bourgogne[9] en la place de Monsieur le Prince, son père, qui

1. *Journal de Dangeau*, p. 185. Voyez ci-dessus, p. 73.

2. Jean-Charles de Taillefert, abbé de Barrière, d'une ancienne famille de Limousin, était camérier secret participant du Pape depuis 1691. Le Roi lui donna l'abbaye de la Luzerne en novembre 1697; mais cette nomination ne put être acceptée par le saint-siège. Il revint, en 1700, apporter le bonnet au cardinal de Noailles et reçut l'abbaye de Saint-Martial de Limoges l'année suivante, puis celle de Josaphat, sur la présentation du duc d'Orléans, en 1714. Mort à Limoges, en septembre 1729, dans sa quatre-vingt-cinquième année.

3. Ces officiers du Pape portaient un habit d'écarlate fourré, comme celui du chancelier de l'Université. Ils recevaient mille pistoles pour cette mission (*Mémoires de Sourches*, tomes I, p. 453, et III, p. 218).

4. Bonnet carré rouge à trois cornes, sans pointes, de même forme que celui de docteur : voyez le *Journal de Dangeau*, tome XV, p. 449.

5. *Journal de Dangeau*, tome VI, p. 185, 9 septembre. Le compte rendu plus détaillé de cérémonies de ce genre se trouve dans la suite du *Journal*, tomes V, p. 359-360, XI, p. 170-171, XV, p. 449, dans les *Mémoires de Sourches*, tome I, p. 453-454, dans ceux *du duc de Luynes*, tome II, p. 316, et *de Choisy*, p. 618-619, dans le *Mercure* de novembre 1686, p. 212, dans le portefeuille de Saint-Simon aujourd'hui coté *France* 159, etc.

6. Des habits de fantaisie, comme beaucoup de cardinaux se permettaient d'en porter à l'exemple des Italiens.

7. *Que* corrige un *d.* — 8. Ci-dessus, p. 182, note 3.

9. La Bourgogne était une des trois grandes provinces (Languedoc, Bretagne, Bourgogne) qui avaient conservé le privilège de réunir pério-

n'y voulut pas aller[1]. Il y donna un grand exemple de l'amitié des princes, et une belle leçon à ceux qui la[2] re- [Add. St S. 217
cherchent. Santeul[3], chanoine régulier de Saint-Victor[4],

diquement les représentants du clergé, ceux de la noblesse et les députés des villes, pour voter les subsides demandés par le Roi en place d'impôt et régler les questions d'administration locale. Convoqués par l'autorité royale, tous ces États, ceux de la Bourgogne surtout, n'avaient qu'une indépendance apparente. Voyez la *Description du duché de Bourgogne* par Garreau et par Courtépée, la thèse d'Alexandre Thomas sur la *Situation politique et administrative de la Bourgogne de 1661 à 1715*, publiée en 1844, et le livre de MM. Beaune et d'Arbaumont sur *la Noblesse aux États de Bourgogne* (1864). Il n'y avait de tenues d'États que tous les trois ans; les assemblées se réunissaient à Dijon, dans une abbaye ou un monastère.

1. Dangeau mentionne le départ et le retour de Monsieur le Duc dans le tome VI de son *Journal*, p. 148 et 167. Monsieur le Prince était gouverneur de la Bourgogne, avec son fils comme survivancier, et c'est en cette qualité qu'ils allaient, l'un ou l'autre, présider les États.

2. *La* corrige *les*.

3. Jean-Baptiste de Santeul (*Santeuil* dans le texte, *Santeüil* à la marge), fils d'un bourgeois-marchand de la rue Saint-Denis, né le 12 mai 1630 (*Dictionnaire critique*, Addition de la 2e édition, p. 1323), avait été élevé par le savant jésuite Cossart, et, étant entré chez les chanoines de Saint-Victor à l'âge de vingt ans, s'était fait un renom de poète latin, à la fois religieux et profane, « fou et sage, » comme les *Caractères de la Bruyère* le représentent sous le nom de *Théodas* (tome II, p. 101 et 102, 345-347). Il mourut à Dijon, le 5 août 1697. Le peintre Largillière l'a fait figurer dans le tableau du vœu fait à Sainte-Geneviève en 1694, et l'on a une belle gravure d'Edelinck d'après un portrait fait par Grange.

4. L'abbaye Saint-Victor occupait, sur la rive gauche de la Seine, l'emplacement actuel de la Halle aux vins. On ne connaît pas bien exactement ses origines; ce fut au commencement du douzième siècle que les chanoines réguliers de la congrégation de Saint-Ruf vinrent l'occuper, et rapidement elle se rendit aussi célèbre par la piété et la science de ses religieux ou par l'illustration des élèves qu'elle produisait, que puissante par ses possessions dans toutes les parties de la Chrétienté. Les bâtiments furent reconstruits sous le règne de François Ier. La règle des chanoines de Saint-Victor ou Victorins, très sévère au début, s'était considérablement relâchée. Le *Dictionnaire de Trévoux*, au mot VICTORIN, cite cette épigramme, qui s'applique clairement à Santeul :

Victorin, chanoine ou prêtre,
Grand fol et qui s'est fait connoître

a été trop connu dans la république des lettres et dans le monde, pour que je m'amuse à m'étendre sur lui[1]. C'étoit le plus grand poète latin qui ait paru depuis plusieurs siècles[2], plein d'esprit, de feu, de caprices les plus plaisants, qui le rendoient d'excellente compagnie; bon convive surtout, aimant le vin et la bonne chère, mais sans débauche, quoique cela fût fort déplacé dans un homme de son état, et qui, avec un esprit et des talents aussi peu propres[3] au cloître[4], étoit pourtant au fond aussi bon religieux qu'avec un tel esprit il pouvoit l'être[5]. Monsieur le Prince l'avoit presque toujours à

Par cent tours de maître Gonin,
Poète, car il faut tout dire,
L'honneur du Parnasse latin,
Ceci n'est pas une satire :
Victorin donc, clerc non sacré....

L'habillement était une robe de serge blanche, avec un rochet par-dessus la soutane, et, en ville, un manteau noir. Notre auteur eut dans cette maison un parent de son nom, qui lui donna beaucoup de tracas en 1724 : voyez le tome I, p. 419, et les *Mémoires de Mathieu Marais*, tome III, p. 84.

1. On a fait plusieurs éditions de *la Vie et les bons mots de M. de Santeul*, par Pinel de la Martelière, en 1708, 1710, 1735, etc.

2. « Le meilleur poète latin qui ait été depuis longtemps en France, » dit Dangeau (tome VI, p. 167). Son œuvre la plus importante, comme poésie religieuse, est le recueil d'hymnes nouvelles qu'il fit, à la demande de l'archevêque de Paris, pour remplacer celles de l'ancien bréviaire, et qui furent adoptées dans plusieurs autres diocèses; elles ont récemment cédé la place aux hymnes du bréviaire romain. Elles furent réunies, après sa mort, au recueil général de ses *Opera omnia*, où les petits poèmes, les pièces adressées à de hauts personnages, les inscriptions, les distiques tiennent une grande place. Il y a, dans la *Correspondance de Fénelon*, tome II, p. 314, 349, 377, trois lettres de félicitation sur des vers qu'il avait envoyés au prélat.

3. L'*s* a été ajoutée après coup.

4. Il n'avait jamais voulu recevoir que le sous-diaconat. Sur la fin de sa vie, il eut un grave démêlé avec les Jésuites.

5. Voyez les *Mémoires de l'abbé le Gendre*, p. 183-186, le commentaire de M. Servois sur le portrait de *Théodas*, des *Caractères*, indiqué plus haut, et la lettre connue où la Bruyère dit à Santeul : « Je vous ai fort bien défini la première fois : vous avez le plus beau génie du monde et la plus fertile imagination qu'il soit possible de concevoir ; mais, pour les

Chantilly quand il y alloit; Monsieur le Duc le mettoit de toutes ses parties : en un mot, princes et princesses, c'étoit de toute la maison de Condé à qui l'aimoit le mieux, et des assauts continuels avec lui de pièces d'esprit en prose et en vers, et de toutes sortes d'amusements, de badinages et de plaisanteries[1]; et il y avoit bien des années que cela duroit. Monsieur le Duc voulut l'emmener à Dijon[2]; Santeul s'en excusa, allégua tout ce qu'il put : il fallut obéir; et le voilà chez Monsieur le Duc, établi pour le temps des États. C'étoient tous les soirs des soupers que Monsieur le Duc donnoit ou recevoit, et toujours Santeul à sa suite, qui faisoit tout le plaisir de la table. Un soir que Monsieur le Duc soupoit chez lui, il se divertit à pousser Santeul de vin de Champagne, et, de gaîté en gaîté, il trouva plaisant de verser sa tabatière pleine de tabac d'Espagne[3] dans un grand verre de vin et de le faire boire à Santeul, pour voir ce qui en arriveroit. Il ne fut pas longtemps à en être éclairci : les vomissements et la fièvre le prirent, et, en deux fois vingt-quatre heures, le malheureux mourut dans des douleurs de damné, mais dans les sentiments d'une grande pénitence, avec lesquels il reçut les sacrements, et édifia autant qu'il fut regretté d'une compagnie[4] peu

mœurs et les manières, vous êtes un enfant de douze ans et demi. » (*Œuvres de la Bruyère*, tome II, p. 514 et 515.)

1. Un certain nombre de ces pièces figurent dans le tome II de *la Vie de Santeul*. La lettre citée de la Bruyère, de qui Santeul paraît avoir été, parmi les familiers de la maison de Condé, le seul ami, fait allusion au goût que les princes avaient pour ce dernier, mais qu'ils accompagnaient de « cent niches, » fort bien prises d'ailleurs par Santeul.

2. Santeul avait déjà été emmené (Saint-Simon a écrit : *l'emener*) aux États de 1694, présidés aussi par Monsieur le Duc. Avant de partir pour ceux de 1697, il reçut une gratification de six cents livres sur le Trésor royal.

3. Tabac fabriqué à Séville, pour le compte du roi d'Espagne, qui en tirait vingt millions. (*Mémoires de Luynes*, tome VIII, p. 177-178.)

4. Les deux verbes eussent demandé des régimes différents, car *édifia* ne peut guère ici s'employer d'une manière absolue. La grammaire voudrait cette correction : « édifia, autant qu'il en fut regretté, une compagnie. »

portée à l'édification, mais qui détesta une si cruelle expérience[1].

Du baron de Beauvais.

De la Chaise.

D'autres morts suivirent de près : le baron de Beauvais, d'apoplexie[2], duquel j'ai parlé ailleurs[3], que le Roi regretta; la Chaise[4], capitaine de la porte[5] et frère du P. de la Chaise, qui, d'écuyer de l'archevêque de Lyon[6], dont il commandoit l'équipage de chasse, lui fit cette fortune[7].

1. Nous plaçons à l'Appendice, n° X, une relation qui change un peu les circonstances, et surtout dégage la responsabilité de Monsieur le Duc. Sur cette mort et sur les obsèques faites à Paris, on a deux articles du *Mercure*, août 1697, p. 188-191, et octobre, p. 231-235. Après la destruction de l'abbaye Saint-Victor, les restes de Santeul furent transférés dans l'église Saint-Nicolas-du-Chardonnet, où se voit encore une de ses deux inscriptions funéraires.

2. *Journal de Dangeau*, tome VI, p. 160, 11 août 1697; *Mercure*, août 1697, p. 277-280. Saint-Simon a fait sur cette mort une Addition que nous avons déjà placée sous le n° 63, dans le tome I, p. 383.

3. Tome I, p. 290-292 et Additions et corrections, p. 560. Voyez *Madame de Beauvais et sa famille*, par A. de Boislisle (1878), p. 29-37.

4. François d'Aix, comte de la Chaise (la vraie orthographe est *Chaize*) : voyez tome I, p. 48 et note 1.

5. C'est-à-dire capitaine de la compagnie des cinquante gardes de la porte, qui étaient considérés comme « des premiers et plus anciens de la maison du Roi, » et qui servaient par quartier. Ils gardaient, pendant le jour, les clefs de la cour du logis du Roi. Leur uniforme était bleu, à parements de velours rouge, avec un large galon d'or et d'argent. Ils avaient droit au titre d'écuyer et à tous les privilèges de la noblesse (*État de la France* et ms. Clairambault 811). La charge de capitaine avait coûté quatre cent mille livres au comte de la Chaise, et elle lui en rapportait environ vingt-cinq mille. Le Roi, après l'avoir aidé dans les négociations d'achat, lui avait donné deux brevets de retenue, s'élevant à trois cent mille livres (*Sourches*, tome II, p. 89-90, 102 et 108).

6. Camille de Neufville de Villeroy, le « dernier seigneur qui ait été en France..., avoit un grand équipage de chasse, et, devenu aveugle à la fin de sa vie, il alloit encore à la chasse à cheval entre deux écuyers. » (Addition à Dangeau, 1er juin 1693.)

7. Comparez la notice sur le P. de la Chaise, dans le tome II des *Écrits inédits de Saint-Simon*, p. 464, et la suite des *Mémoires*, tome V, p. 48. Une généalogie conservée au Cabinet des titres (dossier LA CHAISE, fol. 4), mais non authentique ni justifiée, dit que les premiers auteurs de la famille auraient été un riche laboureur du pays de Nérac, dont

Ils ne s'y oublièrent ni l'un ni l'autre : tous deux firent toujours une profession ouverte de respect et d'attachement pour MM. de Villeroy[1], et la Chaise n'évitoit point de parler de l'archevêque de Lyon et de ses chasses[2]. C'étoit un grand échalas[3], prodigieux en hauteur, et si mince qu'on croyoit toujours qu'il alloit rompre[4], très bon et honnête homme[5]. Il mourut en revenant de Bourbon[6], et

l'histoire est racontée au livre IV, chapitre IV, du *Baron de Fæneste*, puis un secrétaire du roi Charles IX, qui alla s'établir à Lyon, et un capitaine du parti royaliste en 1592. Le grand-père des deux frères épousa une sœur du P. Coton, lequel aurait dit, à la naissance du futur jésuite, en 1624 : « Ne soyez pas en peine de ce garçon; il fera du bruit dans le monde et remplira un jour ma place. » La femme de ce grand-père mourut en odeur de sainteté; il avait aussi un frère dans la compagnie de Jésus, bon mathématicien et très renommé pour sa piété. Enfin le capitaine des gardes de la porte dont parle ici Saint-Simon n'était pas seulement écuyer de son archevêque, emploi qui d'ailleurs n'avait rien d'extraordinaire ni d'incorrect pour un noble, mais il possédait aussi la charge assez considérable de bailli et sénéchal du Lyonnais.

1. C'est ce que dit le P. Léonard dans ses notes sur les confesseurs du Roi. Saint-Simon le répète dans une Addition sur les deux frères, *Journal de Dangeau*, tome XII, p. 312 et 313.

2. « En vérité, dit M. de Sourches (tome II, p. 90, note 1), cela étoit bien mince pour occuper une charge qui étoit alors la dernière des grandeurs (?) de la maison du Roi. » Et plus loin (p. 108, note 1) : « C'étoit une furieuse fortune pour un homme comme lui; mais le crédit du P. de la Chaise étoit si grand à Paris, que son frère auroit trouvé deux cent mille écus, s'il en avoit eu besoin. » En 1690, le comte eut un des justaucorps bleus.

3. « On dit proverbialement, d'une personne maigre et sèche, que c'est un *échalas*, un vrai *échalas*. » (*Académie*, 1694.)

4. Il le qualifie ailleurs : « Fort bon homme de cheval, quoique d'une longueur démesurée; je dis *longueur* parce que, mince à l'excès, c'étoit plutôt long que grand. » (*Écrits inédits*, tome II, p. 464.)

5. Saint-Simon dit du jésuite, au début de l'Addition indiquée ci-dessus, que, « s'il étoit gentilhomme, c'étoit bien tout au plus; » puis, à la fin, que « c'étoit un homme honnêtement et très noblement né. »

6. Non de Bourbon, mais de Forges; Saint-Simon suit mal le texte de Dangeau, tome VI, p. 170 : « M. de la Chaise mourut au bordeau de Vigny, en revenant de Forges. » Comparez p. 169 du *Journal*, à la date du 12, et l'article nécrologique du *Mercure*, août 1697, p. 171-172.

son fils[1] eut aussitôt sa charge ; et, deux jours après, le Roi écrivit de sa main au P. de la Chaise[2] qu'il donnoit à son neveu cent mille écus de brevet de retenue, qui étoit aussi un fort honnête garçon[3].

De la duchesse de la Feuillade. [Add. St S. 218]

La duchesse de la Feuillade[4] mourut à Paris, fort jeune, de la poitrine, et ce fut dommage de toutes façons. Il n'y eut que son mari qui ne s'en soucia guère. Il avoit toujours très mal vécu avec elle, quoiqu'elle ne méritât rien moins, et avec un parfait mépris pour sa famille, qui avoit toujours fait merveilles pour lui[5]. Il répondit

1. Antoine-Dreux, marquis de la Chaise par lettres de l'année 1693, avait servi depuis l'âge de quatorze ans, soit dans les mousquetaires, soit dans le régiment du Roi, puis avait été nommé colonel du régiment de Bugey à sa création, en octobre 1692, mais l'avait changé contre celui de Beauvaisis en 1695. Il fut pourvu de la charge de son père le 20 août 1697 (Arch. nat., O¹ 41, fol. 126 v°), et la garda jusqu'à sa mort, qui arriva au château de la Chaise, près de Lyon, le 31 octobre 1723.

2. « Le Roi a donné cent mille écus de brevet de retenue au petit de la Chaise,... et a écrit de sa propre main au P. de la Chaise pour lui mander une nouvelle qui lui sera aussi agréable que celle-là, ajoutant qu'il n'avoit point accoutumé d'en user ainsi, mais qu'il s'étoit fait un plaisir de lui donner une marque considérable de son amitié en cette occasion ici. » (*Journal de Dangeau*, tome VI, p. 173, 19 septembre.)

3. Il avait combattu à Mons, Namur, Steinkerque, Nerwinde, et s'était distingué, en dernier lieu, à la prise de Charleroy et à la défense de Namur. M. de Seilhac a publié, dans *l'Abbé Dubois*, tome I, p. 256, une lettre fort élogieuse, du 10 août 1691, sur les débuts de cet officier dans l'armée où se trouvait alors Saint-Simon.

4. Catherine (ou plutôt Charlotte)-Thérèse Phélypeaux de Châteauneuf : voyez notre tome III, p. 118, et, sur sa mort, le *Journal de Dangeau*, tome VI, p. 183, 5 septembre, et le *Mercure*, septembre 1697, p. 248-250. On a deux portraits d'elle, de 1695, dans la collection de modes de Trouvain. Elle était de l'entourage de la jeune princesse de Savoie.

5. *Journal de Dangeau*, tome VI, p. 162 et 183. — « La duchesse de la Feuillade mourut en ce temps-là, fort peu regrettée de son mari, qui avoit vécu si indifféremment avec elle que, si l'on en croit le bruit commun, ils n'avoient jamais eu de commerce ensemble. Mais, s'il ne la regretta pas, elle le fut beaucoup de tous ceux qui la connoissoient : aussi étoit-ce une très aimable femme, et qui n'avoit jamais fait parler d'elle. Elle étoit encore toute jeune et n'avoit pas plus de vingt ans ; mais il y a de certaines antipathies qu'on ne sauroit vaincre.... » (*An-*

une fois assez plaisamment à quelqu'un qui vouloit parler à son beau-père et qui lui demanda ce qu'il faisoit, qu'il étoit à éplucher de la salade avec ses commis[1]. En effet, Châteauneuf n'avoit aucun département que des provinces[2]. Les huguenots étoient le département particulier de sa charge de secrétaire d'État[3], qui la rendoit importante lorsqu'ils faisoient un corps armé avec lequel il falloit compter; mais, depuis la révocation de l'édit de Nantes, cette charge de secrétaire d'État étoit à peu près une nulle[4], et Châteauneuf, de son génie et de sa per-

nales de la cour, tome II, p. 257.) Elle avait eu quatre cent mille livres de dot, avec « la nourriture » pendant plusieurs années.

1. Ce mot se retrouve dans l'Addition 218 indiquée ci-contre et dans une autre Addition, tome VIII, p. 237, relative au second mariage du duc.

2. C'est-à-dire qu'il n'avait d'autres attributions ministérielles que le soin de diriger les affaires intérieures de quelques provinces, en dehors de tout ce qui regardait la marine, la guerre, les finances, le clergé et la justice. Son département, formé en 1598 pour Forget de Fresnes, rédacteur de l'édit de Nantes, comprenait : le Languedoc et le comté de Foix, la Guyenne, le Périgord, le Rouergue et le Quercy, les pays de Brouage et d'Aunis avec la Rochelle et les îles de Ré et d'Oléron, la Touraine, l'Anjou et le Maine avec le Perche et le comté de Laval, le Bourbonnais et le Nivernais, l'Auvergne, la Picardie et le Boulonnais, la Normandie, la Bourgogne avec la Bresse, le Bugey, etc.; soit, en tout, douze intendances. La France était ainsi partagée entre les quatre secrétaires d'État; quant au détail de leurs attributions, nous nous bornerons ici à renvoyer au livre de M. le comte de Luçay, *les Secrétaires d'État* (1881), p. 136 et suivantes; le département de M. de Châteauneuf y figure p. 131 et 520-521.

3. Le titre officiel de cette attribution était : « Affaires générales de la religion prétendue réformée. » Voyez l'*Histoire de Louvois*, par M. Camille Rousset, tome III, p. 435-436.

4. Comparez tome VIII, p. 438. — Le terme de *nulle*, que nous retrouverons encore, et que nous avons déjà rencontré dans l'Addition 126 (tome II, p. 410), signifiait, en langage de cryptographie, un nombre, une syllabe, un mot, une phrase, ne comptant pas dans le déchiffrement; ici, par conséquent, c'est une charge sans attributions, sans utilité, une charge « caponne, » comme notre auteur l'a déjà dit (tome III, p. 129) de celle de Tessé, comme il le dira aussi de la charge même de Châteauneuf passée à son fils (tome V de 1873, p. 466), ou enfin, pour

sonne, existoit encore moins, s'il se pouvoit[1]. La Feuillade n'eut point d'enfants de ce mariage, et n'avoit guère cherché à en avoir[2].

Du duc de Duras.

Le duc de Duras[3] mourut de la petite vérole, et de

employer une expression plus connue et qu'il appliquera encore à ce secrétaire d'État (tome II de 1873, p. 328), la « cinquième roue d'un chariot. » Comparez d'ailleurs ce passage-ci à celui du tome V que nous venons de citer. — Les attributions de la charge de Châteauneuf relatives au protestantisme n'avaient pas absolument perdu toute leur importance depuis 1685, car il se trouvait chargé de l'exécution de la plupart des mesures de rigueur prises en conséquence de la révocation (voyez la *Relation de la cour de France en 1690*, par Spanheim, p. 238 et 239, et les *Éclaircissements sur.... la révocation de l'édit de Nantes*, par Rulhière, tome II, p. 46-48); les papiers de sa secrétairerie, aujourd'hui conservés aux Archives nationales, forment un fonds des plus utiles; l'historien de l'édit de Nantes, Élie Benoît, semble s'en être beaucoup servi.

1. On trouve ce couplet dans le Chansonnier, ms. Fr. 12 689, p. 497 *bis*:

Châteauneuf, comme un bon bourgeois,
Mène une douce vie;
On ne lui demande sa voix
Que par cérémonie;
Et, quand il signe quelque édit,
Il n'en est guère plus instruit
Que Jean de Vert.

Comparez Benoît, *Histoire de l'édit de Nantes*, tomes IV, p. 200, 201 et 309, V, p. 863 et 868. Cet auteur le représente comme impétueux et emporté, incapable de suite dans les idées; cependant M. de Sourches, en 1682, dit que Châteauneuf, à ses débuts, « avoit beaucoup d'esprit et rapportoit admirablement bien une affaire dans le Conseil. » (*Mémoires*, tome I, p. 17.) N'étant pas ministre, il se trouvait de beaucoup inférieur à ceux des secrétaires d'État qui avaient entrée au conseil d'en haut.

2. Voyez ci-dessus, p. 253, note 5. Le duc de la Feuillade contractera, en 1701, avec une fille de Chamillart, un nouveau mariage qui fera sa fortune.

3. Henri, dit Jacques-Henri, de Durfort, deuxième du nom, né le 22 décembre 1670 et titré d'abord comte, puis duc de Duras par la démission de son père (16 mars 1689), était, depuis 1688, mestre de camp d'un régiment de cavalerie que le Roi avait payé, et brigadier depuis 1696. Il mourut à Mons, dans le courant du mois de septembre 1697. Saint-Simon, quoique beaucoup plus jeune, avait été élevé avec lui (tome II de 1873, p. 214), et le mariage de 1695 avait ensuite établi entre eux une alliance assez proche.

beaucoup d'autres, en Flandres, pendant la campagne[1]. Il étoit brigadier de cavalerie avec distinction, et l'affaire de sa survivance de capitaine des gardes du corps étoit comme faite : ce qui augmenta fort la douleur de sa famille[2]. Sa mère[3], sœur du duc de Ventadour, ne s'en[4] est jamais consolée; elle l'aimoit uniquement. C'étoit un homme bien fait et d'une beauté singulière[5]; le vin et les débauches l'avoient fort changé et rendu goutteux. C'étoit un fort honnête homme et fort aimé, brave, doux et voulant faire[6], mais sans aucun esprit. Son père l'avoit assez étrangement marié de tous points[7]; il lui céda sa dignité en le mariant, le fit appeler le duc de Duras et prit le nom de maréchal de Duras. Jusqu'alors on ne l'avoit jamais appelé que le duc de Duras, et c'est

Époque des ducs maréchaux

1. *Journal de Dangeau*, tome VI, p. 190.

2. M. de Duras avait obtenu, le 12 décembre 1695, que son brevet de retenue fût porté à cinq cent mille livres, et il comptait le laisser au jeune duc. Ce fut Boufflers qui succéda au maréchal, en 1704.

3. Ci-dessus, tome III, p. 16.

4. *En* est amphibologique; mais la suite : « elle l'aimoit uniquement, » détermine bien le rapport au décès même, non à la survivance perdue.

5. M. de Sourches, en 1686 (tome I, p. 390), le dit beau et agréable.

6. Le *Mercure* de septembre 1697, p. 255-257, amplifie beaucoup cet éloge et dit le jeune duc droit, sincère, exact, bon ami, fort religieux sur sa parole et sur le secret, etc. — *Faire*, absolument ou comme verbe neutre, au sens d'agir, prendre part aux affaires; nous l'avons déjà vu avec *vouloir*, au tome III, p. 112 : voyez *Littré*, 54°. L'acception n'est pas identique, mais analogue, dans des exemples comme celui-ci, de Dangeau (tome I, p. 255) : « M. de Montausier fit à merveille. »

7. Après avoir manqué d'épouser Mlle de Ventadour, il s'était marié, le 8 mars 1689, avec l'héritière de la maison de la Marck, riche de quarante mille livres de rente, et qui était, selon Mme de la Fayette, « le plus grand parti de France. » Dangeau (tome II, p. 344) indique seulement la singularité de ce mariage, conclu en vingt-quatre heures, et Saint-Simon a fait à ce sujet une Addition où se retrouve une partie du texte qui va suivre, mais qui aura mieux sa place en 1717, quand les *Mémoires* parleront de la mort de la duchesse. Le marquis de Sourches (tome III, p. 47) est plus explicite : « Mlle de la Marck passoit pour une grande héritière, et elle avoit assurément du mérite ; mais son âge ne convenoit guère au jeune duc de Duras, dont elle auroit pu facile-

le premier duc maréchal de France qui, par le[1] défaut de terres à porter divers noms et pour la distinction de l'un à l'autre[2], se soit fait appeler maréchal. Jamais on n'a dit que « le duc de Navailles[3], le duc de Vivonne[4], » etc. Depuis, cet exemple a été suivi par la[5] même convenance, et, peu à peu, a quelquefois prévalu sans cette raison. Le duc de Duras ne laissa que deux filles[6]; il n'avoit

de France de porter le nom de maréchal. [Add. St-S. 219]

ment être la mère. » Cela est un peu exagéré : elle avait vingt-huit ans, et lui moins de dix-neuf. Elle avait dû épouser M. de Brionne.

1. *La*, par mégarde, dans le manuscrit.

2. C'est-à-dire de terres titrées par les noms desquelles on pût distinguer le père et le fils.

3. Philippe de Montault, comte de Navailles, page du cardinal de Richelieu en 1635, ayant abjuré le protestantisme avec une grande partie de sa famille, commença à servir en 1638, fut successivement enseigne, capitaine et colonel du régiment de la Marine, et fit depuis lors toutes les campagnes d'Italie et de France. Il eut le gouvernement et la sénéchaussée de Bigorre, sur démission de son père, en 1646, le gouvernement de Bapaume en 1650, celui de Niort en 1651 et celui de Lourdes en 1658, la compagnie des chevau-légers de la garde en 1653, le commandement de l'armée d'Italie et le titre d'ambassadeur extraordinaire auprès des princes italiens en 1658-1659, le collier du Saint-Esprit et le gouvernement du Havre en 1661, le gouvernement de la Rochelle et du pays d'Aunis en 1665, le commandement de l'armée auxiliaire envoyée à Candie en 1669, celui des armées de Lorraine, Alsace, Champagne et Bourgogne en 1673 et 1674, le bâton de maréchal de France en 1674, le commandement de l'armée de Catalogne de 1676 à 1678, l'emploi de gouverneur du duc de Chartres en 1683, et il mourut à Paris le 5 février 1684, âgé de soixante-cinq ans. Créé duc et pair par un premier brevet du 12 mai 1650, qui ne fut pas vérifié, il garda le titre de comte de Navailles jusqu'à la mort de son père, et ne prit celui de duc qu'en vertu de nouvelles lettres d'érection de septembre 1654, dont il n'obtint pas davantage l'enregistrement dans la « fournée » de 1663.

4. « On se seroit brouillé avec la duchesse de Vivonne de l'appeler maréchale. » (Addition au *Journal de Dangeau*, tome XII, p. 354.) Turenne non plus (dans notre tome I, p. 132) ne voulut jamais porter le titre de maréchal, ni mettre les bâtons derrière l'écu de ses armes.

5. *La* corrige *les*.

6. Jeanne-Henriette-Marguerite de Durfort (1691-1748), que nous verrons épouser le prince de Lambesc en 1709 ; et Henriette-Julie de Durfort, demoiselle de Duras (1696-1779), qui épousera M. d'Egmont en 1717.

qu'un frère[1], beaucoup plus jeune que lui, à qui le Roi donna son régiment[2].

Retraite volontaire de [le] Peletier, ministre d'État; sa fortune et sa famille. [Add. StS. 220]

Le même jour de la nouvelle[3] de cette mort, qui étoit un mercredi, 18 septembre, à Versailles, veille du départ du Roi pour Fontainebleau[4], M. [le] Peletier[5], ministre d'État, prit congé du Roi à la fin du Conseil, et, sans en avoir parlé à qui que ce fût qu'au Roi, monta tout de suite en carrosse et se retira en sa maison de Villeneuve-le-Roi[6]. Il avoit passé par les charges de conseiller au Parlement[7]

1. Jean-Baptiste de Durfort, comte de Duras, qui devint duc par la mort de son aîné, était né le 28 janvier 1684. Fait mestre de camp de cavalerie en septembre 1697, brigadier en 1704, maréchal de camp en 1710, lieutenant général en 1720, chevalier des ordres en 1731, gouverneur du Château-Trompette et commandant en chef de la Franche-Comté en 1734, il eut le bâton de maréchal de France en 1741 et les gouvernements de la Franche-Comté et de Besançon en 1755; mais il prit la croix de l'ordre de Malte en 1765. Mort à Paris le 8 juillet 1770.

2. *Dangeau*, tome VI, p. 190. Ce nouveau duc n'avait que treize ans.

3. Voyez ci-dessus, p. 153 et note 6, sur *même de*.

4. Il suit encore le *Journal de Dangeau*, tome VI, p. 190.

5. Voyez notre tome III, p. 142 et note 4. La vie de Claude le Peletier a été écrite en latin par J. Boivin, en français par Claude Fleury, tous deux ses amis. Son ministère a été sommairement raconté par feu Pierre Clément sous le titre de *Gouvernement de Louis XIV* (1848), et sa correspondance administrative est publiée en partie dans le tome Ier de la *Correspondance des contrôleurs généraux* (1874); mais on n'a point eu, jusqu'ici, communication de ses papiers personnels, que conservent en Bretagne les représentants du nom.

6. Aujourd'hui commune du département de Seine-et-Oise, au N. de Corbeil. Le château que Claude le Peletier et son fils y firent construire a été décrit, soit par le Peletier lui-même (pièce latine insérée à la suite de sa *Vita* par J. Boivin), soit par Piganiol de la Force et d'autres auteurs. Il en reste un pavillon. Le Peletier possédait en outre les seigneuries de Mortefontaine et de Montmélian, près de Senlis.

7. Comme conseiller au Parlement, le Peletier est ainsi caractérisé dans les portraits de 1660 que nous avons déjà eu l'occasion de citer : « Habile homme, estimé dans sa compagnie, attaché à M. le premier président (Lamoignon), à M. de l'Estrade, à M. Boucherat, et singulièrement à M. le Tellier, son parent; pensant fort à établir sa fortune; est sûr. » (Depping, *Correspondance administrative du règne de Louis XIV*, tome II, p. 58.)

et de président en la quatrième chambre des enquêtes[1]; après il fut prévôt des marchands[2] et fit à Paris ce quai près de la Grève qui porte encore son nom[3]. De là, il devint conseiller d'État, qui[4] est le débouché ordinaire des prévôts des marchands. Il fut connu de M. le Tellier et de M. de[5] Louvois[6], qui le servirent pour ces places, et entra tellement dans leur confiance, qu'il devint l'arbitre des

1. La précision de ce dernier détail et quelques autres indices analogues nous feraient croire que Saint-Simon suit ici l'article consacré à Claude le Peletier dans le *Dictionnaire de Moréri*. — Le parlement de Paris était divisé en dix chambres : la grand'chambre, dont il a été longuement parlé dans notre tome II, la tournelle civile et la tournelle criminelle, cinq chambres des enquêtes, et deux des requêtes du Palais. Les cinq chambres des enquêtes, qui comportaient chacune deux présidents et vingt-huit conseillers, recevaient les appels de procès par écrit, c'est-à-dire de procès appointés en première instance sur production des parties, les appels de sentences n'entraînant que l'amende sans peine afflictive, et enfin, en première instance, les causes réservées à la grand'chambre. Les présidents des enquêtes, comme ceux des requêtes, n'étaient que de simples conseillers, commissionnés pour présider; ils avaient rang dans la grand'chambre.

2. Voyez tome II, p. 28, note 4. Contre l'usage, qui était de ne renouveler que deux fois de suite, par lettres de cachet, les pouvoirs du prévôt des marchands, le Roi voulut que Claude le Peletier les conservât pendant quatre périodes de deux ans chacune : ce qui ne s'était fait qu'une fois avant lui, mais passa en règle à partir de cette époque. L'emploi valait quarante ou cinquante mille francs par an (*Dangeau*, tomes VII, p. 246, XI, p. 1, et XV, p. 210). Bien entendu, le candidat était désigné par avance, et son élection assurée.

3. Le quai Neuf ou le Peletier, construit, de 1673 à 1675, par l'architecte P. Bullet, s'étendait de la place de Grève au pont Notre-Dame. Le nom que la reconnaissance des Parisiens lui avait assigné en dépit de la modestie du prévôt des marchands est remplacé maintenant par celui, qu'on a étendu à ce quai, du quai de Gesvres, voisin en aval. — Paris dut en outre à Claude le Peletier des boulevards nouveaux, avec quatre portes monumentales, des ports, des fontaines, des aqueducs; nombre de rues furent élargies, et les plans d'un embellissement général de la capitale furent arrêtés. Voyez un article du *Mercure*, septembre 1683, p. 347-363.

4. *Qui* pour *ce qui*. — 5. *De* corrige une *l*.

6. Son père avait été tuteur onéraire du chancelier le Tellier.

affaires de leur famille et des débats particuliers du père et du fils, qu'ils eurent toujours le bon esprit de cacher sous le dernier secret. A la mort de M. Colbert[1], MM. le Tellier et de Louvois, qui savoient ce que leur avoit coûté un habile contrôleur général[2] leur ennemi, mirent tout

1. Colbert mourut le 6 septembre 1683.

2. L'institution primitive des contrôleurs généraux des finances (nous avons laissé passer le mot sans l'annoter au tome I, p. 52) remontait à 1547, et même aux premières années du seizième siècle ; mais ce ne furent d'abord que des fonctionnaires secondaires, subordonnés au surintendant des finances et chargés du contrôle de l'Épargne ou Trésor royal et de l'enregistrement des recettes et dépenses. Quand Colbert eut renversé Foucquet et fait supprimer la surintendance, dont il a été parlé plus haut (p. 115, note 6), il devint l'administrateur unique des finances sous l'ancien titre de contrôleur général, dont les trois charges furent réunies en une seule entre ses mains (12 décembre 1665). Depuis lors, le contrôleur général, ayant entrée, séance et voix délibérative aux conseils d'État et des finances, dirigea la perception et l'application des revenus de l'État, mais sans avoir qualité d'ordonnateur ni de comptable, car le Roi s'était réservé pour lui-même la signature des ordonnances et états préparés dans les bureaux du contrôleur général. Celui-ci, par la variété de ses attributions (aujourd'hui réparties entre les ministères des finances, de l'intérieur, des travaux publics, de l'agriculture et du commerce), devint petit à petit une sorte de ministre dirigeant, comme l'est à peu près le premier lord de la trésorerie en Angleterre. Il partageait le détail des affaires avec un certain nombre d'intendants des finances (ci-dessus, *p. 5, note 3*), mais conservait pour lui-même, au temps de le Peletier, les matières qui suivent : le Trésor royal, les parties casuelles, les fermes, les subsides et impositions du clergé, le commerce intérieur et extérieur par terre, les compagnies de commerce, l'agriculture, les manufactures, l'extraordinaire des guerres, les vivres et étapes des troupes, les offices de l'artillerie, les poudres et salpêtres, les postes, les domaines, les monnaies, les ponts et chaussées (*État de la France*, chapitre du CONTRÔLEUR GÉNÉRAL). Cette multiplicité d'attributions assurait donc au contrôleur général le maniement de presque toutes les affaires intérieures, encore que l'administration de chaque province appartînt en apparence à un des secrétaires d'État, et elle lui donnait le rôle le plus considérable dans les conseils. Le duc de Luynes rapporte, dans ses *Mémoires* (tome V, p. 88), ce mot caractéristique de Pontchartrain, devenu chancelier, à l'ambassadeur Portland : « Vous avez déjà vu la grandeur et la magnificence dont le Roi est environné, l'empressement de tous ses sujets à lui faire la cour et à obtenir le moindre de ses

leur crédit à faire donner cette place à [le] Peletier, qui la craignit plus qu'il n'en eut de joie[1]. Il y fut parfaitement reconnoissant pour ses bienfaiteurs[2]; après leur mort, il

regards. Eh bien ! ce prince si grand et si majestueux fait continuellement sa cour à son contrôleur général. » Le contrôleur général touchait environ deux cent mille livres par an d'appointements, gages, indemnités ou gratifications des pays d'États, et il recevait en outre cinquante mille livres de pot-de-vin des fermes générales. L'emploi subsista jusqu'à la Révolution, et fut remplacé, en avril 1791, d'une part par le ministère des contributions publiques, et de l'autre par le ministère de l'intérieur.

1. Le Peletier avait moins fréquenté la cour que le Palais, où il s'était fait un renom de juge intègre et éclairé, d'homme de bien, d'honneur et de bon esprit, mais droit, doux et aimant le repos, ne recherchant pas du tout les affaires. Le chancelier le Tellier le présenta au Roi comme aussi propre que « cire molle » à recevoir toutes les impressions qu'il plairait au maître; mais, lorsqu'il ajouta que ce nouveau ministre ne serait peut-être pas suffisamment rigide pour diriger les finances : « Quoi? s'écria le Roi ; je ne veux point qu'il soit dur à mon peuple, et, puisqu'il est fidèle et appliqué, je le fais contrôleur général. » Selon Boivin, il stipula préalablement que le Roi lui laisserait pleine liberté de parler, qu'il ne serait jamais forcé de dissimuler l'état des choses, qu'enfin il pourrait librement se retirer dès que ses services ne seraient plus indispensables. Ses débuts furent très applaudis. « Il montre, écrivait alors Mme de Maintenon, une sagesse et une modération admirables, et tout le monde est ravi de le voir où il est. Dieu veuille qu'il en use bien ! » (*Correspondance générale*, tome II, p. 324.) Dans sa famille, cette élévation fut accueillie presque avec tristesse; lui-même, en notifiant sa nomination aux intendants, s'exprima en ces termes modestes : « J'espère que vos lumières et votre application contribueront beaucoup à me donner les moyens de m'acquitter d'une partie de mes devoirs, en tâchant de répondre à l'honneur imprévu et non mérité que le Roi m'a fait, et aux ordres que S. M. a bien voulu me donner pour suivre ses bonnes intentions pour le bien de son État et de ses peuples. » (Bibl. nat., ms. Fr. 8824, fol. 94.) On trouvera une appréciation très juste du caractère de le Peletier et des circonstances de son élévation dans la *Relation de la cour de France en 1690*, par Spanheim, p. 220-223; comparez les *Mémoires de l'abbé le Gendre*, p. 132-134.

2. Louvois lui fit tout d'abord la leçon pour qu'au lieu de prendre les allures de Colbert, il vécût fort retiré et fort simplement (Rousset, *Histoire de Louvois*, tome III, p. 359). L'abbé de Choisy (*Mémoires*, p. 603) dit qu'il copia en effet les manières simples du chancelier, et qu'on ne l'appela que le *petit ministre* tant que son premier protecteur exista. A

continua d'être l'arbitre des affaires de leur famille, à laquelle il demeura parfaitement attaché, et vécut toujours avec M. de Barbezieux dans une sorte de dépendance[1]. C'étoit un homme fort sage, fort modéré, fort doux et obligeant, très modeste et d'une conscience timorée[2]; d'ailleurs fort pédant[3] et fort court de génie. Il y a un mot du premier maréchal de Villeroy sur lui admirable[4]. Il donnoit un matin petite direction[5] chez lui; tout ce qui la devoit composer étoit arrivé et on attendoit M. [le] Peletier, qui étoit contrôleur général. Enfin, las d'attendre, le maréchal envoya chez lui, et, à Versailles, où ils étoient, il n'y avoit pas loin[6]: on vint dire au maréchal de Villeroy qu'apparemment M. [le] Peletier avoit oublié la petite direction, et qu'il étoit allé courre le

la mort du chancelier, ce fut M. le Peletier qui lui fit faire un service solennel aux Invalides, où Fléchier, ami et familier du contrôleur général, prononça l'oraison funèbre.

1. Barbezieux ne devint secrétaire d'État que deux ans après que le Peletier eut quitté les finances.

2. On ne tarda pas à lui reprocher non seulement sa défiance de ses propres forces, mais une méfiance générale, qui s'étendait jusqu'à ses meilleurs amis ou ses plus proches parents (Chansonnier, ms. Fr. 12 689, p. 579-582). Le duc de Luynes, dans une note ajoutée au *Journal de Dangeau* (tome VI, p. 191), raconte que « M. de Louvois disoit de lui (le Peletier), quand il se plaignoit de la difficulté de sa place : « On « nous a donné un contrôleur général qui trouve le monde bien grand. »

3. Au sens que le mot a toujours et que définit encore très bien l'Académie, « affectant trop d'exactitude, trop de sévérité dans des bagatelles et voulant assujettir les autres à ses règles. » — Le Chansonnier parle aussi de cet air pédant de le Peletier (ms. Fr. 12 689, p. 569). Un beau portrait de lui, par Mignard, a été exposé au Trocadéro, en 1878; la gravure en a été faite par Drevet.

4. Cette historiette se retrouve en première rédaction dans l'Addition sur Villeroy que nous avons déjà placée au tome II, p. 401, n° 100.

5. Sur la petite direction des finances, voyez l'appendice I. — A remarquer cet emploi de *donner*, et l'omission de l'article comme devant les mots de sens analogue : « tenir conseil, séance ».

6. Jusqu'en 1684, Villeroy habitait à Versailles un hôtel de la rue de Monsieur, aujourd'hui rue du Gouvernement. Le contrôleur général avait son appartement au château.

lièvre. « Par....[1] ! répondit le maréchal en colère, avec son ton de fausset[2], nous avons vu M. Colbert qui n'en couroit pas tant, et qui en prenoit davantage[3]. » On rit, et on commença la petite direction.

Lorsque ce contrôleur général vit venir la guerre de 1688, la confiance intime qui étoit entre M. de Louvois et lui lui en fit prévoir toutes les suites[4]. C'étoit à lui à en porter tout le poids par les fonds extraordinaires[5], et ce poids l'épouvanta tellement, qu'il ne cessa d'importuner le Roi jusqu'à ce qu'il lui permît[6] de quitter sa place

1. Sans doute pour « pardieu ! » *Dieu* omis par scrupule de dévot.

2. Dans le manuscrit, *faucet*.

3. Claude le Peletier était en effet grand amateur de chasse, et il partageait cette passion avec Louvois : voyez une lettre citée par M. Camille Rousset, tome IV, p. 552, et le journal du P. Léonard, ms. Fr. 12 695, fol. 163 v°. — Du même Villeroy qui raillait ainsi le contrôleur général, il est dit, dans certaines clefs des *Caractères*, qu'il se hâta, lors de la nomination de ce successeur de Colbert, de réclamer les droits d'une parenté imaginaire avec lui (*Œuvres de la Bruyère*, tome I, p. 320).

4. Parce que, selon Saint-Simon, Louvois était l'auteur général de cette guerre et comptait la poursuivre à outrance.

5. C'est-à-dire en recourant à l'emploi des « fonds extraordinaires » et des édits bursaux de toute sorte qui ont donné un si triste renom aux derniers temps du règne de Louis XIV : comparez le début d'une Addition sur Pontchartrain, tome XV du *Journal de Dangeau*, p. 177-178, et voyez la *Correspondance des contrôleurs généraux des finances*, tome I, n°s 705, 734, 738, 755, et, dans le même volume, p. 557, le mémoire justificatif présenté par le Peletier au Roi, en 1691. Ce système répugnait absolument à un caractère timoré comme celui du contrôleur général, qui écrivait à son ami Bâville, le 2 septembre 1689 : « Tous les gens et les officiers qui regardent le maniement d'argent sont d'une étrange nature. Mon cœur a bien de la peine à s'y accoutumer ; cependant il faut aller de l'avant et se servir du monde tel qu'il est, puisque ce seroit une prétention extravagante de le vouloir changer. » Gourville, avec qui il aimait à causer des affaires, a dit de lui : « Il trouvoit souvent dans le grimoire des finances de quoi lui faire naître des scrupules. En effet, aussitôt que, par les libéralités du Roi et les occasions heureuses qui se présentèrent, il eut établi sa famille, il ne songea plus qu'à mettre M. de Pontchartrain en sa place. » (*Mémoires de Gourville*, p. 579 ; comparez p. 590.)

6. Il y a bien dans le manuscrit *permist*, au subjonctif.

de contrôleur général. Outre que ce n'étoit pas le compte de M. de Louvois, qui avoit repris alors le premier crédit, le Roi y eut une grande peine. Il aimoit et il estimoit [le] Peletier[1]; il se souvenoit toujours des embarras qu'il avoit essuyés des divisions de MM. de Louvois et Colbert; il en étoit à l'abri entre Louvois et [le] Peletier, et, à la veille d'une grande guerre, ce lui étoit un grand soulagement. N'ayant pu venir à bout de vaincre le contrôleur général après plusieurs mois de dispute, cette même convenance engagea le Roi à lui proposer [le] Peletier de Souzy[2], son frère et intendant des finances[3], pour contrôleur général. Celui-ci avoit bien plus de lumière[4] et de monde; mais son frère ne crut pas le devoir exposer aux tentations d'une place qu'il ne tient qu'à celui qui la remplit de rendre aussi lucrative qu'il veut, et il supplia le Roi de n'y point penser[5]. Le Roi, plus plein

1. A la fin de son règne, Louis XIV répétait encore que jamais le Peletier ne l'avait trompé (*Journal littéraire de la Haye*, tome IX, p. 386).

2. Michel le Peletier : voyez tome III, p. 282.

3. M. de Souzy avait eu une des deux commissions d'intendant, au commencement de l'année 1684, pour seconder son frère dans la direction des finances. En février 1690, quand on créa quatre autres charges d'intendants des finances, les deux commissions anciennes furent conservées à leurs titulaires, Breteuil et Souzy, ce dernier, disent les considérants de l'édit de création, étant recommandable « pour sa capacité, son application et son désintéressement. » Selon l'*État de la France*, M. de Souzy avait dans ses attributions particulières les états des fermes, le détail des gabelles du Midi et de l'Est, les recettes générales des finances de l'Artois, de la Provence, de la Bretagne et de Metz, les impositions des pays frontières de l'Est et du Nord, le taillon et les ligues suisses. Le 20 décembre 1700, il fit ériger sa commission en titre d'office, moyennant finance, et, quelques jours plus tard, il eut la survivance pour son fils des Forts. Il en quitta complètement l'exercice au mois de juin 1701, reçut alors une pension de dix mille livres, et entra, en 1702, au conseil royal des finances.

4. Ce nom est bien ainsi au singulier, comme plus haut, p. 14.

5. On attribua généralement ce rejet de la proposition du Roi à un sentiment beaucoup moins louable, une jalousie qui aurait existé de tout temps (voyez les *Mémoires de Sourches*, tome I, p. 139) entre les

d'estime encore par cette[1] action pour [le] Peletier, mais plus embarrassé du choix, voulut qu'il le fît lui-même, et il proposa Pontchartrain, dont j'aurai lieu de parler ailleurs[2], et qui fut contrôleur général[3]. [Le] Peletier demeura simple ministre d'État[4]; et comme, hors de se trouver au Conseil, il n'avoit aucune fonction, il demeura

deux frères, quoiqu'ils eussent fait leur carrière côte à côte, soit au Parlement, soit dans le Conseil. Voyez les portraits des membres du Parlement publiés par Depping, tome II, p. 44, les Papiers du P. Léonard (Arch. nat., MM 827, fol. 6 v°), et un passage de la Bruyère (tome I, p. 447) sur les « brouilleries des deux frères, » où les meilleures clefs reconnaissent Claude et Michel le Peletier. Ce dernier, dont Saint-Simon aura l'occasion de reparler souvent, ne tarda pas à trouver une belle compensation lorsque Louvois mourut : comme directeur général des fortifications, il devint un « tiercelet de ministre, » et obtint pour toujours la confiance entière du Roi. Voyez la suite des *Mémoires*, tomes II, p. 222 et 337, III, p. 54, XII, p. 236, l'Addition correspondante dans le *Journal de Dangeau*, tome VII, p. 144, 5 septembre 1699, et les *Annales de la cour*, tome II, p. 398-399.

1. *Cet*, par inadvertance, au masculin.

2. Voyez notamment tome II de 1873, p. 225-226, et les Additions aux articles de Dangeau du 21 septembre 1689 et du 30 juin 1714.

3. Pontchartrain avait déjà eu une commission d'intendant en surnombre, au grand détriment de M. de Souzy. Sa commission de contrôleur général, en date du 20 septembre 1689, est imprimée dans le tome Ier de la *Correspondance des contrôleurs généraux*, p. 558. Le chancelier Daguesseau dit, dans la biographie de son père (*Œuvres*, tome XIII, p. 59), que « M. le Peletier, destiné dès lors à donner l'exemple de la retraite, se démit plus glorieusement de la place de contrôleur général qu'il ne l'avoit exercée, » et il ajoute que le ministre avait d'abord songé à désigner pour sa propre succession Henri Daguesseau, l'ancien intendant de Languedoc, mais que ce furent les manières froides et peu engageantes de celui-ci qui déterminèrent le Peletier à proposer Pontchartrain, se croyant sûr ainsi de « demeurer en état de pouvoir faire plaisir quand il lui conviendroit. » (*Mémoires de Gourville*, p. 590.)

4. Sa commission pour entrer aux conseils est publiée dans la *Correspondance* citée ci-dessus, p. 553-554. Le Roi voulut qu'il conservât les honneurs et prérogatives dont il jouissait comme contrôleur général, et que n'avaient pas ordinairement les ministres (*Journal de Dangeau*, tomes III, p. 54, et XII, p. 83; ms. Clairambault 647, fol. 501). Sur les ministres d'État, voyez notre appendice I.

peu compté par le courtisan, qui l'appela le *Ministre Claude*[1]. Ils[2] se souvenoient encore de celui de Charenton, et en effet [le] Peletier s'appeloit Claude[3].

Il eut l'administration des postes à la mort de M. de Louvois[4], et le Roi le traita toujours avec tant de con-

1. Le Chansonnier (ms. Fr. 12 622, p. 41) nous a conservé ces vers :

L'ancien ministre Claude étoit un homme habile,
Capable d'enseigner notre saint évangile
Et de former une nouvelle loi;
Mais le nouveau qu'a fait notre bon roi
(A qui Dieu donne longue vie!)
Ne fera jamais d'hérésie.

2. Accord, par le sens, avec le nom collectif *le courtisan*, pour « les courtisans ».

3. Jean Claude, né à la Sauvetat en 1619 et devenu ministre dans les terres de la maison de Duras, à l'âge de vingt-six ans, exerça ensuite à Saint-Affrique, à Nîmes, à Montauban, et fut enfin choisi en 1666 pour diriger l'église de Charenton, près de Paris. Pendant vingt années, il occupa ce poste éminent avec un grand éclat et y soutint la lutte de la Réforme contre les plus célèbres défenseurs du catholicisme, Arnauld, Nicole, Bossuet. Exilé le 21 octobre 1685, lors de la révocation de l'édit de Nantes, il se retira en Hollande, où le prince d'Orange lui assigna une forte pension, et il mourut à la Haye, le 13 janvier 1687. C'était, dit le commentateur du Chansonnier, le plus laid homme qui eût jamais été, mais aussi le plus savant. Le marquis de Sourches fait cette remarque, qu'il ne manqua jamais de respect au Roi. — Le temple de Charenton, construit par Jacques de Brosse, sous le règne d'Henri IV, pouvait contenir quatorze mille personnes et servait de lieu de prêche aux protestants de Paris. Voyez sa description dans la *France protestante*, tome III, p. 476. A côté se trouvaient le bâtiment du consistoire et les cimetières des religionnaires. Peu après le départ du ministre Claude, le temple fut rasé, et les matériaux donnés à l'Hôpital général; à la place, on construisit un couvent pour les filles du Saint-Sacrement.

4. On laissa d'abord à Barbezieux la charge de surintendant général des postes, parce que son père l'avait achetée et qu'elle payait paulette; puis, au bout de six mois, le Roi la supprima, et une simple commission fut donnée à Claude le Peletier par lettres du 1er janvier 1692 (Arch. nat., O1 36, fol. 1 v°). Il ne voulut point toucher les appointements, qui étaient de douze mille écus environ (*Journal de Dangeau*, tomes III, p. 368, et IV, p. 6; Dépôt des affaires étrangères, vol. *France* 316; voyez ci-après, p. 274, note 3). Nous donnons à l'Appendice, n° XII, une brève notice sur l'administration des postes.

fiance et d'amitié[1], qu'à une maladie que le chancelier Boucherat avoit eue l'année précédente, il s'étoit laissé assez entendre à [le] Peletier pour que celui-ci pût compter d'être son successeur[2]. [Le] Peletier étoit droit et vraiment homme de bien; il fit ses réflexions : il avoit toujours eu dessein de mettre un intervalle entre la vie et la mort, et il comprit qu'un chancelier ne pouvoit plus se retirer[3]. Boucherat, plus[4] qu'octogénaire, tomboit de jour en jour; cela fit peur à [le] Peletier : il voulut prévenir la vacance. L'affaire de la paix le retenoit; il ne trouvoit

1. Pendant la campagne de 1692, le Peletier, resté à Paris, entretint avec le Roi une correspondance suivie, qui est conservée aux Archives nationales (carton K 121), et qui témoigne d'autant de franchise et d'indépendance chez le ministre que de confiance absolue chez le Roi.

2. C'est sans doute la maladie mentionnée en septembre 1695 par Dangeau (tome V, p. 280). Selon le même *Journal* (tome I, p. 242) et les *Mémoires de Gourville* (p. 590), M. le Peletier avait eu déjà quelques chances de succéder au chancelier le Tellier, en 1685, et Saint-Simon dit, à ce propos, dans une Addition (*Journal*, tome I, p. 242) : « Le contrôleur général [le] Peletier, moins pesant (que Pussort), avec aussi peu d'esprit et tout autant de pédanterie, eût été aussi bon ou meilleur dans ce genre d'alternative[a]. Nous lui verrons faire deux retraites qui l'illustreront à jamais. » Gourville croyait aussi que le Peletier eût mieux fait comme chancelier que dans toute autre place.

3. Le 20 octobre 1696, il écrivait au premier président de Harlay, à l'occasion de la fin subite de son frère Jérôme, mort le 15 (tome III, p. 315, note 2) : « Feu mon frère étoit plus jeune que moi, plus robuste, et n'avoit pas souffert les grandes maladies et le travail que j'ai eus dès ma jeunesse. C'est un avertissement que Dieu m'envoie, et dont je dois profiter.... » (Bibl. nat., ms. Fr. 17431, fol. 77.) Selon ses biographes, ce furent les conseils du pieux abbé de Saint-Jacques de Provins, François d'Aligre, qui le décidèrent à ne plus s'occuper que de Dieu et de l'éternité. Cette retraite fut généralement approuvée, et elle fit honneur au ministre, comme le témoigne un passage de son portrait, écrit vers 1700, qui vient d'être imprimé dans l'Appendice de la *Relation* de Spanheim, p. 407. Celui des contemporains qui le traite le plus mal est Gaignières, quoique fort lié avec lui.

4. La première lettre de *plus* corrige un *o*.

[a] « Du peu d'esprit et de la pédanterie, » emploi singulier du mot *alternative*, au sens que l'auteur lui donne déjà au début de l'Addition citée, non de « l'une *ou* l'autre chose », mais de « l'une *et* l'autre ».

pas séant de la laisser imparfaite; mais, dès qu'il la vit assurée à peu près, il demanda son congé. Ce fut un débat entre le Roi et lui, qui dura plus de deux[1] mois; il ne l'arracha qu'à grand[2] peine[3]. Au moins le Roi exigea qu'il le viendroit voir deux ou trois fois tous les ans, dans son cabinet, par les derrières[4], et qu'il conservât toutes ses pensions, qui alloient à quatre-vingt mille livres de rente[5]. Il capitula : il s'engagea à venir voir le Roi comme il le desiroit; mais il se débattit tant sur les pensions, qu'il n'en garda que vingt mille livres pour lui et six mille pour son fils[6], à qui il avoit remis, il y avoit

1. Le *2* corrige un *s*. — 2. Plus haut, p. 264, *grande* devant *peine*.

3. « C'est la seule dévotion, dit Dangeau, qui lui a fait prendre ce parti-là; il l'avoit confié au Roi il y a déjà quelques jours, et le Roi l'avoit prié de prendre du temps pour y songer. Il n'en avoit parlé à personne de sa famille, comprenant bien qu'ils s'opposeroient tous à cette résolution. » (*Journal*, tome VI, p. 191.)

4. Comparez la suite des *Mémoires*, tomes IV, p. 375, et IX, p. 89, et, sur cette expression d'entrer dans le cabinet du Roi « par les derrières, » voyez *le Château de Versailles*, par M. Dussieux, tome I, p. 222-230.

5. Ce dernier membre de phrase, depuis « qui alloient », est écrit en interligne. — « Une (chose) des plus considérables de toutes.... fut que M. le Peletier.... quitta cent mille livres de rente qu'il avoit des bienfaits du Roi, pour ne plus s'occuper que de son salut.... Tout ce qu'elle (S. M.) put faire, après bien des remontrances, fut de lui faire accepter vingt mille francs tous les ans, pour entretenir une table où mangeroit sa famille. Un emploi qu'il avoit dans les postes, et qui lui valoit trente-deux mille livres de rente, fut donné à M. de Pomponne, qui, tout homme de bien qu'il étoit, ne le trouva pas incompatible avec sa dévotion.... » (*Annales de la cour*, tome II, p. 397 et 398.) Les détails que donne Saint-Simon sont pris du *Journal de Dangeau*, tome VI, p. 191; comparez, sur les « grosses pensions, » le tome XIII du même *Journal*, p. 446 et 459, et voyez deux lettres de le Peletier à l'archevêque de Reims, que nous donnons à l'Appendice, n° XI.

6. Louis le Peletier, fils aîné de Claude, pourvu en 1684 d'une charge d'avocat du Roi au Châtelet, en 1686 d'une charge de conseiller au Parlement, et en 1687 de la survivance de celle de président à mortier, n'ayant alors que vingt-cinq ans, était entré en fonctions au mois de mai 1689. Nous le verrons devenir premier président du Parlement en avril 1707 et donner sa démission en 1712. Il mourut à Paris, le

déjà longtemps, une charge de président à mortier qu'il avoit achetée étant contrôleur général[1]. En entrant au conseil d'où il partit pour sa retraite, il tira le duc de Beauvillier dans une fenêtre et la lui confia. Il étoit fort son ami et de M. de Pomponne, qui ne la sut que par l'événement, et qui s'écria qu'il l'avoit prévenu[2]; mais Pomponne n'étoit pas en même situation : il étoit chargé des affaires étrangères, dont Torcy, son gendre, n'avoit encore que le nom[3].

La famille de M. [le] Peletier fut également surprise et affligée ; mais elle n'y perdit rien : [le] Peletier conserva tout son crédit, et fit plus pour elle de sa retraite qu'il n'avoit fait jusqu'alors à la cour. Il ne vit exactement personne à Villeneuve, que sa plus étroite famille et quelques gens de bien. Il passa l'hiver à Paris, avec son fils, dans sa maison, et s'y élargit un peu davantage[4]. Il étoit

31 janvier 1730, dans sa soixante-neuvième année. — Par brevet du 18 septembre 1697, le président fut substitué à son père dans la jouissance de la pension de six mille livres que celui-ci touchait depuis le 30 mai 1682, et l'ancien ministre eut son brevet de vingt mille livres à compter du 1er octobre 1697 (Arch. nat., O[1] 41, fol. 140, et 42, fol. 28 v°).

1. Il avait enlevé cette charge aux héritiers du président le Coigneux, mais en leur faisant donner, comme compensation, une pension de deux mille écus (*Mémoires de Sourches*, tome I, p. 378-379, et Papiers du P. Léonard, MM 824, fol. 58). Les charges de président à mortier valaient cinq cent mille livres et n'en rapportaient que douze mille.

2. Pomponne dit au Roi : « Cette retraite rend M. le Peletier aussi louable que je dois être honteux de n'avoir pas, à mon âge, le courage de l'imiter. » Comparez, dans la *Correspondance générale de Mme de Maintenon*, tome IV, p. 181, la belle lettre qu'écrivit Mme de Montespan au ministre démissionnaire.

3. Voyez ci-dessus, tome III, p. 143 et 144.

4. Il fit agrandir l'hôtel d'Effiat[a], qu'il venait d'acheter de l'Hôtel-Dieu, et il eut soin de garder un habile cuisinier, qui lui permit de recevoir les gens de la cour à côté des savants ou des illustrations de l'Église et de la chaire (Lister, *An account of Paris*, 1698, p. 107 et

[a] Cet hôtel vient d'être démoli tout récemment, rue Vieille-du-Temple, nos 26-30, et est remplacé par une rue. On y a trouvé, en abattant les murs, un trésor de très grande valeur, en pièces d'or anciennes.

fort des amis de mon père, et il voulut bien me voir : j'en fus ravi, et j'admirai moins la sérénité tranquille et douce que je remarquai en lui, que son attention à rompre tout discours sur sa retraite et qui sentît l'encens. Il avoit lors soixante-six ans[1], et une santé parfaite de corps et d'esprit. Il passa toujours les hivers à Paris, où je le voyois de temps en temps, et toujours avec plaisir et respect pour sa vertu, et tout le reste de l'année à Villeneuve, et soutint sa retraite avec une grande sagesse et une grande piété[2].

108 ; Papiers du P. Léonard, MM 827, fol. 6 v° et 7). Même aux Chartreux, où il ne manqua pas d'aller passer chaque carême dans la cellule de saint Bruno, à partir de 1698, il recevait des amis et les traitait fort bien, au grand scandale des religieux. Plus tard cependant, sa retraite devint assez sévère, et il quitta même le château de Villeneuve, en 1705, pour retourner dans la maison plus simple qu'il avait occupée primitivement.

1. En 1697, lors de sa retraite.

2. « Le dehors de M. le Peletier, sa maison, sa piété sont fort unies, et on y voit régner une grande simplicité. Il se mêle si peu des affaires sur son compte, que personne ne le réclame dans ses besoins, et, quand il manquera, on ne s'en apercevra pas. » (*Spanheim*, Appendice, p. 407.) La campagne avait pour lui un grand attrait, celui des travaux d'horticulture; en 1693, on le voit écrire à l'intendant Lebret : « Je suis jardinier; c'est une inclination que j'ai eue toute ma vie, et que je satisfais avec plaisir à ma maison de Villeneuve.... » (Bibl. nat., ms. Fr. 8848, fol. 446.) Mais, dans ses occupations méthodiquement réglées, été comme hiver, qu'il fût à Villeneuve ou à Paris, la prière et les exercices de dévotion tenaient la première place, et ses livres favoris étaient les ouvrages de piété. De ces lectures journalières, il recueillait des séries de maximes ou de pensées, et les réunissait ensuite en manuels, soit pour son usage personnel, soit pour celui de ses amis. C'est ainsi que, avant ou après sa retraite, il composa le *Comes theologus*, le *Comes rusticus*, le *Comes senectutis*, et enfin le *Comes juridicus*. Il écrivit aussi des notices, ou plutôt des commentaires philosophiques, sur d'illustres personnages dont il honorait le souvenir : Mathieu Molé, Jérôme Bignon, Guillaume du Vair, le chancelier le Tellier. Quelques-uns de ces opuscules ont été publiés de notre temps. D'ailleurs, par ses amis et par les visiteurs, qui, à aucune époque, ne lui firent défaut, il ne restait pas complètement étranger aux choses du temps, littérature, éloquence ou politique. — On a remarqué, comme une singularité, que le goût de la retraite devint héréditaire dans la

Il avoit épousé[1] une Fleuriau[2], veuve d'un président de Fourcy[3], qu'il avoit perdue il y avoit longtemps. Mme de Châteauneuf[4], femme du secrétaire d'État, étoit fille du premier mariage de sa femme, laquelle avoit un frère d'âge fort disproportionné d'elle, qui étoit M. d'Armenonville[5]; M. [le] Peletier le fit travailler sous lui, et

descendance de Claude le Peletier : successivement, en 1712 et 1743, son fils et son petit-fils quittèrent la charge de premier président du Parlement; cela ne s'était jamais vu avant eux.

1. *Espousé* est écrit deux fois.

2. Marguerite Fleuriau, baptisée à l'église Saint-Jean-en-Grève le 16 août 1638, mariée par contrat du 28 avril 1652 à Jean de Fourcy, et remariée, le 17 octobre 1656, à Claude le Peletier. Elle mourut le 4 octobre 1671, laissant dix enfants de son second mariage.

3. Jean de Fourcy, seigneur de Chessy, non pas président, mais conseiller au Grand Conseil (voyez la suite des *Mémoires*, tome VIII, p. 230), où il fut reçu le 18 mars 1644. Il mourut au mois d'octobre 1655, âgé de trente-deux ans. Sa sœur avait épousé en 1640 Olivier d'Ormesson, auteur du *Journal* que M. Chéruel a publié en 1860.

4. Marie-Marguerite de Fourcy, mariée le 30 décembre 1670 à Balthazar Phélypeaux, marquis de Châteauneuf, et morte le 9 avril 1711, à l'âge de cinquante-cinq ans.

5. Joseph-Jean-Baptiste Fleuriau d'Armenonville, né le 22 janvier 1661, d'une autre mère que sa sœur Marguerite et vingt-deux ans après elle, fut d'abord conseiller au parlement de Metz en 1686 et premier commis dans les bureaux du contrôle général. Il avait seulement consigné le montant d'une finance de maître des requêtes, et n'était pas encore possesseur de cette charge, lorsqu'on lui fit obtenir un des quatre offices d'intendant des finances créés en 1690. Nous le verrons, en 1701, échanger cette charge contre celle de directeur des finances (tome III de 1873, p. 52). Il était capitaine-bailli de Chartres, à la nomination du duc d'Orléans, depuis le 23 mars 1695, et, en octobre 1705, il acheta la capitainerie des château et parc de Madrid, de la Muette et des chasses du bois de Boulogne. Sa direction des finances ayant été supprimée en 1708, lors de la promotion de Desmaretz au contrôle général, il ne fut plus que simple conseiller d'État (il était conseiller semestre depuis le mois de mai 1705); mais Saint-Simon lui fit obtenir la charge de secrétaire d'État de M. de Torcy en 1716, et il passa conseiller ordinaire en 1717, et devint garde des sceaux en 1722. L'année suivante, il eut le « râpé » de la charge de grand trésorier de l'Ordre. Il remit les sceaux au Roi le 15 août 1727, et mourut à Madrid, le 27 novembre 1728.

lui procura une charge d'intendant des finances; il a été fort connu dans le monde, et j'aurai occasion d'en parler.

M. [le] Peletier, outre son fils aîné, en eut deux autres[1], et deux filles[2], mariées à M. d'Argouges[3] et à M. Aligre[4], maîtres des requêtes tous deux. De sa retraite, il fit le premier conseiller d'État[5], l'autre président à mortier, tous deux fort jeunes, et un de ses fils[6] évêque

1. Saint-Simon ne compte pas un quatrième fils, Claude le Peletier de Souzy, mort en juillet 1685, étant alors étudiant en philosophie, et dont l'abbé Proyart a écrit l'histoire édifiante, sous le titre de *Modèle des jeunes gens*. Ce livre se réimprime encore de nos jours. « C'étoit, dit M. de Sourches (tome I, p. 263), un jeune homme de quinze ou seize ans, mais d'une vertu et d'une piété toute extraordinaire, et que la terre ne méritoit pas de posséder plus longtemps. »

2. Il passe également sous silence quatre filles qui se firent religieuses, et dont deux devinrent abbesses.

3. Jean-Pierre d'Argouges de Rannes, baptisé à Paris le 14 août 1647, conseiller au Parlement en 1676, maître des requêtes en 1684, chancelier de l'ordre de Saint-Lazare en 1687, prit part aux enquêtes qui se firent en 1687 et 1688, entra au conseil d'État en mai 1695, devint conseiller ordinaire en février 1709, et mourut, doyen du Conseil, le 7 août 1731. Il avait obtenu, au mois d'avril 1680, l'érection du marquisat de la Chapelle-la-Reine, et s'était marié, le 31 janvier 1677, à Françoise le Peletier, née le 15 mars 1660, morte le 14 janvier 1745.

4. Étienne d'Aligre, né le 3 janvier 1660, fils d'un intendant et descendant en ligne directe des deux chanceliers de ce nom (Saint-Simon supprime la particule et dira, tome IX, p. 185, quelles transformations le nom primitif avait subies), fut d'abord conseiller au Parlement en 1683, puis maître des requêtes en 1688, conseiller honoraire en 1689, président à mortier en 1701, et mourut à Aix-la-Chapelle, le 15 juin 1725. Il avait épousé, le 4 avril 1684, Marie-Madeleine le Peletier, qui mourut au château de la Rivière, près de Pontgouin, le 19 septembre 1702, âgée de trente-deux ans, et il se remaria deux autres fois. Étienne d'Aligre était extrêmement riche; néanmoins, à l'occasion de son mariage, le Roi donna à Claude le Peletier une somme de cent mille écus, que le ministre partagea équitablement entre ses deux filles.

5. M. d'Argouges, qui avait été fait conseiller semestre en mai 1695 (*Journal de Dangeau*, tome V, p. 205), ne passa ordinaire qu'en 1709.

6. Michel le Peletier, né le 14 août 1661 et reçu docteur de Sorbonne, puis pourvu de l'abbaye de Jouy, près de Provins, en 1678, avait été nommé à l'évêché d'Angers le 15 août 1692. Il fut transféré à celui

d'Angers, puis d'Orléans, quoique éborgné jeune d'une fusée à une fenêtre de l'hôtel de ville, au feu de la Saint-Jean[1]. L'autre[2] fut supérieur des séminaires de Saint-Sulpice[3]. C'étoit un cafard, qui en bannit la science et y mit tout en misérables minuties. Il usurpa du crédit à force de molinisme[4] et eut souvent part aux grâces ecclésiastiques. Il étoit lourde dupe[5] et dominoit fort le clergé. C'étoit un animal[6] si plat et si glorieux, qu'il disoit quelquefois à ses jeunes séminaristes, qu'il malmenoit pour des riens : « Mais vous autres, à qui croyez-vous donc avoir affaire? Savez-vous que je suis fils d'un ministre d'État et contrôleur général, et frère d'un évêque et d'un prési- [Add. S^tS. 221]

d'Orléans au mois de mars 1706, et eut l'abbaye de Saint-Jean d'Amiens le 3 avril suivant; mais il mourut à Paris le 9 août, âgé de quarante-cinq ans, sans avoir pris possession de son nouveau siège.

1. Le P. Léonard dit qu'il s'était crevé un œil avec son propre couteau, à un dîner de l'hôtel de ville (Arch. nat., MM 827, fol. 6). — Le feu de la Saint-Jean était une réjouissance d'origine fort ancienne. La veille de la fête, 23 juin, le gouverneur de Paris et le corps de ville, en grande pompe, présidaient à l'embrasement d'un bûcher dressé sur la place de Grève, avec festin, danses publiques, décharges d'artillerie et d'artifices, etc. Louis XV y assista en 1719 (*Dangeau*, tome XVIII, p. 64 et 67).

2. Charles-Maurice le Peletier, né le 23 août 1665, d'abord pourvu d'un prieuré, entra au séminaire de Saint-Sulpice en 1688, et eut, le 12 mars 1689, la riche abbaye de Saint-Aubin d'Angers. Il fut le cinquième supérieur général des Sulpiciens, en 1725, et mourut à Issy, le 7 septembre 1731. On a de lui, à Saint-Sulpice, un écrit inédit où il expose les motifs de sa vocation, déterminée par une guérison miraculeuse sur le tombeau de M. Ollier. M. de Sourches (tome III, p. 53-54) vante sa modestie et sa vertu.

3. Voyez ci-dessus, tome II, p. 339, note 2. L'abbé le Peletier unit le séminaire de Nantes à celui de Saint-Sulpice.

4. Doctrine du jésuite espagnol Louis Molina (1535-1600), qu'il ne faut pas confondre avec celle du quiétiste Molinos, et qui, faisant une grande part au concours du libre arbitre avec la grâce, était opposée aux principes des jansénistes, lesquels, par suite, appelaient leurs adversaires « molinistes » : voyez les *Mémoires*, tome VII, p. 133-144.

5. *Dupe* ne signifie pas seulement qui a été joué, abusé, mais encore qu'il est aisé d'abuser. — *Dominoit*, tyrannisait.

6. *Une* a été corrigé en *un*, et *animal* est écrit en interligne.

dent à mortier! » Et avec cela il croyoit avoir tout dit[1].

Des postes à M. de Pomponne.

Le Roi ne remplit point la place de ministre[2] et donna le soin des postes à M. de Pomponne[3]. Peu de jours après, voyant au Conseil des dépêches de Rome qui ne ressembloient[4] pas à celles qu'il avoit accoutumé de recevoir du cardinal de Janson, qui, après sept ans de séjour fort utile, ne faisoit qu'en arriver[5], le Roi se mit

1. « Mme de Châteauneuf.... étoit sœur de mère.... d'un abbé supérieur de la congrégation de Saint-Sulpice, qui a fort figuré dans la distribution des évêchés et des abbayes. Il affectoit de ne s'appeler que l'abbé de Saint-Aubin. Esprit court, intrigant et dominant, et qui disoit souvent à ses séminaristes qu'il étoit fils d'un ministre d'État et frère d'un premier président. » (Addition à Dangeau, 12 avril 1711.) Notre auteur a qualifié également de « fort rustre », en 1696 (tome III, p. 315 et note 2), un autre abbé le Peletier, frère du ministre, dont M. de Sourches vante la fermeté et la droiture (tome II, p. 44, note 7, et p. 191, note 5).

2. Le conseil d'État ne se composa donc plus, jusqu'en janvier 1699, que de Pontchartrain, Beauvillier et Pomponne, Torcy n'ayant pas encore voix délibérative : voyez ci-contre, p. 275, note 3.

3. *Journal de Dangeau*, tome VI, p. 192. La commission de surintendant général des postes et relais avait été transférée à Pomponne dès le 16 septembre 1697, deux jours avant la retraite de le Peletier (Arch. nat., O[1] 41, fol. 139 v°). Nous avons rencontré, au sujet de cette charge, dans le volume du Dépôt des affaires étrangères coté *France* 316 (aujourd'hui n° 1050), le billet suivant, qui, évidemment adressé par Pomponne au Roi, confirme la citation des *Annales de la cour* faite ci-dessus, p. 268, note 4 : « Je fus témoin, Sire, de la surprise que Votre Majesté fit paroître lorsqu'elle apprit de M. le Peletier qu'il n'avoit touché aucuns appointements de l'exercice qu'il avoit fait de la charge de surintendant général des postes. Si cette singularité, qu'elle témoigna alors trouver peu ordinaire, lui paroissoit encore la même, je prendrois, Sire, la liberté de la faire souvenir qu'il y a plus d'un an qu'elle m'a honoré de la même commission. Je lui expose simplement la chose. Comblé de ses grâces, je ne dois, Sire, ni ne puis lui en demander de nouvelles. Sa bonté seule peut lui faire penser si ce lui est une occasion de m'en faire. En tout cas, Sire, j'espère que Votre Majesté me pardonnera si j'ose joindre ce billet à ce paquet que je lui envoie. »

4. Le signe du pluriel a été ajouté après coup à ce verbe.

5. Il y a bien dans le manuscrit : *ne faisoit que*, pour *ne faisoit que de*. — Le cardinal (voyez ci-dessus, p. 73) avait été désigné sur la demande même du Pape pour faire les fonctions de chargé des affaires après la retraite du duc de Chaulnes, en 1691, et, non moins habile à

Maxime du Roi contre un premier ministre, et de ne mettre jamais aucun ecclésiastique

sur ses louanges[1] et ajouta qu'il regardoit comme un vrai malheur de ne pouvoir pas le faire ministre[2]. Torcy, qui avoit porté les dépêches, mais sans s'asseoir ni opiner encore[3], crut faire sa cour de dire entre haut et bas qu'il n'y avoit personne plus propre que lui[4], et que, dès qu'il avoit le bonheur d'en être estimé capable par le

Rome que devant les États de Provence ou à la cour de Pologne, il avait su terminer des affaires très délicates, comme celle des bulles : voyez la suite des *Mémoires*, tome X, p. 10, une Addition à Dangeau, tome XV, p. 309, et le fragment inédit que nous plaçons à l'Appendice, n° XIII. « C'est, dit un recueil déjà cité (Bibl. nat., ms. Ital. 368, fol. 58), le plus attentif, le plus adroit, le plus sagace, le plus prudent, le plus civil, le plus obligeant qu'on ait jamais vu parmi les cardinaux d'outre-monts.... » Et plus loin (fol. 60 v°) : « On eût cru voir le ministre favori du Pape aussi bien que le représentant de la France. » L'ambassadeur vénitien Erizzo, dans sa relation de 1699 (*Relazioni*, série de France, tome III, p. 594), dit aussi que la France devait au cardinal le rétablissement de son crédit à Rome et que le Vatican en était arrivé à ne plus rien faire sans son concours. Quand il repartit, en juillet 1697, le Pape lui fit présent de reliques et d'un tableau du Guide, cadeau auquel le cardinal répondit par l'envoi d'un plan du siège de Barcelone et d'une série de portraits de la famille royale (*Gazette de Leyde*, de Rome, 27 juillet, et *Gazette d'Amsterdam*, 1697, n° LXV, et 1698, n° XLII).

1. « Au coucher du Roi, le cardinal de Janson ayant le bougeoir, Monsieur le Prince lui demanda combien il avoit demeuré de temps à Rome; le Roi prit la parole et dit : « Il y a demeuré plus de sept ans « sans aucune inquiétude, et a été ravi quand je l'ai rappelé : voilà comme « il faudroit toujours qu'on fît dans les emplois éloignés. » (*Dangeau*, tome VI, p. 187.) Quatre mois auparavant, le Roi lui avait fait une gratification de cinquante mille livres.

2. Ni cette fin de phrase ni la suite du paragraphe ne se trouvent dans le *Journal de Dangeau;* c'est, comme on le verra plus loin, une communication de Torcy et de ses collègues.

3. Selon son arrangement avec Pomponne (tome III, p. 143), Torcy entrait au conseil d'État d'en haut depuis le mois de juillet 1697 (*Dangeau*, tome VI, p. 158); mais il ne fut déclaré ministre, avec voix délibérative, qu'en janvier 1699 (*ibidem*, tome VII, p. 43 et 148, et suite des *Mémoires*, tome II de 1873, p. 183). Il avait la signature de secrétaire d'État, comme survivancier, depuis le mois de septembre 1690.

4. *Que luy* est en interligne, sur *à l'estre*, biffé. — A remarquer cet emploi, fort clair au reste, de *propre* sans régime, dans cette acception.

dans le Conseil.

Roi, il ne voyoit pas ce qui pouvoit l'empêcher de l'être. Le Roi, qui l'entendit, répondit que, lorsqu'à la mort du cardinal Mazarin il avoit pris le timon de ses affaires, il avoit, en grand connoissance de cause, bien résolu[1] de n'admettre jamais aucun ecclésiastique dans son Conseil, et moins encore les cardinaux que les autres; qu'il s'en étoit bien trouvé, et qu'il ne changeroit pas[2]. Il[3] ajouta qu'il étoit bien vrai qu'outre la capacité, le cardinal de Janson n'auroit pas les inconvénients des autres, mais que ce seroit un[4] exemple, qu'il ne le vouloit pas faire : ce qui ne l'empêchoit pas de regretter de ne l'y pouvoir faire entrer. Je l'ai su de Torcy même, et, longtemps auparavant, de M. de Beauvillier et de M. de Pontchartrain père[5].

Emplois au dehors.

Le comte de Portland fut destiné à l'ambassade de France[6], le comte de Tallard à celle d'Angleterre[7], Bonrepaus[8] à celle de Hollande, qui fut relevé en Danemark par le comte de Chamilly[9], neveu du lieutenant

1. *Résolu* est en interligne, au-dessus du même mot biffé.

2. Voyez ce que Saint-Simon dit de « la pratique très constante du Roi de n'admettre aucun prince du sang ni autre, ni aucun ecclésiastique, dans son Conseil, » dans les *Projets de gouvernement*, p. 78 et 102-104, et dans le *Parallèle*, p. 231-232. A ce second endroit, tout le récit que nous trouvons ici sur le cardinal de Janson est paraphrasé. Comparez aussi une courte Addition à Dangeau, tome XIV, p. 356, et plusieurs passages des *Mémoires*, tomes II, p. 347-350, XIV, p. 54-55, etc. Le maréchal de Villars (*Mémoires*, p. 179-181) et le duc de Luynes (tome II, p. 311) parlent également de cette exclusion systématique, qui ne prit fin que sous la Régence, au profit des cardinaux Dubois et de Rohan.

3. Ce dernier *Il* corrige *q[ue]*. — 4. *Une*, par mégarde, dans le manuscrit.

5. Qui assistaient à la séance.

6. Nous aurons le récit de cette ambassade en 1698.

7. Il sera question, plus tard, du séjour de Tallard en Angleterre.

8. Ci-dessus, p. 198, note 1.

9. François de Jauche-Bouton, comte de Chamilly (tome II, p. 216, note 9), avait eu une mission à Rome vers la fin de 1696. Il fut nommé ambassadeur extraordinaire en novembre 1697, arriva à Copenhague le 5 juillet 1698, ne fit son entrée que le 28 février 1699, et n'eut sa pre-

général. Quelque temps après[1], Villars, commissaire général de la cavalerie, fils du chevalier de l'Ordre[2], fut choisi pour envoyé à Vienne[3]; Phélypeaux[4], maréchal de camp, à Cologne[5]; des Alleurs[6], à Berlin; du Hé-

mière audience que le même jour de l'année suivante. Saint-Simon fera son portrait deux fois, lors de son retour en France et lors de sa mort (tomes III de 1873, p. 360-361, et XVIII, p. 438-439).

1. Selon Dangeau (tome VI, p. 223), les noms des ambassadeurs qui devaient aller en Angleterre, en Hollande et en Espagne (M. d'Harcourt, dont Saint-Simon ne parle que plus loin) furent arrêtés dans les premiers jours de novembre, tandis que les autres ne furent connus que le 16 décembre, après le conseil du matin (p. 247-248).

2. Pierre, marquis de Villars : tome I, p. 77, note 1.

3. Hector, marquis de Villars, plus tard duc et maréchal de France, avait déjà rempli, de 1686 à 1688, des missions à Vienne et à Munich, qui lui avaient valu la charge de commissaire général de la cavalerie, avec rang de premier brigadier de l'arme. Il arriva à Vienne en août 1698, et prit congé de l'Empereur le 25 juillet 1701.

4. Raymond-Balthazard Phélypeaux du Verger, mestre de camp de cavalerie en 1683, inspecteur en 1690, brigadier et mestre de camp du régiment Dauphin-étranger en 1691, maréchal de camp en janvier 1696, avait rempli avec succès une mission auprès de M. de Castanaga, en 1689. Envoyé à Cologne en 1697, il passa à Turin, comme ambassadeur, en 1700, fut fait lieutenant général en 1702, conseiller d'État d'épée en 1704, gouverneur général des îles d'Amérique en 1709, commandeur de l'ordre de Saint-Louis en 1713, et mourut à la Martinique le 21 octobre de la même année. Saint-Simon parlera souvent de lui.

5. Le siége archiépiscopal de Cologne, qui donnait les titres de prince-électeur et de grand chancelier de l'Empire en Italie, était occupé depuis 1688 par le prince Joseph-Clément de Bavière, frère cadet de l'électeur qui commandait aux Pays-Bas. Cet archevêque possédait en outre la coadjutorerie de Hildesheim et l'évêché de Liége. Par les instructions qui furent signées à Marly le 11 avril 1698, Phélypeaux fut chargé de le détourner de l'Empereur, encore plus des Hollandais, et, au besoin, d'offrir de faire donner les Pays-Bas en souveraineté au fils de Monsieur de Bavière, dès qu'un petit-fils du Roi serait devenu roi d'Espagne. On a un journal de la mission de Phélypeaux, avec sa correspondance et la relation qu'il présenta, suivant l'usage, à son retour (15 janvier 1700).

6. Pierre Puchot des Alleurs, baptisé à Saint-Sauveur de Rouen le 10 février 1645 et présenté à l'ordre de Malte le 19 mai 1672, avait franchi tous les grades, d'enseigne à capitaine, dans le régiment des gardes, de 1672 à 1677, avait reçu une blessure à la bataille de Cassel,

ron[1], colonel de dragons, à Wolfenbüttel[2]; d'Iberville[3], à Mayence[4].

et était devenu inspecteur général de l'infanterie en 1690, colonel et major général en 1691, gouverneur d'Honfleur en 1692, brigadier et commandeur de Saint-Louis en 1693. Il passa de Berlin à Cologne en 1701, fut créé maréchal de camp en 1702, eut une mission à Naples et le grade de lieutenant général en 1704, la grand'croix de Saint-Louis en 1707, l'ambassade de Constantinople en 1709, et mourut à Paris le 25 avril 1725. Il portait les titres de marquis des Alleurs et comte de Clinchamps, et avait eu le gouvernement des ville et château de Laval. Voyez les documents réunis dans le vol. 2394 des *Pièces originales*, dossier 53 687, au Cabinet des manuscrits.

1. Nous n'avons donné qu'une note incomplète sur ce personnage, tome II, p. 302, note 4. Il s'appelait Charles de Caradas, marquis du Héron, et avait commandé un régiment de cavalerie du cardinal de Fürstenberg avant de recevoir sa première mission à Cologne (1688). Le régiment de dragons qu'il leva en 1689, et à la tête duquel Saint-Simon le vit en 1695, se trouvant réformé à la paix de Ryswyk, on l'envoya d'abord auprès des princes de Brunswick, puis en Pologne (mars 1700). Quand la guerre de la succession d'Espagne le força de revenir de Pologne, il eut le commandement du régiment de dragons d'Albert, et devint brigadier à la fin de 1702, puis maréchal de camp après l'affaire de Munderkingen (30 juillet 1703), mais mourut le 17 août, des blessures qu'il y avait reçues. Baptisé le 18 août 1667, en l'église Saint-Martin-sur-Renelle, à Rouen, il avait été admis page de la petite écurie en 1682. — Voyez ci-après, p. 284.

2. Principauté et résidence ordinaire des ducs de Brunswick, située sur l'Ocker, à une très courte distance de Brunswick même. Le duc régnant était alors Rodolphe-Auguste (1627-1704). La bibliothèque était très célèbre; Lessing en fut plus tard conservateur.

3. Charles-François de la Bonde d'Iberville, né en Normandie et baptisé le 22 janvier 1653, avait eu une place de commis aux affaires étrangères de 1678 à 1688, et, quoique pourvu de la charge de trésorier de France au bureau de Caen occupée avant lui par la Bruyère (16 janvier 1687), il remplissait les fonctions d'envoyé résident à Genève depuis 1688. Après son séjour à Mayence, auquel la guerre de Succession mit fin, il fut nommé envoyé extraordinaire à Gênes, puis eut une mission en Espagne en 1710, et fit enfin les fonctions d'envoyé à Londres de 1713 à 1717. Mort à Paris, le 6 octobre 1723. — Voyez ci-après, p. 284.

4. L'électeur-archevêque était, depuis 1695, Lothaire-François de Schœnborn, ancien évêque de Bamberg et coadjuteur de Mayence. La dignité d'archevêque, qui emportait celles de premier prince-électeur de l'Empire, de grand chancelier en Allemagne, etc., se conférait à

Bonrepaus et sa fortune.

Bonrepaus se prétendoit gentilhomme du pays de Foix[1]. Il avoit passé sa vie dans les bureaux de la marine[2]; M. de Seignelay s'en servoit avec confiance, et, quoique l'oncle et le neveu ne fussent pas toujours d'accord, M. de Croissy lui donna aussi la sienne. Un traité de marine et de commerce que, pendant la paix précédente[3], il alla faire en Angleterre, où il réussit fort bien, le fit connoître à Croissy. Il y demeura longtemps à reprises[4], et, en homme d'esprit et de sens, se procuroit

l'élection par les vingt-quatre chanoines les plus anciens du chapitre, et ne pouvait être donnée en dehors de ce même chapitre. — L'énumération de nominations diplomatiques que Saint-Simon reproduit ici est empruntée au *Journal de Dangeau*, tome VI, p. 247 et 248, sous la date du 16 décembre. On la retrouve dans la *Gazette*, n° 51 de 1697, p. 612, et n° 1 de 1698, dans la *Gazette d'Amsterdam*, nos CIII Extr. et CIV, dans le *Mercure* de décembre 1697, p. 274 et 275, etc., avec quelques noms de plus que n'en donne Saint-Simon. Les *Annales de la cour* (tome II, p. 303) font observer que Louis XIV, « au lieu d'envoyer des gens de robe ou des gens de lettres, comme il s'étoit presque toujours pratiqué auparavant,... envoya des personnes de qualité ou de service, » croyant que, « s'ils pouvoient joindre à l'expérience qu'ils avoient acquise à la guerre celle du cabinet, il en tireroit beaucoup d'avantage dans l'occasion. » C'est, du reste, une pensée que Callières développait, vers le même temps, dans sa correspondance avec Mme d'Huxelles. Les instructions données aux envoyés et ambassadeurs sont réunies dans un manuscrit de la bibliothèque Mazarine coté 1816.

1. Voyez *M. de Bonrepaus, la marine et le désastre de la Hougue*, par A. de Boislisle (1877), p. 2, et les pièces du dossier USSON au Cabinet des titres. M. Napoléon Peyrat a consacré au père de Bonrepaus un article du *Bulletin de la Société de l'histoire du Protestantisme français*, 1857, p. 78-114. Le nom patronymique était *Dusson*.

2. Il avait débuté en 1671, comme sous-lieutenant de la galère *la Duchesse royale*, et était arrivé, en 1683, au poste d'intendant général de la marine et des armées navales, qui fut supprimé en septembre 1692.

3. De 1685 à 1687. Il retourna encore à Londres en août-septembre 1688, pour faire signer le traité d'alliance offensive et défensive qui n'empêcha point Jacques II de perdre son trône; les pièces relatives à cette dernière mission se trouvent aujourd'hui, ainsi que la plupart des papiers de Bonrepaus, aux Archives nationales, K 1351, nos 2-9.

4. Tel est le texte. Le mot *reprise* se prête bien, ce semble, par son sens étymologique, à cet emploi sans adjectif.

des occasions de faire des voyages à la cour, où il fit valoir son travail[1]. Cet emploi le décrassa[2] : il continua à travailler sous M. de Seignelay[3], puis sous M. de Pontchartrain, mais non plus sur le pied de premier commis[4]. Il obtint permission d'acheter une charge de lecteur du Roi, pour en avoir les entrées et un logement à Versailles[5]; il s'y étoit fait des amis de ceux de M. de Seignelay, et d'autres encore[6]; il étoit honnête homme, et fort bien reçu dans les maisons les plus distinguées de la cour[7] : tout cela l'aida à prendre un plus grand vol, et il réussit toujours dans ses ambassades. C'étoit un très petit homme,

1. Ses succès diplomatiques lui valurent des gratifications, une pension, le logement à Versailles et à Marly, etc.

2. Figure assez commune, aujourd'hui comme autrefois, que nous avons déjà rencontrée au tome I, p. 64. Furetière en cite cet exemple, avec explication : « On n'a jamais pu *décrasser* cet homme-là, lui ôter la crasse du collège, de la province. » Nous verrons un peu plus loin (p. 298) un emploi analogue, mais moins ordinaire, du substantif : « demeurer dans la crasse de quelques commères. »

3. Une lettre de Bonrepaus à son frère (*Annuaire-Bulletin de la Société de l'Histoire de France*, 1882, p. 265-272) prouve qu'il faillit remplacer Seignelay, en 1690, comme secrétaire d'État. « Ce Gascon, dit M. de Sourches (tome II, p. 228, note 3), étoit l'homme de foi de M. de Seignelay, comme Chamlay et d'Asfeld étoient ceux de M. de Louvois. »

4. Nous avons dit qu'il n'était ni commis ni premier commis, mais intendant général et lieutenant général des armées navales. Voyez ci-après, p. 281, note 3, une citation des *Mémoires du marquis de Sourches*. Une partie de ses papiers relatifs à la marine sont conservés aux Archives nationales, K 1360.

5. Voyez notre tome III, p. 185. Bonrepaus fut pourvu, le 20 novembre 1685, à la place de l'abbé de Dangeau, « en considération de ses services, de sa condition, et aussi des lumières et des connaissances qu'il s'était acquises dans les belles-lettres. » Il eut un brevet de retenue de vingt mille écus seulement, le 24 février 1692, quoique ayant payé cent mille livres cette charge, qui n'en rapportait que seize cents, et dont les entrées faisaient tout le prix (*Dangeau*, tome XVIII, p. 57-58 et 265).

6. Parmi ses amis intimes et familiers, il faut surtout citer Racine, Boileau, la Fontaine, Saint-Évremond, Valincour, Ninon de Lanclos, Mmes de la Fayette, Hervart et de la Sablière.

7. Comparez la suite des *Mémoires*, tome XVI, p. 276, et une Addition correspondante, dans le *Journal de Dangeau*, tome XVI, p. 184.

gros, d'une figure assez ridicule[1], avec un accent désagréable, mais qui parloit bien et avec qui il y avoit à apprendre, et même à s'amuser. Quoïqu'il ne se fût pas donné pour un autre[2], il étoit sage et respectueux. Il avoit fort gagné chez M. de Seignelay pendant la prospérité de la marine[3]; il étoit riche et entendu, fort honorable, et toutefois ménageoit très bien son fait[4]. Il étoit frère de

1. Nous ne connaissons aucun portrait de lui.

2. C'est-à-dire quoiqu'il n'eût pas fait volontiers échange de sa personne à une autre, quoiqu'il sût bien ce qu'il valait. « C'étoit un homme qui, avec des manières très polies et très respectueuses, ne laissoit pas d'avoir été gâté par beaucoup de commerce direct avec le feu roi toute sa vie, et par beaucoup d'amis considérables à la cour; mais d'ailleurs du mérite, du talent, de la capacité et de l'esprit. » (Addition précitée.)

3. « C'étoit, dit le marquis de Sourches (tome I, p. 333, note 1), un homme de Languedoc qui avoit fait sa fortune dans les affaires, et qui depuis s'étoit attaché à M. de Seignelay, duquel il n'étoit pas tout à fait commis, mais il s'en falloit peu de chose. » L'origine de la grosse fortune de Bonrepaus paraît remonter au temps où Colbert exigea qu'il prît en main la direction du traité des vivres de la marine.

4. *Son fait*, son intérêt, sa fortune. Du mot pris en ce sens, que ne donne pas l'Académie, on trouvera chez *Littré*, 13° (rapprochez 9° et 11°), divers exemples assez frappants pour qui ne connaît que l'usage actuel. « Débrouiller son fait », dans un sens analogue (Addition à Dangeau, tome XVIII, p. 210). — Après la suppression de sa commission d'intendant général, Bonrepaus fut tout aussitôt pourvu de l'ambassade de Danemark, dans de très belles conditions. Il fit son entrée à Copenhague le 18 mai 1693, et eut son audience de congé le 6 décembre 1697. Une partie des papiers relatifs à cette ambassade se trouvent aux Archives nationales, K 1352, n°s 3-29. Saint-Simon avait dans ses portefeuilles un *Tableau géographique et historique du royaume de Danemark, suivi des négociations de 1693 à 1697 par M. de Bonrepaus*, qui est classé aujourd'hui, au Dépôt des affaires étrangères, dans le volume *Danemark* 1 (autre exemplaire dans le volume *France* 437 du nouveau classement). — Ce furent des raisons de santé qui déterminèrent Bonrepaus à demander son rappel, en vue, soit d'occuper l'ambassade de Turin, soit d'aller comme plénipotentiaire au congrès de Ryswyk; mais le Roi ne consentit qu'à lui donner le poste de la Haye. Déclaré ambassadeur le 8 novembre 1697, il eut ses lettres de créance le 1er janvier 1698, et fit son entrée le 19 août suivant. D'ailleurs, son séjour fut assez court en Hollande : il en revint dès le mois d'octobre 1699. La

d'Usson[1], lieutenant général, qui n'étoit pas sans mérite à la guerre, où il a passé toute sa vie[2]; point mariés tous deux. Ils prirent soin d'un fils de leur frère aîné[3], qui étoit demeuré dans son pays de Foix[4] et dont on n'a jamais ouï parler; ce neveu s'appeloit Bonnac[5], dont j'aurai occasion de parler.

correspondance qu'il entretint avec M. de Pontchartrain pendant cette ambassade se trouve aux Archives nationales, K 1349, nos 20-132, ainsi qu'un très gros mémoire sur le commerce hollandais, qui est également aux Affaires étrangères, dans les papiers de Saint-Simon.

1. Voyez ci-dessus, p. 151 et note 5.

2. « C'étoit un petit homme fait comme un potiron, mais plein d'esprit, de valeur et de talent pour la guerre. » (*Mémoires*, tome IV, p. 308; comparez l'Addition correspondante, *Journal de Dangeau*, tome X, p. 435.) Il s'était distingué à la défense de Limerick, puis dans les campagnes de Catinat en Italie, et au siège de Barcelone. Nous le verrons prendre la principale part au gain du premier combat d'Hochstedt, en 1703.

3. Ce frère était Salomon Dusson, capitaine de cavalerie en 1673, créé marquis de Bonnac en avril 1685, et pensionné à quinze cents livres en 1688. Il eut, la même année, un titre de capitaine-garde des côtes de Languedoc, et, en 1694, la charge de subdélégué et lieutenant des maréchaux de France. Mort à Bonnac (Ariège), le 28 décembre 1698.

4. Leur famille prétendait se rattacher aux anciens seigneurs de la baronnie d'Usson (alors *Dusson*, canton de Quérigut, département de l'Ariège) et du pays de Donnezan. Voyez *M. de Bonrepaus*, p. 2.

5. Jean-Louis Dusson, marquis de Bonnac, seigneur du pays souverain de Donnezan, avait débuté par servir comme mousquetaire; puis, fait capitaine de dragons (1695), il avait rejoint en Danemark son oncle Bonrepaus. Quand celui-ci eut quitté la diplomatie, le neveu alla, comme envoyé extraordinaire, à Cologne et à Wolfenbüttel (1700), à Stockholm (1701), puis auprès du roi Stanislas de Pologne (1707-1710), en Espagne (1711), et, comme ambassadeur, à Constantinople (1716), en Suisse (1727). Il se démit de ces fonctions en 1736, et mourut à Paris le 1er septembre 1738, âgé d'environ soixante-six ans. Ayant reçu en 1705 un brevet de mestre de camp réformé, charge dont il avait fait les fonctions à Wolfenbüttel, il eut ensuite la lieutenance de Roi du pays de Foix (1710), le grade de brigadier et le gouvernement des châteaux d'Usson et de Quérigut (1719), la charge de conseiller d'honneur au parlement de Toulouse que M. de Bonrepaus avait possédée (1723), et enfin une place de conseiller d'État d'épée (1727). En outre, lorsqu'il revint de Constantinople, le roi Louis XV lui assura, par lettres du 2 novembre 1726, le cordon de ses ordres; le czar Pierre le Grand

Des Alleurs.

Des Alleurs étoit un Normand[1] de fort peu de chose[2], fait à peindre et de grande mine, qui lui avoit fort servi en sa jeunesse. Il avoit été longtemps capitaine aux gardes[3], et servit toute cette guerre de major général à l'armée du Rhin, et il l'étoit excellent[4]. A la longue, il devint lieutenant général et grand-croix de Saint-Louis[5]. C'étoit un matois[6] doux, respectueux, affable à tout le monde, et qui le connoissoit bien[7]; il avoit de la valeur et beaucoup d'esprit, du tour, de la finesse, avec un air toujours simple

lui avait donné auparavant celui de Saint-André. Ses papiers sont en partie aux Archives nationales, en partie à la Bibliothèque nationale. Le *Mercure* lui consacra une notice en septembre 1738, p. 2086-2091; comparez le ms. Clairambault 889. Bonnac eut beaucoup de succès à la Haye ainsi qu'à Copenhague, comme on le voit par les lettres de Racine, dont le fils Jean-Baptiste accompagna M. de Bonrepaus en Hollande.

1. Son surnom venait d'une seigneurie proche de Rouen. Voyez les *Mémoires de Dumont de Bostaquet*, p. 87.

2. Lui et son fils firent cependant leurs preuves de noblesse (Bibl. nat., *Pièces originales*, vol. 2394, dossier Puchot). — *De peu de chose*, équivalent à remarquer de la locution plus brève et plus commune « de peu », qui rappelle, comme tour, le latin *homo nihili*. Nous trouverons à la page suivante, pour du Héron, « peu de chose » sans *de* et en apposition qualificative, rendant le même sens.

3. Il ne vendit sa compagnie des gardes françaises qu'en 1696, après s'être marié, et resta alors major général (*Dangeau*, tome V, p. 395). Pendant une période de la guerre de Succession, il fut envoyé à la suite de l'armée de Rakoczy et des Hongrois révoltés.

4. Sur les fonctions de major général de l'infanterie, réservées au major des gardes, voyez les *Mémoires de Feuquière*, tome I, p. 146-148, et ceux *de Luynes*, tome VII, p. 116. Des Alleurs les faisait dès 1691.

5. L'ordre comprenait huit grands-croix et deux surnuméraires, qui ne parvenaient à ce grade qu'après avoir passé par celui de commandeur. Ils portaient la croix suspendue à un large ruban couleur de feu, mis en écharpe, et l'avaient aussi, brodée en or, sur le manteau et le justaucorps. Ils touchaient six mille livres de pension.

6. « Rusé, difficile à être trompé, adroit à tromper, comme les filous. » (*Furetière.*) L'Académie dit en 1694 : « rusé, fourbe », et depuis 1762 : « rusé », sans plus. Nous avons déjà eu le mot, tome II, p. 210.

7. C'est-à-dire « qui connaissait bien le monde, » ou plutôt, vu ce qui précède : « qui connaissait bien tout le monde, » et particulièrement « tout son monde, les gens à qui il avait affaire. »

et aisé. Il s'amouracha à Strasbourg, où il étoit employé les hivers, de Mlle de Lutzelbourg[1], belle, bien faite et de fort bonne maison, laquelle avoit eu plus d'un amant, et qui, n'ayant rien vaillant que beaucoup d'esprit et d'adresse[2], voulut faire une fin comme les cochers[3], et fit si bien qu'elle l'épousa.

Du Héron.

Du Héron étoit aussi Normand, et peu de chose[4], fort bien fait aussi, mais d'une autre façon, et bien plus jeune. C'étoit un très bon officier et un des plus excellents sujets qu'on pût choisir à tous égards pour les négociations; et avec cela doux, modeste, appliqué et fort honnête homme[5].

Iberville avoit été dans les bureaux de M. de Croissy, d'où on le prit pour Mayence. C'étoit encore un Normand, et fort délié et très capable d'affaires[6].

1. Saint-Simon écrit : *Lutzbourg*; Madame : *Lutzenburg* (voyez la note suivante), et Dangeau : *Lusburg* (tome V, p. 374). — C'est le 9 mai 1694 que ce mariage s'était fait à l'église Saint-Étienne de Strasbourg. Marie-Charlotte de Lutzelbourg mourut à Paris, le 28 février 1721, âgée de cinquante-trois ans, et fut enterrée à Saint-Sulpice. Elle était fille d'un colonel au service de la France et sœur d'un général.

2. Madame écrit, en 1714 (recueil Brunet, tome I, p. 150) : « Le général Lutzenburg a ici (à Versailles) une sœur, Mme des Alleurs.... Elle a de l'esprit comme le diable. » Les papiers du Contrôle général, aux Archives nationales, contiennent nombre de lettres de Mme des Alleurs à Chamillart et à Desmaretz.

3. Nous rencontrerons encore cette expression proverbiale à propos de Mme de la Tresne (tome IX, p. 315). Littré donne l'un des deux exemples à Cocher, l'autre à Fin, mais sans marquer l'origine de la locution, dont il n'est point parlé non plus dans les dictionnaires de dictons et de proverbes. Le sens de la comparaison ne serait-il pas : aspiration à ne plus courir çà et là comme un cocher toujours en route, à rester en place, à mener une vie calme et sédentaire?

4. Il était fils d'un conseiller au parlement de Rouen.

5. Flassan parle de du Héron dans l'*Histoire de la diplomatie française*, tome IV, p. 232 et suivantes. Le texte de ses lettres de créance auprès des ducs de Brunswick-Lunebourg, en date du 8 avril 1698, se trouve au Dépôt des affaires étrangères, vol. *France* 305, pièce 15, fol. 14.

6. Mathieu Marais, qui fut son ami (d'Iberville mourut en revenant de lui faire visite), dit de lui : « Il étoit fort bon homme pour un Normand, savoit beaucoup de choses; mais il parloit trop pour un homme

Des autres[1], j'aurai lieu d'en[2] parler ailleurs, ainsi que de Puysieulx[3], qui alla relever Amelot[4], conseiller d'État, en Suisse[5], et d'Harcourt[6] en Espagne.

d'État, et vous assassinoit de cent histoires que vous ne saviez point, et qu'il ne finissoit point. » (*Mémoires*, tome III, p. 33.) Le duc de Luynes dit (tome III, p. 367) qu'il n'était pas propre aux négociations. — Ses lettres de créance pour Mayence, Trèves, Würtzbourg, Francfort et la cour du landgrave de Hesse furent signées par le Roi le 16 juillet 1698.

1. Tallard, Chamilly, Phélypeaux, Villars, et ceux qu'il a oubliés.

2. Le pléonasme d'*en* n'a rien qui choque après ce collectif *Des autres*, équivalant, en tête de la phrase, à « Pour ce qui est des autres ».

3. Tome III de 1873, p. 206. Puysieulx, n'étant encore que lieutenant-colonel du régiment de Turenne, dont il eut le commandement en 1675, avait eu une mission auprès du duc de Neubourg et à Cologne (*Gazette* de 1672, p. 984).

4. Michel-Jean Amelot, marquis de Gournay, reçu conseiller au Parlement le 14 décembre 1674 et maître des requêtes le 31 août 1677, avait été ambassadeur extraordinaire à Venise en janvier 1682, puis en Portugal (octobre 1684), et enfin en Suisse (1688). Il était conseiller d'État semestre depuis le 17 août 1695. On le nomma directeur des affaires commerciales en septembre 1699, puis ambassadeur extraordinaire à Madrid en mars 1705, et il n'en revint qu'au mois d'août 1709, pour prendre place au conseil d'État comme conseiller ordinaire. Il eut encore une mission à Rome en 1715, fut rappelé à la mort du Roi, devint alors membre du conseil du commerce, et fut fait enfin président du bureau du commerce après la chute des Conseils, en juin 1722. Mort à Paris, le 20 juin 1724, à l'âge de soixante-neuf ans et cinq mois. Il avait réussi par « beaucoup de logique, de sang-froid et d'impartialité » dans l'ambassade de Suisse, considérée comme très difficile en raison de la division des cantons et de la composition des diètes. Son discours pour prendre congé de la diète de Bâle est reproduit dans la *Gazette d'Amsterdam*, 1698, n° x, correspondance de Strasbourg.

5. La nomination de Puysieulx en Suisse est enregistrée par Dangeau le 3 décembre (tome VI, p. 237). Il ne partit qu'au mois de mars suivant. Cette ambassade, selon le duc de Luynes (tome II, p. 239), n'entraînait pas à une grande dépense, et pouvait donner des profits indirects.

6. Le marquis d'Harcourt, qui revenait de l'armée, fut déclaré ambassadeur à la cour de Madrid le 23 novembre (*Dangeau*, tome VI, p. 223 et 231). Les *Annales de la cour* (tome II, p. 303 et suivantes) font remarquer combien de difficultés ce poste devait présenter pour un officier général, si distingué qu'il fût, aux approches de l'ouverture de la succession de Charles II. M. d'Harcourt fit son entrée à Madrid le 15 septembre 1698.

Prince de Hesse-Darmstadt fait grand d'Espagne, et pourquoi.

Ces emplois étrangers me font souvenir d'une anecdote étrangère[1] qui mérite bien de n'être pas oubliée. J'ai remarqué, en parlant du siège et de la prise de Barcelone[2] par M. de Vendôme[3], que le prince de Darmstadt commandoit dans le Mont-Jouy, qui en est comme la citadelle, quoique un peu séparée. Le fil de la narration m'a emporté ailleurs; il faut revenir à ce prince. C'étoit un homme fort bien fait[4], de la maison de Hesse, parent de la reine d'Espagne[5], de ces cadets qui n'ont rien, qui servent où ils peuvent pour vivre, et qui vont cherchant fortune. On prétend qu'à un premier voyage qu'il fit en effet en Espagne, il ne déplut pas à la reine. Le reste de ce que je vais raconter, on le prétendit aussi; je n'en puis fournir d'autre garant[6], mais je l'ai ouï prétendre à des personnages qui n'étoient ni accusés ni en place de prétendre légèrement[7]. On prétendit donc que le même Conseil de

1. Transition quelque peu étonnante, reposant sur la seule et mince communauté d'épithètes : *étrangers.... étrangère.*

2. Après avoir écrit un premier *B*, Saint-Simon a corrigé cette lettre pour mettre *M dev* (sic) *Vendosme*, qu'il a ensuite biffé pour écrire définitivement *Barcelonne.*

3. Ci-dessus, p. 147.

4. On a un très beau portrait de lui, gravé d'après la peinture de Murrey.

5. Marie-Anne de Bavière-Neubourg, seconde femme de Charles II (ci-après, p. 289, note 1), était une des huit filles issues (ainsi que neuf fils) du second mariage de l'électeur palatin Philippe-Guillaume avec Élisabeth-Amélie-Madeleine de Hesse-Darmstadt, fille du grand-père du prince de Darmstadt. Celui-ci et la reine étaient donc cousins germains.

6. Dans le manuscrit, *garand.*

7. La construction est fort serrée, mais claire : « ni accusés de prétendre, ni en place de prétendre, » c'est-à-dire, pour la fin, ni placés de manière à laisser supposer qu'ils prétendissent légèrement et sans avoir eu moyen d'être bien informés. — Est-ce en Espagne que Saint-Simon a recueilli cette légende? Les seules mentions qu'on rencontre de relations de Marie-Anne de Neubourg avec M. de Darmstadt ne sont point des témoignages bien affirmatifs. Ainsi l'envoyé anglais Alexandre Stanhope écrivait, en date du 8 janvier 1698 (*Dunlop's Memoirs of Spain under Charles II*, p. 100) : « Il est temps que le prince parte pour la Catalogne, car les grandes faveurs et les honneurs accumulés sur sa tête en un temps si court ont donné lieu aux pasquinades les plus amères contre sa cousine

Vienne qui, par raison[1] d'État, ne se fit pas scrupule d'empoisonner la reine d'Espagne, fille de Monsieur[2], parce qu'elle n'avoit point d'enfants et parce qu'elle avoit trop d'ascendant sur le cœur et sur l'esprit du roi son mari[3], et qui fit exécuter ce crime par la comtesse de Soissons[4], réfugiée en Espagne, sous la direction du comte de Mansfeld[5], ambassadeur de l'Empereur à Madrid[6], ne fut pas plus scrupuleux sur un autre point. [Add. SᵗS. 222]

et lui. » L'ambassadeur vénitien P. Venier, dans sa relation de 1698, parle de ces médisances et dit que la valeur du prince a eu raison des criailleries et de la malignité publique. On trouve quelques allusions aussi dans les gazettes de Hollande. Torcy (*Mémoires*, p. 546) cite un mot de l'ambassadeur autrichien d'Harrach, disant au prince de Darmstadt « qu'il n'y avoit pour les reines, quand elles demeurent veuves et sans enfants, que deux chemins : l'un, du couvent des *Descalzas reales;* l'autre, de l'Escurial, » c'est-à-dire ou le cloître ou le tombeau. Dans les mémoires du même comte d'Harrach, publiés par la Torre, il est question de menées contre M. de Darmstadt, mais aussi de relations suspectes de la reine avec l'amirante de Castille (tome II, p. 2, 195, 196, 200, 204).

1. *Par* corrige *fit*, et *raison* corrige *emp[oisonner]*.

2. Marie-Louise d'Orléans : tome III, p. 88 et note 1.

3. Cette fille aînée d'Henriette d'Angleterre, mariée à Charles II d'Espagne par une stipulation particulière du traité de Nimègue, et contre son gré, était restée française de cœur, quoique d'ailleurs elle fût aussi attachée à son mari qu'à son pays. Sa mémoire resta en vénération parmi les Espagnols (*ibidem*, tome VIII, p. 103; comparez les *Lettres de Mme de Sévigné*, tome VI, p. 178 et 284, et les *Memoirs of Spain* de Dunlop, tome II, p. 245-247).

4. Olympe Mancini, qui était accusée d'avoir empoisonné son propre mari, et qui, obligée de fuir de France en 1680, comme les *Mémoires* l'ont déjà dit (tome II, p. 44), était passée en Espagne, au mois d'avril 1686, avec son fils le prince Eugène, pour marier celui-ci, ou pour assurer le payement des subsides que leur faisait la cour de Madrid.

5. Tome III, p. 265, note 2. Le comte de Mansfeld arriva à Madrid le 18 août 1683, revenant de faire une mission de compliments à Versailles, et Charles II lui donna le collier de la Toison d'or, par faveur exceptionnelle, le 10 janvier 1686. C'est sans doute lui qui fit accuser la reine, en 1685, d'avoir voulu empoisonner son mari (*Dangeau*, tome I, p. 202-210; *Journal du P. Léonard*, ms. Fr. 10 265, fol. 53-60, 67, 95 vᵒ et 137).

6. Lorsque la reine Marie-Louise mourut, le 12 février 1689, presque

Il avoit remarié le roi d'Espagne à la sœur de l'Impé-

aussi jeune et dans les mêmes circonstances que sa mère, le bruit unanime fut qu'elle était empoisonnée, et tous les contemporains y font des allusions plus ou moins directes[a]. Voltaire est à peu près seul à rejeter ce soupçon (*Siècle de Louis XIV*, chap. xxvi); il part même de là pour contester toute valeur au journal de Dangeau, sans s'apercevoir d'ailleurs qu'il se trompe de temps et de personnes, et que la conversation de Louis XIV qu'il emprunte à Dangeau, année 1696, se rapporte à un faux bruit qui courut alors de la mort de la seconde femme de Charles II[b]. Quant à Mansfeld, les contemporains ne sont pas moins unanimes à dire qu'il dut être l'instigateur de l'empoisonnement de 1689. Dangeau note (tome V, p. 460) ce fait en 1696 : « Monsieur manda, il y a quelques jours, à Madame Royale, sa fille, qu'elle se défiât de M. de Mansfeld, contre qui il y avoit eu de grands soupçons à la mort de la reine d'Espagne sa sœur. » Dans une des lettres de la même époque que nous avons reproduites (Appendice du tome III, p. 433), Tessé, qui se trouvait précisément à Turin quand Mansfeld y arriva, dit : « Il n'y a nulle apparence que je fasse aucun repas avec lui, car ce Monsieur est soupçonné d'avoir eu part à celui que fit la reine d'Espagne avant que de passer de ce monde-ci à l'autre. » Madame donne des détails précis sur le mode d'empoisonnement (voyez le recueil de Brunet, tome II, p. 292 et 357, avec des notes de l'éditeur où sont rapprochés une partie des témoignages concordants), et elle dit, comme ici Saint-Simon, qui y reviendra ailleurs encore : « On n'est pas scrupuleux à cet égard dans le Conseil impérial, et, sans que l'Empereur le sache, on expédie les gens dans l'autre monde. » Bussy-Rabutin écrivait aussi à sa cousine (*Lettres de Mme de Sévigné*, tome VIII, p. 545) : « Vous voyez ce qu'il a coûté à la reine d'Espagne d'avoir été françoise en un pays étranger. » Torcy lui-même, qui devait être bien informé, se rallie (p. 526 de ses *Mémoires*) à l'opinion commune que la reine « devint la victime du louable dessein qu'elle avoit de conserver la paix entre la France et l'Espagne, » ajoutant que sa mort excita de violents soupçons et que les comtes de Mansfeld et d'Oropeza « prirent peu de soin de s'en justifier. » L'Anglais Dunlop, dans le passage de ses mémoires indiqué plus haut, n'est pas moins précis. — Sur la part prise au crime par la comtesse de Soissons, quoique Saint-Simon ait répété deux ou trois autres fois son récit (Addition à Dangeau, tome IX, p. 242, et suite des *Mémoires*, tome IV, p. 6, et surtout tome VI, p. 185-186), il n'y a point d'assertions tant soit peu positives. Ma-

[a] Voyez la *Relation de la cour de France*, par Spanheim, p. 66-67, les *Mémoires de Sourches*, tome II, p. 365, les *Lettres de Mme de Sévigné*, tome VIII, p. 483, etc.

[b] Appendice au *Journal*, tome XVIII, p. 430 et 478-479.

ratrice[1]. C'étoit une princesse grande, majestueuse, très bien faite, qui n'étoit pas sans beauté et sans esprit, et qui, conduite par les ministres de l'Empereur et par le parti qu'il s'étoit de longue main formé à Madrid, prit un grand crédit sur le roi d'Espagne[2]. C'étoit bien une partie principale de ce que le Conseil de l'Empereur s'étoit proposé; mais le plus important manquoit : c'étoit des enfants[3]. Il[4] en avoit espéré de ce second mariage, parce qu'il s'étoit leurré que l'empêchement venoit de la reine dont ce Conseil s'étoit défait. Ne pouvant plus se dissimuler, au bout de quelques années de ce second mariage, que le roi d'Espagne ne pouvoit avoir d'enfants, ce même Conseil eut recours au prince de Darmstadt, et, [Add. S^tS. 222bis et 223]

dame, dans une lettre de 1691, où elle prétend innocenter la comtesse de Soissons quant à la mort de son mari, dit bien : « L'an passé, comme elle m'avait écrit après la mort de notre chère et bonne reine d'Espagne, le Roi me fit défendre par Monsieur de lui répondre. » (Recueil Rolland, p. 116.) Mais cela est indirect, nullement décisif, et l'historiographe des *Nièces de Mazarin*, Amédée Renée, n'a relevé, dans la correspondance diplomatique de Rebenac, qui était alors ambassadeur à Madrid et qui crut à un empoisonnement par les créatures de la reine mère, sans pouvoir obtenir qu'on fît l'autopsie, rien qui charge la comtesse de Soissons (p. 228-246 et 499-506). D'ailleurs, nous aurons à revenir sur ce sujet, avec Saint-Simon, en 1708.

1. Éléonore de Bavière-Neubourg s'était mariée à l'empereur Léopold en 1676 (tome III, p. 305, note 4); sa sœur cadette, Marie-Anne, née le 28 octobre 1667, morte le 16 juillet 1740, épousa Charles II, par procuration, à Neubourg, le 28 août 1689. Le comte de Mansfeld, nommé grand maître de sa maison, se chargea de l'amener par mer en Espagne, et reçut, en août 1690, la grandesse avec la principauté de Fondi, au royaume de Naples; mais les grands le forcèrent à retourner en Allemagne au début de l'année 1691. Il y eut un commandement militaire, puis des missions diplomatiques en Italie, et devint conseiller de cabinet le 8 novembre 1699.

2. Nous reviendrons sur cette princesse en 1699 et 1700.

3. On avait cru grosse plusieurs fois la première reine; mais la débilité et l'impuissance de Charles II étaient notoires. Lui, se prétendait sous l'influence d'un charme magique, qu'il voulut faire lever par de singulières cérémonies d'exorcisme. Voyez la *Historia general de España*, par la Fuente, tome XVII, p. 295-309.

4. Saint-Simon avait d'abord écrit *Ils*, et a biffé l'*s*.

comme l'exécution n'étoit pas facile et demandoit des occasions qui ne pouvoient être amenées que par un long temps, ils l'engagèrent à s'attacher tout à fait au service d'Espagne, et l'Empereur et ses partisans l'appuyèrent de toutes leurs forces, non seulement pour lui faire trouver tous les avantages qui pouvoient l'y fixer, mais tous les moyens encore de pouvoir demeurer à la cour, qui étoit tout leur but. C'est ce qui le fit gouverneur des armes en Catalogne après la perte de Barcelone et la paix faite[1] ; c'est ce qui, à la fin de cette année, le fit faire grand d'Espagne à vie[2], pour qu'il pût demeurer à la cour et s'y insinuer à loisir, pour venir à bout du dessein de faire un enfant à la reine.

Les princes étrangers effectifs, c'est-à-dire souverains ou de maison actuellement souveraine, beaucoup moins les prétendus et les factices, ni ces seigneurs de francs-
[Add. StS. 224] alleux[3] qu'ils appellent un *état*, n'ont aucun rang ni aucune

1. Ci-dessus, p. 240.

2. Suivant notre *Gazette* (p. 339, de Madrid, 7 juillet 1695), lorsque le prince arriva à Barcelone avec les renforts qu'il amenait, on tint plusieurs « consultes » pour fixer le « cérémonial de sa réception, » et il fut arrêté que le traitement de grand, avec le titre d'*Excellence*, lui serait accordé. Ce fut seulement le 28 octobre 1697 qu'il fut fait grand d'Espagne de première classe. Nommé, le 6 novembre suivant, chevalier de la Toison d'or, il reçut encore la clef d'or de chambellan, le commandement d'un nouveau régiment de gardes à cheval, une somme de cinquante mille pistoles, d'autres dons, un logement dans le palais de Medina-Cœli, où toute la cour affluait, et enfin la vice-royauté de Catalogne. (*Journal de Dangeau*, tome VI, p. 236 et 250 ; *Gazette d'Amsterdam*, 1697, n° xcv, et 1698, nos vi Extr. et xvi ; *Mémoires et négociations secrètes du comte d'Harrach*, tomes I, p. 155-161, 180-182, 246-247, et II, p. 3-4.) Voyez ci-après, p. 331. — Il sera question des grands à vie dans la suite des *Mémoires*, tome III, p. 96-97. Quand le roi, en faisant un grand, lui ordonnait de se couvrir sans rien ajouter, la grandesse n'était qu'à vie. S'il disait : « Duc, marquis ou comte de *tel lieu*, couvrez-vous, » la grandesse demeurait attachée à jamais à cette terre, et même passait avec elle, par les femmes, de famille en famille.

3. Terres qui, lors de la conquête franque, avaient été attribuées aux principaux conquérants pour les tenir, par eux et leurs héritiers,

sorte de distinction en Espagne[1]. Les grands de toute classe ne font pas[2] même aucune sorte de comparaison avec eux; ils y sont comme la noblesse ordinaire. C'est pour cela que, lorsque des princes veulent s'attacher à cette cour, et que cette cour veut elle-même les y attacher, elle les fait grands à vie, mais de première classe, au moyen de quoi ils peuvent être de tout et aller partout, parce que, à ce titre de grands, ils ont le premier rang partout, et un rang, parmi les autres grands, qui ne peut embarrasser leur chimère, s'ils en avoient quelqu'une, parce que ce rang est égal pour tous les grands de même classe, et les traitements aussi, et tous très distingués partout, et tous très réglés et très établis sans dispute, et qu'entre les grands ils affectent de marcher comme ils se trouvent, et de n'avoir aucune ancienneté parmi eux.

Je ne dirai pas si la reine fut inaccessible de fait ou de volonté; je ne dirai pas non plus si elle-même, comme on l'a assuré, mais, je crois, sans le bien savoir, avoit elle-même[3] un empêchement de devenir mère[4]. Quoi qu'il en soit, M. de Darmstadt, grand d'Espagne, s'établit et se familiarisa à la cour de Madrid, fut des mieux avec le roi et la reine, arriva à des privances fort rares en ce pays-là, sans aucun fruit qui pût mettre la succession de la monarchie en sûreté contre les différentes prétentions, ni rassurer de ce côté-là le politique Conseil de Vienne.

en propriété perpétuelle, sans relever d'aucun souverain, à la différence des bénéfices, qui n'étaient donnés qu'à vie ou pour un temps fixé. Mais, en Allemagne comme en France, fort peu d'alleux avaient pu maintenir leur franchise, et presque tous s'étaient vu convertir en simples fiefs mouvant d'un seigneur féodal. Le franc-alleu était donc devenu un privilège exceptionnel, contre le droit commun, et fort rare.

1. Comparez la suite des *Mémoires*, tome III, p. 152-153, et les *Projets de gouvernement du duc de Bourgogne*, p. 102 et 255.

2. Ce *pas*, faisant pléonasme avec *aucune*, et qui semble attiré par *même*, est bien ainsi dans le manuscrit.

3. Ce double *elle-mesme* est aussi, par inadvertance, dans le manuscrit.

4. Nous verrons des bruits de grossesse se produire en 1700.

Singulière retraite d'Aubigné, frère de Mme de Maintenon.

Add. StS. 225]

Revenons maintenant en France voir un assez petit événement, mais tout à fait singulier[1]. Mme de Maintenon, dans ce prodige incroyable d'élévation où sa bassesse étoit si miraculeusement parvenue, ne laissoit pas d'avoir ses peines ; son frère n'étoit pas une des moindres par ses incartades continuelles. On le nommoit le comte d'Aubigné[2]. Il[3] n'avoit jamais été que capitaine d'infanterie[4], et parloit toujours de ses vieilles guerres comme un homme qui méritoit tout et à qui on faisoit le plus grand tort du monde de ne l'avoir pas fait maréchal de France il y a[5] longtemps[6] ; d'autres fois, il disoit assez plaisamment qu'il avoit pris son bâton en argent[7]. Il faisoit à Mme de

1. Cet « événement » est pris chez *Dangeau*, 23 novembre 1697.

2. Tome I, p. 136, note 1. Le nom est écrit *Aubigné* dans le texte, et *Aubigny* (conformément à la signature primitive) dans la manchette marginale, ainsi que dans l'Addition. — M. Sandret, puis M. Henri Bordier ont publié, d'après les documents réunis par Clairambault, deux articles sur le comte d'Aubigné, dans la *Revue historique et nobiliaire* de 1875, p. 125-136, et dans le *Cabinet historique* de 1877, p. 80-97. Un mauvais portrait au lavis de ce personnage, en armure complète, existe dans la collection du Saint-Esprit, ms. Clairambault 1165, fol. 118.

3. Le changement d'écriture marque ici un arrêt dans la rédaction.

4. De cavalerie, et non d'infanterie ; mais il avait débuté dans l'infanterie comme enseigne en 1655, puis y avait été lieutenant en 1661. Un des premiers actes de Mme de Maintenon fut d'obtenir pour lui, en décembre 1671, une compagnie de cavalerie et vingt mille livres pour la monter. Elle avait voulu, au début, qu'il servît dans la marine, sous M. de Villette ; mais il s'était brouillé avec tout le monde. En somme, il passait pour être très peu guerrier : voyez la note suivante et le couplet reproduit dans le *Nouveau siècle de Louis XIV* (1793), qui donne en même temps (tome IV, p. 70-74) notre texte de Saint-Simon.

5. Il fait d'*il y a longtemps* une sorte de locution adverbiale invariable, équivalente à « depuis longtemps » : ce qui explique *a* pour *avoit*.

6. Le commentateur du Chansonnier, qui le traite d'extravagant sans mérite, poltron et ivrogne, dit que, comme capitaine de chevau-légers, il ne s'était pas distingué dans la guerre de 1672, et qu'on le railla beaucoup, en 1690, de n'avoir point servi (ms. Fr. 12 690, p. 239 ; comparez les *Lettres de Mme Dunoyer*, tome I, p. 107-108). M. Bordier rapporte qu'il fut fait maréchal de camp, mais « sans bruit. »

7. Quoique simple capitaine, il eut successivement deux gouverne-

Maintenon des sorties épouvantables de ce qu'elle ne le faisoit pas duc et pair et sur tout ce qui lui passoit par la tête, et ne se trouvoit avoir rien que les gouvernements de Belfort[1], puis[2] d'Aigues-Mortes[3], après[4] de Cognac[5], qu'il garda avec celui de Berry[6], pour lequel il rendit

ments en Hollande, dont il tira de gros profits (Rousset, *Histoire de Louvois*, tome III, p. 357-358). En 1685, on lui donna une pension de six mille livres, plus dix-huit mille livres que les fermiers généraux lui devaient payer chaque année : ce qui se transforma, en 1688, en une bonne pension de vingt-quatre mille livres, sans compter le produit des gouvernements, en France ceux-là, dont Saint-Simon va parler. (*Dangeau*, tome I, p. 149; *Sourches*, tome II, p. 139-140.) — Le mot du « bâton donné en argent » est ainsi rapporté par la Beaumelle, dans le chapitre x du tome II des *Mémoires de Mme de Maintenon*, consacré à Charles d'Aubigné : « Pontant, un jour, au pharaon et mettant sur les cartes des monceaux d'or, sans compter, le maréchal de Vivonne, qui entra, dit : « Il n'y a que d'Aubigné qui puisse jouer un si gros jeu. » — « C'est, répliqua brusquement d'Aubigné, c'est que j'ai eu mon bâton « en argent. » Ce mot est doublement piquant, adressé ainsi au maréchal, frère de la marquise de Montespan, par le frère de Mme de Maintenon.

1. D'Aubigné fut pourvu du gouvernement de Belfort (*Béfort* ou *Beffort* au dix-septième siècle, écrit *Betfort* par Saint-Simon) le 15 mars 1674, et il acheva les fortifications de cette place, qui n'était qu'un petit château lorsqu'elle avait été cédée à la France par la paix de Münster (*Gazette* de 1675, p. 615; *Mémoires de Villars*, p. 9). Le gouvernement valait une douzaine de mille livres. D'Aubigné eut là, en 1676, un fils naturel, que Mme de Maintenon fit élever, qui entra dans la marine sous le nom de la Ferté, et mourut en 1717.

2. Cet adverbe *puis* a été ajouté, après coup, en interligne.

3. Aigues-Mortes valait plus de vingt mille livres, n'obligeait pas à résidence, et était considéré comme un des plus jolis gouvernements de place. Le titre était : « capitaine, viguier et gouverneur de la ville et viguerie d'Aigues-Mortes et de la tour de Carbonnières. » D'Aubigné en fut pourvu à la mort de Vardes, le 4 septembre 1688, « en considération des services qu'il avait rendus depuis plusieurs années. »

4. *Après* est suivi de *puis*, biffé.

5. Il y a ici une erreur : d'Aubigné eut Cognac avant Aigues-Mortes; il en fut pourvu le 26 février 1677. Ce gouvernement, dans un pays délicieux, avec une très belle habitation, valait douze mille livres environ.

6. Il fut pourvu de la charge de gouverneur et lieutenant général en Berry, le 5 novembre 1691, et on en porta le produit de vingt mille livres à trente mille; mais il ne conserva pas Cognac, comme le dit Saint-Simon.

Aigues-Mortes, et d'être chevalier de l'Ordre[1]. Il couroit les petites filles aux Tuileries[2] et partout, en entretenoit

1. Les six derniers mots : « d'estre.... », sont en interligne. — Ce fut à la promotion de 1688 que d'Aubigné reçut l'Ordre, et il lui fallut produire, en cette occasion, des preuves de noblesse, que Mme de Maintenon eut grand'peine à faire agréer et régulariser par les deux généalogistes du Roi et des ordres. La correspondance de d'Hozier avec Charles d'Aubigné et avec sa sœur, conservée par Clairambault (vol. 1165) et publiée en partie par MM. Sandret et Bordier, dévoile les côtés faibles de ces preuves, qui néanmoins furent acceptées, suivant l'usage, par les commissaires de l'Ordre, lesquels étaient le duc de Saint-Simon, père de notre auteur (voyez tome I, p. 481-482), et le marquis de Beringhen. Ces deux chevaliers reconnurent la maison d'Aubigné pour une des plus considérables de l'Anjou par l'ancienneté de son origine. Les preuves, conservées aujourd'hui dans les manuscrits Clairambault et au Cabinet des titres, remontent en effet à un Briand d'Aubigné qui était seigneur de Doué en 1060; mais on rencontre tout à côté (dossier AUBIGNÉ, fol. 110-113) une critique qui démontre les inexactitudes, les faussetés même, de la production. Celle-ci trouva accueil dans le *Mercure* de 1688, mais non dans l'*Histoire généalogique*, qui n'en dit mot.

2. Le jardin des Tuileries, dont on peut voir la description à cette époque dans le livre de Germain Brice, était souvent troublé par les insolences et les batailles des laquais, qui s'attaquaient même aux femmes du monde ou aux courtisans les plus qualifiés; le P. Léonard en cite des exemples dans son journal de 1682 (ms. Fr. 10265, fol. 26 v°). Les mesures que le secrétaire d'État de la maison du Roi prenait pour réprimer ces désordres restaient vaines la plupart du temps. De plus, comme le dit Saint-Simon, c'était un lieu de rencontres galantes. L'auteur des « Portraits et caractères » inédits du Musée Britannique, qui nous a déjà appris que la principale occupation de Lauzun était « de donner à des grisettes des rendez-vous aux Tuileries, » dit encore la même chose de Charles d'Aubigné, dans un portrait (ms. Addit. 29507, fol. 26 v°) qui d'ailleurs doit être rapproché de notre texte : « Le comte d'Aubigné est le rebut des gens de qualité et la raillerie de tout le monde. Il est d'une grosse et courte taille, le visage et le poil noir, ne marquant rien. Il y a trois ou quatre ans qu'un ordre souverain le voulut corriger de ses désordres en le faisant entrer, malgré lui, dans une maison régulière; mais il en fut quitte pour quelques mois de retraite, qui ne lui ont servi de rien. Il court les dames de médiocre vertu aux Tuileries, où il cache souvent son cordon de l'Ordre, avec justice, car il en est indigne. Il extravague jusqu'à appeler le souverain son *beau-frère* (voyez plus loin, p. 296), même en public. Il est bien heureux d'être frère de Mme de

toujours quelques-unes, et vivoit le plus ordinairement avec elles et leurs familles et des compagnies de leur portée, où il mettoit beaucoup d'argent. C'étoit un panier percé[1], fou à enfermer, mais plaisant, avec de l'esprit et des saillies, et des reparties auxquelles on ne se pouvoit attendre; avec cela, bon homme et honnête homme[2], poli, et sans rien de ce que la vanité de la situation de sa sœur eût pu mêler d'impertinent; mais d'ailleurs il l'étoit à merveilles[3], et c'étoit un plaisir qu'on avoit souvent avec lui de l'entendre sur les temps de Scarron et de l'hôtel d'Albret[4], quelquefois sur des temps antérieurs, et surtout ne se pas contraindre sur les aventures et[5] les galanteries de sa sœur, en faire le parallèle avec sa dévotion et sa situation présente, et s'émerveiller[6] d'une si prodigieuse fortune. Avec le divertissant, il y avoit beaucoup d'embarrassant à écouter tous ces propos, qu'on n'arrêtoit pas où on vouloit, et qu'il ne faisoit pas entre deux ou

Maintenon. » Comparez le passage des *Nouveaux caractères* imprimés en 1703, qui est reproduit dans le commentaire du tome I de *la Bruyère*, p. 454. « Il a passé sa vie dans la débauche, dit ce document, et consume (*ou* consumé) ses rentes (*ou* restes) dans les sanctuaires de Vénus. »

1. Saint-Simon a déjà appliqué cette figure au comte de Roucy (voyez notre tome III, p. 193). Le plus ancien exemple qu'en donne Littré est du *Joueur* de Regnard (1697), acte I, scène III. Oudin, dans ses *Curiosités françoises* (1656, p. 301), la cite dans un tout autre sens.

2. Application étonnante pour nous de l'ancien sens de cette expression, qui a été expliquée au tome I, p. 292, note 3, et ci-dessus, p. 7, note 2.

3. *Impertinent* veut dire, d'une part, « offensant, insolent, » et, de l'autre, « agissant ou parlant contre la bienséance ou contre le bon sens. » L'auteur donne successivement au mot les deux sens. Les mots « poli, bonhomme » excluent le premier genre d'impertinence; mais d'Aubigné avait le second « à merveilles ». Les *Mémoires de Languet de Gergy sur Mme de Maintenon* (p. 297) le déclarent aussi vain et fastueux que sa sœur était modeste et économe. Comparez aussi le *Théodecte* des *Caractères* (tome I, p. 220) et le fastueux *Philémon* (p. 159). Quant à l'esprit, un certain nombre de ses bons mots sont cités dans les *Souvenirs du président Jean Bouhier*, p. 28-29.

4. Voyez ci-dessus, tome III, p. 215-221.

5. *Et* est écrit en interligne. — 6. *S'é....* corrige *se*.

trois amis, mais à table, devant tout le monde, sur un banc des Tuileries[1], et fort librement encore dans la galerie de Versailles, où il ne se contraignoit pas non plus qu'ailleurs de prendre un ton goguenard et de dire très ordinairement « le beau-frère » lorsqu'il vouloit parler du Roi[2]. J'ai entendu tout cela plusieurs fois, surtout[3] chez mon père, où il venoit plus souvent qu'il ne desiroit[4], et dîner aussi; et je riois souvent sous cape de l'embarras extrême de mon père et de ma mère, qui fort souvent ne savoient où se mettre.

Un homme de cette humeur, si peu capable de se refuser rien, et avec un esprit et une plaisanterie à assener d'autant mieux les choses qu'il n'en craignoit pour soi ni le ridicule ni les suites sérieuses, étoit un grand fardeau pour Mme de Maintenon[5]. Dans un autre genre, elle n'étoit pas mieux en belle-sœur : c'étoit la fille[6] d'un nommé Piètre[7], petit médecin qui s'étoit fait procureur du Roi

1. Les Tuileries étaient le rendez-vous des nouvellistes, comme des galants.

2. Voyez le passage des *Portraits et caractères* cité p. 294, note 2.

3. *Sur tout*, écrit en interligne.

4. *Desirioit*, par mégarde, dans le manuscrit.

5. C'était, disent les *Mémoires de Gergy* (p. 278 et 297), une « croix pesante » pour elle. Les lettres qu'on possède de Mme de Maintenon à son frère prouvent qu'elle fit longtemps des efforts pour le corriger, ou du moins pour le retenir dans leur pays natal ou dans quelque autre province éloignée de la cour.

6. Geneviève-Philippe Piètre, mariée par contrat du 23 février 1678, et morte le 4 août 1728, à soixante-six ans. — Sur cette union, voyez *les Mariages dans l'ancienne société française*, par M. Ernest Bertin, p. 234-236. Mme de Maintenon avait cherché plusieurs fois à marier son frère, soit dans la bourgeoisie riche, avec Mlle Carellier, Mlle de Floigny ou Mlle Hocquart (*Lettres de Mme de Sévigné*, tome V, p. 396), soit même avec la fille du marquis de Novion qui devint plus tard la maréchale de Tonnerre (*Mémoires de Luynes*, tome XIII, p. 332), et c'est au moment où l'un de ces projets venait d'échouer que d'Aubigné se maria, à l'insu de Mme de Maintenon. Voyez la *Correspondance générale* de celle-ci, tome II, p. 8 et suivantes.

7. Simon Piètre, marié à Marguerite Leclerc de Château-du-Bois.

de la ville de Paris[1], qu'Aubigné avoit épousée en 1678, que[2] sa sœur étoit auprès des enfants de Mme de Montespan, qui crut lui faire une fortune par ce mariage. C'étoit une créature obscure, plus, s'il se pouvoit, que sa naissance[3], modeste, vertueuse, et qui, avec ce mari, avoit grand besoin de l'être; sotte à merveille[4], de mine tout à fait basse, d'aucune sorte de mise[5], et qui embarrassoit également Mme de Maintenon à l'avoir avec elle et à ne l'avoir pas : jamais elle ne put en rien faire, et elle se réduisit à ne la voir qu'en particulier[6]. De gens du

1. Chaque corps de ville du ressort du parlement de Paris avait, depuis Louis XIII, un procureur du Roi, chargé de défendre les intérêts municipaux en même temps que de garantir l'observation des lois et ordonnances au nom du gouvernement royal. Cette charge, au bureau de la ville de Paris, fut remplie par Simon Piètre de 1654 à 1665. Son père, conseiller au Châtelet, l'avait eue également.

2. Alors que.

3. Elle avait pour bisaïeul un fameux médecin du roi Louis XIII, appelé aussi Simon Piètre, et dont Piganiol de la Force rapporte l'épitaphe (1618). Un autre, de même nom, et un Jean Piètre, morts, l'un en 1630, l'autre en 1666, furent doyens de la Faculté de médecine de Paris; Guy Patin appelle le second « le grand, l'illustre » Piètre. On trouve aussi, dans le ms. Fr. 8237, p. 91, l'épitaphe d'un Pierre Piètre mort le 26 décembre 1644 et qualifié : *mercator et civis Parisiensis*.

4. Ici, *merveille* est au singulier, contre l'habitude la plus ordinaire de Saint-Simon (ci-dessus, p. 295) et de son temps : voyez le *Molière* de la Collection, tome VIII, p. 149 et note 1.

5. S'habillant d'une façon qui ne caractérisait ni le rang ni la classe, ou peut-être simplement : ne sachant pas du tout s'habiller.

6. Voyez plusieurs lettres de Mme de Maintenon à son frère (1678-1681) reproduites dans le tome II de sa *Correspondance générale*, p. 9 et suivantes. La première, qui est de très peu postérieure au mariage, et où Mme de Maintenon a raturé plus tard les passages que nous mettons entre crochets, commence ainsi : « Votre femme auroit besoin d'un plus long séjour ici (à Saint-Germain) [car c'est une créature qui a été très mal nourrie, et, si vous ne soutenez les avis que je lui donne, vous vous en repentirez quelque jour, car elle ne sera pas propre aux honnêtes gens]; du reste, elle paroît douce, et je ne lui vois point encore de défaut qui ne vienne de [sa naissance et de] son éducation.... » Une autre lettre (p. 16) contient ces passages : « Il me paroît que c'est une fille qu'on a gâtée comme fille unique [et comme bourgeoise, qui

monde, cette femme n'en voyoit point, et demeuroit dans la crasse[1] de quelques commères de son quartier. C'étoient des plaintes trop fondées et fréquentes à Mme de Maintenon sur son mari, à qui cette reine partout ailleurs si absolue ne pouvoit jamais faire entendre raison, et qui la malmenoit très souvent elle-même[2].

Enfin, à bout sur un[3] frère si extravagant, elle fit tant par Saint-Sulpice, que, comme c'étoit un homme tout de sauts et de bonds et qui avoit toujours besoin d'argent, qu'on[4] lui persuada de quitter ses débauches, ses indécences et ses démêlés domestiques, de vivre à son aise, sa dépense entière payée tous les mois et sa poche de plus garnie, et, pour cela, de se retirer dans une communauté qu'un M. Doyen[5] avoit établie sous le clocher de Saint-Sulpice pour des gentilshommes, ou soi-disant, qui vivoient là en commun dans une espèce de retraite et d'exercices de piété, sous la direction de quelques prêtres

sont[a] les gens qui élèvent le plus mal leurs enfants].... Quoiqu'elle soit laide, elle trouvera à mal faire, si vous lui ôtez ce qui peut la retenir.... Qu'elle ne fasse point la grande dame, et mettez-la dans un milieu qui ne l'abaisse point.... [Elle est d'une incivilité insupportable ; c'est une suite infaillible de sa basse naissance, et le séjour de Cognac l'achèvera].... Elle est déréglée en tout : elle déjeune à onze heures, elle ne peut dîner ; il lui faut des confitures à collation, du beurre à déjeuner. [Enfin c'est l'image de la bourgeoisie, et ce qui s'appelle une caillette de Paris].... » Toute cette correspondance est curieuse d'un bout à l'autre ; c'est là qu'on trouve (p. 67-69) le budget dressé par Mme de Maintenon pour le nouveau ménage. Dans les notes du dossier AUBIGNÉ, au Cabinet des titres, Mlle Piètre est représentée comme belle, aimable et douce, mais dévote et minaudière, riant toujours hors de propos, etc.

1. Voyez ci-dessus, p. 280, note 2.

2. Comparez la suite des *Mémoires*, tome XII, p. 117 et 118.

3. *Une*, par mégarde, dans le manuscrit. — *A bout*, absolument, pour à bout de moyens d'action, d'influence, et de patience surtout.

4. Nous avons déjà vu et verrons souvent encore ce doublement, fort ordinaire alors, de la conjonction *que*.

5. Mort à la fin de juin 1700 (*Gazette d'Amsterdam*, 1700, n° LV).

[a] Étrange accord avec le nom pluriel *bourgeois*, à tirer de *bourgeoise*.

de Saint-Sulpice[1]. Mme d'Aubigné, pour avoir la paix, et plus encore parce que Mme de Maintenon le voulut, se retira dans une communauté, et disoit tout bas à ses commères que cela étoit bien dur et qu'elle s'en seroit fort bien passée[2]. M. d'Aubigné ne laissa ignorer à personne que sa sœur se moquoit de lui de lui faire accroire qu'il étoit dévot, qu'on l'assiégeoit de prêtres, et qu'on le feroit mourir chez ce M. Doyen. Il n'y tint pas longtemps sans retourner aux filles, aux Tuileries, et partout où il put[3]; mais on le rattrapa et on lui donna pour

1. Trois communautés de ce genre s'étaient fondées « sous le clocher, » c'est-à-dire sur la paroisse de Saint-Sulpice, la première établie rue du Pot-de-Fer, en 1676, par M. Brenier, directeur du séminaire, les deux autres rue de Vaugirard (c'est celle de M. Doyen) et rue de Sèvres, pour recueillir, moyennant pension, des gentilshommes qui s'occupaient à visiter les malades et les pauvres honteux. Voyez les *Remarques historiques sur l'église et la paroisse de Saint-Sulpice* (1773), p. 84-86, et la *Vie de M. Olier*, par M. l'abbé Faillon, tome II, p. 269-272. — Saint-Simon suit le *Journal de Dangeau*, tome VI, p. 231, 23 novembre 1697.

2. La *Gazette d'Amsterdam*, n° XCVII, contient ce passage, sous la date de Paris, 29 novembre : « Le marquis (*sic*) d'Aubigné.... s'est retiré depuis peu dans une communauté séculière qui s'est formée dans le faubourg Saint-Germain, et la marquise son épouse s'est aussi retirée dans une autre communauté de religieuses qu'on nomme de l'Union chrétienne[a]. Mlle d'Aubigné, leur fille unique, est toujours auprès de la princesse de Savoie, à qui elle a été donnée par Mme de Maintenon, sa tante. » Dès le mois suivant, la même gazette (n° CIV) annonce que Mme d'Aubigné, ne pouvant « s'accommoder des communautés religieuses pour sa retraite, » a loué une maison au Temple. Son mari lui faisait, sur le gouvernement de Berry, une pension de six mille livres, que le Roi prit à sa charge en 1703 (*Dangeau*, tomes VI, p. 231, et IX, p. 201). En 1720, après la chute du Système, elle se retira au Val-de-Grâce, et elle y mourut.

3. Mme de Maintenon écrivait à l'archevêque de Paris, le 25 novembre 1699 (ou peut-être 1697) : « Je crains que M. Doyen ne se fasse une mauvaise affaire en se chargeant de mon frère aux conditions qu'il y veut mettre. Il prétend ne payer que la moitié du louage de sa maison,

[a] Dangeau (23 novembre) dit qu'elle va se retirer chez « une de ses parentes. »

gardien un des plus plats prêtres de Saint-Sulpice, qui le suivoit partout comme son ombre et qui le désoloit. Quelqu'un[1] de meilleur aloi n'eût pas pris un si sot emploi ; mais ce Madot[2] n'avoit rien de meilleur à faire, et n'avoit pas l'esprit de s'occuper, ni même de s'ennuyer. Il remboursoit force sottises[3]; mais il étoit payé pour cela, et gagnoit très bien son salaire par une assiduité dont il n'y avoit peut-être que lui qui pût[4] être capable[5]. M. d'Aubigné n'avoit qu'une fille unique[6], dont Mme de Maintenon

y avoir autant de domestiques et de chevaux qu'il en a chez lui, avoir un suisse à la porte, se retirer à onze heures ou minuit, manger chez lui avec qui il lui plaira, etc. Tout cela ne me paroît guère convenable à une retraite, et je ne répondrois pas qu'il ne vît des femmes et n'attirât un grand ridicule sur cette communauté.... » (*Correspondance générale*, tome IV, p. 299-300.) Voyez les Additions et corrections.

1. Après *désoloit*, il y a *un*, biffé.

2. François Madot, fils d'un magistrat de Guéret, avait fait son éducation chez les jésuites de Limoges avant d'entrer au séminaire de Saint-Sulpice. Il était simple prêtre dans une paroisse de Paris lorsque le Roi lui donna l'abbaye de Loroy, en 1702. Il devint évêque de Belley le 11 avril 1705, abbé de Beaulieu, au diocèse de Boulogne, le 24 décembre 1706, évêque de Chalon-sur-Saône le 28 décembre 1711, abbé de Notre-Dame-de-l'Absie, au diocèse de la Rochelle, sous le règne suivant, et mourut à Chalon, le 7 octobre 1753, âgé de soixante-dix-huit ans. C'était, selon M. de Luynes (tome XIII, p. 91 et 116), un prélat fort vertueux et fort zélé, qui laissa de grosses sommes pour doter son diocèse d'établissements utiles. Les mémoires des dames de Saint-Cyr le représentent comme un homme d'esprit et de dignité.

3. Il dit de même : « rembourser des plaisanteries », « rembourser des affronts », « rembourser tout » (Additions à Dangeau, tomes XV, p. 312, XVI, p. 161, XVII, p. 49). Littré cite aussi un exemple de Voltaire et un de Diderot, de cet emploi du verbe au sens d'*embourser*, garder, au lieu de son acception régulière et ordinaire de rendre ou payer. — Dans notre tome II, p. 398, Addition 97, il faut effacer la note et rétablir dans le texte *remboursoit*, qui a été remplacé à tort par *emboursoit*.

4. Avant *pust*, est biffé *en*.

5. Mme de Maintenon faisait grand cas de l'abbé Madot, et ce fut elle qui lui procura un évêché; une partie de leur correspondance devait être reproduite dans le recueil de Lavallée.

6. Françoise-Charlotte-Amable d'Aubigné, née le 5 mai 1684, mariée le 1er avril 1698 au fils du maréchal duc de Noailles qui devint

avoit toujours pris soin, qui ne quittoit jamais son appartement partout, et qu'elle élevoit sous ses yeux comme sa propre fille[1].

J'arrivai à Paris avec la plupart de ce qui avoit servi en Flandres et en Allemagne[2], et j'allai tout aussitôt à Versailles, où la cour ne faisoit guère qu'arriver de Fontainebleau[3]. Mme de Saint-Simon y[4] avoit été tout le voyage fort agréablement, et le Roi me reçut avec toute sorte de bonté[5]. Je trouvai une petite tracasserie domestique, que je ne dédaignerai pas de mettre ici comme l'entrée à des choses plus considérables, dont on aime à se souvenir[6] des échelons, et qui expliquera aussi la cour naissante de la Princesse[7], sur qui tout le monde avoit les yeux, parce qu'elle faisoit déjà beaucoup l'amusement du Roi et de Mme de Maintenon. La cour ne la voyoit que deux fois la semaine, à sa toilette[8]. Elle étoit donc renfermée avec

Cour et vie particulière de la Princesse. Tracasserie avec la duchesse du Lude.

aussi plus tard maréchal de France, et morte à Saint-Germain-en-Laye, le 6 octobre 1739.

1. A l'époque où nous sommes arrivés, Mlle d'Aubigné, quoique toute jeune, avait déjà fait ses débuts à la cour; elle était de toutes les fêtes et faisait partie du cercle de la duchesse de Bourgogne : voyez la note 2 de la page 299. On parlait même, depuis le commencement de 1696, de son mariage, que nous verrons bientôt conclure (tome II de 1873, p. 37-39). C'est à son imitation que la duchesse de Bourgogne prit tout de suite l'habitude d'appeler Mme de Maintenon « ma tante » (*Mémoires de Languet de Gergy*, p. 406).

2. Voyez ci-dessus, p. 223, la fin de la campagne. Dangeau dit, à la date du 27 octobre, que tous les colonels et mestres de camp ont eu permission de revenir.

3. La cour était revenue à Versailles le 25 octobre.

4. *Y a été* ajouté après coup.

5. Sa mère avait demandé une grâce pour lui, pendant son absence : voyez l'appendice XIV.

6. *Comme*, ajouté en interligne après *souvenir*, a été biffé ensuite, et le *d'* qui suivait corrigé en *des*. Il semble avoir hésité à écrire cette construction, plus latine que française, où le génitif *dont* dépend de cette autre sorte de génitif : « des échelons, » et qui aurait pour équivalent correct : « des échelons desquelles (choses) on aime à se souvenir. »

7. La future duchesse de Bourgogne.

8. La collection Hennin, au Cabinet des estampes, renferme une gra-

ses dames[1], et le Roi y en joignit quelques autres, pour qu'elle ne vît pas toujours les mêmes visages; et c'étoit une extrême faveur pour celles qui eurent cette privance[2]. Les duègnes[3] furent les duchesses de Chevreuse[4], de Beauvillier et de Roquelaure[5], la princesse d'Harcourt[6] et Mme de Soubise; quatre[7] entre deux âges, dont trois comme nièces de la duchesse du Lude, qui furent les duchesses d'Uzès[8], de Sully[9] et Mme de

vure qui représente le duc de Bourgogne rendant visite à la Princesse à sa toilette, comme le Roi l'avait prescrit en 1696.

1. Celles qu'on lui avait données en 1696 : voyez tome III, p. 159.

2. Dangeau donne en détail (tome VI, p. 218 et 219) la vente des charges de la maison de la Princesse, mais non la liste des dames attachées à sa suite. Toutefois il dit, à la date du 28 mai (p. 125) : « La Princesse alla, l'après-dînée, se promener à Trianon. Outre ses dames, elle avoit avec elle Mme la princesse d'Harcourt. Le Roi a réglé présentement que, pour l'accoutumer au monde, quand elle iroit à la promenade, elle auroit toujours quelques-unes des dames de la cour avec elle, outre les dames qui sont attachées à elle. » Un mois plus tard, il cite Mme de Roquelaure et Mme de Boufflers. Une liste est donnée par la *Gazette d'Amsterdam*, n° xxxii, et par le *Mercure* du mois d'avril, p. 239-240 (*Journal de Dangeau*, tome VI, p. 96, note); mais elle est incomplète.

3. C'est-à-dire les plus graves ou respectables par leur âge, sens qui se déduit de l'usage du mot en français et de l'acception ordinaire de l'espagnol *dueña*, qui a pour commun primitif avec *doña* le latin *domina*.

4. Mme de Chevreuse, qui était de l'intimité des filles du Roi, est citée (*Dangeau*, tome VI, p. 29) comme accompagnant la Princesse à son premier voyage de Marly, puis (p. 52) comme la suivant à la promenade, avec la duchesse de Beauvillier et Mlle d'Aubigné. Voyez aussi (p. 141) le détail d'une course faite dans la forêt, le 24 juin.

5. Marie-Louise de Montmorency-Laval (tome II, p. 249), femme très vertueuse; on l'avait toutefois soupçonnée, avant son mariage, de relations avec le Roi.

6. La dévote; citée par Dangeau à la promenade du 21 janvier.

7. *Quatre* est écrit en interligne, au-dessus de *deux*, biffé, et *dont trois* est également en interligne. Plus bas, *les* corrige *la*, et *d'Uzès* est ajouté en interligne, comme, plus loin, *et Mme de Beringhen*.

8. C'est Anne-Hippolyte de Grimaldi-Monaco, dont la parenté avec la duchesse du Lude a déjà été indiquée à l'occasion de son mariage, en 1696, tome III, p. 21.

9. Madeleine-Armande du Cambout, fille du duc de Coislin, mariée le

Boufflers[1], et Mme de Beringhen[2]; et deux autres duègnes qui, sans être mandées, avoient liberté d'y aller tant qu'il leur plaisoit; c'étoient aussi des favorites : Mmes[3] de Montchevreuil et d'Heudicourt[4]. Les autres n'y venoient que mandées. Les jeunes étoient trois femmes de secrétaires d'État, Mmes de Maurepas, de Barbezieux et de Torcy, et trois filles qui ne paroissoient en nul autre lieu qu'en ce particulier[5] et chez leurs mères, Mlle de Chevreuse[6], Mlle d'Ayen[7] et Mlle d'Aubigné[8]. Les vieilles étoient peu mandées et s'excusoient souvent, et c'étoit plutôt une distinction qu'une compagnie; les autres étoient pour l'amusement, et surtout pour les promenades. Le Roi et Mme de Maintenon n'y vouloient rien que du[9] plus trayé[10] dans leur goût, et le dessein étoit d'accoutumer ainsi la Princesse par un petit nombre de tous âges, et de

10 avril 1689 à Maximilien-Pierre-François-Nicolas de Béthune, duc de Sully, neveu de la duchesse du Lude, et morte le 30 janvier 1721, en sa cinquante-sixième année.

1. Fille du duc de Gramont, et nièce par conséquent du comte de Guiche, premier mari de la duchesse du Lude. Son mariage a été mentionné en 1693.

2. Marie-Madeleine-Élisabeth-Fare, fille aînée du duc d'Aumont, mariée le 14 octobre 1677 à Jacques-Louis, marquis de Beringhen, premier écuyer, et morte le 18 octobre 1728, à soixante-six ans.

3. *M^e*, au singulier, dans le manuscrit.

4. Toutes deux favorites de Mme de Maintenon.

5. Voyez ci-dessus, p. 74 et note 4.

6. Celle qu'on avait voulu marier à M. de Rochechouart-Faudoas (ci-dessus, p. 224) et que nous verrons épouser le marquis de Levis en 1698.

7. Cette troisième fille du duc de Noailles que Coëtquen eût préféré épouser (tome III, p. 313), et qui se mariera, en 1698, avec le comte d'Estrées. Dangeau la cite comme accompagnant la Princesse, pour la première fois, le 4 avril (tome VI, p. 96), et montant avec elle, ainsi que Mlle d'Aubigné, dans la petite calèche du Roi, le 24 juin (p. 141).

8. La fille du comte d'Aubigné dont il a été parlé plus haut (p. 300 et note 6, et p. 301 et note 1) et qui était des Marlis depuis la fin de 1696. Dangeau la cite dès le mois de janvier, comme suivant la Princesse.

9. *Du* corrige *de*.

10. Nous avons déjà rencontré ce mot sous cette forme, et le trouverons encore : « un monde *trayé*, une compagnie *trayée* », etc.

la former par la conversation et les manières des vieilles, et de la divertir par la compagnie des jeunes[1]. On en demeura à ce nombre. Plusieurs essayèrent d'être admises, qui furent refusées, entre autres la duchesse de Villeroy[2] et les deux filles de Monsieur le Grand[3], dont[4] la duchesse du Lude fut fort mortifiée.

La figure, la modestie, le maintien de Mme de Saint-Simon avoit plu au Roi à Fontainebleau; il s'en étoit expliqué plusieurs fois : cela donna lieu à la comtesse de Roucy, et ensuite à la maréchale de Rochefort, amie de Mme la maréchale de Lorge, de proposer à la duchesse du Lude de faire initier[5] Mme de Saint-Simon chez la Princesse. La duchesse du Lude, qui crut que la maréchale de Lorge les en avoit priées, vint chez elle. Elle y apprit d'elle-même qu'elle n'y avoit point pensé, et n'en avoit jamais parlé à ces dames. Sur quoi, la duchesse du Lude lui conta le refus que je viens de dire, et l'assura qu'elle faisoit sagement de n'avoir point d'empressement pour cela. Il arriva que la comtesse de Mailly[6], amie intime de Mme la maréchale de Lorge, et moi[7] ami de famille et parent des Maillis[8], et ami intime de l'abbé de

1. Voyez l'instruction de Mme de Maintenon pour la duchesse de Bourgogne, reproduite dans le recueil des *Lettres* publié en 1806, tome VI, p. 114 et suivantes, et les *Mémoires de Languet de Gergy*, p. 405-410.

2. La fille de Louvois que Villeroy avait épousée en 1694 (tome II, p. 131).

3. La duchesse de Valentinois et la belle Mlle d'Armagnac qu'il avait été question de faire épouser par Saint-Simon.

4. Ici encore pour « ce dont » : voyez p. 259 et note 4.

5. Faire admettre, avec passage très naturel de l'idée de mystère à celle, comme il a dit, de « privance. »

6. Mlle de Saint-Hermine : tome I, p. 87-89.

7. C'est-à-dire « et moi étant ami, etc. » On voit, par le verbe *avoit parlé*, qui va suivre, ne se rapportant qu'au sujet de la phrase, que ces mots : « et moi.... Arles, » forment un membre incident absolu, placé comme entre parenthèses.

8. Le trisaïeul de Saint-Simon, capitaine d'Hesdin et de Senlis, chevalier de l'ordre du Roi, avait épousé, le 24 novembre 1531, Antoinette de Mailly, veuve de Louis de Maricourt, baron de Mouchy-le-Châtel, et

Mailly[1], son beau-frère, qui devint peu après[2] archevêque d'Arles, avoit parlé de Mme de Saint-Simon à Mme de Maintenon sans que personne l'en eût priée[3]; que Mme de Maintenon avoit répondu que cela devroit déjà être fait, que[4] c'étoit des personnes comme Mme de Saint-Simon qu'il falloit approcher de la Princesse, et lui ordonna de le dire de sa part à la duchesse du Lude. Cela s'étoit passé la veille. La comtesse de Mailly n'en avoit voulu rien dire que la duchesse du Lude ne le sût : le hasard fit qu'elle la rencontra comme elle remontoit de chez la maréchale de Lorge. La duchesse du Lude demeura fort étonnée de la chose après les personnes de faveur[5] qui avoient été refusées, et très piquée de la manière, parce qu'elle ne douta pas que la maréchale de Lorge, sûre de

fille de Robert de Mailly d'Auchy, auteur d'un rameau dit de Rumesnil, qui s'était détaché depuis longtemps de la tige principale des Mailly. Est-ce à raison de cette parenté éloignée, ou plutôt de quelques autres alliances collatérales, que le comte de Mailly, mestre de camp général des dragons et frère cadet de l'archevêque d'Arles, se trouve être le seul cousin, avec Eustache-Titus de Saint-Simon (de la branche aînée), qui figure au mariage de notre auteur (tome II, p. 471 et 480)? Dans une Addition sur l'archevêque d'Arles (*Dangeau*, tome XVIII, p. 174), il dit que leurs deux maisons, de même pays, ont plusieurs alliances directes et réciproques. Dans le fragment inédit que nous donnons à l'Appendice, n° XVI, il parle d' « ancienne liaison de leurs maisons, qui subsistoit depuis des siècles, et qui s'étoient souvent alliées. »

1. François de Mailly, le troisième des fils issus du mariage du marquis de Nesle avec l'héritière de Monchy-Montcavrel, était né le 4 mars 1658, et avait eu l'abbaye de Flavigny en 1693, puis une charge d'aumônier du Roi le 12 avril 1694. Nous le verrons bientôt nommer archevêque d'Arles (ci-après, p. 349). Il quitta ce siège en 1710 pour celui de Reims, fut fait cardinal par Clément XI, le 29 novembre 1719, et mourut le 13 septembre 1721. Il possédait alors les abbayes de Saint-Étienne de Caen, de Massey et de Saint-Thierry.

2. Ces deux adverbes sont ajoutés en interligne.

3. Une telle insistance à répéter qu'on n'avait demandé ce service à personne ne pourrait-elle pas donner envie de soupçonner le contraire?

4. Devant *que*, il y a *et*, biffé.

5. Tour peu commun avec *faveur*; mais, après beaucoup d'autres noms, la préposition *de* et un substantif font ainsi office de qualificatif.

son fait, ne se fût moquée d'elle; et voilà comme les choses très apparentes se trouvent pourtant très fausses. Dès le lendemain, Mme de Saint-Simon fut mandée, et presque tous les jours le reste du voyage de Fontainebleau, et depuis très souvent[1], avec une jalousie de toutes les autres et de leurs familles, qu'il fallut laisser tomber.

Préparatifs du mariage de Mgr le duc de Bourgogne. Goût du Roi pour la magnificence de sa cour. Ses égards.

Le Roi, qui, de plus en plus, mettoit ses complaisances[2] en la Princesse, qui surpassoit son âge sans mesure en art, en soins, en grâces pour les mériter[3], ne voulut pas perdre un jour au delà des douze ans pour faire célébrer son mariage, et l'avoit fixé au 7 décembre, qui tomboit à un samedi[4]. Il s'étoit expliqué qu'il seroit bien aise que la cour y fût magnifique[5], et lui-même, qui depuis longtemps ne portoit plus que des habits fort simples, en voulut des plus superbes. C'en fut assez pour qu'il ne fût plus question de consulter sa bourse, ni presque son état, pour tout ce qui n'étoit ni ecclésiastique ni de robe. Ce

1. Elle alla pour la première fois à Marly le 27 novembre suivant (*Journal de Dangeau*, tome VI, p. 234).

2. Même expression dans l'Addition du 31 août 1714, tome XV, p. 232.

3. Mme de Maintenon se dit, en octobre 1697, plus contente que jamais de la Princesse (*Lettres historiques*, publiées par Lavallée, tome II, p. 23-25).

4. Dangeau dit, le 5 novembre (p. 222) : « Le Roi a pris jour pour le mariage; ce ne devoit être que le 10 de décembre; le Roi l'avance de trois jours : ce sera le samedi 7 de décembre. » Cette dernière date, coïncidant juste avec les douze ans de la Princesse, avait été fixée dès l'année précédente : voyez notre tome III, p. 132.

5. « Le Roi, à son souper, témoigna qu'il seroit bien aise qu'il y ait beaucoup d'hommes et de femmes parées pour danser aux bals qu'il y aura après les noces de la Princesse. » (*Dangeau*, tome VI, p. 227, 13 novembre.) La *Gazette d'Amsterdam* reçut de Paris, sous la date du 29 novembre (n° XCVI; comparez les n°s C et CII), le programme des fêtes qui se préparaient, et, quatre jours plus tard, elle enregistrait cette nouvelle (n° XCVII) : « Le marquis de Dangeau, chevalier d'honneur de la Princesse, a fait afficher des placards en cette ville (de Paris) pour faire donner au rabais les provisions de vivres pour sa maison à commencer du premier jour de l'an prochain; et, dans ces placards, la Princesse est déjà qualifiée du titre de *duchesse de Bourgogne*. »

fut à qui se surpasseroit en richesse et en invention; l'or et l'argent suffirent à peine; les boutiques des marchands se vidèrent en très peu de jours : en un mot, le luxe le plus effréné domina la cour et la ville, car la fête eut une grande foule de spectateurs[1]. Les choses allèrent à un point que le Roi se repentit d'y avoir donné lieu[2], et dit qu'il ne comprenoit pas comment il y avoit des maris assez fous pour se laisser ruiner par les habits de leurs femmes; il pouvoit ajouter : et par les leurs. Mais la bride étoit lâchée, il n'étoit plus temps d'y remédier, et, au fond, je ne sais si le Roi en eût été fort aise, car il se plut fort, pendant les fêtes, à considérer tous les habits. On vit aisément combien cette profusion de matière et ces recherches d'industrie lui plaisoient, avec quelle satisfaction il loua les plus superbes et les mieux entendus, et que, le petit mot lâché de politique, il n'en parla plus et fut ravi qu'il n'eût pas pris. Ce n'est pas la dernière fois que la même chose lui est arrivée : il aimoit

1. La *Gazette d'Amsterdam*, dans l'Extraordinaire du n° xcix, dit : « Ceux qui ont vu les préparatifs disent qu'on ne peut rien imaginer de plus somptueux ni de plus superbe, et que jamais on n'a poussé si loin une dépense en habits et en autres ornements pour une fête passagère de peu de jours. On en peut juger par cette seule circonstance que les draps et la courte-pointe du lit nuptial coûtent cinquante mille francs, et cela n'a été fait que pour servir pendant le quart d'heure d'une cérémonie qui n'a eu lieu jusqu'ici que pour la forme. » Dangeau dit aussi : « Jamais il n'y a eu tant de magnificences préparées. » (*Journal*, tome VI, p. 238.) Le Roi donna à sa future petite-fille une parure de ses diamants particuliers que Dangeau (tome VI, p. 236) évalue à cinq ou six cent mille livres. On trouve la description de la plupart des habits, bijoux, décorations, etc., dans la relation que donna le *Mercure* de décembre 1697 (p. 205-258), reproduite à la suite de l'année 1697 du *Journal de Dangeau*, tome VI, p. 260-268. Madame décrit les habits un peu différemment, dans une lettre du 8 décembre à la duchesse de Hanovre, recueils Rolland, p. 176-180, et Jaeglé, tome I, p. 181-184. Nous donnerons à l'Appendice, n° XV, le compte rendu de l'ambassadeur vénitien.

2. Les *Annales de la cour* ont quelques pages intéressantes (tome II, p. 292-296) sur les inconvénients de cette prodigalité forcée.

passionnément toute sorte de somptuosité à sa cour, et surtout aux occasions marquées, et qui s'y seroit tenu à ce qu'il avoit dit lui eût très mal fait sa cour[1].

Il n'y avoit donc pas moyen d'être sage parmi tant de folie; il fallut plusieurs habits : entre Mme de Saint-Simon et moi, il nous en coûta vingt mille livres. Les ouvriers manquèrent pour mettre tant de richesses en œuvre[2]. Madame la Duchesse s'avisa d'en envoyer enlever par des hoquetons[3] de chez le duc de Rohan; le Roi le sut, le trouva très mauvais, et fit sur-le-champ renvoyer

1. Saint-Simon dira plus loin (tome IV, p. 351) que Louis XIV considérait « les plaisirs de l'hiver comme une politique qui donneroit courage à son royaume, et qui montreroit à ses ennemis le peu d'inquiétude que lui donnoient leurs prospérités. » Comparez, tome XII, p. 78 et 79, un passage du grand portrait de Louis XIV.

2. On écrivait de Paris, le 28 octobre, à la *Gazette d'Amsterdam* (n° LXXXVIII) : « On n'est présentement occupé que de la magnificence des préparatifs pour les noces de M. le duc de Bourgogne. Toute la cour sera si superbement vêtue, que l'on prétend surpasser tout ce qui a été fait en de pareilles occasions. Les dames surtout n'y épargnent aucune dépense, et leurs habits sont tellement chargés de dorures, qu'elles auront assez de peine à les porter : il y en a une dont la jupe seule contient sept cents onces d'or. L'habit de M. le duc de Bourgogne sera de velours noir tout couvert de perles; ceux du Roi et de M. le Dauphin sont de la plus riche étoffe d'or qu'on ait pu inventer, couverte de broderie et de diamants. Les ouvriers et le velours commencent à manquer. » Un peu plus tard (n° c), le même correspondant disait : « La dépense de ce jour-là (du mariage) a fait faire une prodigieuse circulation d'or et d'argent, qui aura bien vuidé des bourses et en aura bien rempli d'autres, si tout est exactement payé, dont on peut juger par ce seul échantillon que les dames les plus qualifiées de la cour ont donné aux bonnes coiffeuses qui ont la vogue jusqu'à vingt louis d'or par heure, le matin des noces. » Le Chansonnier (ms. Fr. 12692, p. 321) a, sur les splendeurs du mariage, des couplets où sont ces vers :

Chacun, pour mieux paroître,
A l'envi travaillant,
L'on fit sa cour au maître
Aux dépens du marchand.

3. *Hoqueton*, casaque d'archer du grand prévôt (tome I, p. 295, note 3), « se prend aussi, dit l'Académie (1694), pour celui qui porte le hoqueton, » pour l'archer même. Le chancelier, les gouverneurs de pro-

ces ouvriers à l'hôtel de Rohan[1]; et il faut remarquer que le duc de Rohan étoit un des hommes de France que le Roi aimoit le moins, et pour[2] lequel il se contraignoit le moins de le marquer[3]. Il fit encore une autre chose bien honnête, et tout cela montroit bien le desir que tout le monde fût au plus magnifique[4]. Il choisit lui-même un dessin de broderie pour la Princesse. Le brodeur lui dit qu'il alloit quitter tous ses ouvrages pour celui-là. Le Roi ne le voulut pas; il lui commanda bien précisément d'achever premièrement tout ce qu'il avoit entrepris, et de ne travailler à celui qu'il choisissoit qu'ensuite; et il ajouta que, s'il n'étoit pas fait à temps, la Princesse s'en passeroit[5].

On publia que les fêtes dureroient jusqu'à Noël; mais elles furent restreintes à deux bals, un opéra et un feu d'artifice, et, de tout l'hiver après, il n'y eut plus de bals[6]. Le Roi, pour éviter toutes disputes et toutes difficultés, supprima toutes cérémonies : il régla qu'il n'y auroit point de fiançailles dans son cabinet[7], mais qu'elles se feroient tout de suite avec le mariage à la chapelle, pour éviter la queue[8], qui ne seroit point portée en céré-

vince, les intendants, etc., avaient également des archers à hoqueton.

1. Le duc habitait à la place Royale. — 2. *Pour* (p^r) corrige un *q*.

3. Les raisons de cette aversion seront expliquées dans la suite, tome V de 1873, p. 68.

4. Tour à remarquer, qui, sous la plume de Saint-Simon, ne peut pas être pris pour un germanisme, mais rappelle le superlatif adverbial commençant par *am* (*an dem*), si commun en allemand.

5. Au contraire, lors du mariage du duc du Maine, tous les brodeurs avaient été réquisitionnés pour travailler à ses habits (Jal, *Dictionnaire critique*, p. 821).

6. Ce membre de phrase, depuis « et, de tout, » est ajouté en interligne.

7. C'est là qu'avaient eu lieu la signature du contrat et les fiançailles du duc de Chartres (tome I, p. 76, 93 et 102); comparez les *Mémoires de Luynes*, tomes III, p. 19-21, IV, p. 412-413, et ailleurs.

8. Voyez le mémoire sur les *Changements arrivés à la dignité de duc et pair* (1711), dans les *Écrits inédits de Saint-Simon*, tome III, p. 215 et 216, et la *Dissertation* du P. Ménestrier (1704) *sur l'usage de se faire porter la queue*. Il avait été réglé, en 1690, que la queue des robes de cérémonie des petites-filles de France aurait sept aunes de long,

monie[1], mais par l'exempt des gardes du corps en service auprès de la Princesse, tout comme il la portoit tous les jours, et que le poêle[2] seroit tenu par l'évêque nommé de Metz[3], premier aumônier en survivance de son oncle, et par l'aumônier du Roi de quartier qui se trouveroit de jour, et ce fut l'abbé Morel[4]; que Mgr le duc de Bourgogne donneroit seul la main à la Princesse, tant en allant qu'en revenant de la chapelle[5], et que, passé Monsieur le Prince, aucun prince ne signeroit sur le livre du curé[6]. On jugea que ce dernier point fut décidé en faveur des bâtards, qui, étant du festin royal par une grâce nouvelle qui avoit commencé au mariage de M. le duc de Chartres[7], et point de droit, puisqu'ils n'étoient pas princes du sang, auroient eu un dégoût de ne signer pas aussi

et celle des princesses du sang cinq aunes (Depping, *Correspondance administrative*, tome IV, p. 761 et 762; Addition à *Dangeau*, tome XIII, p. 134). Pour les petits-fils du Roi, voyez un fragment des *Mémoires du baron de Breteuil*, dans l'Appendice du tome XVIII de *Dangeau*, p. 348.

1. En 1739, Madame Henriette porta la queue de la mante en réseau d'or de sa sœur, qui épousait l'infant d'Espagne; mais, en 1745, ce fut, pour la Dauphine, le chef de brigade qui la servait.

2. Dans le manuscrit, *poisle*.

3. Ci-dessus, p. 121-123. — Évêque *nommé*, « qui a la nomination à une prélature, et qui n'a pas encore ses bulles. » (*Furetière*.)

4. Non le diplomate, mais son frère cadet François-Philippe Morel, qu'il avait fait nommer en 1694, comme on l'a vu au tome II, p. 244.

5. Les neuf dernières lignes sont empruntées presque textuellement à Dangeau, tome VI, p. 237 et 238.

6. Le registre des baptêmes, mariages et décès de la paroisse Notre-Dame de Versailles, aujourd'hui conservé aux archives de l'état civil de cette ville, et sur lequel les actes relatifs à la famille royale s'inscrivaient au milieu de tous les autres : l'acte de mariage du duc de Bourgogne est immédiatement suivi du baptême d'une fille de marchand et du décès du fils d'un garçon d'office. Le texte de cet acte fut publié intégralement dans la relation du *Mercure*. « A la fin de la messe, dit Dangeau (p. 239-240), on signa sur le livre du curé. Ceux qui signèrent furent le Roi, Monseigneur, Mgr le duc de Bourgogne, Mme la duchesse de Bourgogne, Mgrs les ducs d'Anjou et de Berry, Monsieur, Madame, M. de Chartres et Monsieur le Prince. »

7. Voyez notre tome I, p. 94.

sur le registre : à quoi[1] aussi les princes du sang se seroient opposés. Ainsi Monsieur le Duc ne signa point. M. le prince de Conti n'étoit pas encore arrivé[2]. Le Roi avoit aussi précédemment réglé qu'il ne recevroit point le serment des officiers principaux de la maison de la Princesse, qu'ils n'en prêteroient point jusqu'après son mariage, et qu'alors elle les recevroit : ce qui fut exécuté ainsi[3]. Mme de Verneuil[4] fut mandée au mariage et eut la dernière place au festin royal, comme cela s'étoit fait au mariage de M. le duc de Chartres et de M. du Maine[5]; mais elle n'y fut que le jour du mariage, et, aussitôt après, elle s'en retourna à Paris. Aucune dame assise ne se trouva à pas un de ces festins, non pas même la duchesse du Lude[6]. La duchesse d'Angoulême[7], veuve du bâtard de Charles IX, n'y fut point mandée, comme elle ne l'avoit point été aux mariages de M. le duc de Chartres et de M. du Maine, parce qu'elle n'avoit pas le rang de princesse du sang[8].

1. *A quoi*, c'est-à-dire à ce que les bâtards signassent; fort clair, bien que construit peu régulièrement après l'antécédent négatif « ne signer pas ». — Le second *aussy*, après *quoy*, est écrit en interligne.

2. Ci-dessus, p. 211.

3. *Journal de Dangeau*, tome VI, p. 218, 219 et 256, et *Gazette d'Amsterdam*, année 1698, n° III. Le secrétaire des commandements prêta le serment le 29 décembre. Dangeau a omis de consigner dans son journal que les officiers le prêtèrent à leur tour le 31, et que lui-même y fut admis séparément le soir.

4. Charlotte Séguier, veuve du duc de Verneuil.

5. Tome I, p. 94, 95 et 97.

6. En 1692, on avait désapprouvé la présence des duchesses du Lude et de Sully (tome I, p. 95). Dangeau (p. 240) décrit l'ordre du festin de 1697, et il y en a un plan gravé. — Comparez une Addition au *Journal de Dangeau*, tome XIII, p. 202, sur le mariage du duc de Berry, et les *Mémoires de Sourches*, tome I, p. 275-279, sur le mariage du 24 juillet 1685.

7. Françoise de Nargonne, seconde femme de Charles de Valois, duc d'Angoulême (tome III, p. 61), mariée le 25 mai 1644 et devenue veuve le 24 septembre 1650, ne mourut que le 10 août 1713, âgée de quatre-vingt-douze ans, dont soixante-huit passés en « viduité. »

8. Dangeau dit, parlant de ce festin (p. 240) : « Mme de Verneuil y est;

Mariage de Mgr le duc de Bourgogne.

Le samedi matin 7 décembre[1], toute la cour alla de bonne heure chez Mgr le duc de Bourgogne, qui alla ensuite chez la Princesse. Sa toilette finissoit, où il y avoit peu de dames, la plupart étant allées à la tribune ou sur les chaffauts[2] placés dans la chapelle pour voir la cérémonie. Toute la maison royale avoit déjà été chez la Princesse et attendoit chez le Roi, où les mariés arrivèrent un peu avant midi. Ils trouvèrent le Roi dans le salon[3], qui, un moment après, se mit en chemin de la chapelle[4]. La marche et tout le reste se passa comme au mariage de M. le duc de Chartres, que j'ai décrit, excepté que le cardinal de Coislin, en l'absence du cardinal de Bouillon, grand aumônier, qui étoit à Rome, commença par les fiançailles, après lesquelles chacun fit à genoux une médiocre pause pour l'intervalle entre les fiançailles et le mariage[5]. Le cardinal dit une messe basse, après

mais Mme la duchesse d'Angoulême n'y est point; elle n'a point rang de princesse du sang. » Comparez l'article de Saint-Simon sur la duchesse, tome X, p. 69 et 70 (1713). — Elle venait d'obtenir une pension de douze mille livres (Arch. nat., O[1] 41, fol. 64, 16 avril 1697).

1. Il suit le récit de Dangeau, tome VI, p. 239 et suivantes, mais en y ajoutant quelques détails, comme témoin oculaire. Disons ici que le P. Léonard eut, à cette époque, communication de la relation de Dangeau, et qu'on en trouve une partie, sous le titre d' « Extraits d'une lettre de M. le m[is] d'Angeau », dans ses papiers (Arch. nat., K 1327, n° 13).

2. Pour *échaffauts*, que nous avons un peu plus loin (p. 317); archaïsme encore fréquent au seizième siècle.

3. Sans doute le salon de l'Ovale qui donnait dans la petite galerie, détruit vers 1750 (Dussieux, *le Château de Versailles*, tome I, p. 219).

4. Ce tour « se mettre en chemin de.... », qui choque, non la langue, mais l'usage, n'est point emprunté à Dangeau, mais appartient à notre auteur.

5. Dans le diocèse de Paris et les diocèses environnants, la cérémonie des fiançailles était obligatoire et devait être faite par le curé de la mariée. Il fallait une dispense pour les célébrer après neuf heures du soir, et la règle était qu'elles n'eussent pas lieu le même jour que le mariage. Dans quelques diocèses même, on exigeait un plus grand intervalle entre les deux cérémonies; toutefois les inconvénients de cette exigence avaient été reconnus (Durand de Maillane, *Dictionnaire de droit canonique*, tome II, p. 485 et 486). En 1710, le duc de Berry fut fiancé le

laquelle le Roi et la maison royale retourna[1] comme elle étoit venue, et se mit tout de suite à table. La duchesse du Lude et les duchesses et princesses qui se trouvèrent en bas[2] eurent leurs carreaux partout, et les ducs et princes en arrière du Roi[3]. La duchesse du Lude, Mmes de Mailly, Dangeau et Tessé s'approchèrent de la Princesse pendant la célébration des fiançailles et du mariage seulement, pendant laquelle Dangeau et Tessé soutenoient par en haut son bas de robe[4]. Les dames du palais ne bougèrent de leurs places. Un courrier tout prêt à la porte de la chapelle partit pour Turin au moment que le mariage fut célébré[5]. La journée se passa assez ennuyeusement. Sur les sept[6] du soir, le roi et la reine d'Angleterre arrivèrent, que le Roi avoit été convier quelques jours auparavant. Il tint le portique[7], et, sur

samedi soir, et marié le dimanche matin. Saint-Simon avait été marié à minuit, sans intervalle entre les fiançailles et les épousailles, mais moyennant une dispense (tome II, p. 479-480).

1. Nous avons vu souvent, après plusieurs sujets, cet accord des verbes avec un seul; mais ce qui rend cet exemple curieux, c'est la prédominance, même simplement grammaticale, bien marquée par « comme elle étoit venue », du sujet « maison royale » sur « Roi ».

2. A la chapelle.

3. Cette remarque, faite dans l'intérêt des ducs, ne vient pas du *Journal*.

4. « Nous étions, dit Dangeau (p. 239), au côté de la Princesse, M. de Tessé et moi, et lui aidions à porter ses habits, qui étoient fort pesants. » On voit au musée de Versailles, dans l'ancienne chambre de la Reine, sous le n° 2095, une peinture d'Antoine Dieu représentant la bénédiction nuptiale. Cette toile ne date que du règne de Louis XV; mais, antérieurement, François de Troy fit, sur le même sujet, un tableau, ou du moins une esquisse, qu'on a vue en 1878 à l'Exposition du Trocadéro. Il existe aussi plusieurs estampes et pièces allégoriques du temps.

5. Ces deux derniers détails manquent chez Dangeau; mais celui du messager exprès est donné par Madame, dans la lettre déjà citée p. 307.

6. D'ordinaire il met *heures* après le chiffre (voyez p. 314, 316, 317, etc.); mais parfois aussi il l'omet, comme ici et, en un endroit, p. 317.

7. Le jeu du portique ou des portiques, plutôt de hasard que d'adresse, consistait à lancer une boule autour d'un portique en arcades, dans lequel elle pénétrait par une des ouvertures, et allait se placer soit sur des points, soit sur des cases blanches ou noires. La cour avait

les huit heures, ils vinrent dans le salon du bout de la galerie joignant l'appartement de Mme la duchesse de Bourgogne[1], d'où, malgré la pluie, ils virent tirer un feu d'artifice sur la pièce des Suisses[2]. On soupa ensuite comme on avoit dîné, le roi et la reine d'Angleterre de plus, la reine entre les deux rois. En sortant de table, on fut coucher la mariée, de chez laquelle le Roi fit sortir absolument tous les hommes. Toutes les dames y demeurèrent, et la reine d'Angleterre donna la chemise, que la duchesse du Lude lui présenta. Mgr le duc de Bourgogne se déshabilla dans l'antichambre, au milieu de toute la cour, assis sur un ployant[3]. Le Roi y étoit avec tous les princes. Le roi d'Angleterre donna la chemise, qui lui fut présentée par le duc de Beauvillier. Dès que Mme la duchesse de Bourgogne fut au lit, Mgr le duc de Bourgogne entra et se mit dans le lit à sa droite, en présence des rois et de toute la cour; et aussitôt après le roi et la reine d'Angleterre s'en allèrent. Le Roi s'alla coucher, et tout le monde sortit de la chambre nuptiale, excepté Monseigneur, les dames de la Princesse et le duc de Beauvillier, qui demeura toujours au chevet du lit du côté de son pupille, et la duchesse du Lude de l'autre. Monseigneur y demeura un quart d'heure avec eux à causer, sans quoi ils eussent été assez empêchés de leurs personnes; ensuite il fit relever Monsieur son fils, et aupa-

commencé en 1689 à se passionner pour ce jeu, à tel point que le Roi avait dû limiter le chiffre des pertes. (*Dangeau*, tomes II, p. 327 et note 2, 344, 353 et 405, III, p. 236, IV, p. 200, etc.; *Mémoires de Mme de la Fayette*, p. 230, et *Mémoires de Sourches*, tome III, p. 174 et 314, note 3.)

1. Cet appartement était celui de la feue reine, communiquant à la galerie par le salon de la Paix.

2. Autrement dite la « Grande pièce d'eau, » dont les terrassements avaient été faits, de 1679 à 1683, par le régiment des gardes suisses, et que, pour cette raison, Louis XIV lui-même appelait le « Lac des Suisses. » On l'avait considérablement agrandie en 1687. (*Le Château de Versailles*, par M. Dussieux, tome II, p. 247.)

3. Ces quatre derniers mots sont ajoutés en interligne, d'une autre encre; le détail manque chez Dangeau.

ravant lui fit embrasser la Princesse, malgré l'opposition de la duchesse du Lude[1]. Il se trouva qu'elle n'avoit pas tort : le Roi le trouva mauvais, et dit qu'il ne vouloit pas que son petit-fils baisât le bout du doigt à sa femme jusqu'à ce qu'ils fussent tout à fait ensemble[2]. Il se rhabilla dans l'antichambre, à cause du froid, et s'alla coucher chez lui à l'ordinaire. Le petit duc de Berry, gaillard et résolu, trouva bien mauvaise la docilité de Monsieur son frère, et assura qu'il seroit demeuré au lit[3].

Le dimanche[4], il y eut cercle[5] chez Mme la duchesse de Bourgogne. Le feu roi[6], qui les avoit vu[7] tenir avec

1. Comparez les *Annales de la cour*, tome II, p. 298, et le récit du *Mercure*, et voyez l'*Histoire de Mme de Maintenon*, par M. le duc de Noailles, tome IV, p. 596-597. Un chapitre entier de ce tome est consacré au mariage du 7 décembre 1697.

2. Tous les détails de cette dernière phrase manquent dans le *Journal*, ainsi que la phrase qui suit, relative au petit duc de Berry. Voyez ce que disent les *Annales de la cour*, tome II, p. 291, à propos du retardement de la consommation du mariage, qui n'eut lieu que le 22 octobre 1699. En 1685, il y avait eu de même un ajournement de neuf mois au mariage du duc de Bourbon avec Mlle de Nantes (*Mémoires de Sourches*, tome I, p. 280). Voyez les Additions et corrections.

3. Dans le récit que Madame envoya à la duchesse de Hanovre (recueil Jaeglé, tome I, p. 181-185), on lit ceci : « Je ne m'ennuyais pas à table, car j'étais assise à côté de mon cher duc de Berry, qui me faisait rire. « Je vois, disait-il, mon frère qui lorgne sa petite femme; mais, si je « voulais, je lorgnerais bien aussi, car il y a bien longtemps que je sais « lorgner. Il faut regarder fixe et de côté. » En disant cela, il contrefaisait son frère si drôlement, que je dus en rire. » Le duc de Berry avait toujours semblé plus grand, plus dispos et plus fort que son aîné.

4. *Journal de Dangeau*, tome VI, p. 241.

5. Voyez tome I, p. 218, note 3. Du temps de Marie-Thérèse, le « cercle » se tenait dans son salon, la Reine étant placée au fond, sur une estrade à dais, les dames titrées ou princesses étrangères assises en cercle sur leurs tabourets, et les autres debout ou par terre, sans carreaux ni tapis : voyez l'Addition 174, dans notre tome III, p. 365.

6. On remarquera cette expression de « feu roi » appliquée à Louis XIV, comme dans une Addition au *Journal de Dangeau*, tome V, p. 430; Saint-Simon ne s'en sert pas d'ordinaire, quoiqu'il écrive au milieu du règne de Louis XV.

7. Il écrit ici : « *vus* tenir », et, au contraire, une ligne plus loin :

beaucoup de dignité à la reine sa mère[1], et les avoit vus tomber sur la fin de Madame la Dauphine-Bavière[2], voulut les rétablir[3]. Ce premier fut magnifique par le prodigieux nombre de dames assises en cercle[4] et d'autres debout derrière les tabourets, et d'hommes derrière ces dames, et la[5] beauté des habits. Il commença à six heures; le Roi y vint à la fin, et mena toutes les dames dans le salon près de la chapelle[6], où elles trouvèrent une belle collation, puis à la musique : après quoi il tint

« *vu* tomber ». Il y a là, pour nous, faute aux deux endroits; mais c'est au second seulement que Saint-Simon s'écarte de la coutume dominante de son temps, laquelle était, pour un écrivain « moins esclave de la grammaire que de l'usage, » de laisser le participe invariable « lorsqu'on ajoutoit quelque chose après, » particulièrement, comme ici, des infinitifs, gouvernant ou non le complément précédent : voyez les *Remarques nouvelles sur la langue françoise* (par le P. Bouhours), 2de édition, 1676, p. 520, et la *Suite des Remarques* (par le même), 1692, p. 387 et 388 ; même règle, appuyée d'exemples, dans le *Traité de la Grammaire françoise*, par l'abbé Regnier Desmarais, 1706, p. 477.

1. Le cercle de la Reine était déjà célèbre au temps de la régence de Marie de Médicis (*Mémoires de Nicolas Goulas*, tome I, p. 96, note 4). Après Anne d'Autriche, il subsista encore quelque temps, et Antoine Benoist fit alors une représentation de ce cercle en figures de cire, que tout Paris alla voir rue Saint-Père, à côté de l'hôtel Saint-Simon (*Gazette* de 1669, p. 192) ; mais la « bêtise » de Marie-Thérèse, comme le dira notre auteur en 1704, força de substituer l' « appartement » au cercle.

2. Mme de Sévigné dit, en 1680 (tome VI, p. 351), que la Dauphine tenait son cercle « depuis huit heures du soir jusqu'à neuf et demie. »

3. Ceci sera répété, avec détail, en 1704, à l'occasion d'une modification du cercle de la duchesse de Bourgogne (tome IV de 1873, p. 198).

4. Saint-Simon avait écrit, par mégarde : *cercles*, au pluriel, puis a biffé l'*s*. — Voyez, pour le rang entre les dames qui avaient droit de s'asseoir et pour les compétitions qui se produisaient, le tome II de 1873, p. 168-169, et le *Journal de Dangeau*, avec Addition, tome VII, p. 8. Les femmes de magistrats, présentées seulement dans la galerie, n'allaient pas au cercle.

5. *Et la* corrigé *la d*.

6. Le salon de l'Abondance, servant de vestibule à la tribune de la chapelle inaugurée en 1682. On y remarquait trois grands buffets destinés à recevoir les rafraîchissements pour les jours d'appartement (Dussieux, *le Château de Versailles*, tome I, p. 144-145 ; voyez notre tome I, p. 71).

le portique. A neuf heures, il conduisit M. et Mme la duchesse de Bourgogne chez cette princesse, et tout fut fini pour la journée[1].

Elle continua à vivre comme avant d'être mariée; mais Mgr le duc de Bourgogne alla tous les jours chez elle[2], où les dames eurent ordre de ne les laisser jamais seuls, et souvent ils soupoient tête à tête chez Mme de Maintenon.

Le mercredi 11 décembre[3], le Roi vint sur les six chez Mme la duchesse de Bourgogne, où il y avoit grosse cour. Il y attendit le roi et la reine d'Angleterre, puis[4] entrèrent dans la galerie pleine d'échafauds et superbement ornée pour le bal[5]. La tête y tourna au duc d'Aumont, qui se mêla de toutes ces fêtes[6] à la place du duc de Beauvillier, qui étoit en année, mais qui ne les put ordonner à cause de ses fonctions auprès des enfants de France[7]. Ce fut donc une foule et un désordre dont le Roi même fut accablé; Monsieur fut battu et foulé dans la

1. Cette partie du récit est empruntée presque textuellement à Dangeau.

2. Dangeau dit d'abord (p. 241) : « Mme la duchesse de Bourgogne.... mènera la même vie qu'elle faisoit avant son mariage »; puis (p. 242) : « Mgr le duc de Bourgogne viendra tous les jours chez Mme la duchesse de Bourgogne »; et (*ibidem*) : « Il y eut toilette chez Mme la duchesse de Bourgogne, et il y en aura toujours les mardis et vendredis, comme avant son mariage. Mgr le duc de Bourgogne vint passer l'après-dînée chez elle, et, le soir, ils soupèrent tous deux chez Mme de Maintenon »; puis encore (p. 244) : « Mme la duchesse de Bourgogne va tous les soirs voir le Roi chez Mme de Maintenon, comme elle faisoit avant son mariage, et Mgr le duc de Bourgogne la vient voir tous les jours. On les laisse même causer ensemble; mais il y a toujours des dames dans la chambre. »

3. *Journal de Dangeau*, tome VI, p. 243.

4. A remarquer ici l'ellipse d'un *ils* qui représenterait trois mots du membre précédent, dont l'un est sujet et les deux autres régimes.

5. Le Roi lui-même avait réglé toute l'ordonnance de cette partie de la fête et fait faire une répétition pour les deux mariés (*Dangeau*, tome VI, p. 230 et 235).

6. Comme premier gentilhomme de la chambre.

7. Sainctot dit, dans sa relation, que le duc de Beauvillier était indisposé (ms. Fr. 14 120, fol. 342-345).

presse : on[1] peut juger ce que devinrent les autres. Plus de place[2], tout de force et de nécessité ; on se fourroit où on pouvoit. Cela dépara toute la fête[3]. Il y eut un branle[4], et juste[5] ce qu'il fallut de princes et de princesses du sang, avec M. le comte de Toulouse, pour se mener[6]. Voici ce qui dansa, outre ces princes et princesses, de dames[7]; d'hommes, beaucoup davantage.

Les duchesses de	Mesdames de
Sully;	Villequier;
Saint-Simon[8];	Châtillon, sa sœur[9];
Albret;	Tonnerre[10];

1. Il y a un *t* biffé après *on*.
2. Plus de place marquée, plus moyen de se placer selon son rang.
3. Après avoir dit qu'on ne se souvenait pas d'avoir vu un plus beau bal, Dangeau se contente d'ajouter : « Tout ce qu'il y auroit eu à desirer, c'est qu'il y eût moins de foule. Le Roi se donna même beaucoup de peine pour y remédier et pour mettre encore les dames plus à leur aise. » (Tome VI, p. 244.) Les *Annales de la cour* (tome II, p. 297) disent que, dans cette cohue, il y eut beaucoup de vols commis par les coupeurs de bourse, que la mariée elle-même se vit enlever une agrafe de pierreries, et que le chevalier de Sully fut dépouillé par « un homme de la première qualité. » On avait eu soin de bien placer quatre-vingts spectateurs étrangers.
4. On a vu tome I, p. 75, que les bals « réglés » commençaient ainsi.
5. *Juste* a été ajouté, après coup, à la fin de la ligne, en marge.
6. C'est-à-dire pour se donner la main entre princes et princesses, former un juste nombre de couples, qui dansaient tour à tour.
7. Les mêmes dames sont nommées par Dangeau, mais non dans le même ordre. Il dit que ce sont les seules dont il se souvienne, et Saint-Simon n'ajoute aucun nom. Celui-ci, dans son manuscrit, a disposé les noms en trois colonnes parallèles, comprenant : 1° les duchesses et les trois princesses étrangères ; 2° les neuf dames non titrées ; 3° les dix demoiselles. La justification de nos pages ne nous permettant pas de placer la troisième à côté des deux autres, nous la mettons à la suite.
8. Dangeau cite la duchesse de Luxembourg seconde, entre Mme de Sully et Mme de Saint-Simon, et non quatrième.
9. Toutes deux filles du marquis de Brouilly-Piennes, et déjà nommées dans le tome II, p. 207.
10. Marie de Hanyvel-Mennevillette, fille du secrétaire des commandements de Monsieur, mariée le 3 décembre 1687 à François-Joseph

Luxembourg;	la Porte[1];
Villeroy;	Dangeau;
Lauzun;	la Vieuville[2];
Roquelaure;	Goësbriant[3];
Mlle d'Elbeuf[4];	Barbezieux;

de Clermont, comte de Tonnerre (tome II, p. 208), mourut à Paris le 17 décembre 1727, étant âgée de soixante-trois ans.

1. Madeleine-Louise Gargan, mariée le 1er mai 1686 à Charles de la Porte, marquis de Vesins, chef d'escadre des armées navales, l'un des plus actifs compagnons d'armes d'Abraham du Quesne, et devenue veuve le 9 octobre 1693. C'était (*Mémoires de Sourches*, tome I, p. 380) la fille d'un commissaire provincial des guerres que protégeait Louvois, et sa mère, une des plus grandes joueuses de Paris, recevait beaucoup de monde tous les jours. La « pauvre marquise de la Porte, » comme dit Dangeau (tome XVIII, p. 146), mourut à Paris le 29 novembre 1719, « fort regrettée de tous ceux qui la connoissoient. » Néanmoins, Saint-Simon ne parlera plus d'elle, et, même chez Dangeau, elle n'a que cette citation nécrologique et celle du bal de 1697. Les ducs de la Meilleraye avaient essayé de se rattacher à cette maison de la Porte (Addition à Dangeau, 19 octobre 1693), et les *Annales de la cour* (tome I, p. 181-182) prétendent que ce furent leurs insinuations malveillantes de rancune sur la question de noblesse qui empêchèrent la marquise de la Porte d'être nommée dame d'honneur de Madame la Duchesse, plutôt que Mme de Laigle (ci-dessus, p. 33). Elle n'était pas riche, mais passait pour très jolie, « non pas par rapport à sa beauté, qui n'est pas grande, mais par rapport à son mérite, » et même la crainte de ces charmes avait forcé M. de Croissy à éloigner pour un temps son fils. Elle avait beaucoup d'amis à la cour, entre autres Dangeau, qui s'entremit vainement en sa faveur en 1697.

2. Marie-Louise de la Chaussée-d'Eu d'Arrest, seconde femme de René-François de Coskaër, marquis de la Vieuville, qui était colonel du régiment de Navarre et gouverneur de Poitou, par succession du duc son père. Mariée en juin 1689, elle mourut le 10 septembre 1715, à quarante-six ans, étant dame d'atour de la duchesse de Berry depuis 1710.

3. Marie-Madeleine Desmaretz, fille de l'ancien intendant des finances et petite-nièce de Colbert, mariée le 14 février 1695 à Louis-Vincent, marquis de Goësbriant, écuyer du Roi, brigadier d'infanterie, gouverneur du château du Taureau, plus tard lieutenant général. Elle mourut à Paris, le 8 mai 1736, âgée de soixante-deux ans.

4. Ce doit être la première des deux filles issues du troisième mariage du vieux duc d'Elbeuf avec la fille du maréchal de Navailles. Elle s'appelait Suzanne-Henriette de Lorraine et n'avait pas encore douze ans,

Mlle d'Armagnac; Montgon.
La princesse d'Espinoy[1].

MLLES DE

Menetou[2], fille de la duchesse de la Ferté;
Tourpes[3], fille de la maréchale d'Estrées;
Fürstenberg[4], nièce du cardinal de Fürstenberg;
Melun[5], sœur du prince d'Espinoy;
Solre Croy[6], fille du comte de Solre[7] chevalier de l'Ordre (le prince et la princesse d'Espinoy m'avoient prié de la mener);

étant née le 1er février 1686. Elle épousa le duc de Mantoue le 8 novembre 1704, et mourut à Paris le 16 décembre 1710.

1. Ces trois danseuses, Elbeuf, Armagnac, Espinoy, sont placées après les duchesses comme appartenant à la « princerie » étrangère, de même que trois jeunes filles de la troisième colonne, Mlles de Fürstenberg, de Melun et de Solre.

2. La fille de la duchesse de la Ferté que Saint-Simon avait *menée* dans certain bal de l'hiver 1694 (tome II, p. 80), et que nous verrons bientôt épouser le marquis de la Carte (tome II de 1873, p. 91).

3. Élisabeth-Rosalie d'Estrées, demoiselle de Tourpes, née en 1673, et morte à Paris, le 8 novembre 1750, sans alliance. Sa mère était sœur de la première femme de Dangeau.

4. Anne-Marie-Louise, fille aînée de la princesse de Fürstenberg dont il a été parlé plus haut (p. 188), épousa, le 11 octobre 1700, Louis de Gand de Mérode, prince d'Isenghien (tome III, p. 38, note 8), et mourut le 16 janvier 1706.

5. Après *Melun*, le manuscrit porte une *s*, première lettre du mot *sœur*, séparée de ce mot par un blanc. — Marie-Marguerite-Françoise de Melun, demoiselle d'Espinoy, née à Paris le 9 mai 1671, y mourut le 4 avril 1759, sans alliance.

6. Isabelle-Alexandrine de Croy, qui épousa à Madrid, étant très âgée déjà et désignée comme dame de la reine d'Espagne, Charles de Montmorency-Morbecque, prince de Robecque (12 janvier 1714), devint veuve le 15 octobre 1716. Les généalogies ne disent pas l'époque de sa mort.

7. Philippe-Emmanuel-Ferdinand-François de Croy, comte de Solre et de Buren, etc., grand veneur héréditaire du Hainaut, créé prince de Solre par l'Empereur, le 12 novembre 1676, commandait à cette époque un régiment wallon au service d'Espagne. Il entra en 1688 au service de France, fut fait alors brigadier, colonel d'infanterie et chevalier

Trois filles d'honneur de Madame[1];
Rebenac[2], fille du frère[3] de M. de Feuquière[4], depuis Mme de Souvré;
Lussan[5], fille de la dame d'honneur de Madame la Princesse; M. de Lussan[6], son père,

des ordres, passa maréchal de camp en 1693, avec la lieutenance générale du pays de Santerre et le gouvernement des villes de Péronne, Montdidier et Roye, parvint au grade de lieutenant général le 29 janvier 1702, et mourut à Paris le 22 décembre 1718, étant âgé de soixante-dix-sept ans. « Lieutenant général assez imbécile, » dit Saint-Simon dans une Addition sur le gendre de ce personnage (*Journal de Dangeau*, tome XIII, p. 340). Il avait rang de prince étranger. Sa femme était fille du duc de Bournonville.

1. Mlles du Liscouet, de Barrière et de Rathsamhausen.

2. Catherine-Charlotte de Pas de Rebenac se maria, le 18 février 1698, à Louis-Nicolas le Tellier, marquis de Souvré, maître de la garde-robe, qui releva les nom et armes de Pas-Rebenac. Elle mourut à Louvois, le 16 juillet 1739, âgée de soixante-six ans.

3. François de Pas-Feuquière, comte de Rebenac par son mariage avec l'héritière de la maison béarnaise de ce nom, lieutenant général et sénéchal de Béarn, et lieutenant général de l'évêché de Toul, avait débuté par une première mission auprès de l'armée de Suède (1677), puis avait eu les fonctions d'envoyé extraordinaire en Danemark, à Zell et à Brunswick (lors de la paix de 1679), à Berlin (1680), et avait remplacé son père, le marquis de Feuquière, comme ambassadeur en Espagne, à partir du mois de mars 1688. Lors de la rupture de 1689, il avait refusé l'ambassade de Constantinople, pour prendre celle de Turin, et il avait eu encore deux missions auprès des princes et républiques d'Italie, en 1691 et 1693. Mort à Paris le 22 juin 1694, âgé de quarante-cinq ans.

4. Tome I, p. 243, note 2, et tome III, p. 33.

5. Marie-Gabrielle d'Audibert de Lussan, qui épousa : 1° le 20 juillet 1700, Henri Fitz-James, duc d'Albemarle, bâtard du roi Jacques II, lequel mourut en 1702; 2° N. Mahoni, colonel irlandais (ce mariage ne fut jamais déclaré); 3° le 12 mars 1707, Jean Drummond, duc de Melfort. Elle mourut au château de Saint-Germain, le 15 mai 1741, âgée d'environ soixante-six ans.

6. Jean d'Audibert, comte de Lussan, en Vivarais, fait chevalier des ordres à la promotion de 1689, sur la présentation de Monsieur le Prince, mourut à Paris le 12 février 1712, âgé de quatre-vingt-cinq ans environ. Il avait épousé, en 1674, Marie-Françoise Raymond, qui mourut le 19 septembre 1716, au Petit-Luxembourg. Sur sa charge de premier gentilhomme de Monsieur le Prince et sur les privilèges qu'elle

étoit chevalier de l'Ordre et premier gentilhomme de la chambre de Monsieur le Prince.

Sur les neuf heures[1], on porta sur[2] des tables à la main une grande collation devant la reine[3], les Rois, et tout autour[4] du bal, et, sur les dix heures et demie, on alla souper. Les princes du sang n'y furent plus admis; il n'y eut que les princesses du sang avec la famille royale.

Il n'y eut rien jusqu'au samedi 14 décembre[5], que fut le second bal. M. d'Aumont y eut sa revanche : tout y fut dans le plus grand ordre du monde[6]. A sept heures, le Roi, le roi et la reine d'Angleterre, la famille royale, les princes du sang, les danseurs seulement en hommes, et toutes les dames vinrent chez Mme la duchesse de Bourgogne, d'où ils entrèrent dans la galerie; et ce bal fut admirable, et tout entier en habits qui n'avoient pas encore paru[7]. Le Roi trouva celui de Mme de Saint-Simon si à son gré, qu'il se tourna à M. le maréchal de Lorge, en quartier de capitaine des gardes derrière lui, et lui donna le prix sur tous les autres. Mgr le duc de Bourgogne se trouva libre à prendre à ce bal après avoir rendu[8], ce qui ne s'étoit pas trouvé à l'autre, et

lui procurait ainsi qu'à sa femme, voyez les Additions 175 et 177 (tome III, p. 366 et 367), et une autre Addition au *Journal de Dangeau*, tome XII, p. 17. Les *Mémoires* parleront d'eux plusieurs fois.

1. *Journal de Dangeau*, tome VI, p. 244. Comparez les détails plus complets de la relation du *Mercure*, et ceux que donne le *Supplément de la clef du Journal historique* (de Verdun), tome I, p. 87-88.

2. La première lettre de *sur* corrige un *d*. — 3. La reine d'Angleterre.

4. La syllabe *au* de *autour* est écrite en interligne, sur *le*, biffé.

5. *Journal de Dangeau*, tome VI, p. 246.

6. Le verglas retarda cependant l'arrivée de la cour anglaise, et ce ne fut pas à sept heures, comme le dit Saint-Simon, mais à huit heures et demie, que le bal put commencer.

7. « Les dames et les danseurs, dit Dangeau, avoient presque tous des habits différents de la première fois, et aussi magnifiques du moins. » Le *Mercure* décrit les costumes pour ce second bal comme pour le premier.

8. C'est-à-dire libre de façon à prendre pour danseuse qui il voulut, après avoir rendu à une dame titrée l'invitation reçue d'une princesse. Il

prit la duchesse de Sully; il se trouva encore libre une seconde fois, et il prit Mlle d'Armagnac[1]. M. le prince de Conti venoit d'arriver; il fut au bal, mais il ne voulut pas danser[2]. On servit, comme l'autre fois, une grande collation, et, un peu après minuit, on alla faire médianoche[3], où les princes du sang ne furent point encore, après lequel le roi et la reine d'Angleterre s'en allèrent[4]. Mme de Maintenon ne parut à rien sinon aux deux bals, qu'elle vit commencer assise derrière la reine d'Angleterre, et ne fut qu'une demi-heure à chacun[5].

Le mardi 17 décembre[6], toute la cour alla sur les quatre heures à Trianon[7], où on joua jusqu'à l'arrivée du roi et de la reine d'Angleterre. Le Roi les mena dans une tribune où on montoit sur la salle de la comédie[8] de

y a dans Saint-Simon plusieurs de ces emplois absolus du verbe *rendre*. Un passage des *Mémoires du duc de Luynes*, tome II, p. 339-340, montre l'ordre où les invitations se recevaient et se rendaient.

1. Les détails de ces deux dernières phrases ne sont pas chez Dangeau. Il y a quelques vers sur les danseuses dans le passage déjà cité du Chansonnier, ms. Fr. 12 692, p. 323-327.

2. « Mgr le prince de Conti, dit Dangeau, étoit au bal; mais il n'y voulut point danser. »

3. « Repas en viande qui se fait immédiatement après minuit sonné lorsqu'un jour maigre est suivi d'un jour gras. » L'Académie, qui définit ainsi le mot dans ses cinq premières éditions, n'en étend la signification que dans sa sixième : « particulièrement dans le passage d'un jour maigre à un jour gras. » On devait sans doute l'importation de ce terme, avec l'orthographe espagnole, à Anne d'Autriche. Nous trouvons *medianox* en 1682, dans le journal du P. Léonard (ms. Fr. 10 265, fol. 15 v°). Monseigneur et la princesse de Conti faisaient médianoche tous les samedis.

4. « Après médianoche, dit Dangeau, le Roi fut encore assez longtemps enfermé avec le roi et la reine d'Angleterre. »

5. Dangeau ne parle point de Mme de Maintenon.

6. *Journal de Dangeau*, tome VI, p. 248.

7. De même que pour le mariage de 1692 (tome I, p. 102).

8. M. Dussieux, dans sa description du second Trianon (*le Château de Versailles*, tome II, p. 319 et suivantes), ne donne point de détails sur cette salle; mais Dangeau nous montre, en 1689 et 1695, le Roi assistant à une représentation dans la tribune, et Monseigneur en bas, dans la salle. Celle-ci fut détruite en mai 1703, pour faire un appar-

chez Mme de Maintenon, qui y monta aussi, avec Mgr et Mme la duchesse de Bourgogne, ses dames et celles de la reine. Monseigneur, Monsieur, Madame et tout le reste de la cour étoit en bas dans la salle. L'opéra d'*Issé*[1], de des Touches[2], fort beau[3], y fut très bien joué[4]. L'opéra fini, chacun s'en retourna; et par ce spectacle finirent toutes les fêtes du mariage.

M. de Vendôme, voyant la trêve en Catalogne et la paix assurée, avoit demandé et obtenu son congé de bonne [*Add. S^tS. 226*] heure[5]; mais il n'avoit fait que saluer le Roi, et s'en

tement au Roi (*Journal de Dangeau*, tomes II, p. 436, V, p. 224, et IX, p. 187). C'est ce qu'on appelle aujourd'hui l' « appartement de la reine Victoria, » qui y a logé dans son voyage en France de 1855.

1. Pastorale héroïque en trois actes, qui a pour sujet les amours de la nymphe Issé avec Apollon déguisé en berger. L'auteur des paroles était Antoine Houdar de la Motte. On reprit *Issé* en 1749, sur le théâtre des petits cabinets.

2. André Cardinal-Destouches, né à Paris en 1672, y mourut le 3 février 1749, ayant fait les fonctions d'inspecteur général de la régie de l'Académie royale de musique de 1713 à 1721, puis celles de surintendant semestre de la musique de la chambre (nommé en survivance de la Lande, le 18 février 1718), et ayant en outre dirigé l'Opéra de 1728 à 1730. Il avait failli d'abord se faire jésuite, avait accompagné le P. Tachard à Siam, et, de 1692 à 1696, avait servi dans les mousquetaires du Roi : ce qui augmentait beaucoup la curiosité de la cour (*Journal de Dangeau*, tome VI, p. 204, 207, 211, 212). Comme il n'était encore qu'un amateur, fort novice dans la science de la composition, il fut forcé de prendre un collaborateur pour écrire la musique d'*Issé*, qui était son premier ouvrage. Voyez une notice biographique sur ce compositeur dans le *Second supplément du Parnasse françois* (1755), p. 53-56.

3. Les cinq derniers mots ont été ajoutés postérieurement en interligne.

4. « Le Roi, dit Dangeau (*Journal*, tome VI, p. 248), fut fort content, » et il conserva toujours un certain goût pour la musique de ce compositeur. On rapporte qu'après la représentation du 17 décembre, il dit que Destouches était seul capable de ne pas faire regretter Lully, et qu'il lui fit donner une gratification de deux cents louis. Destouches produisit depuis lors une grande quantité d'opéras pour la cour. Saint-Simon avait dû certainement entendre Destouches au siège de Namur, où le musicien, alors son camarade aux mousquetaires, se fit une première réputation comme compositeur et comme exécutant.

5. Voyez, dans l'appendice VII, la lettre de rappel que le Roi lui

étoit allé à Anet[1] se mettre, sans façons et sans mystère, entre les mains des chirurgiens[2]. Il en avoit un pressant besoin ; mais ils le manquèrent[3]. Sa naissance, devenue

avait écrite le 8 octobre. — En revenant de Catalogne, il faillit se perdre sur mer, fut poussé par la tempête vers les côtes de la Barbarie, et ne put débarquer qu'à grand'peine à Collioure (*Gazette d'Amsterdam*, 1697, n° c).

1. Anet (aujourd'hui chef-lieu de canton du département d'Eure-et-Loir, à seize kilomètres N. E. de Dreux), célèbre par le château qu'Henri II y avait fait élever pour Diane de Poitiers, était une principauté que le duc de Vendôme tenait de son aïeul César de Vendôme, à qui elle avait été apportée en mariage par l'arrière-pétite-fille du grand sénéchal Louis de Brezé et de Diane de Poitiers. Le duc y avait fait des constructions importantes et des embellissements; c'était sa résidence favorite, le théâtre ordinaire de ses plaisirs, et il y avait souvent reçu Monseigneur. En 1700, quarante fiefs relevaient de la principauté, et on en évaluait le produit à trente-six mille livres (*Mémoire de la généralité de Paris*, publié en 1881, p. 393-395). Voyez une Addition au *Journal de Dangeau*, tome XIV, p. 166, et les descriptions ou l'histoire du château dans les *Mémoires du duc de Luynes*, tome XII, p. 18, dans les *Cours galantes*, par M. G. Desnoiresterres, tome I, p. 188-199, dans le *Cabinet historique*, tomes II, VII à IX et XX, dans la seconde série des *Châteaux historiques de la France*, par M. G. Eyriès, dans *Anet, son passé, son état actuel*, etc., par le comte A. de Caraman (1860), dans une autre étude publiée en 1875, par M. Roussel, sous les auspices de M. Ferdinand Moreau, propriétaire actuel et restaurateur du château, dont une grande partie a été détruite lors de la Révolution, et enfin dans les *Mémoires de la Société archéologique d'Eure-et-Loir*, tome VI, année 1880, p. 58.

2. *Journal de Dangeau*, tome VI, p. 247. Dans son Addition (n° 226) à ce passage du *Journal*, Saint-Simon est plus explicite sur la nature du mal, et il en reparlera d'ailleurs à plusieurs reprises dans la suite des *Mémoires*. Le duc avait déjà subi la grande opération en 1691. C'était toujours à Anet qu'il allait se faire traiter, et il y passa encore, pour ce motif, une partie de l'année 1698, ainsi que l'été de 1699.

3. Selon les *Annales de la cour*, tome II, p. 323-325, ce fut l'empirique ou médecin-chimiste Chambon qui fit le traitement, à l'instigation de Chaulieu, et qui échoua. Quand le duc se remit aux remèdes en 1699, comme nous le verrons, il fut soigné par le frère Côme, mais sans plus de succès (*Journal de Dangeau*, tomes VII, p. 22, 81, 123, 333, et VIII, p. 20, et chansons du *Nouveau siècle de Louis XIV*, tome IV, p. 170 et 177).

si à la mode[1], et les succès de Catalogne lui avoient donné une audace qui ne fit depuis que croître[2]. Il reparut à la cour le jour du dernier bal, et fut[3] très bien reçu du Roi, et par conséquent de toute la cour[4].

Mariage des deux filles du comte de Tessé. Fortune et fin

Tessé[5] avoit marié, l'année précédente[6], sa fille aînée[7] à la Varenne, moyennant la lieutenance générale d'Anjou[8], qui étoit dans sa famille depuis Henri IV, qui la donna, avec la Flèche[9], à ce la Varenne si connu dans

1. Par les bâtards et bâtardes du petit-fils d'Henri IV, leur nombre, leur haute faveur.

2. Comparez la suite des *Mémoires*, tomes II, p. 199 et 200, IV, p. 385, VII, p. 325, etc., et l'Addition déjà citée au *Journal de Dangeau*, tome XIV, p. 168.

3. Avant *fut*, Saint-Simon a biffé *y*.

4. Dangeau dit, à la date du 14 (p. 247) : « M. de Vendôme arriva ici le matin; il est si bien remis de sa maladie, qu'il n'y paroît plus. Le Roi l'a très bien reçu. »

5. Ce nouvel épisode est amené par la mention que Dangeau fait, immédiatement après celle que nous venons de citer dans la note précédente, du mariage de Mlle de Tessé avec le marquis de Maulévrier.

6. *Journal de Dangeau*, tomes V, p. 409 et 410, et VI, p. 118. C'est en 1696 que l'affaire s'était engagée, mais seulement en mai 1697 que le mariage fut célébré « moyennant la lieutenance générale, » comme dit Saint-Simon.

7. Ces trois mots sont ajoutés en interligne. — Cette fille aînée était Marie-Françoise-Philiberte-Damaris de Froullay de Tessé, mariée : 1° en mai 1697, à Guillaume Foucquet, chevalier, puis marquis de la Varenne et baron de Sainte-Suzanne, qui fut pourvu, en faveur de ce mariage, de la lieutenance générale d'Anjou et Saumurois et du gouvernement de la Flèche, possédés successivement par son aïeul et son père, mais qui mourut le 22 février 1699, laissant un fils de quinze jours; 2° par contrat du 5 juin 1715, à Jean-François de Briqueville, comte de la Luzerne, qui eut à son tour le gouvernement de la Flèche. Elle mourut à Paris, le 29 décembre 1744, étant âgée de soixante-dix-neuf ans, et fut enterrée dans l'église Saint-Sulpice.

8. Dangeau (tome I, p. 433) dit inexactement : « la lieutenance de Roi. » Quoique les deux gouvernements d'Anjou et de Saumurois fussent séparés, leur lieutenance générale ne faisait qu'une seule et même charge. Elle ne valait d'ailleurs que six cents écus (*Journal*, tome XV, p. 212).

9. La Flèche, aujourd'hui sous-préfecture du département de la

tous les mémoires de ces temps-là[1] pour avoir eu l'esprit et l'adresse de devenir une espèce de personnage de[2] marmiton, puis de cuisinier, enfin de porte-manteau d'Henri IV, qu'il servoit dans ses plaisirs, et qu'il servit depuis dans ses affaires[3]. Ce fut lui qui eut la principale

singulière du premier la Varenne. [*Add. St S.* 227 *et* 228]

Sarthe, était chef-lieu d'élection, avec un présidial créé par Henri IV et un ressort emprunté aux trois provinces d'Anjou, du Maine et de Touraine. Le gouvernement, d'après Dangeau, valait douze cents écus, et il était héréditaire dans la descendance masculine de la Varenne.

1. Selon M. P. de Courcy, continuateur du P. Anselme (*Histoire généalogique*, tome IX, 2e partie, p. 322), et le dossier FOUCQUET 27 357, dans le volume 1219 du recueil des *Pièces originales*, à la Bibliothèque, ainsi que les documents conservés aux Archives nationales, carton K 108, n° 106, Guillaume Foucquet, né à la Flèche en 1560, fut successivement sergent à verge, écuyer de cuisine de la duchesse de Bar, Catherine de Bourbon, et porte-manteau d'Henri IV, avant de devenir gouverneur des ville et château de la Flèche (1592) et d'être anobli (1598). Henri IV le fit, dès son avènement, commissaire ordinaire des guerres, puis contrôleur général des postes et conseiller d'État, chevalier de l'ordre de Saint-Michel « pour services rendus à Coutras, Ivry, Arques et Fontaine-Française » (7 juin 1595), gouverneur des ville et château d'Angers (28 août 1604), lieutenant général en Anjou, etc. Il testa le 26 novembre 1616, et fut enterré dans l'église du collège de la Flèche, en vertu d'un brevet spécial du 1er janvier 1609. Il portait les titres de baron de Sainte-Suzanne et de baron de la Varenne[a], bourg de l'élection d'Angers, qui fut érigé pour son fils en marquisat, par lettres de l'année 1616, que René Foucquet de la Varenne, maréchal de camp, fit enregistrer le 14 juillet 1673. La terre de Saint-Romans, en Poitou, avait été précédemment érigée en baronnie pour la Varenne et sa seconde femme, Jeanne de Poix, en considération « des services rendus par eux au fait des guerres, ou autrement en plusieurs manières. » (Arch. nat., O1 11, fol. 311 v°.) Il avait des armes qui nous semblent tout à fait emblématiques : un lévrier, portant au cou un collier fleurdelisé, par concession, dit-on, du roi Henri IV.

2. Ce *de*, au sens de point de départ, ainsi rejeté à cause de ses longues dépendances, prêterait grammaticalement, après le mot *personnage*, à amphibologie. L'auteur, comme il fait si souvent, s'en fie à l'ensemble pour forcer à comprendre.

3. Sur ses missions diplomatiques, voyez la *Chronologie novenaire* de Palma Cayet, p. 528-529, les *Mémoires de Cheverny*, p. 503 et 534,

[a] On prononçait, par corruption : *la Varanne*, et il signait : *Lavarane*.

part au retour des jésuites en France[1] et à ce magnifique établissement qu'ils ont à la Flèche[2], dont il partagea la seigneurie avec eux[3]. Il s'y retira à la mort d'Henri IV[4], très riche et vieux, et y vécut fort à son aise. C'étoit beaucoup la mode des oiseaux en ce temps-

le recueil des *Lettres missives de Henri IV*, et, sur les services d'autre nature qu'il rendit à Henri IV, les écrivains protestants, l'*Histoire universelle* de d'Aubigné, son *Baron de Fœneste*, la *Confession de Sancy*, etc. Tallemant (tome IV, p. 452) rapporte que Mme de Bar disait de lui, en plaisantant : « Il a plus gagné à porter les poulets du Roi mon frère, qu'à larder ceux de sa cuisine. » Ce mot se retrouve dans le *Menagiana*. Mais, en réalité, d'écuyer de cuisine à marmiton, cuisinier ou « fouille-au-pot », comme Saint-Simon le dira ailleurs (tome X, p. 296), il y avait quelque différence, et, en outre, M. de Courcy nous apprend que le père de Guillaume Foucquet avait aussi une charge d'écuyer de cuisine à la cour du roi de Navarre, et que sa mère était fille d'un contrôleur de la même maison. Il y a encore un mot de Roquelaure sur son emploi d'entremetteur dans le *Journal de P. de l'Estoile*, tome VII, p. 249-250. M. Loiseleur, dans une note de ses *Problèmes historiques*, p. 339-340, a reproduit une protestation de l'héritier actuel du nom.

1. Comparez un passage du *Parallèle*, dans les *Écrits inédits de Saint-Simon*, tome I, p. 127-128. Bannis de France après l'attentat de Barrière, en 1594, les jésuites y furent rappelés en 1603, et ce fut en effet la Varenne qui, avec Villeroy, obtint ce rappel, malgré l'opposition du Parlement (*Histoire de J.-A. de Thou*, tome XIV, p. 299).

2. « Les jésuites y ont un magnifique collège, fondé en 1607 par Henri le Grand, qui leur céda son palais pour bâtir l'église et assigna vingt mille livres de rente pour l'entretien de la maison.... Il y a cent vingt jésuites, et l'on y comptoit autrefois deux mille écoliers, dont le nombre est fort diminué aujourd'hui.... » (*Mémoire de la généralité de Tours*, 1698.) Ce collège, d'où sortirent quantité d'hommes illustres, devint, en 1764, après l'expulsion des jésuites, un pensionnat royal pour deux cent cinquante gentilshommes, puis fut cédé aux Doctrinaires le 20 mai 1776, et enfin il a été transformé, depuis la Révolution, en prytanée militaire, pour l'éducation gratuite de fils d'officiers.

3. La seigneurie de la Flèche, qui avait appartenu à la maison d'Alençon, puis à celle de Bourbon-Vendôme, se trouva réunie à la couronne par l'avènement d'Henri IV. La Varenne obtint permission, le 10 janvier 1607, de faire faire un pont-levis au logis qu'il occupait dans la ville, et qui était un magnifique château, selon le *Grand dictionnaire d'Expilly*, tome III, p. 172-177. On en a des vues du temps.

4. Il vint, à cette époque, avec une députation des jésuites de la

là, et il s'amusoit fort à voler[1]. Une pie[2] s'étant relaissée un jour dans un arbre, on ne pouvoit l'en faire sortir à coups de pierre et de bâtons. Le vieux la Varenne et tous les chasseurs étoient autour de l'arbre à tâcher de l'en faire partir, lorsque la pie, importunée de tout ce bruit, se mit à crier de toute sa force au maquereau[3] et le répéta sans fin. La Varenne, qui devoit toute sa fortune à ce métier, se mit tout d'un coup dans la tête que, par un miracle comme le reproche que fit l'âne de Balaam à ce faux prophète[4], la pie lui reprochoit ses péchés : il en fut si troublé, qu'il ne put s'empêcher de le montrer, puis, agité de plus en plus, de le dire à la compagnie. Elle en rit d'abord; mais, voyant ce bonhomme changer beaucoup, puis se trouver mal, on tâcha de lui faire entendre que cette pie avoit apparemment appris à parler dans quelque village voisin et à dire cette sottise, et qu'elle s'étoit échappée et s'étoit trouvée là. Il n'y avoit en effet pas autre chose à en croire; mais la Varenne ne put jamais en être persuadé. Il fallut,

Flèche, chercher le cœur du Roi, que ce prince leur avait légué (*Journal de J. Héroard*, tome II, p. 3).

1. Au sens bien connu de *chasser* (soit activement, soit, comme ici, absolument) avec des oiseaux dressés pour la chasse. — Le mot suivant *relaissé* n'est appliqué par l'Académie qu'au lièvre; nous avons déjà vu notre auteur (tome III, p. 25; ci-dessus, p. 82) et le verrons mainte fois l'employer métaphoriquement.

2. On chassait la pie avec des tiercelets de faucon, qu'elle cherchait à éviter en se cachant d'arbre en arbre, de buisson en buisson, d'où les oiseleurs la « faisaient vider » en criant : « Houya! houya! » Louis XIII aima beaucoup ce vol.

3. Littré, à l'historique de MAQUEREAU, 2°, cite du mot, en ce sens grossier d'entremetteur, des exemples des XIII°, XIV°, XV° et XVI° siècles. On s'en servait officiellement dans le libellé de l'écriteau que le bourreau apposait sur la poitrine des entremetteurs exposés en public : voyez la *Gazette d'Amsterdam*, 1700, n° XIX.

4. Le devin Balaam, dont l'ânesse, d'après le livre des *Nombres* (chapitre XXII, versets 28-30), avait pris une voix humaine pour le détourner de lancer contre les Hébreux les imprécations que requérait de lui le roi des Moabites.

du pied de l'arbre, le remener chez lui; il y arriva avec la fièvre et toujours frappé de cette folle persuasion : rien ne put le remettre, et il mourut en très peu de jours[1]. C'est l'aïeul paternel de tous ces la Varenne[2].

Tessé avoit une autre fille[3] fort jolie[4], dont il fit le mariage[5] avec Maulévrier[6], qui avoit quitté le petit collet lorsque son frère fut tué dans Namur[7]; il étoit fils de Maulévrier frère de M. Colbert et chevalier de l'Ordre, qui mourut de douleur de n'avoir pas été maréchal de France, comme je l'ai raconté[8]. Celui-ci avoit le régiment de Navarre[9] et me donnera lieu de parler de lui[10].

1. La même anecdote est rapportée quatre fois par Saint-Simon : 1° dans une Addition au *Journal de Dangeau* de 1696, tome V, p. 410; 2° dans une autre Addition, 1714, tome XV, p. 212-213; 3° et 4° dans les *Mémoires*, ici et tome IX, p. 333. Il est assez étonnant que ni Tallemant ni Ménage n'y fassent aucune allusion. On en trouve un mot dans les notes du dossier Foucquet 27 357, fol. 39 (série des *Pièces originales*).

2. La descendance directe s'éteignit en 1714, dans le fils issu de l'alliance du marquis avec Mlle de Tessé (*Dangeau*, tome XV, p. 212).

3. Marthe-Henriette de Froullay de Tessé, mariée le 25 janvier 1698, morte le 16 juillet 1751, à Paris, étant âgée de soixante-douze ans.

4. Après *jolie*, qui termine une ligne, Saint-Simon a ajouté, en se relisant, l'abréviation de *qui*, ou *qu'il*, et, après *il*, au bout de la ligne suivante, *estoit*. La troisième ligne commence par *dont*, biffé devant *fils;* au-dessus, en interligne, est écrite cette rédaction postérieure, non effacée par mégarde : « maria en ce temps cy au. » Nous ne pouvons que rétablir la première rédaction, avec l'addition du verbe *estoit*.

5. Ce mariage ne se célébra qu'au commencement de 1698; mais Saint-Simon en parle dès à présent, parce que le Roi donna son agrément le 18 décembre 1697 (*Dangeau*, tome VI, p. 249 et 275).

6. François-Édouard Colbert, d'abord chevalier, puis marquis de Maulévrier, pourvu du régiment de son frère en septembre 1695, puis de celui de Navarre en novembre 1696, fut fait brigadier d'infanterie en 1704; il se tua le 2 avril 1706, n'ayant que trente et un ans.

7. Tome II, p. 324-326. Le chevalier aussi avait été blessé à ce siège.

8. Tome I, p. 117 et 120.

9. Il avait acheté ce régiment soixante-dix-sept mille livres (*Dangeau*, tome VI, p. 32), et sa mère lui donnait en outre vingt mille livres de rente (Acte du 31 décembre 1699, Arch. nat., Y 273, fol. 187 v°).

10. A propos de sa folle passion pour la duchesse de Bourgogne, etc.

En même temps presque que le prince de Darmstadt s'établit en Espagne comme je l'ai expliqué[1], il fut fait vice-roi de Catalogne par l'intrigue des serviteurs de l'Empereur et l'appui de la reine d'Espagne, et, par les mêmes chemins, le prince de Vaudémont fut fait gouverneur général du Milanois[2]. C'est[3] un personnage sur lequel il faut s'arrêter, et dont je parlerai plus d'une fois dans les suites[4]. Il étoit bâtard[5] de Charles IV, duc de Lorraine, gendre du duc d'Elbeuf[6] et beau-frère du comte de Lillebonne frère du même duc d'Elbeuf; il l'étoit aussi du duc de la Rochefoucauld. Détaillons tout ceci[7].

1. Ci-dessus, p. 289-291.

2. Dangeau écrit, sous la date du 26 octobre 1697 (tome VI, p. 216) : « On mande d'Espagne que la cabale de la reine devient la plus forte. Elle a fait chasser le duc de Montalte, qui étoit une espèce de favori du roi, et on croit qu'elle aura le crédit de faire donner le gouvernement de Milan à M. de Vaudémont, quoique tous les grands s'y opposent fort.... La reine est entièrement gouvernée par son confesseur, qui est, s'il se peut, encore plus attaché à l'Empereur qu'elle. » Puis (p. 250), le 20 décembre : « On mande d'Espagne que S. M. C. a enfin donné le gouvernement du Milanois au prince de Vaudémont, quoique des grands du Conseil s'y opposassent : la cabale de la reine l'a emporté. Elle a fait donner aussi la vice-royauté de Catalogne au prince de Darmstadt, son parent. » Comparez un article des *Annales de la cour*, tome II, p. 307-309, et les *Mémoires et négociations secrètes du comte d'Harrach*, par la Torre (1720), tome I, p. 176, 180-182, 185, 246-247 et 280-286. Le gouvernement du Milanais fut enlevé ainsi à Leganez; en même temps, le prince Eugène eut la vice-royauté de Navarre.

3. L'encre change ici, est plus noire; il y a eu un temps d'arrêt.

4. Notamment tome V, p. 225 et 246. Il y a aussi un « court historique » de Vaudémont dans le *Parallèle*, p. 271. M. Pingaud lui a consacré, en 1878, un article des *Mémoires de la Société d'émulation du Doubs;* mais il reste encore à faire usage de tous ses papiers, aujourd'hui conservés à la Bibliothèque nationale, dans la collection de *Lorraine*.

5. M. Pingaud croit qu'il faut reporter la naissance de ce bâtard au 15 février 1649, comme le fait l'historien lorrain Hugo, dans sa vie manuscrite du duc Charles IV, et non au 15 avril seulement, comme dom Calmet. — Vaudémont signait : *Ch.-Henry de Lorraine*.

6. Charles de Lorraine : tome II, p. 101, note 3.

7. Comparez à ce qui suit une assez longue Addition au *Journal de*

Prince de Vaudémont, et sa fortune.

On connoît encore trop[1] la vie et les diverses fortunes de Charles IV, duc de Lorraine[2], pour parler de son génie[3] et des extrémités où il le jeta[4]. Ami de tous les partis, fidèle à aucun, souvent dépouillé de ses États, et tantôt les abdiquant, puis les reprenant, tantôt en France avec les rebelles, puis à la cour, tantôt à la tête de ses troupes sans feu ni lieu, qu'il faisoit subsister aux dépens d'autrui, et y vivant lui-même, d'autres fois au service de la France, puis de l'Empereur, après de l'Espagne, souvent à Bruxelles, enfin enlevé et conduit prisonnier en Espagne[5]; toujours marié, et jamais avec la duchesse Nicole[6], héritière de Lorraine, sa cousine germaine, fille aînée d'Henri, duc de Lorraine[7], frère aîné

Dangeau, tome XI, p. 393-396. La généalogie que va paraphraser Saint-Simon ne se trouve pas dans l'ouvrage du P. Anselme, les continuateurs ayant réservé de parler des ducs de Lorraine en même temps qu'ils traiteraient des maisons souveraines de l'Europe, et n'ayant donné que la filiation des branches devenues ducales en France; mais il se sert du *Dictionnaire de Moréri*.

1. Après *trop*, est répété l'adverbe *encore*.

2. Tome III, p. 31, note 6.

3. Au sens d'*ingenium*, caractère.

4. Voyez particulièrement l'*Histoire de la réunion de la Lorraine à la France*, par M. le comte d'Haussonville. Parmi les auteurs contemporains du duc Charles IV, ses deux principaux biographes sont le marquis de Beauvau et Dubois de Ryocourt. L'*Histoire ecclésiastique et civile de la Lorraine*, par dom Calmet, est postérieure de quarante ans. M. F. des Robert vient de publier, en 1882, les *Campagnes de Charles IV, duc de Lorraine et de Bar, de 1634 à 1638*, d'après des documents inédits.

5. Arrêté en 1654, il resta prisonnier cinq années à Tolède : voyez l'*Histoire de France sous le ministère de Mazarin*, par M. Chéruel, tome II, p. 125 et suivantes. C'est de cet emprisonnement que Dubois de Ryocourt publia l'histoire en 1688, peu après l'impression des *Mémoires du marquis de Beauvau*.

6. Nicole, duchesse de Lorraine et de Bar, née le 3 octobre 1608, mariée avec dispenses le 22 mai 1621, et morte d'apoplexie le 20 février 1657.

7. Henri, surnommé *le Bon*, né le 8 novembre 1563, devenu duc en mai 1608, mort le 31 juillet 1624. — Saint-Simon n'écrit les prénoms que par leurs initiales, ici et dans les lignes qui suivent.

de son père[1], qu'il avoit épousée en 1621, dont il n'eut point d'enfants et qu'il perdit en janvier[2] 1657, ni avec M.[3], fille unique de Charles, comte d'Aspremont[4], qu'il épousa en 1665 et dont il n'eut point d'enfants encore, et qu'il laissa veuve en septembre 1675, qu'il mourut.

Charles IV étoit frère aîné du prince François[5] qui fut cardinal, et qui, voyant le duc son frère sans enfants, quitta le chapeau pour épouser Claude-Françoise[6], seconde et dernière fille du duc Henri de Lorraine, frère aîné de son père : en sorte que les deux frères épou-

1. François de Lorraine, troisième fils du duc Charles II, naquit le 27 février 1572, fut comte de Vaudémont, et mourut le 15 octobre 1632.

2. En février, et non en janvier. La *Gazette* annonce (p. 192) qu'elle est morte « après avoir rendu par sa merveilleuse vertu un illustre modèle de patience. »

3. Louise-Marguerite (que le *Dictionnaire de Moréri*, suivi par Saint-Simon, appelle Marie, et d'autres auteurs Marie-Louise) d'Aspremont-Nanteuil, mariée à l'âge de treize ans à Charles IV (5 novembre 1665), se remaria en 1679 à Henri-François, comte de Mansfeld, et mourut le 23 octobre 1692. Elle était fort coquette et sans biens. La curieuse histoire de son premier mariage se trouve dans le livre V des *Mémoires du marquis de Beauvau*, et, d'après cet auteur, dans le livre de dom Calmet, tome III, p. 627-630. Un des *Continuateurs de Loret*, parlant de la célébration (*Lettres en vers* publiées par le feu baron James de Rothschild, tome I, col. 413-414), ajoute qu'il ne reste plus aux autres beautés successivement courtisées, ou même épousées, par Charles IV

Que des contrats de mariage
Et pour tout fruit et pour tout gage
Des amitiés du susdit duc.

4. Charles II, comte d'Aspremont de Dun, marié à Marie-Françoise de Mailly-Coucy, se ruina à faire la guerre à Charles IV, mais finit par obtenir la restitution du comté dont il portait le nom.

5. Nicolas-François, dit communément le duc François, né le 6 décembre 1609, et nommé cardinal en 1627, puis évêque de Toul, sans être dans les ordres, devint souverain de la Lorraine par la démission simulée de son frère, en 1634, mais en fut tout aussitôt expulsé par le cardinal de Richelieu, puis se trouva dépossédé par la réintégration de Charles IV, en 1641, et mourut le 25 janvier 1670 à Nancy.

6. Cette princesse, née le 15 octobre 1612, et mariée à son cousin le 19-20 février 1634, moyennant les dispenses de parenté qu'il avait délivrées lui-même, mourut en couches le 2 août 1648.

sèrent les deux sœurs pour conserver par elles le duché de Lorraine, qui, à défaut de Nicole, l'aînée, sans enfants, tomboit à sa sœur Claude-Françoise, épouse du prince François. Ces princes étoient frères de la seconde femme[1] de Gaston, duc d'Orléans, dont Louis XIII ne voulut jamais reconnoître le mariage clandestin, laquelle[2] fut mère de Madame la Grande-Duchesse mère du dernier grand-duc de Toscane, et de Mme de Guise, mortes de nos jours[3].

Du mariage du prince François, qui avoit été cardinal, vint ce grand capitaine[4] qui n'a jamais joui du duché de Lorraine[5], qui épousa la reine douairière de Pologne[6], sœur de l'Empereur, et qui acquit tant de réputation à la tête des armées de l'Empereur et de l'Empire[7]. Il laissa

1. Marguerite de Lorraine : ci-dessus, tome III, p. 59, où Saint-Simon a déjà établi cette partie de la généalogie.

2. *Laquelle* est écrit en interligne sur *et*, biffé.

3. Déjà dit en 1696, tome III, p. 59 et 60. Tout ce qui précède et ce qui suit, concernant M. de Vaudémont, sera répété, avec plus de détails, en 1707, tome V, p. 225 et suivantes.

4. Le prince ou duc Charles de Lorraine (1643-1690), dont il a été parlé à propos des candidatures au trône de Pologne (tome III, p. 306). Lui-même avait été proposé aux diètes de 1669 et 1674.

5. Quoiqu'il eût pris le titre de duc à la mort de Charles IV, il refusa, en 1678, puis en 1686, les conditions auxquelles la France offrait de *lui rendre le duché*.

6. Marie-Éléonore d'Autriche : tome III, p. 306.

7. Ses principaux faits d'armes contre les Turcs furent la bataille de Saint-Gothard (1664), celle de Vienne (1683) et la prise de Bude en 1686. Contre les armées françaises, il coopéra activement à la prise de Philipsbourg (1678) et prit Mayence au commencement de la dernière guerre (1689). Néanmoins, et quoiqu'il eût le commandement absolu de l'armée impériale, sans relever d'aucun conseil de guerre, on le voyait d'assez mauvais œil à la cour de Vienne, et il y « essuya souvent de grands dégoûts » (Addition à Dangeau, tome III, p. 420). Voyez son portrait dans le rapport sur les généraux de l'Empereur qui est attribué à Villars (ms. Clairambault 288, p. 141 et 142), dans le *Recueil de différentes choses* de Lassay, tome I, p. 220, et dans les *Mémoires du marquis de Sourches*, année 1686, tome I, p. 449. Sa vie fut publiée par Jean de la Brune en 1691, par Freschot (en italien) en 1692.

un fils[1] qui fut rétabli par la paix de Ryswyk, à qui nous allons voir faire hommage au Roi du duché de Bar et épouser Mademoiselle[2]. Cette généalogie expliquée, rapprochons-nous de ce qui m'y a fait écarter[3].

Charles IV, marié depuis longtemps à la duchesse Nicole[4], étoit à Bruxelles, amoureux de Mme de Cantecroix[5]. Il aposta un courrier, qui lui apporta la nouvelle de la mort de la duchesse Nicole : il en donna part dans Bruxelles, prit le grand deuil, et, quatorze[6] jours après, épouse Béatrix de Cusance, veuve du comte de Cante-

1. Le duc Léopold : tome III, p. 303, note 4.

2. En 1698 et 1690 : voyez ci-après, p. 347, la demande en mariage.

3. M'a fait m'écarter là, m'éloigner de mon sujet vers, pour cette digression : c'est l'ellipse, de règle autrefois, du pronom régime devant l'infinitif d'un verbe réfléchi dépendant de *faire*.

4. Ci-dessus, p. 332.

5. Comparez la suite des *Mémoires*, tome V, p. 227. — Béatrix de Cusance, née au château de Belvoir le 27 décembre 1614, avait pour mère la marquise de Berghes. Quoique promise, dès 1634, au duc Charles, qui prétendait que son mariage avec Nicole de Lorraine était nul par défaut de consentement mutuel, on lui fit épouser en 1635 un petit-fils naturel de Rodolphe II, Eugène-Léopold Perrenot de Granvelle d'Oiseley, prince du Saint-Empire et comte de Cantecroix. Celui-ci étant mort le 6 février 1637, le duc reprit ses instances, en les faisant même appuyer par des consultations de jurisconsultes et par le confesseur de Mme de Cantecroix, et enfin leur union fut célébrée à Besançon, le 2 avril 1637. Charles IV poursuivit aussitôt la cassation de son premier mariage; mais la cour de Rome le confirma au contraire, par deux sentences de 1653 et 1654, en déclarant le second illicite et nul. Plus tard, quand Nicole fut morte, Mme de Cantecroix essaya d'obtenir une nouvelle célébration; le duc ne consentit à l'épouser, par procureur, que lorsqu'elle fut à la dernière extrémité, le 20 mai 1663, et encore le saint-siège ne voulut-il jamais ratifier ce mariage. Béatrix mourut à Besançon, le 5 juin suivant. Van Dyck avait peint son portrait; elle était charmante autant que Charles IV était beau. M. Pingaud a publié un article sur elle dans les *Mémoires de la Société d'émulation du Doubs*, année 1875, p. 245-284, et signalé certaines inexactitudes de détail commises par Saint-Simon. M. des Robert parle d'elle dans ses *Campagnes de Charles IV*, p. 3-4, 238, 375-385, 531-534, etc. Voyez aussi un article de M. Gachard dans le *Bulletin de la Commission royale d'histoire de Belgique*, 1862, p. 94-139.

6. Il nous semble que « et 14 » a été postérieurement biffé et brouillé.

croix, dans Besançon, aux Minimes[1], arrivant de Bruxelles, en avril 1637[2], et en donne aussi part à toute la ville. Bientôt après, la fourbe fut découverte et on apprit de tous côtés que la duchesse Nicole étoit pleine de vie et de santé et n'avoit seulement pas été malade. Mme de Cantecroix, qui n'en avoit pas été la dupe, fit tout comme si elle l'eût été; mais elle étoit grosse[3] : elle s'apaisa. Ils continuèrent de réputer la duchesse Nicole pour morte et de vivre ensemble à la face du monde comme étant effectivement mariés, sans qu'il eût jamais été question de dissoudre le mariage de la duchesse Nicole, ni devant ni après[4], laquelle se réfugia à Paris[5]. Le duc Charles eut donc, de ce beau mariage prétendu par lui tout seul[6], une fille d'abord, puis un fils, parfaitement bâtards l'un et l'autre, et universellement regardés comme tels. Ces deux enfants tinrent tout de leur père. Il maria la fille[7], en oc-

1. Dans l'hôtel de la princesse, selon M. des Robert (p. 381), qui donne le texte du contrat de mariage, passé le 15 février précédent, neuf jours après la mort de M. de Cantecroix.

2. Ces membres de phrase, assez gauchement ajoutés, depuis « dans Besançon », sont écrits partie en interligne et partie à la marge.

3. Elle accoucha au bout de cinq mois, d'un enfant qui mourut en janvier 1638.

4. Le Pape ayant confirmé le premier mariage, Mme de Cantecroix ne pouvait plus « tenir lieu que d'amie » à Charles IV (Loret, *Muse historique*, tome I, p. 341), ou de « femme de campagne, » comme disait Renaudot (*Historiettes de Tallemant*, tome II, p. 389) ; mais elle soutint toujours ses droits légitimes et sa bonne foi. Du reste, nous avons déjà vu (tome III, p. 31) que Charles IV ne s'en tint pas à ces deux mariages, valables ou non, et qu'avant de convoler encore avec Mlle d'Aspremont (ci-dessus, p. 333), il eut de très nombreuses galanteries, dont quelques-unes prirent aussi le caractère matrimonial.

5. Elle y était arrivée le 7 mai 1634 (*Mercure françois*, tome XX, p. 136).

6. Que lui seul prétendait être un vrai mariage. — On trouve à la Bibliothèque nationale, dans le ms. *Lorraine* 41, fol. 234 v° à 236 et 239 v° à 241, les minutes de corrections ou cartons que, plus tard, la princesse de Vaudémont fit faire pour l'histoire de ce mariage de Charles IV.

7. Anne de Lorraine, comtesse de Lillebonne : tome I, p. 253, note 2. C'était une amie de Mmes de Sévigné et de Grignan, qui la raillaient de ne parler jamais que de « Son Altesse Royale mon père ».

tobre 1660, au comte de Lillebonne[1], frère puîné du duc d'Elbeuf[2], dont elle n'a eu que quatre enfants qui aient vécu : le prince de Commercy[3], qui servit toujours l'Empereur[4], et le prince Paul, tué à Neerwinden, dont j'eus le régiment, comme je l'ai dit en son temps[5], tous deux point mariés ; et deux filles[6], Mlle de Lillebonne, qui ne l'a point été non plus, et Mlle de Commercy, qui épousa en 1691 le prince d'Espinoy, qui sont deux personnes dont j'aurai souvent occasion de parler.

Le fils est M. de Vaudémont dont il s'agit. Charles IV l'éleva auprès de lui, et, comme il le prétendoit toujours légitime, il le fit appeler le prince de Vaudémont[7], et le

1. François-Marie, dit Jules, de Lorraine (1627-1694) : tome I, p. 253, note 2. Voyez son article dans la *Relation* de Spanheim, p. 116-117. Il avait eu pour première femme une fille du duc d'Estrées.

2. Ces deux frères étaient issus du mariage de Charles II de Lorraine-Harcourt, duc d'Elbeuf, comte de Lillebonne, etc. (1596-1657), avec Catherine-Henriette, fille légitimée d'Henri IV et de Gabrielle d'Estrées.

3. Charles-François de Lorraine-Elbeuf, prince de Lillebonne-Commercy, né à Bar le 11 juillet 1661, tué à Luzzara le 15 août 1702.

4. Ce fut dans l'année 1684 que ce jeune prince alla prendre service en Hongrie, sous les ordres de Charles de Lorraine, qui lui fit donner un régiment et le grade de général-major en 1686, malgré le mécontentement de sa famille. Voyez la *Relation* de Spanheim, p. 117-118, et les *Mémoires du marquis de Sourches*, tome I, p. 451 et 456. Dix ans plus tard, le prince gagna la dignité de feld-maréchal en combattant contre les Français; aussi Saint-Simon n'a-t-il eu garde d'oublier cette « trahison » dans son *Mémoire sur les maisons de Lorraine, Rohan et la Tour*, publié par M. Faugère, au tome III des *Écrits inédits*, p. 303.

5. Tome I, p. 253 et 282.

6. Trois autres filles moururent jeunes. Les deux dont parle ici Saint-Simon ont déjà été citées par lui dans l'entourage intime de la princesse de Conti, tome II, p. 184.

7. Vaudémont, bourg du Barrois, à trente-six kilomètres S. O. de Nancy, avec un château dont on attribuait la construction à Gérard d'Alsace, comte de Lorraine, avait été érigé en comté par l'Empereur, dès 1070, au profit d'un des fils de Gérard, et ce comté, après avoir appartenu quelque temps aux sires de Joinville, était revenu, en 1393, à

nom lui en est demeuré. La sœur et le frère sont pourtant nés du vivant de la duchesse Nicole, qui mourut à Paris longtemps après la naissance de l'un et de l'autre, en février 1657, à Paris[1]. M. de Vaudémont fut un des hommes des[2] mieux faits de son temps[3] : un beau visage et grand mine[4], des yeux beaux et fort vifs, pleins de feu et d'esprit; aussi en avoit-il infiniment, soutenu d'autant de fourbe, d'intrigue et de manège qu'en avoit son père[5]. Il le suivit partout dès sa jeunesse, dans toutes ses guerres, et en apprit bien le métier[6]. Il le suivit aussi à Paris, où sa galanterie fit du bruit à la cour[7]. Il y lia amitié

Ferry de Lorraine, frère du duc Charles Ier et mari de Marguerite de Joinville. René d'Anjou l'ayant réuni entre ses mains avec le duché de Lorraine, le titre de comte de Vaudémont, mais non de prince, était devenu l'attribut des cadets de la maison ducale, comme notre auteur le dira dans un autre endroit, tome V de 1873, p. 232. Outre Vaudémont, le fils de Charles IV reçut, à partir de 1663, une sorte d'apanage indépendant (dom Calmet, *Histoire de la Lorraine*, tome III, p. 643-644; Bibl. nat., mss. *Lorraine*, vol. 41).

1. Cette répétition de « à Paris » est bien dans le manuscrit. — Ici Saint-Simon ne se trompe pas sur la date, comme il l'a fait p. 333.

2. Il y a ainsi *des*, et non *les*, dans le manuscrit.

3. Le marquis de Sourches (tomes I, p. 54, note 5, et III, p. 114, note 1) dit aussi que le prince était un des hommes les mieux faits et les plus beaux qu'on pût voir; mais il ajoute que la petite vérole lui avait gâté la figure. On a un portrait de lui gravé par Edelinck, d'après J. Ranc, et un autre, à la manière noire, gravé par Léonard.

4. Dans l'original, avec l'abréviation fréquente, *grd mine*.

5. Comparez la suite des *Mémoires*, tome V, p. 237-239.

6. Charles IV, mourant, voulut encore une fois entretenir son fils sur l'art de la guerre. Il l'avait fait débuter dès 1664, en l'envoyant au secours de l'électeur de Mayence contre le Palatin, et le jeune général s'était brillamment acquitté de cette mission.

7. Envoyé par le duc à Paris en 1667 et 1668, Vaudémont s'y fit goûter à tel point du Roi et des dames, que tous les courtisans le jalousèrent. Il suivit alors la cour au siège de Dôle, y eut un cheval tué sous lui, et mérita des félicitations publiques. Mais, au retour, on finit par le congédier, sous un prétexte d'amourette avec une fille d'honneur (*Histoire de la Lorraine*, tome III, p. 641, 642, 644, 647 et 648; *les Continuateurs de Loret*, tome II, col. 1116; *Mémoires de Beauvau*, p. 306).

avec le marquis, depuis maréchal de Villeroy[1], et avec plusieurs seigneurs distingués et qui approchoient plus du Roi, surtout avec ceux de la maison de Lorraine, dont il captoit fort la bienveillance. Son père le maria à Bar[2], en[3] avril 1669, à une fille du duc d'Elbeuf[4], frère aîné de M. de Lillebonne, et de sa première femme, qui étoit Lannoy[5] et mère en premières noces de la femme du duc de la Rochefoucauld[6] qui, toute sa vie, fut si bien avec le Roi[7].

La liaison du duc Charles avec les Espagnols, et ses séjours en Franche-Comté, qui lors étoit à eux, et à Bruxelles, attacha M. de Vaudémont à leur service, et la catastrophe de son père ne put l'en séparer, parce qu'il y espéra des emplois dont il ne pouvoit se flatter ailleurs. Dix ans de guerre contre l'Espagne[8] donnèrent occasion au prince de Vaudémont d'employer tous ses talents pour

1. *Histoire de la Lorraine*, tomes III, p. 60, et V, p. 207, 211 et 228.

2. Bar-le-Duc, capitale du duché de Barrois (notre département de la Meuse et partie de celui des Vosges), qui était divisé par l'Ornain en Barrois mouvant, c'est-à-dire relevant de la couronne de France, et Barrois non mouvant, soumis à la suzeraineté impériale. C'est en 1431 que René d'Anjou avait réuni le Barrois au duché de Lorraine. Voyez la suite des *Mémoires*, tome V, p. 226.

3. *En* corrige un second *à*.

4. Anne-Élisabeth de Lorraine-Elbeuf, née le 6 août 1649, mariée le 27 avril 1669, et morte le 5 août 1714. Son contrat de mariage, en date du 30 mars 1669, se trouve dans le ms. *Lorraine* 41, n° 18. Voyez aussi les *Mémoires du marquis de Beauvau*, p. 338.

5. Anne-Élisabeth, comtesse de Lannoy, fille unique d'un chevalier des ordres du Roi, épousa : 1° le 25 novembre 1643, Henri-Roger du Plessis, comte de la Roche-Guyon, qui mourut au siège de Mardyck; 2° le 7 mars 1648, Charles III de Lorraine, duc d'Elbeuf. Elle mourut à Amiens, le 3 octobre 1654, âgée d'environ vingt-huit ans.

6. Jeanne-Charlotte du Plessis-Liancourt, héritière unique de la Roche-Guyon, Liancourt, etc., épousa François VII, duc de la Rochefoucauld, le 13 novembre 1659, et mourut le 30 septembre 1669, à vingt-quatre ans. Voyez ci-dessus, p. 93, note 3.

7. Comparez la suite des *Mémoires*, tome V, p. 228.

8. La guerre qui dura de 1688 à 1697. Saint-Simon anticipe, comme on va le voir, sur la chronologie des faits, et il ne sera pas inutile de

s'avancer, et il les employa utilement[1]. La nouvelle liaison d'intérêt de l'Espagne avec la Hollande, et le voisinage des Pays-Bas, y forma des liaisons dont Vaudémont sut profiter. Il sut s'insinuer auprès du prince d'Orange, et peu à peu devint de ses amis jusqu'à être admis dans sa confidence[2]. Il fit un voyage en Espagne, chargé de diverses commissions secrètes. Il trouva cette cour dans le désespoir de ses pertes, fort animée contre la personne du Roi. Le sang[3], quoique illégitime, qui couloit dans ses veines, ni la liaison intime en laquelle il étoit parvenu auprès du prince d'Orange, ne lui avoient pas appris à l'aimer[4]; il n'avoit rien à en attendre : il se lâcha donc, en courtisan, à Madrid, contre la personne du Roi, avec une

la rétablir, dans la note qui suit, d'après le marquis de Beauvau, dom Calmet et la *Gazette*.

1. Vaudémont étant allé demander du service à Vienne en 1669, le prince Charles refusa de l'employer; il y retourna en 1670 pour chercher quelque appui à son père, qui était réduit à errer alors dans les montagnes des Vosges, mais échoua cette fois encore, et ce fut à la fin de 1671 que Charles IV le mit à la solde de l'Espagne, pour servir en Flandre avec deux régiments de cavalerie. Vaudémont s'établit, ainsi que sa femme, à Bruxelles, dans l'hôtel de Nassau, tandis que les Lillebonne allaient chercher asile en France. La guerre ayant éclaté entre Louis XIV et l'Espagne et la Hollande, Vaudémont défendit vaillamment Besançon en 1674, puis obtint un passeport, après la conquête, pour retourner aux Pays-Bas, y eut un corps de cavalerie espagnole, se signala à la bataille de Seneffe, fut fait, en 1678, gentilhomme de la chambre de Charles II et général d'artillerie, eut aussi l'amirauté des Pays-Bas et prit le commandement de la cavalerie de Flandre en novembre 1681. En 1685, comme tant d'autres officiers, il alla, avec son neveu Commercy, servir en Hongrie sous les ordres du prince Charles et prit part à la défense de Bude en 1686, ainsi qu'au siège de Belgrade, en 1688, puis fit les voyages dont il va être question, mais après avoir suivi la campagne de 1689 en Flandre, avec MM. de Gastanaga et de Waldeck.

2. Il a déjà été parlé de cette intimité à propos de la bataille de Nerwinde (tome I, p. 228 et 235); comparez aussi un autre endroit des *Mémoires*, tome V, p. 228. Le prince d'Orange, quand il allait à Bruxelles, ne se logeait jamais que chez M. de Vaudémont.

3. De la maison de Lorraine, ennemie héréditaire de la France.

4. A aimer le roi Louis XIV.

hardiesse égale à l'indécence. Retournant en Flandres, il voulut voir l'Italie et il s'arrêta à Rome, où il s'insinua tant qu'il put parmi la faction espagnole, et, pour lui plaire, en usa sur le Roi comme il avoit fait à Madrid[1]. Ce qui avoit été méprisé et tenu pour ignoré d'abord ne put plus l'être sur un théâtre tel que Rome, qui est la patrie commune[2] de toutes les nations catholiques : les serviteurs du Roi s'offensèrent d'une insolence si publique et si soutenue, et en écrivirent de façon que le Roi fit prier le roi d'Espagne de mettre ordre à une conduite si éloignée du respect qui, en tout temps, est dû aux têtes couronnées, ou[3] de n'être pas surpris s'il faisoit traiter et chasser de Rome M. de Vaudémont comme il le méritoit. Cette démarche finit la scène que M. de Vaudémont donnoit avec tant de licence[4], et les mêmes partisans d'Autriche qui l'y soutenoient furent les plus ardents à

1. Coulanges, qui vit la princesse de Vaudémont à Rome, en 1691 (*Mémoires*, p. 243-246), dit : « Cette princesse avoit eu d'abord l'intention d'aller, avec son mari et son fils, à des eaux dans le royaume de Naples, pour la santé du prince de Vaudémont, qui étoit menacé de paralysie; mais, ayant changé d'avis, ils s'étoient arrêtés à Rome, où ils vivoient dans une liaison si étroite avec les Espagnols, et dans un tel éloignement des François, que nous fûmes absolument exclus de leur société. » La princesse eut donc à prendre toutes sortes de précautions pour se rencontrer secrètement avec ses amis de France, et elle raconta alors à la duchesse de Nevers « qu'elle et son mari, n'ayant pour toute subsistance, depuis la guerre, que trente mille écus des Espagnols, n'osoient faire la moindre démarche qui pût leur déplaire, bien persuadés, l'un et l'autre, que les Espagnols ne demanderoient qu'un prétexte pour leur faire une querelle d'Allemand. » Elle prévint même le duc de Chaulnes, son parent, de ne point se hasarder à lui faire faire des compliments. Mme de Sévigné, informée de cette situation, écrivait, le 15 mai 1691 : « Si M. et Mme de Vaudémont ne s'étoient point attachés à tous ces gens-là (ces Espagnols qui la tourmentent), ils s'en porteroient mille fois mieux, et la princesse ne seroit point si maigre. » (*Lettres*, tome X, p. 22.)

2. *Comune* (sic) est écrit en interligne. — 3. *Ou* corrige *et*.

4. Comparez la suite des *Mémoires*, tome V, p. 228, déjà citée, et un passage du *Parallèle des trois premiers rois Bourbons*, p. 320.

le faire disparoître. Il regagna donc les Pays-Bas par le Tyrol et l'Allemagne, avec ce nouveau mérite envers l'Espagne et l'Empereur[1], auquel le prince d'Orange ne fut pas le moins sensible par cette haine personnelle du Roi qu'il ne pouvoit émousser[2], ni M. de Lorraine[3] indifférent par la situation où le Roi continuoit à le tenir, bien[4] qu'il [ne] se soit jamais échappé en la moindre chose à l'égard du Roi : il se faisoit honneur, au contraire, de lui porter un profond respect et de supporter[5] avec silence, et toujours avec sagesse, l'état auquel sa puissance l'avoit réduit; mais, au fond de l'âme, les héros se sentent de l'humanité[6], et[7] il ne voulut rien moins que du mal à M. de Vaudémont de cette conduite, quoique lui-même fût bien éloigné de la tenir. Vaudémont étoit son cousin germain bâtard, et M. de Lorraine étoit lors dans l'apogée de sa gloire et de son auto-

1. Ce fut de l'empereur Léopold que lui vint le titre de prince de l'Empire (*Mémoires*, tome V, p. 228) qu'il substitua à celui de comte de Vaudémont; toutefois il prenait déjà la qualification de prince dans son contrat de mariage avec Mlle d'Elbeuf (30 mars 1669).

2. Voyez ci-dessus, p. 245. — Notre auteur emploie volontiers le verbe *émousser* figurément, au sens d' « amortir, affaiblir, apaiser, » devant des noms de sentiments, comme ici et à la page suivante. Il en fait d'autres emplois, comme ci-dessus, p. 191, dans les tomes V de 1873, p. 73, et XII, p. 123, dans les Additions à Dangeau des tomes XV du *Journal*, p. 137, et XVI, p. 13, et dans les *Écrits inédits*, tome IV, p. 460. Le dernier de ces exemples est remarquable, devant un nom de personne : « Ce confesseur avoit émoussé le Roi sur l'archevêque (de Cambray). »

3. Le prince Charles, le grand général, qui mourut en 1690.

4. Saint-Simon avait d'abord écrit : « malgré », puis corrigé en « ce n'est pas »; et enfin, ayant biffé ces mots, il a mis *bien* en interligne, sans ajouter la particule négative *ne*, ni effacer un point après *tenir*.

5. *Sup* est ajouté en interligne, au-devant de *porter*.

6. Ceci se prêterait, à ne voir que les mots, à un double sens : « sentent à eux, en eux, de l'humanité, » ou : « tiennent, participent de l'humanité, des passions, des sentiments humains; » mais la seconde interprétation est indubitable, imposée par la suite des idées.

7. *Et* est écrit en interligne.

rité dans le Conseil et dans la cour de l'Empereur. Tout concourut donc, après ce départ précipité de Rome, à faire marcher M. de Vaudémont à pas de géant[1] : la Toison d'or, grand d'Espagne[2], prince de l'Empire, capitaine général, tout lui fondit rapidement sur la tête, et bientôt après le grand emploi de mestre de camp général, et enfin de gouverneur des armes[3] aux Pays-Bas. Élevé de la sorte et payé à proportion, il vécut avec splendeur, et, comme il avoit infiniment d'esprit et d'adresse, il vint à bout d'émousser l'envie et de se faire presque autant aimer que considérer par son crédit et respecter par ses emplois. C'étoit[4] un homme affable, prévenant, obligeant, attentif à plaire et à servir, et qui ambitionnoit l'amour du bourgeois et de l'artisan à proportion autant que des personnes les plus distinguées. L'oisiveté de la paix lui fit recourir les bonnes fortunes[5], où il ne fut pas heureux; il le fut encore moins en habiles gens, qui pensèrent le tuer dans le grand remède[6]. Je lui ai ouï conter, non pas cela, mais qu'étant

1. Charles V, ainsi d'ailleurs que Charles IV avant lui, avait désigné M. de Vaudémont comme héritier des droits sur la Lorraine, à défaut de descendance directe et légitime : voyez les actes du 30 novembre 1670 et du 12 novembre 1673 dans le ms. *Lorraine* 41, n°s 44 et 64.

2. C'est beaucoup plus anciennement qu'il avait eu, en même temps que la Toison, une grandesse à vie, puisque Dangeau raconte qu'étant allé à la cour d'Angleterre du vivant de Charles II, il prétendit se couvrir en qualité de grand (*Journal*, tome I, p. 143).

3. *Governador de las armas*. Voyez ci-dessus, p. 156, note 6.

4. Comparez le portrait qui va suivre avec celui que Saint-Simon fera plus amplement en 1707, tome V, p. 228 et suivantes, et avec l'Addition correspondante, *Journal de Dangeau*, tome XI, p. 393-397. Déjà (p. 338) il a dit quelques mots des agréments du prince.

5. *Recourir*, courir de nouveau, avec un complément direct, que ce verbe composé prend très légitimement à l'imitation du simple *courir*.

6. « On appelle (*dans le langage vulgaire*) le *grand remède* (*ou les grands remèdes*) la salivation (*par les remèdes mercuriels*), et alors on dit qu'un homme se met dans les remèdes quand il est résolu d'en user. » (*Furetière*.) Voyez *Littré*, à l'article Remède, vers la fin de 1°.

tombé dans l'état où en effet ce remède l'avoit mis, qu'il disoit être un rhumatisme goutteux universel qui le tint des années entières sans aucun usage de ses bras ni de ses jambes, un empirique à qui, à bout de remèdes, il se livra, l'avoit rétabli comme il étoit et mis en état de monter à cheval. Il marchoit peu et difficilement, s'asseyoit et se levoit avec peine, mais pourtant sans être nécessairement aidé en toutes ces actions, n'avoit plus d'os aux doigts des mains, qui étoient comme entortillés les uns sur les autres[1]. Avec cela, une très bonne santé, la tête parfaite, nul véritable régime de nécessité ni pour le manger ni pour veiller, la taille comme il l'avoit toujours eue, c'est-à-dire la plus belle du monde et fort haute[2], les jambes seulement tout d'une venue, et le plus grand air et la plus grande mine du monde, douce, majestueuse, spirituelle au dernier point. Je me suis étendu sur ces bagatelles pour des raisons qui se verront dans la suite.

La guerre de 1688 arrivée[3], le prince[4], qui vouloit être maître des troupes d'Espagne, mit tout son crédit à élever son ami au commandement des armées. Des emplois qu'il avoit jusque-là, il n'y avoit plus qu'un pas à faire. Le prince de Waldeck[5], qui les commandoit, étoit vieux :

1. Dans le tome V, p. 230, Saint-Simon rapproche cet état du prince de celui de M. de Vendôme (ci-dessus, p. 325).

2. « La taille des héros, » dit-il dans l'Addition à Dangeau, tome XI, p. 393. Il paraît en effet très grand dans les portraits indiqués p. 338.

3. La guerre de dix ans annoncée plus haut (p. 339), et qui avait eu déjà une certaine durée lorsque Vaudémont fut forcé de quitter Rome et de retourner aux Pays-Bas.

4. Guillaume d'Orange.

5. Georges-Frédéric, comte de Waldeck, de la branche de Wildungen, né le 8 mars 1620, fait prince en 1682 et maréchal général des troupes de l'Empire, fut nommé aussi, en 1688, par les Hollandais, qu'il avait servis dans la guerre de 1672, maréchal de camp général de leurs armées, avec le gouvernement d'Utrecht et de Maëstricht, et mourut le 28 novembre 1692. Ce fut lui qui perdit la bataille de Fleurus en 1690; néanmoins il passait pour le meilleur général des alliés.

on fit en sorte qu'il se retira[1] et que M. de Vaudémont fut mis en sa place sous l'électeur de Bavière, et en chef en son absence[2]. La paix s'avançant, le prince d'Orange se fit une véritable affaire de procurer le gouvernement

1. Septuagénaire et malade depuis longtemps, il ne prit congé des États que la veille de sa mort (*Gazette* de 1692, p. 632-633).

2. Vaudémont, arrivé à Bruxelles le 23 avril 1691 et fait commandant général de la cavalerie, était en contestation avec le comte d'Egmont, pourvu d'une même charge; le prince d'Orange, de sa propre autorité, le nomma général ou gouverneur des armes, fit approuver cette nomination par la cour de Madrid (28 mai 1691)[a], et, quand il retourna à Londres, lui laissa le commandement en chef. Le général lorrain, de son côté, affecta de ne plus aller entendre la messe qu'en cachette, parce qu'elle était interdite dans les armées de Guillaume. (*Gazette* de 1691, p. 144, 251, 262, 288, 435, 528, 577, 619; *Journal de Dangeau*, tome III, p. 349, 374 et 439.) A son titre de gouverneur des armes il joignit, dès 1692, l'administration des deniers royaux; mais, au commencement de l'année suivante, ayant « quelque sujet de mécontentement de l'Espagne[b], » il se démit de toutes ses fonctions, sans garder autre chose que vingt mille ducats de pension, et annonça, sous prétexte de mauvaise santé[c], l'intention de se retirer en pays neutre, à Rome (*Gazette* de 1692, p. 10, 24, 93 et 107, et de 1693, p. 59 et 71; *Journal de Dangeau*, tome IV, p. 235). Cependant, au lieu de se diriger sur Rome, il alla d'abord reprendre du service dans l'armée impériale, contre les Turcs. Quelques mois s'étaient à peine écoulés, qu'il revenait à Bruxelles reprendre sa place dans les conseils du prince, puis repartait pour Rome avec toute sa famille[d] (*Gazette* de 1693, p. 220, 285, 453, 502). Deux ans plus tard, nous le retrouvons en Flandre, commandant un des deux corps d'armée pendant les absences du roi Guillaume, et Saint-Simon a raconté comment le prince, grâce aux fautes de son ami Villeroy ou du duc du Maine, lors de l'affaire de Deynze, put échapper à une défaite complète (ci-dessus, tome II, p. 314-320). « Mon cousin, lui écrivit alors Guillaume, vous vous êtes montré plus grand maître dans votre art que si vous aviez gagné une bataille rangée. » (Macaulay, *Histoire de Guillaume III*, trad. Pichot, tome III, p. 309.) Il fit encore les campagnes de 1696 et 1697 avec ce roi.

a Ses papiers et sa correspondance comme gouverneur des armes occupent les volumes 782 à 785, 795, 796, 805, etc., de la collection de *Lorraine*.

b Les inconvénients de son caractère avaient déjà fait songer à lui donner plutôt la vice-royauté de Sicile (*Gazette* de 1692, p. 24 et 42).

c Il avait été blessé au combat d'Enghien, en avril 1692.

d Il arriva à Rome le 12 août, ses gardes ayant combattu sans lui à Nerwinde (voyez notre tome I, p. 247).

du Milanois à Vaudémont. Il y fit entrer l'Empereur, qui mit en mouvement tous ses serviteurs en Espagne et la reine[1], et M. de Vaudémont se trouva placé dans le plus grand et le plus brillant emploi de la monarchie d'Espagne par la protection du nouveau roi d'Angleterre et de l'Empereur[2]. Je le répète, tout ce détail est *important* à retenir pour ce qui se trouvera dans les suites.

1. En annonçant la nomination du prince de Darmstadt comme vice-roi de Catalogne, la *Gazette d'Amsterdam* (Extr. VI de 1698) dit : « On voit, par divers autres exemples, que le crédit de l'Empereur a prévalu sur toutes les oppositions, et que les principaux gouvernements sont confiés à des personnes affectionnées à la maison d'Autriche. » Les *Annales de la cour* (tome II, p. 305-309) et surtout les *Mémoires du comte d'Harrach* (tome I, p. 176, 185, 280-286) révèlent les manœuvres de cet ambassadeur pour amener la reine à faire faire ces nominations. Cependant quelques contemporains, comme le marquis de Mérode-Vesterloo (*Mémoires*, tome I, p. 175), inclinent à croire qu'il y avait eu une entente préalable avec la France, et que M. de Vaudémont préparait déjà sa volte-face : ce qui, du reste, concorderait avec les façons de parler dont il est question dans la note qui suit.

2. Voyez ci-dessus, p. 290-291, et comparez la suite des *Mémoires*, tome V, p. 229. — Vaudémont, ayant pris congé du prince d'Orange (lettre de Callières, dans le ms. Fr. 24 983, fol. 275 v°), arriva à Milan le 24 mai 1698. Dans une lettre que vient de publier M. Édouard de Barthélemy (*la Marquise d'Huxelles*, p. 162-164), mais qu'il a crue à tort écrite par de Coulanges, et qui est de notre nouvel ambassadeur à Turin, Briord, celui-ci raconte qu'il a vu à Milan M. et Mme de Vaudémont, nouvellement installés. Le prince lui a dit « des merveilles » du Roi, et a paru « pénétré de reconnoissance pour toutes ses bontés. » Il a parlé aussi de sa tendre amitié pour M. de Villeroy. « On ne peut rien ajouter, dit encore la lettre, à la politesse de M. et Mme de Vaudémont pour tout le monde : aussi grands et petits les adorent.... On ne s'en tient pas à la politesse ; M. de Vaudémont a déjà rétabli l'ordre, la justice et la sûreté publique ; les princes voisins, pour lui plaire, correspondent avec plaisir à ses bonnes intentions ; on se loue en tout de lui, mais il fait si différemment des autres gouverneurs, que la jalousie et l'envie lui pourront attirer des ennemis en Espagne, qui croiront qu'il avilit l'autorité du gouverneur parce qu'il leur donne l'exemple de bien faire, chose assez peu pratiquée.... » La *Gazette d'Amsterdam* de 1698 dit en effet (n° LIII) : « S. A. M. le prince de Vaudémont, étant incessamment appliqué à régler les affaires du gou-

Monsieur de Lorraine, rétabli, demande Mademoiselle et perd sa mère.

Par la paix de Ryswyk[1], M. de Lorraine[2] fut rétabli avec les mêmes conditions que son père n'avoit pas voulu admettre et qui l'empêchèrent toute sa vie d'y rentrer[3], et, en même temps, son mariage fut arrêté avec

vernement, a expédié plusieurs ordres concernant celle (*sic*) de la justice et de la police, et il a nommé des commissaires pour faire fleurir le commerce, augmenter les manufactures et maintenir l'abondance dans le pays : ce qui est extrêmement agréable aux sujets de cet État, qui conçoivent de grandes espérances sous la douceur de son gouvernement. » Comparez les *Mémoires du comte d'Harrach*, tome II, p. 183 et suivantes. M. de Vaudémont fut fait membre du conseil d'État espagnol à la fin de 1699, et, comme les pouvoirs de gouverneur ne duraient que trois ans, il fit renouveler les siens en juillet 1700. Les documents relatifs à son gouvernement en Milanais sont conservés à la Bibliothèque nationale, dans la collection de *Lorraine*.

1. Ci-dessus, p. 236, 239 et 240.

2. A remarquer la double valeur du mot *Lorraine*, ici partie d'un nom de personne, deux lignes plus loin, par *y* qui s'y rapporte, nom du pays.

3. Dans le traité du 30 octobre 1697 avec l'Empire, Louis XIV se relâcha quelque peu des rigueurs du traité de Nimègue, que n'avait pu accepter le prince Charles : il rendit à l'héritier du duché de Lorraine ses États tels que Charles IV en avait joui avant la conquête française de 1670, en démantelant Nancy, Bitche et Hombourg, et gardant Marsal à l'intérieur du duché et Sarrelouis sur la frontière allemande, ainsi que Longwy et ses dépendances, dont l'équivalent serait donné dans les Trois-Évêchés; mais, au lieu des quatre grandes routes stratégiques stipulées par le traité de Nimègue, la France ne se réservait que la faculté de faire passer ses troupes, quand besoin serait, à travers le pays. Ce fut ainsi qu'après vingt-sept ans d'occupation la Lorraine revint aux mains de la maison ducale. Dangeau rapporte (tome VI, p. 270) que le Roi témoigna au représentant du nouveau duc « qu'il y avoit longtemps qu'il avoit envie de rendre la Lorraine, et qu'il eût souhaité la pouvoir rendre au feu duc, qu'il avoit toujours fort estimé quoiqu'il eût toujours été parmi ses ennemis, et que rien ne lui avoit fait tant de plaisir dans la paix que de rendre cette province à son légitime souverain. » En effet, nous avons dit, d'après les *Mémoires du marquis de Sourches* (tome I, p. 438 et 449), qu'il avait été fortement question de rétablir le prince Charles en 1686, et celui-ci, en 1689, avait tout fait, contrairement à son propre intérêt (*ibidem*, tome III, p. 19), pour que l'Autriche et l'Espagne se liguassent avec la France, comme catholiques, contre le prince d'Orange et les protestants. Léopold prit possession par procureur en décembre 1697.

Mademoiselle[1] : sur quoi quelqu'un dit assez plaisamment de la feue reine d'Espagne, de Madame de Savoie et de celle-ci, que, de ses trois filles, Monsieur en avoit marié une à la cour, une autre à la ville, et la dernière à la campagne. Couvonges[2], qui avoit été gouverneur de M. de Lorraine, qui étoit le principal de son Conseil et grand maître de sa maison[3], vint tout à la fin de cette année en faire la demande, premièrement au Roi, puis à Monsieur[4]. La duchesse de Lorraine, sa mère, venoit de

1. Élisabeth-Charlotte d'Orléans, sœur du duc de Chartres : tome I, p 76, note 1. Ses parents désespéraient de lui trouver un parti sortable, et, le 14 mars 1697, Madame, qui avait craint, en 1693, qu'on ne la lui prît pour le duc du Maine (tome I, p. 100), écrivait : « Je suis convaincue que ma fille va coiffer sainte Catherine selon toute apparence. Votre roi (d'Angleterre), sans doute, épousera la princesse de Danemark; le roi des Romains, à ce que je m'imagine, la seconde princesse de Savoie; le duc de Lorraine, la fille de l'Empereur. Donc il ne reste plus rien pour la mienne. » (Recueil Jaeglé, tome I, p. 164.)

2. Charles-François de Stainville, dit le comte de Couvonges, dont le *Mémoire sur la Lorraine*, dressé par l'intendant de Vaubourg en 1698, dit : « Fameux par le testament de Mlle de Guise, qui l'avoit choisi pour son fidèle (*sic*) commissaire. C'est un parfaitement honnête homme. Ses père et grand-père ont toujours possédé des charges considérables à la cour des ducs de Lorraine. » M. de Couvonges avait déjà eu une mission de son maître auprès de la reine-duchesse Éléonore, pour préparer la paix, en 1695. Il épousa : 1° Henriette de Haraucourt, veuve du marquis de Bassompierre-Removille; 2° Catherine-Diane de Beauvau, veuve du fils de sa première femme, et il mourut sans postérité, le 26 juin 1706, à l'âge de soixante-neuf ans. Sa veuve fit ériger la terre de Couvonges en comté pour un troisième mari.

3. Cette charge ne revint à M. de Couvonges qu'en 1704, à la mort de lord Carlingford, Irlandais, qui, après avoir été gouverneur du jeune prince, avait cumulé toutes les grandes charges de sa maison. En 1697, M. de Couvonges n'était que grand chambellan. Son père avait joué un rôle en France, comme lieutenant général et gouverneur de Casal.

4. *Journal de Dangeau*, tome VI, p. 199, 235, 251, 254, 255 et 257-258; la demande au Roi fut faite en audience secrète, le 31 décembre. Voyez aussi le *Journal de Sainctot*, ms. Fr. 14120, fol. 347, les *Annales de la cour*, tome II, p. 409-411, selon lesquelles ce mariage fut l'œuvre de la duchesse douairière, et les lettres de M. et Mme de Lorraine à Mme de Maintenon, dans la *Correspondance générale*, tome IV, p. 189-190.

mourir[1] ; elle étoit reine douairière de Pologne en premières noces, sans enfants, et sœur de l'Empereur; on l'appeloit la reine-duchesse.

L'année finit par la nomination des bénéfices[2]. L'abbé de Mailly[3], aumônier du Roi, et qui étoit fort de mes amis, eut l'archevêché d'Arles[4]. Sa mère l'avoit fait prêtre

Abbé, depuis cardinal, de Mailly,

1. La nouvelle de cette mort ne parvint à Versailles qu'entre l'audience publique de M. de Couvonges et l'audience particulière où il devait faire la demande officielle; il n'en fit part que le 14 janvier 1698.

2. La distribution des bénéfices vacants appartenait au souverain depuis le concordat de 1516 et était considérée comme un des plus beaux droits de la couronne. Le Roi y procédait dans l'après-midi des jours où il communiait, c'est-à-dire le samedi saint et la veille de chacune des « bonnes fêtes » de la Pentecôte, de l'Assomption, de la Toussaint et de Noël. Très rarement des nominations se faisaient en dehors de ces temps-là. C'est avec son confesseur qu'il préparait la « distribution des bénéfices » (voyez notre tome II, p. 198-199 et 348, et les *Écrits inédits*, tome II, p. 466). A l'approche des époques de distribution, on voyait une affluence et des sollicitations scandaleuses, comme le raconte Spanheim dans sa *Relation de la cour de France*, p. 256-257 et 278-280; mais le Roi s'efforça toujours d'y mettre bon ordre et de ne rien donner sans connaître l'état, la valeur et la personne du candidat (*Journal de Dangeau*, tomes II, p. 57, et IV, p. 229; comparez ses *Instructions au Dauphin*, dans l'édition de ses *Mémoires*, tome II, p. 486-497, et les *Mémoires de l'abbé de Choisy*, p. 581). Une fois la liste dressée, on l'envoyait à Rome, pour recevoir l'approbation du saint-siège. Les nominations aux bénéfices étaient enregistrées par les secrétaires d'État, chacun à tour de rôle, de mois en mois; on en trouve ainsi des séries dans les registres de la maison du Roi et des affaires étrangères. La *Gazette* les publiait. Depuis l'année 1697, chaque nouveau titulaire de bénéfice subissait, au profit des protestants convertis, une retenue sur les revenus échus pendant la vacance (*Journal de Dangeau*, tome VI, p. 277).

3. Ci-dessus, p. 305 et note 1.

4. Ce siège était vacant par la mort du beau-frère de Mme de Grignan, 11 novembre 1697. Il ne valait guère plus de vingt mille livres. M. de Mailly en fut pourvu le 24 décembre, et fut sacré le 11 mai 1698 (*Dangeau*, tome VI, p. 230 et 253). — Dans la table de son exemplaire de Dangeau, à l'année 1697, Saint-Simon, rapprochant la nomination de M. de Mailly de celle de M. de Bissy (ci-dessus, p. 91 et note 7), dit : « Tous deux depuis cardinaux, dont l'État et l'Église de France

archevêque d'Arles. [*Add. St-S.* 229]

à coups de bâtons[1] et l'avoit laissé mourir de faim, longues années, à Saint-Victor[2]. Elle en avoit fait autant à un autre de ses fils[3], qui, plus docile, s'étoit fait religieux de Saint-Victor. C'étoit un homme de bien, à qui le mariage de son frère avec la nièce de Mme de Maintenon valut l'évêché de Lavaur[4]. Ce même mariage fit enfin mon ami archevêque d'Arles, qui n'avoit de sa vie eu d'autre vocation[5] que celle de sa mère, qui ne s'étoit pas contraint pour l'étude, et d'ailleurs ce qu'il avoit fallu pour ne se pas perdre[6]. Arles lui plut fort par le voisinage de Rome : le cardinalat est une maladie bien commune et qui prend les gens de bonne heure[7].

Abbé de Castries aumônier ordinaire

Le Roi acheva enfin de nommer la maison de Mme la duchesse de Bourgogne, et l'abbé de Castries[8], neveu du cardinal Bonsy et beau-frère de la dame d'atour de

se souviendront longtemps. » Il a consacré d'ailleurs à M. de Mailly une de ses notices sur les *Pairs ecclésiastiques faits par Louis XIV* (Papiers de Saint-Simon, vol. 44, aujourd'hui *France* 199, fol. 130 v° à 131), où se trouvent réunies les anecdotes qu'il a réparties ensuite en divers endroits des *Mémoires;* nous la donnons à l'Appendice, n° XVI.

1. *Bâtons* est ainsi au pluriel dans le manuscrit.

2. A l'abbaye Saint-Victor de Paris : voyez ci-dessus, p. 284, note 4.

3. Il a déjà été dit un mot de ces deux frères en 1692, tome I, p. 89, à l'occasion du mariage du comte de Mailly avec Mlle de Saint-Hermine ; comparez une Addition au *Journal de Dangeau*, sur leur mère, tome XIV, p. 317. Victor-Augustin de Mailly était grand prieur de l'abbaye de Saint-Victor lorsqu'il eut l'évêché de Lavaur, le 15 août 1687. Il mourut à Montpellier, le 23 décembre 1712, en odeur de sainteté.

4. Lavaur, érigé en évêché en 1318, rapportait plus de trente mille livres.

5. *Voctation*, dans le manuscrit.

6. L'auteur se donne la singulière licence de sous-entendre devant les mots « ce qu'il avoit fallu », non *s'étoit*, qui précède, mais *étoit*, sans le pronom, ou même *avoit été*.

7. Comparez un grand article sur l'archevêque, dans la suite des *Mémoires*, tome IV, p. 298-303, et la rédaction inédite donnée à l'Appendice.

8. Armand-Pierre de la Croix de Castries, docteur de Sorbonne et archidiacre de l'église de Narbonne, venait d'être pourvu de l'abbaye de Notre-Dame de Valmagne, sur démission du cardinal de Bonsy ; il eut celle de Saint-Chaffre en 1702 et celle de Saint-Julien en 1714, devint membre du conseil de conscience et archevêque de Tours en 1717, mais

Mme la duchesse de Chartres, obtint la charge d'aumônier ordinaire[1]. C'étoit un homme extrêmement aimable dans la société, que le Roi s'étoit capricé[2] de ne point faire évêque, dont[3] aussi il n'avoit pas trop pris le chemin[4]. Il étoit fort honnête homme et avoit beaucoup d'amis. Intimement lié avec son frère et sa belle-sœur et logeant avec eux, il voulut ne les point quitter, demeurer honnêtement à la cour et avoir un logement[5].

de Mme la duchesse de Bourgogne.

Cela me fait souvenir que j'ai oublié une bagatelle qui ne l'est rien moins[6] chez ces princesses : c'est de parler de la première femme de chambre de Mme la duchesse de Bourgogne. Le Roi choisit Mme Quentin[7], bien faite, polie, fort à sa place, douce, obligeante et sachant fort le monde[8]. Elle étoit femme de Quentin[9] et belle-sœur de

Mme Quentin première femme de chambre de Mme la duchesse de Bourgogne. Fortune des la Vienne.

échangea ce siège contre celui d'Albi quelques jours après son sacre (octobre 1719), fut créé commandeur de l'Ordre en 1733, et mourut dans son diocèse le 15 avril 1747, âgé de quatre-vingt-huit ans environ.

1. *Dangeau*, tome VI, p. 238 et 241, et *Mercure*, décembre 1697, p. 259-263. On nomma en même temps les aumôniers par quartier.

2. S'était mis en tête capricieusement. Littré ne cite d'exemples de ce verbe que de Saint-Simon, celui-ci et un autre du tome IV (éd. de 1873), p. 317, où le mot est employé absolument, sans régime.

3. Très libre construction du relatif *dont*, de quoi, c'est-à-dire d'être évêque.

4. Lui-même se contenta plus tard d'échanger son titre d'aumônier ordinaire contre celui de premier aumônier de la duchesse de Berry (1710), et il n'accepta un archevêché que sur les instances de Saint-Simon. Son archidiaconat de Narbonne valait presque autant.

5. Comparez la suite des *Mémoires*, tomes IX, p. 432, XII, p. 412, XIII, p. 250, etc., une Addition au *Journal de Dangeau*, tome XVII, p. 18, et les *Mémoires du duc de Luynes*, tome VIII, p. 294.

6. Encore un tour propre à notre auteur : « qui n'est rien moins que cela, que bagatelle. »

7. Au manuscrit : *Cantin :* voyez tome III, p. 159 et note 7.

8. Il citera encore, d'après Dangeau, plusieurs preuves du grand crédit que prit Mme Quentin, « fort entendue et servant Madame la Dauphine (duchesse de Bourgogne) à son gré. »

9. Jean Quentin, né en Touraine en 1637, se fit connaître en 1673 par l'invention d'une perruque perfectionnée et privilégiée, que patronna le Roi. Il avait alors la qualité de perruquier ordinaire de S. M., et eut

[Add. StS. 280] la Vienne. Ce la Vienne[1], qui avoit fait plus d'un métier, étoit devenu baigneur, et si à la mode, que le Roi, du temps de ses amours, s'alloit baigner et parfumer chez lui, car jamais homme n'aima tant les odeurs[2], et ne les craignit tant après, à force d'en avoir abusé. On prétendoit que le Roi, qui n'avoit pas de quoi fournir à tout ce qu'il desiroit, avoit trouvé chez la Vienne des confortatifs[3] qui l'avoient rendu plus content de lui-même, et que cela, joint à la protection de Mme de Montespan, le fit enfin premier valet de chambre[4]. Il conserva toute sa vie la confiance du Roi. On en a vu un trait sur l'aventure de M. du Maine en Flandres et de la gazette d'Hollande[5]. La Vienne, qui avoit passé sa vie avec les plus grands seigneurs[6], n'avoit jamais pu apprendre le moins

bientôt une charge de porte-manteau, puis obtint, le 23 mars 1676, la survivance des charges de barbier-valet de chambre que possédait son frère la Vienne, et il remplaça celui-ci, à la fin de 1679, lorsque la Vienne passa premier valet de chambre. Il acheta la seigneurie de Villiers-sur-Orge, dont il prit le nom, en 1689, et eut des lettres de noblesse en août 1693, comme son collègue Bachelier. En mai 1692, il se fit pourvoir d'une des quatre charges de premier valet de la garderobe ; en octobre 1697, il acquit aussi la charge de Félix, avec survivance pour son fils. Il passa maître d'hôtel du Roi, le 2 juillet 1704, et mourut le 7 ou le 9 mars 1717, étant paralysé depuis cinq ans. Voyez l'article incomplet que Jal lui a consacré, ainsi qu'à son frère, dans le *Dictionnaire critique*, p. 1013-1015.

1. François Quentin de la Vienne. Saint-Simon a déjà dit de celui-ci, en 1695 (tome II, p. 320-321), ce qu'il va répéter plus en détail. On retrouve ces textes dans le tome X des *Œuvres de Duclos*, p. 197.

2. Ce goût lui était commun avec le cardinal de Richelieu.

3. Terme de médecine : « Ce remède est un grand *confortatif* pour le cœur. » (*Furetière.*)

4. En 1679. — Il y avait quatre premiers valets de chambre, dont l'*État de la France* décrit minutieusement les hautes attributions. Outre les appointements de neuf mille livres, ces charges rapportaient environ six mille livres de droits de serment.

5. Voyez notre tome II, p. 321.

6. La Vienne était un des « bons amis » du duc de Saint-Aignan, pour ne citer que ce favori du Roi, et il l'aidait souvent à avoir accès auprès du maître (*Correspondance de Bussy*, tome V, p. 169).

du monde à vivre[1]. C'étoit un gros homme noir, frais, de bonne mine, qui gardoit encore sa moustache comme le vieux Villars[2], rustre, très volontiers brutal, pair et compagnon avec tout le monde, et, ce qui est plaisant, parce qu'il n'en savoit pas davantage, car il n'étoit point glorieux et n'avoit d'impertinent que l'écorce.[3] Honnête homme, ni méchant ni malfaisant, même bon homme et serviable. Il avoit poussé son frère Quentin, qu'il avoit fait barbier du Roi[4], puis premier valet de garde- [*Add. SᵗS. 231*]

1. C'est sans doute ici que Jal a cru voir que le premier valet de chambre ne savait pas *lire*.

2. Le père du futur maréchal; un portrait de lui existe dans la maison de Vogüé, et une copie, au lavis, s'en trouve dans le ms. Clairambault 1164, fol. 122. — La moustache, à la mode sous Louis XIII et sous la régence d'Anne d'Autriche, avait fini par se diminuer et s'amincir tellement, que l'époque précise de sa disparition ne se pourrait noter. On en aperçoit encore des traces sur le portrait du Roi fait en 1683 : voyez la fin de la note suivante. Dans l'armée même, jusque sous le règne de Louis XVI, elle ne fut plus portée que par le corps des hussards.

3. Quoiqu'il n'y ait pas de verbe dans la phrase, il y a ainsi un point devant *Honnête*, dans le manuscrit.

4. Il y avait huit charges de barbiers-valets de chambre servant par quartier, deux par deux, dont la fonction était « de peigner le Roi, tant le matin qu'à son coucher, lui faire le poil, et l'essuyer aux bains et étuves et après qu'il a joué à la paume.... Le sieur Quentin, qui est le barbier qui a soin des perruques, se vient présenter devant S. M. (après la prière dite dans son lit) tenant deux perruques ou plus, de différente longueur; le Roi choisit celle qui lui plaît, suivant ce qu'il a résolu de faire la journée.... Un des barbiers peigne le Roi, qui se peigne encore lui-même.... Le Roi suffisamment peigné, le sieur Quentin, qui sert toute l'année comme ayant quatre charges de barbier, et qui a le soin des perruques de S. M., lui présente la perruque de son lever, qui est plus courte que celle que S. M. porte ordinairement et le reste du jour.... De deux jours l'un, c'est jour de barbe, c'est-à-dire que le Roi se fait raser. Les deux barbiers de quartier rasent alternativement, de deux jours l'un, et celui qui ne rase point apprête les eaux et tient le bassin. Celui qui est de jour pour raser S. M. met le linge de barbe au Roi, le lave avec la savonnette, le rase, le lave, après qu'il est rasé, avec une éponge douce d'eau mêlée d'esprit-de-vin, et enfin avec de l'eau pure. Pendant tout le temps qu'on rase le Roi, un valet de chambre tient toujours le miroir devant S. M., et le Roi s'essuie lui-même le visage avec le

robe[1]. Celui-ci étoit un bon homme, qui se tenoit obscurément dans son état, et qu'on ne voyoit jamais qu'en fonction auprès du Roi.

Moresse religieuse à Moret fort énigmatique. [*Add. St-S. 232*]

A propos de confiance du Roi et de ses domestiques intimes, il faut réparer un autre oubli[2]. On fut étonné à Fontainebleau, cette année[3], qu'à peine la Princesse (car elle ne fut mariée qu'au retour) y fut arrivée, que Mme de Maintenon la[4] fit aller à un petit couvent borgne de Moret[5], où le lieu ne pouvoit l'amuser, ni aucune des

linge à barbe. Quand le Roi portoit une moustache, le barbier fournissoit de la cire préparée et la présentoit à S. M., avec le peigne à moustache. » (*État de la France*, 1698, tome I, p. 179, 256, 257, 260 et 263.) Jean Quentin avait, depuis 1679, un brevet d'assurance de trente mille livres.

1. Il y avait quatre premiers valets de garde-robe servant par quartier : « Ils ont la clef des coffres et couchent dans la garde-robe. Celui qui est en quartier présente au Roi ses chaussons, ses jarretières; et, le soir, le maître de la garde-robe tire la manche droite de la veste et du justaucorps de S. M., et le premier valet de garde-robe en tire la manche gauche, reçoit ce justaucorps, la veste et le cordon bleu.... Ensuite il défait la jarretière gauche, qu'il donne au valet de garde-robe qui a déchaussé le Roi; après, il noue le ruban de la manche gauche de la chemise de S. M. En l'absence du grand maître et du maître de la garde-robe, c'est le premier valet de garde-robe qui fait tout le service de la garde-robe. » (*État de la France*, tome I, p. 195 et 196.) Ces charges se vendaient cent dix ou cent quinze mille livres. (*Journal de Dangeau*, tomes IV, p. 75, et VI, p. 203.) Racine disait à son fils, en 1698 (*Œuvres*, tome VII, p. 212) : « Vous n'êtes pas le fils d'un traitant, ni d'un premier valet de garde-robe. M. Quentin.... n'est pas le plus pauvre des quatre. » On remarque, dans la généalogie des Quentin donnée par la Chenaye des Bois, qu'il n'y est parlé que de la charge de maître d'hôtel possédée en dernier lieu par Jean Quentin, et point du tout de celles qu'il avait eues antérieurement.

2. C'est un passage de Dangeau, tome VI, p. 193, où Saint-Simon avait placé une Addition, qui sans doute le fait penser à son oubli.

3. Le 21 septembre 1697. — 4. *La* est écrit en interligne.

5. « Le prieuré de filles de Moret, ordre de Saint-Benoît, est possédé par Mme de Beuvron; il vaut de revenu deux mille livres, outre quatre à cinq mille livres qu'une dame de vertu et de piété leur donne tous les ans, sans laquelle gratification cette maison auroit eu de la peine à subsister plusieurs années. Il y a vingt religieuses de chœur et trois converses. » (*Mémoire de la généralité de Paris*, 1700, p. 58, et Addi-

religieuses, dont il n'y en avoit pas une[1] de connue. Elle y retourna plusieurs fois pendant le voyage, et cela réveilla la curiosité et les bruits. Mme de Maintenon y alloit souvent de[2] Fontainebleau, et, à la fin, on s'y étoit accoutumé. Dans ce couvent étoit professe une Moresse[3] inconnue à tout le monde et qu'on ne montroit à personne. Bontemps, premier valet de chambre et gouverneur de Versailles, dont j'ai parlé[4], par qui les choses du secret domestique du Roi passoient de tout temps, l'y avoit mise toute jeune, avoit payé une dot qui ne se disoit point, et de plus continuoit une grosse pension tous les ans[5]. Il prenoit exactement soin qu'elle eût son nécessaire et tout ce qui peut passer pour abondance à une reli-

tions, p. 789.) Ce petit couvent devait sa fondation (1638 et 1640) au père du marquis de Vardes, engagiste du comté de Moret (tome I, p. 215), et à sa femme, Jacqueline de Bueil, dite la comtesse de Moret, ancienne maîtresse d'Henri IV; il avait été confirmé par lettres patentes d'octobre 1688 (Arch. nat., O[1] 32, fol. 291 v°). La Reine d'abord, puis Mme de Maintenon (c'est d'elle qu'il s'agit dans le *Mémoire* de 1700), s'étaient intéressées l'une et l'autre au sort des religieuses. Mme de Maintenon écrivait, le 2 octobre 1683 (*Correspondance générale*, tome II, p. 326) : « Je vais demain faire une novice à Moret, qui est un très pauvre couvent de bénédictines. » Elle se préoccupait encore en septembre 1715 de la situation précaire du couvent (*Lettres*, éd. 1806, tome V, p. 107). Sous Louis XV, on le réunit à l'abbaye de Villechasson. M. Sollier en a fait l'objet d'une notice historique, où, naturellement, il est parlé de la Moresse ou Mauresse.

1. *Pas une* est en interligne, remplaçant *aucune*. — Le pléonasme *dont.... en* était et est encore d'assez commun usage et peu choquant.

2. *De* est en interligne, au-dessus de *toujours pendant*, biffé.

3. Telle est l'orthographe de Saint-Simon; le duc de Luynes (voyez ci-après, p. 358, fin de la note) écrit : « Mauresque. »

4. Tome I, *passim*. Il a dit plusieurs fois que Bontemps et son père devaient leur fortune à Claude de Saint-Simon.

5. Dans un brevet du 15 octobre 1695 (Arch. nat., O[1] 39, fol. 195), on voit que, « Louise-Marie-Thérèse, Mauresse, ayant le pieux dessein d'embrasser la vie religieuse dans le couvent des bénédictines de la ville de Moret, » le Roi lui assura une pension viagère de trois cents livres, payable « audit couvent ou autre où elle pourroit être. » — Selon M. Sollier, cette religieuse signait, en 1728 : *Marie de Sainte-Thérèse*.

gieuse, et que tout ce qu'elle pouvoit desirer de toute espèce de douceurs lui fût fourni. La feue reine y alloit souvent de Fontainebleau et prenoit grand soin du bien-être du couvent, et Mme de Maintenon après elle. Ni l'une ni l'autre ne prenoient pas[1] un soin direct de cette Moresse qui pût se remarquer; mais elles n'y étoient pas moins attentives. Elles ne la voyoient pas toutes les fois qu'elles y alloient, mais souvent pourtant, et avec une grande attention à sa santé, à sa conduite, et à celle de la supérieure à son égard. Monseigneur y a été quelquefois, et les princes ses enfants une ou deux fois, et tous ont demandé et vu la Moresse avec bonté. Elle étoit là avec plus de considération que la personne la plus connue et la plus distinguée, et se prévaloit fort des soins qu'on prenoit d'elle et du mystère qu'on en faisoit; et, quoiqu'elle vécût régulièrement, on s'apercevoit bien que la vocation avoit[2] été aidée. Il lui échappa une fois, entendant Monseigneur chasser dans la forêt, de dire négligemment : « C'est mon frère qui chasse. » On prétendoit qu'elle étoit fille du Roi et de la Reine, que sa couleur l'avoit[3] fait cacher et disparoître, et publier que la Reine avoit fait une fausse couche; et beaucoup de gens de la cour en étoient persuadés. Quoi qu'il en soit, la chose est demeurée une énigme[4].

1. Ce *pas*, superflu à la suite de *ni*, est bien dans le texte.
2. *Avoit* corrige *et* (?).
3. Le pronom élidé *l'* a été ajouté après coup.
4. Soulavie, après avoir reproduit toute cette historiette dans l'édition des *Mémoires de M. le duc de Saint-Simon* publiée en 1788, ajoute (tome I, p. 274) : « Elle (*la Mauresse*) mourut à Moret en 1732. Son portrait étoit encore en 1779 dans le cabinet de l'abbesse, avant la réunion de cette abbaye au prieuré de Champ-Benott de Provins. La couleur de cette Mauresse étoit celle d'une mulâtresse. » Le portrait en question passa un peu plus tard dans les collections de curiosités de l'abbaye de Sainte-Geneviève, et on le voit encore aujourd'hui dans une des salles d'entrée de la bibliothèque de ce nom. Il est de très petites dimensions et sans valeur; la figure est basanée, presque noire. Anquetil a aussi placé l'historiette dans sa compilation sur *Louis XIV, sa*

cour et le Régent (1793), tome II, p. 117-119, mais en y rattachant, comme si elle était de Saint-Simon, une anecdote prise dans le *Siècle de Louis XIV*. En effet, Voltaire, se trouvant chez M. de Caumartin, à Saint-Ange (ci-dessus, p. 6, note 1), alla voir la Mauresse, et voici ce qu'il en dit à la fin de son chapitre XXVIII : « On soupçonna, avec beaucoup de vraisemblance, une religieuse de l'abbaye de Moret d'être la fille de Louis XIV. Elle était extrêmement basanée, et d'ailleurs lui ressemblait. Le Roi lui donna vingt mille écus de dot en la plaçant dans ce couvent. L'opinion qu'elle avait de sa naissance lui donnait un orgueil dont ses supérieures se plaignirent. Mme de Maintenon, dans un voyage de Fontainebleau, alla au couvent de Moret, et, voulant inspirer plus de modestie à cette religieuse, elle fit ce qu'elle put pour lui ôter l'idée qui nourrissait sa fierté. « Madame, lui dit cette personne, la peine que prend une dame de votre « élévation de venir exprès ici me dire que je ne suis pas fille du Roi, « me persuade que je le suis. » Le couvent de Moret se souvient encore de cette anecdote. » Les renseignements de Voltaire concordent, comme on le voit, avec ceux de Saint-Simon. Mais, d'autre part, Mademoiselle de Montpensier (*Mémoires*, tome IV, p. 15 et 16) raconte que, si en effet Marie-Thérèse accoucha avant terme, et dans de mauvaises conditions, d'une petite fille fort pareille à un petit Maure que M. de Beaufort lui avoit donné, cette enfant n'était pas viable. C'était au temps des amours de Louis XIV avec Mlle de la Vallière, et l'on attribua l'accouchement prématuré de la Reine aux tourments qu'elle concevait du voisinage de la favorite. Les libelles du temps n'ont pas manqué d'y faire allusion, et l'auteur du *Palais-Royal* (édition de l'*Histoire amoureuse des Gaules*, tome II, p. 60 et 61) dit que « la Reine accoucha d'une petite Moresque velue, qui pensa la faire mourir. » Mais, quoique Anquetil présente « cette Moresse et l'homme au masque de fer » comme « les deux mystères du règne de Louis XIV, » nous croyons qu'il en faut beaucoup rabattre. Madame s'exprime en ces termes sur la petite fille née en 1664 : « Il est faux que la Reine ait mis au monde une négresse. Feu Monsieur, qui avait été présent, disait que la petite princesse était laide, mais point noire. On ne peut ôter de la tête du peuple que l'enfant ne vive encore, qu'elle ne soit dans un couvent à Moret, près de Fontainebleau; cependant il est certain que l'enfant laide est morte : toute la cour l'a vue mourir. » (Recueil Brunet, tome II, p. 165.) Née le 16 novembre 1664 et nommée le même jour Marie-Anne (et non Louise-Marie-Thérèse, comme nous avons vu ci-dessus, p. 355, note 5, que s'appelait la Mauresse), la petite fille mourut le 26 décembre suivant, sur les sept heures du soir[a]; son corps fut porté,

[a] Louis XIV écrivit le lendemain les lettres pour donner part de cette mort aux souverains. Dans celle qu'il adressa à la reine d'Espagne, il s'ex-

avec le cérémonial ordinaire, à Saint-Denis, son cœur au Val-de-Grâce; la *Gazette* et les documents officiels ne permettent pas de douter de la mort et des obsèques. D'ailleurs Anquetil lui-même donne une autre version (*Louis XIV*, etc., tome III, p. 430 et dernière) : il prétend, mais sans citer son auteur, que la Mauresse était « fille d'un cocher de Louis XIV, dont la femme étoit fort jolie. » Le dernier mot, selon nous, a été dit par le duc de Luynes, à qui la reine Marie Leczynska raconta en 1756, d'après la feue princesse de Conti, que cette religieuse de Moret était simplement la fille d'un Maure et d'une Mauresse logés à la ménagerie de Versailles, et que Mme de Maintenon, par charité, l'avait mise au couvent avec des recommandations spéciales. « C'étoit là l'origine de la fable qu'on avoit imaginée. » (*Mémoires*, tome XV, p. 304-305.) Cette explication est la plus vraisemblable. On peut supposer que la fille du couple maure, tenue sur les fonts par le Roi et la Reine[a], reçut leurs noms comme cela se pratiquait si souvent, soit à l'égard des mahométans convertis, soit pour la domesticité du palais[b]. Ajoutons enfin que Dangeau parle d'un fait qui peut être rapproché de celui de la Mauresse : en 1712, on mit dans un couvent une folle, qui prenait les noms de Gabrielle de Bourbon et prétendait être fille d'un frère du Roi. (*Journal*, tome XIV, p. 226.)

primait ainsi : « Ma fille mourut hier soir, dans le moment (à ce que l'on dit) qu'elle devoit naître, si sa mère eût pu la porter jusqu'à terme. » (*Œuvres de Louis XIV*, tome V, p. 286.)

[a] On voit de même, en 1693, la princesse de Conti donner le voile, à Chaillot, à « une de ses filles turques. » (*Gazette*, p. 435.)

[b] Les noms de Marie-Thérèse furent donnés encore, le 21 janvier 1668, à une nouvelle fille de la Reine; celle-là vécut cinq ans.

APPENDICE

PREMIÈRE PARTIE

ADDITIONS DE SAINT-SIMON
AU *JOURNAL DE DANGEAU*

193. *La maréchale d'Estrades.*
(Page 4.)

22 février 1685. — Cette maréchale d'Estrades étoit fille du chancelier Aligre, veuve de Verthamon et mère du premier président du Grand Conseil, joueuse outrée et passionnée du monde. Elle avoit donné gros au maréchal d'Estrades pour l'épouser, être *Madame la Maréchale*, et, par là, n'être plus exclue de rien. Elle n'en eut point d'enfants, et mourut à plus de quatre-vingt-dix ans, toujours courant et jouant, pendant la Régence.

194. *Pussort, doyen du Conseil.*
(Page 14.)

18 février 1697. — M. Pussort étoit frère de la mère de M. Colbert et le dictateur de toute cette puissante famille. C'étoit un homme de probité, quoique avare à l'excès, fort riche, et jamais marié. Il avoit été mis par M. Colbert, et toujours depuis, à la tête de toutes les grandes commissions du Conseil et de toutes les affaires importantes du dedans du Royaume. C'étoit une mine de chat fâché, dont il avoit aussi le jeu; infiniment capable et laborieux, austère, chagrin, malin, glorieux et difficile. Il mourut dans une grande vieillesse, et toujours dans une grande considération.

195. *Duel du chevalier de Caylus et du bailli d'Auvergne.*
(Page 17.)

4 mars 1692. — Ce prince d'Auvergne étoit un très mauvais sujet de toutes façons. Il eut une aventure honteuse avec Caylus, qui, de sa part, fut bonne; mais ils en quittèrent le Royaume, et Caylus, réduit à sortir de France par l'événement, en fit sa fortune en Espagne après, où il eut la Toison, le commandement de Galice et un bon mariage. Il étoit cadet

de celui qui épousa la nièce de Mme de Maintenon, fille de Villette. Ce chevalier d'Auvergne revint après en France; il y fut peu, et fort méprisé. Il ne le fut pas moins en Hollande, où il se retira, et où il mourut enfin comme il avoit vécu. Le comte d'Auvergne ne fut pas heureux en enfants; il s'en fallut beaucoup.

196. *Le chevalier de Caylus se retire en Espagne.*

(Page 19.)

18 janvier 1697. — Ce combat, qui acheva de perdre de plus d'une façon le bailli d'Auvergne, fit la fortune du chevalier de Caylus : quoique beau-frère de Mme de Caylus, nièce à la mode de Bretagne et fort protégée de Mme de Maintenon, il fallut sortir du Royaume, et, l'événement d'Espagne, arrivé trois ans après, l'y ayant attaché avec cette protection qui, par les lois que Louis XIV s'étoit faites, ne lui pouvoit servir en France, il s'y est poussé jusqu'à devenir lieutenant général, capitaine général de province, chevalier de la Toison d'or, et à faire un grand mariage

197. *Le marquis de Ruvigny et le premier président de Harlay.*

(Page 20.)

24 juillet 1684. — Ruvigny étoit député général des Églises prétendues réformées[1] à la cour jusqu'à leur destruction. Son grand sens et sa rare probité lui acquirent les plus illustres amis et une considération singulière. A la fin, il se retira en Angleterre, où ses enfants se mirent dans le service. Le cadet, qui ne valoit rien, y fut bientôt tué. L'aîné y a fait une sorte de fortune, et y est mort vieux, sans postérité. Un dépôt qu'il avoit confié à Harlay, mort premier président, et qui le révéla au Roi, irrité de l'engagement au service de ses enfants, ne fit pas d'honneur au dépositaire, et beaucoup moins de ce qu'il en reçut le don du Roi et qu'il en profita.

198. *Dépôt révélé par le premier président de Harlay.*

(Page 28.)

17 janvier 1697. — Harlay, premier président, ami intime de Ruvigny, ne se lava jamais d'avoir révélé au Roi le dépôt qu'il lui avoit confié, ni moins encore d'en avoir profité en partie.

199. *La duchesse de Valentinois et son beau-père.*

(Page 29.)

27 janvier 1697. — Mme de Valentinois, enragée du voyage de Mo-

1. Dans le manuscrit : « des Églises P. R. »

naco, et enragée encore de ce que son mari voyoit trop de choses et la retiroit de la cour, n'y sut rien de meilleur que de faire accroire que son beau-père étoit amoureux d'elle, qu'elle n'étoit maltraitée que parce qu'elle avoit eu horreur de ses desirs, et de faire grand vacarme là-dessus. C'est ce qui obligea M. de Monaco à ne vouloir jamais la voir, pas même en lieu tiers.

200. *Tournées du fils de Pontchartrain.*

(Page 35, note 4.)

26 juillet 1695. — C'est[1] que Phélypeaux, fils unique et survivancier de Pontchartrain, son père, de la charge de secrétaire d'État de la marine, étoit borgne de la petite vérole; il n'en parloit pourtant jamais et avoit un œil de verre. Son père l'avoit envoyé faire une tournée par les ports du Royaume, pour apprendre, où il fut reçu partout en fils de France.

201. *M. de Malauze-Miremont.*

(Page 37, note 8.)

9 mars 1685. — Miremont étoit un Malauze des bâtards de Bourbon, très huguenots. La religion avoit fait le mariage de son père avec sa mère, sœur des maréchaux de Duras et de Lorge, qui demeura dans sa province. Miremont, avec un autre de ses frères et sa sœur, passèrent en Angleterre à la révocation de l'édit de Nantes, et y sont restés sans alliance et sans fortune; leur frère aîné se fit catholique, et a vécu et est mort dans sa province. Sa fille unique du premier lit veuve du dernier Poitiers et mère d'une autre, qui a épousé le duc de Durfort.

202. *Mme Colbert et les bâtardes du Roi.*

(Page 40.)

Mars-avril 1687. — Mme Colbert étoit d'Orléans ou de Blois, sœur du président de Ménars Charron, qui, d'intendant de Paris, eut une charge de président à mortier; un fort bon homme. Mme la princesse de Conti lui fut confiée, qu'elle éleva longtemps avec ses filles sans qu'on sût qui elle étoit; puis, reconnue, elle lui servit un temps de gouvernante, l'ayant toujours chez elle. Elle étoit avec cela favorite de la Reine, et la voyoit toutes les après-dînées en particulier. Ce fut la combinaison de ces deux choses qui lui ouvrit enfin l'entrée dans les carrosses et à la table, où jamais femme de secrétaire d'État n'avoit été admise; et elle le fut longtemps avant que Mme de Louvois, héritière de Souvré, y pût

1. Dangeau rapporte (et c'est à ce propos que vient l'Addition de Saint-Simon) que, comme on s'empressait autour du jeune homme frappé au visage par un éclat de boîte d'artifice, il répondit : « Ce n'est rien. Cela a cassé mon œil de verre; j'en ai d'autres dans ma valise. »

entrer; et Courtenvaux, fils de cette dernière, ayant la survivance de secrétaire d'État de M. de Louvois, qu'il ne garda guère, fut le premier secrétaire d'État qui reçut le même honneur.

203. *Le comte et la comtesse de Roye en Danemark.*

(Page 50.)

12 septembre 1686. — Voici le vrai de ce qui fit quitter le Danemark au comte de Roye. Sa femme et sa fille ayant un jour l'honneur d'être à la table du roi et de la reine de Danemark, trop frappées de la figure de cette princesse, qui n'étoit pas belle, elles se parlèrent en riant; Mlle de Roucy dit à sa mère que la reine ressembloit à Mme Panache, et la comtesse de Roye en convint. La reine, qui l'entendit, demanda qui étoit Mme Panache; elles répondirent du mieux qu'elles purent, que c'étoit une dame de qualité de la cour de France, et s'en crurent quittes par là. La reine, qui, sur la condition, s'étoit payée de la réponse, fut curieuse de la figure par la ressemblance qu'on lui avoit donnée, et fit écrire à Mayercron, envoyé de Danemark à Paris, de lui mander un grand détail de Mme Panache, où rien ne fût oublié. Bien étonné fut Mayercron d'un ordre si extraordinaire, et dont il ne pouvoit deviner le pourquoi. Il récrivit donc que Mme Panache étoit une vieille créature, presque naine, presque décrépite, presque aveugle, avec des yeux chassieux bordés d'un doigt de rouge, dégoûtante, épouvantable; du reste, mise en gueuse qui se requinque et qui tire profit de son ridicule; qui venoit ramasser des poulets dans son tablier au souper du Roi, y faire la folle et la gueuse, et essuyer en passant les croquignoles des salles des gardes. Mayercron finissoit par sa surprise que le nom de cette créature fût parvenu jusqu'en Danemark et eût pu donner de la curiosité à la reine. On peut juger de la colère qu'elle conçut contre la comtesse de Roye et contre sa fille. Le comte de Roye fut incontinent remercié; ils se retirèrent en Angleterre, où, sans emploi, ils finirent leurs jours. La comtesse y avoit le comte de Feversham, son frère, et trois enfants de Mme de Malauze, sa sœur, et ces derniers n'y firent nulle fortune.

204. *Le vidame de Laon.*

(Page 55, note 7.)

29 mai 1684. — On prétendit que Madame la Dauphine, quoique fort vertueuse, avoit paru plus affligée que de raison du vidame de Laon, et qu'elle en fut grondée.

205. *Michel Molinos.*

(Pages 61-62.)

10 août 1685. — Molinos étoit un prêtre séculier espagnol, grand directeur à Rome, qui ne fut jamais jésuite.

206. *Voyage du cardinal de Bouillon à Rome.*
(Page 73.)

21 janvier 1697. — Ce voyage du cardinal de Bouillon fut en conséquence des affaires de Mme Guyon et de ce qui en a été dit aux Additions, tome IV, pages 434-437[1].

207. *La maréchale de Noailles.*
(Pages 108-109.)

13 janvier 1700. — Mme de Noailles, sœur de la vieille Tamboneau, si connue à Paris, et de Mme de Ligny mère de la princesse de Fürstenberg, étoit moins que rien, mais d'une vertu aimable et en tous âges éminente. Lorsque son mari devint duc-pair, elle étoit dame d'atour de la Reine, et la demeura quelques (*sic*) temps, quoique sans exemple. Son mari avoit été capitaine des gardes du cardinal Mazarin, qui lui fit sa fortune en le faisant premier capitaine des gardes du corps au (*sic*) dépens de M. de Chandenier, l'aîné de la maison de Rochechouart, dont la disgrâce gratuite et la grandeur avec laquelle il l'a toujours soutenue est connue de tout le monde. Mme de Noailles vivoit dans une extrême piété depuis un grand nombre d'années, retirée chez son fils le cardinal, qu'elle avoit suivi partout et à qui elle se confessoit tous les soirs.

208. *M. de Chavigny, ancien évêque de Troyes*[2].
(Page 115.)

18 avril 1697. — Monsieur de Troyes étoit un homme fort agréable, fort facile, d'excellente compagnie, infiniment aimé et répandu dans le plus grand monde, à la cour et à Paris, toujours de toutes les parties de plaisir, fort bien avec toutes les femmes, qui le traitoient publiquement avec une liberté fort peu décente à l'épiscopat, et passoit ainsi sa vie dans le grand jeu et dans toutes sortes d'amusements. Il ne laissoit pas de savoir assez et d'être habile dans les affaires du clergé, dans les assemblées duquel il a beaucoup paru. Il avoit beaucoup d'amis considérables, et, avec toute cette conduite, où il n'y avoit rien de grossier, il n'étoit point mal avec le Roi, et fort bien avec les ministres et avec tout le monde. Sa retraite, que rien n'annonça dans rien de ce qui la précéda de plus près, non pas même dans l'intervalle qu'il y eut de plus de six mois entre la confidence qu'il en avoit faite au Roi et l'exécution, surprit étrangement[3]. Un long épiscopat passé de la sorte lui donna enfin des remords, et il se sentit trop foible pour changer de vie, s'il ne quittoit tout, et tout à la fois. Il vécut donc dix-huit ans avec son neveu dans une union douce et intime, partageant son temps entre son sémi-

1. Notre Addition 127, dans l'Appendice du tome II, p. 413-415.
2. Voyez ci-après, p. 453, l'appendice n° VI.
3. Ces deux mots sont écrits en interligne, de la main de Saint-Simon.

naire, où il étoit le plus souvent, la maison épiscopale, avec son neveu, et une chartreuse où il se retiroit quelquefois, et où il passoit les carêmes; d'ailleurs, une grande retraite, une grande fuite de tout ce qui la pouvoit interrompre, et une vie très édifiante. Le Roi, comme il a été marqué ailleurs[1], jaloux de voir les gens retirés, lui fit demander, au bout de deux ou trois ans, s'il ne le reverroit plus. Il obéit, et, tous les ans, il venoit passer quatre jours à Fontainebleau, où le Roi le traitoit avec distinction, où tous ses anciens amis le couroient, et où c'étoit à qui le verroit; et la modestie avec laquelle il recevoit et s'accordoit à ces empressements, l'air de recueillement qu'il y conservoit, sans être rouillé en rien, même d'une sorte de badinage qui étoit fort de son caractère, mais qu'il contenoit avec une grande bienséance mêlée de gaieté, augmentoit le respect que sa retraite avoit inspirée. Il vint deux ou trois fois passer huit jours à Paris, et se délassoit à Troyes de ses occupations de piété dans sa belle bibliothèque, et à ranger une prodigieuse et très curieuse quantité de lettres et de dépêches de ses pères, ou qu'eux-mêmes avoient ramassées, et à les lier par de courts éclaircissements. Lorsque, à la mort du Roi, M. le duc d'Orléans, régent, forma le conseil de régence, il crut y devoir mettre un évêque, et n'en pouvoit trouver de plus propre que Monsieur de Troyes, si instruit des affaires et de la connoissance du monde, et si dépris du monde qu'on n'en pouvoit attendre que des conseils justes et désintéressés; et il crut aussi que le choix d'un prélat qui, après avoir été si longtemps le goût de tout le monde, en étoit devenu la vénération, lui feroit honneur et au Conseil. Monsieur de Troyes étoit frère de la maréchale de Clérembault, intime amie de Madame de tous les temps, et qui passoit sa vie avec elle, et Madame avoit tant d'estime et d'amitié pour Monsieur de Troyes, qu'elle lui avoit fait promettre que, si elle tomboit bien malade, il quitteroit sa retraite pour la venir assister. S'il fut surpris d'être mandé pour entrer dans le Conseil, s'il eut peine à quitter sa retraite, du moins [ne] se fit-il point attendre, ni prier plus que de raison. Les commencements de son retour furent fort beaux: sans être trop sauvage, il se renferma dès qu'il le put, et se borna à ses fonctions; mais, peu à peu, sa facilité le trompa, et la dissipation le réduisit. Il ne put résister au monde, et il redevint l'ancien *Troyen*. La mort de Madame, la fin du conseil de régence, qui l'avoit pris longtemps avant de cesser, enfin la mort de M. le duc d'Orléans, et bien des choses ensemble lui firent impression. Il essaya de rompre les liens de commerce qui l'attachaient au monde avec indécence à son âge, sans emploi et sans prétexte. Il essaya inutilement à deux ou trois reprises; enfin il fit un effort, et, confiné dans une fort belle maison auprès des Chartreux, avec son neveu, quand il venoit à Paris, et la marquise de Charost, sa nièce, il quitta son carrosse, ferma sa porte, ne sortit plus que pour aller dire la messe tous les jours et aux offices des Chartreux ou des

1. Ces six derniers mots sont biffés d'une main moderne.

Petits-Feuillants, qui étoient vis-à-vis de chez lui, et régla ses journées de telle sorte qu'il ne voyoit presque point sa nièce, et peu son neveu, quand ils étoient à Paris; et là, dans une solitude entière et uniquement occupé de prières, de saintes lectures, de peu de bibliothèque, de beaucoup d'aumônes et de bonnes œuvres, sa tête et ses yeux suffisant à tout, il a attendu la mort dans une heureuse et sainte vieillesse de corps et d'esprit, et l'attend encore en paix à quatre-vingt-huit ans [1]. Il avoit fait son neveu archevêque de Sens pendant la Régence, et il eut, en 1730 [2], la douleur de le perdre. C'étoit, en science, en vertu, en piété, en conduite de diocèse et personnellement, le premier prélat de l'Église de France, et qui a su allier sans tache le courage et la nécessité des temps, la douceur et la fermeté, et qui l'ont fait regretter comme un évêque dont ce siècle n'étoit pas digne. Il avoit une sœur abbesse des Clairets, maison célèbre par sa sainteté, sous la conduite des abbés de la Trappe, qui, dans son sexe, ne lui cédoit en rien, et qui mourut peu avant lui [3]....

209. *Le chevalier de la Ilhière.*

(Pages 123-124.)

3 mai 1697. — La Ilhière étoit un des plus droits, des plus braves, des plus honnêtes gentilshommes de France, et le plus dans l'estime du Roi et de tout ce qu'il avoit [4] eu de son temps de plus distingué à la cour parmi les seigneurs et parmi les ministres. Il avoit été longtemps des gardes du corps, et le confident du duc de Gesvres et de M. de Lauzun, ses capitaines, qui [5] a duré jusqu'à sa mort, et avoit été fort mêlé dans toutes les affaires de ce dernier avec Mademoiselle, de qui il conserva aussi la confiance jusqu'à sa mort, quoique depuis si longtemps brouillée avec M. de Lauzun. La Ilhière avoit conservé beaucoup d'amis, et plusieurs fort considérables, et avoit de l'esprit, des lettres, beaucoup de piété, qui fut apparemment cause d'une délicatesse que le Roi lui-même jugea sans fondement [6]. Il étoit vieux et encore fort bien fait, et d'excellente compagnie. Il avoit infiniment vu et su. Il fut toujours, entre le duc de Gesvres et ses enfants, avec entière confiance de part et d'autre. Il l'avoit eue entière de M. le Tellier et de M. de Louvois, qui, malgré son père, la lui retira à cause de M. de Lauzun, qu'il vouloit perdre.

1. Il mourut le 15 septembre 1731, dans sa quatre-vingt-dixième année; donc Saint-Simon, qui écrit cette Addition postérieurement aux derniers jours de 1730 (ci-dessous, note 2), se trompe un peu sur l'âge.

2. Le 9 novembre.

3. Elle mourut le 1er septembre 1729. — Le reste de l'Addition a été placé, sous le n° 47, dans le tome I, p. 368-369.

4. Ainsi, sans *y*, que peut-être le copiste a oublié. — 5. Pour *ce qui*.

6. Allusion à la restitution dont parle Dangeau, mais que Saint-Simon passe sous silence dans les *Mémoires*.

210. *Expulsion des comédiens italiens.*

(Pages 123-125.)

13 mai 1697. — Ces comédiens italiens, fort bons, mais fort licencieux, avoient été soufferts jusqu'à une pièce où ils furent assez fous pour jouer Mme de Maintenon ; et dans l'instant leur affaire fut faite.

211. *Charles XI, roi de Suède.*

(Page 127.)

2 mai 1697. — Le roi de Suède étoit un tyran, qui abolit toute l'autorité des États et celle du Sénat, avec toute dignité, tant des sénateurs, qui tombèrent dans le néant, que de l'ancienne noblesse, qu'il prit à tâche d'exterminer et d'écraser par la plus nouvelle et par les gens les plus nouveaux et les plus vils. Il ruina tous les seigneurs, ceux-là même qui lui étoient les plus soumis et les plus agréables, par l'érection d'une cour de revision qui confisquoit non seulement tous les droits[1], grâces et récompenses les plus justement acquises, mais qui faisoit restituer tous les fruits de ce qu'on en avoit reçu depuis le grand Gustave. Les plus grands et les plus riches tombèrent dans la dernière misère, et plusieurs se sauvèrent dans les pays étrangers. Le genre obscur et cruel de la maladie dont mourut ce roi de Suède ont[2] fait dire aux uns que Dieu même en avoit fait justice dans la vigueur de son âge, et à d'autres qu'il étoit empoisonné. Son successeur et fils est ce grand roi de Suède Charles XII qui a été l'ornement et le prodige de l'histoire, le fléau et la chute entière de son pays[3].

212. *Les deux princes Sobieski faits chevaliers de l'Ordre.*

(Page 132.)

24 novembre 1696. — Dangeau, toujours favorable aux étrangers et aux prétentions, en établit une ici sans apparence, puisqu'une couronne élective ne laisse point de suite, et cette façon de marcher allant et revenant de la chapelle, novices et profès, est celle de tous ceux qui sont reçus chevaliers[4] de l'Ordre et qui n'ont point de rang que celui de leur réception, c'est-à-dire qui ne sont que *gentilshommes*, comme on parle dans l'Ordre. Ainsi cela ne remédie à aucune prétention, mais établit

1. *Droits* est corrigé, par surcharge d'une main moderne, en *dons*.
2. Ainsi au pluriel, accord qui s'explique par les deux adjectifs qui accompagnent le sujet *genre*.
3. Comparez l'Addition sur Charles XII (tome XVII, p. 455), où il dit : « Son père en avoit été un obscur (fléau du pays), qui avoit désolé son royaume, abattu le Sénat, ruiné les lois, anéanti l'ancienne noblesse avec un artifice et un acharnement des tyrans les plus détestés, accablé tout le reste. Aussi mourut-il jeune et empoisonné, dans de longues et cruelles douleurs. »
4. *Ch^{er}* en abrégé et au singulier.

qu'il n'y en a point d'admise. Aussi n'en admit-on aucune, et ces fils du roi Jean Sobieski, qui apparemment en firent la tentative, ne reçurent l'Ordre que hors de France, et l'abbé de Pomponne, étant ambassadeur du Roi à Venise, y fut visité par l'un d'eux, qui ne portoit point l'Ordre, et qu'il en tança jusqu'à la menace de le lui faire ôter.

213. *Le prince de Conti et la couronne de Pologne.*

(Page 137.)

11 juillet 1697. — On prétendit que le Roi avoit autant de joie de l'élection de M. le prince de Conti et d'impatience qu'il partît pour la Pologne, que M. le prince de Conti en avoit peu. Son mérite blessoit le Roi, qui ne pouvoit lui pardonner la Hongrie, et qui[1] offusquoit ce qu'il aimoit le mieux; et M. le prince de Conti, prince du sang, accoutumé à la France, plein d'espérance pour le règne futur, et surtout passionnément amoureux et tendrement aimé de sa plus proche famille, n'en pouvoit souffrir un éternel éloignement.

214 et 215. *Le comte de Guldenlew et les bâtards des rois de Danemark.*

(Page 197.)

12 septembre 1686. — ....[2] Le comte de Guldenlew étoit un bâtard du roi (de Danemark), et ce nom leur est affecté. C'est le seul pays du monde où cela soit.

4 février 1695. — Le Danemark est l'unique pays où il y ait un nom affecté aux bâtards des rois. Cela est d'autant plus singulier, que les rois n'y sont devenus héréditaires qu'en 1660 et que, par toute l'Allemagne et le Nord, la bâtardise est en un tel mépris, même ceux des empereurs et des rois, que le peu qu'il y en a eu de reconnus n'y peuvent trouver à se marier, à cause de la mésalliance et de l'exclusion de tous les chapitres d'hommes et de filles. C'est ce qui a rendu impossibles les mariages des filles des deux filles de Mme de Montespan[3], faute de princes du sang en France et de princes d'Italie, depuis que les princes du sang ne veulent plus s'allier aux seigneurs françois. Ce

1. Est-il besoin de faire remarquer, pour rendre intelligible ce passage incorrect, que le *qui* précédent se rapporte à *Roi*, et ce second à *mérite*?

2. Ces deux lignes d'Addition se trouvent à la suite de l'Addition n° 203, ci-dessus, p. 362, parce que Dangeau cite le nom de M. de Guldenlew dans la nouvelle relative à M. et Mme de Roye. Il s'agit ici, non pas du Guldenlew qui accueillit le prince de Conti à son passage (ci-dessus, p. 197), mais d'un autre bâtard, fils du précédent roi.

3. Madame la Duchesse et la femme de Philippe d'Orléans. Des six filles de la première, une seule se maria avec son cousin le prince de Conti. Les filles du duc d'Orléans et de Mlle de Blois se marièrent également dans la famille, sauf Mlle de Valois, qui épousa, en 1720, le prince de Modène, et celle qui fut abbesse de Chelles. Voyez l'Addition suivante.

ne peut être en Danemark qu'un reste de barbarie et de paganisme, et son monument d'être des derniers baptisés[1].

216. *Le prince d'Orange, et les origines de son ressentiment contre le roi de France.*

(Page 242.)

26 décembre 1699. — On a peine à comprendre que Mme la princesse de Conti ait eu des couronnes à refuser, et moins encore que le Roi l'eût laissé faire[2]. Sûrement, ce n'est pas celle d'Espagne, ni celle d'Angleterre. A l'égard de celles du Nord, on connoît l'aversion des Allemands pour épouser des bâtardes, et on a vu depuis que pas une des princesses du sang dont les mères sont filles naturelles du Roi n'ont pu trouver pas un petit prince d'Allemagne qui en voulût. Cette même princesse de Conti fut offerte au prince d'Orange, qui répondit audacieusement que ceux de son nom étoient accoutumés à épouser des filles légitimes des rois, et non leurs bâtardes; et en effet sa mère étoit fille et sœur des rois d'Angleterre, et sa grand'mère fille et sœur des électeurs de Brandebourg[3]. Cette réponse, qui ne put être oubliée, fut la cause de toutes nos guerres et de la plupart de nos malheurs. Le Roi, au comble alors, et longtemps depuis, de sa puissance en Europe, n'oublia rien pour en faire repentir le prince d'Orange, qui, de sa part, n'oublia rien aussi pour en mériter et obtenir le pardon; mais tout fut inutile. Les ambassadeurs du Roi en Hollande eurent toujours des ordres de chercher à le traverser et à le mortifier en tout : tellement qu'après plusieurs années employées à fléchir cette colère, il vit bien qu'il n'y parviendroit jamais, et dit que, puisqu'il n'avoit pu regagner l'honneur des bonnes grâces du Roi par ses soumissions et ses avances si persévérantes, il feroit en sorte au moins de mériter son estime. Et depuis la France n'a point eu de plus fâcheux ennemi, ni le Roi de plus constant adversaire. Parvenu enfin à l'usurpation de l'Angleterre et à la dictature effective de l'Europe, il assista à un opéra qui fut joué à Londres, à un de ses retours d'Hollande. Soit que cela fût concerté ou non, il y eut un prologue à sa louange, à la manière de ceux des opéras de Paris. Il en entendit une partie; puis, élevant la voix et interrompant les chants : « Allez, dit-il, s'adressant au théâtre, vous êtes des coquins qui me prenez pour le roi de France; taisez-vous, et commencez la pièce. » On peut juger qu'il fut obéi, et de l'effet de cette aventure dans Londres, et partout après, où la nouvelle en fut promptement sue.

1. C'est-à-dire le monument que le Danemark garde, le souvenir qui lui reste de ce fait que les Danois, les rois de Danemark ont été convertis tard, parmi les derniers d'Europe, au christianisme. Le manuscrit porte *non monument*. Voyez les Additions et corrections à la page 197.

2. Il s'agit de la demande en mariage présentée par le roi de Maroc.

3. Voyez la note 2 de la page 244.

217. *Santeul.*

(Page 248.)

9 août 1697. — Santeul n'étoit point fait pour Saint-Victor. Il étoit poète en tout, capricieux, plaisant, hardi, plein de sel, amoureux de la liberté, aimant le vin et la bonne chère, mais très sage sur les femmes. On feroit un volume des contes qu'il a fournis, tous plus singuliers et plus divertissants les uns que les autres; toutes les belles-lettres possibles, une mémoire prodigieuse, une facilité à faire les plus beaux vers latins qui n'étoit donnée à personne, et, parmi tout cela, un fond de religion; desiré dans toutes les meilleures compagnies, dont il faisoit tout l'ornement des unes, et des autres tout le plaisir. Il amusoit extrêmement Monsieur le Prince, qui avoit beaucoup de lettres et qui aimoit ses caprices, et Monsieur le Duc aimoit aussi à le voir : il le mena à Dijon, où il alloit tenir les États; où, un soir, après s'être échauffés de propos et de vin, Santeul en prit un grand verre à la main : Monsieur le Duc trouva plaisant de verser dedans sa tabatière de tabac d'Espagne; le malheureux l'avala, et en creva fort tôt après.

218. *Le duc de la Feuillade et son beau-père.*

(Page 253.)

2 mai 1692. — M. de la Feuillade, qui ne s'étoit pas marié pour bien vivre avec sa femme, quoique sage et jolie, et encore moins avec sa famille, disoit que son beau-père passoit son temps à éplucher de la salade avec ses commis. C'étoit en effet un secrétaire d'État fort peu occupé.

219. *Le maréchal de Duras quitte son titre ducal.*

(Page 257.)

4 mars 1689. — .... C'est à cette époque[1] que M. de Duras, cédant son duché à son fils, commença d'être appelé le maréchal de Duras, et, peu à peu, par le même usage de ducs maréchaux de France cédant leurs duchés à leurs fils, on en est venu, indépendamment de cette raison d'éviter confusion de noms, de les appeler plutôt maréchaux que ducs : ce qui s'est enfin, longtemps après, tout à fait établi. La mère de M. de Chaulnes, l'ambassadeur à Rome, aima mieux changer de nom et s'appeler la duchesse de Picquigny, quand son fils aîné épousa la fille et sœur des deux maréchaux de Villeroy, que de s'appeler la maréchale de Chaulnes; et ainsi de tous et de toutes jusqu'à cette époque de M. de Duras.

1. A l'occasion du mariage du duc de Duras, fils du maréchal, avec Mlle de la Marck, que concerne la première partie de cette Addition.

220. *Claude le Peletier, contrôleur général des finances.*

(Page 258.)

18 septembre 1697. — M. [le] Peletier étoit un homme de sens, mais d'esprit médiocre, timide et peu travailleur, d'une grande justice, d'un grand désintéressement, et qui avoit des amis. M. le Tellier et M. de Louvois avoient une telle confiance en lui, qu'il étoit l'arbitre de leurs affaires domestiques et des contrariétés qui arrivoient quelquefois entre eux, mais qui ne paroissoient jamais au monde, et ce furent eux qui le firent contrôleur général après M. Colbert. Le contraste étoit un peu fort; mais les temps de prospérité et d'abondance souffrent tout. Dès que la guerre de 1688 fut résolue, il se fit justice sur l'incapacité d'en soutenir le poids, et il eut scrupule de la manière de le faire. Le Roi eut peine à lui laisser quitter les finances, et lui proposa son frère [le] Peletier de Souzy pour le remplacer, qui étoit conseiller d'État et intendant des finances, qui eut depuis les fortifications à la mort de Louvois, et dont le fils, M. des Forts, a été contrôleur en son temps[1]. [Le] Peletier, en honnête homme, et qui croyoit ne devoir pas exposer son frère aux tentations, en détourna le Roi, qui admira sa vertu, et qui, sur sa parole, donna les finances à Pontchartrain. M. [le] Peletier, simple ministre, conserva toujours la confiance du Roi, qui, voyant vieillir et tomber le Chancelier, lui témoigna qu'il lui destinoit cette grande place. [Le] Peletier, de plus en plus dans la solide piété, et qui projetoit une retraite, craignit si[2] fort de nouveaux liens qu'il la hâta, et en obtint la liberté avec peine. Il la soutint admirablement en tout. Il voyoit le Roi deux fois l'an, et eut plus de crédit pour sa famille, et le marqua plus par ce qu'il obtint pour elle depuis sa retraite, qu'il n'avoit fait pendant son ministère.

221. *L'abbé le Peletier, supérieur du séminaire de Saint-Sulpice.*

(Page 273.)

12 mars 1689. — Ce prieur [le] Peletier[3], qui prit lors le nom d'abbé de Saint-Aubin, a depuis fait grande et importante figure à la tête du séminaire de Saint-Sulpice, qu'il a rendu peu à peu chef d'un grand nombre d'autres, tous dans le même esprit et dans les mêmes vues, et comme faisant tous ensemble une espèce de corps de congrégation, que la faveur et l'autorité a rendu redoutable. Les minuties, la grossièreté, l'ignorance, les maximes ultramontaines, et le génie, le goût et la tendance à l'inquisition, en font l'esprit, qui s'est répandu partout par le

1. Commissaire général des finances le 7 juin 1720, puis contrôleur général du 14 juin 1726 au 20 mars 1729.
2. *Si* est en interligne, de la main de Saint-Simon, à ce qu'il semble.
3. Dans le manuscrit : « Ce prieur Pelletier », comme dans l'Addition 220.

grand nombre d'évêques de cette éducation. M. de Saint-Aubin ne le voulut point être, et aima mieux les tenir dans sa dépendance. Les jésuites ont toujours vu ce grand corps se former et s'élever avec jalousie, qui, avec des bienséances, est grande[1] et très réciproque.

222. *La comtesse de Soissons à la cour d'Espagne.*

(Page 287.)

20 février 1689. — La reine d'Espagne fut empoisonnée par un résultat[2] du Conseil de Vienne, qui, voyant le crédit qu'elle prenoit sur le roi son mari, avoit causé un grand éclat pour les brouiller; sa nourrice et d'autres femmes à elle furent emprisonnées, fort maltraitées et renvoyées en France, parce qu'on ne put rien tirer d'elles. Après tout ce vacarme, le roi d'Espagne, persuadé de l'innocence de la reine, l'aima mieux que jamais et lui donna tant de marques de confiance, qu'on ne douta pas à Vienne que son crédit ne l'emportât auprès du roi d'Espagne sur celui de l'Empereur, à qui il importoit si fort de disposer du roi d'Espagne à l'entrée de cette grande guerre. Le comte de Mansfeld, ambassadeur de l'Empereur à Madrid, et la comtesse de Soissons, qui s'y trouvoit aussi et qui voyoit la reine familièrement, exécutèrent ce crime, et même assez grossièrement : après lequel la comtesse de Soissons se hâta de sortir d'Espagne, où elle étoit publiquement accusée, et où le roi, au désespoir de la mort de la reine, le peuple furieux, qui l'aimoit passionnément, et la plus grande partie de la cour, qui lui étoit attachée, n'auroient pas tardé de lui faire un mauvais parti.

222 *bis* et 223. *Le prince de Darmstadt à la cour d'Espagne.*

(Page 289.)

2 décembre 1697. — Le prince de Darmstadt étoit de la maison de Hesse, proche parent de la reine d'Espagne, bien fait, et on le disoit fort bien avec elle, et envoyé exprès pour cela de Vienne pour faire en sorte qu'elle eût un enfant. Il fut fait grand à vie, parce qu'en Espagne

1. *Grand*, dans le manuscrit.
2. On appelait primitivement *résultat d'un Conseil* le procès-verbal de chaque séance rédigé par un secrétaire et soumis à l'approbation du Roi, par le Chancelier ou par le secrétaire d'État, avant qu'on procédât à la délivrance des expéditions. Ce procès-verbal contenait le précis des décisions prises sur chaque sujet, et, pour les affaires contentieuses, les qualités des parties, le dispositif de l'arrêt, les noms des avocats et des rapporteurs, etc. Le Cabinet des manuscrits possède plusieurs volumes de résultats. Sous Louis XIV, le terme de *résultat du Conseil* s'employait encore pour désigner l'arrêt en vertu duquel un traitant était chargé d'une ferme, d'une régie, d'un recouvrement de finance. « J'attends le résultat du conseil de construction, » disait Colbert (*Lettres*, tome III, 2e partie, p. 181). Voyez ci-après, appendice I, p. 423.

non seulement les grands ne cèdent à personne sans exception, mais qui que ce soit de maison souveraine n'y a rang ni distinction quelconque, et ce prince de Darmstadt servoit et avoit dessein de demeurer du temps en cette cour. Il fut tué depuis à Barcelone, contre Philippe V.

25 septembre 1705. — Ce prince de Darmstadt est le même que la cour impériale envoya à Madrid sur la fin du règne de Charles II, avec ordre de se mettre assez bien avec la reine pour qu'elle eût un enfant. Il fut admis à tout; le roi d'Espagne le fit grand d'Espagne à vie, pour s'en pouvoir servir dans les premiers emplois ; on prétend qu'il les eut aussi auprès de la reine, qui étoit Palatine et gouvernée par les intérêts de l'empereur Léopold[1], son beau-frère, et que ce ne fut la faute de personne si Charles II mourut sans héritiers. Il fut fait grand parce que nul prince étranger n'y a le moindre rang : ainsi, pour leur en donner quand on s'en veut servir et les garder, on les fait grands à vie.

224. *Les princes étrangers à la cour d'Espagne.*

(Page 290.)

12 mai 1686. — Quels que soient les princes de maison souveraine, ils n'ont quoi que ce soit en Espagne. Ceux qui s'y attachent, comme le prince de Darmstadt tué à Barcelone et autres, en quelque faveur qu'ils aient été, n'ont pu parvenir qu'à être faits grands à vie, et n'ont eu autre rang ni traitement que de grands. Ainsi en arriva-t-il au prince et à la princesse d'Harcourt, conduisant la fille de Monsieur, que le roi Charles II épousa dans un village où il étoit venu au-devant d'elle, et d'où le prince et la princesse d'Harcourt n'osèrent aller à Madrid, et revinrent tout court, sans avoir eu rang ni distinction quelconque, et n'ayant pas le caractère d'ambassadeur.

225. *Le comte d'Aubigné, frère de Mme de Maintenon.*

(Page 292.)

23 novembre 1697. — M. d'Aubigny[2] étoit chevalier de l'Ordre et gouverneur de Berry, et n'avoit qu'une fille unique, que Mme de Maintenon élevoit. Son frère lui pesoit étrangement par les extravagances de sa conduite avec des filles et compagnie à l'avenant, à son âge, et par celles de ses propos : il parloit volontiers des temps passés, disoit volontiers *le beau-frère*, parlant du Roi, devant tout le monde, et surtout faisoit à Mme de Maintenon des sorties épouvantables sur ce qu'il n'étoit pas duc et pair, et au moins maréchal de France, bien qu'il n'eût jamais été que capitaine d'infanterie. Sa femme, fille d'un médecin,

1. Le nom *Léopold* a été ajouté en interligne par une main moderne.
2. Orthographe conforme à la signature de ce personnage.

Piètre en son nom, et fort sotte[1] aussi en son maintien, mais vertueuse et modeste, avoit fort à souffrir avec lui, et Mme de Maintenon étoit toujours embarrassée de n'avoir jamais, et encore plus d'avoir quelquefois sa belle-sœur, qui n'étoit d'aucune mise. Elle fit donc tant par Saint-Sulpice, à qui M. l'évêque de Chartres l'avoit livrée, que M. d'Aubigny fut conduit dans cette retraite, disant à tout le monde que sa sœur lui faisoit accroire, malgré lui, qu'il étoit dévot et l'assiégeoit de prêtres qui le feroient mourir. Il n'y tint pas longtemps ; mais on le rattrapa encore et on lui donna pour gardien un suivant du curé de Saint-Sulpice qui s'appeloit Madot, des plus crasseux de corps et d'esprit de la communauté de Saint-Sulpice, propre à rien, trop bon encore pour cet emploi, qui pourtant le fit évêque de Belley[2]; mais ce ne fut qu'après sa mort, après l'avoir longtemps gardé de feu et d'eau[3] et suivi partout comme son ombre. Pour la femme, elle se seroit aussi fort bien passée de se mettre en retraite; mais elle prit la chose plus doucement.

226. *Le duc de Vendôme se met au grand remède.*

(Page 324.)

14 décembre 1697. — Cette grande maladie de M. de Vendôme étoit la vérole. Il fut manqué, et demeura fort défiguré du nez, fort raccourci et aplati, et toute la physionomie changée. En revenant de Catalogne, il ne s'en étoit point caché, et avoit pris congé du Roi, de Monseigneur, des Princesses, pour aller à Anet la suer. C'est le premier exemple de pareille chose, qui n'a pas été imitée depuis par personne, et que le Roi trouva très bonne de lui.

227 et 228. *Foucquet de la Varenne, et l'origine de sa fortune.*

(Page 327.)

12 mai 1696. — Ce M. de la Varenne[4] étoit petit-fils de la Varenne qui, de la cuisine d'Henri IV, devint un de ses porte-manteaux, et celui dont il se servoit le plus pour ses galanteries, qui en firent d'abord un personnage de faveur, et après d'affaires, car il fit un voyage en Espagne dont on fut fort content, et se mêla de beaucoup de choses. Il fut un des grands promoteurs du rétablissement des jésuites, et il partagea avec eux, à la Flèche, les libéralités de son maître. Après qu'il l'eut perdu, il s'y retira excessivement riche, et y vécut plusieurs années, avec une volerie[5] qui l'amusoit. Étant un jour autour d'un arbre où une

1. Cet adjectif est en interligne, de la main de Saint-Simon, qui avait d'abord voulu jouer sur le mot *piètre*, en le laissant sous-entendu après *fort*.
2. Les deux mots : « du Bellai » (*sic*) sont ajoutés en interligne, d'une main moderne, à ce qu'il semble.
3. C'est-à-dire de tout danger, de tout mal, locution proverbiale.
4. Père du gendre de Tessé.
5. Équipage de fauconnerie.

pie s'étoit réfugiée, et qu'on en vouloit faire repartir, la pie se mit à parler et à répéter plusieurs fois très distinctement ce vilain mot : « Maquereau. » Le bonhomme la Varenne, qui l'entendit, en fut si frappé, qu'il tourna bride en s'écriant au miracle, par lequel Dieu permettoit que cet oiseau parlât pour lui reprocher ses crimes et sa fortune. On eut beau lui représenter que c'étoit quelque pie domestique nouvellement échappée de chez son maître, où elle avoit appris à parler et à dire ces ordures : rien ne put le remettre. La fièvre le prit dès le soir : il donna ordre à sa conscience et à ses affaires, et mourut au bout de quatre ou cinq jours.

21 août 1714. — Ce *marquis* de la Varenne[1], puisque les *Mémoires* l'appellent obligeamment ainsi, étoit fils d'un vieux goutteux retiré chez lui et que Tessé avoit affublé de sa fille pour rien. Ce goutteux étoit fils de ce garçon de cuisine d'Henri IV qui le servit dans ses amours et devint son porte-manteau, qui, par cette sorte de service, s'éleva à de plus sérieux, à force d'esprit, et qui fit sa fortune par ce curieux et périlleux voyage d'Espagne où Henri IV l'envoya. Les mémoires et les histoires de ce temps-là sont pleins de cette affaire, et de tant d'autres où la Varenne entra depuis, et qui en firent un personnage. Ce fut à lui que les jésuites eurent la principale obligation de leur rétablissement en France et du magnifique don de leur collège de la Flèche, dont la Varenne avoit et transmit à sa postérité le domaine et le gouvernement. Il s'y retira après la mort d'Henri IV, avec de très grands biens, et l'y survécut très longtemps, en s'amusant à la chasse du vol. Un jour qu'une pie s'étoit relaissée dans un arbre, et que les chasseurs frappoient autour avec des bâtons pour la faire repartir, elle se mit à crier : « Maquereau, maquereau. » Le bonhomme la Varenne en fut atterré, comme du renouvellement de la parole de l'âne de Balaam ; il ne douta point du miracle, et que l'oiseau ne lui reprochât ses crimes. Il tourna bride sur-le-champ ; le frisson le prit en arrivant chez lui, et, en trois jours, il en mourut, sans que jamais on lui pût persuader que c'étoit quelque pie apprivoisée qui avoit appris à parler et qui s'étoit envolée de chez son maître.

229. *L'abbé de Mailly, plus tard cardinal.*

(Page 349.)

24 décembre 1693. — L'abbé de Mailly, mort, en 1721, archevêque de Reims et cardinal.

230. *Quentin de la Vienne, et l'origine de sa fortune.*

(Page 352.)

30 septembre 1703. — La Vienne étoit un barbier de Paris qui

1. Petit-fils du maréchal de Tessé, mort le 21 août 1714.

devint petit baigneur, et que le hasard de quelque pratique de jeunes gens du bel air de la cour mit à la mode. Le Roi, qui, dans sa jeunesse, vivoit fort avec eux par le commerce de la galanterie, sut que la Vienne avoit des secrets pour ranimer la vigueur, et, comme elle lui manquoit souvent, il voulut en essayer, et s'en trouva si bien, que cela lui fit sa fortune : il devint premier valet de chambre, et, avec lui, c'étoit pour être tout. Son ancien métier l'avoit fait connoître à tous ces jeunes seigneurs, dont plusieurs étoient parvenus aux grandes charges, et l'avoit après lié avec eux, de façon qu'étant grossier, brutal, et parfaitement avec le Roi, en passe de leur être utile, il vivoit d'égal avec les plus grands et les plus vieux seigneurs, d'une manière si ridiculement familière, qu'on en mouroit de rire, et d'autant plus que ce n'étoit point gloire, car il leur parloit souvent des vieilles aventures, et par conséquent de ce qu'il avoit été. C'étoit un homme à qui il ne falloit pas marcher sur le pied, mais qui d'ailleurs étoit bon homme, et aimoit à faire plaisir, et en avoit fait beaucoup, et de grands. Il avoit une femme d'une vertu et d'un mérite rare, et qui se tenoit renfermée dans son état autant que son mari en paroissoit sorti. Son fils, dont il est parlé ici [1], devint un garçon de mérite, et qui, par la suite des temps, se fit estimer, et puis compter sous le roi d'aujourd'hui [2].

231. *Le barbier Quentin.*

(Page 353.)

12 août 1710. — On a parlé ailleurs de la Vienne; on ajoutera seulement ici qu'il avoit un frère qui s'appeloit Quentin, qui avoit les quatre charges de barbier du Roi, dont la femme étoit première femme de chambre de Mme la duchesse de Bourgogne, avec du mérite et de la considération, et dont le fils étoit premier valet de garde-robe du Roi, duquel toute cette famille tiroit beaucoup.

232. *Le couvent de Moret et la Moresse mystérieuse.*

(Page 354.)

21 septembre 1697. — Ce couvent de Moret est une énigme qui n'est pas encore mise au net. C'est un petit couvent [3] borgne, où étoit professe une Moresse inconnue à tout le monde, hors à Bontemps, premier valet de chambre du Roi et gouverneur de Versailles, par qui les choses de secret domestique passoient de tout temps. Il avoit payé une dot qui ne se disoit point, payoit exactement une grosse pension, avoit

1. Comme pourvu de la survivance de la charge du père. Il fut connu sous le nom de Champcenetz.
2. Louis XV.
3. Ici, le copiste de Saint-Simon a écrit *couvent*, tandis que le manuscrit autographe des *Mémoires*, ci-dessus, p. 354, porte *convent*.

soin de plus que rien de nécessaire ne manquât à cette Moresse, ni rien même de ce que l'abondance d'une religieuse peut desirer. Mme de Maintenon y alloit très souvent de Fontainebleau et prenoit soin du bien-être du couvent, où la feue reine alloit souvent et donnoit ou procuroit beaucoup. Ni elle, ni Mme de Maintenon après elle ne montroient pas un soin direct de la Moresse et ne la voyoient pas exactement toutes les fois qu'ils[1] alloient à ce couvent ; mais ils l'y voyoient souvent, avoient une attention fort grande à sa conduite et à celle que les supérieures avoient avec elle, et la Moresse étoit là avec plus de considération et de soins que la personne la plus connue et la plus distinguée. Monseigneur y a été une fois ou deux, et les princes ses enfants, et l'ont demandée ; et elle-même se prévaloit fort du mystère de ce qu'elle étoit, joint aux soins qu'on prenoit d'elle. Beaucoup de gens ont cru qu'elle étoit fille du Roi et de la Reine, que sa couleur avoit fait cacher et passer sa couche pour une fausse couche, et, quoiqu'elle vécût là régulièrement, on s'apercevoit bien en elle d'une vocation aidée.

1. Ainsi, dans le manuscrit.

APPENDICE

SECONDE PARTIE

I

LES CONSEILS SOUS LOUIS XIV[1].

Au sommet de l'édifice monarchique, nous voyons le Roi entouré d'un certain nombre de conseils, dont les attributions, et la composition surtout, d'abord mal définies, instables, prirent une fixité à peu près définitive sous Louis XIV. C'est, selon l'expression d'un historien moderne, la « grande officine gouvernementale, » d'où sortent tout à la fois et les lois, et les arrêts de la justice suprême, et les principales décisions en matière administrative. Quoique beaucoup d'écrivains spéciaux, soit dans les deux derniers siècles, comme Ducrot, François Duchesne, Gauret, Guillard, Tolozan, Merlin ou les rédacteurs de l'*Encyclopédie méthodique*, soit de notre temps même, et tout récemment, comme MM. Chéruel, Cl. et R. Dareste, Maury, Aucoc, Valois, le comte de Luçay, aient étudié, en toute compétence, cette importante partie de notre histoire administrative, elle ne semble pas être assez connue, assez familière et praticable à la grande masse des lecteurs, pour qu'il soit superflu d'en placer un aperçu d'ensemble, un tableau synthétique, à côté des *Mémoires* où Saint-Simon parle si souvent des Conseils, du personnel qui les composait, de leur rôle dans la marche des affaires ou dans la politique, du concours qu'ils prêtaient au souverain, de la place qui leur était assignée à la cour et dans la hiérarchie gouvernementale. Sans remonter aux origines, ni reprendre non plus la discussion des théories administratives ou judiciaires que peut soulever une étude de ce genre, il suffira ici d'exposer les caractères particuliers de chacun des Conseils, en même temps que les liens qui les rattachaient étroitement les uns aux autres, leurs attributions respectives, plus ou moins bien définies et délimitées, leur fonctionnement, ce que Saint-Simon appelait la « mécanique » et l' « être intérieur. » Le lecteur voudra bien

1. Voyez ci-dessus, p. 4-16, *passim*.

considérer cette notice comme une anticipation sur le commentaire courant, une avance utile, qui devra désormais faciliter l'intelligence de nombre de faits, d'allusions et d'expressions épars dans les *Mémoires*.

Saint-Simon lui-même attachait une grande importance à bien connaître cette matière : il avait formé plusieurs portefeuilles de règlements généraux et particuliers, de provisions de conseillers d'État, de pièces relatives aux rangs et fonctions, etc.[1], et ce qu'il dit des Conseils, soit dans les *Projets de gouvernement du duc de Bourgogne*, soit dans la *Lettre anonyme au Roi*, soit enfin dans les *Additions* et les *Mémoires*, prouve qu'il les avait soigneusement étudiés d'après les documents. Aussi est-ce à lui d'abord, puis aux autres contemporains, si bien informés, auxquels nous recourons d'ordinaire, tels que Dangeau, le marquis de Sourches ou le duc de Luynes, que seront empruntés les principaux éléments de notre notice, plutôt encore qu'aux ouvrages théoriques et historiques ; mais, en outre, les documents originaux nous fourniront des exemples pris sur le vif. Comme époque, nous nous cantonnerons dans cette dernière partie du règne de Louis XIV où commencent les *Mémoires*. L'organisation des Conseils était à peu près achevée depuis le ministère de Colbert[2], telle qu'on la conserva jusqu'en 1789 ; ainsi nous n'aurons à tenir compte qu'en passant et très sommairement des variations antérieures ou des modifications postérieures, ces dernières fort peu considérables du reste, au milieu desquelles le lecteur risquerait parfois de s'égarer sans profit.

Je dois être aussi bref que possible, sous peine de dépasser les limites fixées à nos Appendices. Pour qui désirerait plus de détails, il sera facile de se reporter aux nombreux ouvrages cités dans les notes, surtout aux études récentes de deux membres du conseil d'État moderne que j'ai déjà nommés, et dont personne n'ignore l'expérience en ces matières[3]. L'un d'eux, M. Léon Aucoc, ancien président de section et membre de l'Institut, doit commencer prochainement la publication d'un vaste *corpus* des règlements constitutifs de l'ancien Conseil[4], où les plus exigeants peuvent être sûrs à l'avance de trouver pleine et en-

1. Vol. 16, 21, 46 et 47 des papiers conservés aux Affaires étrangères (aujourd'hui *France* 171, 176, 201 et 202). De plus, il avait copié de sa propre main, en douze grandes feuilles, un *Mémoire historique du gouvernement de la France par les Conseils sous la troisième race*, fait en 1713 par les abbés d'Estrées, de Thésut et de Longepierre (vol. *France* 1195).

2. Jusque-là, dit M. Georges Picot, « de toutes les institutions de la monarchie, le Conseil était sans contredit la moins fixe dans sa composition, la plus variable dans sa compétence, la plus soumise aux caprices du Prince, et cependant celle de toutes dont l'influence eût été la plus efficace, si elle avait obéi à des règles et suivi une tradition. » (*Histoire des États généraux*, tome III, p. 421-422.)

3. *Le Conseil d'État avant et depuis 1789*, par Léon Aucoc (1876); *les Secrétaires d'État depuis leur institution jusqu'à la mort de Louis XV*, par le comte de Luçay (1881).

4. Cette publication doit se faire dans la collection ministérielle des *Documents inédits sur l'histoire de France*, avec le concours de M. Moranvillé.

tière satisfaction quant à la chronologie, à la législation et aux détails d'organisation ou de fonctionnement. De même on verra bientôt les Conseils à l'œuvre dans les inventaires d'arrêts ou de procès-verbaux que prépare l'administration des Archives nationales.

L'*État de la France* de 1698 s'exprime ainsi au début du chapitre intitulé : ÉTAT GÉNÉRAL DES CONSEILS DU ROI[1] : « D'autant que les affaires qui surviennent sont différentes, aussi y a-t-il différents conseils pour en délibérer. Les conseils que le Roi tient, ou qui se tiennent chez S. M., ont tous part au nom de *conseil d'État*. Le plus ancien conseil d'État, et qui depuis plus de temps est en possession de cette qualité, est le conseil des parties, autrement le conseil d'État et privé. A présent néanmoins, il semble que l'usage est d'appeler tout court *conseil d'État* celui que le Roi tient avec les ministres. Tous les arrêts rendus au conseil des finances et au conseil des dépêches sont aussi intitulés arrêts du conseil d'État. Nous les arrangerons donc en cette sorte :
« Le conseil d'État,
« Le conseil des finances,
« Le conseil des dépêches,
« Le conseil des parties. »

Le manque de place dans cet Appendice et la nécessité de donner immédiatement les détails promis sur le conseil privé ou conseil des parties et sur le corps des conseillers d'État ne me permettent pas de suivre ici l'ordre indiqué par l'*État de la France*, et qui d'ailleurs n'était pas universellement adopté, puisque l'*Almanach royal* et la plupart des auteurs font passer le conseil des dépêches avant celui des finances. Je parlerai donc tout d'abord du conseil privé, de ses attributions, de sa composition et de sa juridiction particulière, et ne traiterai des autres conseils que dans la seconde partie, c'est-à-dire dans l'Appendice du futur tome V des *Mémoires*.

LE CONSEIL PRIVÉ OU DES PARTIES.

C'est dans cette section du Conseil du Roi, où siège en assemblée plénière tout ce qui a titre de conseiller d'État, que réside la juridiction suprême en matière civile ; c'est le Conseil par excellence[2]. « Quand on dit : avocat, greffier au Conseil, se pourvoir au Conseil, être

1. Tome III, p. 5-6. De même dans l'édition de 1702.
2. Voyez ci-dessus la citation de l'*État de la France*

à la suite du Conseil, on entend toujours le conseil des parties[1]. » — « Ce qu'on appelle conseiller d'État, dit le duc de Luynes[2], c'est celui qui a séance, non au conseil d'État, car il seroit alors ministre, ni au conseil de finances ou de dépêches, mais au conseil privé ou conseil des parties. »

L'appellation de conseil *privé* est plus ancienne que celle de conseil *des parties*[3]. Elle remonte au temps où tous les conseils, étroitement unis à la personne même du souverain, représentaient sa juridiction personnelle, *privée*, par opposition, dit l'*Encyclopédie méthodique*[4], au conseil *commun*, qui était tantôt le Parlement, tantôt une commission mixte de membres du Parlement et de membres du Conseil. Mais, tandis que, dans la plupart des États de l'Europe, le nom de conseil privé a continué d'appartenir au cercle le plus intime et le plus étroit des conseillers du souverain, chez nous, au contraire, à partir du seizième siècle, il a servi de plus en plus exclusivement à désigner la partie du Conseil dont les attaches avec le Roi étaient devenues moins directes et les relations moins immédiates que les attaches et les relations du conseil d'État[5].

Quant à l'appellation secondaire de conseil *des parties*, elle est beaucoup plus juste et facilement intelligible : c'est là que les particuliers viennent chercher un recours à la justice suprême, que les *parties* sont jugées ou par le Roi lui-même, ou par son représentant immédiat. Voici d'ailleurs quelques définitions tirées des règlements du seizième siècle :

21 décembre 1560. « Pour ce que, des choses que S. M. a plus à cœur et en desire plus gratifier ses sujets, c'est la justice, a ordonné que, le mardi et vendredi de chacune semaine, sera tenu conseil pour les parties, où toutes requêtes seront ouïes, et pourvu aux suppliants en toutes bonnes et brèves expéditions de justice et équité; et, le jeudi, s'assemblera le conseil où se traitera le fait des finances et autres choses concernant les affaires d'État du Royaume.... »

23 octobre 1563. « Le jeudi se tiendra un conseil de la guerre;... et cependant M. le Chancelier, à la même heure, et tous ceux du Conseil qui sont de robe longue tiendront conseil pour les parties, comme l'on fera le samedi, où tous ceux dudit conseil se trouveront. »

18 février 1566. « Tous les mercredis et vendredis de chacune semaine, les gens du Conseil s'assembleront pour ouïr toutes plaintes et

1. *Dictionnaire de Trévoux*, *Dictionnaire universel* de Furetière, etc.
2. *Mémoires du duc de Luynes*, tome XVI, p. 208.
3. Sur le nom de conseil privé, voyez J. du Tillet, *Recueil des rois de France*, p. 422-424; Pasquier, *Recherches de la France*, livre II, chapitre VI; le traité manuscrit de Marillac sur le *Conseil du Roi*[a], dans la copie du temps conservée aux Archives nationales, U 945, fol. 60-63, etc. Pardessus l'a trouvé dès 1349 : préface du tome XXI des *Ordonnances*, p. LXX.
4. *Jurisprudence*, tome II, p. 212; *Recueil des rois de France*, p. 423.
5. Nous retrouverons le conseil privé dans le conseil d'État, des ministres ou d'en haut.

[a] Les volumes 46 et 47 des Papiers de Saint-Simon sont deux copies de ce traité, continué jusqu'en 1674.

requêtes de justice, et pourvoir aux parties, sans vaquer à autre chose. »

24 octobre 1572. « Conseil privé ordonné pour les parties et personnes privées[1]. »

5 octobre 1579. « Les mercredis et vendredis, après dîner, seront employés, comme de coutume, à tenir le conseil privé pour les parties, pour y vider tous procès, requêtes et autres affaires de justice, sans qu'ils puissent être traités aux autres jours et conseils. Les matinées, le mardi et samedi, seront employées aux affaires d'État, comme à voir les cahiers, requêtes et remontrances des provinces, villes et communautés, les états et lettres qui seront envoyés par les trésoriers généraux de France[2], et y faire les réponses, et autres affaires. Les après-dînées seront employées aux affaires des particuliers.... »

31 mai 1582. « .... Et quant aux deux autres jours de mercredi et vendredi, S. M. entend que ledit conseil expédie les matières contentieuses, procès et différends d'entre les parties dont la connoissance est retenue et réservée au Conseil de Sadite Majesté, et lesquelles n'auront été renvoyées aux cours de Parlement, Grand Conseil, et autres juges ordinaires. »

8 janvier 1585. « S. M. veut et entend que dorénavant il se tienne trois conseils, où se traiteront les affaires ainsi qu'il sera dit ci-après : l'un desquels s'appellera le conseil d'État, le second le conseil privé, et le troisième le conseil de finances[3]. »

Sous Henri IV[4], « trois jours de la semaine, l'on tenoit conseil des parties, s'y faisant peu de rétentions de causes, et quantité de renvois aux juges ordinaires. »

Comme on le voit par plusieurs de ces textes, et d'ailleurs nous le constaterons en parlant du conseil des dépêches et de celui des finances, c'était, au seizième siècle et au commencement du dix-septième, le même corps, le même personnel, qui, alternativement et selon les jours, s'occupait de l'administration intérieure ou financière et du jugement des affaires contentieuses d'ordre administratif concernant les communautés et les particuliers, ou de celles d'ordre privé que l'intérêt de l'État, comme celui de la justice et de l'ordre public, faisaient réserver à la personne même du Roi[5].

1. Ceci implique une fausse étymologie de *privé*, mieux expliqué page 380.

2. Les trésoriers de France avaient alors les attributions administratives dévolues plus tard aux intendants.

3. Il est dit que le conseil d'État et le conseil privé se réuniront dans le même endroit du logis royal, le premier les lundis, mardis, jeudis et samedis, le second les mercredis et vendredis.

4. *Mémoires de Sully*, éd. 1745, tome III, p. 277; *Œconomies royales*, tome II, p. 483. Le premier de ces deux textes, tout différent du second, qui est reproduit ici, assigne le lundi, le mercredi et le vendredi pour jours de séance.

5. Après avoir soigneusement distingué les séances, le règlement du 5 octobre 1579 ajoute : « Afin qu'èsdits conseils les affaires soient toujours maniés et conduits par un même ordre avec la dignité et sincérité requise, S. M. veut et entend que MM. les Chancelier, Garde des sceaux, et le sieur

La séparation qui s'est produite peu à peu par l'organisation en « corps fermés » des trois conseils d'État ou d'en haut, des dépêches et des finances, a laissé au conseil des parties, avec le nom générique et primitif de conseil *privé*, toutes les attributions de juridiction suprême, soit en matière civile, soit en matière administrative, et ce n'est plus que par exception que certaines affaires lui échappent et sont réservées par le Roi à l'un des trois premiers conseils. Un mémoire reproduit par Guillard[1] distingue deux parties dans cette juridiction : la *première*, *comprenant* « les évocations du pur mouvement et autorité du Roi, les évocations fondées sur parentés et alliances, les évocations sur ports et faveurs, les évocations du consentement avec exception des cours les plus prochaines, les évocations par privilège avec renvoi, les règlements de juges sur conflit, ou pour cause de récusation ou suspicion de juges[2] ; » la seconde, « plus hétéroclite, mais autant ordinaire que la première, » comprenant « les oppositions au titre ou pour deniers où le Roi n'a aucun intérêt, les exécutions d'édits, déclarations et arrêts, et contraventions à iceux, les cassations des arrêts des Cours quand ils sont contraires aux ordonnances, à eux-mêmes, et attentatoires à la jurisdiction du Conseil. » Ces attributions, d'ordre exclusivement judiciaire, représentent donc à peu près notre juridiction moderne de la cour de cassation statuant au civil[3] ; c'est moins un conseil qu'un tribunal « établi pour juger les justices, tenir en bride et en respect les juges des premiers tribunaux, et réformer les jugements quand il y a raison de le faire[4]. » Et cependant, quand il a à connaître des appels de jugements d'intendants ou des contestations relatives à la manutention des lois, à l'exécution des édits, ordonnances, arrêts, etc., son rôle se rapproche de celui de notre conseil d'État statuant en contentieux administratif.

On s'imagine aisément que certaines de ces attributions étaient fort mal vues du corps judiciaire, les évocations surtout [5]. Les États géné-

de Bellièvre, surintendant des finances, y assistent ordinairement, ensemble quatre autres de ses conseillers d'État, savoir : deux de robe longue, et deux de robe courte, tant seulement, lesquels y serviront par semaines, durant les quartiers qui leur ont été ci-devant ordonnés, sans que les autres conseillers qui ne seront en quartier soient tenus y assister. MM. les cardinaux, princes et officiers de la couronne s'y pourront trouver quand bon leur semblera, comme aussi les secrétaires d'État.... »

1. *Histoire du Conseil du Roi*, p. 88. Comparez Lebret, *Souveraineté du Roi* (1632), p. 157 ; R. Dareste, *la Justice administrative en France* (1862), p. 59-65 et 74-85, et *Richelieu et la monarchie absolue*, par le vicomte d'Avenel (1884), tome I, p. 50 et 53-55.

2. Nous avons déjà rencontré un règlement de juges, tome II, p. 76-77.

3. Cette cour se sert encore de la procédure du conseil des parties.

4. Saint-Simon, *Projets de gouvernement du duc de Bourgogne*, p. 52.

5. Voyez ce qu'en disent Marillac, dans le traité ms. des Archives U 945, fol. 35, et Olivier d'Ormesson, dans son *Journal*, tome I, p. 245-246. M. Noël Valois a expliqué comment le besoin de retenir ces évocations au conseil

raux à plusieurs reprises[1], et, en tout temps, les Parlements ou autres compagnies supérieures avaient demandé que le Roi cessât d'évoquer ainsi des affaires de toute nature, *de proprio motu*[2], au détriment des justices réglées[3]. Louis XIV, tout au contraire, voulut faire au Conseil une part aussi large que possible dans le domaine de la justice. Les Compagnies, dit-il en ses *Mémoires pour l'instruction du Dauphin*[4], « passoient outre tous les jours et en toutes sortes d'affaires, nonobstant les défenses du Conseil, jusqu'à dire assez souvent qu'elles ne reconnoissoient pour volonté du Roi que celle qui étoit dans les ordonnances et dans les édits vérifiés. Je leur défendis à toutes, en général, par un arrêt solennel de mon conseil d'en haut, d'en donner jamais de contraires à ceux de mon Conseil, sous quelque prétexte que ce pût être, soit de leur juridiction, soit du droit des particuliers. » Et quant aux évocations et règlements de juges entre les Cours : « Il est bien vrai que ces Compagnies n'ont rien à ordonner l'une à l'autre dans leurs divers ressorts réglés par les lois et par les édits ; et cela suffisoit autrefois pour les faire vivre en paix, ou, s'il survenoit quelques différends entre elles, surtout dans les affaires des particuliers, ils étoient si rares et si peu embarrassés de procédures, que les Rois eux-mêmes les terminoient d'un seul mot, le plus souvent en se promenant, sur le rapport des maîtres des requêtes, alors aussi en très petit nombre, jusqu'à ce que, les affaires s'augmentant dans le Royaume, et la chicane encore plus que les affaires, ce soin a été principalement confié au Chancelier de France et au conseil des parties..., qui doit nécessairement être bien autorisé pour régler ces Compagnies entre elles sur leur juridiction, et même pour les autres affaires dont nous jugeons quelquefois à propos, par des raisons d'utilité publique et de notre service, de lui attribuer extraordinairement la connoissance du fond, en l'ôtant à ces Compagnies.... »

Ainsi soutenu et encouragé, le Conseil ne s'en tint plus au rôle de régulateur souverain des juridictions ordinaires, d'interprète suprême

étroit, plutôt que de les laisser aller au Grand Conseil, fit former une section spéciale, le conseil privé (*le Conseil du Roi.... Charles VIII*, p. 37-38 et 64).

1. *Collection des procès-verbaux du clergé*, tome II, p. 162 ; *Histoire des États généraux*, par M. Georges Picot, tome III, p. 425-426.

2. Les évocations se faisaient par lettres signées d'un secrétaire d'État. Voyez, dans les *Lettres de Colbert*, tome I, p. 252-258, un intéressant mémoire dressé pour Mazarin en 1656 ; l'article de Merlin sur le Conseil dans le *Répertoire* de Guyot, tome II, p. 207-209 ; le livre de M. R. Dareste, p. 64-67, etc.

3. On lui eût laissé l'examen des requêtes de particuliers à fin d'évocation, les demandes en règlement de juges, le jugement des conflits entre Parlements, les requêtes contre les arrêts du Conseil lui-même, les oppositions aux provisions d'offices. Comparez un projet d'organisation des Conseils de 1625 (?) dans les *Lettres de Richelieu*, tome II, p. 169, et, dans les *Mémoires d'Omer Talon*, p. 135-138, les remontrances présentées par le Parlement en 1645, et, p. 296, la déclaration restrictive du 22 octobre 1648.

4. *Œuvres de Louis XIV*, tome I, p. 48-50 ; *Mémoires de Louis XIV*, éd. Dreyss, tome II, p. 438-440 ; R. Dareste, *la Justice administrative*, p. 68-69.

des lois quant à la lettre et quant à l'esprit[1]. Lui aussi voulut juger au fond, même sur des demandes en première instance[2], même en matière criminelle[3], et l'insuffisante délimitation des rôles facilita ces empiétements de tous les jours. De là un arbitraire vexatoire et nuisible à tous les intérêts, de là des conflits fréquents[4]. Aussi Saint-Simon a-t-il demandé quelque part qu'on fût « bien plus retenu à évoquer des ordres et d'autres affaires pareilles de particuliers avec leurs créanciers, et à en charger les bureaux du Conseil, qui sont par là fort détournés de l'expédition de leurs affaires naturelles[5]. » De même, il eût voulu qu'on ne reçût les requêtes en cassation que pour de bonnes raisons : « Le mérite du fond y doit être considéré, et doit désormais être matière principale du jugement des affaires dont l'introduction en cassation d'arrêt a été admise[6]. »

De tout ce qui vient d'être dit il résulte qu'une définition exacte des attributions du conseil privé, une détermination précise de son ressort seraient impossibles à donner, puisque, tour à tour, et en mettant même à part l'arbitraire et l'omnipotence royale, sa juridiction représente celle de notre cour de cassation moderne, celle du conseil d'État tel que le Premier Consul le reconstitua en 1799, et même celle des hautes cours de justice ou tribunaux extraordinaires que certaines époques ont vus encore revivre[7].

1. Tocqueville a remarqué que l'influence des intendants avait beaucoup contribué à étendre l'emploi des évocations (*l'Ancien régime*, p. 104 et suiv.).

2. M. Rod. Dareste, p. 82-89; M. Aucoc, p. 56; le vicomte d'Avenel, tome I, p. 53-55; Tocqueville, *l'Ancien régime et la Révolution*, p. 76. L'objet de ce conseil n'est point, comme celui des tribunaux, la distribution de la justice, mais seulement la manutention de l'ordre établi pour la rendre, et l'administration de l'État, dit l'*Encyclopédie méthodique — Jurisprudence*, tome III, p. 212.

3. François Duchesne, *Nouveau style du Conseil* (1662), p. 218 et suivantes. D'après les *Mémoires d'Omer Talon*, que cite M. d'Avenel, les cas de matière criminelle étaient tout à fait exceptionnels.

4. C'est ce que Monteil a fait ressortir dans un de ses chapitres sur le dix-septième siècle (*Histoire des Français des divers états*, tome VIII, p. 296) : « De quoi s'occupe ce conseil ? — Des évocations, des cassations d'arrêts, des contentions, des conflits. — Est-ce que le Grand Conseil est dissous ? — Non. — Mais ces matières sont dans ses attributions ! — Sans doute, mais non pas exclusivement, et les habiles avocats savent très bien vous dire à quel des deux conseils il faut s'adresser. » En effet, le Grand Conseil, nous avons déjà eu occasion de le dire (tome II, p. 76, note 2), connaissait des évocations, des règlements de juges, des contrariétés d'arrêts, etc. Voyez Rod. Dareste, *la Justice administrative*, p. 63 et 66.

5. *Projets de gouvernement du duc de Bourgogne*, p. 53.

6. *Ibidem*, p. 52.

7. M. Rod. Dareste, dans l'ouvrage cité; M. Maury, dans la *Revue des Deux Mondes*, 15 octobre 1873, p. 847-848; M. Aucoc, dans *le Conseil d'État*, p. 57 et suivantes; M. le comte de Luçay, dans *les Secrétaires d'État*, p. 448-452; M. le vicomte d'Avenel, dans *Richelieu et la monarchie absolue*, tome I, p. 53-55, ont fait ressortir les attributions du conseil privé. Il reste d'ailleurs, sur ce même conseil, nombre de traités, de « styles » ou de règlements, imprimés ou manuscrits, dont la bibliographie a été faite par M. Aucoc.

Les conseillers d'État.

Le personnel du conseil privé comporte des membres de droit, des membres titulaires pourvus par commission, et des officiers.

En première ligne des membres de droit devraient figurer les ducs et pairs, puisqu'ils sont juges-nés dans tous les tribunaux suprêmes, spécialement dans les Conseils du Roi, et ont le droit d'y siéger au-dessus de tous autres conseillers; mais, depuis longtemps, ils ne paraissent plus au conseil privé. C'est la conséquence rationnelle de la substitution des « légistes » aux conseillers de robe courte.

Saint-Simon s'indignait fort que ses confrères en pairie laissassent de tels privilèges tomber en prescription[1]. Il prétendait même que les simples ducs à brevet eussent dû réclamer ce droit, comme les ducs et pairs, et ne blâmait pas moins aigrement le duc de Vitry que l'archevêque-duc de Reims et l'évêque-comte de Noyon d'avoir accepté des brevets de conseillers d'Église ou d'épée, alors que leur seule dignité pouvait leur ouvrir toutes grandes les portes du Conseil, avec la préséance[2].

Les ministres aussi et les secrétaires d'État ont de droit l'entrée au Conseil, sans même prêter serment; mais ils n'en usent guère davantage que les pairs[3], sans doute parce qu'ils perdraient toute préséance au milieu des simples conseillers, comme l'exigent l'usage et les règlements[4]. Notre auteur aurait voulu pourtant que ce droit leur fût bien reconnu et confirmé : « L'être de secrétaire d'État est conseiller d'État.... Si, par la puissance de leurs charges, ils (les secrétaires d'État) ont regardé les places de conseillers d'État au-dessous d'eux, c'est une idée qui a pu entrer dans leur tête, mais qui n'a pas changé l'essence de leurs charges et de leur condition, qui.... est homogène aux places de conseillers d'État, et ne peut être incompatible avec elles[5]. » Ils devraient donc, selon lui, assister au Conseil en costume ordinaire, avec le manteau court, sans prétendre d'ailleurs au décanat et en ne prenant place qu'entre le dernier conseiller d'État et les intendants des finances[6].

De même encore, le Contrôleur général, de par sa commission et en vertu de l'article 1er du règlement de 1673, a droit de siéger au conseil

1. Les ducs avaient été omis dans le règlement de 1673 : voyez les *Écrits inédits*, tome VI, p. 246.

2. *Mémoire sur les changements arrivés à la dignité de duc et pair*, dans le tome III des *Écrits inédits*, p. 137-139, et *Notes sur les duchés et comtés-pairies éteints*, dans le tome V, art. d'ÉPERNON, p. 332.

3. *Journal de Dangeau*, tomes VII, p. 151, XIV, p. 34, et XVII, p. 476.

4. *Mémoires du duc de Luynes*, tomes I, p. 187, et XIV, p. 11, note.

5. *Mémoires de Saint-Simon*, tome XII, p. 427.

6. *Projets de gouvernement du duc de Bourgogne*, p. 53 et 73-74. Comparez les *Écrits inédits*, tome VI, p. 250.

des parties[1]. Il y jouit d'un privilège particulier : « Lorsque M. [le] Peletier, contrôleur général, se fut démis de cet emploi, il ne laissa pas d'aller au Conseil comme ministre et conseiller d'État. La première fois, M. le chancelier Boucherat ne lui ôta point le chapeau en lui demandant son avis. M. [le] Peletier se plaignit au Roi. M. le Chancelier ne se rendit point, prétendant que le chapeau n'étoit dû qu'au doyen et au Contrôleur général. Le Roi, qui ne vouloit pas diminuer cette distinction à M. [le] Peletier, consulta M. de Pontchartrain, devenu contrôleur général, qui ne trouva point de meilleur expédient que de donner à M. [le] Peletier des lettres de contrôleur général honoraire[2]. »

Il est d'usage qu'un conseiller d'État nommé secrétaire d'État, ministre ou contrôleur général abandonne immédiatement sa place de conseiller titulaire ; et de fait, advenant une disgrâce, pourrait-il « d'évêque devenir meunier[3] ? » Pomponne, Croissy, le Peletier[4] se sont donc démis purement et simplement. Voysin fera de même en 1709 ; mais, en 1716, pourvu de la charge de secrétaire d'État des affaires étrangères (momentanément sans fonctions), M. d'Armenonville restera conseiller d'État, et il parviendra même peu après au décanat, non sans rencontrer, il est vrai, une vive opposition de la part des autres conseillers[5]. En janvier 1718, d'Argenson, prenant les sceaux, se réservera sa place de conseiller d'État jusqu'en 1720, pour faire entrer alors au Conseil son fils aîné, âgé de vingt-cinq ans[6]. Orry, n'étant encore que

1. D'après l'état de 1658, ni le Surintendant, ni les contrôleurs généraux, ni les intendants des finances, tout-puissants dans le conseil des finances (voyez le *Journal d'Ol. d'Ormesson*, tome I, p. 159-162, etc.), n'entraient au conseil privé. Sous Louis XIII, chaque surintendant avait besoin d'un brevet pour y siéger après les officiers de la couronne et au-dessus des conseillers.

2. Note de Gaignières, dans le ms. Clairambault 647, fol. 501 ; *Journal de Dangeau*, tome III, p. 54, et Addition de Saint-Simon, p. 55.

3. *Mémoires de Saint-Simon*, tome XII, p. 425-426.

4. Celui-ci eut une nouvelle commission, en 1689, pour rentrer au Conseil comme ministre et contrôleur général honoraire, ainsi qu'on l'a vu dans la citation de Gaignières, et ci-dessus, p. 265.

5. *Mémoires de Saint-Simon*, tome XII, p. 425-426 ; *Journal de Dangeau*, avec une Addition, tome XVI, p. 318-319, 322, 323, 331 et 335 ; ms. Clairambault 648, fol. 1-36 ; *Histoire du Conseil du Roi*, par Guillard, p. 132. En 1722, le même d'Armenonville, devenu garde des sceaux, conserva encore sa place : « Faisant le philosophe, il disoit que, les sceaux étant trop passagers..., il se vouloit garder la première place du Conseil par son ancienneté, et ne se pas enterrer tout vif comme avoit fait d'Argenson, et tous ceux à qui on les avoit ôtés ; et, le décanat ayant vaqué, d'Argouges, gendre de sa sœur, le lui disputa fort et ferme, comme la place de président d'un tribunal étant incompatible avec celle de premier conseiller de ce même tribunal. De cela on fit une cote mal taillée.... Sa philosophie ne lui servit de rien, non plus que son décanat, et..., avec raison, il n'a jamais retourné au Conseil depuis avoir rendu les sceaux, et s'enterra tout autant que ceux qu'il avoit blâmés. » (*Écrits inédits de Saint-Simon*, tome VI, p. 250-251.)

6. *Journal de Dangeau*, tome XVIII, p. 200 ; *les Correspondants de la marquise de Balleroy*, par le comte Éd. de Barthélemy (1883), tome II, p. 99.

contrôleur général, refusera d'être fait ministre jusqu'à ce qu'on lui ait donné une place de conseiller avec permission exceptionnelle de la garder, et, renversé du ministère en 1745, il se montrera très heureux de rester simple conseiller d'État[1]. MM. des Forts et de Séchelles garderont quelque temps leurs places de conseiller, et de même M. de Moras, jusqu'à ce qu'il devienne ministre d'État; mais M. de Boulogne, en prenant possession du contrôle général, rendra une expectative de conseiller dont il avait été gratifié précédemment[2].

Il n'y a donc pas incompatibilité entre les charges de ministre, de secrétaire d'État ou de contrôleur général et la place de conseiller d'État; on ne demande la démission des titulaires que pour avoir des places de plus à donner au Conseil, ou pour éviter qu'un trop grand nombre de conseillers d'État soient retenus loin des séances[3].

Les intendants des finances, on l'a vu à propos de l'affaire Caumartin[4], ont aussi entrée, séance et voix délibérative au Conseil[5]; mais ils ne sont parvenus à cela qu'en 1657, après une énergique résistance des conseillers d'État, et surtout des maîtres des requêtes, qui voyaient en eux, avec grande raison, autant de rivaux tout-puissants et d'intrus assez forts pour les réduire « aux seules affaires de la justice. » Le chancelier Séguier écrivait à ce propos[6] : « Si l'on considère quelle a été la fonction des intendants des finances en leur origine, l'on trouvera qu'ils étoient simplement des commis, et qu'ils n'avoient aucune entrée dans les Conseils, sinon lorsqu'on les appeloit pour rendre compte du travail dont ils avoient été chargés, et l'on ne verra point dans les anciens registres du Conseil que leurs noms soient compris dans les résultats, ni leur qualité. Au contraire, l'on trouvera que les maîtres des requêtes ont rapporté toutes sortes d'affaires et qu'ils sont dès longtemps en cette possession. Quant à la séance des Conseils, ils n'en ont jamais eu, et, lors de M. le chancelier de Sillery, j'ai vu qu'ils avoient séance seulement dans le conseil de direction : encore étoient-ils assis sur un banc séparé de la séance des conseillers d'État; et, quand je suis entré dans la charge, j'ai vu M. le président de Chevry, comme intendant des finances, les jeudis, debout derrière ma chaise[7]; depuis, étant contrôleur général, il prit sa séance dans le conseil des finances, mais jamais dans le conseil des parties. Ils ont été assis derrière la chaise du Roi quand on fit la création des quatre, et n'ont point eu séance ni dans le

1. *Mémoires du duc de Luynes*, tomes I, p. 123, II, p. 55, et VII, p. 135.
2. *Ibidem*, tomes XIV, p. 475, XV, p. 411, et XVI, p. 189–190.
3. *Écrits inédits de Saint-Simon*, tome VI, p. 250, et *Mémoires*, tome XII, p. 425-426.
4. Ci-dessus, p. 8-10. Comparez le tome VI des *Écrits inédits*, p. 248-249.
5. « Ils s'assoient, jugent, ont rang de conseillers d'État, et, quand ils le deviennent, en fixent l'ancienneté à leur date d'intendant des finances. (*Mémoires*, tome V, p. 395.)
6. Lettre du 9 octobre 1657, à M. le Tellier : ms. Fr. 6894, fol. 58-59.
7. Voyez le *Journal d'Ol. d'Ormesson*, tome I, p. 259-260.

conseil des parties ni des finances. Il y avoit un conseil de direction dans lequel ils avoient séance, où se traitoient les affaires des traités et l'exécution des conditions accordées aux traitants; mais il n'y avoit aucun de MM. les maîtres des requêtes et conseillers d'État. Ainsi ils ne peuvent pas dire avoir acquis jusques ici aucun rang de séance dans les Conseils ; et néanmoins l'on leur accorde séance du jour de leur brevet, qui est une chose extraordinaire et qui n'a jamais été observée que pour les évêques, la noblesse et MM. les maîtres des requêtes, par le règlement fait à Compiègne, S. M. déclarant les uns, par leur dignité, les autres, par la fonction de leur charge, être tenus présents dans les Conseils; et cet ordre a été si exactement observé, que les présidents de la grand'chambre du parlement de Paris obtinrent, en six cent vingt-cinq, un brevet pour être tenus présents dans les Conseils. »

Comme le gouvernement de Louis XIV a fini par ne prendre que des maîtres des requêtes pour intendants des finances, cette hostilité n'a plus tout à fait la même raison d'être; mais la différence de costume, qui fait des intendants une sorte de caste intermédiaire entre les secrétaires d'État et la robe du Conseil[1], et surtout ce rang conservé à jamais du jour de leurs provisions d'intendant[2], préoccupaient Saint-Simon et ses amis, car il dit dans les *Projets de gouvernement du duc de Bourgogne* que le prince entendait « supprimer l'entrée de ce conseil (privé) aux intendants des finances, qui n'y sont d'aucune utilité, dont la séance en manteau y est fort baroque, [et encore[3]] plus leur nouveau droit, en devenant conseillers d'État, d'y prendre place du jour qu'ils ont acheté leur charge d'intendant des finances, laquelle les occuperoit assez sans plus entrer dans ce conseil[4]. »

Comme les intendants, à la différence des conseillers d'État en titre, ne reçoivent point de commission et ne prêtent pas serment, ils pourraient perdre l'entrée au Conseil par le seul fait d'une révocation ou du remboursement de leur charge[5], et, dans ce cas, ils ne retrouveraient même pas leur ancien rang de maître des requêtes : aussi l'empressement est-il grand parmi eux pour demander, au bout de quelques années de service, cette place de conseiller d'État qui ne se perd jamais. Mais tous n'y arrivent pas : M. Heudebert du Buisson, après avoir servi

1. En 1643, l'intendant le Charron n'allait qu'aux Finances en habit court, et il prenait la robe pour siéger aux Parties (*Ormesson*, tome I, p. 60).

2. Ci-dessus, p. 8. En 1685, M. de Breteuil, intendant des finances depuis la fin de 1683, et nommé conseiller semestre huit jours après l'abbé le Peletier, avait déjà obtenu de garder la place qu'il occupait comme intendant (*Journal de Dangeau*, tome I, p. 110, 113 et 114 ; mémoire conservé dans les mss. Clairambault 647, fol. 503-519, et Moreau 1282, fol. 176 et suivants).

3. Ces deux mots, ajoutés par M. Mesnard, sont-ils nécessaires?

4. *Projets de gouvernement*, p. 53.

5. *Mémoires du duc de Luynes*, tomes II, p. 55, V, p. 454, et XV, p. 132-133. C'est ainsi que, sous Louis XV, M. Poulletier ayant remis sa charge d'intendant des finances pour prendre l'intendance de Lyon, il n'eut plus de place au Conseil tant qu'on n'eut pu le nommer conseiller semestre.

cinquante ans comme secrétaire du Roi, comme maître des comptes, comme maître des requêtes, et comme intendant des finances depuis la création, ne pourra obtenir le Conseil en quittant sa charge en 1714[1].

Ont encore l'entrée au Conseil, avec un brevet de conseiller d'État, les deux agents généraux du clergé, qui peuvent y venir faire toutes représentations et réquisitions dans l'intérêt de leur corps ; mais ils doivent se retirer avant que les opinions soient ouvertes[2].

Jadis le premier président et les présidents ou gens du Roi du parlement de Paris, ainsi que les premiers présidents ou même les simples présidents des autres cours souveraines, avaient entrée et voix délibérative dans les affaires concernant leur compagnie[3].

Le nombre et la qualité des conseillers d'État titulaires n'ayant pas varié moins souvent que la forme et les attributions des divers conseils, nous n'entreprendrons pas de suivre ici ces modifications successives, dont il faudra d'ailleurs parler à propos du conseil des finances. Ce qui caractérise la composition du corps au seizième siècle, c'est, d'une part, la multiplicité des titulaires, d'autre part la prédominance des gens de robe courte sur ceux de robe longue, ces derniers se trouvant comme perdus au milieu de noms absolument étrangers aux lois et à la justice. Ainsi le règlement du 4 mai 1584 fixa le nombre des conseillers ordinaires à six conseillers d'Église et six de robe longue seulement, contre vingt et un d'épée ou de robe courte[4]; et à ces trente-trois titulaires venaient s'adjoindre une foule de hauts fonctionnaires de la cour ou de dignitaires de l'Église et de l'État, tous se qualifiant « conseillers du Roi en ses conseils d'État et privé et direction de ses finances, » tous prétendant également à la préséance, qu'ils eussent ou non des brevets[5]. Comme dans l'ordre de Saint-Michel, c'était une conséquence des guerres civiles, de la nécessité de donner satisfaction à toute sorte de gens, et il en résultait un fâcheux discrédit.

Quelque trente ans plus tard, lors de la réunion des États de 1614, l'ordre du clergé demande au jeune Roi[6] « qu'il lui plaise de régler son Conseil et ôter la confusion qui y est, tant pour la multitude effrénée des personnes qui y ont été introduites, que pour l'extrême chicane qui s'y est mêlée,... de réduire le nombre de ceux qui y seront employés,

1. Papiers du Contrôle général, G^7 1841. Il mourut le 11 octobre 1715, n'étant que maître des requêtes honoraire.

2. *Encyclopédie méthodique — Jurisprudence*, tome III, p. 214.

3. Règlement de 1644 : voyez le *Journal d'Ormesson*, tome I, p. 178 et 180.

4. Guillard, *Histoire du Conseil du Roi*, p. 41-42. Dans les cérémonies, chaque robe avait sa place à part.

5. Voyez ci-dessus, p. 381, note 5, une citation du règlement de 1579. Ceux de 1585, de 1624, etc., conservèrent également l'entrée au Conseil à presque toute la cour, comme on le verra dans l'article du *CONSEIL DES FINANCES*.

6. « Règlement et réduction des conseils du Roi, èsquels il y a greffier et on prononce arrêt, communément appelés les conseils d'État ou de finance et le conseil des parties. »

comme source de tout le bien et de tout le mal qui s'étend en toutes les provinces et endroits du Royaume.... Quant au conseil des parties, tous ceux auxquels Votre Majesté a fait l'honneur de donner l'entrée en son Conseil pourront y assister, qui seront, s'il plaît à Votre Majesté, constitués et distribués par quartiers, les réduisant au nombre de vingt-quatre, qui sont six par chacun quartier[1].... »

Ce fut une des grandes pensées de Richelieu de viser à restreindre peu à peu une affluence si contraire à la dignité et au bon fonctionnement de la première compagnie du Royaume ; les divers règlements rendus sous son ministère, en 1622, 1624, 1626 et 1628, surtout celui du 18 janvier 1630, que rédigea Michel de Marillac, forment en quelque sorte la charte fondamentale du Conseil[2], et un conseiller de cette époque, André d'Ormesson, transcrivant dans ses *Mémoires*, en 1649, une vieille liste du Conseil de 1586[3], constatait le progrès acquis en ces termes : « On peut remarquer comme le Conseil étoit presque tout composé d'ambassadeurs, de grands seigneurs, de maréchaux de France, gouverneurs de provinces, gens d'épée, et de cardinaux, de prélats, évêques et archevêques, et peu de gens de robe longue.... Force requêtes s'y rapportoient, et fort peu d'instances. Maintenant l'ordre du Conseil est bien différent presque en toutes choses. Ce sont toutes robes longues qui tiennent le Conseil ; aucun homme d'épée et fort peu d'évêques y entrent. J'entends parler du conseil des parties, des Finances et de la Direction[4]. » Mais les réformes n'eurent qu'un temps, et le mal reparut avec une nouvelle régence. « En l'année 1643, 1644 et suivantes, dit encore le même André d'Ormesson[5], la grande porte du

1. *Collection des procès-verbaux des assemblées générales du clergé de France*, tome II, p. 122-124 et 162. Comparez les *Mémoires de Pontchartrain*, en 1616, p. 364, et les *Mémoires de Mathieu Molé*, tome I, p. 173-175.

2. M. J. Caillet, *l'Administration sous le ministère du cardinal de Richelieu*, tome I, p. 26-32 ; Guillard, *Histoire du Conseil*, p. 41-50. Ces ordonnances sont réunies dans le traité de Marillac, ms. des Archives U 945, fol. 180-192, et ont été en partie publiées par M. Chéruel à la fin du tome I de l'*Histoire de l'administration monarchique*. Le projet d'organisation préparé en 1625 (*Lettres du cardinal de Richelieu*, tome II, p. 170) attribuait, comme composition, au quatrième conseil, chargé de « prendre connoissance des cahiers des provinces, des évocations, et de ce que nous estimerons plus utile au bien de notre État, » deux conseillers ordinaires d'Église, deux d'épée, deux de robe longue, et neuf conseillers servant par quartier, sous la présidence du Chancelier ou du Garde des sceaux. Le vicomte d'Avenel (*Richelieu*, tome I, p. 42-44 et 46), qui reproche au Cardinal d'avoir rejeté du Conseil les éléments aristocratiques et indépendants, pour en faire « une assemblée de commis, conduite par quelques jurisconsultes laborieux et soumis, » fait très justement observer que la plupart de ses règlements restèrent à l'état de lettre morte. On va voir qu'il en fut souvent ainsi.

3. *Histoire de l'administration monarchique*, tome I, p. 354. Un autre rôle de 1587 est dans le ms. U 945, fol. 201.

4. La séparation n'était pas faite entre les Finances, la Direction et les Parties.

5. *Journal d'Ol. d'Ormesson*, tome I, p. 77, note, et p. 176-177.

Conseil a été ouverte, et y sont entrés tous ceux qui l'ont desiré, tant la facilité y a été grande de la part de la Reine régente et de M. le Chancelier : de manière que le nombre de ceux qui avoient droit d'y prendre place montoit, en 1647, à plus de six-vingts conseillers d'État.... Et c'étoit une grande confusion[1].... » Il est juste d'ajouter que la plupart des conseillers de robe courte considéraient leur titre comme purement honorifique et s'abstenaient de prendre part aux travaux judiciaires[2]; mais ils n'en touchaient pas moins les appointements attachés au brevet[3].

Sous Mazarin, un important règlement du 1er mai 1657[4] fixa le nombre des conseillers titulaires à douze ordinaires, quatorze semestres, trois d'Église et trois d'épée; mais il laissa subsister en grand nombre des conseillers par brevet qui surchargeaient les cadres sans utilité, et plusieurs années furent encore nécessaires pour arriver à la réforme définitive, dont Saint-Simon parle en ces termes dans son mémoire sur les *Changements arrivés à la dignité de duc et pair* (1711)[5] : « Il s'étoit glissé un abus excessif au Conseil, par la facilité que les troubles de la Minorité avoient introduite de donner des brevets de conseiller d'État, et que le cardinal Mazarin continua, parce que ces grâces ne coûtoient rien. Après sa mort, cette même facilité dura encore quelque temps, et le Conseil, augmenté sans mesure, se trouva rempli de conseillers d'État ou personnellement indignes, ou par le petit état de magistrature d'où ils étoient subitement montés à ce comble de cette profession. On cessa donc de faire des conseillers d'État si librement; mais, la mort ne pouvant sitôt épurer ce tribunal suprême, le chancelier Séguier dressa, par ordre du Roi, en 1673, un règlement qui fit une réforme du Conseil en fixant le nombre des conseillers d'État et les nommant sans égard à l'ancienneté, privant ce qui n'étoit pas nommé de toute fonction et séance, et comprenant, ou personnellement ou génériquement, tous ceux qui devoient avoir voix et séance au conseil des parties. »

1. En marge de la formule finale du règlement du 31 mai 1582, par laquelle Henri III avait déclaré d'avance nul « tout ce qui se ferait désormais autrement, » un annotateur de notre manuscrit des Archives U 945 a écrit (fol. 89) : « Jugez en quel état sont tant de conseillers d'État faits sans volonté expresse du Roi pendant la régence d'Anne d'Autriche, notre très honorée dame et reine, dont S. M. même ne sait les noms ni les services. » Il en avait été de même sous la précédente régence : voyez les *Mémoires de Bassompierre*, éd. Chantérac, tome II, p. 65-66.

2. Rapports des ambassadeurs vénitiens Contarini, Badoer, Gussoni et Nani dans la première série des *Relazioni*, tome IV, p. 252-253, et dans la série Francia du recueil Berchet et Barozzi, tome I, p. 113 et 463.

3. *Journal d'Ol. d'Ormesson*, tome I, p. 424 : « Il n'y avoit presque personne du Parlement à qui M. le Surintendant ne donnât les quinze cents livres de conseiller d'État. »

4. Original aux Archives nationales, K 118, nos 88 5 et suiv.; Guillard, *Histoire du Conseil*, p. 56-57.

5. *Écrits inédits*, tome III, p. 137-138. Comparez un passage des *Duchés-pairies*, art. Coislin, dans le tome VI, p. 246.

La masse des conseillers à simple brevet que « la licence des guerres civiles avoit introduits dans le Conseil sans qualité et sans mérite » fut donc supprimée d'un trait de plume[1], et les vaudevillistes célébrèrent la *Défaite de six mille conseillers d'État par le général Pussort*[2]. Restèrent seuls autorisés à prendre le titre purement honorifique de « conseiller du Roi en ses Conseils[3] » : les officiers de la couronne, les grands officiers de la maison du Roi, les chevaliers de l'Ordre, les gouverneurs et lieutenants généraux de provinces, les secrétaires du cabinet et le premier médecin du Roi, les premiers présidents des Parlements, les présidents et gens du Roi du parlement de Paris, le premier président de la Chambre des comptes de Paris, et les prélats ou maîtres des requêtes que le Roi avait gratifiés de lettres de conseiller d'État[4].

Comme le dit Saint-Simon, le nombre des conseillers d'État titulaires fut définitivement fixé par le règlement du 3 janvier 1673[5] à vingt-quatre conseillers de robe, dont douze ordinaires, c'est-à-dire servant toute l'année, et douze semestres (au lieu de quatorze), trois conseillers d'Église et trois d'épée[6].

Chaque ordre se trouvait encore représenté dans cette image en réduction des anciennes assemblées nationales ; mais, par un renversement complet du primitif état de choses aristocratique, la robe du tiers

1. A la fin de 1660, Gourville, fraîchement nommé conseiller d'État, écrit : « Cela n'étoit pas alors de beaucoup de considération, et ne l'est devenu que quelque temps après, parce qu'on en fit un nombre (c'est-à-dire qu'on les réduisit à un nombre fixé) pour entrer dans les Conseils. Tous les conseillers d'État qui avoient été faits auparavant n'y avoient point d'entrée, et cette qualité n'étoit utile qu'à ceux qui avoient assez de crédit pour se faire payer des appointements qui y étoient attachés. » (*Mémoires de Gourville*, p. 531.)

2. *Mémoires de Mathieu Marais*, tome III, p. 278. Sur Pussort, voyez ci-dessus, p. 13-15.

3. Vain titre, qui ne donnait aucune entrée (Guillard, *Histoire du Conseil du Roi*, p. 113). En outre, il ne faut pas confondre cette qualification avec celle de « conseiller du Roi », attribuée à une foule d'officiers de la dernière catégorie. Olivier d'Ormesson donne beaucoup de détails sur l'abus des brevets dans la dernière période (tome I, p. 64, 65, 70, 120, 178-180, etc.).

4. Articles v à viii du règlement du 3 janvier 1673. Parmi les ecclésiastiques, nous avons vu que les agents du clergé, intermédiaires obligés entre leur ordre et le Conseil, avaient titre et place de conseillers d'État.

5. Il a écrit, au lieu de 1673, la date de 1664 dans le tome XIII des *Mémoires*, p. 278, et celle de 1666 dans une Addition à Dangeau, tome III du *Journal*, p. 288. Sur ce règlement de 1673, voyez l'*Histoire du Conseil*, par Guillard, p. 92-93. On trouve la liste des conseillers en fonctions au mois de décembre 1672 dans le registre de la Maison du Roi O[1] 16, fol. 221-222.

6. Certains textes imprimés portent que le Conseil sera composé de *vingt* conseillers ordinaires, dont trois d'Église, trois d'épée, le Contrôleur général et les deux intendants des finances : ce qui ne ferait que onze conseillers de robe longue, en dehors de ces trois derniers membres de droit. Il faut lire : *vingt et un*, comme dans l'original (Arch. nat., E 1770, fol. 3-21). — Le nombre des conseillers ordinaires avait été mis à douze en 1626.

état y était quatre fois plus nombreuse que les représentants de l'Église et que ceux de la noblesse militaire.

Les trois conseillers d'Église étaient déjà nommés depuis 1658[1]. Ces places restèrent longtemps réservées aux prélats les plus considérables ou les plus éminents[2]; ce fut en 1701 que, pour la première fois et par le fait du chancelier de Pontchartrain, un simple abbé put parvenir au Conseil. Saint-Simon le raconte en divers endroits[3], notamment dans ce passage d'une notice inédite sur le Chancelier[4] : « L'amour de sa famille, et qui, pour le sujet, pouvoit être mieux placé, fit à la dignité du conseil des parties une plaie qui s'est toujours approfondie depuis. Jusqu'alors les trois places ecclésiastiques du Conseil n'avoient été remplies que par des prélats très distingués, et jamais que par des archevêques et des évêques ou des plus grands sièges ou des talents les plus reconnus, ou dans les emplois les plus considérables, et souvent plusieurs de ces choses à la fois. Le Chancelier avoit tendrement aimé Mme Bignon, sa sœur, femme du conseiller d'État, et servoit de père aux enfants de cette sœur[5]. L'abbé Bignon, riche en savoir, en talents, en bénéfices, ne l'étoit qu'en cela. Il avoit prêché fort bien, et ses sermons eussent fort édifié dans la bouche d'un autre, et, quoi qu'il eût fait dans le chemin de l'Église, il étoit hors d'espérance de l'épiscopat. Un abbé qui vieillit, un maître des requêtes demeuré[6], un ancien mousquetaire, un vieux page, une fille ancienne, deviennent de tristes personnages. Ce fut un opprobre que le Chancelier voulut ôter à son neveu. Monsieur de Noyon.... mourut, et l'abbé Bignon eut sa place de conseiller d'État. Le contraste étoit extrême : aussi en cria-t-on beaucoup. Le pis fut qu'après aucun évêque ne voulut être conseiller d'État, parce qu'au Conseil l'abbé Bignon cédoit bien aux deux qu'il y trouvoit avant lui, mais auroit précédé sans difficulté ceux qui y seroient entrés après lui, à moins qu'ils n'eussent été pairs, et précédant par là le doyen du Conseil[7]. Ainsi ces places ecclésiastiques si illustrées ne furent plus que pour le second ordre, et sont tombées depuis on ne peut pas plus

1. Brevet original du 22 février 1658 : Arch. nat., K 118, n° 88[8]. Il y avait quatre évêques en 1628; voyez l'*Histoire de l'administration monarchique*, par M. Chéruel, tome I, p. 365 et 370.

2. Première place : M. Séguier, évêque de Meaux (1658); M. de Villeroy, évêque de Chartres (1659); M. d'Aubusson, archevêque d'Embrun et évêque de Metz (1690); J.-B. Bossuet, évêque de Meaux (1697); M. de la Hoguette, archevêque de Sens (1704-1715). Seconde place : M. de Médavy, évêque de Seez, puis archevêque de Rouen (1658); M. de Clermont-Tonnerre, évêque-comte de Noyon (1691); l'abbé Bignon (1701-1743). Troisième place : Jean-Baptiste de Comtes, doyen de l'église Notre-Dame de Paris, qui était conseiller d'État depuis vingt-trois ans (1658); M. le Tellier, archevêque-duc de Reims (1679); l'abbé de Pomponne (1711-1756).

3. Additions à Dangeau, tomes IV, p. 208, et VIII, p. 39; *Mémoires*, tome II, p. 438.

4. Vol. 45 de ses Papiers : OFFICIERS DE LA COURONNE. — 5. Ci-dessus, p. 2.

6. C'est-à-dire n'ayant pu passer conseiller d'État : ci-après, p. 412.

7. Voyez un cas de ce genre dans le *Journal d'Ormesson*, tome I, p. 115-116.

bas dans ce second ordre, au grand scandale de l'abbé de Pomponne[1], qui, n'ayant nulle autre exclusion à l'épiscopat, de l'aveu même du Roi, que de s'appeler Arnauld, reçut, onze ans après, la même consolation après son ambassade de Venise. »

Outre que l'un des trois titulaires de 1658 n'était que doyen de Notre-Dame, notre auteur semble oublier qu'en 1704 Bossuet eut pour successeur au Conseil le respectable archevêque de Sens, Fortin de la Hoguette, qui resta en fonctions, au-dessous de l'abbé Bignon, jusqu'à la fin du règne[2], mais fut alors remplacé par l'abbé Dubois. Saint-Simon refusa de concourir à la nomination de celui-ci, « considérant pour qui ces places avoient été faites, et par qui jusqu'alors remplies[3]. »

Il arriva mainte fois qu'une ou deux des places de conseiller d'Église restassent vacantes quelque temps[4].

Quant aux conseillers d'épée, ceux du seizième siècle devaient faire preuve de plusieurs degrés de noblesse paternelle[5]. Sous Louis XIV, cette condition n'existe plus; mais on ne choisit jamais que des courtisans ayant à la fois servi dans l'armée et rempli des missions diplomatiques à l'étranger[6]. Il est même d'usage, dit l'*État de la France*[7],

1. Nommé le 27 novembre 1711, en place de l'archevêque de Reims.
2. Voyez les *Écrits inédits*, tome VI, p. 262.
3. Addition de Saint-Simon au *Journal de Dangeau*, tome XVI, p. 288. — En 1747, le Chancelier, voulant avoir immédiatement au-dessous de lui un pair de France, fit donner à l'archevêque de Sens de ce temps-là la place occupée par le défunt abbé de Ravannes; mais ce ne fut que moyennant assurance de la succession pour l'abbé de Marbeuf, qui passa au bout de six ans (*Mémoires du duc de Luynes*, tomes VIII, p. 351-352, X, p. 53, et XII, p. 450). L'abbé de Pomponne eut pour successeur, aussi par expectative, l'abbé de Bernis.
4. *Journal de Dangeau*, tome XIII, p. 464.
5. Règlements du 4 mai 1584 et du 8 janvier 1585.
6. Delisle de Hérissé cite comme conseillers d'épée trois diplomates bien connus : le marquis de Sourdis († 21 décembre 1666), le comte de Béthune-Selles († 24 septembre 1665), et le marquis de Fontenay-Mareuil, dont on a des mémoires importants, qui furent annotés par Saint-Simon († 25 octobre 1665); Delisle porte aussi le maréchal de Villeroy († 1685) parmi les conseillers d'épée. Mais il se passa plusieurs années après la réorganisation de 1673 sans que les trois places fussent remplies. La première fut donnée en 1677 au duc de Vitry, qui mourut en 1679; la seconde à Feuquière (17 janvier 1678-1688); la troisième à Saint-Romain (24 mai 1683-1694). Puis vinrent : le marquis de Villars (1683-1698), la Vauguyon (1688-1693), d'Arcy (janvier à juin 1694), Dangeau (1696-1720), Briord (1701-1703), Phélypeaux (1704-1713), Puysieulx (1707-1719), etc. Dangeau raconte ainsi une de ces nominations : « Le Roi, après son dîner, entrant chez Mme la duchesse de Bourgogne à son ordinaire, me dit : « Je viens de vous donner un con« frère. Phélypeaux m'a demandé une place de conseiller d'État d'épée; il « m'a très bien servi dans mes armées et dans les ambassades, et je lui ai « accordé de bon cœur la grâce qu'il m'a demandée. » (*Journal*, tome X, p. 50.) Sous la Régence, le duc d'Orléans nomma ainsi Canillac, Brancas, Cheverny, Saumery, Bonrepaus.
7. Années 1663, tome I, p. 5, et 1698, tome III, p. 39. Comparez l'*État*

que les ambassadeurs revenus à la cour reçoivent la qualité et la pension de conseiller d'État, mais « sans avoir tous l'entrée du Conseil. » En sa qualité de conseiller d'État d'épée, Dangeau a naturellement exagéré l'importance de ces trois places[1]. Ce qui montre leur peu d'utilité, c'est qu'après être demeurées bien du temps sans titulaires, elles restèrent souvent vacantes, que l'auteur du *Journal* fut seul pourvu pendant plusieurs années[2], que jamais conseiller d'épée ne participait au travail intérieur des bureaux et des commissions[3], et qu'on ne prenait point parmi eux les secrétaires d'État[4], tandis que les conseillers de robe longue en étaient comme la pépinière. D'ailleurs, les charges d'épée ne valaient pas plus que celles de robe[5].

Les vingt-quatre conseillers de robe se recrutent parmi les maîtres des requêtes[6] (et par conséquent les intendants de provinces), les présidents des cours supérieures, les avocats généraux ou procureurs généraux ayant des services bien établis. C'est aussi le « débouché ordinaire » des prévôts des marchands de Paris[7]. Les uns et les autres doivent préalablement se démettre de leurs charges vénales, à moins d'obtenir une dispense[8], qui est renouvelable de trois en trois ans.

Pour les hauts magistrats, c'est le « bâton de maréchal de France du métier[9], » le but suprême de toutes les visées[10] : la robe du Conseil est une robe à part, qui, donnant un commerce quotidien avec la cour, assure à jamais le repos pour ceux qui sont satisfaits ou fatigués[11], car le caractère de conseiller d'État est indélébile et ne peut se perdre, ou bien ouvre l'accès aux emplois brillants et aux plus hautes dignités pour ceux que pousse encore l'ambition[12].

de 1648-1649 reproduit dans les *Archives curieuses de l'histoire de France*, 2e série, tome VI, p. 438.

1. Addition de Saint-Simon au *Journal*, tome XVII, p. 403.

2. *Journal*, tomes V, p. 341, VI, p. 314, et XI, p. 304. Il y avait deux places vacantes depuis près de deux ans quand Dangeau fut nommé.

3. Ci-après, p. 434 et 436.

4. La première exception à cette règle ne se fit qu'en 1747, pour le marquis de Puysieulx, et encore celui-ci, nommé secrétaire d'État des affaires étrangères, n'eut-il ni département de provinces, ni place, par conséquent, au conseil des dépêches (*Mémoires de Luynes*, tome VIII, p. 83 et 89-94).

5. Environ cinq mille livres (*Mémoires de Luynes*, tome II, p. 249) : voyez ci-après, p. 399-400. C'est évidemment par erreur qu'on a imprimé dans le *Journal de Dangeau* (tome IV, p. 439-440) : « Ces charges valent 500,000 livres. »

6. Ci-après, p. 412.

7. Ci-dessus, p. 259; *Mémoires du duc de Luynes*, tome IV, p. 442.

8. Comme les deux Lebret père et fils, à la fois intendants et premiers présidents du parlement de Provence (Arch. nat., O1 2761, fol. 102 v°).

9. *Mémoires de Saint-Simon*, tome V, p. 70.

10. Guillard, *Histoire du Conseil du Roi*, p. 108 et suivantes.

11. Tout au contraire des gens d'épée, qui n'aspirent jamais qu'à l'action, dit M. de Sourches (tome II, p. 183); comparez un passage des *Mémoires d'André d'Ormesson*, dans le tome II du *Journal d'Olivier*, p. 661-662.

12. *Mémoires de Saint-Simon*, tome VIII, p. 209.

Le conseiller d'État, *comes consistorianus, Regis a sanctioribus consiliis*, est présenté à la cour[1], et ses fonctions l'appellent fort souvent à siéger, non seulement dans le conseil des parties, mais dans les trois autres conseils que le Roi préside. Il l'accompagne aux lits de justice et à l'ouverture des États généraux, où sa place est marquée derrière les ministres[2]; il le représente même et porte la parole en son nom lorsque les princes du sang vont notifier la volonté souveraine à des cours supérieures[3], ou quand il s'agit de demander le don gratuit à l'assemblée quinquennale du clergé[4]. Dans les cérémonies officielles, il *fait cortège* au Chancelier ou au Garde des sceaux, chefs de la magistrature[5]. Parfois il est chargé, comme l'étaient les anciens *missi dominici*, d'aller faire des tournées d'enquête[6] ou « réformer la justice » dans les provinces[7].

L'entrée au Conseil le met à jamais hors de pair; il jouit de la noblesse transmissible au premier degré; il ne cède la préséance qu'aux princes du sang, cardinaux, officiers de la couronne, ducs et pairs[8]; il prend le pas sur les gens de qualité « non titrés, » ou du moins il en a la prétention, et plusieurs fois il y a réussi : grand sujet d'indignation pour Saint-Simon[9]. Quant au Parlement, dont il revise chaque jour les sentences, sans que jamais le Parlement puisse discuter un arrêt du Conseil[10], le conseiller d'État n'a plus le droit d'y aller siéger, comme

1. Sa femme aussi, comme les femmes des présidents à mortier et des intendants des finances. Elles sont présentées dans la galerie seulement, et vont faire leur cour à la toilette, au dîner, au jeu, au grand couvert, mais non aux audiences, cercles et comédies, et elles ne sont point *baisées* (*Mémoires de Luynes*, tomes X, p. 234, et XIII, p. 323).

2. *Journal d'Ol. d'Ormesson*, tomes I, p. 50, et II, p. 650-651; Godefroy, *le Cérémonial françois*, tome II, p. 258, 262, 309, 395; *Mémoires de Luynes*, tome XV, p. 202. Ce dernier auteur (tomes XV, p. 424, et XVI, p. 55) rapporte que Louis XV se fit assister par des conseillers d'État pour tenir le sceau, mais que cette fonction était remplie ordinairement par des maîtres des requêtes.

3. *Ormesson*, tome II, p. 502-503; Fr. Duchesne, *Style du Conseil*, p. 489.

4. *Sourches*, tome III, p. 245; *Luynes*, tome VI, p. 302, etc.

5. *Journal d'Ol. d'Ormesson*, tome II, p. 485 et 693; *Mémoires du marquis d'Argenson*, tome I, p. 177; *Mémoires de Luynes*, tome XIV, p. 325-326.

6. Commissions d'enquête de 1687-1688. Celle de 1663-1664 avait été confiée par Colbert à des maîtres des requêtes; mais les conseillers d'État eurent les premières places, en 1665, dans la commission qui réforma les codes.

7. Chambre souveraine pour la réformation de la justice envoyée à Limoges et à Poitiers en 1688.

8. Article IX du règlement de 1673; Addition au *Journal de Dangeau*, tome VIII, p. 290. Le premier duc de Créquy ne put prendre rang au Conseil parce qu'il n'avait qu'un brevet de duché non enregistré au Parlement (Arch. nat., U 945, fol. 52).

9. Additions au *Journal de Dangeau*, tomes XV, p. 107 et 109, XVI, p. 499, et XVII, p. 350; *Écrits inédits*, tome VI, p. 251-252; *Mémoires*, tomes X, p. 143-144, XII, p. 255-256, et XIII, p. 191; *Dangeau*, tome VIII, p. 41.

10. Ci-dessus, p. 382-383. Du Tillet (*Recueil des rois de France*, p. 425) conteste cette supériorité.

au seizième siècle[1]; mais on lui accorde partout la préséance sur les simples conseillers, et même il la dispute aux présidents à mortier; il passe, sur les rôles de la capitation, avant le procureur général[2], et le doyen du Conseil se pose comme l'égal du premier président[3]. De son côté, le Parlement est obligé de donner du « Monsieur » aux conseillers d'État, aussi bien qu'aux ducs et pairs[4].

Même avec les ministres et secrétaires d'État, le conseiller d'État prend son rang d'ancienneté dans le Conseil, sans tenir compte des charges[5].

La dignité de conseiller d'État n'étant pas un office, elle ne comporte point de provisions. Jusque sous Louis XIII, les nominations se faisaient par simples brevets[6], quoique le règlement du 8 janvier 1585 exigeât des lettres scellées, signées et contresignées. C'est le garde des sceaux Marillac qui a introduit l'usage des lettres de commission scellées et rédigées en forme directe[7]. Leur formule n'offre rien de remarquable; en voici une prise au hasard[8] : « Voulant reconnoître les grands et recommandables services qui nous ont été par vous rendus, etc..., nous vous avons élu et élisons par ces présentes, signées de notre main, pour l'un de nos conseillers ordinaires semestres dans nos conseils d'État, privé, finances et direction[9], au lieu et place de N***, pour y servir

1. Du Tillet, *Recueil des rois*, p. 424; Pasquier, *Recherches de la France*, livre II, chapitre VI; *Mémoires d'O. Talon*, p. 512; ms. Marillac U 945, fol. 56-57.

2. Dans la quatrième classe de la capitation, à cinq cents livres.

3. « Le conseil privé, qui casse ses arrêts (du Parlement), dont les conseillers, qui sont connus sous le nom de conseillers d'État, le disputent partout aux présidents à mortier, et leur doyen au premier président, et dont les maîtres des requêtes, qui n'y sont jamais assis, viennent, quand il leur plaît, à titre unique de maîtres des requêtes, s'asseoir et juger à la grand'-chambre et y précéder le doyen du Parlement.... » (*Mémoires de Saint-Simon*, tome X, p. 474; comparez l'Addition au *Journal de Dangeau*, tome XVI, p. 468.) On voit cependant, dans la relation d'un *Te Deum* de 1628, les conseillers d'État forcés de céder au Parlement la place qu'ils avaient prise (*Cérémonial françois*, tome II, p. 998). En 1665, pour la réforme des codes, Pussort et Colbert ne se servirent d'abord que de conseillers d'État; ce fut plus tard seulement que le Parlement s'ingéra dans ce travail.

4. Guyot, *Traité des droits attachés aux offices*, tome II, p. 231.

5. *Journal d'Ormesson*, tome II, p. 671; *Journal de Dangeau*, tomes VIII, p. 41, et XVII, p. 404; *Mémoires de Luynes*, tomes I, p. 187, et XIV, p. 11, note.

6. On en trouvera des textes dans l'introduction du *Journal d'Ol. d'Ormesson*, tome I, p. CIV, note 2, et dans les mss. Fr. 16218 (Harlay), 18152 (Séguier).

7. Marbault, *Remarques sur les Mémoires de Sully*, p. 28; voyez le *Journal d'Ol. d'Ormesson*, tomes I, p. CVI, et II, p. 419.

8. Commission de M. de Caumartin, 21 mars 1672 (Arch. nat., registre O^1 16, fol. 101). Le même volume renferme plusieurs autres commissions, et il s'en trouve de plus anciennes, ainsi que des brevets, dans le registre O^1 7. Un texte de lettre annonçant à un conseiller d'Église sa nomination, en 1658, est dans le registre O^1 12, fol. 98 v°. Cette série de registres de la maison du Roi contient toutes les nominations de 1672 à la fin de la monarchie.

9. Dans la commission donnée à M. de la Galissonnière, l'expression est : « en tous nos conseils et direction de nos finances. » (O^1 16, fol. 25-26.)

au semestre de ***, y avoir entrée, séance et voix délibérative et jouir des honneurs, autorités, prérogatives, immunités, gages et appointements dont jouissent nos autres conseillers en nosdits conseils de pareille qualité.... Mandons à notre cher et féal ***, chancelier de France, que, pris de vous le serment..., il ait à vous installer en nosdits conseils. »

Depuis 1653, ce serment se prête au Conseil même, entre les mains du Chancelier[1] : après quoi, le nouveau titulaire prend rang du jour de son installation[2]. Entre deux collègues du même jour, la priorité est pour le plus ancien maître des requêtes[3]. Oiseuses en apparence, ces questions de rang ne laisseront pas d'avoir leur valeur lorsque le Conseil ira aux opinions, ou quand le décanat deviendra vacant.

Comme l'indique la commission donnée tout à l'heure, on débute toujours par le service de semestre[4]; mais la séparation en conseillers ordinaires et conseillers semestres, qui remonte à 1624[5] et qu'a consacrée le règlement de 1673[6], n'est plus que fictive, tandis qu'autrefois « il y avoit effectivement douze conseillers d'État qui ne servoient que six mois, de manière que des présidents ou procureurs généraux

1. *Journal d'Ol. d'Ormesson*, tome II, p. 670-671; *Journal de Dangeau*, tome V, p. 345-346; Guillard, *Histoire du Conseil du Roi*, p. 113-115. Les deux textes de serment qui servaient au dix-septième siècle se trouvent dans Guillard, dans le *Cérémonial françois* de Godefroy, tome II, p. 682-683, etc.

2. C'est toujours dans cet ordre d'ancienneté que l'*État de la France* et l'*Almanach royal* donnent la liste du Conseil. André d'Ormesson a raconté comment, en janvier 1623, les conseillers d'État obtinrent que le rang se prendrait du jour même de l'entrée effective au Conseil, et non de celui de la prise de possession d'une charge ou fonction antérieure comportant le brevet de conseiller. Cette décision fut consacrée par les règlements du 1er juin 1624, du 3 mai 1657 et de 1673 (art. IX), le dernier étant fait à la considération de Pussort, qui ne voulait pas céder le pas à des maîtres des requêtes plus anciens en date (*Histoire de l'administration monarchique*, tome I, p. 362 et suivantes; *Journal d'Ol. d'Ormesson*, tome II, p. 504; voyez ci-après, p. 428).

3. *Journal de Dangeau*, tome XVIII, p. 208.

4. Selon Dangeau (tome V, p. 205), M. d'Aligre, abbé de Saint-Riquier, fut le dernier homme de robe nommé conseiller ordinaire sans avoir été semestre; il entra au Conseil en 1672, lorsque son père devint chancelier, et étant alors conseiller clerc au Parlement.

5. Les règlements de 1571, 1582 et 1585 avaient divisé le service annuel en trois périodes de quatre mois; dans le dernier, chaque conseiller avait sa province, ses attributions et son jour pour rapporter (Arch. nat., U 945, fol. 71 v°, 82, 100, 104, 108 v° à 111). Marillac, dans son règlement du 1er juin 1624, combina le service de quatrimestre avec celui de semestre; voyez le texte donné au tome I de l'*Histoire de l'administration monarchique*, p. 363-366.

6. L'article XVI de ce règlement défendait aux semestres de venir au Conseil en dehors de leur temps, à moins qu'ils ne fussent mandés par le Chancelier, et néanmoins bien des conseillers (à brevet) qui servaient depuis trente ou quarante ans s'estimèrent heureux, dans la réforme, d'être conservés comme simples semestres (*Mémoires de l'abbé de Choisy*, p. 579).

d'autres parlements du Royaume obtenoient de ces places et venoient faire leur semestre à la suite du Roi[1]. » Peu à peu les conseillers semestres ont eu l'entrée et le service d'un bout à l'autre de l'année, et, comme ils prennent rang d'ancienneté concurremment avec les ordinaires, la distinction qui subsiste encore entre eux est plutôt un nom qu'une chose ; mais, dit Saint-Simon, « les semestres sont touchés de monter à ordinaires, et le Roi avoit toujours coutume de faire monter l'ancien[2]. » Ce dernier détail manque d'exactitude, car Dangeau cite plusieurs cas d'avancement au choix, non à l'ancienneté, et il répète à diverses reprises que Louis XIV ne s'astreignait pas à faire monter le plus ancien semestre[3]. Aussi les promotions de conseillers ordinaires étaient-elles l'occasion de bien des brigues[4].

Le passage d'une classe à l'autre se constate par la délivrance de nouvelles lettres de commission et entraîne en même temps une augmentation d'appointements, quoique le service reste le même en réalité. Ces appointements sont d'ailleurs peu considérables. Jadis on les faisait aller jusqu'à six mille livres : en 1657, ils ont été réduits, pour tous les conseillers uniformément, à deux mille livres, qui n'en font même que quinze cents par suite du retranchement d'un quartier de tous les gages[5] ; mais, à titre de commensal de la maison du Roi, chaque

1. *Mémoires du duc de Luynes*, tome V, p. 455.

2. *Mémoires de Saint-Simon*, tome V, p. 394. Voyez un fragment des *Mémoires d'André d'Ormesson* placé par M. Chéruel dans l'introduction du *Journal d'Ol. d'Ormesson*, tome I, p. CV-CVI.

3. *Journal de Dangeau*, tomes IX, p. 7, 61-62, et XIV, p. 238.

4. M. d'Armenonville, depuis longtemps intendant ou directeur des finances (voyez ci-dessus, p. 271 et 386), et conseiller semestre depuis le mois de mai 1705, fut dépassé, en mars 1708, par M. Voysin, avant lequel il était entré au Conseil comme intendant, mais qui était, il est vrai, plus ancien que lui comme titulaire d'une place de conseiller semestre (*Journal de Dangeau*, tome XII, p. 92-93 ; *Mémoires de Saint-Simon*, tome V, p. 394). En 1716, le même d'Armenonville, quoique possédant une charge de secrétaire d'État, ne put obtenir une place d'ordinaire, qu'eut Rouillé du Coudray, et ce fut seulement en juillet 1717 qu'il fut nommé (*Journal de Dangeau*, tome XVI, p. 495). — En juin 1709, Desmaretz reçoit cette lettre de son parent l'intendant Jubert de Bouville : « J'apprends, Monsieur, dans ce moment, la mort de M. de la Reynie, et, comme M. Amelot a monté à l'ordinaire à la place de M. Voysin, il me seroit bien triste qu'étant devenu le premier montant, M. d'Armenonville ou quelque autre montât à l'ordinaire à ma place. Je sais bien que le Roi fait cette grâce à qui il lui plaît ; mais, MM. Voysin, Phélypeaux, d'Argouges, Amelot et autres ayant monté à leur rang, il sembleroit que S. M. ne seroit pas contente de mes services, si elle ne me faisoit pas la même grâce. Je crois que la chose est déjà faite, et c'est à tout hasard que je me donne l'honneur de vous prier de ne me pas oublier dans cette occasion. » (Papiers du Contrôle général, G⁷ 421.) M. de Bouville fut nommé tout aussitôt, tandis que l'intendant Bouchu n'y arriva jamais (*ibidem*, G⁷ 545).

5. Ce retranchement était une mesure d'économie prise par le surintendant Bouthillier en 1642 : *Histoire de l'administration monarchique*, tome I, p. 364.

conseiller reçoit une somme de trois cents livres par mois de service officiel : soit, pour les conseillers ordinaires, un total de cinq mille cent livres, et, pour les semestres, trois mille trois cents livres[1]. Tous frais faits, chaque place d'ordinaire ne rapporte guère que deux mille cent livres[2] ; mais on verra plus loin qu'à cette somme minime viennent s'ajouter les produits assez considérables des « bureaux[3]. »

Seul, le doyen du Conseil[4] a une double part, dix mille deux cents livres, et il jouit en outre d'honneurs et de privilèges qui font fort rechercher cette dignité : à la table du Conseil, sa place est marquée vis-à-vis du Chancelier[5] ; il reçoit de celui-ci, lorsqu'on prend les voix, le « salut entier du chapeau ; » il a même droit à une visite de cérémonie lorsqu'un chancelier nouveau entre en fonctions ; il préside des « bureaux » nombreux et de bon rapport ; il ne cède le pas à personne qu'aux ducs et pairs ; enfin il ne perd jamais son titre, alors même que l'âge ou les infirmités ne lui permettraient plus de servir[6].

C'est André le Fèvre d'Ormesson, père d'Olivier, qui a inauguré le titre de doyen, en 1665, au lieu de celui de « plus ancien conseiller. » Depuis, le décanat a été occupé par MM. d'Aligre, de Lézeau, Poncet, de Villayer, Pussort[7] et Courtin. Celui-ci aura pour successeur, en décembre 1703, l'archevêque-duc de Reims[8].

En 1680, après une longue contestation, le titre a été partagé exceptionnellement, par semestres, entre MM. de Villayer et Poncet[9]. Nous

1. *Mémoires du duc de Luynes*, tome V, p. 455 ; *Journal de Dangeau*, tome XVIII, p. 163 ; *Histoire du Conseil*, par Guillard, p. 57 ; ms. Lancelot 100, fol. 61-62.

2. *Mémoires du duc de Luynes*, tome IV, p. 198.

3. « La place de conseiller d'État est la plus grande récompense qu'un homme de robe puisse espérer, à l'exception des charges ; elle est plus honorable qu'utile, à moins qu'on n'ait des bureaux. » (*Ibidem*, tome XV, p. 432.)

4. Ci-dessus, p. 13, note 4.

5. En 1672, pendant les trois mois qui s'écoulèrent entre la mort du chancelier Séguier et son remplacement par M. d'Aligre, celui-ci, qui était doyen des Conseils, eut la présidence et la signature, avant même d'être garde des sceaux. (Règlement du 9 février 1672, Arch. nat., O^1 16, fol. 51.) Il en avait été de même pour M. de Caumartin, après la mort du garde des sceaux de Vic, en 1622. Le doyen pouvait aussi suppléer le Chancelier en cas de récusation (*Journal d'Ol. d'Ormesson*, tome II, p. 494).

6. *Journal de Dangeau*, tomes III, p. 295, VII, p. 152, IX, p. 386-387, avec Addition de Saint-Simon, et XVIII, p. 126 ; *Mémoires de Saint-Simon*, tomes IV, p. 41, XI, p. 53, et XII, p. 425 ; *Mémoires du duc de Luynes*, tome IV, p. 198 et 439.

7. Ci-dessus, p. 14-15.

8. Il y a une liste des doyens dans le manuscrit de Delisle de Hérissé, ms. Lancelot 100, fol. 194-204.

9. Ms. Clairambault 647, fol. 385 et suivants ; Guillard, *Histoire du Conseil*, p. 177-204. Même partage eut lieu, sous la Régence, entre M. d'Argouges et son oncle d'Armenonville ; le neveu eut titre de sous-doyen.

verrons, en 1704, les conseillers d'Église faire reconnaître leur droit au décanat[1]. En 1665, M. de Chaumont-Boisgarnier, ancien bibliothécaire du roi Henri IV et conseiller d'État depuis 1628, a été évincé par M. de Machault, quoique plus ancien que celui-ci, sous prétexte qu'il n'avait jamais été magistrat et que le doyen du Conseil devait être de robe. A la suite du conflit Poncet et Villayer, il a été arrêté que, si désormais un semestre se trouvait le plus ancien du Conseil au jour de la vacance, il deviendrait *ipso facto* conseiller ordinaire pour passer doyen.

Les secrétaires d'État, qui, comme on l'a vu plus haut, deviennent conseillers d'État en surnombre du jour même de leur réception, prétendent aussi avoir droit au décanat, bien qu'ils ne siègent que très rarement ou jamais au conseil privé[2]. Il en doit être de même pour le Contrôleur général des finances.

Les conseillers d'État sont tenus de « se rendre et demeurer à la suite du Roi et de M. le Chancelier, et d'assister assidûment aux Conseils, » et ils n'en peuvent « partir sans permission de S. M. ou de M. le Chancelier, à peine de radiation de leurs gages[3]. » Néanmoins le corps ne se trouve jamais au complet, et c'est à peine si l'on peut compter sur une quinzaine de travailleurs assidus[4] : les autres sont retenus par leurs intendances de province[5], par leurs fonctions d'intendants des finances, de prévôts des marchands, d'ambassadeurs[6]. Saint-Simon aurait voulu que la place de conseiller d'État fût incompatible avec tout autre emploi[7].

1. *Journal de Dangeau* et Addition, tome IX, p. 386-387, et p. 434-435; *Mémoires de Saint-Simon*, tome IV, p. 41-42; *Écrits inédits*, tome VI, p. 247; ms. Clairambault 647; recueil Cangé, vol. 71, pièces 92-94; Guillard, *Histoire du Conseil*, p. 204-264, etc.

2. *Journal de Dangeau*, tome IV, p. 151. Voyez ci-dessus, p. 385, et les *Écrits inédits*, tome VI, p. 248.

3. Article XXIII du règlement de 1673. Comparez les *Mémoires du duc de Luynes*, tome VII, p. 135. Le règlement du 31 mai 1624 pour les logements de la cour en voyage ordonnait que les conseillers de robe longue et des finances fussent logés auprès du Chancelier.

4. Le cas de M. de Fieubet fut tout à fait particulier : en se retirant aux Camaldules, il demanda qu'on ne remplit pas la place qu'il laissait vacante, et le Roi n'y nomma Henri Daguesseau que quand Fieubet mourut, trois ans plus tard (*Mémoires de Sourches*, tome III, p. 448-449; *Journal de Dangeau*, tomes III, p. 381, et V, p. 76-77).

5. M. du Gué, père de Mme de Coulanges, devenu sous-doyen du Conseil, ne quitta pourtant pas son intendance de Lyon (*Sourches*, tome II, p. 122, note 2). Bâville, conseiller ordinaire, resta constamment en Languedoc de 1685 à 1716, c'est-à-dire depuis sa nomination au Conseil jusqu'à sa démission d'intendant. On comptait alors six intendants sur les douze conseillers semestres.

6. En 1695, le Roi nomma deux ambassadeurs à la fois, l'un, d'Avaux, conseiller ordinaire, l'autre, Amelot, conseiller semestre, disant « qu'il falloit songer aux absents » (*Journal de Dangeau*, tome V, p. 261-262).

7. *Mémoires de Saint-Simon*, tome XII, p. 426; *Projets de gouvernement du duc de Bourgogne*, p. 52. Comparez les *Mémoires de Luynes*, tome IV, p. 108.

Si strictement fixé que soit le nombre des conseillers titulaires, tantôt le désir de récompenser sans retard des services éminents, tantôt la nécessité d'assurer au Conseil le concours de tel ou tel personnage font recourir à des expédients divers. Ou bien on accorde des lettres de surnuméraire, avec les mêmes honneurs, appointements et gages, « en attendant qu'on puisse effectivement donner une place vacante par mort, démission ou autrement, » comme à Desmaretz en 1674[1], à Rouillé du Coudray en 1703, à M. de Bernage et à M. de Cheverny (conseiller d'épée) en 1718, au fils de Fagon en 1720[2], ou encore au ministre Claude le Peletier, lorsqu'il a quitté les finances[3]; ou bien on délivre des brevets purement honorifiques, qui permettent de « se dire et qualifier conseiller d'État ordinaire, et jouir de tous les titres, rang, séance, etc., appartenant à la dignité de conseiller d'État, » mais ne donnent que des privilèges personnels, non transmissibles, sans fonctions ni service[4]; ou enfin on délivre des « expectatives, » dont Dangeau nous fournit plusieurs exemples[5]. La Régence et le règne de Louis XV mul-

1. Desmaretz, alors maître des requêtes, avait eu, le 27 avril 1672, des lettres concédant l'entrée, séance et voix délibérative au Conseil, avec gages et émoluments. Le 17 février 1674, il obtint de nouvelles lettres de conseiller d'État en surnombre de la liste de janvier 1673 (ms. Clairambault 648, p. 351-352).

2. *Mémoires de Saint-Simon*, tome IV de 1873, p. 3; *Journal de Dangeau*, tome XVI, p. 215; ms. Clairambault 648, fol. 111 et suivants.

3. Commission publiée dans l'Appendice du tome I de la *Correspondance des contrôleurs généraux*, p. 553. En devenant contrôleur général, le Peletier avait rendu sa place de conseiller d'État, qu'on donna à Ficubet. — Sous Louis XV, en 1766, on créa, mais provisoirement, six places de surnuméraire.

4. Brevets pour M. de Barrillon, évêque de Luçon (1673), pour M. de Sourches, grand prévôt de l'hôtel (1679), pour l'abbé d'Hervault, auditeur de rote, et pour le traitant Berthelot, secrétaire des commandements de la Reine (1681), pour Bonrepaus (1718), comme conseiller d'État d'épée, pour Samuel Bernard (1730), etc. Le brevet de M. de Sourches (Arch. nat., O¹ 23, fol. 97 v°) est ainsi conçu : « Voulant admettre dans nos Conseils des personnes de vertu, probité et suffisance, nous avons fait choix de vous, dont la fidélité et le zèle pour notre service nous sont connus, espérant que vous nous y servirez utilement. A ces causes, nous vous avons élu et ordonné.... conseiller en nos conseils d'État, privé et finances, pour nous y servir à l'avenir, y avoir entrée, séance et voix délibérative, et jouir en cette qualité des honneurs, autorités, prérogatives, prééminences et exemptions dont jouissent nos autres conseillers en nosdits Conseils. Voulons, à cet effet, que vous prêtiez le serment en tel cas requis. » Il n'est point question d'appointements ni de gages, non plus que de service semestriel ou ordinaire. Les prédécesseurs de M. de Sourches avaient eu aussi entrée et séance au Conseil, et il en était de même pour quelques autres charges.

5. *Journal*, tomes XVI, p. 496, XVII, p. 145, et XVIII, p. 33 et 36. Comparez le *Journal de l'avocat Barbier*, tome I, p. 334, et les *Mémoires de Luynes*, tome XIII, p. 329. Un passage des *Mémoires de Sourches*, tome II, p. 31 et 38, prouve qu'on n'en usait point ainsi sous Louis XIV.

tiplieront les expectatives[1]. Le duc de Luynes dit à ce propos[2] : « Autrefois, l'usage étoit de donner des survivances[3], et alors le survivancier avoit un brevet et prenoit séance; mais les expectatives sont très différentes : il n'y a ni brevet ni séance. » Et ailleurs, parlant d'un conseiller d'épée en expectative : « Il n'entrera pas au Conseil jusqu'à ce qu'il y ait une place vacante. Autrefois, cela n'étoit pas de même; ils y entroient, et passoient même leur vie sans avoir une véritable place. M. d'Argenson a été le dernier qui ait joui de cette prérogative[4]. »

On faisait encore emploi de lettres antidatées, afin d'assurer la préséance au titulaire[5].

Sous Louis XV, il y eut plusieurs survivances accordées à des fils d'intendants des finances ou de conseillers titulaires, et ces survivanciers avaient immédiatement séance au Conseil[6].

Une liste officielle du Conseil était donnée dans chaque édition de l'*Almanach royal* (à partir de l'année 1699) et de l'*État de la France;* de plus, l'Administration la faisait imprimer annuellement[7]. Les vingt-quatre titulaires y sont rangés comme ils siègent autour de la table du Conseil, sans distinction de classe, mais par ordre d'ancienneté, à l'exception des conseillers d'Église qui se trouvent être pairs ecclésiastiques.

Outre ces documents, nous avons une chronologie incomplète des conseillers d'État jusqu'à l'année 1702, à la fin du travail de Delisle de Hérissé sur les Conseils conservé au Cabinet des manuscrits[8], et un mémoire généalogique que d'Hozier fit, vers 1706, pour le Roi et Mme de Maintenon, sur les personnages qui composaient alors les Conseils[9].

La transmission de la place d'un père à son fils était chose fort rare. Dangeau, citant le cas des deux Marillac, en 1682, dit que « cela n'avoit jamais été pratiqué[10]. » Louis XIV craignait jusqu'à la moindre appa-

1. *Les Correspondants de la marquise de Balleroy*, tome I, p. 139; *Mémoires de Villars*, p. 301; Arch. nat., O^1 64, 65, etc. Le brevet d'expectative délivré à l'intendant Harlay le 8 février 1721 lui donnait immédiatement entrée, séance, voix et opinion délibérative, moyennant prestation de serment; aussi fut-il porté sur la liste de 1722, semestre en blanc.

2. *Mémoires de Luynes*, tomes XV, p. 134, et XVI, p. 189-190 et 208.

3. Olivier d'Ormesson avait obtenu la survivance « verbale » de son père, qui était doyen, « le Roi ayant dit qu'il ne vouloit point donner de brevet, pour la conséquence, mais que sa parole valoit mieux que du parchemin. » (*Journal*, tome II, p. 303-306, 309, 419 et 422.)

4. *Luynes*, tome XII, p. 73. Le comte d'Argenson eut une expectative lorsqu'il quitta la police en 1724, et prit aussitôt place au Conseil, mais pour un jour seulement, n'y devant rentrer qu'à son tour d'expectative, car il était le huitième (*Mathieu Marais*, tome III, p. 77). Il n'avait que vingt-sept ans.

5. *Journal de Dangeau*, avec Addition de Saint-Simon, tome XVII, p. 53, et *Mémoires de Saint-Simon*, tome XIII, p. 278.

6. *Mémoires de Luynes*, tomes XV, p. 433, et XVI, p. 189-190 et 208.

7. La Bibliothèque nationale possède un recueil factice de ces listes.

8. Ms. Lancelot 100, fol. 89-193. — 9. Ms. Clairambault 664, p. 726-741.

10. *Journal*, tome I, p. 77; *Mémoires de Sourches*, tomes I, p. 74, et II, p. 44; ms. Lancelot 100, fol. 174 v° et 183 v°. Le père était devenu aveugle.

rence d'hérédité[1], et, quand le vieux Bâville se démit en 1716, on se félicita de ce qu'il y eut aussitôt une seconde vacance, par la mort d'Henri Daguesseau, pour faire profiter de celle-ci le fils de Bâville, et M. de Saint-Contest de celle du célèbre intendant[2]. C'est aussi le seul exemple de démission que nous ayons avec celui de Marillac ; mais on en trouverait d'autres, ainsi que des concessions de survivance du père au fils, sous le règne de Louis XV, et sans même aller bien loin : quand d'Argenson, étant garde des sceaux, abandonna sa place de conseiller ordinaire pour faire entrer au Conseil son fils aîné, M. Bignon de Blanzy passa ordinaire, mais la place de semestre fut donnée au jeune marquis, « en considération des services de son père[3]. »

Il ne semble pas que la proche parenté créât aucune incompatibilité, puisque l'on voyait côte à côte trois ou quatre frères le Peletier, trois Bignon[4], etc.

L'âge *minimum* n'était point fixé : si le marquis d'Argenson fut nommé conseiller semestre à vingt-cinq ans, Louvois avait eu un brevet d'ordinaire à quinze ans (décembre 1655), avant d'avoir fini ses études, mais possédant déjà la survivance de la charge de son père[5].

Un costume uniforme fut imposé pour la première fois aux conseillers d'État par le règlement de janvier 1585, déjà cité plusieurs fois[6]. C'est durant un séjour assez long à Saint-Germain[7] que le roi Henri III fixa tout à la fois ce costume et les entrées à la cour. Le règlement s'exprime ainsi : « S. M., considérant de quel poids et importance sont les affaires qui se traitent ordinairement en ses conseils d'État et privé, comme étant les premiers lieux et compagnées de son Royaume, pour daigner quelquefois Sadite Majesté y assister et présider elle-même, où les affaires d'État, de justice et de finances se traitent ainsi qu'elle l'a ordonné, et jugeant Sadite Majesté qu'il est très honnête et requis que ceux qui en sont soient reconnus et remarqués de quelque différence des autres qui sont constitués en autre degré moindre en charge et autorité, et tenus d'un chacun en telle dignité, honneur et révérence que le lieu où ils sont employés le mérite ; et d'autant que ceux qui ont l'honneur d'être desdits conseils sont choisis et nommés du propre mouvement de S. M., sans que le rang et le lieu qu'ils tiennent d'ailleurs leur puisse

1. Ci-dessus, p. 4, note 3.

2. *Journal de Dangeau*, tome XVI, p. 494, 496 ; *Mémoires de Saint-Simon*, tome XIII, p. 191.

3. *Journal de Dangeau*, tome XVIII, p. 200 et 205 ; Arch. nat., O[1] 64, fol. 3, 6 janvier 1720. Voyez ci-dessus, p. 386.

4. L'aîné conseiller ordinaire, le second conseiller d'Église, le troisième intendant des finances (*Dangeau*, tome VIII, p. 38). Il y avait la même différence entre les titres des Peletier.

5. Autrefois le règlement du 8 janvier 1585 exigeait trente-cinq ans au moins (ms. Marillac, Arch. nat., U 945, fol. 99 v°).

6. Ms. Marillac, U 945, fol. 105-108 ; Guillard, *Histoire du Conseil*, p. 42-48, avec un aperçu rétrospectif, etc.

7. *Mémoires de Cheverny*, p. 483.

acquérir ni faire prévaloir de cette dignité, ains qu'ils n'y sónt tous qu'en qualité de conseillers desdits conseils de S. M., aussi veut et ordonne Sadite Majesté que tous ceux qui auront cet honneur d'être desdits conseils d'État et privé soient désormais vêtus, avant qu'il leur soit permis d'entrer ni assister auxdits conseils, et durant iceux, de la façon et habits que s'ensuit; et sans lesquels habits S. M. déclare qu'ils n'auront entrée, séance ni voix délibérative auxdits conseils, en aucune sorte.... »

L'étoffe de la robe variait suivant les saisons : en hiver, elle était de velours violet-cramoisi « de haute couleur, » doublé de taffetas cramoisi; en été, de satin pareil; pour les laïques, les manches larges, le collet carré, semblable à celui des gens de justice, et la cornette de taffetas noir; pour les conseillers d'Église, les manches étroites, et la cornette de même couleur quò la robe[1]. Les ministres d'État, et aussi les secrétaires d'État, conservaient le costume de courtisan; mais ils devaient y ajouter un long manteau de velours violet, fendu jusqu'au bas sur la droite, attaché par un cordon de soie violette, et retroussé à gauche par-dessus le coude.

Le costume violet dura un siècle à peu près; des auteurs[2] disent que ce furent MM. d'Estampes et de Lézeau, morts en 1671 et 1680, qui le conservèrent les derniers.

La couleur noire prédominait déjà quand l'article XIII du règlement de 1673 fixa ainsi les choses : « Les conseillers d'État n'entreront au Conseil qu'en robe de soie à collet carré et manches pendantes, si ce n'étoit qu'ils fussent en deuil, auquel cas ils pourront porter la robe d'étoffe de laine, néanmoins avec le collet carré et les manches pendantes. » C'est ce costume qu'ont transmis jusqu'à nous tant de portraits de Nanteuil, de Rigaud, de Mignard, de Largillière, de de Troy, etc., et qui, actuellement encore, reste à peu près l'habillement de la magistrature.

Au sacre du Roi, on avait vu, par exception, les conseillers d'État porter la robe de satin ou de velours noir avec une ceinture à glands d'or, des gants à frange d'or également, et un cordon d'or au chapeau.

Hors du service, comme nos conseillers ont été présentés au Roi lors de leur nomination, ils se considèrent en droit de figurer à la cour sur le même pied que les courtisans; mais leur costume doit être sévère, d'étoffe noire[3], et se compléter par le manteau. Saint-Simon nous a déjà dit que Courtin et le Peletier de Souzy étaient les seuls hommes de robe qui eussent permission de venir chez le Roi sans manteau, avec canne et rabat : « En ces temps-là, et jusqu'à la mort du Roi, nul homme du Parlement ne paroissoit à la cour sans robe, ni du Conseil sans manteau, ni magistrat ni avocat nulle part dans Paris sans manteau, où

1. Le *Répertoire de jurisprudence* de Guyot (tome IV, p. 514-515) dit que les évêques ont le manteau long pour venir au Conseil, les abbés la robe en forme de simarre.

2. Piganiol, *Description de la France* (1722), tome I, p. 267; Expilly, *Grand dictionnaire de la France*, tome II, p. 459.

3. « Il ne pourra y avoir d'habit noir à l'appartement que Messieurs du Conseil. » (*Mémoires de Luynes*, tome XI, p. 326.)

même beaucoup du Parlement avoient toujours leur robe[1].... » Et cet autre passage encore est bon à citer ici en entier : « D'Avaux le neveu[2] avoit été conseiller au Parlement, maître des requêtes, enfin conseiller d'État.... Il.... avoit passé par les différentes magistratures jusqu'à être conseiller d'État, de robe aussi ; mais, accoutumé à porter l'épée et à être *le comte d'Avaux* en pays étranger, où ses ambassades l'avoient tenu bien des années à reprises, il ne put se résoudre à se défaire, en ses retours ici, ni de sa qualité de comte, ni à reprendre l'habit de son état. Il étoit donc, à son grand regret, vêtu de noir, n'osant hasarder l'or ni le gris, mais avec la cravate[3], et le petit canif à garde d'argent au côté ; et le cordon bleu qu'il portoit par-dessus en écharpe[4] lui contentoit l'imagination en le faisant passer pour un chevalier de l'Ordre en deuil au peuple et à ceux qui ne le connoissoient pas. Il n'alloit jamais à aucun des bureaux du Conseil, non plus que les conseillers d'État d'épée. La douleur étoit qu'il falloit pourtant aller au Conseil, y être en robe de conseiller d'État comme les autres, et porter l'Ordre au col, y voir cependant les [secrétaires[5]] d'État en justaucorps gris ou d'autre couleur, en un mot en épées et avec leurs habits ordinaires. Cela faisoit un fâcheux contraste avec Courtin et Amelot, conseillers d'État de robe et longtemps ambassadeurs comme lui, et qui toujours, à leur retour, avoient repris tout aussitôt leur habit et toutes leurs fonctions du Conseil, sans en manquer aucune[6]. »

Il vient également de nous dire, en 1697, que l'intendant des finances Caumartin essaya d'introduire l'usage des habits de velours et de soie parmi ses collègues du Conseil ; mais ce ne fut que peu à peu que les magistrats prirent le velours, « qui, d'eux, a gagné les avocats, les médecins, les notaires, les marchands, les apothicaires, et jusqu'aux gros procureurs[7]. »

Le Conseil ne paraissait jamais nulle part en corps[8] ; il n'était représenté que par une députation dans les cérémonies publiques, aux lits de justice, etc., et, lorsque la cour entière venait saluer le Roi, à l'occasion d'un deuil par exemple, chaque conseiller se présentait individuellement, dans la foule des courtisans, avec le même manteau que ceux-ci ; toutefois cette question d'étiquette n'était pas exactement réglée[9].

1. *Mémoires de Saint-Simon*, tome IV de 1873, p. 38-39 ; comparez tomes II, p. 222, et III, p. 54, et notre tome III, p. 281-282. On citait comme exception le président de Novion, qui, hors du Palais, se montrait presque toujours habillé de court, peut-être pour mieux faire paraître son Saint-Esprit (Fléchier, *Mémoires sur les Grands jours d'Auvergne*, p. 315).
2. Voyez ci-dessus, p. 401, note 6. — 3. Au lieu de rabat.
4. Comme grand maître des cérémonies de l'Ordre.
5. Le texte porte *conseillers ;* mais c'est un *lapsus* évident.
6. *Mémoires de Saint-Simon*, tome VI, p. 262 et 267 ; Addition au *Journal de Dangeau*, tome XII, p. 330.
7. Ci-dessus, p. 7, et tome XVII des *Mémoires*, p. 155.
8. Appendice du tome XVIII du *Journal de Dangeau*, p. 354.
9. *Luynes*, tomes VII, p. 369-370, VIII, p. 163-164, et XI, p. 422-423.

Les maîtres des requêtes.

Immédiatement après le corps des conseillers d'État vient celui des « maîtres des requêtes ordinaires de l'hôtel du Roi[1]. » Dans le temps passé, au quatorzième siècle[2], ces magistrats avaient pour fonction de recevoir les requêtes et placets présentés au Roi, ou d'aller recueillir à travers les provinces les plaintes et réclamations de ses sujets[3]. Quoique, sous Louis XIV, le secrétaire d'État de la guerre leur ait enlevé le service des placets[4], il subsiste encore un souvenir, purement honorifique, de cette origine : deux maîtres des requêtes doivent suivre le Roi à la messe chaque dimanche ou jour de fête et de grande cérémonie, puis le reconduire à son cabinet, comme si, dans ce trajet, ils avaient à recevoir des placets et suppliques. De même, quand le Roi va à l'armée, deux maîtres des requêtes sont désignés pour l'accompagner et travailler sous la direction des ministres[5].

Avec le temps, et à mesure que l'Administration a perfectionné les rouages de son mécanisme central, les fonctions des maîtres des requêtes se sont étendues et nettement déterminées. Actuellement leur attribution principale est d'étudier avec les conseillers d'État chaque affaire introduite devant la juridiction suprême, et d'en faire le rapport soit dans les directions des finances, soit au conseil des parties, soit même dans les conseils que préside le Roi en personne.

De plus, ils aident le Chancelier à tenir le sceau, lui font le rapport des lettres à sceller et donnent leur avis sur les lettres de grâce et de rémission[6]. Ils constituent aussi, à eux seuls, une juridiction spéciale,

1. Guillard, *Histoire du Conseil*, p. 115-125 et 303-305 ; Guyot, *Traité des.... offices*, tome II, p. 238-251 ; Pasquier, *Recherches de la France*, livre II, chapitre III; *Dictionnaire du Conseil*, ms. Fr. 7495, fol. 160-184, etc.

2. Ils n'étaient que trois à l'origine. Plus tard, on les appela *maîtres ordinaires*, pour les distinguer des *maîtres extraordinaires* nommés en surnombre de temps en temps jusqu'en 1560 (Pasquier, *Recherches de la France*).

3. « Toutes requêtes communes, tant de la chose publique de notre Royaume comme autrement, qui se peuvent passer hors notre Conseil, se feront par les maîtres des requêtes de notre hôtel.... » (Règlement de 1413.)

4. Deux fois la semaine, ou au moins chaque lundi, ce secrétaire d'État doit se tenir dans l'antichambre du Roi, derrière une table sur laquelle chacun vient déposer requêtes et placets (*État de la France*, 1698, tome I, p. 284-285). C'est passagèrement que l'ancien ordre de choses reparaîtra en 1715 : nous verrons alors Saint-Simon, membre du conseil de régence, faire le service des placets du *commun* ou de l'*ordinaire* entre deux maîtres des requêtes chargés de recevoir les pièces et de lui en rendre compte avant qu'elles aillent au Régent (*Mémoires*, tomes XII, p. 273-274, et XVII, p. 108).

5. Usage rétabli sous Louis XV (*Luynes*, tome VI, p. 435).

6. *Journal d'Ol. d'Ormesson*, tome II, p. 428, 818 et 872. C'est le meilleur texte pour étudier les maîtres des requêtes à l'œuvre.

dite des Requêtes de l'hôtel, où se portent les causes des officiers de la couronne, des commensaux du Roi et de tous autres officiers ou personnages ayant le privilège de *committimus*, et les contestations relatives à l'exécution des arrêts du Conseil[1]. Ils ont en outre le droit de siéger au Parlement et au Grand Conseil[2], et sont appelés fréquemment, par arrêt d'attribution et par commission particulière, soit à constituer des juridictions spéciales, soit à présider, pour l'instruction et le jugement d'une cause, des tribunaux de sénéchaussée et de bailliage. Souvent aussi on leur donne commission pour aller faire de grandes enquêtes sur l'état des provinces ou sur des points déterminés dans lesquels la politique se trouve intéressée en même temps que la jurisprudence[3]; mais ils ne font plus les « chevauchées » ou tournées annuelles d'inspection qui étaient, jusque dans la première partie du dix-septième siècle, la principale fonction de ces héritiers des anciens *missi dominici*[4].

Il y en a toujours quelques-uns attachés au Conseil de la Reine, à celui des enfants de France, des princes, etc.

Enfin c'est exclusivement parmi eux, sauf de très rares exceptions, que se choisissent « les intendants de justice, police et finances, commissaires départis dans les généralités du Royaume pour l'exécution des ordres du Roi. » Si leur droit n'est point formel et écrit dans la loi, comme le dit Saint-Simon[5], l'usage n'en est pas moins constant[6]. Par contre, on n'a plus l'habitude de rappeler un intendant de sa province quand il

1. Les jugements des Requêtes de l'hôtel vont en appel au Parlement, à moins qu'un arrêt du Conseil n'ait attribué la juridiction souveraine aux Requêtes mêmes. Sur la différence des Requêtes de l'hôtel et des Requêtes du Palais, voyez Gauret, *Style du Conseil du Roi* (1700), section II, et, quant à leur origine, l'étude sur les finances sous *Philippe le Bel.... et les trois premiers Valois*, par M. Vuitry, tomes I, p. 298-299, et II, p. 401-407.

2. Ils se font tous recevoir au Parlement et y prennent une fois séance; mais, depuis 1600, ils n'y viennent plus en corps et n'y siègent qu'au nombre de quatre : voyez *Ol. d'Ormesson*, tomes I, p. 48-49, et II, p. 869. Quant au Grand Conseil, ils y ont présidé jusqu'en 1690, et ils rentreront en possession de cette fonction en 1738, comme je l'ai dit ci-dessus, p. 3, note 3.

3. Par exemple, l'enquête si importante de 1663-1665.

4. *Journal d'Ol. d'Ormesson*, tome I, p. 169. — 5. *Mémoires*, tome XIII, p. 251.

6. Voyez les commencements de cet usage dans le *Journal d'Olivier d'Ormesson*, tome I, p. 200-202. L'article III de l'ordonnance de 1674 dit : « Les maîtres des requêtes seront envoyés dans toutes les provinces et armées, et rapporteront, à l'exclusion de tous autres, à la personne de S. M. » — Il n'y avait d'exception que pour les provinces frontières dépendant du secrétaire d'État de la guerre; mais encore Colbert de Croissy, nommé à l'intendance de Lorraine, se hâta-t-il d'acheter une charge, ainsi que Chauvelin de Crisenoy, conseiller au Parlement, nommé en Franche-Comté en 1675. Seul, le Peletier de Souzy, aussi conseiller au Parlement, parvint au conseil d'État, après avoir eu les intendances de Franche-Comté et de Flandre, sans être maître des requêtes. En 1688, M. de Châteaurenard, fils du premier médecin d'Aquin et simple conseiller au Parlement, ayant été nommé intendant à Moulins, le corps des maîtres des requêtes protesta.

passe conseiller d'État semestre ou vend son office de maître des requêtes[1]. Naturellement l'intendant, éloigné de Paris et y revenant très rarement en congé, ne sert ni au Conseil ni dans les bureaux[2].

C'est ce service du Conseil, je l'ai déjà dit, qui est la plus belle, la plus importante, la plus avantageuse fonction des maîtres des requêtes; il a été réglé par les ordonnances d'octobre 1644 et 1674, et j'en ai indiqué en divers endroits les principaux caractères. S'ils n'ont plus ces brevets qui jadis leur donnaient le droit de siéger au Conseil[3], si les intendants des finances se sont emparés des affaires où la finance est intéressée, il reste cependant aux maîtres des requêtes le droit exclusif de rapporter les affaires de justice et d'introduire toutes les instances au conseil des parties[4] ou devant le Roi lui-même, lorsqu'il a évoqué l'affaire à sa personne[5]. Aussi ce corps est-il, selon l'expression du marquis d'Argenson[6], la « vraie pépinière des administrateurs, » où les ministres, secrétaires d'État et contrôleurs généraux, surtout le Chancelier, trouvent des auxiliaires et des disciples jeunes, actifs, instruits, ambitieux, mais généralement dociles, car, aspirant toujours à prendre place parmi les conseillers d'État ou les intendants, c'est chose bien rare qu'ils ne fassent pas des rapports conformes à l'avis du Gouvernement. Le chancelier Daguesseau a cité, comme un cas exceptionnel, que son père, étant simple maître des requêtes, osât, sans souci de l'avenir, défendre contre un ministre les principes du droit et de la justice[7].

Par des créations successives de nouvelles charges, le nombre des maîtres des requêtes avait été considérablement augmenté pendant les seizième et dix-septième siècles. Une dernière création, du mois de février 1689, l'a porté de quatre-vingts à quatre-vingt-huit[8]; les huit dernières charges seront supprimées en 1751, et le nombre ramené définitivement à quatre-vingts[9].

Leurs charges (c'est ce qui constitue une différence essentielle avec les commissions des membres du Conseil) sont vénales, et, moyennant payement du prêt annuel, elles deviennent une propriété transmis-

1. *Journal de Dangeau*, tome XII, p. 292.

2. Le duc de Luynes cite (tome VIII, p. 429) comme une exception que M. Moreau de Beaumont soit venu de son intendance de Poitiers pour rapporter devant le Roi une affaire préparée par lui. En raison de cette difficulté de quitter la province, l'intendant nommé conseiller semestre pouvait obtenir un brevet pour avoir rang et séance du jour de sa nomination, quoique non installé, ni reçu à serment.

3. J'expliquerai ce qu'étaient ces brevets en parlant du conseil des finances.

4. Guillard, *Histoire du Conseil*, p. 53-54, 62 et 303-305; Dubuisson-Aubenay, *Journal des guerres civiles*, tome I, p. 88; *Journal d'Ol. d'Ormesson*, tomes I, p. 106, 180, 181, 189 et 295, et II, p. 418, 646, 838 et 839.

5. *Journal d'Ol. d'Ormesson*, tomes I, p. 180-181, et II, p. 838.

6. *Mémoires du marquis d'Argenson*, tome VII, p. 46.

7. Vie d'Henri Daguesseau, au tome XIII des *Œuvres du Chancelier*, p. 15.

8. *Dangeau*, tomes II, p. 332, et XII, p. 129 et 141; *Sourches*, tome III, p. 47.

9. *Mémoires du marquis d'Argenson*, tome VII, p. 45 et 234.

sible aux héritiers[1]. Le prix *maximum* est réglé officiellement, comme celui des autres offices de magistrature. Il était de cent quatre-vingt mille livres sous la régence d'Anne d'Autriche : ramené à cent cinquante mille par l'édit de décembre 1665, et successivement élevé à cent quatre-vingt mille, puis à cent quatre-vingt-dix mille, il sera enfin porté à deux cent mille en juin 1708[2]. A ces chiffres il faut ajouter le montant des arrangements particuliers qui se font entre le vendeur et l'acquéreur, ainsi que les frais accessoires : la charge de la Reynie ne coûta pas moins de trois cent mille livres en 1661[3].

Le traitement[4] n'est que de mille livres; mais le produit des bureaux du Conseil, pour un maître des requêtes actif ou favorisé, peut former un total à peu près égal au rapport des places de conseiller d'État[5], qui, il est vrai, ne représentent point une « finance » et ses intérêts.

Le Roi, qui s'intéresse beaucoup aux maîtres des requêtes, n'entend pas qu'ils se fassent payer des vacations[6].

Pour acquérir une charge de maître des requêtes, il faut avoir au moins trente et un ans d'âge et six ans de service dans une cour supérieure, sauf à obtenir une dispense moyennant finance[7]. De plus, pour prendre séance au Parlement, celui-ci exige que le maître des requêtes ait dix ans de service sur les bancs d'une cour ou au Conseil.

Les quatre-vingt-huit maîtres des requêtes, partagés par quartiers de vingt-deux, ne servent que trois mois par an au Conseil[8], et, selon l'article XVII du règlement de 1673, ils ne devraient y avoir entrée que pendant leur quartier, à moins d'être mandés spécialement par le Chancelier; mais, dans l'usage, ils y servent toute l'année, si ce n'est qu'ils ne peuvent avoir part à la distribution des instances que dans leur quartier.

1. Fénelon (*Plans de gouvernement*, tome XXII des *Œuvres*, p. 592) eût voulu des « gens choisis *gratis* dans tous les tribunaux du Royaume. »

2. Cependant Dangeau parle, en 1710 (tome XIII, p. 81), d'une charge payée seulement cent soixante mille livres. Le prix baissa beaucoup sous Louis XV; il n'était que de quatre-vingt-dix mille livres en 1747 (*Luynes*, tome VIII, p. 224).

3. *Journal d'Ol. d'Ormesson*, tomes I, p. 2-6, et II, p. 522-523, 807-812; Guillard, *Histoire du Conseil*, p. 319-321 et 759; O'Reilly, *Mémoires sur la vie publique et privée de Claude Pellot*, tome I, p. 132. Olivier d'Ormesson, qui avait payé cent quatre-vingt-quatre mille livres, revendit, en 1667, avec un pot-de-vin, et eut un bénéfice de cinquante mille livres.

4. Règlement du 27 octobre 1674.

5. Barbier (*Journal*, tome V, p. 18) dit que les bureaux peuvent rapporter à un maître des requêtes dix-huit mille livres.

6. *Journal d'Ol. d'Ormesson*, tome II, p. 399 et 403. Il y avait cependant un « commun des distributions » (*ibidem*, tome I, p. 24).

7. Déclarations de 1596 et de 1684. Henri Daguesseau eut une dispense pour se faire pourvoir à vingt-quatre ans, et Foucquet à vingt ans; mais Louis XIV se montrait très rigoureux sur l'âge (*Ormesson*, tome II, p. 615).

8. C'est un souvenir de l'ancien temps où trois trimestres étaient réservés pour les chevauchées.

Chaque quartier a un doyen, appointé à quinze cents livres, au lieu de mille. Le doyen des doyens touche les mêmes appointements que les conseillers d'État ordinaires[1]. Ces doyens portent le titre de conseiller d'État[2]; mais le doyen des doyens jouit seul du privilège de venir au Conseil en tout temps et de s'asseoir à la table, au-dessous des conseillers, tandis que les maîtres des requêtes rapportent et opinent debout aux côtés du Roi ou du Chancelier, et se tiennent à part, pendant le reste des séances, sur des bancs ou des chaises ordinaires[3].

J'ai déjà dit que les maîtres des requêtes étaient désignés pour le rapport au choix de la partie, et nommés par le Chancelier. La partie adverse peut récuser le rapporteur nommé, et, dans ce cas, le Chancelier en choisit un autre au mieux de l'affaire[4].

En matière de contentieux financier, c'est le Contrôleur général qui désigne les rapporteurs au Chancelier. Voici ce que dit, à ce sujet, l'*État des Conseils du Roi* de 1658 déjà cité[5] : « Les contrôleurs généraux[6] et les intendants des finances rapportent, assis et couverts, les affaires qui regardent purement les finances ou qui touchent les personnes qui ont traité avec le Roi ; car, pour les affaires des particuliers qui demandent des décharges ou qui ont eu des différends pour affaires qui regardent les finances, c'est à MM. les maîtres des requêtes à les rapporter, lesquels, auparavant que d'en faire leur rapport au Conseil, il[s] communiquent les affaires à leur assemblée, qui se tient au Palais, dans une chambre proche celle des Requêtes de l'hôtel[7]; et, en faisant leur rapport, ils disent que l'affaire a été vue à leur assemblée, qui est de cet avis : suivant lequel le Conseil donne souvent des arrêts, mais aussi quelquefois juge autrement, sur des avis contraires et à la pluralité des opinions. »

Aux conseils des finances ou des dépêches, devant le Roi lui-même, un rapport remarquable peut décider de l'avenir d'un maître des requêtes, attirer sur lui l'attention du souverain, le faire choisir pour les

1. *Journal de Dangeau*, tome XVII, p. 289.

2. Règlements de 1628, 1644 et 1673. C'est ainsi que Jacques Amelot de Chaillou, qui mourut doyen le 19 décembre 1699, portait le titre de conseiller d'État ordinaire (*Gazette* du 2 janvier 1700, et *Almanach royal* de 1699, p. 34). Les doyens conservent leur rang alors même qu'ils se démettent ou vont en intendance ou en ambassade.

3. *État de la France* de 1722, tome IV, p. 46 ; *Mémoires du duc de Luynes*, tome XVI, p. 208 ; *Encyclopédie méthodique — Jurisprudence*, tome III, p. 215. Sous la Régence, les maîtres des requêtes eurent un instant la prétention de rapporter assis (*Journal de Dangeau*, Addition de Saint-Simon, tome XVI, p. 192 ; *Mémoires de Saint-Simon*, tome XII, p. 260-263 ; *Écrits inédits*, tome VI, p. 253-254).

4. Depping, *Correspondance administrative sous Louis XIV*, tome II, p. 401 ; Guillard, *Histoire du Conseil*, p. 306 ; règlement du 2 juillet 1676.

5. *État*, p. 6-7. Ce texte est presque textuellement emprunté à l'*État de la France* de 1648.

6. Au temps de la surintendance.

7. Sur ces assemblées, voyez le *Journal d'Ormesson*, tome II, p. 824 et 837.

intendances, les ambassades, le Conseil, les grands emplois[1], et cette émulation entretient une ardeur soutenue dans le corps. « Les maîtres des requêtes, a dit quelque part le chancelier Daguesseau[2], ressemblent aux desirs du cœur humain : ils aspirent à n'être plus ; c'est un état qu'on n'embrasse que pour le quitter, un corps où l'on n'entre que pour en sortir, et quiconque y vieillit se sent tous les jours dépérir et tomber dans l'oubli, pendant que le magistrat qui s'est fixé au Parlement vit content dans son état, parce qu'il ne veut être que ce qu'il est, toujours sûr, s'il a du mérite, de voir croître sa considération avec le nombre de ses années et de recevoir des mains de la vieillesse, suivant l'expression de l'Écriture, cette « couronne de dignité qui ne se trouve « que dans les voies de la justice. »

Saint-Simon a employé ce dicton dans le portrait inédit du chancelier de Pontchartrain[3] : « Un abbé qui vieillit, un maître des requêtes demeuré, un vieux page, une fille ancienne, deviennent de tristes personnages.... » Chacun, dans le corps, est donc attentif aux occasions d'avancement. Les intendances de province sont le débouché le plus ordinaire, comme nous l'avons vu[4] ; quelques années de travail peuvent ensuite valoir une place de conseiller d'État semestre[5], et garantir par conséquent l'intendant contre les éventualités de rappel, ou même de révocation : aussi est-il rare que, par désir de ne point quitter Paris ou d'obtenir quelque poste dans la magistrature assise, une intendance soit refusée. Mais bon nombre ne parviennent pas jusqu'à la terre promise. Parmi les maîtres des requêtes « demeurés, » comme dit Saint-Simon, citons son beau-frère Frémont d'Auneuil, qui exerça de 1690 à 1748 et mourut en fonctions[6] ; Lebret, intendant et premier président de Provence pendant près de vingt ans[7], et, plus anciennement, Olivier d'Ormesson, qui, malgré des promesses formelles et les meilleurs services, échoua dans toutes ses tentatives[8]. Son fils cadet, maître des requêtes pendant plus de vingt-cinq ans, dont vingt passés dans les intendances ou en mission, mourra aussi en février 1712 sans avoir obtenu une place au Conseil[9].

Au bout de vingt ans de service[10], le maître des requêtes peut, en vendant sa charge, recevoir l'honorariat et les privilèges qui y sont attachés[11].

1. *Mémoires de Louis XIV*, tome II, p. 431; *Journal d'Ormesson*, tome II, p. 399.
2. Vie de son père, dans le tome XIII de ses *Œuvres*, p. 9.
3. Ci-dessus, p. 393. — 4. Ci-dessus, p. 407-409.
5. Les maîtres des requêtes ne passent pas conseillers d'État à l'ancienneté : leur promotion dépend de la volonté du Roi ou de celle du Chancelier ; ils font la demande par placets, et, aussitôt nommés, doivent vendre leur charge (*Ormesson*, tomes I, p. 70-71, et II, p. 530 ; *Sourches*, tome I, p. 175).
6. *Mémoires de Luynes*, tome IX, p. 108.
7. *Correspondance des Contrôleurs généraux*, tome II, nº 940.
8. *Ormesson*, tome II, p. 419, 422, 493, 516-522, 590-592, 599-600, etc.
9. Papiers du Contrôle général, G^7 514, 11 juillet 1709.
10. Quelquefois le Roi donne une dispense de temps : voyez des cas divers dans *Ormesson*, tomes II, p. 116, 142, 148, et II, p. 21, 617, et *Sourches*, tome II, p. 150.
11. On trouve une série de lettres d'honneur, ainsi que des provisions

En service, le costume est une robe de soie noire à grandes manches et un rabat plissé; dans les grandes assemblées du Parlement, les quatre représentants du corps revêtent la robe rouge. Aux occasions solennelles, on prend le même costume que les conseillers d'État, satin ou velours noir et or. Comme ces conseillers aussi, et en souvenir des anciennes prérogatives, les maîtres des requêtes ont le droit de paraître devant le Roi, non en corps ou en députation, ni avec la robe, mais séparément, en courtisans, et avec le simple manteau; cependant ils ne sont présentés qu'en devenant intendants ou conseillers d'État, et ne peuvent être connus de S. M. que pour avoir fait des rapports devant elle[1].

Outre les listes des maîtres des requêtes que donnaient les publications périodiques telles que l'*État de la France*, l'*Almanach royal*, ou celles que le Conseil faisait imprimer chaque année, on possède un grand ouvrage généalogique sur les maîtres des requêtes, celui de François Blanchard, imprimé en 1670. Il ne va que de 1226 à 1575; mais un secrétaire du Roi fort savant, Chassebras de Bréau, le reprit plus tard et le mena jusqu'à la fin de la régence du duc d'Orléans[2], au moins pour la filiation immédiate, ascendance et descendance, de chaque titulaire. Malheureusement, cette continuation, extrêmement précieuse pour la biographie et la chronologie, et d'ailleurs faite avec soin, d'après les meilleurs documents, est restée manuscrite[3]. Une autre continuation, également inédite, préparée par le président Durey de Noinville, associé libre de l'Académie des inscriptions et belles-lettres, va jusqu'en 1768[4]. C'est le même ouvrage dont un prospectus parut en 1765, avec le titre d'*Histoire du Conseil et des maîtres des requêtes de l'hôtel du Roi depuis le règne de saint Louis, en 1226, jusqu'à présent, avec leurs généalogies et armoiries gravées*, et qui ne devait pas former moins de huit volumes in-quarto[5].

On connaît les « Portraits des maîtres des requêtes » qui furent faits vers 1662, pour le service de Colbert, et qui ont été imprimés plusieurs fois[6]. Il y a, de l'année 1706, un rapport, à peu près équivalent, sur les

dans le carton K 656, aux Archives nationales. Les lettres de Jean-Baptiste de Pomereu, qui se démit en 1713, après vingt-sept ans de service, au profit de son fils, sont dans le ms. Clairambault 648, p. 361-363.

1. *Mémoires de Luynes*, tome XI, p. 422-424; Guyot, *Traité des.... offices*, tome II, p. 251; *Répertoire de jurisprudence*, tome XI, p. 205.

2. Les derniers pourvus dont il parle sont de 1722; mais il cite, en maint endroit, des dates de 1725, 1726.

3. On en a des exemplaires au Cabinet des manuscrits et dans beaucoup de bibliothèques. L'original est peut-être le ms. Fr. 14018 de la Bibliothèque nationale. Chassebras dut se servir des matériaux que Blanchard, puis son fils, avaient réunis en abondance.

4. Bibl. de l'Arsenal, mss. 4967, 5039 et 5041.

5. Il avait été annoncé, dès le mois d'août 1753, dans le *Journal de Verdun*.

6. Il en existe des exemplaires manuscrits, plus corrects, en général, que les textes édités. L'édition la plus récente est, je crois, celle de M. Duleau,

origines des maîtres des requêtes de cette époque, qui fait partie des mémoires dressés par d'Hozier, d'après l'ordre de Chamillart, pour le Roi et Mme de Maintenon. Ces documents seront très probablement publiés un jour ou l'autre; nous aurons souvent l'occasion d'en faire usage.

Le portefeuille n° 21 de Saint-Simon[1], consacré aux Ministres, Conseils, etc., renferme aussi un certain nombre de pièces relatives aux maîtres des requêtes, de 1531 à 1648.

Les maîtres des requêtes subsistèrent jusqu'à la Révolution; mais le règlement de réformation des bureaux du Conseil (27 octobre 1787)[2] supprima leurs commissions fixes et ne leur permit plus d'être nommés commissaires appointés avant trois années révolues du jour de leurs provisions, ni de faire partie de plus de deux bureaux ou d'avoir plus d'une commission de procureur général.

Le personnel secondaire et le budget du Conseil.

Le Conseil privé a quatre secrétaires-greffiers[3], lesquels ont leurs commis, et autant de greffiers gardes-sacs. Il se sert des dix « huissiers ordinaires des conseils d'État et privé du Roi et gardes-meubles desdits conseils, » ces huissiers *à la chaîne* que Saint-Simon mentionnera en 1698[4], et dont l'*État de la France* énumère les privilèges et attributions et décrit le costume[5] : ce sont eux qui ont charge de signifier les procédures, arrêts ou jugements du Conseil et de ses commissions, et de les faire exécuter dans tout le Royaume par les particuliers, les communautés ou les Compagnies; ils suivent aussi les membres du Conseil envoyés en mission dans les provinces[6].

Il n'y a point de gens du Roi, tous les membres du Conseil étant « domestiques » du prince.

Enfin nous ne devons pas oublier les avocats aux Conseils[7] du Roi, qui présentent et défendent les instances[8]. La création de leurs offices re-

dans le tome I de la *Revue nobiliaire, héraldique et biographique*, année 1862.

1. Vol. *France* 176. — 2. *Anciennes lois françaises*, tome XXVIII, p. 464.

3. Voyez beaucoup de documents sur leurs charges dans le ms. Clairambault 647, p. 223 et suivantes. La plupart des titulaires furent des financiers, comme Bordier, Forcoal, Galland, etc. Le fermier général Jacques de Mons acheta une des charges vers 1697, au prix de deux cent quarante mille livres, ne rapportant que deux et demi pour cent d'intérêt. En 1710, Bourvallais donna deux cent mille écus pour une nouvelle charge, avec titre de garde des archives et minutes.

4. Tome II de 1873, p. 98. — 5. Tome III de 1698, p. 17-18, 53 et 55.

6. Duchesne, *Nouveau style du Conseil*, p. 700; Tolozan, *Règlement du Conseil*, p. 28-30 et 47; ms. Clairambault 648, fol. 275-317; *Mémoires d'Omer Talon*, p. 93-102, etc.

7. Ou *au Conseil;* on trouve l'un et l'autre.

8. Sont seuls dispensés de se servir du ministère de ces avocats les procureurs généraux des Cours, qui ne donnent que de simples mémoires sur leurs instances (Papiers du Contrôle général, G^7 937, 9 septembre 1710).

monte au mois de septembre 1643. L'*Almanach royal* donne leurs noms et adresses[1]. Leur « collège » a été réduit au nombre de cent soixante-dix, au lieu de deux cents, par le règlement du 3 janvier 1673[2].

Le Conseil possède un aumônier, commis par le Chancelier, et qui, en 1698, est l'abbé Lempereur, docteur en théologie, chanoine de l'église cathédrale d'Amiens[3]. Cette fondation remonte sans doute à l'ordonnance du 31 mai 1582, aux termes de laquelle un des chapelains du Roi devait dire la messe chaque jour, entre six et sept heures du matin, dans le voisinage du Conseil, les conseillers d'État étant tenus, sous peine de piqûre, d'y assister régulièrement, « pour servir d'exemple et miroir de piété non moins que d'intégrité et justice. » Longtemps suspendu, cet usage a été rétabli par le chancelier Séguier, et le chapelain revêtu du titre d'aumônier du Conseil, avec deux mille livres de gages et de beaux ornements donnés par le Roi[4].

Le budget général du Conseil est assez variable et difficile à établir[5]. Il se compose : 1° des gages du Conseil (deux mille livres par an, réduites à quinze cents livres par le retranchement d'un quartier[6]) que touchent les titulaires des charges diverses comportant le titre de conseiller du Roi en ses conseils d'État et privé ou se rattachant au service du Conseil, c'est-à-dire les quatre premiers gentilshommes de la chambre, les maîtres de la garde-robe, le capitaine des Cent-Suisses, le premier président, les présidents à mortier, les trois avocats généraux et le procureur général du parlement de Paris, le premier président, le procureur général, le doyen et dix-sept conseillers maîtres de la Chambre des comptes de Paris, le premier président, le doyen, les trois avocats généraux et le procureur général de la Cour des aides de Paris, le prévôt des marchands, les deux agents généraux du clergé, le lieutenant civil et le lieutenant général de police, les quatre secrétaires d'État, les deux conseillers au conseil royal et le contrôleur général des finances, les intendants des finances, les premiers commis, le secrétaire du cabinet, les gardes du Trésor royal[7] ; 2° des appointements du personnel effectif, c'est-à-dire du Chan-

1. Leur histoire vient d'être écrite tout dernièrement par un de leurs successeurs : *les Avocats aux Conseils du Roi*, étude sur l'ancien régime judiciaire de la France, par M. Émile Bos (1881) ; ouvrage couronné par l'Institut.
2. *Histoire du Conseil*, par Guillard (qui était de l'ordre des avocats), p. 149-169 ; Duchesne, *Nouveau style*, p. 505-696, etc.
3. *État de la France*, année 1698, tome III, p. 55.
4. Arch. nat., traité de Marillac, U 945, fol. 85 v° et 86.
5. Voyez les états du Roi et projets conservés dans le carton G^7 973 des Papiers du Contrôle général.
6. Ce retranchement d'un quartier était général, comme je l'ai dit plus haut (p. 399) ; mais on le compensait par une indemnité de pareille somme pour les conseillers d'État et magistrats particulièrement favorisés (*Lettres de Colbert*, tome V, p. CLXXXV-CLXXXVII).
7. Voyez le budget de 1699 dans le *Bulletin du Comité des travaux historiques*, 1883, p. 217-218.

celier, du chef du conseil royal, des conseillers d'État ordinaires et semestres, des quatre secrétaires, des huissiers à la chaîne, des garçons de la chambre qui entretiennent la salle du Conseil, et des deux gardes de la prévôté ou *hoquetons* qui sont de service auprès du Chancelier.

La dépense totale oscille entre deux millions et deux millions trois cent cinquante mille livres sur les tableaux budgétaires de 1683 à 1707[1]; mais, à examiner de près ce chiffre, on voit qu'il comprend une grande quantité d'articles additionnels, absolument étrangers au Conseil, qu'on ne pourrait guère détacher de l'ensemble. Par contre, celui de un million quatre-vingt-deux mille livres que Saint-Simon donnait, en 1714, dans ses *Projets de gouvernement*[2], et en regard duquel il établissait le projet de budget de ses neuf conseils, s'élevant, selon lui, à moins d'un million, ce chiffre ne comprend pas les trente conseillers d'État, ni les officiers du Conseil, tandis que les quatre secrétaires d'État y sont portés avec leurs bureaux. Du reste, la dépense s'accrut beaucoup avec le temps, car on voit, dans la *Collection de comptes rendus des finances depuis 1758 jusqu'en 1787*, le dernier article d' « appointements des ministres, frais de bureaux (hors les affaires étrangères) et gages des conseils royaux » figurer[3] pour quatre millions trois cent soixante mille livres, le conseil privé pour trois cent soixante-trois mille livres, et les commissions du Conseil pour quatre cent trente mille livres. Ce dernier article, comme bien on pense, était le plus variable de tous : en 1712, pour quatorze bureaux de commissions extraordinaires, les frais furent de deux cent douze mille livres.

Les séances du Conseil.

Le Roi est toujours censé présider les séances du conseil privé. Louis XIV y a effectivement siégé dans ses premières années[4], et, en un endroit de ses mémoires pour le Dauphin, il dit : « Je voulus assister quelquefois au conseil des parties, que le Chancelier tient ordinairement pour moi, et où il ne s'agit que de procès entre les particuliers sur les juridictions; et si des occupations plus importantes vous en laissent le temps, vous ne ferez pas mal d'en user ainsi quelquefois[5].... » Dans ces occasions, on ajouterait à la formule ordinaire des

1. *Correspondance des Contrôleurs généraux*, tomes I, Appendice, p. 598-599, et II, p. 600.
2. *Projets*, p. 81. M. Mesnard (p. 238-239) a fait remarquer des erreurs évidentes. Sur le budget de 1699, les « appointements, gages du Conseil et pensions des officiers du Parlement, du conseil royal, secrétaires d'État, conseillers d'État et autres officiers, » forment un total de un million cinquante-quatre mille huit cent quarante-six livres, plus le quartier retranché.
3. *Collection de comptes rendus*, p. 214.
4. *Journal de Dangeau*, tome XVI, p. 199; *Mémoires de l'abbé de Choisy*, p. 579.
5. *Mémoires de Louis XIV*, tome II, p. 431.

arrêts : « Le Roi en son Conseil, » celle-ci : « Sa Majesté y étant[1]. » Mais le cas ne s'est pas présenté une seule fois, si je ne me trompe, pendant la dernière partie du règne de Louis XIV, et il sera extrêmement rare sous son successeur[2].

Le Roi étant absent, et son fauteuil de velours rouge, bordé d'or et d'argent, restant toujours vide au haut bout de la table du Conseil, la présidence revient au Chancelier, de qui c'est une des principales attributions depuis le temps de Charles VI[3]. Le cérémonial, en ce qui le concerne, nous est donné par Saint-Simon [4].

A Versailles, la salle des séances est située au rez-de-chaussée de l'aile gauche, entre la cour Royale et la cour des Princes, à côté de la salle où les ambassadeurs étrangers se réunissent le mardi[5]. L'ameublement est le même depuis longtemps[6] : une table longue, couverte d'un tapis de velours violet à bordure d'or fleurdelisée ; au haut bout, le fauteuil royal ; sur les côtés en retour, des fauteuils[7] de maroquin noir, dont le premier, à la gauche du Roi, « qui est le côté plus honorable, » est réservé pour le Chancelier, et celui qui fait face, du côté droit, pour le doyen du Conseil ou le plus ancien des conseillers ordinaires présents[8]; les autres sont occupés par les conseillers d'État, selon leur rang d'ancienneté[9], avec cette distinction toutefois que les semestres n'ont que des chaises à bras sans dos[10]. Tous les sièges sont pliants,

1. *Grand dictionnaire* d'Expilly, tome II, p. 459. Cette formule était spéciale aux conseils présidés par le Roi : voyez, p. 422, celle du conseil privé.

2. Ce fut un véritable événement quand on vit, le 3 mai 1762, Louis XV et son fils assister à une séance (*Journal de l'avocat Barbier*, tome VIII, p. 42).

3. C'est le seul endroit, dit Saint-Simon, où il ait forcément la préséance, même sur les ducs (*Écrits inédits*, tome V, p. 338-339 et 346-347). M. d'Avenel (*Richelieu et la monarchie absolue*, tome I, p. 39) considère ce fait comme le triomphe de la robe et de l'administration civile.

4. *Mémoires*, tome XI, p. 53. S'il y avait un garde des sceaux, il prendrait partout séance après le Chancelier ou à sa place : voyez les *Écrits inédits*, tome V, p. 349-352, et le livre cité de M. d'Avenel, p. 38.

5. Salles cotées N dans le plan n° 6 qui est annexé au tome I du livre de M. Dussieux. Saint-Simon a déjà parlé de la salle du Conseil, en 1695, tome II, p. 348. Il y avait en outre une antichambre. L'ancienne salle du Conseil, au Louvre, avait été donnée à l'Académie, pour ses séances, en 1672.

6. Règlement du 8 janvier 1585 ; *Journal d'Ol. d'Ormesson*, tome I, p. 21 ; *Mémoires de Luynes*, tomes V, p. 48, et XVI, p. 208 ; *État des Conseils du Roi* de 1658, p. 5-7 et 14; *État de la France* de 1663, tome I, p. 402.

7. Le duc de Luynes (tome XV, p. 424 et 432) fait observer que, malgré la présence du fauteuil du Roi, les conseillers ont aussi des fauteuils, mais qu'on les qualifie de « sièges à bras. »

8. S'il y eût eu un duc et pair, un maréchal de France ou un surintendant, cette place lui eût appartenu.

9. *Mémoires de Luynes*, tome I, p. 187.

10. Anciennement les intendants des finances se tenaient sur de petites chaises sans bras, rangées en demi-cercle derrière le fauteuil royal, depuis le Chancelier jusqu'à son vis-à-vis.

« comme des chaises d'armée, pour marquer que le Conseil est ambulant et doit être partout où est la cour [1]. » Le doyen et les sous-doyens des maîtres des requêtes se tiennent à part, au-dessous des conseillers d'État, et les maîtres des requêtes derrière. Le rapporteur seul est découvert; il se place à la gauche du fauteuil royal et adresse la parole au Chancelier [2].

La police des séances est fixée sévèrement et minutieusement par les anciens règlements, tels que celui de 1585 ou l'ordonnance du 16 juin 1644.

Quand, chaque été, la cour va s'installer à Fontainebleau, le Conseil, qui doit suivre le Roi dans toutes ses résidences, s'y transporte aussi, avec tout son personnel, jusqu'aux avocats[3]. Cependant, en cas de voyage lointain, un pareil déplacement devenant impossible, surtout dans l'intérêt des parties, il y a dispense pour tenir les séances chez le Chancelier, de même d'ailleurs que lorsqu'une maladie empêche celui-ci de se transporter au château [4].

On a vu plus haut (p. 380 et 381) que, dans le temps passé, les jours fixés pour les affaires des parties avaient très souvent varié; l'ordonnance de 1673 a établi, en principe, qu'il y aurait deux séances par semaine, ou plus, au gré du Chancelier. Du temps de M. le Tellier, on siégeait le mardi matin, ce qui l'empêchait d'assister au conseil des finances[5]; un passage du *Journal de Dangeau*[6] indique que cette séance réglée avait lieu le mercredi en 1700, et que Pontchartrain la rejeta à l'après-dînée, pour ne pas manquer le conseil d'État du matin[7].

On entre à huit heures; seuls, les quatre conseillers anciens ont une heure de répit. Personne ne s'assoit avant que le Chancelier soit en place, et, l'heure passée, il n'est plus permis de déplacer les conseillers assis[8].

Personne n'est admis dans la salle du Conseil à l'exception des conseillers d'État, des maîtres des requêtes, du greffier et des deux huissiers de service, et des deux premiers secrétaires du Chancelier.

Il n'y a de vacances que du lundi saint au dimanche de Quasimodo [9].

1. *Mémoires du duc de Luynes*, tome XVI, p. 208.
2. *Ibidem*, tome III, p. 427.
3. *Journal d'Olivier d'Ormesson*, tome I, p. 360; *Journal de Dangeau*, tome XIV, p. 195; *Gazette d'Amsterdam*, année 1699, n° LXXIII.
4. *Écrits inédits de Saint-Simon*, tome VI, p. 253; comparez les *Mémoires d'Omer Talon*, p. 54.
5. *Journal de Dangeau*, tome I, p. 89.
6. *Ibidem*, tome VII, p. 151.
7. Sous la Régence, l'abondance des affaires força souvent à tenir une séance le jeudi (*Dangeau*, tome XVIII, p. 1 et 2).
8. *Journal d'Ol. d'Ormesson*, tomes I, p. 79 et 92, et II, p. 844; Guillard, *Histoire du Conseil*, p. 51, et règlement du 16 juin 1644.
9. *Mémoires du duc de Luynes*, tome IX, p. 2.

La procédure et les arrêts du Conseil.

La procédure du Conseil étant longuement étudiée et exposée dans bien des auteurs, comme Ducrot, Duchesne, Gauret, Guillard, Tolozan, etc., il suffira d'indiquer quelques points caractéristiques de l'introduction des affaires, de la délibération et du jugement.

« Je me jetterois, dit Guillard lui-même[1], dans un trop grand détail, si je voulois expliquer ici de quelle manière l'on s'y pourvoit sur les différentes matières ; il sera facile de s'en instruire par les règlements qui ont été faits pour cela[2] et par les *Styles du Conseil* qui ont été donnés au public. Il suffit de dire qu'on ne s'y pourvoit ordinairement que par requêtes ou par lettres du grand sceau, et qu'en l'un et en l'autre cas il faut justifier, par pièces en bonne forme, les faits qu'on avance pour faire sceller les lettres, ou pour faire admettre la demande par le Conseil, qui permet d'y assigner la partie ou qui ordonne que la requête sera communiquée, quand on la trouve juste.

« On se pourvoit cependant quelquefois par de simples placets au Roi, qui, quand les matières le permettent, donne des arrêts sur le rapport de celui de ses ministres à qui S. M. a renvoyé le placet et les pièces pour lui en rendre compte. Quelquefois, sur le rapport du ministre, S. M. renvoie les parties en son conseil privé d'État, et, en ce cas, elles y procèdent à l'ordinaire.

« Il ne s'introduit aucune instance au Conseil autrement, et l'introduction, surtout en matière de cassation d'arrêts des Cours, y est d'autant plus difficile, comme je le viens de dire, que, sans cette précaution, il se trouveroit chargé de la revision de presque toutes les affaires qui se jugent dans les Cours, parce que la partie condamnée ou abonde dans son sens, ou se flatte qu'en fatiguant sa partie elle en aura meilleure composition ; c'est pourquoi les derniers règlements portent que toute requête en cassation d'arrêts des Cours sera consultée et signée par deux anciens avocats au Conseil outre celui qui l'aura dressée, et que le rapporteur qui en sera chargé en communiquera à un bureau de conseillers d'État établi pour examiner ces sortes de requêtes et rejeter celles qui paroîtront sans aucun fondement, laissant cependant aux maîtres des requêtes la liberté de rapporter au Conseil celles qu'ils croiront le mériter[3]. »

Le Chancelier fait la distribution des instances aux maîtres des requêtes, en tenant compte des préférences manifestées par les parties, et des récusations, qui peuvent aussi frapper les commissaires conseillers d'État, désignés en même temps que le maître des requêtes rapporteur[4].

1. *Histoire du Conseil*, p. 94-95.
2. Ordonnances du 27 février 1660 et du 17 juin 1687, reprises et complétées, sous Louis XV, par les ordonnances de 1737 et 1738.
3. Ci-après, p. 425.
4. Ordonnance de 1673. Voyez un mémoire de 1700, sur la distribution des instances, aux Affaires étrangères, vol. *France* 1081.

Toutes les affaires doivent être mises en délibération, à moins que le Chancelier et le bureau ne jugent qu'elles ne le méritent pas, ou qu'il n'y ait quelque difficulté particulière [1]. Même après le vote, le Chancelier peut juger l'affaire de telle conséquence que l'avis du Conseil doive être communiqué au Roi [2].

Personne ne prend la parole, ni n'interrompt le rapporteur ou les opinants sans la permission du Chancelier. Celui-ci recueille les opinions [3] en commençant par le bas bout de la table, et le cérémonial règle le degré de déférence qu'il doit témoigner à chacun, ne levant son chapeau ni pour les conseillers, ni même pour les ministres, mais seulement pour les ducs, si, par hasard, il en assiste à la séance, pour les officiers de la couronne, le doyen et le Contrôleur général [4]. Les conseillers opinent assis et couverts, en signe d'indépendance; mais, nous l'avons déjà dit, le maître des requêtes rapporteur se tient debout et découvert [5].

Défense expresse de révéler les opinions et résolutions, à peine de privation d'entrée pour un an la première fois, et pour toujours en cas de récidive. Au contraire de ce qui se passe en présence du Roi, les résolutions sont prises à la « pluralité » des voix, et une seule voix de majorité fait arrêt [6].

1. Je citerai, comme exception, l'arrêt rendu contre le *Projet de dîme royale*, qui dut évidemment être condamné sans que le nom de Vauban, quoique bien connu, eût été prononcé, sans qu'il y eût eu aucune délibération. La minute de l'arrêt est corrigée de la main du chancelier de Pontchartrain. (*La Proscription du* Projet de dîme royale *et la mort de Vauban*, par A. de Boislisle, 1875, p. 14-15.)

2. Règlement de 1644.

3. Ms. Lancelot 100, fol. 46-48 ; Arch. nat., U 945, fol. 53.

4. *Journal de Dangeau*, tome III, p. 54-55, avec Addition de Saint-Simon.

5. Voyez le *Journal d'Ol. d'Ormesson*, tomes I, p. 105-106, 184-185 et 378, et II, p. 844, 861, 868, 870; *Mémoires d'Omer Talon*, p. 157.

6. Règlements du 8 janvier 1585 et du 18 janvier 1630. L'auteur des *Mémoires du maréchal de Vieilleville* dit en un endroit (p. 122-123) : « Si ce conseil se fût tenu pour les parties, M. de Vieilleville l'emportoit, parce que dix-sept conseillers avoient suivi son opinion, et quatorze seulement celle de M. le Connétable. Mais, en matière d'État, principalement pour la guerre, et le Roi présent, tous les résultats dépendent de la conclusion de S. M., par laquelle bien souvent il renverse toutes opinions, ou n'en prend sinon ce qu'il lui en plaît. » Ainsi cette différence entre les conseils existait déjà sous Henri II. Les Notables de 1617 demandèrent que le système de la simple majorité des voix fût suivi rigoureusement pour les affaires des particuliers, au contraire des affaires du Roi, où la voix de celui-ci était prépondérante (Picot, *Histoire des États généraux*, tome III, p. 424; *Mémoires de Mathieu Molé*, tome I, p. 169). En 1644, Monsieur le Prince, qui figurait depuis la mort d'Henri IV à la tête des Conseils, disait « qu'il y avoit deux sortes d'arrêts d'État, les uns signés du secrétaire d'État, sans que le Roi en eût connoissance, mais pour leur donner plus de force dans les provinces; que, de ceux-là, l'on en prenoit connoissance dans le Conseil ; mais que ceux qui étoient donnés en présence du Roi, il n'y avoit

Il ne doit d'ailleurs jamais y avoir partage : à égalité de voix, l'avis du Chancelier est prépondérant[1].

Le rapporteur prépare lui-même et écrit à l'avance, ou du moins avant que la séance ne cesse, les extraits de l'instance et le dispositif de l'arrêt[2]. Souvent, comme le dit Saint-Simon[3], et ainsi qu'on peut bien le présumer, il est assisté et guidé dans cette besogne par le représentant de la partie appelée à bénéficier du rapport ; mais l'interdiction est absolue, pour les parties, d'assister aux séances[4].

On ne trouve guère d'arrêts où il y ait des considérants et des motifs juridiques[5], tandis que l'exposé complet de la requête, des pro-

que lui qui y pût toucher; que c'étoit marque de sa souveraineté; que néanmoins les rois avoient toujours apporté cette modération qu'ils se réservoient à eux seuls la connoissance des affaires d'État, mais que celles des particuliers, qui consistoient en justice distributive, depuis le temps qu'ils ne rendoient plus eux-mêmes la justice à leurs sujets au pied des arbres et avoient commis des juges, ils laissoient passer les affaires à la pluralité des voix; qu'il avoit vu la feue reine mère donner exactement cette liberté, et même ne vouloit pas dire son avis; qu'il ne falloit pas dire que le Roi étoit mineur, parce que la Reine a l'autorité souveraine comme le Roi s'il étoit majeur, avec cette restriction qu'elle est obligée de prendre l'avis de Monsieur et le mien, et néanmoins peut ne le pas suivre, si bon lui semble; que c'étoient les lois de l'État, auxquelles ils s'étoient soumis et qu'ils devoient entretenir; qu'il étoit d'avis que cette affaire fût rapportée devant la Reine, et que, si elle avoit agréable de la renvoyer au Conseil, comme il ne croyoit pas qu'elle voulût retenir cette affaire, alors ils auroient le pouvoir de faire ce qu'il faudroit. Monsieur fut du même avis. Chacun blâmoit fort M. d'Estampes de s'être chargé d'une requête en cassation d'un arrêt donné à son rapport. » (*Journal d'Olivier d'Ormesson*, tome II, p. 813.)

1. Ce cas était fort rare : M. de Luynes cite une occasion où le Chancelier fut obligé d'user de son droit à propos d'un curé et d'un vicaire accusés tous deux de la même paternité (*Mémoires*, tome XI, p. 69). La princesse de Carignan, en 1748, perdit un procès contre son mari, sur appel d'un arrêt du Parlement, par vingt voix contre vingt et une (*ibidem*, tome VIII, p. 474).

2. M. d'Avenel a très bien examiné ce point dans *Richelieu et la monarchie absolue*, tome I, p. 47-48.

3. *Mémoires*, tome V, p. 77; comparez l'*État de la France* de 1648-1649, dans les *Archives curieuses*, 2e série, tome VI, p. 438-439.

4. D'Ormesson rapporte un cas de ce genre où le rapporteur fut vivement blâmé (*Journal*, tome I, p. 295). Le 7 février 1685, le Conseil rendit son arrêt dans une affaire de Béchameil contre les Galland, où il s'agissait de sept cent mille livres. Béchameil, qui avait trouvé moyen de s'introduire dans la buvette, passa par d'affreuses transes quand il entendit le rapporteur et trois premiers opinants conclure pour ses adversaires ; mais Fieubet, parlant ensuite en sa faveur, ramena au nouvel avis les cinq conseillers qui n'avaient pas encore opiné, ainsi que le Chancelier, et Béchameil gagna (*Mémoires de Sourches*, tome I, p. 180-181 ; *Journal de Dangeau*, tome I, p. 118-119). Il arrivait toutefois que le Conseil voulût entendre les parties (*Ormesson*, tome II, p. 445).

5. Comme exception à cet usage, je citerai un arrêt portant règlement qui est reproduit dans un appendice des *Mémoires de Luynes*, tome X, p. 65.

ductions et des degrés de procédure est de rigueur, à peine de nullité[1].

La formule initiale des arrêts rendus sur requête par le conseil des parties est : « Vu au conseil d'État privé du Roi la requête présentée à S. M. en sondit conseil par N***.... », ou : « Vu.... l'instance des requêtes respectives » ; la formule de jugement : « Le Roi, en son Conseil, faisant droit sur l'instance, a ordonné.... », et la formule finale : « Fait au conseil d'État des parties tenu à.... le....[2] »

Réformé après le vote, s'il y a lieu, l'arrêt est lu par un greffier et signé, sans désemparer, par le Chancelier, le rapporteur et les conseillers commissaires, avec approbation de toutes ratures, modifications, interpolations, etc. C'est ce qu'on appelait « avoir la plume[3]. »

L'exécution ne peut être faite que par les huissiers à la chaîne, à moins qu'on n'ajoute une commission pour exécuter en tous lieux par les autres huissiers ou sergents[4].

Préalablement, l'arrêt est porté au sceau chez le Chancelier, et, en outre, quoique le Conseil ait toujours proclamé la suprématie de son pouvoir et ne reconnaisse pas pour ses arrêts la nécessité d'un enregistrement dans les cours compétentes, il est rare que la Chancellerie ne les fasse pas corroborer par l'adjonction de « lettres patentes sur arrêt, » qui reçoivent l'enregistrement[5].

Souvent il est utile de faire imprimer les textes d'arrêts, pour leur assurer publication et notoriété : un grand nombre de ces pièces se retrouve aujourd'hui dans les collections d'imprimés législatifs et judiciaires des Archives nationales[6] ou de la Bibliothèque. Ces imprimés ne portent que la signature du Chancelier, seule ou avec celle d'un secrétaire d'État, mais point celles des commissaires. La date et le lieu de séance sont ajoutés à la fin. Les formules doivent être complètes pour que la publication ait toute sa valeur[7].

Ces règles sont les mêmes pour les arrêts de tous les Conseils.

Quant aux minutes originales, les greffiers ont défense de s'en dessai-

1. Guillard, *Histoire du Conseil*, p. 58.

2. Aucoc, *le Conseil d'État*, p. 63-64 ; Luçay, *les Secrétaires d'État*, p. 463. Il y a un recueil imprimé en 1750, sous le titre de : *Formules des arrêts du Conseil, des jugements qui se rendent dans les commissions du Conseil.*

3. *Mémoires de Bassompierre*, éd. Chantérac, tome II, p. 67-71.

4. *État de la France* de 1648-1649 déjà cité, p. 438-439.

5. M. de Luçay donne les formules et les procédures (p. 464-465). Au dix-huitième siècle surtout, le Parlement refusait de recevoir un arrêt non muni de ces lettres patentes : voyez le *Traité des.... offices*, tome II, p. 200-206.

6. Notamment dans la collection achetée au libraire Rondonneau.

7. En 1751, on fut étonné de voir un arrêt relatif à la contribution du clergé paraître « dans une petite forme, et non pas dans la forme ordinaire des arrêts du Conseil » (*Mémoires de Luynes*, tome XI, p. 375). En effet, il y a une petite édition in-18, de sept pages, où manque la formule finale de quatre lignes; mais l'Imprimerie royale fit aussi la publication ordinaire en format in-4. Ces arrêts s'affichaient en divers endroits de Paris, qu'indique M. d'Avenel (*Richelieu et la monarchie absolue*, tome I, p. 50).

sir sans un ordre exprès du Chancelier; mais, le lendemain de chaque séance, ils doivent déposer à la Chancellerie deux « résultats » ou procès-verbaux de tout ce qui a été rapporté au Conseil[1].

Les minutes paraissent avoir été conservées de tout temps avec le plus grand soin, dans un dépôt et par des archivistes spéciaux[2]. Aujourd'hui, aux Archives nationales, cette série ne remplit pas moins de onze cent cinquante-quatre cartons, série V[6], sans compter quatre cents autres cartons ou registres renfermant le plumitif, les procédures, etc.[3]. Ce fonds va de 1579 à 1791.

Quoique rendus en l'absence du Roi, les arrêts du conseil privé avaient même autorité que s'ils eussent été donnés en sa présence, et on les considérait comme le répertoire de la jurisprudence suprême. Aujourd'hui encore, c'est une source inépuisable de renseignements.

Les bureaux du Conseil.

Le véritable travail des conseillers d'État et des maîtres des requêtes ne se fait pas seulement dans les séances plénières, mais aussi dans des bureaux ou commissions dont il faut expliquer maintenant le mécanisme, les uns recevant les dossiers destinés au conseil privé lui-même, les autres étudiant les affaires pour lesquelles le conseil des finances, celui des dépêches, ou même le conseil d'État d'en haut réclament le concours des conseillers d'État.

On a rattaché cette institution au règlement du 26 juin 1627[4], qui avait créé dix bureaux et réparti entre eux les affaires du clergé, de la religion réformée, de la police, de la justice, des fermes, gabelles, domaines et offices, des levées de deniers, des provinces, de la guerre, de la marine et du commerce, et enfin de l'extérieur; mais, dès le seizième siècle, Henri III avait prescrit de faire, au commencement de chaque quartier, entre les membres du Conseil, un « département » des provinces et des affaires analogue à celui des secrétaires d'État[5], et analogue aussi à la division en bureaux. Voici quelle était l'organisation vers 1700[6] :

1. Article LVI du règlement de 1673. Voyez ci-dessus, p. 371, note 3, et ci-après, p. 438, ce qu'on entendait par *résultats*. Les règlements rendus par Henri III, en 1579, 1582 et 1585, spécifient la tenue de ces résultats, et Marillac en parle longuement (ms. U 945, fol. 40-43). M. Aucoc a signalé des recueils d'arrêts ou de résultats du temps de Henri II et de Charles IX aujourd'hui conservés au Cabinet des manuscrits. Ce sont des fragments de registres semblables, du quinzième siècle, que M. Noël Valois vient de publier.

2. Voyez le *Traité des droits et dignités* de Guyot, tome II, p. 267-269.

3. *Inventaire méthodique des fonds des Archives nationales*, col. 41-42.

4. M. Caillet, *l'Administration du cardinal de Richelieu*, tome II, p. 28; ms. Lancelot 100, fol. 58 v°-60. Cette organisation correspondait évidemment au plan de conseils auquel M. Avenel a attribué la date de 1625.

5. Ms. Lancelot 100, fol. 57 et 58 v°; ms. Marillac U 945, fol. 94 et 410.

6. *État de la France* de 1698, tome III, p. 10-17 ; *Almanach royal;* Guillard, *Histoire du Conseil*, p. 142-143, etc.

Sept bureaux, de six conseillers chacun, sont chargés de la « communication des instances, » c'est-à-dire de l'instruction des affaires contentieuses introduites au Conseil par les particuliers[1]. L'un de ces bureaux, composé d'un conseiller d'Église, d'un conseiller au conseil royal et de quatre autres conseillers d'État, s'occupe de tout ce qui est matières ecclésiastiques[2]; un second, des instances en cassation autres que celles qui concernent les matières ecclésiastiques.

Trois bureaux reçoivent à l'étude les affaires de finances ; ce sont : 1° la direction des finances, dont il sera parlé à part, plus loin[3]; 2° le bureau des domaines et francs-fiefs, aides, entrées, papier timbré et rentes rachetées ; 3° le bureau des gabelles, cinq grosses fermes, tailles et autres affaires. C'est ce qu'on appelle les « bureaux de MM. les commissaires du Conseil pour les commissions ordinaires des finances[4]. »

D'autres bureaux ou commissions n'ont pas le même caractère de permanence, ou du moins sont considérés comme « commissions extraordinaires. » Ce sont : un bureau pour le huitième denier des communautés ecclésiastiques et laïques ; un bureau pour la vente des domaines et des offices, qui se fait au palais des Tuileries ; d'autres pour les affaires de finances distinctes de celles qui ont été énumérées plus haut, pour l'amortissement des biens ecclésiastiques et de mainmorte, pour les postes et messageries, pour les affaires des vivres, pour la compagnie royale des Assurances, pour le dixième denier, pour la recherche de la noblesse, pour l'enregistrement des armoiries rendu *obligatoire en 1696*, pour les affaires de chancellerie et de librairie. Il y en a un encore pour les affaires de la marine ; mais j'en parlerai à part comme conseil des

1. Ils examinent, dit Guillard, les dossiers des particuliers qui demandent que leur affaire soit vue des commissaires et souhaitent que leurs avocats soient entendus.

2. C'est le bureau don Dangeau rapporte la formation en 1684 (tome I, p. 6). et dont les attributions appartenaient auparavant à un bureau tenu chez l'archevêque de Paris. Est-ce le même auquel on adjoignait, sous Louis XV, de hauts prélats désignés par un *bon* royal et pourvus d'un brevet (*Mémoires de Luynes*, tome XI, p. 241)? Il y eut alors un bureau spécial des économats (*ibidem*, tome XVI, p. 474).

3. Ci-après, p. 434.

4. Il y a des différences entre les diverses listes de ces bureaux et des autres commissions, par suite d'inexactitudes ou de modifications. Ainsi l'*Almanach* de 1699, le premier qui donne une liste de ce genre, ne place qu'en troisième lieu, après le bureau des amortissements et celui du huitième denier, le bureau des gabelles et fermes, auxquelles il joint les aides et entrées, mais non les tailles, qui ne figurent nulle part. A partir de 1704, au contraire, il donne en première ligne, après la direction, le bureau des « gabelles, cinq grosses fermes, tailles et autres affaires de finances, » puis celui des domaines et aides et celui de la vente des domaines. D'autres fois, les domaines et aides reprennent la première place. Dans l'*État de la France* de 1698, tous les bureaux figurent au chapitre du CONSEIL DES FINANCES. Le passage de Guillard indiqué tout à l'heure (p. 423, note 6) fait saisir beaucoup plus nettement la répartition des affaires.

prises[1]. Le nombre des bureaux de cette seconde catégorie est extrêmement variable[2]; on en crée de nouveaux, ou l'on en supprime, selon les besoins du jour, comme on constitue des commissions pour l'examen d'une affaire évoquée à la personne du Roi et destinée à tel ou tel conseil. Tantôt la matière ou le litige ont trop d'importance pour les tribunaux ordinaires; tantôt il est urgent d'avoir une solution : tel a été, par exemple, l'objet d'une commission ou chambre créée en septembre 1693 pour faire venir des blés et remédier à la disette[3].

Présentant un caractère à la fois administratif et judiciaire, ces commissions extraordinaires n'ont rien qui rappelle celles dont le souvenir tragique reste attaché au nom du cardinal de Richelieu[4], ni les commissions d'enquête envoyées dans certaines provinces du Royaume en 1687 et 1688, ni la chambre souveraine de réformation de la justice qui fonctionna à Limoges et Poitiers en 1688[5]; toutefois, tandis que quelques bureaux seulement, celui des instances en cassation ou celui des postes et messageries, peuvent rendre eux-mêmes des arrêts définitifs[6], les commissions chargées d'affaires de parties ont plus souvent le droit

1. Dans la dernière partie de cette notice.

2. On peut suivre ces variations sur l'*Almanach royal*. Il y eut jusqu'à vingt bureaux et commissions. M. de Luçay en a parlé longuement dans ses *Secrétaires d'État*, p. 452 et suivantes. Nous voyons dans les *Correspondants de la marquise de Balleroy*, tome I, p. 216, 219 et 227, et dans le document qu'on lira plus loin, p. 427, comment ils se créaient et se formaient.

3. Commission composée de quatre conseillers d'État, du contrôleur général Pontchartrain et de son frère l'intendant de Paris, alors maître des requêtes (*Journal de Dangeau*, tome IV, p. 351).

4. Celles-là étaient des commissions mixtes, composées de membres du Conseil et de magistrats du Parlement. Voyez l'anecdote sur le commandeur de Jars, que Saint-Simon a placée dans l'article MONTAUSIER des *Duchés-pairies éteints* (*Écrits inédits*, tome VI, p. 334), et que j'avais publiée, en 1881, dans la *Revue historique*, tome XV, p. 339. Louis XIV constitua plusieurs commissions de ce genre pour les Grands jours d'Auvergne (1665), pour le procès des Faussaires (1700), etc. La chambre dite des Poisons (1680) fut formée de conseillers d'État et de maîtres des requêtes. Sous Louis XV, la commission extraordinaire qui acquitta Mahé de la Bourdonnais (1748-1751) n'était composée que de trois conseillers d'État et sept maîtres des requêtes (*Mémoires du duc de Luynes*, tomes VIII, p. 463, et XI, p. 35-37). En 1753, ce fut aux deux mêmes corps qu'on emprunta les éléments d'une commission temporaire nommée à la place du Parlement en exil.

5. Cette chambre n'étant composée que de membres du Conseil, le Parlement protesta vivement (*Mémoires de Sourches*, tome II, p. 191-192).

6. Ms. Lancelot 100, fol. 61; *Mémoires de Luynes*, tomes X, p. 19, XIV, p. 247-248, et XVI, p. 209. M. de Luynes dit que les requêtes en cassation étaient si surabondantes et si déraisonnables, que force était au Chancelier d'autoriser les commissaires à en prononcer le rejet, pourvu que ce fût à l'unanimité. Dès qu'il y avait une voix pour l'admission, le même maître des requêtes qui avait fait le rapport au bureau devait faire un second rapport, soit au conseil des parties, soit à celui des dépêches, qui maintenaient l'arrêt, ou, s'il était cassé, renvoyaient le litige devant un autre parlement,

de juger en dernier ressort : dans ce cas, les arrêts sont soumis à la signature du Chancelier ou d'un secrétaire d'État, et expédiés par les greffiers des commissions extraordinaires du Conseil, lesquels en délivrent copie aux intéressés[1].

Voici ce qu'a dit tout récemment, des commissions extraordinaires, l'historien le plus autorisé du conseil d'État :

« Ces commissions, qui formaient autant de juridictions, tantôt souveraines, tantôt de premier ressort, chargées de statuer sur des difficultés administratives, et dont quelques-unes ont duré cinquante ou même cent ans, constituent précisément un des traits caractéristiques de l'organisation du conseil d'État au dix-huitième siècle. C'est par là surtout qu'il ressemble au conseil d'État actuel statuant sur le contentieux administratif, tandis que le conseil privé ou des parties, réuni en assemblée générale, remplissait surtout les fonctions attribuées aujourd'hui à la cour de cassation. On peut le voir facilement en consultant aux Archives nationales les papiers des commissions chargées de vérifier la légitimité des droits de péage sur les ponts, chemins et cours d'eau, des droits exercés sur les ports, les rivages de la mer et les fleuves qui y ont leur embouchure, des droits perçus, dans les marchés ou en dehors des marchés, sur les grains ; ou des commissions appelées à statuer sur les contestations relatives à la fourniture des vivres aux armées de terre et de mer, à la liquidation de la compagnie des Indes, aux postes et aux messageries, etc.[2]. »

En règle générale, bureaux ou commissions ne font qu'examiner et étudier, quelquefois fort longuement[3], les affaires qui leur ont été renvoyées, soit par le Chancelier ou le Contrôleur général, soit par une décision du conseil d'en haut, de celui des dépêches ou de celui des finances, et préparer un rapport pour l'un ou l'autre de ces conseils, ou pour le conseil des parties lui-même[4].

Afin de faire voir comment fonctionnaient les bureaux des affaires de finances et quelle était leur importance, je vais reproduire ici un

sans juger au fond. Les Archives possèdent une centaine de registres des requêtes en cassation. Sur la procédure, voyez le titre v du règlement du 17 juin 1687. M. Rod. Dareste en parle aux pages 76-78 de son livre sur *la Justice administrative*.

1. Papiers du Contrôle général, G[7] 1841.

2. Mémoire communiqué par M. Aucoc à l'Académie des sciences morales et politiques, sur *les Collections de la législation antérieure à 1789 et leurs lacunes* (1883), p. 21-22. Comparez *la Justice administrative*, p. 86-96.

3. Un procès de M. de Nesle contre sa sœur dura ainsi onze ans (*Mémoires de Luynes*, tome XI, p. 213). Olivier d'Ormesson parle aussi (tome II, p. 844) de longueurs interminables, et les frais s'élevaient en proportion : on peut voir un état des dépenses faites pour une instance dans le volume 2184 des *Pièces originales*, dossier Pajot, fol. 146-148.

4. La distribution se fait avec soin : si un bureau recevait quelque dossier destiné par sa nature à d'autres commissaires, il se hâterait de réparer cette erreur.

projet de réorganisation préparé à l'époque même où nous sommes arrivés en ce moment, peu après la mort de Pussort[1], qui avait été si longtemps le véritable directeur, l'âme du Conseil et des principales commissions; on y trouvera en même temps des aperçus utiles sur les temps antérieurs, ainsi que sur plusieurs personnages dont Saint-Simon vient de parler dans l'année 1697[2] :

« Il paroîtroit nécessaire pour l'expédition des affaires de finances qui sont examinées par MM. les conseillers d'État commissaires du Conseil, au rapport de MM. les maîtres des requêtes, soit à la petite direction ou à la grande direction, d'établir quatre bureaux, où on pourroit mettre quatre conseillers d'État ordinaires et semestres, avec deux de MM. les intendants des finances, outre M. le Contrôleur général, qui est commissaire-né quand il veut et a le loisir de s'y trouver[3].

« Cette manière s'est observée de tout temps au Conseil, soit du temps de MM. les chanceliers et gardes des sceaux d'Aligre, de Marillac, Châteauneuf, Séguier et Molé, et de MM. les surintendants d'Effiat, Bullion et Bouthillier, le Bailleul, d'Avaux, de la Meilleraye, de la Vieuville, Servien et Foucquet, de Maisons, et du temps de MM. les contrôleurs généraux d'Hémery et Colbert, lesquels deux derniers eurent grande autorité dans les finances; et, pendant tous ces temps, on nommoit, tant pour les fermes des gabelles de France, Provence, Dauphiné, Languedoc, aides, convoi de Bordeaux, cinq grosses fermes, patentes, que pour les affaires nouvelles de finances, recettes générales, ponts et chaussées, clergé, extraordinaire et ordinaire de la guerre, artillerie et autres affaires extraordinaires, trois ou quatre conseillers d'État, avec un ou deux intendants des finances, pour tenir à jours réglés des bureaux, et deux ou trois maîtres des requêtes pour rapporter ces sortes d'affaires, savoir MM.***; et on mettoit toujours un intendant à chacun de ces bureaux, lorsqu'il n'y avoit que quatre intendants; et, quand on augmenta, du temps de M. Foucquet, le nombre des intendants, qui étoient lors MM. Tubeuf, de Mauroy, [le Charron] et Malier, et qu'on y mit MM. Bordier, de Bordeaux, du Housset, le Tillier, Foullé et Paget, l'on mettoit deux intendants à chaque bureau; et, comme les jours de bureau étoient réglés une fois la semaine, MM. les maîtres des requêtes soit nommés ou commis rapporteurs, les affaires se rapportoient après, soit aux petites ou aux grandes directions, selon qu'il étoit ordonné; et ainsi elles se décidoient promptement; et, quand MM. les Surintendants ou M. le Contrôleur général jugeoient à propos, on leur en rendoit compte en particulier : ce qui

1. Ci-dessus, p. 13-15.

2. Nous avons trois rédactions successives de ce projet, toutes corrigées de la main d'un conseiller d'État, mais informes en plus d'un endroit (Arch. nat., U 945 *b*). En marge est écrit : « Pareil mémoire a été donné à M. de Beauvillier et à M. de Pontchartrain, contrôleur général. »

3. Desmaretz, quoique contrôleur général et ministre, garda sa place dans les deux grands bureaux de finances.

s'est observé jusques en 1666, que M. Pussort fut commis presque dans toutes les affaires de finances. Et comme le choix de sa personne faisoit préjudice aux plus anciens conseillers d'État, qui n'avoient plus presque [été] nommés dans les commissions, et que MM. les maîtres des requêtes pouvoient espérer, par leurs services et capacité, être choisis par S. M. pour être conseillers d'État et contre l'ordre observé, qui étoit que MM. les maîtres des requêtes faits conseillers d'État prenoient leur rang au Conseil du jour qu'ils étoient reçus maîtres des requêtes, comme il a été observé à l'égard de MM. ***; mais, comme M. Pussort voyoit bien que, suivant cet usage, il seroit précédé par plusieurs de MM. les maîtres des requêtes qui pouvoient espérer de la bonté du Roi d'être appelés en ses conseils pour y prendre aussi leur place de conseillers d'État du jour qu'ils auroient été maîtres des requêtes, comme [ils] ont été depuis nommés conseillers d'État, et n'auroit pu être doyen avant eux..., il fut proposé de faire un règlement nouveau au Conseil, par lequel il fut ordonné par S. M. qu'à l'avenir aucun qui seroit par S. M. fait conseiller d'État ne prendroit rang et séance au Conseil que du jour de ses lettres de conseiller d'État. Et ayant été mis et nommé commissaire dans toutes les principales affaires de finances, on y a mis avec lui, pour commissaires, tous MM. les conseillers d'État faits depuis lui, avec tous MM. les intendants des finances, savoir : deux, quand il n'y en avoit que deux, et depuis quatre, et ensuite tous les quatre nouveaux derniers créés, avec plusieurs de MM. les maîtres des requêtes aussi nommés pour les affaires qui se rapportoient en ce bureau les jeudis matin et après dîné, en sorte que ce bureau étoit composé de dix-huit personnes. Et, n'y ayant bien souvent que peu d'affaires qui s'y rapportoient pendant plusieurs séances, les autres affaires rarement s'examinoient qu'après les commencées achevées, et les parties souffroient beaucoup de ce retardement, et les grande et petite directions n'étoient pas remplies, ou, quand une de ces affaires étoit rapportée, [elle] duroit quelquefois deux séances, le grand nombre de MM. les commissaires opinant longtemps.

« Par toutes ces considérations, il conviendroit fort, suivant l'ancien usage, de faire différents bureaux de finances ainsi qu'il sera proposé ci-après, si le rétablissement de l'ancien ordre est jugé bon et avantageux, de concert avec M. le Chancelier, M. de Beauvillier et M. le Contrôleur général.

« Cela n'empêchera pas que M. de Beauvillier et M. le Contrôleur ne continuent leurs assemblées de finances le mardi et vendredi après midi, quand il y aura des affaires qui regardent la direction des finances, avec MM. du conseil royal et MM. les intendants, pour les régler ou en rendre compte au Roi, cette communication ayant toujours été observée pour accélérer les affaires de finances.

« On peut dire qu'outre les anciens conseillers d'État qui étoient à la tête de chaque bureau, MM. de Marillac, de Châteauneuf et Séguier y ont mis encore quelques conseillers d'État moins anciens, leurs parents ou amis, pour leur faire plaisir et leur procurer quelques appointements, comme à MM. Marca, du Bousquet, de la Fosse, Lasnier et autres, qui n'étoient que par augmentation dans chaque bureau. Ce qu'on remarque n'est par aucune autre considération que l'accélération de la justice.

« Il n'y a que depuis M. Pussort, qui étoit un homme de grand mérite, de probité et de capacité, qu'on a mis un si grand nombre de commissaires ; et, comme les grandes directions ne se tiennent que tous les quinze jours, et les affaires ne se jugeant pas si promptement qu'il conviendroit, et dont on ne peut pas quelquefois se ressouvenir, les parties se consomment en frais, en voyages et séjours, et assez souvent on met : *Dépens compensés*[1].

« Par ces considérations, on propose, pour accélérer le jugement des affaires, que celui de MM. les conseillers d'État qui préside à un bureau de finances devroit donner un mémoire à M. le Chancelier des affaires vues et examinées, afin de les faire rapporter aux jours de grande direction, et un pareil à M. de Beauvillier et à M. le Contrôleur général, pour les affaires qui se doivent rapporter à la petite direction, pour, en cas qu'il fût jugé nécessaire à la petite direction de les rapporter à la grande, comme affaires considérables, être rapportées à la grande direction au plus tôt, pour s'en ressouvenir, et les parties intéressées jugées plus promptement, pour éviter les frais, voyages et séjour, qui sont souvent compensés au préjudice de ceux qui les devoient obtenir, M. le Chancelier a fait observer [*mot illisible*] par MM. les chefs des bureaux des parties : ce qui soulage fort les commissaires et les rapporteurs, aussi bien que les parties.

« Dans le premier de ces quatre bureaux de finances, on rapporteroit les affaires du domaine, amortissements, brevets ecclésiastiques, francs-fiefs et noblesse devant ceux de MM. les commissaires de ce bureau, et on pourroit y recevoir les enchères sur le domaine ; et, pour cet effet, MM. les commissaires se transporteroient aux Tuileries quand il conviendroit de faire les adjudications, comme on faisoit du vivant de M. Pussort, dont on informeroit M. le Contrôleur général pour en rendre compte au Roi. Dans ce bureau, outre M. de Pontchartrain, qui peut et doit être censé de tous les bureaux de finances, seroient nommés, avec quatre conseillers d'État, MM. de Caumartin et d'Armenonville, qui ont dans leur département ces sortes d'affaires, et quatre ou cinq maîtres des requêtes pour les rapporter.

« Dans le second bureau, on examineroit les affaires et procès touchant les aides, papier timbré, octrois des villes, les gabelles de France, de Lyonnois, Dauphiné, Provence, Languedoc, de Roussillon, Metz et Franche-Comté, ponts et chaussées, ordinaire et extraordinaire de la

1. Il était très rare de voir une condamnation aux dépens (*Journal d'Ol. d'Ormesson*, tome II, p. 526 et 535). Pasquier accuse le chancelier Poyet d'avoir quelquefois laissé taxer des dépens par les maîtres des requêtes, « coutume véritablement indigne de ce grand tribunal de la France. » Voyez R. Dareste, *la Justice administrative*, p. 61-63.

guerre, et les affaires de la Monnoie. On y mettroit quatre conseillers d'État, deux de MM. les intendants, MM. le Peletier et Chamillart, et quatre ou cinq maîtres des requêtes pour rapporter les instances qui regarderoient ces matières soit à la petite ou à la grande direction.

« Dans le troisième bureau, on examineroit les affaires et instances concernant la taille, appels des ordonnances des intendants et des bureaux des finances, des Chambres des comptes et Cours des aides, bons d'États et autres, eaux et forêts, pour être examinées par quatre conseillers d'État et par MM. du Buisson et de Breteuil, et rapportées par quatre ou cinq de MM. les maîtres des requêtes qui seroient nommés pour ensuite les rapporter à la petite ou grande direction.

« Tous MM. les intendants continueront d'examiner seuls et feront les autres affaires suivant leur département, pour en rendre compte à M. le Contrôleur général, ainsi qu'il s'est toujours observé, pour recevoir les ordres et la volonté du Roi.

« M. le Contrôleur général continuera d'examiner seul, ainsi qu'il s'est observé, tout ce qui regarde les finances, les forêts et toutes autres affaires, pour en rendre compte au Roi seul et au conseil royal.

« Pour les autres affaires de finances et des armoiries[1], elles seront examinées au bureau de M. de la Reynie, à un jour certain et convenu, où se trouveront quatre de MM. les conseillers d'État nommés à cet effet, quoique nommés pour les affaires qui s'examineront dans les trois bureaux, et MM. les six intendants s'y trouveront aussi, pour examiner toutes les affaires de finances qui s'y rapporteront par les maîtres des requêtes rapporteurs, pour ensuite être rapportées par lesdits sieurs maîtres des requêtes à la petite ou grande direction, sans qu'au bureau dudit sieur de la Reynie on y rapporte les affaires qui sont attribuées à chacun desdits trois bureaux ci-dessus pour être rapportées à la petite ou la grande direction.

« Les commissaires nommés pour les postes et pour les affaires de marine continueront d'y travailler, et de s'y trouver aux jours qui seront réglés.

« Pour MM. les conseillers d'État et maîtres des requêtes qui doivent aller aux trois bureaux ci-dessus, ils seront nommés, soit du nombre de ceux qui y étoient[2]....

« Les jours où s'examineront les affaires à ces bureaux seront marqués ainsi que le plus ancien du bureau en sera convenu avec ses confrères.

« Ce qui est proposé paroît avantageux pour le bien de la justice et pour accélérer les affaires de finances. C'est à la bonté et à la justice du Roi, soit à l'égard de MM. les conseillers d'État, de MM. les intendants et des maîtres des requêtes qui seront nommés dans les bureaux, d'or-

1. La taxe d'enregistrement des armoiries, édictée en 1696.

2. La phrase est inachevée ; la rédaction précédente portait : « .... de ceux qui y étoient, et s'observera la même chose à l'égard des maîtres des requêtes, pour les mettre à chacun des trois bureaux, et il n'y en aura que quatre ou cinq à chacun desdits trois bureaux. »

donner par chacun un quelque gratification, comme il se faisoit pour ceux qui étoient du bureau de M. Pussort, comme on faisoit autrefois en faveur de ceux qui alloient travailler chez MM. les conseillers d'État commissaires.

« On[1] ne parle point des affaires de finances qui se rapportent chez M. de Beauvillier par M. le Contrôleur et par MM. les intendants[2] : c'est ce qui s'est observé il y a longtemps, et ce qui avance la décision des affaires principales des finances entre le Roi et les gens de finance, dont quelquefois, quand elles se trouvoient importantes, on rendoit compte au Roi en particulier, ou on les renvoyoit aux grandes directions, suivant l'avis de MM. les Surintendants et de M. le Contrôleur général. »

Comme on vient de le voir, les bureaux sont composés d'un nombre plus ou moins grand de conseillers d'État (y compris les intendants des finances et les conseillers au conseil royal) et de maîtres des requêtes, suivant l'importance et l'abondance présumée des affaires de chaque ressort. C'est le Chancelier seul, et non le Roi, qui règle la composition des bureaux de communication des instances et qui pourvoit aux places vacantes[3]. Pour les commissions et bureaux de finances, le Contrôleur général choisit lui-même; mais les commissaires n'en sont pas moins nommés par arrêt signé du Chancelier, « le Roi étant en son Conseil. »

D'un pointage fait sur l'*État de la France* de 1698[4], il résulte que neuf conseillers ordinaires figuraient alors dans plusieurs bureaux et commissions : M. de Pomereu (conseiller au conseil royal des finances[5]) et M. de Ribeyre sont nommés neuf fois; M. de Breteuil (intendant des finances), huit fois; M. le Pelletier de Souzy (intendant des finances), sept fois; M. Bénard de Rezé, six fois; M. Courtin (doyen du Conseil[6]), cinq fois seulement; M. de la Reynie et M. de Marillac, quatre fois; M. Daguesseau (conseiller au conseil royal), trois fois. M. Rouillé n'a qu'un bureau. Parmi les conseillers semestres, trois avaient jusqu'à treize bureaux : MM. de Harlay, de Fourcy et Phélypeaux (frère du contrôleur général Pontchartrain et intendant de Paris); deux avaient six bureaux : M. de Caumartin (intendant des finances) et M. Chauvelin; un en avait deux : M. d'Argouges de Rannes. Un seul conseiller d'Église, l'archevêque de Reims, figure à la tête du bureau des instances sur matières ecclésiastiques.

1. Ce paragraphe est biffé dans la dernière minute.
2. Les assemblées dont parle l'*État de la France :* voyez ci-après, p. 439, et ci-dessus, p. 428.
3. « M. le Chancelier donna le bureau de justice qu'avoit M. de Breteuil à M. Voysin, qui n'en avoit point quoiqu'il fût plus ancien que M. Courtin, qui en avoit un. » (*Journal de Dangeau*, tome I, p. 110.)
4. Tome III, p. 10-17.
5. Ci-dessus, p. 16. — 6. Ci-dessus, p. 15-16.

Comme chaque bureau vaut trois mille livres, ou deux mille au moins [1], et que, d'autre part, les travailleurs trouvent là seulement l'occasion de se signaler, ou les ambitieux celle d'avancer, il y a grand empressement à obtenir la moindre place vacante. Le choix et la faveur font tout autant, pour le moins, que l'ancienneté, le choix surtout, car il est bien juste qu'on tienne compte des aptitudes de chaque candidat [2].

Un mémoire de la Reynie, qui eut beaucoup à se plaindre à cet égard, sans doute à cause de sa mésintelligence avec le Contrôleur général [3], ajoutera quelques détails à ce qu'on vient de lire. Il écrivait au chancelier Pontchartrain, le 14 décembre 1700 :

« Tous Messieurs du Conseil sans exception, Monsieur, qui ont eu jusqu'ici chez eux le bureau pour la communication des affaires de finances en qualité d'anciens commissaires [4], ont toujours aussi été du nombre des autres commissaires des autres bureaux qui ont rapport aux finances. Cependant, Monsieur, quoique j'aie cette bonne ou mauvaise qualité d'ancien commissaire du bureau de finance depuis plus de trois années, quoique vous m'ayez fait la grâce de m'y confirmer, et que j'aie essayé d'y remplir mon devoir, au moins par l'assiduité, je me trouve le seul de tous ceux qui ont eu le même emploi défavorablement distingué, et, de tous ceux qui sont anciens au Conseil, dans la

1. Au bureau des domaines, deux mille livres pour chaque conseiller, et quinze cents pour les maîtres des requêtes ; au bureau des fermes, trois mille pour les premiers, et deux mille pour les seconds. Les conseillers au conseil royal, les intendants des finances et le doyen président du bureau ont quatre mille livres. (États de 1692 et 1700, dans les Papiers du Contrôle général, G^7 973 et 1838.) Selon Dangeau (tome VIII, p. 211), les bureaux de M. Courtin lui rapportaient treize mille livres. M. de Luynes (tome II, p. 14) dit que, sous Louis XV, M. Guynet gagnait ainsi seize à dix-huit mille livres, et l'avocat Barbier (*Journal*, tome V, p. 18) cite le même chiffre pour un maître des requêtes. Le marquis d'Argenson, comme conseiller au conseil royal, avec un seul bureau, touchait de trente-cinq à trente-six mille livres (*Luynes*, tome VII, p. 340). Ces indemnités se calculaient par jour. J'ai déjà dit qu'en 1712, pour quatorze bureaux de commissions extraordinaires, la dépense totale fut de deux cent douze mille livres.

2. Cinq cartons des Papiers du Contrôle général (Arch. nat., G^7 545, 1838 à 1840, et H 1426) sont remplis de documents relatifs à la composition des bureaux, au travail des conseillers, et aux nominations de commissaires faites sous Louis XV, de 1722 à 1743 et de 1754 à 1776. C'est là qu'on peut juger combien ces places étaient convoitées et briguées. D'Argenson, qui avait vu méconnaître ses droits d'ancienneté, accuse certain de ses collègues de « chercher le lucre dans les commissions, » c'est-à-dire d'emprunter aux plaideurs et de ne point payer les billets (*Mémoires du marquis d'Argenson*, tome I, p. 67, 208-209 et 255). Autrement, Delisle de Hérissé (ms. Lancelot 100, fol. 62 v°) dit que les conseillers ne prenaient rien des parties. Louis XIV, selon Olivier d'Ormesson (tome II, p. 399), voulait que la justice fût toute gratuite au Conseil.

3. Ci-dessus, p. 13, note 1.

4. C'est-à-dire de présidents par ancienneté, comme on le verra page 433.

condition la moins avantageuse. Je pouvois espérer, dans les temps, d'avoir part comme un autre aux commissions du Conseil, si je n'avois pas cru que mon devoir, par rapport au service dont j'étois chargé en particulier, m'engageoit à me dispenser de tout ce qui le pouvoit interrompre. J'ai été fidèle et réservé sur ce point, tant que l'obligation a duré. Je suis déchargé de ce service; je sers en qualité d'ancien commissaire au bureau de finance depuis plus de trois années, et j'ai même sujet d'être assuré que, si j'avois expliqué pendant les deux premières années ce que j'ai l'honneur de vous représenter maintenant, j'aurois été mis dans la condition commune de ceux avec qui j'ai l'honneur de servir. Cependant, Monsieur, si vous jugez que la conduite que j'ai tenue à cet égard, ou qu'une espèce de retenue que j'ai eue, s'il m'est permis de le dire, me doivent être imputées, et si ce mémoire ne mérite aucune attention de votre part par quelque autre raison que ce puisse être, je vous supplie très humblement, Monsieur, de le vouloir bien supprimer, et il n'en sera jamais fait d'autre mention. »

L'ancien lieutenant général de police présidait le bureau « pour les affaires de finances autres que le huitième denier et que les gabelles, fermes, etc., » et il avait une place à la direction des finances[1], mais ne figurait en outre que dans le bureau d'introduction des instances en cassation, comme président, et dans deux autres bureaux d'affaires du conseil des parties. Huit ans plus tard, comme il avait encore trois bureaux, Pontchartrain lui enleva celui des cassations, sous prétexte que, « pour l'honneur des cours dont on attaquait les arrêts, » il fallait que le conseiller-président y fût toujours assidu[2]. En effet, notre auteur dit que la Reynie « n'étoit plus en âge ni en état de venir au grand et de travailler d'une manière supérieure[3]. » Ni l'ancienneté de ses services, ni sa capacité ou son intégrité, aussi bien établies que son désintéressement, ne purent le faire arriver au décanat[4].

La présidence de chaque bureau revenant de droit au plus ancien conseiller, les réunions se tiennent chez lui, et généralement il reçoit une pension en dédommagement[5]. Les parties sont en droit d'entrer aux séances[6], et elles ne se font point faute de solliciter les commissaires[7].

1. Page 434. Il avait eu le bureau en 1697, lorsque la mort de Jérôme Bignon permit de lui offrir ainsi une compensation pour qu'il abandonnât la police à d'Argenson : ci-dessus, p. 13, note 1.

2. Depping, *Correspondance.... du règne de Louis XIV*, tome II, p. 464.

3. *Mémoires*, tome II de 1873, p. 221.

4. Ci-dessus, p. 10, note 6.

5. Quoique considéré comme « un des plus habiles magistrats du Royaume, » la Reynie fut jusqu'en 1700 le seul des conseillers d'État présidant un bureau qui n'eût pas de pension (*Journal de Dangeau*, tome VII, p. 460).

6. On voit ainsi le duc d'Albret venir récuser une commission en séance chez M. de Pomereu (*Gazette d'Amsterdam*, 1700, nº XVI). En 1721, des commissaires ayant été insultés par les parties, on mit les insulteurs à la Bastille (*les Correspondants de la marquise de Balleroy*, tome II, p. 294).

7. *Mémoires du duc de Luynes*, tome IX, p. 400.

Jamais les conseillers d'épée ne prennent part au travail des bureaux[1].

Les bureaux et commissions du Conseil furent réorganisés par un règlement du 27 octobre 1787 ; les deux bureaux des domaines et aides et des gabelles, fermes et tailles se réunirent alors à la grande direction des finances, et la dépense fut fixée à vingt-huit mille livres seulement.

Les papiers des commissions extraordinaires, depuis la fin du dix-septième siècle, forment, aux Archives nationales, un fonds particulièrement intéressant[2], dans lequel le commentateur des *Mémoires* aura souvent à puiser. Les papiers des commissions ou bureaux permanents y sont également conservés pour la même période[3].

Il y a des recueils chronologiques de listes imprimées des bureaux et commissions[4].

La direction des finances.

Jusqu'à la réforme de 1661, la direction des finances, subdivisée en grande et petite, avait tous les caractères, et même le titre de conseil, comme si c'eût été une « séance » du conseil d'État et des finances[5] : nous la retrouverons sous cette première forme en traitant des Finances ; mais, n'étant considérée, dans sa forme définitive, que comme un bureau, une émanation du conseil des parties[6], il faut en parler dès à présent et à la suite des autres bureaux ou commissions.

L'une et l'autre direction ont été réorganisées en même temps, et avec non moins de soin que le conseil des finances lui-même.

Le règlement du 15 septembre 1661 s'exprime ainsi : « S. M. veut et entend que, toutes les semaines une fois, le chef dudit conseil assemble tous ceux qui auront l'honneur d'en être, avec les autres directeurs et contrôleurs généraux et intendants des finances, pour examiner toutes affaires de finances, ainsi que l'on avoit accoutumé de faire dans les petites directions chez les Surintendants, à l'exception toutefois de celles ci-dessus réservées au conseil royal, et particulièrement pour examiner tous les moyens d'augmenter les revenus ordinaires de S. M., diminuer et ôter, s'il se peut, toutes les causes des diminutions des fermes et des non-valeurs des recettes générales, et pour tenir soigneusement la main à ce que le recouvrement desdites impositions soit fait dans les temps prescrits par les ordonnances, en sorte que les dépenses que S. M. assignera sur lesdites impositions soient

1. *Mémoires de Saint-Simon*, tome VI, p. 267.

2. Voyez, dans l'*Inventaire méthodique des fonds des Archives*, col. 78-86, l'énumération des dossiers par ordre alphabétique de noms d'intéressés. Il y avait des greffiers spéciaux pour ces commissions ; on les réduisit de quarante à six en 1669, et à quatre en 1767.

3. *Ibidem*, col. 43-77.

4. Bibl. nat., Imprimés, L^{f17} 12 et L^{f21} 1. — 5. Ci-dessus, p. 387-388.

6. Tolozan, *Règlement du Conseil* (1786), p. 16.

ponctuellement payées et acquittées. Toutes les affaires qui seront examinées dans les petites directions seront ensuite rapportées dans les grandes directions, pour y être résolues en la forme accoutumée, et qui a été observée jusques à présent. Les conseils des finances et grandes directions se tiendront ainsi qu'il est accoutumé, sans toutefois que l'on y puisse traiter d'aucunes des matières ci-dessus réservées au conseil royal des finances. »

Définissant un peu moins vaguement les attributions, nous dirons que ces deux assemblées servent à digérer les affaires et questions dans lesquelles, outre l'intérêt des parties, celui du domaine royal et des finances est en jeu, et qu'elles ont soit à statuer immédiatement, soit à mettre les choses en tel point que le conseil des finances n'y trouve plus de difficulté[1] : c'est d'ailleurs le rôle commun de tous les bureaux ou commissions; mais, avant d'aller à l'une ou l'autre direction, les affaires ont passé en premier examen devant l'un des bureaux du Conseil, qui, nous venons de le voir, représentent le premier le domaine, les aides et les octrois, le second les fermes, les tailles, etc.[2].

La grande direction reçoit[3] ensuite plus particulièrement les affaires regardant le sceau[4], celles où le Roi n'a point d'intérêt, et celles où il a intérêt, mais qui demandent une trop longue discussion pour passer en Conseil[5].

Cette direction se tient dans la salle du conseil des parties ou chez le Chancelier, à Versailles, à Fontainebleau, quelquefois à Marly[6], sous la présidence du Chancelier, ou, à son défaut, sous celle du chef du conseil des finances[7]. L'un et l'autre reçoivent, à cet effet, un ameublement complet : fauteuil de velours rouge réservé pour le Roi, quoique absent[8]; tapis de table de velours vert à franges d'or; douze fauteuils, douze chaises à grand dossier et deux grandes formes[9] de bois de noyer sculpté et doré, garnis de même; douze autres fauteuils de noyer et

1. *État des Conseils* de 1658, p. 8, et *État de la France* de 1663; Guillard, *Histoire du Conseil*, p. 91.
2. C'est ce qui a été exposé déjà dans le mémoire de 1697 reproduit plus haut, p. 429.
3. La liste de la grande direction est publiée par l'*Almanach royal*, en tête des bureaux.
4. Le grand sceau du Roi dont la chancellerie revêtait les édits, provisions d'offices, privilèges, grâces et patentes, et tout ce qui se faisait au conseil d'État ou au Grand Conseil.
5. *État de la France*, 1698, tome III, p. 10; *Grand dictionnaire* d'Expilly, tome II, p. 456.
6. *Journal de Dangeau*, tome XI, p. 414.
7. M. de Beauvillier, dans ce cas-là, prenait le siège du Chancelier, en qualité de duc et pair, ce que n'eût pas fait un garde des sceaux (*Journal de Dangeau*, tome VII, p. 97; *Mémoires de Saint-Simon*, tome II de 1873; p. 208). Comparez les *Lettres de Colbert*, tome VI, p. 288.
8. *Journal de Dangeau*, tome XVII, p. 417.
9. Bancs, qui avaient cinq pieds et demi de long.

autant de chaises, garnis de maroquin noir[1]. Il y a séance tous les quinze jours, ou plus souvent, sur convocation du Chancelier[2]. Y assistent, outre celui-ci, le Contrôleur général, les deux conseillers au conseil royal, les intendants des finances, les conseillers d'État qui composent les bureaux des affaires de finances[3], et enfin tous les maîtres des requêtes, lesquels se tiennent debout, appuyés sur le dos des sièges. Les conseillers d'épée n'y viennent jamais, quoique leurs lettres de commission fassent mention de la direction[4].

Les intendants des finances, qui se trouvent ici sur leur terrain, enlèvent presque tous les rapports aux maîtres des requêtes : compétition que nous avons déjà vue se produire au sein du conseil privé. Après avoir demandé l'opinion du rapporteur et des conseillers-commissaires qui ont examiné l'affaire avec lui, le Chancelier prend, en premier lieu, l'avis du Contrôleur général, afin que celui-ci puisse réclamer la remise des pièces et le renvoi au conseil royal des finances, s'il le juge à propos. Parfois aussi l'affaire est renvoyée au conseil privé[5].

Quand la direction juge au fond et rend un arrêt, celui-ci est rédigé avec les formules du conseil privé, le Roi n'étant pas présent[6]. L'expédition en est faite par les secrétaires des finances[7].

C'est dans la grande direction que se décide, avec un certain cérémonial, la réponse du Roi aux cahiers de doléances envoyés par les États des grandes provinces[8]. Pour cette occasion, outre le chef du conseil des finances, le Contrôleur général et ses deux acolytes du conseil des finances, le Chancelier convoque spécialement : 1° le secrétaire d'État du département ; 2° le gouverneur de la province, s'il se trouve en cour[9] ; 3° ceux qu'il lui plaît de désigner parmi les conseillers d'État et intendants des finances. Le secrétaire d'État fait le rapport des

1. Mémoire des fournitures faites en 1686 pour le chancelier Boucherat et pour M. de Beauvillier, dans les Papiers du Contrôle général, G⁷ 989.

2. Ci-dessus, p. 429. L'*Almanach royal* de 1715 dit qu'il y a séance tous les mardis; mais le jour varia souvent.

3. Ci-dessus, p. 424. Tous les conseillers d'État, pouvant faire partie de ces bureaux, pouvaient également assister à la grande direction et y opiner.

4. *Journal de Dangeau*, tome XVII, p. 479.

5. Saint-Simon, *Projets de gouvernement du duc de Bourgogne*, p. 51 : « Les matières de la grande direction n'iront plus au conseil des parties.... Les matières de la grande et de la petite direction seront toutes jugées par ce conseil (de finances), et les arrêts, qui seront sans appel, signés par le chef et par le Contrôleur général. »

6. *Répertoire de jurisprudence*, tome II, p. 198.

7. Tolozan, *Règlement du Conseil*, p. 26-27.

8. Le duc de Luynes (tome XVI, p. 208) se trompe évidemment en plaçant cette cérémonie au conseil privé ; tous les auteurs disent qu'elle se faisait en séance de grande direction, à l'issue de la séance du Conseil. M. de Luçay parle cependant de conseil des dépêches dans *les Secrétaires d'État*, p. 424.

9. Il prend la place du Roi, mais sur un fauteuil noir : voyez une séance

demandes contenues au cahier. Sur chaque article, le Chancelier pour les matières intéressant la justice, le Contrôleur général pour ce qui est finances, exposent brièvement les motifs de la réponse à inscrire en marge. Après quoi, le Chancelier prend les avis, et, faisant entrer les députés qui ont apporté le cahier, il leur annonce, avec des compliments, que le Conseil a délibéré et que le Roi leur fera connaître sa réponse.

Des formalités à peu près identiques s'observent pour la discussion des cahiers du clergé, ainsi que pour la signature du contrat de don gratuit que le Roi passe avec cet ordre, et auquel le Conseil donne la dernière forme[1].

Enfin c'est à la grande direction qu'on fait la publication des « fermes, vivres, étapes et marchés des constructions de bâtiments ou réparations qui se font aux dépens du Roi[2], » ainsi que la vente des offices nouvellement créés, après affichage des mises en adjudication à la porte de la salle du Conseil et des logis du chef du conseil royal, des conseillers et des intendants des finances[3]. La séance a généralement lieu au sortir de celle du conseil privé ; contre leur ordinaire, les conseillers d'épée y gardent leurs sièges, et les maîtres des requêtes s'associent, comme à la petite direction[4].

« Les huissiers de ce conseil (*huissiers de la chaîne*) font les publications des fermes du Roi, vivres, munitions et ventes d'offices, auquel temps les portes de la chambre du Conseil sont ouvertes à tous ceux qui y veulent entrer, lesquels demeurent toujours découverts, aussi bien que les avocats du Conseil qui font les enchères. Et, lorsque les adjudications sont faites, les secrétaires du Conseil en dressent les baux et adjudications, qui sont signées par M. le Chancelier et MM. les Surintendants, et en après en font leurs expéditions, et en gardent les minutes[5]. »

du duc d'Enghien, en 1643, dans le *Journal d'Olivier d'Ormesson*, tome I, p. 12. Le duc de Luynes expose tout le cérémonial de ces séances (tome V, p. 48).

1. *Mémoires du duc de Luynes*, tomes VIII, p. 142, et XIV, p. 289-291 et 326. On réunissait alors juste autant de commissaires qu'il y avait de députés du clergé. Voyez les articles Conférences et Contrats de la *Table raisonnée des matières contenues dans la nouvelle collection des procès-verbaux des assemblées générales et particulières du clergé de France* (1780).

2. *Almanach royal*, 1715, p. 65, et *État de la France* de 1663, tome I, p. 496-498. Comparez le règlement du 2 septembre 1624.

3. Les ventes de domaines par adjudication ne se faisaient pas au Conseil, ni même à Versailles, mais dans le séjour royal de Paris, au Louvre ou aux Tuileries (*Journal de Dangeau*, tome VI, p. 434; ci-dessus, p. 424).

4. *Journal de Dangeau*, tome XVII, p. 479 et 483. Louis XIV, dans les premiers temps, voulut assister aux adjudications (*Mémoires de Louis XIV*, tome II, p. 529).

5. *État des Conseils* de 1658, p. 7. A partir de 1700, il paraît qu'on prit l'habitude d'expédier les baux en commandement, sans adjudication préalable au Conseil (ms. Clairambault 827, fol. 161).

Ce sont ces contrats d'adjudication qui, jusqu'au dix-huitième siècle, conservèrent le nom générique de *résultats du Conseil*, appliqué aux procès-verbaux des séances dans les temps plus anciens où il n'y avait pas de minutes originales des arrêts[1].

Nous avons des procès-verbaux de publication et d'adjudication, avec spécimens d'affiches, dans une suite de registres « plumitifs » des deux directions, de 1694 à 1742, que possèdent les Archives nationales[2], et où il est très facile d'étudier la composition de ces assemblées, la nature des affaires qui étaient soumises à l'une comme à l'autre, et la manière dont elles fonctionnaient. Les dernières attributions dont je viens de parler sont ce qui leur est resté de l'ancien conseil « d'État et des finances[3]. »

L'*État de la France* de l'année 1698 (tome III, p. 8-9) s'exprime ainsi sur la petite direction[4] : « Elle se tient chez le chef du conseil, à qui la parole est toujours adressée, et qui prend les avis. Elle est composée du chef du conseil, du Contrôleur général des finances, qui n'y prend que son rang de conseiller d'État, du doyen du Conseil..., de deux directeurs des finances[5]..., de deux autres chefs de bureau[6], de M. le Peletier, ancien contrôleur général[7], et de six intendants des finances. Les gardes du Trésor royal[8] y ont aussi voix et séance. Tous ces Messieurs sont sur des fauteuils. Tous les maîtres des requêtes, en quartier ou non, peuvent y assister, et y sont assis sur des chaises à dos. C'est toujours un d'eux qui y rapporte. Le chef lui fait alors signe de se couvrir, et, à la fin du rapport, lui demande son avis, qui est compté; mais les autres maîtres des requêtes, qui ne rapportent pas, ne disent point le leur. Les affaires qui s'y examinent sont celles où le Roi a intérêt et qui ne sont pas de grande discussion. Les maîtres des requêtes y disent un mot de celles qui doivent être portées à la grande direction, pour donner à juger si elles doivent être rapportées à la grande direction ou à la petite[9]. »

L'objet de la petite direction est de soulager la grande en expédiant

1. Voyez ci-dessus, p. 371, note 3, et p. 423.
2. Registres E 1683[6-9].
3. Voyez les *Mémoires de Mathieu Molé*, tome I, p. 170-173, ou les *Œconomies royales*, remarques de Marbault, p. 13.
4. Voyez ci-dessus, p. 262, l'épisode relatif au contrôleur général Claude le Peletier.
5. C'est-à-dire les deux conseillers au conseil des finances;
6. C'est-à-dire les deux conseillers d'État présidant par droit d'ancienneté les deux bureaux du Conseil chargés des matières de finances : ci-dessus, p. 433.
7. Démissionnaire en 1697.
8. Au nombre de deux.
9. Comparez l'*État de la France* de 1663, qui reproduit encore l'article des éditions antérieures à la constitution du conseil des finances, et l'*Encyclopédie méthodique — Jurisprudence*, tome III, p. 210-211.

les dossiers les plus « légers » déjà examinés dans un bureau du Conseil[1]. Les séances ont lieu au moins tous les quinze jours[2].

Le chef du conseil des finances reçoit, pour ces séances, un ameublement semblable à celui de la grande direction, et il lui est tenu compte de ses frais dans les rémunérations supplémentaires de sa charge.

Les deux directions se maintinrent même pendant la période des Conseils de la Régence. Peut-être alors y fit-on la modification indispensable que Saint-Simon réclamait en ces termes, dans les *Projets de gouvernement du duc de Bourgogne*[3] : « Il sera au pouvoir du Conseil d'y mander (à la direction ?) quelques conseillers d'État et maîtres des requêtes, lorsque les affaires de la direction seront d'une importance à lui faire desirer cette augmentation de lumières. Alors le chef en rendra compte au Roi et lui présentera une liste de noms, pour que le Roi ordonne à M. le Chancelier de les y envoyer, aux jour et heure marqués au bas de la liste, et pour continuer de s'y trouver jusqu'à la fin de l'affaire[4]. »

A la fin du règne de Louis XVI, les bureaux et commissions du Conseil furent réformés par un règlement du 27 octobre 1787. La grande direction devint alors « Conseil, » les deux bureaux des finances furent réunis en un seul « bureau de la grande direction, » et la petite direction se trouva remplacée par un comité des finances institué depuis le 5 juin précédent[5].

Outre les deux directions, l'*État de la France*[6] mentionne aussi « l'assemblée des intendants des finances, qui se tient chez le chef du conseil des finances. Elle est composée de ce chef lui-même, du Contrôleur général des finances, de M. le Peletier, ancien contrôleur général des finances, et des intendants des finances. C'est toujours un intendant des finances qui y rapporte.... Les affaires de finances se traitent aussi aux directions et aux assemblées des intendants des finances. »

(*Sera continué au tome V.*)

1. Tolozan, *Règlement du Conseil*, p. 16; *Grand dictionnaire* d'Expilly, tome II, p. 456, et règlement du 15 septembre 1661.
2. Le mardi ou le samedi, jours de conseil des finances : voyez le *Journal de Dangeau*, tome I, p. 260, et le *Journal du P. Léonard*, ms. Fr. 10 265, fol. 89 v°. Selon l'*État des Conseils du Roi* de 1658 (p. 8), il y avait, au temps de la surintendance, séance le mardi, et quelquefois le vendredi.
3. Page 51. Le passage est douteux.
4. La liste de l'*Almanach royal* de 1716-1718 donne dix-huit noms de conseillers d'État faisant partie de la direction, conformément à ce qui est dit ci-dessus, p. 436.
5. *Anciennes lois françaises*, tome XXVIII, p. 456-458.
6. Année 1698, tome III, p. 8 et 10; voyez ci-dessus, p. 428 et 431.

II

FACTUM DES DUCS ET PAIRS A PROPOS DU PROCÈS DU BAILLI D'AUVERGNE[1].

« Sire,

« Les ducs et pairs de France ayant appris qu'on alloit procéder criminellement contre le fils de M. le comte d'Auvergne, et que cette affaire pourroit être portée au Parlement, ils ont cru qu'il étoit de leur devoir de représenter très humblement à Votre Majesté qu'il n'y a que les pairs du Royaume qui puissent être jugés en première instance par le Parlement; qu'il n'y a, Sire, que les princes de votre sang qui soient pairs-nés et qui puissent, par leur naissance, jouir des prérogatives de la pairie; que personne hors eux, de quelque qualité qu'il soit, ne peut être pair, ni traité comme pair de France, s'il n'a une terre érigée en pairie.

« C'est un très grand avantage pour les pairs qu'ils ne se présentent jamais devant Votre Majesté pour soutenir la première dignité du Royaume, dont ils se trouvent honorés, qu'ils ne se voient en même temps obligés à maintenir la distinction qui doit toujours être entre les princes de votre sang et toute la noblesse de France.

« On ne représente point à Votre Majesté de quelle conséquence il est qu'aucun dans votre royaume puisse prétendre, par sa naissance seule, d'avoir des prérogatives qui n'appartiennent qu'aux princes de votre sang. Une espèce d'égalité affectée par ce que l'on nomme en France *princes étrangers* avec les princes de votre sang pensa être fatale à votre maison. Si l'heureux règne de Votre Majesté ôte tout sujet d'appréhender de pareilles choses pour l'avenir, sa justice, dont elle a donné des marques éclatantes en tant d'occasions, fait espérer qu'elle voudra toujours maintenir l'ordre établi de toute ancienneté dans son royaume, et qu'ainsi, pour conserver aux seuls pairs des prérogatives qui ne sont dues qu'à eux, il suffit de faire connoître, en peu de mots, à Votre Majesté ce qui s'est pratiqué dans tous les temps.

« Le premier exemple, Sire, est de saint Louis, que Votre Majesté s'est proposé pour modèle. Le sire de Coucy, qui étoit un des plus grands seigneurs du Royaume, et de qui descend Votre Majesté, poursuivi pour avoir fait tuer trois jeunes gens, demanda d'être jugé comme pair du Royaume. Le roi saint Louis fit examiner s'il avoit quelque terre érigée en pairie, et, comme il n'en avoit point, il fut jugé à l'ordinaire.

« Jourdain de l'Isle, neveu du pape Jean XXe, et dont les ancêtres se disoient seigneurs par la grâce de Dieu, fut condamné par les juges ordinaires et tiré à quatre chevaux, sous le règne de Charles IVe.

1. Ms. Clairambault 1155, fol. 216-217. — Voyez ci-dessus, p. 19, note 1.

« Les plus grands seigneurs du Royaume n'ont point eu d'autres prérogatives que celui-là, et, lorsqu'ils ont commis des crimes pareils, ils ont été jugés de même, sans qu'ils aient été d'abord conduits au Parlement. On pourroit encore citer Olivier de Clisson, les Malestroit, Jean de Montauban, sous Philippe de Valois[1]; le sire de Montaigu, grand maître de France; Alexandre, bâtard de Bourbon, condamné (1409) à être mis dans un sac et jeté dans la rivière, ce qui fut exécuté; un sire de l'Esparre; Charles de Melun, grand maître de France; enfin, sous Louis XIe, un prince d'Orange pendu en effigie par un pied, pour avoir suivi le parti du duc de Bourgogne contre la promesse qu'il avoit faite au Roi.

« Mais à quoi bon, Sire, aller chercher des exemples étrangers à la maison de Bouillon? Quelle cérémonie particulière fit-on, quelle marque de distinction particulière donna-t-on à Guillaume de la Marck, quoique seigneur de Bouillon, lorsqu'on lui fit son procès à Maëstricht, où il eut la tête tranchée pour avoir tué l'évêque de Liège?

« MM. de Bouillon ne peuvent pas prétendre ni de plus grands privilèges ni d'autres droits, puisque leurs prétentions ne sont appuyées que sur ce qu'ils possèdent les terres qu'avoit Guillaume de la Marck.

« M. le maréchal de Bouillon, aïeul de M. le duc de Bouillon, ne songea jamais à jouir des privilèges de la pairie. On voit, par son procès, qu'étant compris dans le crime du maréchal de Biron, il ne demanda autre chose, étant poursuivi, que d'être jugé par la chambre de l'Édit établie à Castres, et, le roi Henri IVe, votre aïeul, ayant défendu, pour de bonnes raisons, à cette chambre de Castres de connoître de cette affaire, le maréchal de Bouillon voulut se pourvoir devant la chambre de l'Édit établie à Grenoble. Jamais il ne pensa au parlement de Paris, et il ne crut point devoir avoir d'autre privilège que celui dont jouissoient alors tous les gentilshommes de la religion prétendue réformée.

« On auroit jugé M. le duc de Bouillon, son fils et père de M. le duc de Bouillon et de M. le comte d'Auvergne, comme on jugea MM. de Cinq-Mars et de Thou, sans l'amitié qui étoit entre le cardinal de Richelieu et le prince d'Orange, qui lui sauva la vie. Il ne s'avisa jamais de demander d'être jugé par le parlement de Paris.

« Si, à l'occasion de la faute qu'a commise le jeune comte d'Auvergne, Votre Majesté accordoit à sa maison un privilège qu'elle n'a jamais osé prétendre, on peut dire que la punition du jeune comte d'Auvergne n'égaleroit pas le tort qu'en souffriroient les ducs et pairs, et, si on ose l'avancer, les princes du sang, dont les intérêts sont presque les mêmes en cette occasion que ceux des pairs.

« On ne parle point ici de l'intérêt qu'a Votre Majesté que les grands de son Royaume ne soient point inférieurs à ceux d'Espagne, qui se vantent de n'avoir personne entre leur roi et eux, et qui croient voir plu-

1. En marge : « Ils eurent la tête tranchée. »

sieurs rangs différents entre la maison royale de Votre Majesté et les ducs et pairs.

« Il nous suffit d'avoir représenté nos raisons à Votre Majesté pour espérer qu'elle ne communiquera point au reste de sa noblesse les prérogatives qui ne sont dues qu'aux princes de son sang, par leur naissance, et aux pairs du Royaume, par une dignité que les Rois ont accordée aux services de leurs maisons, et que tout gentilhomme doit s'efforcer de mériter à leur exemple. »

III

LA DUCHESSE DE VALENTINOIS[1].

(Fragment inédit de Saint-Simon[2].)

« Mme de Valentinois étoit charmante, encore plus par des grâces infinies que par sa beauté. Elle étoit trouvée telle, et n'avoit pas été élevée à s'en offenser. Son mari ne s'accommoda pas de bien des choses qui auroient déplu à d'autres qu'à un Italien, et l'emmena à Monaco. Ce changement du milieu d'une florissante cour et de la maison ouverte de Monsieur le Grand à la solitude d'un rocher parut si insupportable à Mme de Valentinois, qu'elle tourna au plus criminel toutes les prévenances dont son beau-père tâchoit d'adoucir son chagrin. Elle écrivit à sa famille qu'elle n'étoit pas en sûreté à Monaco, et s'en sauva avec un furieux éclat. M. de Monaco sut des derniers de quoi il étoit question, et en fut plus étonné encore, s'il est possible, qu'indigné. C'étoit un vieil homme, presque aveugle, gros comme un muid, et d'une grosseur en avant qui lui faisoit pousser les gens de son ventre souvent avant de les avoir aperçus. Personne aussi ne le soupçonna. Il étoit de plus honnête homme, et fort éloigné de rien d'approchant. Son fils ne voulut plus voir sa femme, qui se tint dans sa riante famille, et qui étoit parvenue à son but. A la fin pourtant, cela ne put subsister de la sorte; elle fut ramenée par sa mère et un de ses frères et la princesse d'Harcourt chez son mari. M. de Monaco voulut bien lui pardonner, mais à condition de ne la voir de sa vie, et qu'elle ne se trouveroit pas même où il seroit. La mort de sa mère, qui l'aimoit passionnément, lui ôta tout son appui domestique. Elle a passé peu de temps, et tristement, à Paris et à la cour, et tout le reste à Monaco, où elle est morte, et où son mari s'est toujours tenu. Ils n'eurent que des filles, dont deux seulement ont été mariées, et ont survécu leur père. »

1. Voyez ci-dessus, p. 28-30, et l'Addition 199, p. 360.

2. Dépôt des affaires étrangères, vol. 58 des Papiers de Saint-Simon (aujourd'hui *France* 213), article du duché-pairie de VALENTINOIS, fol. 118 v°. Depuis que nous avons annoncé et promis ce fragment, il a été imprimé dans le tome IV des *Écrits inédits de Saint-Simon*, que vient de faire paraître M. Faugère, p. 101-102.

IV

DISGRACE DU COMTE DE ROYE[1].

On verra par les lettres qui suivent, et dont cinq sont tirées de la correspondance officielle du comte de Cheverny, ambassadeur à Copenhague (Dépôt des affaires étrangères, vol. *Danemark* 30), que la disgrâce du comte de Roye fut une suite naturelle de la jalousie que suscitait sa haute position à la cour du roi Christiern, et des intrigues dirigées contre lui depuis longtemps. Non plus que dans la lettre de l'envoyé danois Meyercron, que nous a très obligeamment communiquée M. le directeur des archives privées de la couronne de Danemark, il n'y est fait aucune mention de l'aventure du dîner, ni de la comparaison avec Mme Panache, dont parlent les *Mémoires*.

1. *De M. de Cheverny au comte de Croissy, secrétaire d'État.*

« A Copenhague, ce 12 février [1686].

« Monsieur,

« Vous me faites l'honneur de me demander en quelle disposition se trouve M. le comte de Roye. Il me paroît fort difficile de vous le bien dire. Il avoit une forte envie d'aller en France, et, comme le temps ne me paroissoit pas trop convenable, j'espérois que beaucoup de fortes raisons l'obligeoient à faire ce voyage. Il a ici une conduite admirable, et je puis vous dire qu'il en a fort besoin avec des gens quelquefois assez difficiles, et avec lesquels un homme comme lui trouve quelquefois bien des dégoûts. Il les ressent bien ; mais il les dissimule avec beaucoup de sagesse, et, comme ces petits chagrins ne regardent précisément que les fonctions de sa charge, et que cela n'empêche pas que, par son mérite et sa conduite, il ne soit fort bien avec le roi et la reine de Danemark et les principales personnes de la cour, on peut dire que ces raisons contraires lui causent bien souvent de l'agitation ; car, après tout, il connoît bien que son emploi, quelque grand qu'il soit, est sujet à bien des changements, et il est persuadé avec raison qu'un homme de sa naissance et de son mérite est sûr de faire sa fortune auprès du Roi. Mais, à vous parler franchement, je connois que la plus forte raison qui le retienne, c'est qu'il est prévenu qu'il y a de la honte à changer dans un temps comme celui-ci : de manière, Monsieur, qu'il faut attendre que toutes les raisons que je viens d'avoir l'honneur de vous dire fassent leur effet avec le temps et trouvent leur place. Les bontés du Roi sur MM. de Ruvigny et sur l'affaire de M. du Bordage font un bon effet sur l'esprit de M. le comte de Roye, et vous le connoissez assez pour juger que la douceur aura plus de force sur lui que les disputes opiniâtres. Enfin,

1. Voyez ci-dessus, p. 53.

Monsieur, il faut espérer que Dieu lui fera un jour la grâce de se reconnoître, et que le Roi aura la gloire de ramener dans le bon chemin un homme dont il peut assurément tirer de bons et grands services. »

[CHEVERNY.]

2. *De M. de Cheverny au Roi.*

« A Schleswic, ce 22 août [1686].

« Sire,

« .... A l'égard des Électrices, elles ont refusé de baiser Mme la comtesse de Roye, quoique la reine de Danemark lui ait fait cet honneur, disant que ce n'étoit pas la coutume de leur pays. Ainsi Mme la comtesse de Roye ne les a point vues. Je n'ai pas cru devoir commettre Mme de Cheverny à des éclaircissements qui doivent être hors de doute, et, la différence des chaises ne s'observant point ici comme en France, j'ai jugé qu'il étoit plus à propos qu'elle ne les vît point, ainsi que Votre Majesté me l'a permis, si j'y trouvois quelque difficulté : les femmes ne sont jamais assises en cercle chez la reine de Danemark; les dames de la cour ne vont point chez elle sans le demander, et on est quelquefois très longtemps sans en avoir de réponse. On n'en use pas de même à l'égard de Mme de Cheverny : elle ne demande jamais comme les autres dames; au contraire, la reine de Danemark l'envoie avertir de venir jouer avec elle; son carrosse entre dans la cour du château, ce qui n'est accordé ici qu'aux seuls ambassadeurs; elle est reçue au bas du degré par un gentilhomme de la chambre, en haut par le grand officier que l'on nomme *gouverneur*, par la dame d'honneur et par les filles; la reine s'avance au milieu de la chambre, la baise, et, en même temps, se met au jeu, et fait donner des chaises à dos à tous ceux qui jouent, la sienne étant ordinairement de même. Cela se pratique encore à la table du roi de Danemark, qui fait manger tous les jours avec lui les principales personnes de sa cour jusques aux généraux-majors, auxquels cela finit, et toutes les chaises y sont égales[1]. Je me suis trouvé une fois chez Mme de Guldenlew, qui relevoit de couche; la reine de Danemark y jouoit : elle me fit apporter une chaise égale à la sienne, et me pressa de la prendre, quoique je ne fusse point du jeu. Je ne le voulus pas faire, et me contentai d'en avoir la permission, sans m'en vouloir servir....

« CHEVERNY. »

3. *Du comte de Roye au Roi.*

« De Schléwit, ce 28 aoust 1686[2].

« Sire,

« J'ay tous les regrets du monde d'estre obligé d'importuner Vostre

1. Tout cela est bien conforme à ce que dit Saint-Simon.

2. La lettre étant autographe, nous la reproduisons telle qu'elle a été écrite, sauf l'accentuation et la ponctuation nécessaires.

Majesté sur la conduite que je viens d'avoir. Je luy demende avec tout le respect que je luy doibts la permission de luy en faire un detail le plus abregé que je pouray, afin de ne l'en pas ennuyer. Ainsy, Sire, je ne parleray pas de tous les degousts que j'ay receu depuis six mois, dont Monsieur l'ambassadeur a esté tesmoing; mais le dernier a esté sy violent, allant directement contre ma charge, qu'il m'a obligé de demender au roy de Damnemarc de me retirer, sans pouvoir recevoir sur cela les ordres de Vostre Majesté, dont je luy demande très humblement pardon, comme il faloit agir dans le mesme temps, et mesme on avoit exigé de moi un secret inviolable, duquel je ne pouvois me degager sans manquer à la parolle que j'avois donnée en recevant ma comission, que je n'avois receue que par la permission, Sire, que vous m'aviez fait l'honneur de me donner. Il est dont question de dire à Vostre Majesté que le roy de Damnemarc, ayant pris la resolution de bombarder Hambourg, me le comuniqua, assemblant deux ou trois fois son Conseil, et, après avoir examiné le plan, il trouva à propos de faire deux attaques que je n'approuvois pas, estant fort esloignées. Le lendemain, le secretaire de la guerre me vint dire de la part du roy son maistre qu'il vouloit que M. de Guldenleu comendast une des attaques. Ma surprise fust grande, parce que ma charge est de comender seul dans tous ces pais icy, ce qui fist que je luy demenday sy mondit sieur de Guldenleu m'obeiroit. Il me dit que nous ne prendrions nul ordre l'un de l'autre. Cela contrevenant tout à fait à mon authorité, que j'avois exercé dans son entier depuis que j'estois dans le pais, fist que je dis que je croyois bien que mon service n'estoit plus agreable, et qu'ainsy je demendois de me retirer[1]. Je dis la mesme chose au comte de Revenclo, pour qu'il le dit au roy son maistre, lequel voulust me faire faire quelques propositions pour me faire rester à son service. Je crus, Sire, ne les devoir pas escouter, parce que j'avois sceu que M. de Guldenleu avoit esté sur les lieux huict ou dix jours avant qu'on m'en eut parlé, pour recognoistre les travaux imparfaits que l'on vouloit prendre en arrivant, et c'estoit fait fort de s'en rendre maistre. Il avoit pris le pretexte d'aller recevoir Mesdames les electrices de Saxe et Palatine pour examiner le (*sic*) chose, et, comme je ne pouvois prendre nul cognoissance de ces ouvrages, le temps estant passé, je n'ay pas voulu me charger du depuis de la faire, craignant que, sy la reussite n'estoit pas heureuse, je ne m'attirasse tout le

1. Dangeau dit exactement : « On a su que le comte de Roye a quitté le service du roi de Danemark ne voulant pas partager le commandement des troupes avec M. de Guldenlew. Dans la capitulation qu'avoit faite le comte de Roye avec S. M. Danoise, il étoit porté qu'il commanderoit seul les troupes en deçà de la mer Baltique. » (*Journal*, tome I, p. 386, avec l'Addition 203, ci-dessus, p. 362.) Le roi Christian, écrivant le 20 août à Meyercron, le chargea d'exprimer à la cour de France son étonnement que le comte de Roye, malgré toutes les insistances, eût comme refusé de saisir la première occasion qui se présentait de montrer, au service du Danemark, son expérience et sa valeur.

blasme, puisqu'on avoit asseuré du succès. J'aurois pourtant tout hasardé, sy j'avois sceu que Vostre Majesté eut approuvé cette entreprise; mais je ne pouvois douter que l'on ne la luy avoit nullement comuniquée. J'espere qu'elle jugera que ma conduite est dans les regles et que je n'ay jamais d'autre veue que de luy obeir. Ainsy j'attendray icy, Sire, les ordres que Vostre Majesté me fera l'honneur de m'envoyer sur ma destinée, et que j'executeray avec une obeissance aveugle, estant, avec tout le respect que je doibts,

« Sire,

« De Vostre Majesté le très humble et très obeissant et très fidel sujet et serviteur.

« De Roye. »

4. *De M. de Cheverny au Roi.*

« A Schleswig, ce 28 août [1686].

« Sire,

« Je ne puis rien ajouter à ce que Votre Majesté apprendra par la lettre de M. le comte de Roye, si ce n'est que M. de Reventlau, étant venu ce matin chez moi pour me dire enfin que le roi de Danemark alloit châtier la ville de Hambourg, si elle ne lui vouloit pas rendre hommage, m'a parlé ensuite de l'affaire de M. le comte de Roye, qui, s'y étant trouvé, a été bien aise que M. de Reventlau me confirmât ce qu'il m'avoit déjà dit lui-même, qui est entièrement conforme à ce qu'il a l'honneur d'en écrire à Votre Majesté. Il avoit offert au roi de Danemark de le servir encore en cette occasion, en cas qu'il y eût quelque action. Mais, voyant que l'on songeoit seulement à jeter des bombes, et jugeant que Votre Majesté prendroit peu de part à cette entreprise, il n'a pas voulu attendre davantage à prendre son congé. Le roi de Danemark lui a parlé avec toute l'honnêteté du monde, lui témoignant un extrême chagrin de ce qu'il vouloit se retirer. Il eût été à souhaiter que j'eusse été averti plus tôt de son dessein, puisque j'aurois cherché tous les moyens possibles d'accommoder les choses : ce qui auroit pu être dans les suites utile au service de Votre Majesté. Mais M. le comte de Roye, s'étant engagé de ne point parler du dessein que l'on avoit sur Hambourg, ne m'apprit qu'hier sa résolution, que je n'ai pu condamner, par toutes les circonstances que Votre Majesté verra dans sa lettre. Le roi de Danemark m'en a parlé ce matin, et m'a prié de marquer à Votre Majesté la satisfaction qu'il avoit des services de M. le comte de Roye, et le plaisir qu'il auroit des grâces que Votre Majesté lui feroit en sa considération. Votre Majesté se peut souvenir de ce que j'ai eu l'honneur de lui mander plusieurs fois sur ce sujet, et jugera aisément de la perte que l'on fait ici d'un général qui servoit bien de toutes manières. J'attendrai sur cela les ordres de Votre Majesté....

« Cheverny. »

5. *Du Roi à M. de Cheverny.*

« 10 septembre 1686, à Versailles.

« M. le comte de Cheverny, j'ai été informé, par votre lettre du 28e août et par celle du comte de Roye qui m'a aussi été rendue par le courrier que vous m'avez dépêché, des raisons qu'il a eu[1] de demander au roi de Danemark la permission de se retirer, et, quoiqu'il n'eût pas été peut-être moins avantageux à mon service qu'à celui du roi de Danemark que ledit comte de Roye eût pu conserver le commandement de cette armée, néanmoins je ne juge pas à propos que vous parliez en mon nom pour porter la cour où vous êtes à trouver quelque accommodement qui le puisse contenter et l'obliger à continuer ses services au lieu où il est. Mais, si vous voyez encore quelque disposition de part et d'autre à renouer cette affaire, je serai bien aise que vous y contribuiez tout ce qui dépend de vous comme ami particulier dudit comte de Roye, et sans agir en mon nom, ne voulant pas contraindre le roi de Danemark dans la destination qu'il aura déjà pu faire de cet emploi, et lui faire aucune recommandation qui lui puisse être à charge.... »

6. *Du Roi au comte de Roye*[2].

« M. le comte de Roye, votre lettre du 28e du mois d'août m'informe des raisons que vous avez eues de demander au roi de Danemark la permission de vous retirer de son service, et, quoique l'intérêt que je prends à tout ce qui regarde la satisfaction de ce prince m'ait fait d'autant plus approuver le choix qu'il avoit fait de vous pour commander les troupes, que je suis persuadé parfaitement qu'il n'y a personne qui puisse mieux servir que vous dans cet emploi, néanmoins il ne me paroîtroit pas raisonnable de lui faire sur ce sujet aucune recommandation qui le puisse contraindre et lui être à charge. Ainsi il me reste seulement à desirer que ce contretemps vous porte à faire les réflexions nécessaires pour votre salut, et qu'en rentrant dans la religion de vos ancêtres, vous secondiez le penchant que j'ai toujours eu à vous donner des marques effectives de mon estime. Je me remets au surplus à ce que le sieur de Croissy vous écrit sur ce sujet, et prie Dieu au surplus qu'il vous ait, M. le comte de Roye, en sa sainte garde. — A Versailles, le 10 septembre 1686. »

1. Ainsi, sans accord, dans le manuscrit des Affaires étrangères, qui est une copie. A la ligne précédente, *aussi* est en interligne.
2. Cette lettre manque dans la correspondance du Dépôt; nous la prenons dans le recueil de lettres du cabinet de Louis XIV conservé à la bibliothèque Sainte-Geneviève, Lf 17, tome II, p. 679.

7. *De M. de Meyercron au roi de Danemark*[1].

« A Paris, le 3/13 septembre 1686.

« Sire,

« M. le comte de Roye.... avoit donné part du passé à ses amis par un exprès..., et il avoit écrit une lettre au Roi T. C. par cette voie. Mais, pour un surcroît de malheur pour lui, la manière dont elle étoit écrite n'a pas plu au Roi T. C. : ce que M. de Croissy m'a fait comprendre lui-même, quoique à demi-bouche et avec quelque ménagement pour le comte de Roye, dont il est ami. Il avoit représenté le passé comme si l'on étoit las de lui et que le dessein étoit de se défaire de lui; mais ici l'on y a entrevu tout autre chose sur les propres rapports dudit comte, et sans doute aussi sur la relation de M. de Cheverny; et, en un mot, il a été mis dans le tort par le Roi T. C., aussi bien que par tous ceux de sa famille, qui sont en désespoir de la résolution qu'il a prise, ainsi que quelques-uns d'eux m'ont témoigné eux-mêmes avec des sentiments fort droits. M. de Croissy, en son particulier, s'est écrié, lorsque je lui fis part de tout le passé en conformité de ce que Votre Majesté m'avoit prescrit, que Votre Majesté avoit usé avec trop de bonté, et il avoit surtout la bouche fermée, ainsi que le maréchal de Lorge, qui est le frère de la comtesse de Roye, apprenant qu'il n'avoit tenu qu'au comte de Roye d'accepter la direction de l'entreprise entière contre Hambourg : ce qu'il n'avoit touché d'aucun mot dans ses rapports. M. de Croissy m'a dit, entre autres choses, que le Roi T. C. étoit bien éloigné de faire aucun office auprès de Votre Majesté pour le comte de Roye; que Votre Majesté étoit le maître d'user avec ses généraux comme il l'entendoit, et que c'étoit à eux d'obéir et de s'accommoder à sa volonté, sachant bien d'ailleurs que Votre Majesté étoit un prince trop éclairé et trop généreux pour faire tort aux gens d'honneur. Il ajouta qu'il n'étoit pas chargé de me dire la moindre chose sur ce sujet; mais il me témoigna de son chef que M. le comte de Roye avoit d'ailleurs de bonnes qualités, qu'il étoit persuadé que c'étoit un bon général, et capable de rendre service à Votre Majesté dans le besoin, et que c'étoit dans cette persuasion qu'il souhaiteroit bien, en son particulier, que l'affaire se pût raccommoder, bien entendu que le comte de Roye reconnût son procédé et fît pour cela, de son côté, ce qu'il devoit. Je crois, Sire, que M. de Croissy écrit à M. de Cheverny dans ce sens-là, et cela en son particulier, puisqu'il n'oseroit y mêler le Roi T. C., qui n'a rien moins qu'approuvé la conduite dudit comte[2]....

« H. MEYERCRON. »

1. Copie due à l'obligeance de M. le docteur Jörgensen, directeur des archives privées de la couronne de Danemark.

2. M. de Cheverny écrit en chiffre, le 5 novembre, que le comte de Roye a été « mal servi » par les ministres de Danemark, qui lui donnaient les plus grandes marques d'amitié, et qu'il n'y a plus d'apparence qu'on le rappelle.

V

ORAISONS PIEUSES DE LA DUCHESSE DE NOAILLES[1].

« Ce 26e d'octobre 1695[2].

« Quoique je ne cesse point de vous être infidèle, mon Dieu, comme votre miséricorde me conserve toujours néanmoins le desir d'être entièrement à vous et m'oblige d'y avoir une confiance parfaite toute ma vie, je ne laisserai pas de recommencer les résolutions que j'ai faites dans mes retraites passées, et que j'ai grande douleur d'avoir si mal pratiquées. Je vous promets donc, ô mon Dieu! nonobstant l'extrême méfiance que j'ai de moi-même, d'être plus soigneuse de conserver votre divine présence et les bons sentiments que vous m'inspirerez, de penser davantage pendant la journée à ce que vous m'avez fait connoître dans l'oraison, d'élever plus souvent mon cœur à vous par des oraisons jaculatoires, de vous sacrifier plus entièrement tout ce que j'ai de plus cher au monde et ma propre âme, de travailler plus fortement à la sauver, comme vous me le commandez : ainsi, de ne m'attribuer jamais la gloire du bien que je pourrai faire par le secours de votre grâce, et, pour m'y accoutumer, de ne me pas faire honneur même des plus petites choses, et de me corriger des paroles de vanité que l'habitude me fait dire souvent; de combattre avec plus de force et de persévérance mon amour-propre, et de travailler avec plus de soin à acquérir les vertus qui me manquent, principalement l'humilité, la douceur, la mortification intérieure et la charité; de souffrir plus patiemment les défauts de mon prochain; de n'en penser, n'en parler, ni de n'agir jamais avec lui qu'avec charité : ainsi, de retenir davantage ma vivacité naturelle, qui m'en donne souvent des préventions désavantageuses. C'est vous seul, mon Dieu, qui me donnez le desir d'observer ces saintes résolutions; mais c'est aussi vous seul qui pouvez m'en donner la force. Je vous la demande de tout mon cœur, et je la veux plus desirer pour votre gloire que pour mon bonheur, et pour satisfaire à votre volonté plus qu'à la mienne. Faites, ô mon Dieu! qu'étant venue en solitude, vous y ayez parlé à mon cœur, qu'il ait ouï votre voix, qu'il soit bien pénétré de vos vérités, et qu'il y

1. Originaux autographes conservés dans le ms. de la Bibliothèque nationale Fr. 6920, fol. 36-85, avec une copie à la suite. Nous ne reproduisons que deux fragments datés des derniers temps de la vie de la duchesse, fol. 49-57. — Voyez ci-dessus, p. 111, note 4.

2. Cette date se trouve à la fin du morceau, tandis qu'on a porté en tête, après coup, la date erronée de 1697.

soit plus fidèle que par le passé; car, hélas! mon Dieu, combien de résolutions ai-je faites dans toutes mes retraites! Je vois avec bien de la confusion combien je les ai mal tenues, et que je retombe toujours dans les mêmes fautes. Je vous en demande très humblement pardon, mon divin Sauveur; donnez-m'en une parfaite contrition et un grand desir de n'y plus retomber. Pour obtenir cette grâce, j'ai besoin, mon Dieu, que vous m'accordiez celle d'être plus fidèle à votre divine présence et aux bons sentiments que vous m'inspirerez dans l'oraison, d'être toujours sur mes gardes pour ne me pas laisser dissiper dans les conversations, et d'élever souvent mon cœur à vous par des oraisons jaculatoires. Je vous demande aussi, ô mon Dieu! de combattre avec plus de force et de persévérance mon amour-propre et de travailler plus fortement que je n'ai fait par le passé à acquérir les vertus qui y sont opposées, à savoir : l'humilité, la charité, la douceur et la mortification intérieure. Si je n'avois une extrême confiance en votre miséricorde, mon Dieu, je n'oserois espérer le pardon de mes ingratitudes, ni les grâces que je vous demande; mais vous nous commandez toujours d'espérer en vous. Je ne vous les demande, mon Dieu, que pour vous plaire, ne desirant sinon que votre sainte et adorable volonté s'accomplisse en moi, et que la mienne y soit toujours parfaitement soumise.

« Je suis venue, mon Dieu, en cette retraite, pour apprendre à me conformer à votre sainte volonté. Faites-moi la grâce d'en être bien pénétrée, et que je pratique cette conformité dans les occasions où je prévois qu'elle me sera bien nécessaire. J'y suis aussi venue, mon Dieu, pour vous demander pardon de toutes les fautes que j'ai commises depuis soixante-quatre ans que je suis au monde. Je vois avec un très sensible regret que j'ai vécu si longtemps sans avoir profité de toutes les grâces que vous m'avez faites pour vous bien servir, et qu'au contraire j'en ai abusé. Je vous en demande très humblement pardon, mon Sauveur et mon Dieu. Je vous prie de tout mon cœur d'oublier mes infidélités passées, et m'accorder la grâce que je profite du peu de temps qui me reste à vivre pour en faire pénitence et acquérir les vertus que j'ai négligées, bien que j'aie fait très souvent résolution de les pratiquer, qui sont l'humilité, la charité, la douceur et la mortification intérieure. Accordez-moi encore, mon Dieu, une grande attention à votre sainte présence, à laquelle je manque si souvent, et qui me cause une grande dissipation dans les conversations. Hélas! mon Dieu, si j'y ai autant manqué en un lieu où tant de choses pouvoient me rappeler dans cette sainte présence, que dois-je craindre en celui où je vas, où tout me portera à la dissipation, si, par votre sainte grâce, vous ne me soutenez? Accordez-moi, mon Dieu, que mon cœur ne soit rempli que de vous, et que j'aille souvent vous y chercher et vous prier de venir à mon secours, afin que ce monde ne m'occupe point, que je ne fasse cas ni de ses caresses, ni de ses mépris, mais uniquement de vous plaire, ô mon Dieu! et de ne vivre que pour vous. »

« Le 18 décembre 1696.

« Il y a bien des années que vous me faites la grâce, ô mon Dieu ! de faire des retraites ; mais je vois avec une extrême confusion le peu de profit que j'en ai fait, et combien je suis éloignée de la perfection que vous nous commandez. Je fais souvent résolution d'y travailler en corrigeant mes défauts et pratiquant la vertu. J'ai si peu fait l'un et l'autre, que je me trouve souvent accablée de ma misère, dans laquelle je succomberois, si je ne savois que votre extrême bonté nous appelle toujours et nous dit : « Venez à moi, vous tous qui êtes chargés, et je vous sou« lagerai. » J'y vais donc, mon Dieu Sauveur ! et, après vous avoir demandé très humblement pardon de toutes les fautes de ma vie et la grâce de me corriger, je fais résolution d'y travailler de toutes mes forces, me confiant dans votre divin secours. J'espère, mon Dieu, acquérir l'humilité et la douceur qui me manque, aussi bien que la charité, la patience et la mortification intérieure. Sans une extrême fidélité à votre sainte présence, ô mon Dieu ! je n'obtiendrai point ces vertus : je vous la demande donc de tout mon cœur, et que vous me soyez toujours, à toute heure et en tous lieux, toujours présent. Je vous demande encore, mon Sauveur, la grâce d'une parfaite soumission à votre très sainte volonté, de vous aimer par-dessus toutes choses, et en vous tout ce que j'aimerai. Ce sont les résolutions que je fais aujourd'hui, mon Dieu ! mais, comme, sans vous, je ne puis rien, si vous ne m'aidez, je les tiendrai aussi mal que par le passé. Fortifiez ma foiblesse, ô mon Dieu ! et, avec vous, je pourrai tout. »

VI

LES DEUX BOUTHILLIER DE CHAVIGNY ÉVÊQUES DE TROYES[1].

(Fragment inédit de Saint-Simon[2].)

« François Bouthillier de Chavigny, aumônier du Roi, avec trois abbayes et cinq[3] prieurés, fut nommé, à la Chandeleur 1676, à l'évêché de Rennes, le rendit en juillet suivant, et eut celui de Troyes en octobre 1678. C'étoit un homme fait pour le monde, qui en fut extrêmement goûté, et qui en fut lui-même passionné; un langage de cour, mais naturel; de la grâce à tout; de la finesse dans l'esprit, et beaucoup de galanterie; surtout le ton de la bonne compagnie. Aussi passa-t-il sa vie dans la meilleure, et la plus trayée en hommes et en femmes. Avec cela, il savoit, et il étoit encore fort instruit des matières du clergé, dans toutes les assemblées duquel il a toujours brillé, lorsqu'il s'y est trouvé. Tous les amusements, tous les plaisirs lui étoient bons, et il faisoit la joie et le sel de tous, et toujours en la meilleure compagnie, qu'il recherchoit, et dont il étoit également recherché. Parmi tout cela, force jeu, et les bienséances avec lui peu gardées par les dames, qui, à force de badinages et de l'appeler, en perdant contre lui, « chien d'évêque, » et « chien de Troyen, » le nom de *Troyen* lui en demeura. Et parmi toutes ces façons si peu convenables à son caractère, jamais rien qui sentît le mépris, et toujours de la considération. Le devoir et la raison l'entraînoient dans son diocèse; il s'y appliquoit tant qu'il y étoit, il y étudioit, mais l'ennui l'y gagnoit, et il s'en revenoit. Vingt années d'épiscopat se passèrent de la sorte. Enfin Dieu le toucha : il sentit toute la distance de sa vie à celle d'un évêque; mais il sentit en même temps sa foiblesse, et qu'il n'y avoit pour lui qu'une retraite entière pour éviter une rechute continuelle et faire pénitence de ses dissipations. Rien n'étoit plus contraire à son naturel que de rompre entièrement avec le monde; toutefois il en eut le courage, mais il se craignit assez lui-même pour s'enfuir plutôt que de s'en aller. Le Roi, malgré cette conduite si peu de son goût dans un évêque, l'avoit tou-

1. Voyez ci-dessus, p. 115, et l'Addition 208, p. 363-365.

2. Extrait des *Légères notions des chevaliers de l'ordre du Saint-Esprit*, vol. 34 des Papiers de Saint-Simon (actuellement vol. 189 de la série *France*), au Dépôt des affaires étrangères, fol. 119. Une autre rédaction se trouve encore dans l'article des *Duchés-pairies existants* consacré à Saint-Simon lui-même, vol. 58 (*France* 213), fol. 63 v°.

3. Le 5 surcharge un 4.

jours bien traité : il lui fit la confidence de son dessein, et le Roi aimoit ces sortes de confidences ; il en obtint son évêché et une de ses abbayes, dont il donna sa démission, pour un de ses neveux, et le monde fut bien surpris d'apprendre tout d'un coup sa retraite et son départ. Il s'en alla à Troyes, disposer toutes choses pour son neveu, avec lequel il demeura, le formant dans les commencements au gouvernement du diocèse. Il trouva en lui un sujet excellent, savant, doux, bon, plein de respect, de tendresse, de déférence pour lui, et n'ayant jamais depuis vécu avec lui que comme un bon fils avec un bon père. Il y trouva toute la capacité, toute la volonté, toute la sagesse, la douceur, l'onction, la fermeté, la prudence, l'esprit juste et de gouvernement qui font les grands évêques. Il le laissa bientôt faire, pour ne s'occuper que de sa retraite. Il partageoit son temps entre la maison épiscopale de la ville et de la campagne, et une chartreuse à la porte de Troyes, où il s'assujettissoit au chœur et à la vie de religieux[1]. Il évita exactement toutes visites et tout commerce de lettres ; mais, pour se soutenir dans une vie si nouvelle et si opposée à son goût et à son habitude, il se permit, et peut-être, peu à peu, un peu trop, quelques amusements dans la belle et nombreuse bibliothèque que son père et son grand-père lui avoient laissée, et surtout à leurs curieux manuscrits de lettres, d'instructions et de choses semblables sur les affaires étrangères, qu'ils avoient dans leur département. Quelques années s'étant écoulées de la sorte, et se croyant un peu raffermi contre le monde, il fut excité par le Roi, qui en parla à son neveu, de lui tenir la parole qu'il lui avoit donnée, de le venir voir tous les ans après qu'il se seroit accoutumé à sa retraite. C'étoit la chose du monde dont le Roi se trouvoit le plus choqué que de [ne] voir plus les gens retirés, qui avoient un nom ou qui avoient été de sa cour, ou qui avoient été connus de lui. On vit donc tout à coup paroître Monsieur de Troyes, un matin, au prié-Dieu du Roi, à Fontainebleau, qui le reçut avec toute la distinction possible, et qui le traita toujours de même les quatre jours qu'il y demeura. Ce fut un déchaînement de tout ce qu'il y avoit de plus choisi et de plus distingué à la cour, à qui le verroit ou qui l'auroit. Comme il n'étoit pas venu pour se cacher, il fit face à tout avec un air de recueillement et de modestie qui ne fit que parer son esprit, et toutes les grâces et les manières de la cour et du grand monde, dont il n'avoit perdu quoi que ce soit, et qu'il sut allier avec une gaieté décente. De là, il alla faire un tour de trois ou quatre jours à Paris, en revint passer un ou deux à Fontainebleau, toujours accueilli et couru[2] de même, et s'en retourna après dans sa solitude ; et il en usa de même tous les ans depuis, et fut toujours aussi agréablement reçu du Roi et de tout le monde.

1. Comparez, pour cette seconde partie, la suite des *Mémoires*, tome XII, p. 247-248.

2. *Courru*, douteux, surchargeant un mot illisible.

« Le Roi mort, M. le duc d'Orléans, régent, forma les divers conseils, et mit Monsieur de Troyes dans celui de régence, où il vouloit un prélat. Monsieur de Cambray, qu'il y destinoit, étoit mort peu avant le Roi, et le rang des cardinaux en excluoit le cardinal de Noailles. Le duc de Saint-Simon le lui proposa, comme un homme qui connoissoit fort la cour et le monde, qui étoit instruit à fond des affaires du clergé, dont la vertu, depuis si longtemps reconnue dans la retraite, feroit honneur à son choix, et qui seroit à lui sans partage, et en état de lui parler librement et vrai, tête à tête, par son attachement particulier et celui de la maréchale de Clérembault, sa sœur, pour Madame, et l'amitié de Madame pour eux. M. le duc d'Orléans lui écrivit; il accepta, et arriva. Le monde en effet applaudit assez au choix; mais, comme il aime à blâmer, il trouva qu'après dix-huit ans de retraite, et à soixante-quatorze[1] ans, il avoit bien promptement pris son parti de la quitter : à quoi les réponses à cela[2], et très solides et sans réplique, étoient infinies. Dans les commencements, Monsieur de Troyes se contint exactement dans les bornes de son nouvel état, c'est-à-dire les affaires et le Palais-Royal, et les devoirs précisément indispensables. Mais peu [à peu] cette dissipation indispensable en attira d'autres presque forcées, des dîners dont l'issue étoient[3] affaires, et puis d'autres où il n'y en avoit point au bout : tant qu'à la fin il s'élargit, et qu'en peu d'années il redevint presque *Troyen*. Les gens de bien et ses amis s'en affligeoient; son neveu, à qui il avoit fait donner l'archevêché de Sens en 1716, en gémissoit en secret, et ne laissoit pas quelquefois, avec mesure et discrétion, de lui en faire sentir quelque chose. Il logeoit avec lui auprès des Chartreux, dans une belle maison qui y a une entrée. Le chancelier de Pontchartrain, retiré à l'Institution, son parent et son ami, et par là son voisin, qu'il voyoit quelquefois, ne put se tenir de lui en parler avec ouverture : si bien que Monsieur de Troyes n'osoit plus l'aller voir. La Régence s'écoula de la sorte[4]; la cour alla s'établir à Versailles. Madame étoit morte; Monsieur son fils l'avoit suivie en décembre 1723 : plus ombre d'aucun prétexte à Monsieur de Troyes de continuer à vivre dans le monde, qui même ne le voyoit plus qu'avec compassion. Il le sentoit et vouloit rompre; il le tenta plus d'une fois. Enfin raison et religion l'emportèrent. Il se défit de son équipage pour ne pouvoir plus sortir de chez lui, se mit à dîner sur les cinq heures pour ne pouvoir plus manger avec personne, s'assujettit aux offices des Chartreux, chez qui il entroit de son jardin, ferma sa porte, se mit à faire beaucoup d'aumônes et à dire la messe tous les jours, s'amusant pourtant encore dans sa bibliothèque, qu'il avoit rapportée à Paris; et, au bout de six ou sept ans de cette nouvelle retraite, ayant conservé sa tête, ses yeux et sa santé, ses

1. Le second chiffre de 74 est surchargé.
2. Ainsi dans le manuscrit autographe, et par mégarde « les réponse ».
3. Ainsi, au pluriel, dans le manuscrit.
4. Toute cette dernière partie ne se retrouve pas dans les *Mémoires*.

oreilles mêmes jusqu'à la fin, il mourut en septembre 1731, à quatre-vingt-dix ans.

« Outre ce qui a été touché en passant de son neveu, c'étoit un homme de fort bonne compagnie, qui savoit le monde et connoissoit les gens, délicat, et heureux en choix de sujets excellents pour lui aider à gouverner ses diocèses, qu'il visitoit très soigneusement, résidoit beaucoup, et y fit mille biens spirituels et temporels, et où il se fit adorer. Il avoit toujours vécu sans cafarderie, mais avec toute décence et comme un ecclésiastique qui se respecte et qui, par sa conduite, se concilie le respect des autres. Il acquit bientôt, non le crédit, mais la première estime dans le clergé, et ne fit pas comme son oncle, qui, ayant toujours vécu suivant ses lumières et les vraies maximes, tourna lorsque la Régence tourna[1], et devint romain à la mode, sans honte, mais aussi sans avoir aucune bonne raison à rendre de son changement. Monsieur de Sens demeura ferme dans ses principes, sans que rien l'en ait pu ébranler, à quoi rien ne fut épargné, en tout genre, pour se pouvoir parer d'un homme de ce solide mérite, et si reconnu, et l'ôter aux adversaires. Avec cela, rien d'amer, quelque occasion qu'il en eût, et grandes; rien de chaud; tout mesuré sur la vérité, et surtout sur la sagesse et la charité. Le souhait de le voir archevêque de Paris fut général, excepté de ceux qui le pouvoient faire, et qui n'y vouloient qu'un homme à *plaît-il maître?* et avec qui ils n'auroient pas à se contraindre. Monsieur de Sens ne fut pas sans algarades à essuyer des furieux, et sans rebuts du premier ministre, qui laissèrent son âme en paix, mais qui prirent d'autant plus sur sa santé qu'aimant la vérité et l'Église, et voyant le désordre et les persécutions aller toujours en augmentant, et de ruse, et de choix, et à force ouverte, la douleur qu'il en conçut le mina et l'emporta, dans son diocèse, à soixante-cinq ans, en novembre 1730, au regret universel du monde et des honnêtes gens du clergé, et au désespoir de son diocèse et de sa province ecclésiastique, bien augmentés par le loup[2] qui a succédé à ce grand et digne pasteur. »

1. Mot douteux.

2. Languet de Gergy : voyez la suite des *Mémoires*, tome XVI, p. 388-392.

VII

FRAGMENTS DE LA CORRESPONDANCE DU DUC DE VENDÔME RELATIVE A LA PRISE DE BARCELONE[1].

1. *De M. le duc de Vendôme au Roi.*

« Au camp devant Barcelone, le 26 juillet 1697.

« Sire,

« Je ne doute pas que Votre Majesté ne commence à s'ennuyer de la longueur du siège; mais je la supplie, en même temps, de considérer que nous avons affaire à des gens fort opiniâtres, qui nous font toutes les chicanes imaginables, et qui profitent de tous les avantages qu'on peut prendre. Cependant il faudra bien qu'ils se rendent à la fin. Nos troupes ne demandent pas mieux que de donner l'assaut; mais j'aime mieux aller plus lentement et avec sûreté, car je serai toujours maître de le faire quand je voudrai en venir à cette extrémité. Voilà pourquoi j'ai pris le parti, après l'effet de nos mines, de nous loger sur le rempart; car il me paroît impossible, quand cela sera fait, que les ennemis puissent tenir dans le retranchement, par la supériorité que nous avons. Je persiste toujours à croire que les ennemis n'attendront pas l'assaut, à moins que de vouloir s'exposer, à coup sûr, à perdre et leurs troupes et leur ville. J'ai communiqué ma pensée à MM. les officiers généraux et à M. de Lapara : ils ont tous été de mon sentiment, que ce parti étoit le meilleur et le plus sûr. J'espère que Votre Majesté l'approuvera. Comme je ne doute pas que plusieurs gens de cette armée n'aient écrit les uns contre les autres, et que je suis persuadé que cela sera venu aux oreilles de Votre Majesté, je la supplie très humblement de suspendre son jugement jusqu'à ce que j'aie eu l'honneur moi-même de lui rendre compte de tout, car ce ne sera que par là qu'elle pourra savoir la vérité : je n'ai à tout cela nul intérêt que celui de votre service, et je n'affectionne personne assez pour vouloir tromper Votre Majesté.

« J'ai oublié jusqu'à présent de vous marquer, Sire, qu'y ayant beaucoup de déserteurs françois dans la place, j'avois cru qu'il étoit de votre service de faire publier une amnistie : cela a réussi, car, depuis le commencement du siège, il nous est venu près de huit cents rendus. Plusieurs rendus nous ont assuré que la courtine entre les deux bastions est minée, et je trouve cela assez vraisemblable : c'est pourquoi il nous

1. Extraits du ms. Fr. 14 177, déjà employé pour l'Appendice du tome précédent. — Sur le siège de Barcelone, voyez ci-dessus, p. 145 et suivantes.

faudra prendre beaucoup de précaution pour nous y loger. Les ennemis ont reçu un renfort de la garnison de Ceutte[1].

« M. de Bâville avoit écrit à M. le comte de Pontchartrain pour que les bâtiments du Languedoc qui apportoient du vin et d'autres provisions à l'armée pussent passer en franchise. Cependant, comme on les fait toujours payer à Agde, cela commence à mettre la disette dans notre camp. Cette affaire me paroît d'une si grande conséquence dans la conjoncture présente, que j'ai mandé à M. de Bâville de faire partir ces bâtiments sans payer, et que je le prenois sur moi. Je supplie Votre Majesté d'approuver ce que j'ai fait sur cela. Notre infanterie est toujours gaie et de bonne volonté, parce qu'elle gagne de l'argent et que le vin est à huit sols le pot, ce qui fait que les soldats en ont tant qu'ils veulent, et que, par là, ils oublient tous les périls qu'ils essuient et les peines qu'ils souffrent. Si le vin venoit à augmenter de prix, et qu'ils n'en pussent pas avoir leur suffisance, on ne sait où cela pourroit aller. J'ai été bien aise d'expliquer tout ceci à Votre Majesté, pour lui faire voir de quelle importance il est que le vin et les vivres ne renchérissent pas dans le camp.

« Nous perdîmes hier au soir le sieur Esprit, notre capitaine de mineurs : c'est en vérité un très grand dommage, et je n'ai point vu d'homme qui eût plus de valeur, de capacité et d'esprit. Il y a deux lieutenants, qui sont habiles et honnêtes gens; je leur ai parlé à tous deux, et j'espère que la perte de leur capitaine, quoique grande, ne retardera pas l'effet de nos mines. Le comte d'Imécourt a été blessé la nuit, d'un éclat de grenade dans le côté; le coup, quoique grand, ne sera pas mortel, à ce que je crois, et dont je suis bien aise, car c'est un des meilleurs officiers que Votre Majesté ait dans ses troupes. Comme il ne sera point en état de servir du reste de ce siège, j'ai mis à sa place le sieur de Cabanac, pour aider le major général. Je puis assurer Votre Majesté qu'il s'acquittera bien de cet emploi.

« M. le prince de Birkenfeld s'est si fort distingué pendant ce siège, que je ne puis m'empêcher de supplier très humblement Votre Majesté de vouloir bien le faire brigadier. Il mérite cette distinction, et cela ne peut scandaliser personne, car il est d'une naissance à lui faire espérer cette grâce de Votre Majesté après tout ce qu'il a fait depuis le siège.

« Je suis, avec le plus profond respect, etc. »

2. *De M. le duc de Vendôme au Roi.*

« Au camp devant Barcelone, 11 août 1697.

« Sire,

« J'envoie à Votre Majesté le comte de Chemerault pour lui apporter la nouvelle de la réduction de la ville de Barcelone et du château de

1. Ainsi, pour *Ceuta*?

Mont-Jouy; il rendra très bon compte à Votre Majesté de tout ce qui s'est passé pendant le siège. Les troupes de Votre Majesté entreront mercredi prochain dans les deux places, et, jusqu'à ce temps-là, nous sommes maîtres d'une porte. Je ne dirai rien à ceux que Votre Majesté a choisis pour commander dans Barcelone que lorsque la garnison en sortira. Comme je n'ai nul ordre pour le Mont-Jouy, j'y établirai pour commandant le sieur de la Renterie, lieutenant-colonel de Touraine, qui a été blessé pendant le siège, et pour major le sieur Baudoyer, major de mon régiment. Ce sont deux bons officiers : je supplie instamment Votre Majesté de vouloir bien les confirmer dans lesdits emplois.... A l'égard de M. le comte de Chemerault, je supplie Votre Majesté très instamment de vouloir bien l'honorer d'un brevet de maréchal de camp. Elle sait l'intérêt que je prends à ce qui le regarde, et j'ose de plus l'assurer que personne n'a servi plus utilement que lui pendant le siège, et qu'il s'acquittera très bien de cet emploi. J'espère, Sire, de votre bonté, que vous voudrez bien m'accorder cette grâce pour lui....

« Je suis, etc. »

3. *De Mme la marquise de Maintenon au duc de Vendôme*[1].

« A Versailles, le 16 août 1697.

« Que peut-on dire au vainqueur de Barcelone qui approche de la joie qu'on a, et pour les avantages de l'État, et pour sa gloire particulière? Il est vrai aussi, Monseigneur, qu'il ne falloit pas une moindre consolation pour réparer les inquiétudes que vous nous avez données. Vous allez être accablé de compliments; mais vous n'en recevrez point de plus sincères que le sont les miens quand je vous assure que je suis, avec le respect que je vous dois,

« Monseigneur,

« Votre très humble et très obéissante servante[2].

« MAINTENON. »

4. *Du roi Jacques d'Angleterre à M. le duc de Vendôme.*

« Saint-Germain-en-Laye, ce 17 août 1697.

« Jamais les ordres du Roi n'ont été mieux obéis, ni avec plus de fermeté et de conduite, que par vous. Je vous prie d'être bien persuadé que j'y prends autant de part que qui que ce soit en France. C'est le

1. En tête, le copiste a écrit : « Lettre de la dame favorite. » N'a pas été reproduite dans le recueil de la *Correspondance générale*.

2. Le copiste, habitué à lire des lettres d'hommes, et non de femmes, a écrit : « obéissant serviteur. »

plus grand et le plus vigoureux siège qui ait été fait de nos jours, à tout prendre fort glorieux pour vous, comme aussi pour les officiers généraux qui ont été sous vos ordres et pour les troupes qui y ont eu leur part, à un siège de cette nature. J'espère que le repos que vous aurez durant la trêve vous rendra la santé tout à fait, et, selon l'aveu (?) que l'on a de l'état des affaires, il y a de l'apparence que vous serez en repos le reste de la campagne. Quand vous m'écrirez, faites-le sans cérémonie, et soyez assuré que j'aurai toujours pour vous toute l'estime et amitié que vous avez raison d'attendre de moi.

« JACQUES, roi.

« La reine me prie de vous assurer qu'elle prend plus de part que personne au bon succès que vous venez d'avoir. »

5. *Du Roi à M. le duc de Vendôme.*

« A Versailles, le 20 août 1697.

« Mon cousin, j'ai différé jusqu'à présent de répondre à la lettre que vous m'avez écrite par le comte de Chemerault le 10e de ce mois, pour me donner part de la réduction de Barcelone sous mon obéissance, ayant voulu attendre le courrier que l'on m'avoit assuré que vous dépêcheriez trois jours après pour m'apporter la capitulation. Mais, comme je vois qu'il tarde à arriver, je vous dépêche ce courrier pour vous porter cette lettre, à laquelle il est nécessaire que j'aie promptement votre réponse.

« Je commencerai par vous dire que l'on ne peut être plus content que je le suis de la manière dont vous vous êtes conduit pour vaincre toutes les difficultés qui se sont rencontrées à la conquête de Barcelone, dont la prise est très glorieuse pour vous et très avantageuse au bien de mes affaires.

« Quoique le comte de Chemerault ne fût pas des anciens brigadiers, cependant je veux bien, à votre recommandation, lui accorder un brevet de maréchal de camp, que vous trouverez ci-joint. Je suis bien aise que vous soyez content des services que le sieur de Lapara m'a rendus dans la conduite des travaux du siège de Barcelone : voulant lui témoigner la satisfaction que j'en ai, je l'ai aussi fait maréchal de camp, et vous en trouverez pareillement ci-joint le brevet, que vous lui remettrez. J'ai ordonné au marquis de Barbezieux d'expédier les commissions pour tous les officiers que vous avez choisis pour commander au Mont-Jouy et pour les aides-majorités et capitaineries des portes.

« J'approuve, présentement que la conquête de Barcelone est finie, que vous exécutiez le projet que vous avez formé pour celle de Tarragone, si la guerre continue, et marcher ensuite à Lerida. Je ne doute pas que vous n'ayez pensé de vous mettre en état de pouvoir faire vivre mes troupes, pendant le reste de la campagne, dans le pays que vous peut donner la conquête de Barcelone, et, pendant l'hiver, les établir dans des quartiers, sans être obligé de les faire repasser en France. Je compte, pour vous mettre en état d'être fort supérieur aux ennemis entre ci et la fin d'octobre, de vous envoyer vingt-quatre bataillons de bonnes troupes et quinze escadrons. Avant que de prendre ma dernière résolution, j'attendrai de vos nouvelles ; et mandez-moi en même temps lequel vous aimeriez mieux de cavalerie ou de dragons. J'ai appris avec plaisir que vous étiez occupé [de] la sûreté de la communication de Girone avec Barcelone. Je ne vous prescris pas la conduite que vous devez tenir avec les peuples de ces pays-là nouvellement conquis, lesquels vous ne sauriez traiter trop doucement, ne pouvant qu'être utile qu'ils goûtent la différence qu'il y a d'avoir affaire à mes troupes ou à celles des ennemis. Si cependant vous croyez qu'il y ait quelques lieux qui méritent punition par la conduite qu'ils ont tenue, je me remets à vous de faire sur cela ce que vous jugerez à propos. Je compte que vous m'enverrez incessamment un état des lieux où vous croyez pouvoir placer mes troupes cet hiver. Et la présente n'étant pour autre fin, je prie Dieu qu'il vous ait, mon cousin, en sa sainte et digne garde.

« LOUIS. »

Apostille de la main du Roi : « Les circonstances de la prise de Barcelone vous sont si honorables, et à moi si avantageuses, que je ne saurois m'empêcher de vous témoigner encore ma joie. Le bien de l'État va le premier ; mais, après, je suis plus touché qu'un autre, par l'amitié que j'ai pour vous, de la gloire que vous venez d'acquérir. Soyez-en bien persuadé, et croyez que je vous parle sincèrement.

« LOUIS. »

6. *De Mme la princesse de Conti douairière à M. le duc de Vendôme.*

« A Versailles, ce 4 septembre 1697.

« Que direz-vous de moi, Monsieur, d'avoir été si longtemps sans entendre parler de moi dans une occasion aussi glorieuse pour vous, et si importante pour le bien de l'État, que la prise de Barcelone? Mais je ne trouvois pas la poste assez sûre, et je n'ai point été informée du départ des courriers. Je vous avoue même que je n'ai pas été si en peine que vous me puissiez imputer de vous avoir oublié que je l'avois été l'autre fois, sachant que vous devez être plus persuadé que jamais de l'intérêt que je prends à tout ce qui vous peut arriver. Je suis très aise aussi, Monsieur, que votre santé soit meilleure : il me semble que la campagne que vous avez faite et ce que vous avez ajouté à votre réputation doit vous avoir remis en parfaite santé, par le contentement que vous en devez avoir. J'ai bien des témoins du soin que j'ai eu de m'en informer ; c'est une chose aisée à croire que je m'y intéresse, et plus on vous connoît, plus on est aise de pouvoir compter pour son ami un homme d'un caractère aussi aimable que vous l'êtes. Il faudroit, je crois, parler moins grossièrement; mais vous savez que je suis fort embarrassée de faire des compliments; je sais seulement dire ce que je pense, peut-être trop vivement. Ne trouvez pas, je vous prie, que ce soit un défaut, car je ne saurois jamais me corriger d'être sincère. Trouvez bon, Monsieur, que je vous prie de faire mes compliments de ma part à M. le Grand Prieur.

« MARIE-ANNE DE BOURBON, fille de France. »

7. *De M. le duc du Maine à M. le duc de Vendôme.*

« A Versailles, ce 10 septembre 1697.

« Vous m'ôtez, Monsieur, toute liberté d'user avec vous de secrétaire, par les cérémonies outre mesure avec lesquelles vous m'écrivez, faisant de plus toujours les lettres de votre main. La manière dont nous sommes ensemble demande, à ce qu'il me paroît, une plus grande aisance. Les prouesses qu'il vous reste à faire sont, je crois, de petite conséquence; mais, si vous manquez par l'artillerie, ne vous en prenez qu'à vous, car j'ai reçu ordre de tâcher de remédier à vos besoins, si vous en manquiez. La lenteur de M. d'Andigné pour les cloches me surprend extrêmement : s'il se fût mis plus tôt en devoir de les faire dépendre, nous saurions à quoi nous en tenir. Gand a donné vingt-cinq mille écus; Barcelone vaut mieux, et je ne vois point de raison pour la ménager davantage. Quoique mes intérêts sur ce sujet ne doivent jamais être qu'entre les mains de mes officiers, je vous les remets cependant volontiers, dans la confiance que ce sera par vous que vous voudrez bien les traiter, et qu'outre l'amitié vous savez, Monsieur, combien je suis votre très obéissant serviteur.

« LOUIS-AUGUSTE DE BOURBON. »

8. *Du Roi à M. le duc de Vendôme.*

« A Fontainebleau, ce [26 septembre] 1697[1].

« Mon cousin,

« Je viens de recevoir par le sieur de Cély les traités de paix que mes plénipotentiers ont signés avec ceux d'Espagne, d'Angleterre et d'Hollande, le [20e] de ce mois, et un acte que le roi d'Angleterre a signé, par lequel il s'oblige d'abandonner le roi d'Espagne, s'il ne ratifie pas le traité signé par les plénipotentiers, pourvu que je retire présentement mes troupes des terres des Espagnols. Quoique cet acte soit inutile par

1. La date de « 8bre », sans quantième, a été mise en tête de la copie; mais le début de la lettre prouve qu'elle fut écrite dans les derniers jours de septembre, et sans doute le 26, jour où M. de Cély arriva à cinq heures du matin, comme le raconte Dangeau (*Journal*, tome VI, p. 197).

l'état présent des affaires du roi d'Espagne, qui se tiendra fort heureux d'avoir la paix, cependant, comme je veux exécuter le traité dont on est convenu avec toute la bonne foi possible, mon intention est qu'aussitôt que vous aurez reçu cette lettre, vous fassiez cesser tous[1] les actes d'hostilité et repasser le Llobregat, et que, mettant dans Barcelone, Girone et Roses toute l'infanterie et cavalerie que vous croirez y pouvoir faire subsister, vous enverrez en Cerdagne, en Lampourdan et en Roussillon le reste de mes troupes, les y faisant vivre avec toute la discipline la plus exacte, tel qu'il convient en temps de paix, jusqu'à l'arrivée de la ratification. Je vous adresserai alors mes ordres pour les faire repasser en France. Je vous dirai que j'ai été fort content de voir la facilité avec laquelle vous vous étiez résolu de demeurer cet hiver en Catalogne, et, aussitôt que la ratification sera arrivée, j'aurai soin de vous envoyer diligemment la permission de venir près de moi, étant bien aise de vous marquer la satisfaction que j'ai des services signalés que vous m'avez rendus dans cette campagne, qui procurent à l'Europe la paix générale, et que je regarde, je vous assure, comme l'ornement le plus remarquable de mon règne. Sur ce, priant Dieu qu'il vous ait, mon cousin, en sa sainte et digne garde, etc.

« LOUIS.

« Le Tellier. »

1. *Toutes*, dans le manuscrit.

VIII

CAMPAGNE DE L'ANNÉE 1697 EN ALLEMAGNE[1].

RÉSUMÉ DES OPÉRATIONS[2].

« Mai et juin 1697.

« M. le marquis d'Huxelles, chargé des ordres de la cour pour assembler l'armée qui devoit agir en Allemagne, commença dans les premiers jours de mai à mettre les troupes en mouvement pour les approcher de Neustadt et de Landau. M. le maréchal de Choiseul, nommé pour la commander, se rendit le 11 à Strasbourg. Il apprit à son arrivée que les ennemis s'étoient avancés derrière les lignes qu'ils avoient faites vers Eppingen; qu'ils avoient aussi un corps du côté de Mayence, et que les troupes de Hesse étoient campées entre cette place et Rheinfels. Le 19, l'armée se trouvant assemblée à Belheim, M. le maréchal partit de Strasbourg pour la joindre. Les arrangements de subsistance ne lui permirent pas de la mettre en mouvement avant le 28. Ce même jour, elle descendit le Rhin et alla camper à Lambsheim. M. le marquis d'Huxelles demeura aux environs de Spire, avec deux brigades d'infanterie, un régiment de cavalerie et deux de dragons, pour observer les mouvements que les ennemis pourroient faire à la droite du Rhin, tandis que M. le Maréchal se porteroit en avant, du côté de Mayence, pour consommer les fourrages. Le 4 juin, ce général marcha à Lomersheim, près Dirmstein, avec la cavalerie et quatorze bataillons; le reste de l'infanterie, au nombre de vingt-cinq bataillons et un régiment de dragons, resta dans le camp de Lambsheim, aux ordres de M. de Chamilly. On établit des fours de ceintre à Dirmstein, pour le service des troupes qui étoient avec M. le Maréchal; les camps de MM. d'Huxelles et de Chamilly tirèrent leur pain de Philipsbourg.

« M. le prince Louis de Bade, qui devoit commander l'armée ennemie, ne l'avoit point encore jointe le 6 juin. On apprit qu'elle étoit alors partagée en trois corps: l'un, campé aux environs d'Eppingen, sous le com-

1. Dépôt de la guerre, vol. 1407, 1408 et 1409. Comparez le récit de Saint-Simon, ci-dessus, p. 157-176 et 217-223.

2. Nous reproduisons ici, comme contrôle de l'exactitude du récit de Saint-Simon, les résumés que les archivistes du Dépôt de la guerre ont placés en tête de chaque volume, et qui sont d'une extrême précision. Nous avons choisi ensuite celles des lettres conservées dans les mêmes volumes qui se rattachent plus directement aux épisodes sur lesquels notre auteur s'est arrêté de préférence. Nous corrigeons l'orthographe des noms de lieux et de personnes, qui est généralement francisée ou défigurée.

mandement du général Thungen ; l'autre, auprès de Dürrmenz, sous celui de M. le marquis de Baden-Dourlach, et le troisième, dans la plaine de Sinzheim, commandé par M. le landgrave de Cassel, mais que les troupes de Hesse marchoient en Flandre.

« Cette dernière nouvelle n'empêcha pas le Roi de détacher du corps que M. le marquis d'Harcourt commandoit sur la Meuse dix bataillons et dix escadrons, pour l'armée du Rhin. Ces troupes se mirent en marche, sous le commandement de M. de Locmaria, le 12. M. le Maréchal, ayant eu confirmation de la marche des troupes de Hesse vers la Flandre, quitta ce jour-là le camp de Lomersheim pour aller à Heppenheim, et M. le marquis d'Huxelles, qui étoit toujours campé près de Spire pour observer les mouvements des ennemis de l'autre côté du Rhin, ayant eu avis qu'ils avoient envoyé quelques troupes vers la vallée de la Kintz[ig], fit avancer, le 16, jusqu'à Seltz, deux bataillons qu'il avoit à Wackenheim ; il les fit aussitôt remplacer par deux autres bataillons des troupes qui étoient avec M. de Chamilly. Le 18, M. le prince de Bade arriva à Bruchsall ; le lendemain, celle du Roi quitta le camp d'Heppenheim, et marcha sur six colonnes pour se porter à Osthofen, où elle campa, la gauche tirant vers Herrnsheim.

« Le 20, M. de Locmaria joignit M. le maréchal de Choiseul avec les troupes qu'il amenoit de la Meuse. L'intention du Roi étoit qu'au moyen de ce renfort il se mît en devoir de passer le Rhin pour subsister dans le pays ennemi pendant la campagne, et obliger M. le prince de Bade de se tenir sur la défensive M. le Maréchal fit en conséquence ses dispositions pour passer ce fleuve au Fort-Louis, ne jugeant pas devoir tenter le passage par le pont de Philipsbourg les ennemis étant campés à Bruchsall. Le 30, les troupes qui étoient avec M. le marquis d'Huxelles marchèrent pour s'approcher du Fort-Louis, suivies de l'infanterie qui étoit avec M. de Chamilly et du reste de l'armée.

« Juillet et août 1697.

« M. le maréchal de Choiseul, après avoir donné ses ordres pour que l'armée marchât au Fort-Louis, où elle devoit passer le Rhin, se rendit dans cette place le 1er juillet. Il laissa à Spire dix bataillons et neuf escadrons, sous les ordres de M. le marquis d'Huxelles, pour observer M. le prince de Baden, qui étoit alors campé à Bruchsall. Le 3, à la pointe du jour, l'armée commença à passer le Rhin : ce qui dura jusqu'à sept heures du soir, et, le même jour, elle campa en ordre de bataille dans la plaine du Fort-Louis, la droite vers le marais de Khard, la gauche au Rhin, près Hugelsheim. Aussitôt que l'armée eut passé le Rhin, M. le Maréchal envoya M. de Coqfontaine, avec trois cents chevaux et cent grenadiers, occuper le poste de Kuppenheim, et l'armée campa le lendemain, la droite à hauteur de ce poste, le centre à Niederbühl, et la gauche vers Rastadt, faisant front à la rivière de la Murg, dont on retrancha les gués. On fit aussi une redoute et quelques retranchements sur les hauteurs de la droite du camp, pour empêcher les ennemis de pénétrer le long des montagnes qui séparent le Würtemberg de la vallée du Rhin, et, afin de faciliter le transport des subsistances qu'on tiroit de l'Alsace, M. de la Grange eut ordre de faire descendre à hauteur de Seltz le pont de bateaux qui étoit à Strasbourg.

« Le 6, l'armée ennemie décampa de Bruchsall et marcha à Muggensturm, situé à environ une lieue de Kuppenheim, où elle campa sur deux lignes parallèles à notre armée, la droite tirant vers le Rhin, la gauche à la montagne, son front couvert par un petit ruisseau. M. le prince de Bade, en prenant cette position, fit passer dans la vallée d'Oberkirch M. de Vaubonne, avec un détachement de douze à quinze cents chevaux; ce qui mit M. le Maréchal dans le cas de prendre beaucoup de précautions pour ses fourrages. Celui qu'il fit faire, le 12, du côté de Steinbach, à une lieue en deçà de Bade, sous une escorte de trois mille chevaux et de quinze cents grenadiers aux ordres de M. de Chamilly, donna lieu à une petite action, dans laquelle les ennemis furent repoussés avec perte de deux cents hommes.

« Mais bientôt le manque de fourrage força M. de Choiseul de quitter le camp de Niederbühl et de remonter le Rhin. L'armée marcha le 18 et alla camper sur deux lignes, la droite à Lichtenau, où le quartier général fut établi, la gauche à Stolhofen, le Rhin derrière, et le ruisseau d'Oberwasser devant, faisant tête à la montagne. Le 24, on apprit que l'armée ennemie descendoit le Rhin, et, le 26, qu'elle étoit campée à Durlach, le quartier général à Kretzingen. Comme les nouvelles portoient aussi que M. le prince de Bade avoit dessein de jeter un pont à Mannheim ou à Santhofen, M. le Maréchal envoya un renfort de quatre bataillons et d'un régiment de dragons à M. d'Huxelles, qui étoit encore du côté de Spire.

« Le Roi, sachant que le prince de Baden avoit quelques troupes de moins que M. le maréchal de Choiseul[1], vouloit que ce dernier fit usage de sa supériorité pour empêcher le passage du Rhin, soit en tentant dans le pays des ennemis quelque entreprise qui pût y attirer leur attention, soit en cherchant à combattre M. le prince de Baden. Mais M. le maréchal de Choiseul, qui, en se portant dans le pays ennemi, ne pouvoit assurer ses subsistances, crut ne pouvoir mieux remplir les intentions du Roi qu'en se tenant à portée d'envoyer des renforts au marquis d'Huxelles, à qui la garde des passages du Rhin étoit confiée. Le 31 de juillet, ce général, ayant eu avis que les ennemis persistoient dans le dessein de jeter un pont sur ce fleuve, envoya un régiment de dragons

1. « L'armée du Roi étoit forte de soixante bataillons et cent vingt-neuf escadrons; celle des ennemis, de quarante-huit bataillons seulement et cent vingt-six escadrons. » (Lettre n° 89 du vol. 1408.) Selon une correspondance de la *Gazette de Leyde*, datée du camp du prince de Bade, le 10 juillet, les chiffres de l'armée allemande étaient fort différents : soixante-treize bataillons et cent deux escadrons.

au marquis d'Huxelles, de sorte qu'il eut alors à ses ordres quatorze bataillons, neuf escadrons de cavalerie, et six de dragons.

« Les pluies abondantes et continuelles pendant les derniers jours du mois de juillet obligèrent M. le maréchal de Choiseul de quitter le camp de Lichtenau, qui étoit environné de marais. L'armée marcha le 2 août, pour remonter du côté de Wilstett; mais la difficulté des chemins ne lui permit pas d'y arriver le même jour. Elle fut forcée de camper à Lings, où M. le Maréchal résolut de la faire séjourner quelques jours, pour laisser écouler les eaux.

« Le 4 août, on apprit que, la veille, les ennemis avoient quitté le camp de Durlach, et qu'ils marchoient du côté de Bruchsall. Sur ce mouvement, M. le marquis d'Huxelles, informé d'ailleurs qu'il descendoit par le Necker un grand nombre de bateaux, envoya M. de Mélac à la Rehhütte, avec neuf escadrons et cinq cents hommes de pied, dans la vue de persuader aux ennemis qu'on étoit résolu de s'opposer au dessein qu'ils pourroient avoir de jeter un pont à Mannheim ou à Santhofen, et pour faire subsister ces troupes, qui commençoient à manquer de fourrage dans son camp.

« Le 6, l'armée quitta celui de Lings, et alla camper à Wilstett, la droite à Langs, la gauche vers Gorich; celle des ennemis marcha ce même jour, et alla camper à Wiesloch, le quartier général à Rauenberg.

« Le 11, M. le maréchal de Choiseul envoya encore deux régiments de cavalerie à M. le marquis d'Huxelles. Le 15, une partie de l'armée de M. le prince de Bade passa le Necker et alla camper à Ladenbourg; le reste demeura dans le camp de Wiesloch. Le 18, le corps qui campoit à Ladenbourg marcha à Gros-Rorheim. M. d'Huxelles jugeant n'être pas assez en force pour s'opposer au passage du Rhin et craignant que, si les ennemis venoient à surprendre le passage, ils ne lui donnassent pas le temps de faire sa retraite avec sûreté, il se détermina à remonter à Germersheim. Il y marcha le 18, et laissa dans Philipsbourg les régiments de Forez, de Lomagne et de Bressey, et deux autres bataillons. Il devoit aussi, au premier mouvement des ennemis, faire entrer dans Landau les régiments de Dugua, de Beaurepaire et Permangle, avec un autre bataillon.

« Lorsque le Roi fut instruit des obstacles qui s'opposoient à l'exécution des ordres qu'il avoit donnés à M. le maréchal de Choiseul, il laissa à ce général la liberté de faire ce qu'il jugeroit de plus utile pour son service. Mais, ayant eu des avis qui ne lui laissèrent plus de doute sur le dessein qu'avoient les ennemis de passer le Rhin, Sa Majesté lui envoya ordre le 20 de repasser ce fleuve au Fort-Louis, pour marcher ensuite au prince de Baden dans le cas où il auroit réussi dans son entreprise.

« Avant d'avoir reçu cet ordre, M. le maréchal de Choiseul décampa de Wilstett et alla le 20 à Offenbourg, où il campa, la droite à l'entrée de la gorge de la Quinche (*Kintzig*), la gauche vers Bühl. Les crues du Rhin ayant empêché M. le prince de Bade de faire son pont à Gernsheim, prit le parti de descendre jusqu'à Mayence. M. le Maréchal, de son côté, fit, en conséquence des ordres de la cour, repasser le Rhin, le 26, à l'armée du Roi, sur le pont de Strasbourg, et elle campa sous cette place. Les ennemis avoient aussi passé ce fleuve à Mayence, et étoient venus camper, leur droite à Gentzingen, leur gauche à Planig, et l'on apprit que leur dessein étoit de faire le siège d'Eberubourg. Le 27, l'armée marcha de Strasbourg à Offendorf. Le 29, elle campa à Belheim; le 30, à Lauterbourg, et le 31, à Langenkandel. On laissa des troupes le long du Rhin, depuis Strasbourg jusqu'à Spire, et M. le maréchal de Choiseul se disposa à passer la Queich le 2 septembre, pour marcher aux ennemis.

« Septembre et octobre 1697.

« On a vu, dans le mémoire du mois d'août, que M. le maréchal de Choiseul, en conséquence des ordres de la cour, avait fait repasser l'armée du Roi à la rive gauche du Rhin pour marcher à M. le prince de Bade, qui avoit passé ce fleuve à Mayence avec la plus grande partie de son armée. Le 3 septembre, M. le Maréchal quitta le camp de Langenkandel, où il étoit depuis le 1er, et marcha à Kirrweiler. Il laissa à Spire M. le marquis d'Huxelles, avec deux brigades d'infanterie, trois régiments de cavalerie et trois de dragons, pour observer le corps des ennemis qui étoit resté du côté de Wiesloch. Le 5, l'armée ayant passé le Spirebach, s'avança à Lambsheim, le 8 à Pfedersheim, et, le 9, elle alla camper, la droite à Odernheim, la gauche à Alzey. M. le prince de Bade, pendant ce temps, marcha vers la rivière de Nahe, et vint camper à Kreuznach, où il établit son quartier général. La situation avantageuse de son camp, qu'il fit retrancher, ne permit point d'aller l'y attaquer. Il vint reconnoître Ebernbourg, qui n'étoit qu'à une lieue de son camp, et dont il projetoit de s'emparer, donna en conséquence ses ordres pour faire avancer la grosse artillerie et les munitions nécessaires pour en faire le siège, en fit faire l'investissement le 8 de septembre, et fit rompre tous les chemins par où M. le maréchal de Choiseul eût pu y porter du secours.

« Les troupes de Brandebourg, de Münster et de Paderborn joignirent l'armée du prince de Bade au camp de Kreuznach. Ces renforts rendoient l'armée ennemie supérieure à celle du Roi; elle occupoit d'ailleurs un camp retranché. Néanmoins le seul moyen de secourir Ebernbourg étoit d'en venir aux mains. La cour pressoit sur cela M. le maréchal de Choiseul, qui, connoissant l'impossibilité qu'il y avoit de le faire avec succès, témoigna à S. M. tout le regret qu'il avoit de ne pouvoir seconder ses intentions. Cette place, défendue par M. d'Arcy, capitula après onze ours de tranchée ouverte.

« Le 24 septembre, le Ro imanda à M. le maréchal de Choiseul que la paix avoit été signée le 20, à Ryswyk, entre les plénipotentiaires de S. M. et ceux d'Angleterre, de Hollande et d'Espagne; qu'elle avoit accordé un délai de six semaines aux ministres de l'Empereur, mais que, pendant ce temps, on étoit convenu d'une entière cessation d'hostilités; qu'ainsi il eût à communiquer à M. le prince de Bade l'acte qu'elle lui faisoit passer de cette suspension d'armes, pour qu'il s'y conformât. S. M. lui ordonnoit en même temps de faire subsister les troupes dans le pays ennemi jusqu'au moment de la signature du traité de paix. En conséquence, M. le Maréchal fit marcher, le 29, l'armée du camp d'Odernheim à Epernheim. Le 30, elle alla camper à Marxheim, jusqu'au 7 d'octobre, qu'elle se sépara pour aller dans les quartiers de fourrage que M. le Maréchal lui fit prendre sur la Sarre, et qui s'étendoient depuis Kirn et Trèves jusqu'à Bockenheim et Bitche. M. le marquis d'Huxelles resta entre le Spirebach et la Queich, avec vingt-quatre bataillons et quatre escadrons. M. le prince de Bade, qui avoit aussi reçu les ordres de l'Empereur, fit repasser le Rhin, le 11, à Mayence, à la plus grande partie de ses troupes. La paix fut signée le 30 octobre, à Ryswyk, entre l'Empereur et la France, et l'échange des ratifications s'en fit peu de temps après. »

---

1. *Du maréchal de Choiseul au Roi.*

« Au camp près Kuppenheim, le 13 juillet 1697[1].

« Sire,

« Il se passa hier une action au retour d'un fourrage que je fis faire du côté de Steinbach, par delà Baden, qui mérite bien d'être mandée à Votre Majesté.

« Il y a deux jours que le sieur de Vaubonne, que je savois être par en haut avec un très gros corps de troupes[2], vint tâter M. de Saint-Frémond, que j'avois envoyé pour couvrir nos caissons qui alloient au pain au Fort-Louis, et, le trouvant en trop bonne posture partout, il fut obligé de se retirer, après avoir eu un de ses neveux tué pour s'être trop avancé. Comme j'avois besoin de précautions pour assurer mon fourrage, je jugeai à propos d'envoyer trois mille chevaux ou dragons, avec quinze cents grenadiers, dont partie devoit être employée à la droite et à la gauche du retour du fourrage, pour en couvrir les flancs : ce qui fut exécuté par M. le marquis de Chamilly, qui commandoit le tout; lequel s'en retournant sur les quatre heures du soir, son arrière-garde, composée de six à sept cents grenadiers, fut attaquée par ledit sieur de Vaubonne, qui avoit environ douze cents chevaux avec lui, ayant laissé neuf ou dix escadrons derrière pour le soutenir. M. de Chamilly, qui se trouva à la queue desdits grenadiers, en fit jeter promptement dans le

1. La *Gazette de Leyde* a deux bulletins datés du camp du prince de Bade, le 10 et le 20 juillet, sur les mouvements divers et les escarmouches dont il va être rendu compte. Comparez les *Mémoires de Villars*, p. 57 et 58.
2. Voyez ci-dessus, p. 162.

village de Feuneimgen (?), qui est l'endroit aux environs duquel l'action se passa : ce qui produisit un bon effet par la suite, car les ennemis, trouvant nos grenadiers postés dans l'église dudit lieu, dont ils avoient dessein de s'emparer, et ne pouvant soutenir leur feu, se retirèrent; et, les hussards, qui, par leurs manèges ordinaires, avoient entamé l'affaire, ayant attiré beaucoup de nos officiers et cavaliers par trop d'ardeur, ils chargèrent à la débandade, et furent ramenés de même par quatre ou cinq gros escadrons des ennemis, ledit sieur de Vaubonne à leur tête. Il fut nécessaire que le marquis de Praslin, qui commandoit la cavalerie sous M. de Chamilly, se rencontra là, car ces gens débandés commençoient à faire une assez mauvaise manœuvre et étoient poussés vivement : ce qui obligea Praslin de rallier quelques troupes, comme celle de M. le duc de la Feuillade, et de marcher en avant. M. le comte de Mursay, qui étoit aussi commandé en qualité de brigadier, s'est aussi comporté avec valeur et conduite. Une troupe du Royal-cavalerie, que commandoit le sieur de la Vaupalière, arrêta les ennemis et les enfonça avec toute la valeur imaginable. Cela donna lieu à une ligne de cavalerie de huit ou dix escadrons de se former, laquelle M. de Chamilly mena pour soutenir la Vaupalière. Les ennemis furent si vertement poussés, qu'ils n'eurent pas le temps de se reconnoître, et les escadrons qui étoient restés pour les soutenir, si épouvantés de la vigueur avec laquelle leurs gens étoient ramenés, qu'ils se retirèrent sans rien faire et fort en désordre. Il est resté environ cent cinquante morts sur la place, sans les blessés qui se sont retirés, dont il y a nombre, surtout de coups d'épée. Parmi les morts, ils ont un colonel de dragons, M. de Carlstadt, quelques capitaines ou officiers subalternes tués, l'autre neveu du sieur de Vaubonne pris, un lieutenant de hussards et trois maréchaux des logis de dragons, beaucoup de hussards et dragons pris, la plupart blessés, et assez de chevaux, sans qu'on sache encore le nombre des prisonniers, les cavaliers les ramenant à tous moments au camp[1]. Il s'est répandu un bruit que le sieur de Vaubonne pourroit bien avoir été tué. Il n'y a cependant point de certitude de sa mort, quoique son neveu le croie. Le comte d'Estaing, en qualité de brigadier, a fait, à son ordinaire, très bien. MM. le duc de la Feuillade, de Souvré et de Plancy ont fait de leurs personnes tout ce qu'on pouvoit attendre de braves gens. On ne peut pas oublier M. le comte d'Estrades, qui, avec quelques troupes de dragons, a fait merveilles. Le chevalier de Pourrières, capitaine dans Gobert, s'y est aussi fort distingué, et le marquis de Rannes a très bien fait de sa personne. Il est bon aussi de dire à Votre Majesté que Mastias, lieutenant dans la Reine, que j'avois fait embusquer la nuit avec quelques grenadiers, se posta fort bien. Ce fut Lastourel, capitaine de grenadiers des Vaisseaux, qui fut jeté dans le village de Feuneimgen, avec cent grenadiers, suivis de pareil nombre, et qui, par son feu, incommoda fort les ennemis. Nous n'avons pas eu

1. *Du camp*, dans l'original.

plus de neuf ou dix cavaliers tués ou blessés. Voilà ce que M. le marquis de Chamilly me rapporte mot pour mot. Il est sûr que ceci ne laissera pas que d'imposer beaucoup aux ennemis et de donner une nouvelle audace aux troupes de Votre Majesté.

« Il ne me siéroit pas bien de louer M. de Praslin, étant mon parent; mais je puis dire à Votre Majesté qu'il a très bien fait, à ce que tout le monde me rapporte. Elle sait qu'il y a longtemps que je la supplie de le faire maréchal de camp : je demande encore cette grâce à Votre Majesté, et puis l'assurer qu'il est très capable de remplir cette charge, et qu'elle me fera un sensible plaisir.

« Je suis, avec un très profond respect, Sire, de Votre Majesté le très humble, très obéissant et très soumis serviteur et sujet.

« Le maréchal de Choiseul. »

2. *Du comte de Chamilly à M. de Barbezieux.*

« Au camp de Lichtenau, ce 20 juillet 1697[1].

« Comme M. le maréchal de Choiseul, Monseigneur, vous informoit de ce qui s'est passé le 12 de ce mois par un courrier exprès, et qu'il le fit partir après lui avoir rendu compte de toute l'affaire, il ne me resta aucun temps pour avoir l'honneur de vous en informer moi-même. J'y fis de mon mieux pour faire repentir M. de Vaubonne de sa témérité, qui fut malmené et traité un peu cruellement. M. le Maréchal vous en ayant informé, je ne vous répéterai point ce que vous savez déjà, et à l'égard de M. votre frère, qui s'y distingua fort et me fut d'un grand secours, plusieurs fois, pour remettre notre cavalerie en état de les bien battre, dont je rendis compte à M. le Maréchal. Nous arrivâmes ici hier au matin, où nous trouvons abondance de fourrages. L'arrière-garde se trouvant engagée la nuit dans les bois qui sont au delà du Fort-Louis, quelques partis des ennemis qui s'étoient embusqués firent feu sur la brigade d'Auvergne de fort près, en passant, dont trois capitaines de grenadiers furent tués et un de blessé, et huit ou dix soldats tués. On ne put les pousser, car la nuit étoit si obscure, qu'on ne voyoit rien du tout : ce qui fit que la brigade de la Reine, croyant que les ennemis étoient sur leur droite, tira au feu qui en venoit, et incommodèrent fort la brigade d'Auvergne. Celle de Normandie, qui suivoit celle de la Reine, alloit tirer de même, si je n'avois arrêté le feu, leur criant qu'il falloit que ce fussent nos gens qui eussent tiré par quelque bévue. Je poussai à la Reine, que je fis cesser de tirer par bonheur; ce ne fut pas sans risque, car je faillis à être passé par les armes, et on ne s'entendoit plus dans le grand bruit et à cause du grand feu. Nous ne sommes pas

1. Voyez ci-dessus, p. 162 et 168.

malheureux de n'avoir pas fait une plus grande perte dans un aussi grand désordre. Le prince Louis de Baden ne fait aucune tentative pour nous suivre. On ne croyoit pas faire la marche que nous avons faite sans le voir à notre arrière-garde.

« Personne assurément, Monseigneur, ne vous respecte autant que

« CHAMILLY. »

3. *De M. de Saint-Frémond à M. de Barbezieux.*

« Au camp de Lichtenau, ce 24e juillet 1697.

« Monseigneur,

« Suivant la nouvelle d'aujourd'hui, les ennemis font à peu près ce que j'ai eu l'honneur de vous mander par ma dernière lettre, puisqu'il (*sic*) remarche du côté d'en bas, après avoir envoyé deux régiments de cavalerie et deux bataillons par derrière les montagnes pour fortifier les troupes détachées dans la vallée de la Quinche. Cela fait, M. de Bade va épuiser toute sa capacité pour tâcher d'engager M. le maréchal de Choiseul à repasser le Rhin. On dit déjà qu'un pont de bateaux parti d'Heilbronn descend par le Necker, et qu'il est arrivé au Neckergemund; apparemment que c'est dans le dessein de s'en servir et tâcher de faire un pont à Mannheim ou à Santhofen. Cela étant, Monseigneur, nous aurions deux choses à faire promptement : de forcer les retranchements de l'entrée de la vallée de la Quinche, brûler le pont de bateaux chargé sur des chariots toujours prêts à donner de l'inquiétude dès lors qu'on s'éloigne de la haute Alsace; cela fait, sans perdre temps, remarcher par le long de la montagne droit à Bruchsall; de là, s'approcher de la plaine d'Heidelberg, Philipsbourg derrière nous, et faire un pont à Spire, afin de se communiquer plus facilement avec M. d'Huxelles. Si on prend d'autres partis, il y auroit à craindre que M. le comte de Nassau-Weilbourg, resté avec un corps de troupes à Oberstadt, n'allât diligemment passer à Mayence et venir se poster vis-à-vis de Mannheim ou de Santhofen, pour protéger la tête du pont que les ennemis auroient résolu de faire : à quoi M. d'Huxelles auroit peine à s'opposer, à moins que le corps qu'il commande ne fût un peu renforcé. Aussi, Monseigneur, pensé-je bien que M. le Maréchal lui destine encore quatre bataillons et un régiment de dragons, moyen quoi[1] il pourroit marcher hardiment.

« .... J'ai l'honneur d'être, etc.

« SAINT-FRÉMOND.

« Je pris la liberté de parler de tout ce que dessus à M. le Maréchal. »

1. Ainsi dans l'original.

4. *Du marquis d'Huxelles à M. de Barbezieux.*

« A Spire, ce 11 août 1697.

« .... M. le prince Louis étoit encore hier campé avec son armée à Wiesloch, aussi bien que le corps de troupes commandé par M. de Nassau-Weilbourg, ses bateaux à Heidelberg, et ses vivres établis à Ladenbourg. Cette situation doit, selon moi, faire voir qu'il ne s'embarrasse pas de s'éloigner de notre armée, ni qu'elle subsiste dans la vallée du Rhin, et que son dessein est de construire un pont sur le Rhin: ce qu'il ne me sera pas possible d'empêcher. Ainsi il n'y a, à mon avis, que M. le maréchal de Choiseul qui puisse dire, par ce qu'il a projeté de faire au delà du Rhin pour occuper M. le prince Louis, qu'il ne passera pas au deçà; car, pour moi, je ne saurois croire qu'il soit venu où il est seulement pour y subsister. Je suis, etc.

« Huxelles. »

5. *Du marquis d'Huxelles à M. de Barbezieux.*

« A Spire, ce 16 août 1697.

« Ce que j'eus l'honneur, Monseigneur, de vous mander hier de la marche de M. le prince Louis, avec toute son armée, du côté de Ladenbourg, et du corps de troupes sous les ordres de M. de Nassau-Weilbourg resté à Bayershal, proche Wiesloch, m'a été confirmé de plusieurs endroits. M. des Bordes m'écrit que c'est M. de Thungen qui commande ledit corps, mais que ce sont les mêmes troupes qui étoient à Oberstadt, aux ordres de M. de Nassau. Un paysan, parti hier à onze heures du matin d'Heidelberg, m'a dit avoir vu passer beaucoup de cavalerie et d'infanterie sur le pont du Necker, proche ledit Heidelberg, et qu'il avoit ouï plusieurs officiers discourants ensemble, dont les uns disoient qu'ils alloient à Mayence, et les autres qu'ils alloient à Ladenbourg. Un autre paysan, parti hier à midi dudit Ladenbourg, m'a rapporté y avoir déjà vu trois régiments, et qu'on y travailloit diligemment à la construction de deux ponts sur le Necker pour le passage de l'armée. Toute cette démarche ne pouvant être à autre fin que pour faire un pont sur le Rhin, selon toute apparence à l'île de Santhofen, et n'étant pas en état de l'empêcher, ni de soutenir le Spirebach contre leur armée, je compte, suivant les nouvelles que j'apprendrai aujourd'hui ou demain, de me retirer, croyant qu'il vaut mieux pour le service du Roi que je me retire plus tôt que d'attendre trop tard; d'autant plus qu'il ne me paroît d'aucune utilité de garder les masures de Spire, tout le Spirebach ne pouvant être gardé. Je suis, etc.[1].

« Huxelles.

1. Le 18, il annonce en effet qu'il abandonne Spire et se retire sur Germersheim. Voyez le récit de Saint-Simon, ci-dessus, p. 173.

« Le billet que vous m'avez fait l'honneur de m'écrire de votre main m'a donné bien de la joie. Vous m'avouerez que je suis dans une mauvaise situation, ne pouvant rien faire de bien : car, si je me retire trop tôt, on y trouvera à redire, et ce sera encore pis si, en me retirant trop tard, il m'arrive quelque échec. Je ferai tout pour le mieux, pour le bien du service du maître, sans m'embarrasser des discours du public. »

6. *Du Roi au maréchal de Choiseul*[1].

« Le 20 août 1697.

« Le marquis de Barbezieux vient de me rendre compte d'une lettre qu'il a reçue du marquis d'Huxelles du 15 de ce mois, par laquelle j'ai vu que le prince de Bade avoit décampé le matin et marchoit du côté de Ladenbourg; qu'il avoit fait descendre la nuit d'auparavant tous ses bateaux : ce qui fait voir qu'il songe à passer le Rhin, ce que le marquis d'Huxelles, avec les troupes qu'il a, n'est pas en état de l'empêcher de faire. J'avois compté jusqu'à présent que, depuis que vous avez passé le Rhin au Fort-Louis avec une armée, vous auriez songé à marcher en avant dans le pays ennemi pour y faire quelque entreprise qui donnât au prince de Bade assez d'occupation de couvrir son pays, pour lui ôter les moyens de songer à passer en Alsace; mais je suis persuadé que vous ne l'avez pas trouvé praticable, puisque vous n'avez pas exécuté, sur cela, ce que je vous avois mandé plusieurs fois, et que le mauvais temps vous en a empêché. Il est question présentement de préserver les pays soumis à mon obéissance des désordres que les ennemis ne manqueroient pas d'y faire, s'ils y pouvoient pénétrer, et je vais vous expliquer une raison principale qui m'oblige à vous dépêcher ce courrier pour vous donner l'ordre de repasser le Rhin.

« Si la guerre continue, mon intention est d'envoyer en Catalogne un nombre assez considérable de bataillons avant la fin de la campagne, que je compte de détacher d'Allemagne, où je les ferai remplacer par des troupes qui viendront de Flandre : si je laissois les ennemis s'établir en Alsace, ces bataillons étant détachés de mon armée, vous ne seriez pas en état, avec ce qui vous resteroit, quoique encore considérable, d'empêcher le prince de Bade de faire passer le reste de la campagne à son armée en Alsace. Ainsi je desire que vous marchiez promptement pour passer le Rhin au Fort-Louis, afin de ne pas ruiner la haute Alsace par le passage de mon armée, pour rassembler ensuite toutes les troupes qui étoient à vos ordres au commencement de la campagne, si vous croyez en avoir besoin, étant fort supérieur aux ennemis, marcher à eux, s'ils ont passé le Rhin, et les obliger de repasser ce fleuve, ou à Mayence ou sur le pont qu'ils auront construit, étant de conséquence qu'avant que vous puissiez recevoir mes ordres pour détacher des troupes pour la Catalogne, ce qui pourra être vers le 15 ou le 20 du mois pro-

1. Ci-dessus, p. 174.

chain, vous ayez obligé les ennemis à mettre, pour leur sûreté, le Rhin entre vous et eux. Vous voyez de quelle importance il est que vous ne perdiez pas de temps à l'exécution de ce que je vous ordonne, à quoi je ne doute pas que vous ne donniez toute votre application, et je vous recommande en même temps de ne rien dire à personne de ce que je vous marque du dessein que j'ai d'envoyer des troupes en Catalogne.

« Si vous trouvez occasion de combattre les ennemis, ne la perdez pas, et essayez de les battre, si vous en trouvez l'occasion.

« Et la présente, etc. »

7. *Du maréchal de Choiseul au Roi.*

« Au camp d'Offenbourg, le 23 août 1697.

« Sire,

« Dans le temps que j'attendois impatiemment de voir cesser le déluge pour pouvoir attaquer les ennemis dans leurs retranchements, dont je m'étois fait informer, et que j'avois reconnus autant que le débordement des eaux me l'avoit pu permettre, le courrier de Votre Majesté me rend la lettre qu'elle m'a fait l'honneur de m'écrire le 20 de ce mois, par laquelle elle m'ordonne de repasser le Rhin au Fort-Louis avec toute l'armée, pour marcher aux ennemis, les obliger à repasser le Rhin et les combattre.

« Je n'aurois pas manqué d'exécuter à la lettre les ordres de Votre Majesté et de marcher par deçà jusqu'au Fort-Louis, sans quatre puissantes raisons, auxquelles j'espère que Votre Majesté aura la bonté de se rendre.

« La première est que, ne m'attendant point à cet ordre, je n'avois ordonné du pain aux troupes que jusqu'au 27, et que, par les terribles temps qu'il a fait, et qui ont encore augmenté depuis deux jours, il seroit impossible que l'armée, qui ne peut partir qu'après-demain, arriva[1] devant le 28 au Fort-Louis. Donc elle marcheroit deux jours sans pain : ce que Votre Majesté sait qui ne se peut absolument pas.

« La seconde, qu'il y auroit une infinité de traîneurs, surtout dans l'infanterie, qui a été désolée par les pluies, qui seroient autant d'hommes tués par les ennemis et par les paysans. Ainsi je puis assurer Votre Majesté que je sauve par là beaucoup d'hommes et de chevaux à l'armée.

« La troisième, qu'il est sûr que je serai plus tôt rendu de quatre ou cinq jours en passant par Strasbourg, que par le Fort-Louis.

« Et la dernière enfin, que, marchant par brigades comme je vais faire, l'armée de Votre Majesté ne causera point de tort à l'Alsace, pouvant, comme j'ai résolu, au partir de Kehl, où j'irai camper après-demain, après avoir fait prendre les devants à l'artillerie et aux gros bagages, aller, le jour ensuite, camper jusqu'à la hauteur du Fort-Louis, les cavaliers donnant en chemin un peu d'avoine à leurs chevaux.

1. Ainsi dans l'original.

« Votre Majesté m'objectera peut-être que, prenant par le long du Rhin, j'aurois eu du pain pour les troupes : à quoi je prendrai la liberté de lui dire qu'ayant eu assez de peine à le faire il y a trois semaines, il me seroit absolument impraticable aujourd'hui que tout est inondé, et personne de l'armée n'en peut disconvenir.

« Il ne me reste donc, en suivant le plan ci-dessus, après avoir passé à Strasbourg, que de prendre, comme je ferai, les devants avec ce qui marchera à la tête, pour joindre M. le marquis d'Huxelles, et retourner prendre poste en avant, autant que je pourrai, avec ce qu'il a de troupes, en attendant que le reste m'ait joint.

« Après cela, je supplie Votre Majesté de considérer que le temps qu'il fait depuis cinq semaines n'est point arrivé de mémoire d'homme, et que ce sont contretemps contre lesquels on ne peut aller. Votre Majesté verra par la suite que je ne manque point d'envie d'attaquer les ennemis, puisqu'elle me permet de les combattre.

« Je n'aurai garde de parler à qui que ce soit de ce que Votre Majesté m'a fait l'honneur de me confier dans sa lettre ; je crois qu'elle veut bien n'en pas douter un moment.

« Je suis, etc.

« LE MARÉCHAL DE CHOISEUL. »

8. *Du marquis de Villars à M. de Barbezieux*[1].

« Au camp d'Offenbourg, ce 23 août 1697.

« Monseigneur,

« M. de Montgommery ayant été détaché avec mille chevaux et autant d'infanterie pour assurer un fourrage que M. le maréchal de Choiseul vouloit faire en arrivant dans ce camp, il ne trouva pas dans les villages de quoi faire ce fourrage. Comme il rentroit dans le camp, quelques troupes commandées par M. de Vaubonne attaquèrent son arrière-garde, qui fut poussée d'abord, et ensuite les ennemis repoussés. Il s'en fallut peu que M. de Flamanville, qui étoit à cette arrière-garde, ne fût pris. Enfin, Monseigneur, de tous ces mouvements de guerre, il n'en résulta autre chose si ce n'est que chacun s'en retourna chez soi sans effusion de sang. Les ennemis parurent le même jour de tous côtés. Il y avoit quatre cents chevaux vers la droite, où M. le maréchal de Choiseul m'avoit chargé de me tenir, que l'on fit pousser jusqu'au delà de Gückenbach : ce qui sauva beaucoup de fourrageurs. Le jour d'après, les houssars en prirent près de vingt de la brigade de Praslin. Ce Vaubonne nous tient de fort près. Il me seroit fâcheux qu'ayant l'honneur de commander la cavalerie, S. M. pût me soupçonner d'être assoupi sur les moyens de réprimer leur insolence et sur toutes les autres vues que l'on peut avoir pour le bien de son service. J'espère, Monseigneur, que vous me rendrez la justice d'être bien persuadé que j'ai la vivacité que

1. Ci-dessus, p. 175.

je dois, mais en même temps la soumission qui convient au subalterne, laquelle ne m'a pas empêché de représenter ce que j'ai cru devoir depuis que je suis dans ces armées d'Allemagne, d'où vous me tirerez quand il vous plaira. Il faut espérer que ce sera par la paix. Vous m'avez trouvé, Monseigneur, dans des situations plus agréables, et où S. M. paroissoit satisfaite du compte que j'avois l'honneur de lui rendre des choses dont elle me faisoit l'honneur de me charger. Du moins ai-je plusieurs de vos lettres, Monseigneur, par lesquelles vous aviez la bonté de me le marquer. Vous me remettrez dans ces situations-là quand il vous plaira. Je serai partout, avec le même attachement et le même respect, etc.

« VILLARS. »

9. *De M. de la Grange, intendant, à M. de Barbezieux*[1].

« Strasbourg, 27 août 1697.

« .... Il arriva hier, dans la marche de l'armée, une affaire qui a assez fait de bruit. M. le marquis de Villars, quoiqu'il ne fût pas de jour, étant resté à l'arrière-garde dans la pensée qu'il eut que M. de Vaubonne y pouvoit venir avec ses troupes et qu'il auroit occasion de les charger, la chose arriva comme il l'avoit prévu, car, l'arrière-garde se mettant en marche, l'on aperçut des troupes près le village de Till, qui étoit la gauche du camp d'Offenbourg, qui se formoient à la portée du pistolet de celles du Roi; et en un moment elles furent en bataille au nombre de mille ou douze cents chevaux. Mondit seigneur le marquis de Villars disposa, avec M. de la Bretesche, lieutenant général, et M. le marquis de Montgommery, maréchal de camp, qui étoient de jour, les troupes qu'ils avoient, qui pouvoient être de quatre à cinq mille chevaux et de deux mille grenadiers. Lorsque cela fut fait, M. le marquis de Villars pria M. de la Bretesche de trouver bon qu'il chargeât les ennemis : ce qu'il lui refusa en disant que M. le maréchal de Choiseul avoit défendu de combattre, et qu'il n'avoit ordre que se retirer. Sur quoi, M. le marquis de Villars, en présence de tous les officiers, lui dit qu'il se chargeoit de l'événement et que M. le Maréchal n'avoit point cru que les choses dussent arriver de la manière qu'elles étoient. Les troupes le secondèrent, et il ajouta que c'étoit le service de S. M. et qu'il ne devoit pas s'y opposer; et enfin, ne pouvant le résoudre, il s'avança vers M. de Vaubonne et les officiers des ennemis, et leur dit : « Messieurs, il ne tient pas à moi que vous ne soyez bien battus; c'est « Villars qui vous le dit. » Et ensuite il se retira, et vint à la Ruperschau, où M. le Maréchal a logé la nuit dernière; et, l'abordant, il lui dit : « Je crois, Monsieur, que vous savez ce qui est arrivé à l'arrière-« garde. » Il ne délaissa pas de lui en faire un détail, et dit : « Je ne « parle point contre M. de la Bretesche, parce que je sais que c'est un

1. Ci-dessus, p. 175.

« galant homme; cependant je vous dirai qu'il n'en a pas agi comme il « l'auroit dû dans cette occasion; » et lui répéta que c'étoit une chose sûre que la défaite de M. de Vaubonne, et que M. de la Bretesche avoit eu tort de ne le pas laisser charger. M. le Maréchal répondit : « Il est « vrai que je lui ai dit de ne point combattre et de se retirer avec pré- « caution. » Sur quoi, mondit seigneur le marquis de Villars répliqua qu'il y avoit des occasions où l'on devoit prendre quelque chose sur soi, particulièrement dans les affaires sûres; et l'on finit dans le moment d'en parler. Je vous dirai à ce sujet, Monseigneur, que j'ai toujours reconnu beaucoup de valeur à M. le marquis de Villars : il n'y a point d'affaires où il ne se trouve, et il y paroît avec beaucoup de courage; il sait la guerre de campagne, il a de l'esprit et du dessein; il mérite que le Roi s'en serve par distinction, et il est très certain qu'il y a de la matière pour en faire un bon général. Je suis, etc.

« De la Grange. »

10. *Du marquis de Villars à M. de Barbezieux.*

« Au camp sous Strasbourg, ce 27 août.

« Monseigneur,

« L'armée quitta hier le camp d'Offenbourg pour repasser le Rhin. Je demeurai quelque temps à l'arrière-garde de la droite, où il parut quelques ennemis, qui ne s'en approchèrent point. Nos dernières troupes ayant repassé la Quinche sur le pont d'Offenbourg, j'allai voir retirer celles de la gauche, qui repassoient sur le pont de Bühl, d'où M. le Maréchal étoit parti il y avoit une heure. En y arrivant, l'on me dit que Vaubonne, avec mille ou douze cents chevaux, serroit fort notre arrière-garde; j'y poussai, et, ayant vu la disposition des ennemis, qui faisoient un demi-cercle autour du village de Bühl, à la portée du pistolet, dans lequel village il y avoit sept cents grenadiers, et derrière eux huit ou dix troupes de cavalerie, j'envoyai ordre à vingt-cinq compagnies de grenadiers qui avoient fait l'arrière-garde du pont d'Offenbourg de passer incessamment sur le pont de Bühl. Je les plaçai dans les haies du village, en éloignant les ennemis à coups de mousquet. Les dragons de l'Estrade repassèrent aussi le pont de Bühl, derrière lequel nous avions encore trois régiments de dragons et quatre brigades de cavalerie. Dans cette situation, je ne voyois rien qui pût sauver les ennemis. M. le comte de Montgon, qui étoit là avec les troupes de son aile, MM. de Saint-Pater et de Quercado, qui commandoient les grenadiers, MM. de Chamarande et de Vaudrey, qui y étoient volontaires, les jugèrent perdus comme moi, d'autant plus qu'ils avoient un ruisseau fâcheux à repasser derrière eux. Ils rendront témoignage que ce n'est pas ma faute. Celui qui commandoit cette arrière-garde, étant plus ancien que moi, très brave et très honnête homme, ne se rendit pas à mes raisons, et, ne pouvant rien gagner, je m'approchai des ennemis et leur dis : « Messieurs, si vous n'êtes pas bien battus, ce n'est pas ma « faute. » Ils me saluèrent fort honnêtement, et je m'en allai. Voilà, Monseigneur, tout ce que j'ai pu faire. Il est très mortifiant pour ceux qui, pour mériter l'estime de S. M., l'honneur de votre protection et quelque élévation, comptent uniquement sur leurs actions, d'en manquer qui ne peuvent qu'être heureuses. Pourvu, Monseigneur, que vous soyez bien persuadé de ma bonne volonté, et qu'elle n'est ni téméraire, ni indiscrète, je me croirai toujours trop heureux si je puis d'ailleurs me flatter que vous me faites l'honneur de me regarder comme l'homme du monde qui [est,] avec le plus d'attachement et de respect, etc.

« VILLARS. »

11. *Du maréchal de Choiseul au Roi*[1].

« Au camp près d'Alzey, le 14 septembre 1697.

« Sire,

« J'eus l'honneur d'écrire avant-hier amplement à Votre Majesté sur tout ceci. Comme un courrier peut être pris, je prends la liberté de vous répéter que[2] je ne vois nulle apparence de pouvoir attaquer les ennemis où ils sont, quoique ce soit l'intention de Votre Majesté. Tous ceux de cette armée qui connoissent cet endroit m'assurent que cela n'est point du tout praticable. Ils sont bien retranchés le long de la Nahe, qui est devant eux, sur une éminence qui fait un poste le plus avantageux du monde, où journellement il leur arrive des troupes par leurs derrières, et ils étoient en cet état quand je suis arrivé ici. Ce n'est point leur nombre qui m'arrête : c'est la situation de leur armée, et j'espère que Votre Majesté me rendra justice sur le chagrin où elle ne peut pas douter que je ne sois de ne pouvoir pas exécuter ses ordres dans une occasion de cette nature. J'avois dessein de m'avancer de deux lieues. Mais, comme cela ne seroit d'aucune utilité pour le service de Votre Majesté, étant ici plus à portée de nos subsistances, qui ne laissent pas de mériter attention, et également en état de m'avancer où il sera besoin, j'y resterai autant qu'il me sera possible.

« Un de mes partis ayant fait six prisonniers sur les ennemis, je les ai questionnés, et, par ce qu'ils rapportent, il paroîtroit que les ennemis n'ont d'autre dessein que de songer à subsister où ils sont le reste de la campagne.

« Je suis, etc.

« LE MARÉCHAL DE CHOISEUL. »

1. Voyez ci-dessus, p. 217.
2. La suite du paragraphe est écrite en chiffre, avec lecture interlinéaire.

12. *Du Roi au maréchal de Choiseul.*

« De Versailles, le 19 septembre 1697.

« Mon cousin, j'ai reçu les lettres que vous m'avez écrites les 10 et 12 de ce mois, du camp d'Alzey. J'ai vu avec peine ce que vous me mandez par la dernière, que vous croyez qu'il vous sera difficile de pouvoir forcer les ennemis dans leur camp, par sa situation favorable et les retranchements qu'ils y ont faits. Je vous recommande de ne rien oublier, soit en les attaquant dans leur camp, après l'avoir bien examiné, si vous croyez que cela puisse être praticable, soit en les tournant de manière que vous puissiez leur ôter le moyen de tirer des vivres de leur pays, pour les empêcher de se rendre les maîtres d'Ebernbourg et les rejeter au delà du Rhin. Et la présente, etc. »

13. *Du maréchal de Choiseul au Roi.*

« Au camp près d'Alzey, le 21 septembre 1697.

« Sire,

« Par le compte que j'ai eu l'honneur de rendre à Votre Majesté de la situation avantageuse du camp des ennemis, retranché avec toutes les précautions possibles, et du nombre de troupes que M. de Baden avoit avec lui, j'avois cru vous avoir fait assez connoître l'impossibilité dans laquelle je me trouvois de les y pouvoir attaquer; mais, comme, par toutes les lettres que j'en reçois, il paroît que Votre Majesté est toujours persuadée que les ennemis ne m'attendront pas et qu'ils repasseront le Rhin aussitôt qu'ils me verront les approcher, je dois remettre devant les yeux de Votre Majesté les choses comme elles étoient au jour que nous sommes arrivés ici, qui étoit le 9 de ce mois, pour qu'elle soit en état de juger si j'aurois pu mieux faire.

« Par une lettre du sieur de Saint-Amand, ingénieur à Ebernbourg, dudit jour 9, il me mandoit que les ennemis avoient des postes dans tous leurs environs; que, par tous leurs avis, M. de Baden avoit trente-cinq mille hommes, et qu'il avoit vu leur armée de la montagne du Rheingrafenstein. Je ne doute point que M. d Arcy, qui me confirmoit la même chose, ne l'ait mandé à M. de Barbezieux, qui en aura informé Votre Majesté.

« Avant de pouvoir marcher aux ennemis, il me falloit notre convoi de farines, qui ne put arriver ici que cinq ou six jours après nous : pendant lequel temps M. de Baden fut joint par sept régiments qui venoient du haut Rhin et par d'autres troupes qui filoient journellement pour le fortifier.

« Si j'avois eu ensemble toute l'armée de Votre Majesté, je crois que, par la grande supériorité que j'aurois eue sur celle des ennemis, qui est séparée, qu'elle ne m'auroit point attendu, ou que j'aurois pu trouver jour à l'attaquer; mais il m'a fallu laisser le sieur de Gévaudan dans le haut Rhin, avec des troupes qui y étoient nécessaires; M. le marquis d'Huxelles est, avec un assez gros corps, à Spire; le sieur de la Lande, avec quatre bataillons et six cents chevaux, vers Oggersheim; un bataillon à Pfedersheim, et des détachements que j'ai à Linange et autres endroits, pour assurer nos subsistances. Tout cela diminuant beaucoup cette armée, Votre Majesté voit clairement que je n'ai pu ni dû attaquer l'armée des ennemis campée où elle est. Cependant, Sire, je me trouve aujourd'hui dans une triste situation, sans pouvoir y remédier; car, par toutes mes nouvelles et le bruit du canon que j'ai entendu depuis hier, Ebernbourg me paroît attaqué. Votre Majesté sait sans doute la situation de ce château et des environs. Il n'est point question de siège pour le prendre : trois batteries suffisent, deux au delà de la Nahe, qui sont en sûreté, et une par deçà, que les ennemis retireront en cas que je marchasse[1] pour l'enlever. Ils ont du fourrage assemblé pour toute la campagne, et le nôtre est à bout. Il n'y en a point sur la Nahe, et je ne pourrois quitter d'ici, où sont mes fours, sans y laisser cinq ou six mille hommes. Quelques gens peu éclairés, pour se faire de fête, pourront peut-être alléguer des expédients qui n'ont point été de mon goût, et que j'espère qui ne seront point de celui de Votre Majesté, quand elle aura eu la bonté de balancer mes raisons, puisqu'en deux mots[2]....

« M. des Bordes me mande que les ennemis commencent à mettre leurs bateaux en mouvement. Ils en avoient cinq avant-hier, chargés sur les chariots du pays qu'ils ont assemblés, et ils ont fait descendre quelques régiments vers Heidelberg. Il n'y a point d'inquiétude à avoir de ce côté-là, M. le marquis d'Huxelles ayant suffisamment de troupes à ses ordres pour s'opposer à toutes leurs entreprises.

« Je suis, etc.

« LE MARÉCHAL DE CHOISEUL. »

14. *Du Roi au maréchal de Choiseul.*

« De Versailles, le 22 septembre 1697.

« Mon cousin, j'ai reçu la lettre que vous m'avez écrite du camp près d'Alzey le 14 de ce mois. Je suis bien fâché que vous trouviez la situation des ennemis trop avantageuse pour pouvoir les attaquer dans leur camp, et vous devez, comme je vous l'ai déjà marqué, mettre toute votre attention à les y resserrer de manière, soit pour leurs fourrages, soit pour leurs subsistances, que l'incommodité qu'ils y souffriront les mette hors d'état d'y passer le reste de la campagne, et empêcher que

1. *Marchast*, dans l'original.

2. Ici, neuf lignes de chiffre, sans traduction, coupées, à la sixième, par les mots : « comme j'ai eu l'honneur de vous le mander. »

le prince de Bade ne se saisisse d'Ebernbourg, dont la perte à la vue de mon armée, et, à votre égard, en deçà de la Nahe, derrière laquelle ils sont postés, seroit plus honteuse que préjudiciable. Et la présente, etc. »

15. *Du maréchal de Choiseul au Roi.*

« Au camp près d'Alzey, le 24 septembre 1697.

« Sire,

« J'ai reçu la lettre que Votre Majesté m'a fait l'honneur de m'écrire le 15 de ce mois, par laquelle je vois avec douleur qu'elle est de plus en plus persuadée que les ennemis ne m'attendront pas dans leur camp, où elle est informée qu'ils sont retranchés, et que s'ils le faisoient, que je serois en état de les y forcer. Votre Majesté aura vu, par ma dernière lettre, les raisons que j'ai eues pour ne pas former cette entreprise, quoique je susse[1] qu'elle le desiroit, et qu'il convient à l'honneur de ses armes de le faire, surtout Ebernbourg étant attaqué. Et pour m'expliquer encore plus précisément à Votre Majesté, il est bon qu'elle soit informée que je n'ai plus présentement avec moi que quarante-quatre bataillons, à cinq cents hommes au plus, qui font vingt-deux mille hommes, et cent sept escadrons, à cent trente maîtres chaque, treize mille neuf cent dix hommes; le tout ensemble montant à trente-cinq mille neuf cent dix hommes. En marchant aux ennemis, il auroit fallu laisser à Alzey, pour la sûreté des vivres, tout au moins quatre mille hommes, et Votre Majesté doit avoir été informée de plusieurs endroits que M. de Baden a plus de trente-cinq mille hommes dans son camp, et qu'ils y étoient le jour que j'arrivai ici, d'où je n'aurois pu marcher aux ennemis que cinq ou six jours après, à cause de mon convoi de farine qui ne put arriver que dans ce temps-là. Je laisse à juger à Votre Majesté s'il m'étoit permis d'aller attaquer les ennemis, plus forts que moi, dans un camp des plus avantageux par sa situation, bien retranché, et couvert d'une rivière dont les bords sont relevés à tous les endroits praticables.

« Je vois que Votre Majesté me va dire qu'il est étonnant que je n'entreprenne rien avec une armée comme la sienne, et que j'entende tranquillement battre Ebernbourg sans songer seulement à le secourir. Ce parti semble d'abord ne pouvoir être pris que par un homme qui manque de courage; mais, Sire, en approfondissant toutes choses, comme j'espère que Votre Majesté aura la bonté de faire, je compte qu'elle me rendra justice. Elle est bien informée de la situation d'Ebernbourg : il ne faut que trois batteries pour réduire ce château, deux au delà de la Nahe, qui sont en sûreté, et une par deçà, qu'on retirera aussitôt que j'y marcherai. Les ennemis ayant fourragé tout ce qui étoit en deçà de la-

1. *Sçeus*, dans l'original.

dite rivière, et n'y trouvant plus de subsistance, il me faudroit revenir sur mes pas, avec le chagrin d'avoir fait une démarche qui seroit inutile; et, sitôt que j'aurois remarché en arrière, les ennemis rétabliroient ladite batterie, sans plus rien appréhender. S'il ne s'agissoit que de jeter du monde et des munitions, il me seroit aisé de le faire; mais il n'en est point question : ce seroit d'y pouvoir vivre, et Votre Majesté voit que les ennemis, y étant arrivés les premiers, ont eu tout le loisir de faire amas du fourrage qui étoit en deçà de la Nahe, pour me l'ôter. J'ajouterai une puissante raison à toutes celles ci-dessus, qui est que, n'ayant point voulu, dans un fait de cette importance, m'en tenir à mes seules lumières, j'en ai conféré avec vos officiers généraux, qui tous, sans exception, sont revenus au sentiment que les ennemis n'étoient point attaquables où ils sont, quoique je leur aie marqué que toutes vos lettres m'assuroient que c'étoit la volonté de Votre Majesté.

« De marcher aux ennemis par le côté d'Ebernbourg, Votre Majesté n'ignore pas que c'est un pays très serré et fourré, par lequel il est sans difficulté qu'on ne peut pas attaquer un ennemi....

« Je suis, etc.

« Le maréchal de Choiseul. »

16. *Du marquis de Villars à M. de Barbezieux*[1].

« Au camp d'Odernheim, ce 24 septembre 1697.

« Monseigneur,

« .... Comme M. le maréchal de Choiseul a voulu savoir les sentiments de la plupart des officiers généraux sur les partis qu'on peut prendre depuis que les ennemis attaquent Ebernbourg, je ne puis, Monseigneur, m'empêcher de vous dire que, nos fours étant sûrement établis à Alzey, j'avois cru d'abord qu'il n'y avoit pas de meilleur parti à prendre que de se mettre le plus près des ennemis qu'il seroit possible, non pas pour les attaquer dans leur poste, si on le jugeoit trop difficile, mais pour les empêcher de former le siège d'Ebernbourg. Quand on a eu les premières connoissances de l'attaque de ce château, j'ai cru que, M. de Bade ayant cette audace avec des forces inférieures, il ne falloit rien omettre pour l'en faire repentir; et, pour agir sûrement, ma pensée a été de faire venir diligemment la plus grande partie des troupes du marquis d'Huxelles et celles de M. de la Lande. Que si, avec toutes nos forces, l'on trouvoit encore impossible de forcer le camp de M. de Bade et ses retranchements autour d'Ebernbourg, à quoi je ne pouvois croire de difficultés insurmontables, j'ai proposé qu'on me donnât quinze bataillons, de près de soixante que M. le maréchal de Choiseul pouvoit avoir, et trente escadrons, de près de cent trente qui sont à ses ordres; que je prendrois les derrières, pendant que l'ar-

1. Ci-dessus, p. 219.

mée du Roi tiendroit en échec celle des ennemis, et que je croyois pouvoir emporter les retranchements qu'ils ont autour d'Ebernbourg, gardés seulement par des détachements de leur armée; que je pourrois même, si l'on trouvoit de toute impossibilité d'emporter ces retranchements, me poster à quatre ou cinq lieues dans les derrières de l'armée de M. de Bade, et rendre son commerce avec le pont qu'il a sur le Rhin, vers Caub, très difficile, pendant que l'armée de S. M., placée devant la sienne, lui ôte celui de Mayence et de Bingen. Je voudrois fort, Monseigneur, que ces vues, que l'on n'a pas trouvé à propos de suivre, ne vous parussent pas éloignées de la raison, et que vous fussiez du moins persuadé que personne n'a plus de zèle pour le bien du service et ne peut être avec plus d'attachement et de respect, etc.

« Villars. »

17. *Du marquis d'Harcourt à M. de Barbezieux.*

« Au camp de Hoyet, ce 25 septembre 1697.

« Les dernières lettres que j'ai reçues du côté de la Moselle, Monseigneur, m'apprennent qu'enfin M. le prince Louis de Bade s'étoit déterminé à faire le siège d'Ebernbourg, et, quoique je n'aie pas dessein de me mêler d'affaires qui ne me regardent qu'autant que l'intérêt de S. M. m'y oblige, et le vôtre, je ne puis m'empêcher d'avoir l'honneur de vous dire ce que je pense sur ce sujet et ce que j'ai tiré de connoissance du pays dans le voyage que j'y ai fait la campagne dernière[1]. Il est certain que le château d'Ebernbourg ne peut pas tenir longtemps, et que l'armée de S. M. ne peut pas subsister non plus fort longtemps dans le camp d'Alzey. Ainsi il sera loisible à M. le prince Louis de Bade, supposé que la paix ne soit pas signée, de prendre des postes devant Kirn, comme il a pris devant Ebernbourg; car, de Kreuznach, où est son quartier général, en deux marches, il arrivera facilement devant Kirn, cavalerie, infanterie et artillerie, le chemin étant fort beau, et il n'aura que faire de changer son pont, qui est à Baccharach, non plus que ses fours. Il trouvera du fourrage en abondance et aura tout le pays qui est entre Kirn et Coblenz pour la subsistance de sa cavalerie, et je tiens qu'il sera bien plus difficile à l'armée du Roi de se porter au secours de ce château qu'à celui d'Ebernbourg, tant parce qu'il faut passer la montagne et des chemins difficiles, que pour la subsistance, qu'on ne peut tirer, en chemin faisant, que par Hombourg, qui en est fort éloigné.

« Vous vous souviendrez, Monseigneur, que j'eus l'honneur de vous mander, l'année passée, que j'avois trouvé un poste à une lieue et demie de Kirn, très sûr et sans lequel il n'étoit pas possible d'en former le siège; ce lieu s'appelle Grivelscheidt, et il est situé de manière que l'on a sa droite à un ravin, qui est celui de Stinkalenfels, où le ruisseau de Rhaunen passe et tombe dans Kirn, sans qu'il soit praticable entre Kirn

1. Ci-dessus, p. 218.

et la droite du camp et qu'on puisse craindre aucun passage de troupes. La gauche doit être derrière Niederhosenbach, où il y a un autre ravin qui la couvre et un ruisseau qui tombe dans la Nahe au-dessus de Kirn; ce ravin n'est pas plus praticable que celui de la droite. Le front du camp est couvert par un autre ravin, qui ne laisse que le front d'un escadron pour venir audit camp, lequel ravin va se joindre à celui de la gauche : de manière que, pour attaquer un camp qui sera là, il faut nécessairement passer par l'espace que je vous marque d'un escadron, qui est soumis et commandé par toute la hauteur qu'occupera le camp, lequel n'est vu d'aucun endroit, et qui est supérieur à toutes les autres hauteurs; il y a même de la profondeur assez dans le terrain pour se camper sans être vu, et même se mettre en bataille, et, comme c'est par le chemin de ce camp-là à Kirn que les ennemis doivent mettre leurs batteries et en faire l'attaque, il est impossible que l'on puisse l'attaquer quand on sera maître de ce poste, duquel on ne peut jamais vous chasser tandis que vous aurez des farines dans Kirn. Et, comme dorénavant l'armée de S. M. en Allemagne ne doit plus avoir d'autre objet que la conservation de ce poste, et qu'elle sera sans doute obligée de se retirer faute de fourrages, je croirois qu'un détachement pareil à celui que j'avois l'année passée en cavalerie, infanterie et canon suffiroit pour l'occuper. L'on peut, sur ma parole, prendre ce poste, car je l'ai bien remarqué, et, en quelque lieu que ce soit, je n'en ai jamais vu un si bon pour faire cet usage, et m'en chargerois volontiers, si j'en étois à portée. Je vous répéterai encore que, quoique cela ne me regarde point cette année, et que je ne sois pas empressé à me faire valoir par des avis, sur quoi il faut toujours être circonspect, je prends la liberté de vous donner celui-ci, dont vous ferez l'usage que vous jugerez à propos, n'ayant point envie de m'ingérer des choses qui regardent les autres armées, et me contentant d'exécuter le mieux qu'il m'est possible ce qui m'est ordonné.

« Je suis, etc.

« HARCOURT. »

18. *De M. d'Arcy à M. d'Esperoux, commandant du château de Kirn*[1].

« A Kreuznach, ce 29 septembre 1697.

« Vous aurez sans doute appris, Monsieur mon cher voisin, que j'ai été obligé, avant-hier au soir, de me rendre après avoir tenu onze jours de tranchées ouvertes, dont nous en avons été battus neuf de seize pièces de canon, dont neuf étoient de vingt-quatre, et quatre mortiers. Le château est criblé et tout abîmé, la brèche du côté de la ville en état d'être emportée, si bien que nous sortîmes par cette brèche, et même un cheval y descendit.

« A la réserve de ce qu'on ne m'a point accordé le canon, j'ai eu

1. Ci-dessus, p. 219.

tous[1] les honneurs de la guerre. L'on m'a refusé d'aller à Kirn. Après, hier, être sorti, M. le prince Louis me fit dire qu'il m'attendoit à dîner. Je suis donc venu ici, où j'ai couché, avec M. du Pont et Blanzy. Un trompette nous conduira joindre notre troupe, qui arrive aujourd'hui à Kaiserslautern. Le pauvre Saint-Amand a été emporté du canon, et tomba à mes pieds : je fus couvert de tout son sang. Le sieur Conty a été tué d'une bombe. J'ai environ quarante soldats morts ou blessés; pas un officier. Les ennemis accusent d'avoir perdu deux cents hommes. Il me paroît que votre tour pourroit arriver, et que vous pourriez être attaqué. Je vous conjure, Monsieur mon cher voisin, d'être toujours, de rester amis, et de me croire, de tout mon cœur, votre très humble et très obéissant serviteur.

« DARCY. »

19. *Du maréchal de Choiseul au Roi*[2].

« Au camp de Marxheim, le 4 octobre 1697.

« Sire,

« N'étant plus question que d'achever la campagne et la guerre en des quartiers de fourrage, je crois que je ferois mieux de me taire que d'importuner davantage Votre Majesté par des raisonnements qui sont présentement inutiles. Cependant, comme, par le mémoire de M. de Chamlay que j'ai reçu avec la lettre de Votre Majesté du 24 de ce mois passé, il paroît qu'elle ne désapprouvera pas que je lui répète mes raisons, je prends encore la liberté de lui faire remarquer que l'impossibilité où je me suis trouvé de subsister en avant et de pouvoir attaquer les ennemis retranchés derrière la Nahe sont la cause de la perte d'Ebernbourg. M. de Chamlay dit, dans son mémoire, tout ce qu'un homme sensé comme lui peut dire, et qui connoît aussi bien le pays. Ce qu'il me propose m'avoit même plusieurs fois passé par la tête, comme les meilleurs expédients; mais, après toutes réflexions faites, j'ai pensé qu'en m'avançant d'abord à Wilstein, que je connois pour un fort bon poste, au lieu d'empêcher la prise d'Ebernbourg, j'espère que Votre Majesté va convenir qu'elle l'auroit encore perdu plus tôt : car les ennemis avoient commencé, en arrivant dans leur camp, par fourrager la vallée d'Alzey et les gros lieux marqués dans le mémoire de M. de Chamlay; ainsi, plus de subsistance, ou très peu. Cela étant constant, et me portant près de la Nahe, je n'aurois pu y subsister que peu de jours : d'où retournant en arrière, Votre Majesté voit qu'Ebernbourg tomboit le lendemain; au lieu qu'en m'arrêtant, comme j'ai fait, à Alzey, j'ai fourragé des lieux du côté de Mayence et du Rhin, que j'ai trouvés encore remplis, et dont le fourrage et le grain, si j'avois marché plus avant, auroient été réfugiés à Mayence. Votre Majesté a su que j'ai fourragé Flonheim,

1. *Touttes*, dans l'original.
2. Ci-dessus, p. 220.

Arnsheim et autres lieux qui font partie des endroits désignés par M. de Chamlay dans son mémoire, c'est-à-dire ce qui restoit dans ces lieux-là, les ennemis en ayant emporté presque tout le foin. C'est ce qui m'a donné lieu de subsister vingt jours entiers audit Alzey avec un aussi gros corps de cavalerie, ce que je n'aurois pu faire assurément, si j'eusse marché audit Wilstein. Je reviens à présent à ce que M. de Chamlay marque que feu M. de Turenne a campé une fois longtemps audit Wilstein. Plût au ciel, pour le service de Votre Majesté, avoir eu les lumières et la capacité d'un tel homme! Mais, après cela, je vous supplie, Sire, d'observer que M. de Turenne, s'il m'en souvient, n'avoit avec lui que vingt à vingt-deux mille hommes; qu'alors le pays étoit tout plein, ce qui étoit fort différent de l'état où il se trouve aujourd'hui; qu'en établissant mes munitions à Alzey, il m'auroit fallu y laisser un corps assez considérable pour le garder; et Votre Majesté doit avoir été informée de plusieurs endroits que, M. de Baden ayant avec lui autant de troupes que moi au 9 du mois passé, que j'arrivai audit Alzey, ce parti-là auroit trouvé ses difficultés, joint qu'étant très mal informé des mouvements des ennemis par l'autre côté du Rhin, et pouvant ou se faire joindre par de nouvelles troupes, ou, par Mayence, harceler sans cesse les convois qui seroient venus d'Alzey à mon camp, Votre Majesté peut voir que toute son armée se seroit trouvée à la longue dans une situation fort agitée, par les gros et fréquents détachements qu'il m'auroit fallu faire pour assurer mesdits convois. D'ailleurs, pour faire à Alzey un entrepôt suffisant pour subsister du temps en avant, il m'auroit fallu plusieurs convois d'Alsace et de la Saarre, lesquels, me venant d'aussi loin, étoient exposés à beaucoup de risques par Mayence, par les montagnes et par le Rhin. Et si un de ces convois-là m'avoit manqué, ou qu'il eût été battu, il me falloit, le quart d'heure d'après, prendre le chemin de Neustadt; car, si Votre Majesté me veut permettre de lui parler librement, elle ne peut douter que la guerre d'Allemagne ne soit bien différente de celle des autres endroits, où l'on a presque toujours ses vivres à portée et en sûreté.

« Toutes ces raisons pesées ensemble, j'espère que Votre Majesté conviendra que s'il est très malheureux pour moi de n'avoir pu sauver Ebernbourg, qu'au moins en marchant plus en avant que je n'ai fait, je ne le sauvois pas, et j'exposois son armée à de fort grands inconvénients. Après tout ce que je viens d'avoir l'honneur d'expliquer à Votre Majesté, si j'ai mal pensé, je lui en demande pardon. Les plus habiles font des fautes : il n'est pas extraordinaire que j'en fasse. J'en suis puni par le plus cruel de tous les déplaisirs, en n'empêchant point la perte d'Ebernbourg. Quoique cet événement soit de peu d'importance à Votre Majesté, j'ose lui dire que c'est encore le premier mauvais qui me soit arrivé depuis cinquante ans que je porte une épée pour son service.

« Je suis, etc.

« LE MARÉCHAL DE CHOISEUL. »

IX

ÉLECTION DU PRINCE DE CONTI AU TRÔNE DE POLOGNE[1].

Lettre du cardinal-primat au Roi[2].

« 27 juin 1697.

« Sire,

« Après un an de travail et de peine, je viens donner à Votre Majesté une marque bien évidente de mon respectueux attachement en nommant pour notre roi légitime, avec les trois quarts de la République, M. le prince de Conti. Les ennemis de la gloire de Votre Majesté et de notre repos n'ont pu y consentir, et, pour jeter la Pologne dans les plus grands malheurs, ils ont appelé M. l'électeur de Saxe, auquel ils ont donné le vain titre de roi[3]. Nous ne serions pas en peine de ce concurrent, si nous avions le nôtre et tous les moyens en main pour faire valoir une si légitime élection; mais le retardement de l'un et de l'autre nous expose à des très grands périls : il est même cause que la maison Sapieha, sur laquelle nous avons le plus compté, et qui, pouvant le plus, a aussi le plus à risquer, semble vaciller dans une conjoncture si délicate. Ainsi nous supplions très humblement Sa Majesté, et moi principalement, qui porte tout le poids, non seulement de la République, mais encore

1. Voyez ci-dessus, p. 182-186 et 211. Nous ne voulons donner ici, de la très abondante correspondance qui forme plusieurs volumes au Dépôt des affaires étrangères (*Pologne*, vol. 89 et 95-99), que quelques lettres qui ont été négligées ou ignorées des historiens de cette élection, et qui accompagneront les relations annoncées dans une de nos notes.

2. Dépôt des affaires étrangères, vol. *Pologne* 97, fol. 223.

3. Le correspondant de la *Gazette de Leyde* écrivait de Varsovie, le 24 juin : « Il s'est présenté un nouveau prétendant à la couronne, qui est l'électeur de Saxe; et même le nonce du Pape s'est déclaré en sa faveur : ce qui a surpris bien des gens, et particulièrement l'ambassadeur de France, qui ne s'étoit attendu à rien moins qu'à cela. L'évêque de Passau, ambassadeur de l'Empereur, appuie fortement aussi le parti de ce prince. Il y a beaucoup d'apparence qu'il sera préféré à ses compétiteurs, s'il est vrai, ce qu'on dit, que S. A. É. offre, en ce cas-là, de donner à la République dix millions de florins pour payer l'armée et autres choses, de lever et entretenir quinze mille hommes à ses dépens jusqu'à ce que la forteresse de Kamnieck soit rentrée sous la domination de la République. On ajoute que l'Empereur offre, de son côté, de nous céder le duché de Silésie à perpétuité. On ne confirme pas que l'armée se soit confédérée de nouveau; ce faux bruit s'étoit répandu sur quelques désordres qu'elle avoit commis sur certaines terres. »

de cette élection, de soutenir ce que nous avons fait pour sa gloire et pour notre félicité, avec la même chaleur qui paroît dans toutes ces[1] autres entreprises, dont j'ose dire que la plus grande ne sauroit être comparable à celle-ci. Nous prenons de notre côté toutes les mesures nécessaires pour ne manquer à rien, et c'est de quoi M. l'ambassadeur de Votre Majesté lui rendra compte. Nous attendons aussi que Votre Majesté, de sa part, n'omettra rien pour nous défendre de[2] nos communs ennemis, et, pour moi, je ferai toujours voir par ma constance le respect avec lequel je suis,

« Sire, de Votre Majesté,

« Le très humble, très obéissant et très obligé serviteur.

« Le cardinal RADZIEIOWSKI, primat. »

Lettre des ambassadeurs au Roi[3].

« A Varsovie, ce 27 juin 1697.

« Sire,

« C'est avec beaucoup de joie que nous apprenons à Votre Majesté l'élection de Mgr le prince de Conti. Nous l'aurions souhaitée plus tranquille, car l'évêque de Cujavie s'est avisé de nommer, à la tête de son parti, M. l'électeur de Saxe roi de Pologne; mais le droit et les formalités requises sont de notre côté. Je me contente de la simple nouvelle que je prends la liberté d'envoyer à Votre Majesté par mon secrétaire. Nous aurons l'honneur de lui faire le détail de tout ce qui s'est passé au premier jour.

« Nous sommes, avec un très profond respect,

« Sire, de Votre Majesté,

« Les très humbles, très obéissants et très fidèles sujets et serviteurs.

« L'abbé DE POLIGNAC, l'abbé DE CHATEAUNEUF. »

Lettre des ambassadeurs au Roi[4].

« A Varsovie, ce 28 juin 1697.

« Sire,

« Nous dépêchâmes hier le sieur Galeran[5] pour donner part seu-

1. Ainsi dans l'original.
2. *Des*, dans l'original.
3. Vol. *Pologne* 96, fol. 32-33.
4. *Ibidem*, fol. 34-35.
5. Ainsi écrit dans l'original. Voyez ci-dessus, p. 186, 189, etc. Massuet (p. 196-197) parle de trois courriers, Galleran, Rioux, et un dernier, arrivé le 9 août. Selon les états de dépenses conservés dans les Papiers du Con-

lement à Votre Majesté de l'élection de M. le prince de Conti, parce qu'il est instruit de tout ce qui s'est passé; mais, dans la crainte qu'il ne soit arrêté, nous en dépêchons un second et un troisième, avec un détail circonstancié de tout ce que nous avons fait et souffert depuis cinq jours.

« Nos chefs, qui ont toujours cherché une ressource en cas que nous ne les pussions soutenir, dans une scission, contre le prince Jacques, avoient écouté depuis quelques jours les propositions de l'électeur de Saxe, d'autant[1] plus volontiers que c'étoit celui qui devoit être le plus agréable à la France, puisqu'il s'étoit d'abord adressé à elle en offrant de se mettre à sa place et de la rembourser en cas qu'elle renonçât. Il y en avoit même plusieurs d'entre eux qui, voyant que nous ne pouvions satisfaire à leur avidité ou fournir à leurs dépenses, prirent ce prétexte pour dire que nous les abandonnerions. On étoit presque déterminé à traiter avec lui dimanche dernier, et il fut conclu qu'on députeroit vers nous auparavant, pour nous demander notre consentement. Nous avions toujours regardé la concurrence de Saxe comme chimérique, parce que, quand même, disions-nous, il seroit sûr des seigneurs, la noblesse ne s'accommoderoit jamais d'un prince qui est allemand, hérétique, dépendant de l'Empereur par sa dignité électorale, et indépendant de la République par des forces étrangères. M. l'ambassadeur répondit donc à cette proposition, avec toute l'indignation qu'elle méritoit, que nous avions, sur leur parole, obtenu de nouvelles sommes de Votre Majesté; que, si elles ne suffisoient pas, il ne falloit pas nous engager à les faire venir, ni les prendre quand elles ont été arrivées; que l'intention de Votre Majesté n'étoit pas qu'on s'en servît contre la maison royale en faveur d'un Allemand; qu'ils ne nous avoient donc dépouillés que pour nous ôter les moyens de servir qui nous voudrions, etc. Pendant cette députation, le castellan de Kalisch[2] étoit arrivé dans cette assemblée, qui, voyant de quoi il s'agissoit, leur parla dans le même sens, les menaçant de se joindre au prince Jacques avec toute la grande Pologne, et

trôle général, Galleran eut, à la date du 28 juillet, deux ordonnances de deux mille deux cent cinquante livres, pour être allé en poste à Varsovie et être revenu de Varsovie à Versailles. L'abbé de Rioux, autre secrétaire de l'ambassadeur, parti de Varsovie le 3 juillet et arrivé six jours après Galleran, eut une ordonnance de même somme, ainsi que M. de la Rozière, gentilhomme de la suite de l'abbé de Polignac, parti le 21 juillet (ci-après, p. 500). Deux gentilshommes polonais, M. Szwyskowski et M. Broutelle, ce dernier attaché au prince Czartoryski, eurent chacun trois mille livres pour être venus de Varsovie (ordonnances des 17 septembre et 15 octobre); Dangeau annonce l'arrivée du premier le 3 septembre. L'auteur des *Mémoires et anecdotes de la cour de Pologne* et d'un mémoire inédit de 1694 sur la cour de Berlin que possède M. Ch. Schefer dit (*Curiosités historiques*, tome I, p. 335-337) qu'il arriva à Marly le 20 août, vit aussitôt le prince de Conti, pour hâter son départ, et repartit au bout de deux jours. Est-ce la Rozière?

1. *Et* biffé avant *d'autant*.
2. Wladislas Prycmski : ci-dessus, p. 203.

de dénoncer à la République leur avarice et leur lâcheté. Il fut soutenu de quatre ou cinq, et ramena toute l'assemblée, en sorte que, le Cardinal ayant promis de nous prêter quarante mille écus, tout fut apaisé. Mardi dernier, tous les palatinats s'assemblèrent dans le champ électoral, au nombre de cent cinquante mille hommes. Le palatinat de Plosk fut le premier qui commença à crier tout d'une voix : « Vive Conti! » Il fut suivi de plusieurs autres, et en assez grand nombre pour que nos amis se crussent suffisamment autorisés à presser le Cardinal de nommer malgré les opposants, le reste étant partagé entre la maison royale, Neubourg et Lorraine. Mais, pour ne rien faire contre la règle, qui est de ne nommer que le dernier jour, et dans l'espérance de ramener pendant la nuit ce qui nous manquoit à gagner, il remit au lendemain. Cette nuit nous fut funeste, car le castellan de Culm, l'un de nos plus intimes confidents, s'adressa à nos ennemis, qu'il savoit être inflexibles pour nous, et traita en secret avec eux en faveur de Saxe, qu'ils acceptèrent d'abord par dépit de voir que notre faction avoit détruit la leur, et par le mérite qu'ils se feroient auprès de cet électeur en se déclarant les premiers pour lui. En effet, ils le proposèrent le lendemain. La nouveauté de ce candidat, inconnu jusque-là à la noblesse, fit d'abord voler son nom par tous les palatinats. On produisit une attestation de l'évêque de Javarin, qui faisoit foi que l'Électeur, son parent, avoit abjuré entre ses mains, le dimanche dernier de la Trinité. Le Nonce eut l'imprudence, pour ne rien dire de pis, de fortifier encore cette attestation en certifiant par écrit que c'étoit la véritable signature de cet évêque, sans ajouter qu'il falloit d'autres preuves de conversion dans une matière si importante. Aussitôt on publia que Rome répondoit de sa catholicité, que l'Église ne pouvoit faire une acquisition plus considérable, qu'il y avoit quelque chose de trop miraculeux dans une conversion[1] si imprévue pour ne pas venir de Dieu. À cela se joignoit l'artifice de nos ennemis, qui vinrent publier faussement que nos palatinats les plus zélés se déclaroient en sa faveur. Enfin nous le crûmes roi pendant six heures, d'autant plus que nous n'étions pas encore bien revenus de l'alarme que nous avions eue dimanche à son sujet. Mais nos amis, indignés de la trahison du castellan de Culm, qui se servoit de M. de Saxe pour détruire M. le prince de Conti, au lieu de le garder en second, comme ils en étoient convenus, voulurent le tuer, et commencèrent à faire ouvrir les yeux à la noblesse sur la surprise qu'on lui faisoit, et représentèrent que la première loi fondamentale du royaume étoit que le roi et la reine soient catholiques, que l'Électrice est constamment calviniste, que l'Électeur n'est tout au plus qu'un catholique occulte, et par conséquent un impie, puisqu'il ne fait point profession de la foi dans un pays où il est absolu; que c'étoit une chose inouïe que, parmi tant de candidats, on prît un Allemand, sans être sûr des avantages qu'il pouvoit faire à la République; qu'il n'avoit commencé

1. Biffé et corrigé en « promotion ».

à se déclarer que le dernier jour qu'afin qu'on n'eût pas le temps de réfléchir sur un sujet si peu éligible et d'exiger de lui les mêmes avantages et les mêmes assurances que les autres offroient. La scission se forma là-dessus ; vingt-huit palatinats ou terres se rangèrent d'un côté en faveur de M. le prince de Conti, et nous n'attendions que le moment de sa nomination, lorsque nous apprîmes qu'elle étoit encore différée, parce que le Cardinal la vouloit unanime. On[1] passa toute la nuit à cheval pour éviter la discontinuation, parce que la diète ne doit durer que six semaines. Nous perdîmes, cette nuit-là, une partie de quelques palatinats, parce que nous manquions d'argent et qu'ils en avoient, et les choses furent si balancées le lendemain[2], qu'on fut obligé d'en venir à une conférence, où nos ennemis déclarèrent, par leurs députés, qu'ils étoient prêts de renoncer à la maison royale et aux Allemands, pourvu qu'on renonçât à M. le prince de Conti ; que c'étoit bien se mettre à la raison que de consentir à l'exclusion de sept candidats tandis qu'ils ne demandoient que celle d'un seul. On apprit, dans ce moment, la désertion du grand général Sapicha, dont la maison avoit reçu de nous plus de quatre-vingt mille écus, c'est-à-dire quinze au delà de ses capitulations, et qui étoit le seul que nous avions à opposer aux trois autres, qui sont contre nous. Tous nos amis en furent consternés, et songèrent aussitôt à Baden[3]. Si Votre Majesté veut bien se ressouvenir de ce que nous lui avons écrit sur ce candidat, elle comprendra aisément combien nous eûmes lieu de l'appréhender[4] dans une pareille conjoncture ; mais nos chefs furent consolés et encouragés par les menaces de notre noblesse, qui déclara qu'elle éliroit M. le prince de Conti sans eux, s'ils manquoient de fermeté. Ils ne laissèrent pas, pour mettre les autres dans leur tort, de leur aller proposer M. de Baden, sachant bien que le castellan de Cracovie ne l'accepteroit jamais ; et, par cet artifice, ils détachèrent de lui quelques palatinats, qui se réunirent aux nôtres : en sorte que, voyant que nous en avions vingt-neuf, on jugea qu'il n'étoit plus temps de différer la nomination. Les autres s'en aperçurent, et demeurèrent fidèles à Saxe, parce que c'étoit le seul qui pouvoit les soutenir par la facilité d'entrer bientôt dans le royaume avec des troupes, et l'évêque de Cujavie le nomma dans le camp, auparavant que le Cardinal nomma le sien dans le Colo : ce qui est une triple irrégularité de la part dudit évêque. Notre nomination fut suivie du *Te Deum* dans l'église de Saint-Jean, et de la décharge de l'artillerie, en sorte qu'elle a été revêtue de toutes les solennités nécessaires.

« Voilà, Sire, ce que nous avons fait malgré l'opposition des trois généraux et l'infidélité du quatrième. Il est vrai que[5] celui-ci, honteux

1. Ce qui suit a été reproduit en partie par M. de Bastard, p. 176-178.
2. Ici sont biffés ces mots : « par nos forces et par leur opiniâtreté ».
3. Le prince Louis de Bade.
4. *D'appréhender* corrigé en *de l'appréhender*.
5. Ces quatre mots remplacent la conjonction *quoique*, biffée.

des reproches de nos amis et d'une partie de sa famille, qui le conjurèrent, avec des larmes, de ne les point abandonner, leur protesta qu'il étoit toujours le même, et le proteste encore; mais[1] il le fait d'une manière si froide, qu'on ne sauroit faire de fonds sur sa constance. Ce qu'il y a de plus apparent, c'est qu'il veut balancer les deux partis par ses troupes, pour se faire encore acheter de l'un et de l'autre.

« Enfin, Sire, M. le prince de Conti est élu par les trois quarts de la République, et l'autre quart, par pur désespoir, a élu un prince qu'on ne pouvoit prévoir et qui peut opprimer la religion et la liberté. Votre Majesté jugera aisément que ce n'est pas sans peine que nous en sommes venus jusque-là, et qu'il a fallu bien des artifices pour persuader à nos amis la réalité des millions à Dantzick, que nous avions destinés[2] pour soutenir la scission, et la prochaine arrivée de M. le prince de Conti. Nous tâcherons de les retenir par cette même espérance et en empruntant de l'argent de tous côtés. C'est un miracle si nous pouvons nous dispenser d'en venir à la preuve, et une impossibilité d'empêcher le couronnement de M. de Saxe, qui est aux portes du royaume, si nous n'avons de l'argent pour faire faire confédérer l'armée sous quelques-uns de nos chefs, puisque les généraux, comme je l'ai dit, sont contre nous.

« Je vois que Votre Majesté accuse la réception de la lettre de M. l'ambassadeur du 3 mai, et je n'ai nulle réponse de celle du même jour que je m'étois donné l'honneur d'écrire à M. le prince de Conti, pour le presser de partir. Nous sommes bien malheureux si elle a été arrêtée (j'en joins ici une copie)[3]. Tous nos seigneurs nous demandent où il est, parce qu'ils le croient dans le royaume, et qu'ils veulent aller au-devant de lui. Nous les envoyons à Copenhague. Le roi de Pologne ne sauroit jamais assez reconnoître la fidélité et le zèle qu'ils ont marqués ces trois derniers jours pour son service.

« Nous sommes, etc.

« L'abbé DE POLIGNAC et l'abbé DE CHATEAUNEUF[4]. »

Relation de l'élection[5].

« De Varsovie, le 28 de juin 1697.

« Le 25e au matin, les palatinats de Pologne, au nombre d'environ

1. *Mais* corrige *néanmoins*, biffé.
2. Ces quatre mots sont ajoutés en marge et en interligne.
3. En interligne.
4. Cette double signature et la date que nous avons mise en tête sont en chiffre, avec traduction interlinéaire.
5. Extrait des papiers réunis par le P. Léonard sur la Pologne : Arch. nat., K 1317. On trouve aussi une relation italienne dans le volume des Affaires étrangères coté *Pologne* 97, fol. 213-217. Massuet, l'auteur de l'*Histoire des*

cent mille chevaux, commencèrent à s'assembler au camp électoral[1]; mais, parce que les points préliminaires concernant la recherche des auteurs de la confédération et l'entretien de l'armée, de même que les différends entre la noblesse de Pologne et celle de Lithuanie et les privilèges d'icelles, n'étoient point encore suffisamment réglés, il fut résolu que ce seroit par là qu'on commenceroit l'assemblée de ce jour, et qu'on lèveroit ces difficultés jusque dans leurs sources. Cependant, le Cardinal étant arrivé fort tard, on eut toute la peine du monde à s'accorder sur la parité des privilèges de ces deux nations : ce qui fut néanmoins réglé et confirmé du consentement unanime de la noblesse de ces deux nations, au moyen d'un décret public qu'on avoit préparé à cet effet. On crut par là que MM. de Sapicha seroient un peu mortifiés, qu'ils ne l'emporteroient plus tant sur les suffrages du grand-duché, qu'ils descendroient de l'opiniâtreté avec laquelle ils soutenoient le parti du prince de Conti, et que du moins ils se laisseroient porter à l'élection d'un troisième sujet, si tant étoit qu'ils ne considéroient pas l'avantage qui leur en résulteroit par l'élévation du prince Jacques. Mais, avant toutes choses, les chefs des factions tinrent conseil et convinrent qu'ils ne se trouveroient pas à l'assemblée, qu'ils abandonnoient le prince de Conti, et choisissoient l'électeur de Saxe, qu'ils savoient déjà qu'il s'étoit fait catholique, pourvu que ceux qui étoient affectionnés à la maison royale voulussent de même se désister de l'avancement du prince Jacques[2]. Les chefs donc de la faction de France étoient le cardinal-primat, les deux trésoriers de la couronne et du grand-duché de Lithuanie, tous MM. de Sapicha, et la plus grande partie de ceux de Lubomirski, auxquels s'étoit joint l'évêque de Plosko, qui les confirmoit dans le parti et conduisoit l'intrigue. Le prince Jacques avoit de son côté les deux maréchaux de la couronne, le sieur Jablonowsky, le castellan, le sieur Potocki, qui, pour lors, étoit encore malade au lit, le lieutenant de maréchal de camp de Lithuanie, le sieur Sluzka, le vice-chancelier Tarlo, qui avoient tous en tête l'évêque de Cujavie, qui ménageoit leur affaire. Les premiers ayant voulu paroître abandonner le parti du prince de Conti, les derniers montrèrent deux lettres du prince Jacques, la première adressée à l'évêque de Bosnie et l'autre au palatin de Braclavie, en vertu desquelles il déclaroit qu'il abandonnoit toutes

rois de Pologne, qui dit qu'on ne put jamais se mettre d'accord sur la vérité des faits, s'est servi (tome II, p. 176 et suivantes) de deux lettres ou relations analogues à celle que nous donnons ici.

1. Avant l'élection, il se faisait une revue générale de la noblesse, pour déclarer de combien de personnes chaque électeur serait suivi. En 1669, le palatin de Cracovie avait ainsi cinq cents gentilshommes, soit plus de deux mille personnes à nourrir. On organisa alors les choses pour une assemblée de trois cent mille personnes. (*Gazette*, 1669, p. 13, 393 et 415). En 1697, ce nombre devait, selon les prévisions, s'élever à quatre cent mille.

2. Massuet (tome II, p. 151 et suivantes) raconte comment se produisit, en février 1697, la candidature saxonne.

ses prétentions à la couronne en faveur du prince Charles de Neubourg : ce qui ne leur fit pourtant point de plaisir, et les détermina à pencher beaucoup davantage du côté de l'électeur de Saxe. Celui d'entre eux qui avoit le plus en vue la religion se déclara pour le prince dom Livio Odescalchi; mais il ne fut pas beaucoup applaudi.

« Les esprits étoient ainsi disposés lorsque l'assemblée de ce jour avoit commencé; mais, à la fin, et lorsque le point de la parité des privilèges étoit débattu, l'évêque de Plosko proclama le prince de Conti roi de Pologne au milieu d'un grand nombre de la noblesse de son palatinat, et ce fut seulement entre ceux de son parti. Cette nouveauté, à laquelle on ne s'attendoit pas, irrita tellement la noblesse du parti contraire, qu'ils protestèrent aussitôt de nullité, et firent reprocher à l'évêque de Plosko que, contre les règles et de son chef, il avoit osé proclamer le roi sans attendre les suffrages de la plupart des palatinats. On s'aperçut, vers la fin du jour, que la faction du prince de Conti et celle de l'électeur de Saxe se fortifioient de plus en plus, et qu'elles augmentoient de manière qu'on n'en devoit attendre qu'une dangereuse division. Cependant on sollicita les évêques, par plusieurs fois, de se déclarer sur le chapitre de la religion de l'Électeur et sur ce qu'ils en pensoient, et, quoique le Cardinal et l'évêque de Plosko n'eussent fait paroître aucun scrupule à ce sujet, ils trouvèrent néanmoins que, dans cette rencontre, l'attestation de l'évêque de Javarin, dans laquelle étoit fait mention de l'abjuration de l'Électeur arrivée le 2e de juin, n'étoit pas suffisante : en sorte que le palatinat de Culm s'alla rendre, à minuit, chez le nonce apostolique, qu'il pria de vouloir légaliser d'office et d'une manière authentique l'attestation de l'évêque de Javarin, de certifier de sa main qu'il connoissoit la signature et le cachet de cet évêque, et de lui en faire expédier un acte de sa chancellerie, ce que le Nonce fit sur-le-champ; et le castellan de Culm se rendit tout aussitôt chez ceux qui avoient douté de la conversion de l'Électeur, et s'efforça, quoique inutilement, de les faire changer de sentiment à cet égard, ceux-ci faisant plus que jamais paroître la feinte inclination qu'ils avoient pour le prince de Conti.

« Le 26e, au point du jour, les sénateurs se rendirent dans la plaine; mais, au lieu de s'assembler dans le cercle comme d'ordinaire, à l'exception du Cardinal, un chacun s'en alla trouver les palatinats, où l'on parla de divers sujets capables de monter sur le trône, jusqu'à ce qu'enfin les députés de toute la noblesse entrèrent aussi dans le cercle, où il n'y avoit que le Cardinal, qui leur proposa quatre sujets, savoir : le prince de Conti, l'électeur de Saxe, le prince Louis de Bade et le prince dom Livio Odescalchi, comme concurrents et prétendants à la couronne. Chacun se retira là-dessus auprès de son palatinat, où il fit rapport de la proposition du Cardinal, qui monta à cheval à trois heures, et, ayant laissé à côté les palatinats de Bosnie, de Sandomir et de Cracovie, il ne se rendit qu'auprès de ceux qu'il savoit marquer le plus d'ardeur pour le prince de Conti, auxquels il avoit aussi inspiré de s'attrouper et de se séparer de ceux qui n'étoient pas du parti françois. Peu de temps après, plus de trente députés du palatinat de Bosnie allèrent trouver le Nonce, et le prièrent de leur dire sérieusement s'il étoit vrai que l'Électeur fût catholique, et ce depuis deux ans. Il leur répondit qu'à la vérité il n'avoit pas l'honneur de connoître l'Électeur, mais bien le duc Christian-Auguste de Saxe, évêque de Raab[1], dont il connoissoit la signature, et qu'en conséquence de son attestation il n'y avoit aucun lieu de douter de l'abjuration de l'Électeur, mais qu'à l'égard du temps auquel l'Électeur doit s'être fait catholique, il ne pouvoit en parler que conformément à cette attestation, qui portoit qu'il avoit fait profession de foi le 2e de juin, à Baden; que, pour dire s'il avoit été catholique dans le cœur beaucoup plus auparavant, c'est l'évêque et prince de Passau qui en pouvoit bien mieux dire des nouvelles, attendu qu'il n'y avoit pas longtemps qu'en qualité d'ambassadeur de l'Empereur il étoit arrivé de Vienne, et qu'il étoit beaucoup mieux informé que lui de ce qui s'étoit passé dans l'Empire ou à la cour de Vienne. Après cette réponse du Nonce, ces mêmes députés se rendirent, sans perdre de temps, auprès de l'ambassadeur de l'Empereur : dont ayant eu une réponse favorable, ils reprirent le chemin du camp, et y arrivèrent dans le moment que le Cardinal eut fini sa cavalcade chez les palatinats et eut commencé, après avoir réconcilié les voix, de proclamer, avec les deux trésoriers de Pologne et de Lithuanie, le prince de Conti roi de Pologne[2]. Mais aussitôt le lieutenant de maréchal de camp de Lithuanie protesta contre cette proclamation et se joignit aux palatinats, qui s'opposèrent de telle manière au Cardinal, qu'il lui fut impossible de rendre sa proclamation universelle, et qu'il jugea lui-même qu'il étoit plus à propos que la publication de cette proclamation fût remise au lendemain, dans l'espé-

1. Javarin.

2. Voici, selon la publication allemande du *Theatrum Europæum*, tome XV, p. 304, col. 2, comment se répartirent les votes : « [Le 26 juin] Pryemski monta à cheval et se rendit, avec le castellan de Przémysl, aux palatinats qui tenaient pour le prince de Conti, et il interrogea chaque compagnie à part. Tout le palatinat de Lesczynski, avec son castellan; celui de Plosko, avec l'évêque et le castellan; celui de Sirad, avec le palatin et le castellan; celui de Kiew, avec son palatin; le district de Dobrzyn tout entier; le district de Przémysl et Sanotzk, avec le trésorier de la couronne; presque toutes les provinces prussiennes; une partie du palatinat de Masovie, Belz, Podolie; le district de Wielun entier; la moitié du palatinat de Cracovie; la moitié de celui de Sandomir, trois compagnies; tout le palatinat de Podlach, avec ses sénateurs et le trésorier de Lithuanie; tout celui de Rawa, Inowraclaw, Lublin, la moitié de celui de Lithuanie, crièrent : « *Vivat* Conti! » De l'autre côté étaient : tout le palatinat de Posen; deux compagnies de celui de Kalisch; la moitié de celui de Sandomir et de celui de Cracovie; une partie de celui de Belz, de Podolie; les districts d'Halictz et Chelm; le palatinat de Kzernikaw et Masovie, pas tout entier; la moitié de celui de Lithuanie. Le palatinat de Wolhynie demeura neutre. De ce côté-là on cria, quelques-uns, très peu : « Vive le prince Jacques! »; les autres : « Vive le Saxon! »

rance de pouvoir attirer à son parti, la nuit suivante, ceux qui ne penchoient pas pour le prince de Conti. Mais il arriva tout le contraire; car non seulement ceux qui lui étoient opposés persistèrent dans leur choix, mais même, le 27, il y en eut beaucoup qui abandonnèrent la faction françoise pour se ranger du côté de celle de Saxe. Mais, parce que le nonce apostolique eut avis que les deux partis lui alloient envoyer des députés pour le consulter derechef sur la religion de l'Électeur et pour avoir, outre le certificat de la chancellerie, l'attestation en original de l'évêque de Raab, il se cacha, sans que personne s'en aperçût, dans le jardin du maréchal de la couronne, et de là il se rendit dans sa résidence, à Lasdowa. Les députés ne tardèrent pas longtemps, et le déterrèrent par le moyen de divers cavaliers qu'ils avoient envoyés de toutes parts; et cependant ils s'abouchèrent avec l'ambassadeur de l'Empereur et protestèrent contre tous les périls que pourroit encourir le royaume par le défaut de cette attestation, en sorte que le maréchal de la couronne pressa lui-même le Nonce de satisfaire les palatinats à cet égard : ce qu'il fit; et cette attestation, de la forme qu'elle est ici jointe[1], fut remise entre les mains de l'ambassadeur, et fut même communiquée aux députés. Après quoi, le Nonce se tint pourtant jusqu'au soir à Vierdona; d'où étant de retour chez lui, il apprit tout aussitôt qu'au lieu d'un roi il y en avoit deux d'élus. Le parti du prince de Conti avoit déjà pour lors diminué, et le maréchal de camp général de Lithuanie s'en étoit détaché avec son fils, en sorte qu'il n'y eut que soixante-treize étendards qui s'étoient déclarés pour le prince de Conti, contre cent quatre-vingt-cinq qui étoient pour l'électeur de Saxe. Sur quoi, le Cardinal et les deux trésoriers, de peur que, pendant la nuit, il n'y eût une plus grande désertion et qu'il n'arrivât quelque désordre, résolurent unanimement qu'il ne falloit pas différer d'un moment la proclamation du prince de Conti en qualité de roi de Pologne nouvellement élu, nonobstant protestations ou oppositions quelconques; et aussitôt le Cardinal, après avoir demandé à tous ceux qui étoient de son parti s'ils persistoient dans l'élection du prince de Conti, le proclama, sans avoir égard à toutes les protestations des autres, roi de Pologne et grand-duc de Lithuanie[2].

1. Ci-après, p. 499.

2. L'élection est racontée comme il suit par le rédacteur du *Theatrum Europæum* (tome XV, p. 305) : « Enfin (le jeudi 27 juin) les Saxons adressèrent au Cardinal une dernière déclaration, à laquelle il répondit qu'il était prêt à donner lui-même sa voix à l'électeur de Saxe, s'ils se pouvaient mettre d'accord avec les palatinats qui tenaient pour le prince de Conti. Les Saxons comprirent que c'était une défaite, et qu'il allait nommer le français. Ils résolurent donc, si, à quatre heures de l'après-midi, ce qui était, selon eux, plus de temps qu'il n'en fallait pour réfléchir, les partisans de celui-ci, l'abandonnant, ne se retournaient pas du côté de leur propre candidat, de passer outre à l'élection; ils accordèrent même de quatre heures à six. Mais tout cela ne leur servit à rien. Le Cardinal décida d'enlever, sans tarder davantage, le vote en question. Il demanda si on était d'avis de choisir le prince de Conti pour roi de Pologne. Les Saxons protestèrent, et au-

Le parti le plus fort ayant eu avis de ce qui se passoit, les principaux d'entre eux se rendirent auprès de l'évêque de Cujavie et le prièrent de proclamer l'électeur de Saxe roi de Pologne : ce qu'il fit avec plaisir ; et on entendit tout aussitôt des cris de joie par tous les quartiers de palatinats : « *Vivat* l'électeur de Saxe, roi de Pologne ! » Le Cardinal, après la proclamation qu'il avoit faite de son côté, étoit sorti, avec le parti françois, de la plaine, et s'étoit rendu à la ville, en l'église de Saint-Jean, pour y faire chanter le *Te Deum;* mais, en chemin, il fut abandonné de vingt compagnies, qui se joignirent à la faction de l'électeur de Saxe. Sur ces entrefaites, l'évêque de Cujavie, secondé par l'élite de la noblesse et les maréchaux de la couronne, entonna le *Te Deum* en pleine campagne, et le répéta ensuite dans l'église de Saint-Jean, avec beaucoup plus de pompe et de solennité que le Cardinal n'avoit fait, et finit cette dévotion, sans le moindre désordre, par la bénédiction du Saint-Sacrement, dont le tabernacle fut fermé à dessein au Cardinal : ce qui confondit et mit entièrement au néant l'espérance du prince de Conti, et assura par une acclamation générale la couronne à l'électeur de Saxe[1]. »

cune élection n'était d'ailleurs valable que *omnibus interrogatis et nemine contradicente*. Mais, sans prendre garde à leurs protestations, le Cardinal redemanda une seconde, puis une troisième fois, la même chose. Une seconde, puis une troisième fois, les partisans de l'Électeur firent entendre les mêmes protestations ; mais ceux de Conti crièrent : « *Vivat* Conti ! », et, le Cardinal les ayant conduits là-dessus aux palatinats et y ayant de nouveau nommé le prince, on cria de nouveau : « *Vivat!* » Le parti opposant avait suivi toutefois, et il protesta encore. De plus, le cercle de Wielun et une compagnie du palatinat de Plosko demeurèrent neutres, et ni l'un ni l'autre ne dirent rien. Cependant tout le parti français se rendit, derrière le Cardinal, à la ville et à l'église Saint-Jean. Ayant trouvé celle-ci fermée, on dépêcha à l'évêque de Posen, qui ordonna d'ouvrir les portes. On chanta le *Te Deum*, puis on reconduisit le Cardinal à son palais. Les canons de l'Arsenal firent les salves voulues. Se voyant donc acculés, soit à en passer, malgré eux, par où voulait le Cardinal, soit à se séparer de lui, les partisans de l'électeur de Saxe aimèrent mieux faire scission que de perdre leur liberté : ils requirent l'évêque de Cujavie de nommer roi leur candidat. L'évêque alors fit les questions d'usage aux palatinats et aux cercles qui étaient demeurés, au nombre de cent soixante-seize compagnies ; et comme tous, sauf un très petit nombre qui resta neutre, sans protester du reste, crièrent : « *Vivat* le Saxon ! » il proclama l'Électeur roi. Ce vote fut réputé d'autant plus valable qu'il avait été émis *omnibus interrogatis, nemine contradicente*, ceux qui étaient partis déjà devant compter *pro absentibus*. Ensuite on chanta, selon la coutume, le *Te Deum* sur le lieu même de l'élection ; puis les compagnies escortèrent l'évêque à l'église Saint-Jean, que l'on trouva ouverte et où tout était préparé pour une solennelle action de grâces. On y rechanta le *Te Deum*, aux accords d'une musique guerrière ; trois salves d'artillerie furent tirées aussi, et on cria unanimement : « *Vivat Fridericus-Augustus, rex Poloniæ !* »

1. Comparez la brève relation donnée dans la *Gazette d'Amsterdam*, n° LVI. Notre *Gazette*, dans le n° du 27 juillet, dit : « Le 27 [juin], après diverses contestations, d'abord quatre palatinats, ensuite dix, puis vingt, et

ATTESTATION.

Omnibus et singulis præsentes hasce litteras visuris seu audituris notum facimus et attestamur quod serenissimus princeps dominus Fridericus-Augustus, elector Saxoniæ ac dominus, cognatus noster dilectissimus et honoratissimus, hodie, scilicet in festo Sanctissimæ Trinitatis, 2 mensis junii 1697, ab omni hæresi et peccato, apostolica nobis concessa facultate, a nobis absolutus, et juxta concilii Tridentini decretum abjurato lutheranismo, in manibusque nostris professione fidei emissa, romanam unam salvificamque religionem amplexus fuerit, sacramque communionem secundum ecclesiæ catholicæ præscriptum morem, debita cum magna reverentia et devotione, ex manibus nostris sumpserit. In quorum fidem præsentes, propria manu subscriptas, sigillo nostro communivimus.

Datum Badæ in Austria, anno et die ut supra.

CHRISTIANUS-AUGUSTUS, *episcopus Jaurinensis, dux Saxoniæ.*

Præsens attestatum esse genuinum et authenticum, manu ipsiusmet serenissimi principis Christiani-Augusti, episcopi Jaurinensis, mihi prope nota, conscriptum, affirmo, manuque propria et sigillo proprio confirmo. Ego :

J.-A., *arch. Thebarum, nuntius apostolicus.*

Lettre du Roi à l'abbé de Polignac[1].

« A Marly, le 14 juillet 1697.

« Monsieur l'abbé de Polignac,

« J'ai reçu avec beaucoup de plaisir la nouvelle que votre secrétaire

enfin vingt-huit élurent le prince de Conti. Les palatinats de Cracovie, de Siradie, de Brestz (Brzesc), avec l'évêque de Cujavie, et de Minsk, en Lithuanie, proposèrent l'électeur de Saxe nonobstant la différence de religion.... Cette supériorité si considérable de suffrages en faveur du prince de Conti obligea le cardinal Radzielowski à le proclamer roi de Pologne, comme étant élu dans toutes les formes selon les lois du royaume. Il vint en cette ville, où il fit chanter le *Te Deum* dans l'église de Saint-Jean. L'évêque de Cujavie, le grand général, le petit général et les palatins des quatre palatinats, persistant dans leur opinion, proclamèrent de leur côté l'électeur de Saxe au nom de ces palatinats et de quelques autres, contre toutes les formes.... » — Dans le n° du 14 septembre, le correspondant de Rome (à la date du 13 août), favorable au prince français, annonce que son élection est soutenue par un grand parti, composé du primat, de sept évêques, de vingt palatinats et d'un grand nombre de Polonais de petite noblesse; que le Pape n'a eu aucun avis de la conversion de l'Électeur, et qu'on est fort étonné que ses partisans aient voulu persuader qu'il avait abjuré depuis deux ans. Le même correspondant, à la date du 27 août, dit que deux brefs ont été adressés au primat et à l'évêque de Cujavie, les invitant à mettre sur le trône celui des candidats qui sera le plus capable de soutenir la religion et de maintenir la paix.

1. Dépôt des affaires étrangères, vol. *Pologne* 89.

m'a apportée de l'élection de mon cousin le prince de Conti à la couronne de Pologne, et, quoiqu'elle m'eût été plus agréable si elle s'étoit faite unanimement, cependant je ne laisse pas d'avoir la même obligation à ceux de la République qui, dans cette importante affaire, se sont déclarés mes amis. Vous devez les assurer de ma part, en attendant des ordres plus précis que vous recevrez là-dessus, de toute mon estime et de toute ma reconnoissance. J'espère qu'ils n'auront jamais lieu de se repentir du choix qu'ils ont fait, et qu'ils connoîtront par l'expérience que celui que je leur ai proposé pour être leur roi en étoit plus digne qu'aucun autre. Je l'aurois déjà fait partir pour se rendre incessamment dans son royaume, si je n'avois jugé plus à propos d'attendre votre second courrier, afin de pouvoir, sur le détail qu'il me portera du véritable état de la scission, prendre de plus justes mesures pour soutenir son droit légitime de concert avec vos amis. Et cependant je donne tous les ordres nécessaires afin que les secours dont vous aurez besoin pour disposer les choses jusqu'à son arrivée ne vous manquent pas. Je suis fort satisfait du rapport que votre secrétaire me fait de ce qui s'est passé pendant la diète, et principalement les derniers jours, comme aussi de toute la conduite que vous avez tenue dans cette grande affaire. Le courrier, qui partira d'abord après l'arrivée du vôtre, vous portera de plus grandes informations. Sur ce, etc. »

Lettre de l'abbé de Polignac au marquis de Torcy[1].

« A Varsovie, 21 juillet 1697.

« Monsieur,

« Je n'ai pu faire partir plus tôt M. de la Rozière, voulant savoir auparavant de quelle manière les choses tourneroient à l'égard de nos amis. Vous saurez, par cette longue lettre que je me suis donné l'honneur d'écrire au Roi, qu'ils sont sur le point de nous quitter faute d'avoir ce que j'ai toujours demandé avec tant d'empressement et de raison, sans pouvoir l'obtenir. Hé, mon Dieu! faudra-t-il qu'un prince comme M. l'électeur de Saxe, qui n'a ni le droit ni le mérite de Mgr le prince de Conti, ni des forces comparables à celles du Roi, emporte une couronne que nous avons dans la main, parce qu'il usera d'une plus grande diligence et disposera mieux ses affaires que nous? Pardonnez-moi cette liberté; mais je ne puis m'empêcher de vous dire, la larme à l'œil, que ceux qui, pour me perdre, ont jeté de la méfiance dans l'esprit de S. M. pendant le dernier interrègne, et qui peut-être sont cause que cet argent de la République n'est pas venu dans le temps qu'il falloit, ont un grand compte à rendre à Dieu de tout ce qu'ils ont fait. Vous voyez, Monsieur, à quoi il tient que le Roi n'ait déjà mis l'Allemagne en sujétion. Je

1. Vol. *Pologne* 96, fol. 57-60. Copie.

m'étois trop flatté, Monsieur : je comptois sur mes amis et sur l'élection infaillible. Enfin, s'il y avoit quelque chose à faire pour la maison royale ou pour un piaste, je ne[1] voulois que l'événement pour me justifier : le voilà ; mais de quelle consolation me sera-t-il, si nous perdons le fruit de toutes nos peines et des amis dont la constance et la fidélité sont poussées à bout par une si grande lenteur? La scission étoit prévue depuis longtemps. On a mandé tant de fois[2] que, pour l'éteindre, l'argent de la République entre nos mains étoit absolument nécessaire, parce qu'elle ne se pouvoit faire qu'en faveur d'un prince plus voisin de la Pologne que le nôtre : on n'a pas voulu nous croire, et voilà justement que nous périssons par là! J'aurois mis ma tête si on avoit voulu suivre exactement le plan que je dressai de cette négociation au mois de juillet et d'août de l'année dernière, sans y changer aucun article, bien loin d'en retrancher le plus essentiel, qui étoit la présence réelle des trois millions. L'élection se seroit faite sans schisme. Peut-être que je m'émancipe trop ; mais mon zèle pour la gloire et pour le service du Roi m'arrache ces vérités, dont je vous supplie très humblement d'excuser la hardiesse.

« Je recommande M. de la Rozière à l'honneur de votre protection. C'est un gentilhomme sage, bien instruit et capable d'affaires. Il m'a bien servi dans celle-ci, et je suis persuadé que, partout où vous aurez la bonté de l'employer, il vous donnera une entière satisfaction. C'est une grâce que j'ose vous demander en mon particulier, et de vouloir bien appuyer auprès de S. M. le peu de mots que je prends la liberté de lui en écrire. Il porte avec lui quelques pièces, dont la plupart sont en polonois. J'ai mieux aimé les envoyer ainsi que de les traduire, parce qu'étant imprimées, elles sont plus authentiques. Vous trouverez, Monsieur, aisément, des gens qui sauront assez bien la langue pour vous les expliquer. Vous verrez toutes les propositions que les autres candidats ont faites, et vous jugerez s'il étoit possible que celles de M. le prince de Conti fussent moins avantageuses à la République, lui qui, le premier, avoit donné l'exemple. Cependant vous ne trouverez pas dans[3] les siennes ni la clause de nullité de l'élection, ni le refus de la réformation de la reine, et, à l'égard des dix millions de chelons, qui ne font pas cinq millions de France, c'est un compte que la République ne fera jamais. Je puis vous jurer qu'on a dépensé pour M. l'électeur de Saxe plus de cinq cent mille écus ici pour les particuliers, qu'on a fait pour deux fois autant d'obligations, et qu'il n'acquittera jamais toutes ses promesses pour quatre millions d'écus. Vous croyez bien qu'il n'en payera jamais la moitié ; mais les affaires ne se font point autrement en Pologne, quand on y veut réussir. A l'égard de la famille royale, elle a certainement dépensé tout ce que le feu roi de Pologne a laissé

1. Ces deux mots sont en interligne, sur *ou le*, biffé.
2. Les quatre derniers mots sont en interligne.
3. En interligne, au-dessus de *que*, biffé.

d'argent, à la réserve de ce qui en a été porté en France par les jeunes princes; et tout cela pour se faire exclure! Ce sont des faits incontestables, dont tout le monde est témoin en ce pays-ci....

« Je suis, etc.

« L'abbé de Polignac. »

Lettre du Roi au cardinal-primat[1].

« A Meudon, 14 novembre 1697.

« Mon cousin,

« Les nouvelles que je reçois de l'état des affaires de Pologne m'obligent à rappeler l'abbé de Polignac. Si votre exemple eût été suivi, l'événement seroit différent, et je verrois un heureux succès de tout ce que j'ai fait pour satisfaire à l'empressement que la République témoignoit de l'arrivée de mon cousin le prince de Conti avec les sommes demandées pour soutenir son parti; il auroit trouvé les forces qu'on lui avoit promises pour maintenir ses droits sans assistance de troupes étrangères, que jamais on ne lui avoit proposé de conduire avec lui. Il a plu à Dieu de disposer les choses autrement, et, comme j'ai encore mieux reconnu dans cette conjoncture ce que je savois déjà de votre mérite, de votre fidélité dans vos promesses, et de votre zèle pour le maintien des lois et pour le bien de votre patrie, vous ne devez pas douter que les preuves singulières que vous en avez données ne me portent avec plaisir à faire connoître l'estime et l'affection que j'ai pour vous dans toutes les occasions qui s'en présenteront. Priant Dieu qu'il vous ait, mon cousin, en sa sainte et digne garde.... »

1. Vol. *Pologne* 89, dernière pièce. Copie.

X

MORT DE SANTEUL[1].

« M. le duc de Bourbon[2] le mena avec lui, dans l'été 1697, aux États de Bourgogne. Étant à Dijon, chacun s'empressoit à lui faire caresse, à le divertir et le régaler. Il en étoit si content, qu'il fit *Santolius burgundus*, pièce en vers latins où il loue le vin de Bourgogne et fait l'éloge de la ville de Dijon.

« L'abbé Nicaise[3], de Dijon, mande, dans une lettre du 11 ou 12 août 1697, à M. de Bouthillier de Rancé, ancien abbé de la Trappe[4], que, le 4 août, dimanche, il devoit dîner avec M. de Santeul chez M. le président le Goux,... et que, voyant l'heure de midi passée sans que ledit Santeul parût, il fut à la maison de ville, avec le carrosse dudit président, pour l'amener; mais il le trouva qu'il se démenoit fort des douleurs qu'il ressentoit dans le bas-ventre, causées par une colique et une inflammation[5]. Comme il vit que le mal augmentoit malgré tous les remèdes qu'on y apportoit, il se disposa à la mort. Il se confessa, et reçut les derniers sacrements avec une grande douleur de ses fautes. Il demanda pardon du mauvais exemple qu'il avoit pu donner à Dijon dans ses divertissements, et surtout d'avoir été à l'Opéra, chose indigne non seulement de son état et caractère, mais de tout chrétien; et, non content de l'avoir dit hautement, autant que le mal lui permettoit, il pria M. le Curé, qui lui administroit les sacrements, de le répéter à toute l'assemblée, qui étoit nombreuse. Il mourut le lendemain lundi, entre une et deux heures du matin. Il fut enterré à sept heures du soir, dans la cave des chanoines de l'église collégiale de Saint-Étienne, dont M. l'abbé Fyot est abbé. Cette abbaye étoit autrefois régulière, et les chanoines religieux de l'ordre de Saint-Augustin. L'abbé Nicaise, qui ajoute que ces Messieurs sont fort aises d'avoir un tel dépôt, dit que cette mort préci-

1. Papiers du P. Léonard, Arch. nat., M 761, portefeuille d'additions aux *Remarques sur les auteurs*, p. 17. — Voyez ci-dessus, p. 251.

2. *Bourgogne*, par mégarde, dans le manuscrit.

3. Les lettres adressées à l'abbé Claude Nicaise, et particulièrement celles de l'abbé de la Trappe, qui s'était lié avec lui en Italie, sont conservées au Cabinet des manuscrits.

4. La *Biographie générale* parle d'une autre lettre du comte de Hautoys à M. de la Garde, trésorier de Monsieur le Prince.

5. Dans les notes de Gaignières recueillies par Clairambault, il est dit que, pour tâcher de griser Santeul, qui enivrait tout le monde, on lui avait fait boire toutes sortes de vins, en finissant même par mettre du tabac dans du sel (?). Monsieur le Prince (*sic*, par erreur) ayant envoyé savoir

pitée [est] pour s'être trouvé avec des gens débauchés qui avoient mis du sel, etc., dans son vin, et qui lui avoient fait avaler, sans y prendre garde, des brûlots, qui sont des morceaux de pain creusés où l'on met du sel, du poivre, etc., puis on les place adroitement sur l'assiette de celui qu'on veut attraper, qui, sans y faire réflexion, les prend et les mange comme un morceau de pain qu'il auroit coupé.

« Messieurs de Saint-Victor, ayant appris ce funeste [événement], prirent la résolution de faire venir son corps pour l'inhumer chez eux. M. de Lattaignant, prieur, etc., furent prier Monsieur le Prince de leur rendre ce bon office. Il en écrivit à M. son fils le duc de Bourbon, etc. Ces Messieurs lui écrivirent aussi, et à M. le premier président de Dijon et à l'abbé Fyot. Monsieur le Prince a voulu absolument qu'on l'amenât à Saint-Victor : ce qui fut le 16 octobre 1697. Ce fut M. Sonning, chanoine de Saint-Victor, qui fut à Dijon et qui le conduisit à Paris sans cérémonie. On dit qu'il étoit dans une caisse d'oranges. Il vint d'Auxerre à Paris sur eau, dans le bateau de voiture. Ce transport fut aux dépens de Monsieur le Prince, Jules-Henri de Bourbon.

« Monsieur le Prince et toute sa famille se faisoient un plaisir de le posséder; ils le menoient souvent à Chantilly, etc., à cause qu'il étoit agréable, etc. Monsieur le Prince l'avoit mené lui-même aux États de Bourgogne avant ce dernier voyage. Il avoit de l'affection pour lui; c'est pourquoi M. le Tellier, archevêque de Reims, ayant appris cette mort, parloit désavantageusement du défunt, disant qu'il n'avoit pas vécu selon son état, etc. Monsieur le Prince, qui se trouva à cette conversation, prit fortement le parti de Santeul, etc. Monsieur le Prince disoit au Roi, parlant de Santeul, qu'il avoit beaucoup d'esprit, qu'il ne lui avoit jamais vu rien faire qui ne fût d'un honnête homme, etc. M. l'archevêque de Reims dit que c'étoit un buveur, un extravagant, etc. Après que le Roi fut éloigné, Monsieur le Prince dit au prélat : « Direz-vous « toujours du mal des vivants et des morts? » etc. Il étoit divertissant et agréable dans les compagnies, par ses contes et bons mots pour rire, et, de plus, il étoit bouffon, baladin, etc. On a mis ses cendres dans le cloître de Saint-Victor, et au-dessus une tombe de marbre noir. On travaille par ordre de Monsieur le Prince à faire quelque mausolée.

« Épitaphe, qu'on dit être de M. Gourdan, religieux[1] :

Quo superum cultus viget æternumque vigebit
Religio probitasque, in quo se docta vetustas

de ses nouvelles, il répondit qu'il se sentait comme quatre torches ardentes dans le corps. Il fit amende honorable, se confessa, et mourut en bon chrétien. (Bibl. nat., ms. Clairambault 290, p. 497.) Depuis six ou huit ans, Santeul avait des atteintes de néphrétique et de gravelle.

1. Elle se trouve dans le tome II, p. 187, de la *Vie de Santeul*. L'inscription qu'on plaça au-dessus de la tombe rappelle un peu celle qui suit, mais est composée de trois distiques : voyez l'article de Santeul dans la 2e partie du tome IX du *Moréri*, p. 147-149.

Agnoscit totam, quem jactat et unde superbit
Victorina domus, jacet hac Santolius urna[1].

(21 novembre 1697.)

« Lorsqu'on tira le corps de feu M. de Santeul du caveau pour le porter à Paris, on le mit sur un chariot de roulier, au milieu de quatre poinçons de vin, deux à la tête et deux aux pieds. Comme il est mort d'une colique et d'avoir été trop complaisant à boire, le fils naturel du chevalier de Lorraine, abbé de Saint-Benoît-sur-Loire, qui se trouva à Dijon revenant d'Italie, après avoir salué Monsieur le Duc, fit ces deux distiques :

Hic tumulus monachum, stultum tegit, atque poëtam :
Hi tres unus erant. O veneranda trias !
Hospes, siste gradum, vatique applaude jacenti.
Non miserere juvat, quem miserere necat.

« Il est mort d'une maladie dans les entrailles qu'on nomme *miserere*. »

1. Le *Theatrum Europæum* (tome XV, p. 380) donne, avec la relation de la mort, une épitaphe de M. Noisy.

XI

LA DÉMISSION DU CONTRÔLEUR GÉNÉRAL LE PELETIER[1].

Lettres à M. le Tellier, archevêque de Reims[2].

« A Versailles, le 20 septembre 1689.

« Je crains, Monseigneur, que vous n'ayez appris d'ailleurs ce que le Roi vient de faire pour moi par une bonté de père. Il a bien voulu me décharger du contrôle général de ses finances, et m'a ordonné en même temps de rester auprès de lui, pour entrer dans ses conseils de ministère et de finances. C'est M. de Pontchartrain que Sa Majesté a choisi pour le contrôle général, sans être ministre. Cette disposition est venue uniquement du Roi, et je vous le dis avec la vérité que je vous dois : Sa Majesté, à mon égard, a bien voulu considérer les infirmités dont le trop de travail m'accabloit. C'est un compte que j'ai cru vous devoir. Je suis, avec plus de respect que personne du monde, Monseigneur, votre très humble et très obéissant et très obligé serviteur.

« Le Peletier. »

« A Villeneuve, ce jeudi matin, 29 septembre 1689.

« Je n'ai pu, Monseigneur, trouver un moment pour répondre à votre lettre du 23. Je jouis pleinement de la consolation des bontés du Roi pour mon soulagement; mais je n'en ai point encore eu le fruit jusques ici, et vous jugez bien que les commencements d'un successeur en telle matière ne déchargent pas si tôt le prédécesseur, obligé, par autant de raisons que je le suis, à procurer que les affaires du maître n'en souffrent point. Je profite avec plaisir du premier loisir que je goûte ici pour vous remercier autant que je le dois des sentiments que vous me témoignez sur la plus grande grâce que Dieu m'ait jamais faite, quoiqu'il en ait répandu beaucoup sur toute ma vie. Il ne me reste qu'à souhaiter d'en faire un bon usage pour la gloire de Dieu et pour le service du Roi.

« A l'égard de ma subsistance, puisque vous voulez que je vous en rende compte, le Roi, en prononçant ma libération, eut la bonté de me

1. Voyez ci-dessus, p. 268.
2. Bibl. nat., papiers le Tellier, ms. Fr. 20 711, fol. 62-64; lettres autographes.

dire qu'il me donneroit vingt mille écus par an d'appointements. Je lui répondis que, puisqu'il me retenoit dans le ministère, j'avois en cette qualité vingt mille francs, et qu'il n'en falloit plus que quarante; que je me réglerois à dépenser ce qu'il me donneroit, n'ayant presque rien de mon chef. En effet, puisque vous le voulez, je vous dirai que je n'ai jamais eu que cinquante mille écus du bien de mon père, et c'est tout ce que j'ai. J'ai rendu à mes enfants le bien de leur mère; j'y ai joint le peu d'épargne que j'ai fait et tout ce que le Roi m'a donné. Ils sont tous assez bien pourvus, s'ils méritent que Dieu les bénisse, et je regarde comme la plus grande miséricorde du Ciel sur moi que, jusques ici, je n'aie point senti ce que c'est que de vouloir avoir du bien; et cependant je n'ai jamais manqué de rien, ni pour moi, ni pour ma famille, et je ne crains rien davantage que de perdre, par la foiblesse de l'âge ou autrement, le dessein que j'ai de mourir avec le seul bien que mon père m'a laissé[1]. C'est une espèce de confession que je fais à un grand archevêque, duquel le bon esprit et la bonne morale chrétienne peuvent me reprendre de ce qu'il y auroit de faux dans mes maximes.

« Je me suis fait un grand reproche d'avoir oublié de vous faire mes compliments sur la promotion de M. le Premier Président. Il a voulu absolument prendre la peine de venir ici aujourd'hui, où je dois lui parler d'une affaire importante pour ses hôpitaux, dont le Roi m'a ordonné de conférer avec lui. Si vous vous promeniez avec nous sur ma terrasse, je serois trop glorieux. Je suis, avec plus de respect et d'attachement que personne du monde, Monseigneur, votre très humble et très obéissant et très obligé serviteur.

« LE PELETIER. »

1. En 1697 (*Gazette d'Amsterdam*, n° LXXVIII), il délaissa tout son bien à ses enfants moyennant une pension de dix mille livres.

XII

LES POSTES SOUS LOUIS XIV.

La place considérable prise dans cet Appendice par la notice sur le conseil privé des parties ne nous permet pas d'insérer ici la notice promise sur les postes. Quoique l'histoire de ce service ait été traitée mainte fois, et au siècle dernier, et dans celui-ci, et tout récemment encore, il se trouve que, pour la période qui nous intéresse, pour le règne de Louis XIV, où justement l'on peut dire que l'organisation des postes acheva de se constituer, un grand nombre de détails du mécanisme, et aussi de faits historiques, n'ont pas été mis en lumière, ont été ou ignorés ou négligés par les auteurs. Lorsque j'ai voulu les faire connaître, préciser par exemple comment fonctionnaient la poste aux chevaux et la poste aux lettres, quelles étaient en réalité les fonctions du surintendant, celles des contrôleurs généraux, celles des maîtres des postes ; quand, comment et dans quelles conditions le service de la poste aux lettres avait été mis en ferme ; quels personnages, derrière l'adjudicataire fictif du bail, possédaient l'entière direction du service et s'enrichissaient de ses produits ; quel avait été le rôle de Louvois comme surintendant, et quel fut celui de ses successeurs, d'abord Claude le Peletier, puis Torcy ; pourquoi la surintendance finit par revenir au secrétaire d'État des affaires étrangères, intéressé plus directement que les autres ministres à tenir en main « le secret des postes » : — tous ces détails, et bien d'autres encore qui auront besoin d'être successivement éclaircis pour le commentaire de la suite des *Mémoires*, ont fini par grossir si démesurément la notice, promise très brève ci-dessus (p. 266 et 274), que la place lui manquerait ici, ou serait trop restreinte, et que je crois préférable, plutôt que de l'abréger, de différer de la produire jusqu'à la première occasion, qui se présentera sans doute dans le prochain volume.

XIII

LE CARDINAL DE JANSON[1].

(Fragment inédit de Saint-Simon[2].)

« .... Il alla à Rome à la mort de ce pape (Alexandre VIII); il y fut chargé des affaires de France, et y eut la plus grande part à l'exaltation d'Innocent XII, Pignatelli, archevêque de Naples et ancien cardinal, faite 12 juillet 1691, qui fut un saint et un excellent pape, avec lequel il termina tous les différends nés entre les deux cours[3], et s'acquit à Rome une grande réputation, et s'y fit aussi fort aimer, quoique avec une fermeté dans les affaires, et surtout pour ce qui touchoit les maximes de France, que Rome n'avoit éprouvée depuis longtemps. Il demeura sept ans à Rome. A son retour, le Roi, qui l'entretint longtemps et qui en fut charmé, en parut tout plein au Conseil, et dit qu'il étoit bien fâché de ne le pouvoir faire ministre. M. de Torcy[4], ministre et secrétaire d'État des affaires étrangères, appuya fort sur son mérite, et se hasarda de dire qu'avec de tels talents, et que le Roi goûtoit, il ne voyoit pas pourquoi l'exclusion du ministère. « Il est ecclésiastique, « Monsieur, répondit le Roi, et de plus cardinal. Jamais aucun d'eux « n'entrera dans mon Conseil. C'est une règle et une maxime que j'ai « prise de la mort du cardinal Mazarin, avec de bonnes raisons, et dont « je me suis toujours bien trouvé. J'en suis bien fâché pour celui-ci; « mais je ne m'en départirai pas. »

« Il retourna à Rome à la mort d'Innocent XII, pour le conclave où fut élu Clément XI, Albane, 23 novembre 1700, et y demeura chargé des affaires de France jusqu'à ce que, le cardinal de Coislin, grand aumônier de France, étant mort 5 février 1706, le Roi dépêcha aussitôt un courrier au cardinal de Janson, avec les provisions de cette charge et la permission de revenir; et il arriva à la fin de juin. Il partagea le reste de sa vie entre la cour, où il fut toujours fort considéré, et son diocèse, où il fut toujours fort assidu et fort vigilant tant qu'il fut en France, et comptoit ouvertement son épiscopat pour beaucoup plus que sa pourpre. Après la mort du P. de la Chaise, les Jésuites, qui n'avoient jamais été à leur aise avec lui, voulurent le tâter. Cela leur réussit si mal, qu'ils eurent recours au Roi, qui parla au cardinal; mais celui-ci, avec res-

1. Voyez ci-dessus, p. 274-276.
2. Extrait des notices sur les *Pairs ecclésiastiques nommés par Louis XIV*, vol. 44 des Papiers de Saint-Simon (aujourd'hui *France* 199), fol. 133.
3. Voyez les *Mémoires de l'abbé le Gendre*, p. 157-158.
4. En interligne, sur *Croissy*, biffé.

pect, lui répondit si ferme, que le Roi le laissa en toute liberté, dont il usa pleinement, et les Jésuites, loin de l'attaque ni de la plainte, ne songèrent plus qu'à l'apaiser et à ne s'y plus jouer. Il mourut à Paris, 24 mars 1713, à quatre-vingt-trois ans, ayant conservé sa tête et sa santé jusqu'au bout, et fut fort regretté. »

XIV

LETTRE DE LA MÈRE DE SAINT-SIMON AU CONTRÔLEUR GÉNÉRAL DES FINANCES.

Pendant la campagne de 1697, la mère de Saint-Simon écrivit au contrôleur général Pontchartrain la lettre suivante, qui fut renvoyée à M. le Peletier de Souzy, intendant des finances (ci-dessus, p. 264), et jointe par celui-ci au mémoire que nous reproduisons à la suite, pour en faire son rapport. La lettre, le mémoire et le rapport sont aujourd'hui conservés dans les Papiers du Contrôle général, aux Archives nationales, carton G⁷ 997. Nous conservons, pour la lettre, l'orthographe de la duchesse. Plusieurs chiffres ont été détruits dans le mémoire; nous les remplaçons par des points.

« A Paris, 30me juillet 1697.

« Je vous suplie très humblement, Monsieur, de vous souvenir que vous m'avez fait esperer que le Roy voudroit bien donner à mon fils des augmentations de gages pour le paiement de ce quy a ésté pris de son fief de Saint-Louis pour les nouvelles fortifications de la Rochelle. Mr de Sousy m'a dit qu'il n'avoit encore receu aucun ordre de vous sur cela; j'espere de l'honneur de vostre amittié que vous aurez la bonté de nous faire obtenir cette grace sans que mon fils soit obligé de joindre une nouvelle finense à ce quy luy est deu. Vous scavez, Monsieur, que les gens quy servent à la guerre comme luy en ont fort peu et en trouvent diffisilement. Vous ne pouvez obliger des personne quy en soit plus reconoisantes, ny quy soit plus veritablement que je suis, Monsieur, vostre tres humble servantte.

« LA DUCHESSE DE SAINT-SIMON. »

[17 juin 1694[1].]

Mémoire.

« M. le duc de Saint-Simon représente que, pour les fortifications de la Rochelle, il lui a été pris en 1689 un marais estimé....................................	1,900l	0s0d
« (Cet article a été employé dans le procès-verbal.)		
« Les intérêts de cette somme, jusques au 1er janvier 1691, sont de..............................	166	5 .

1. Ainsi, sans doute par erreur du commis, pour *1697*.

« Les intérêts depuis 1691 jusques au mois de juillet 1695, à raison de 95 liv. par an, sont de............	427ˡ 10ˢ .
	2,493ˡ 15ˢ .
« Un bâtiment qui servoit de corps de garde à la porte de Saint-Nicolas, estimé......................	400ˡ 0ˢ0ᵈ
« (Cet article n'est point employé dans le procès-verbal.)	
« Les intérêts jusques au 1ᵉʳ janvier 1691..........	... ..
« Les intérêts depuis 1691 jusques au mois de juillet 1695, à raison de 2 liv. par an, sont de..............	9. ..
	526ˡ 0ˢ0ᵈ
« On a pris, pour faire les fortifications de cette place, plusieurs maisons et héritages qui faisoient partie du fief de Saint-Louis, qui appartient à M. le duc de Saint-Simon, lesquels étoient chargés envers lui de plusieurs cens et rentes seigneuriales, qui produisoient de temps en temps des lods et ventes considérables.	
« (Cet article a été employé dans le procès-verbal.)	
« L'indemnité due à M. le duc de Saint-Simon a été estimée..	20,550ˡ 16ˢ8ᵈ
« Les intérêts jusques au 1ᵉʳ janvier 1691 sont de...	1,793 4 6
« Les intérêts depuis 1691 jusques au 1ᵉʳ juillet 1695, à raison de 1,027 liv. 12 sols par an, sont de.........	4,624 4 0
	26,968ˡ 5ˢ2ᵈ
« Total.....	29,987ˡ 0ˢ2ᵈ

« M. le duc de Saint-Simon demande le payement de cette somme de vingt-neuf mille neuf cent quatre-vingt-sept livres en contrats de rentes sur l'hôtel de ville de Paris. »

Dans les interlignes de la première page, un secrétaire a écrit ce projet de réponse : « M. de Pontchartrain, à qui j'en ai parlé, dit qu'il ne peut rien faire en faveur de M. le duc de Saint-Simon, à moins qu'il ne se mette en état de fournir autant de fonds que le remboursement qu'il prétend. » Cela signifie qu'en fournissant une seconde somme de vingt-neuf mille et tant de livres, Saint-Simon aurait reçu le montant des deux sommes en un titre de rente sur la ville au taux de la dernière émission du mois de mai précédent, c'est-à-dire au denier quatorze (environ 7,15 p. 0/0).

XV

FÊTES DU MARIAGE DU DUC DE BOURGOGNE[1].

Nous reproduisons textuellement, et dans sa langue même, d'après les copies récemment faites pour le Cabinet des manuscrits[2], le compte rendu que l'ambassadeur vénitien Erizzo adressa au doge à la suite des fêtes du mariage. Le langage singulièrement enthousiaste du diplomate et sa phraséologie pompeuse ne peuvent que donner une idée très juste de ces somptuosités et de l'effet que, suivant le calcul de Louis XIV, elles produisirent à l'étranger. Erizzo avait, à l'avance, redouté pour lui-même et essayé d'éviter les dépenses qu'il prévoyait, et qui étaient hors de proportion avec ses ressources personnelles, déjà épuisées par quatre années de séjour à Paris : on lui envoya seulement quelques fonds et on le nomma « sage » du Conseil.

« Serenissimo principe,

« Non vidde mai la Francia nè più grande nè più lieto spettacolo delle nozze del duca di Borgogna.

« Corrono hormai sette giorni che, tra suntuosi convitti, tra fochi di gioia e tra balli, hor nei teatri et hor negli appartamenti, si cambia la scena d'un'immenso piacere.

« Discese il Re sabbato passato nella sua real capella di Versagles, col Delfino e con li sposi, duca e duchessa di Borgogna, seguiti da tutti li principi della casa e del sangue reale di Francia, da principi e principesse, e da ogni altro ordine dei signori della gran corte; et ivi, tra le consuete cerimonie, si celebrarono, col mezzo del cardinale Coilin, primo elemosiniere, gl' illustri sponsali. A questa foncione, chessi terminò con la sinfonia d'infiniti istromenti, successe il gran convitto, a cui hebbero l'honore di partecipare li principi del sangue, tra questi havendo luogo il duca di Umena et il conte di Tolosa, figli naturali di Sua Maestà.

« Viddesi poi il dopo pranzo, nel suo appartamento, la duchessa di Borgogna, cinta da tutte le duchesse et altre dame che si fecero honore di trattenerla sino alla sera. All' hora, acceso un numero infinito di lumi e nella gran galleria e nelle stanze reali, brillando in ogni parte la magnificenza degli habiti con lunghi strascini, fra l'oro, le

1. Voyez ci-dessus, p. 307 et suivantes.
2. Filza 190, p. 503-508.

gioie e li superbi ricami, vi comparve in fine la Maestà Sua, tenendo per mano la regina d'Inghilterra, che, col re britannico, condusse alle finestre del giardino, ove, in mezzo a quelle grand' acque, scherzò per più hore un vaghissimo foco d'artificio.

« Alla lautissima cena furono convitate le stesse Maestà, con quelli che v' intervennero la mattina. Indi, da tutte le reali persone condotti li sposi nell' appartamento della duchessa di Borgogna, hebbero l'honore, secondo l'uso del paese, l'uno di recevere la camicia del re Giacomo, e l'altra della regina. Così posti a letto e guardati da un gran numero de signori e dame, il Re, con le proprie mani, chiuse le bandinelle et aprille. Congedatosi poi il Christianissimo et li maestri britannici, et uscita la maggior parte degli altri, vi restò il Delfino, che, con più soavi modi trattando il figliolo, lo persuase di accostarsi alla sposa e di abbracciarla. Si opponeva il devoto e severo duca di Bovyllé, suo governatore, allegando gli ordini del Re in contrario; ma il duca di Borgogna amò meglio, in tale occasione, di obbedire al padre che all' avo; onde strinse la principessa, che correndole in braccio, diede segni d'immenso contento. In tal maniera passati li primi amplessi, furono l'uno dall' altra divisi, nè si trovaranno insieme che dopo il corso di due anni necessarii a render l'età loro più adulta.

« S'impiegorono li seguenti giorni negli appartamenti e nel giuoco; ma quello di mercordì fu di gran lunga più solenne degli altri. Raddoppiati nella galleria i lumi sino al numero di cinque mille, tra il riflesso di specchi e d'infinite gioie de quali apparrero coperte le dame, erano i raggi di quel luogo più chiari del sole, quando il duca di Borgogna, con un habito gioiellato, diede principio alla gran festa.

« In essa brillò la bellezza e la magnificenza ad un segno che più volte l'occhio e la mente han creduto o d'essere immersi nel sonno, o di trovarsi confusi tra gl' incanti.

« Li principi e li signori erano in habito di galla, con doppie piume e tutte volanti, le principesse e le dame con veste ricchissime non per avanti vedute. Parte dei loro capelli scendevano in lunghi anelli, e l'altra, annodata tra gioie, pareva che l'una tendesse le reti e l'altra stringesse gli amori.

« Il più povero di quegli habiti fu stimato dodici mile franchi; li più ricchi passavano le trenta mila, non comprese le pietre preciose, che erano senza numero e senza prezzo.

« All' hora apparve in lieto spettacolo la grandezza et il brio della Francia, e viddesi a questo confronto quanto povera et infelice sia l'imitacione degli altri paesi. La presenza del Re ornò et frenò insieme la festa, ove fu così grande il silentio e la modestia, come se stato fosse quel luogo un senato d'huomini gravi, più tosto che una scena di ballo.

« Alle danze successero le collacioni portate da cento valletti e disposte in modo tale che viddesi in un momento cambiata la sala in un giardino coperto di fiori, di frutta e di confetture.

« Tra tante allegrezze vi hebbe il suo luogo anche il pianto, che apparve quasi sempre negli occhi del re e della regina d'Inghilterra, mestissimi spettatori del gran ballo.

« Questo si replicarà anco domani con altri habiti d'ugual valore; indi si recitarà un opera nel teatro di Trianone, alternandosi ogni giorno li spettacoli e le feste sino a Natale.

« In questa maniera celebrandosi in Francia le nozze del duca di Borgogna, trionfò nello stesso tempo con solenne ingresso a Londra il re Guglielmo. L'ordine di quella foncione sarà descritto nella qui ingionta copia di lettera; ma egli, più attento al governo che al fasto, commandò per li 12 corrente un general digiuno, et per li 13 l'apertura del Parlamento.

« In questo mentre, per parte del Christianissimo, si principia in Fiandra a dar essecucione al trattato di pace. Notificò il maresciallo di Boufflers, col mezzo d'un ufficiale, all' elettore di Baviera, che, in ordine ai commandi del Re, havendo evacuato dalle piazze di Charleroy, Ath e Mons l'artiglierie e le munitioni di ragione dei Francesi, era pronto di rimitterle la prima il giorno di tredici, la seconda li quattordici, e la terza li sedici corrente. Frutto della pace è parimente l'affrancacione intimata a quelli che hanno capitali sopra la casa di villa alli sette per cento, non volendo la Maestà Sua in avvenire pagar più di 6 et un quarto.

« Così, tutti li studii essendo rivolti al solo fine di sollevar l'erario et i sudditi dai pesi sin qui sofferti, si restituirà ben presto questo fioritissimo regno al primo splendore di ricchezza e di commercio.

« Gratie, etc.

« Parigi, 13 decembre 1697.

« Di Vestra Serenità,

« Nicolo Erizzo, amb^{r}. »

XVI

M. DE MAILLY, ARCHEVÊQUE D'ARLES, PUIS DE REIMS, ET CARDINAL[1].

(Fragment inédit de Saint-Simon[2].)

« .... L'autre[3], forcé à prendre le petit collet, et jeté au dehors de Saint-Victor sans bas ni souliers, ne s'en pouvoit encore consoler archevêque. Il vécut et il étudia comme il put, et, sur le tard, devint enfin aumônier du Roi, avec une petite abbaye, et commença à voir le jour. Il fit bien sa cour à sa belle-sœur, à Mme de Maintenon, aux Jésuites, et à tout ce qui pouvoit contribuer à sa fortune. Il courtisa jusqu'au roi et à la reine d'Angleterre, et dès lors il avoit la chimère du cardinalat. Après avoir regretté tous les morceaux qui se distribuoient à droit et à gauche, à la fin, tout contre quarante ans, il eut l'archevêché d'Arles, à la mort du second Grignan, décembre 1697[4]. Archevêque tout d'un premier saut le réjouit grandement; mais ce qui lui plut encore davantage fut d'être à la porte d'Avignon et de l'Italie, à portée de faire sa cour pour le succès de ce cardinalat qui ne pouvoit sortir de sa tête.

« Pendant les douze années qu'il tint ce siège, il ne manqua pas de venir passer un mois à la cour, pour voir le Roi, et s'en retournoit aussitôt. Il le lui avoit demandé en partant la première fois, et en fit très bien sa cour. Ce petit voyage le remettoit au fil des choses, qu'il ne vouloit pas perdre de vue, et n'empêchoit pas une résidence exemplaire, où il se fit fort aimer et considérer. Surtout il s'attacha si bien au vice-légat d'Avignon, qu'il devint son ami intime, et que, par lui, il commença à se faire connoître à Rome et à y manéger. Heureusement pour lui, c'étoit Gualterio, qui devint nonce en France bientôt après, et qui y réussit si parfaitement qu'il y eut des abbayes et l'Ordre après qu'il fut devenu cardinal.

« Avec tous ces manèges[5], Monsieur d'Arles courut un furieux risque. Dans la soif de lier plus directement avec le Pape, il s'en étoit fait demander des reliques de saint Trophime, premier évêque d'Arles, et

1. Voyez ci-dessus, p. 349-350.

2. Extrait des notices sur les *Pairs ecclésiastiques*, vol. 44 des Papiers de Saint-Simon (aujourd'hui *France* 199), fol. 130 v° à 131.

3. François de Mailly. — Comparez le tome XVI des *Mémoires*, p. 379-385.

4. La date d'année et le mois sont ajoutés en interligne.

5. Comparez la suite des *Mémoires*, tomes IV, p. 301-302, XI, p. 264-265, et XVI, p. 382.

attiré un bref de remerciement en réponse de la lettre qu'il avoit écrite au Pape accompagnant son présent. La constitution *Unigenitus* n'étoit pas encore née, nos maximes subsistoient encore : c'étoit donc alors un crime effectif et fort grave, à un évêque de France, d'avoir commerce à Rome autrement que par des banquiers et pour bulles, dispenses, etc., de leur ressort; mais, d'avoir écrit et reçu une lettre du Pape directement, cela étoit atroce en ce temps-là. Le duc de Saint-Simon étoit ami intime de l'archevêque; c'étoit une ancienne liaison de leurs maisons, qui subsistoit depuis des siècles, et qui s'étoient souvent alliées; il étoit fort des amis aussi de son frère et de sa belle-sœur, et, quoique fort jeune alors, de beaucoup de gens fort considérables à la cour, où il l'avoit fort aidé à l'épiscopat. Gualterio, nonce alors, le vint trouver, lui conta la chose, qu'elle étoit découverte, et qu'elle faisoit à l'archevêque la plus cruelle affaire du monde. On l'en tira cependant, mais avec grand peine et grandes défenses de continuer aucun commerce à Rome. Ce fut au contraire de quoi il y fit le mieux sa cour, et ce qui commença à le mettre effectivement bien avec le Pape, et avec distinction auprès de ceux de sa cour qu'il cultivoit; mais ce fut avec plus de précaution.

« Lorsque l'archevêque de Reims mourut[1], le P. Tellier étoit non seulement ancré dans le confessionnal du Roi, mais, sourdement, il commençoit à régner, et, plus profondément encore, à méditer et préparer tous les fracas qu'on vit arriver quelque temps après. Monsieur d'Arles étoit glorieux, et volontiers pointilleux. Il avoit été d'une assemblée du clergé, où, fort mal à propos, il se brouilla avec le cardinal de Noailles, et le lui pardonna d'autant moins qu'il étoit en plus grande élévation de place et de crédit, et que l'archevêque étoit piqué né contre les Noailles, de tout ce que leur valoit la nièce de Mme de Maintenon, tandis que les Maillis retiroient si peu de sa parenté. Le Tellier, avec la carte du clergé dans sa tête, n'ignoroit pas ces dispositions, et, aussi peu que Monsieur d'Arles, leur courtisan très attentif, se dévouoit aisément à la fortune. D'ailleurs, souvent traités[2] en ennemis dans le diocèse vacant, et toujours en suspects, il leur falloit un successeur qui ne leur fût pas douteux. Il trouva donc dans la naissance et dans l'esprit ambitieux de Monsieur d'Arles, surtout dans ses dispositions pour le cardinal de Noailles et tous les Noailles, l'homme qu'il lui falloit pour Reims. Cela fut un peu aidé d'ailleurs, en sorte que la nomination ne balança pas un moment. Le Tellier ne se méprit pas, et les suites firent voir qu'il ne pouvoit mieux choisir. Quand son crédit eut prévalu sur toutes les anciennes règles du Royaume, et ouvert un commerce libre et direct entre les évêques de France et Rome, Monsieur de Reims en profita si bien, qu'il y tint un agent secret, et, quand des amis bien intimes le pressoient sur la Constitution et sur tout ce qu'il faisoit à cet égard, il leur

1. Comparez la suite des *Mémoires*, tomes VIII, p. 99-100, et XVI, p. 383-385.
2. *Traité*, au singulier, dans l'autographe.

avouoit de bonne foi le peu de cas qu'il en faisoit, et ne s'éloignoit point de leurs sentiments, mais il ajoutoit en même temps que, si ce n'étoit pas l'affaire du cardinal de Noailles, qu'il vouloit voir culbuté, il n'y seroit pas si ardent. Avec tout cela, soit bonne foi, soit sentiment de bonne gloire, il refusa au docteur Tournély de mettre sous son nom ces avertissements qui firent tant de bruit et de désordre dans tous les commencements des grands éclats, et il le conta au duc de Saint-Simon. Quelque temps après, mais court, ils parurent sous le nom de Monsieur de Soissons, qui s'en fit grand honneur, et dont Monsieur de Reims et M. de Saint-Simon rirent bien ensemble.

« Monsieur de Reims[1] eut la satisfaction de voir enfin ses desirs remplis. Clément XI fit, le 29 novembre 1719, une promotion pour les couronnes, dans laquelle il comprit, *proprio motu*, deux sujets qui n'avoient rien oublié pour le mériter, l'archevêque de Reims et celui de Malines, frère du prince de Chimay. M. le duc d'Orléans fut extrêmement en colère. Le courrier lui en vint dans la fin de la matinée : il consulta et[2] manda diverses personnes, dont étoit le Blanc, secrétaire d'État; de sorte que tout cela dura si tard, que, lorsque le Blanc retourna chez lui, où, passé une certaine heure, il ne vouloit point qu'on l'attendît, parce qu'il étoit souvent retenu au Palais-Royal par le Régent, qui ne dînoit point et l'employoit à quantité de choses, il trouva qu'on étoit au rôti. Il fit ses excuses, et, comme la nouvelle alloit être publique, il dit à la compagnie que le Pape avoit enfin fait la promotion et que c'est ce qui l'avoit retenu. « Et qui? et qui? » Chacun s'empressa, et le même Languet, évêque de Soissons, qui étoit à table, plus vivement que pas un. Le Blanc leur dit le cardinal de Gesvres et les autres; lorsqu'il prononça le nom de l'archevêque de Reims, Soissons ne put se contenir; sa tête fit le plongeon, il frappa des mains, et s'écria : « Ah! Monsieur de Reims! Il m'a pris mon chapeau! » La compagnie fut étonnée d'une telle franchise, qui courut le monde incontinent après. Monsieur de Reims eut défense de prendre aucune marque ni titre de cardinal, et on lui envoya Cambis, enseigne des gardes du corps, pour l'empêcher de venir à Paris et le faire tenir dans son diocèse. On se plaignit fortement et on fit grand bruit. Cependant M. de Saint-Simon apaisa peu à[3] peu le Régent, lui mena secrètement Monsieur de Reims, qui fit fort bien son personnage. La Vrillière, comme seul alors en fonction de secrétaire d'État, qui avoit épousé sa nièce, le servit de son mieux. Enfin tout fut si bien conduit, qu'au bout de trois ou quatre mois, il reçut des mains du Roi la calotte rouge, en présence et par l'avis de M. le duc d'Orléans, et, le 28 mai 1720, le bonnet.

« Le pauvre homme n'en jouit guère[4]. Son même ami lui avoit, depuis, valu l'abbaye de Saint-Étienne de Caen, et, comme c'étoit à

1. Comparez les *Mémoires*, tome XVI, p. 388-390.
2. *Et* est en interligne.
3. Ces deux mots *peu à* sont en interligne.
4. Comparez les *Mémoires*, tome XVII, p. 149.

lui à sacrer le Roi, parole que le marquis de Nesles, son neveu, porteroit la queue du manteau de l'Ordre de S. M. quand elle recevroit le collier à Reims : ce qui le donnoit de droit à la promotion suivante à M. de Nesles. La parole lui a été tenue, quoique après la mort de son oncle, et c'est ce qui l'a fait chevalier de l'Ordre, avant l'âge, en 1724.

« Clément XI étant mort[1], et le cardinal de Mailly ravi d'aller à Rome et d'y aller à temps d'être revenu pour faire le sacre du Roi, fut surpris la veille de son départ d'une douleur subite, qui aboutit quatre jours après à l'opération de la fistule, qui rompit entièrement son voyage. Après qu'il se crut guéri, il retourna dans son diocèse, où, quoique cardinal et au comble de la fortune, la jalousie des cardinaux de Rohan et de Bissy, qui tenoient le timon de l'affaire de la Constitution et de tout le clergé, lui faisoit faire rage pour se signaler à Rome, pour les embarrasser ici et pour arriver de gré ou de force à se faire chef de parti. Mais il ne put aller loin de [ce] côté-là, ni avoir le plaisir du sacre. Il fut surpris à l'abbaye de Saint-Thierry d'un mal de tête à crier les hauts cris, dont il mourut en deux fois vingt-quatre heures, 13 septembre 1721. Il n'avoit pas encore soixante-trois ans, et n'avoit joui que dix-huit mois de cette pourpre si chèrement achetée, et qui, toute sa vie, avoit été l'objet de ses vœux les plus ardents. »

1. Comparez les *Mémoires*, tome XVII, p. 270.

ADDITIONS ET CORRECTIONS

Page 1, note 2. On trouve dans la collection des *Pièces originales*, au Cabinet des manuscrits, vol. 343, dossier Bignon, fol. 530, ce compte des dépenses des obsèques de Jérôme II Bignon :

Mémoire de de Voulges, crieur, pour le convoi, service et enterrement de M. Bignon, conseiller d'État ordinaire, fait en l'église de Saint-Nicolas-du-Chardonnet, le 16e janvier 1697 :

« Pour trois hommes semonneurs	9 #		
« Pour les enfants de la Pitié	6	5s	
« Pour trois longs manteaux de deuil	9		
« Pour un dais mis dans la cour.	12		
« Pour une estrade mise au logis.	12		
« Pour les douzains d'offrande.	5	12	6d
« Pour quatre demi-louis d'or	28		
« Pour le vin, pot et tasse	2	2	
« Pour les formes et garçons.	6	12	
« Pour deux fauteuils et deux sièges ployants	3		
« Pour les suisses du jour de convoi et jour du service	9		
« Pour une estrade à l'église.	12		
« Pour un parement au logis.	3		
« Pour trois douzaines de sièges ployants	18		
« Pour quatre douzaines de carreaux de deuil	24		
« Pour un prie-dieu aux pieds du corps au logis. . .	1	10	
« Pour avoir fourni et fait tendre de deuil le devant de la maison à quatre lez, la porte, le dedans d'icelle et la cour à deux lez, le dais sous lequel étoit le corps en dépôt tendu de haut en bas en forme de chapelle, l'escalier à deux lez, deux salles pour recevoir la compagnie tendues de haut en bas, tous les sièges et tables couvertes, la porte de l'église à deux lez, les chaises du chœur foncées et les appuis, formes et chaires des chapiers couverts, avec des parterres ; les balustres de la chapelle des dames et tous les bancs formes couverts, avec des parterres ; la chapelle de la sépulture et la conduite d'icelle à deux lez. . .	236	17	
« Pour les peines, soins et assistance du crieur, tant au convoi le soir, qu'au service le lendemain. .	40		
	437 #	18s	6d

« Je soussigné, juré crieur à Paris, confesse avoir reçu de M. de Montozan, en l'acquit de la succession de feu M. Bignon, conseiller d'État, et en exécution de sentence du 18 septembre 1697, la somme de trois cent cinquante livres, à quoi le présent mémoire a été modéré : dont je quitte ledit sieur de Montozan, ladite succession et tous autres. Fait à Paris, ce 3e juillet 1698.

« D. DE VOULGES. »

Page 2, note 4. Le marquis de Sourches dit, à la date du 25 mars 1690 (*Mémoires*, tome III, p. 216) : « Ce jour-là mourut à Paris Mme Bignon, femme de M. Bignon, conseiller d'État, et sœur de M. de Pontchartrain, contrôleur général des finances, laquelle fut regrettée universellement de tout le monde, mais particulièrement de son frère, qui l'aimoit uniquement. »

Page 3, note 1. C'est évidemment par suite d'une erreur, facile à commettre sur les registres paroissiaux, que M. de Chastellux (*Notes prises aux archives de l'état civil de Paris*, p. 64) a daté de 1626, et non 1627, le baptême de Jérôme II Bignon. Tous les documents du temps donnent la seconde date. — Poilly grava un portrait de Bignon en 1664, d'après Ph. de Champaigne ; Antoine Masson, un autre en 1686, etc.

Ibidem, note 3. Sur l'acquisition de la charge de premier président du Grand Conseil, voyez les *Mémoires du marquis de Sourches*, tome III, p. 198 et 211.

Page 7, note 2. Comme emplois d'*honnête homme* au sens que cette expression avait dans le dix-septième siècle, on peut voir la définition fournie par Bussy-Rabutin sur une demande de Corbinelli : selon lui, « l'*honnête homme* est un homme poli et qui sait vivre, » tandis que l'expression d'*homme de bien* signifie piété, *homme d'honneur* probité, *galant homme* franchise et générosité, etc. (*Lettres de Mme de Sévigné*, tome V, p. 525 et 529). Ainsi, comme l'a constaté Lémontey dans son *Essai sur l'établissement monarchique de Louis XIV*, p. 441, « l'*honnête* (*homme*) fut séparé du domaine de l'honneur. » *Honnête homme* signifiait qu'on était digne et capable de vivre dans la bonne société, dans le monde aristocratique. Mme de Motteville dit (*Mémoires*, tome IV, p. 3) : « Huit ou dix mille hommes le suivirent (Condé), tant honnêtes gens que bourgeois. » Mademoiselle (*Mémoires*, tome I, p. 298) : « N'ayant pour lors pas un honnête homme dans le logis. » Mais le mot paraît employé au sens moderne dans une instruction de Fénelon pour Mme de Maintenon (*Correspondance générale*, tome III, p. 261). Voyez aussi ci-dessus, p. 443.

Ibidem, note 5. Dans l'article des *Duchés et comtés-pairies éteints* qui est consacré à la Feuillade (*Écrits inédits de Saint-Simon*, tome VI, p. 382), il est dit que ce duc portait constamment son baudrier, même quand il se promenait en chemise, à cause de la chaleur, dans la cour intérieure de Versailles, et qu'il ne le quitta qu'en mourant.

Page 16, note 6. Sur les prédécesseurs de Pomereu en Bretagne et sur les procédés suivis pour accoutumer cette province au régime commun, voyez les *Mémoires de Sourches*, tome III, p. 168 et note 2. Pomereu arriva à Rennes le 17 ou le 18 février 1689; sa correspondance, à partir de cette époque, se trouve dans le carton des Papiers du Contrôle général coté G[7] 172. Une lettre inédite de Mme de Sévigné donnée par M. Capmas (tome II, p. 341), sous la date du 2 avril [1690], dit : « Il est venu un arrêt du Conseil qui fait passer tous les ordres à l'intendant en l'absence du gouverneur et du lieutenant général, au préjudice des lieutenants de Roi, de sorte qu'en nul cas ils ne peuvent jamais commander.... Après M. de Pommereuil (*sic*), nous aurons en Bretagne un autre intendant : ainsi voilà qui est *in secula seculorum*, et sur le pied des autres provinces, au grand mépris du contrat et des prérogatives de la duchesse Anne. » Mais, trois jours plus tard (p. 346), la marquise écrit : « Je cause fort avec lui (Pommereuil); il a bien de l'esprit, un esprit décisif qui fait plaisir quand on ne le sent point. Cette province seroit ruinée sans ce caractère, qui fait obéir les troupes à sa justice et rendre, jusqu'à un sou, tout ce qui ne leur est pas dû : sans cette exactitude, la pauvre Bretagne seroit perdue. »

Page 19, note 1. Sur les exécutions par effigie et leur inutilité, voyez les *Mémoires de Fléchier sur les Grands-Jours de 1665*, éd. Chéruel, p. 274-275 : « C'est une invention que la justice a trouvée pour diffamer ceux qu'elle ne peut pas punir, et pour châtier le crime quand elle ne tient pas le criminel. » On se rappelle aussi Gourville faisant détacher par un homme à M. de la Rochefoucauld son propre tableau d'effigie, parce qu'il ne trouvait pas que la figure fût ressemblante.

Ibidem, note 2. Il est parlé, dans le chapitre XXXIII du *Siècle de Louis XIV*, de la place de Grève, « petite et irrégulière, qui n'est célèbre que par des gibets et de petits feux de joie. » Voyez ci-dessus, p. 273.

Page 20, note 2. Les *Mémoires de Dumont de Bostaquet* ne font mourir Ruvigny que le 5 août 1689.

Ibidem, note 2, et page 21, note 4. Sur la charge de député général donnée à Ruvigny le 15 août 1653, voyez une notice, avec textes originaux, insérée dans le tome X du *Bulletin de la Société de l'Histoire du Protestantisme français*, p. 67-69 et 117-120.

Page 21, note 1. On voit effectivement dans le *Journal d'Olivier d'Ormesson*, tome I, p. 342, que Ruvigny était en fort bons termes avec l'héritière de Rohan, en 1645, comme le dit Tallemant. — Il tua Boisdenemetz en duel, à Venise (*Mémoires de Nicolas Goulas*, tome I, p. 33).

Ibidem, note 4. Selon deux lettres de Mme de Maintenon citées par Rulhière d'après la publication de la Beaumelle, c'est le zèle indiscret de Ruvigny qui aurait fait renoncer au système de conversion par les voies de douceur; mais ces lettres sont fausses entre toutes.

Page 22, note 1. On peut voir aussi, sur les négociations menées par Ruvigny en 1666 et 1667, les *Mémoires de Louis XIV*, tomes I, p. 215, et II, p. 193-194, et le tome II du recueil de Mignet, p. 512-535.

Page 25, fin de note, ligne 11. M. Gustave Masson a publié, en 1883, dans le *Bulletin de la Société de l'Histoire du Protestantisme français*, p. 17-24 et 111-117, une certaine quantité de lettres adressées par lord Galloway au secrétaire d'État Blathwayt, tandis qu'il résidait en Piémont, année 1695. — Ligne 19, M. de Sourches (*Mémoires*, tome III, p. 349-350) dit que le Roi avait voulu confisquer les biens de Ruvigny dès 1689, et que Seignelay, son ami, avait « rompu le coup. » Seignelay mort, Ruvigny crut n'avoir plus rien à ménager : « Le 30 janvier (1691), on eut nouvelle d'Angleterre qu'enfin le marquis de Ruvigny s'étoit engagé au service du prince d'Orange, lequel l'avoit fait général-major et lui avoit donné le régiment de Schonberg et un régiment de réfugiés françois. En même temps qu'on apprit cette nouvelle, on sut aussi que le Roi avoit confisqué tous les biens qu'il avoit en France. » L'ambassadeur Erizzo écrit, en février 1697 (*Dépêches vénitiennes*, filza 190, p. 31), que les biens des Ruvigny leur avaient été laissés, mais que leur « félonie » a forcé le Roi de revenir sur cette clémence exceptionnelle, et que, ayant appris l'existence d'un dépôt de deux cent mille livres, en billets payables, entre les mains du premier président de Harlay, grand ami du père, S. M. a voulu s'assurer de ce fait, et, sur l'aveu du premier président, a confisqué le dépôt sans autre forme de procès.

Page 28, note 1. Le marquis de Sourches (*Mémoires*, tome III, p. 470) parle aussi du legs du président la Barroire refusé, en termes fort dignes, par M. de Harlay; mais il ne fait monter ce legs qu'à trois mille louis, au lieu de vingt mille.

Page 32, note 5. Le marquis de Sourches (tome III, p. 436) dit que M. de Moreuil eut une attaque d'apoplexie le jour même où Louvois fut emporté si subitement (16 juillet 1691), et une note ajoute : « Gentilhomme de Picardie, frère du défunt marquis de Caumesnil. Il avoit été toute sa vie attaché au prince de Condé et l'avoit suivi partout; il avoit été son premier écuyer, et depuis mestre de camp du régiment du duc d'Enghien et brigadier de cavalerie ; mais il avoit quitté le service, et il n'avoit plus alors d'attachement à la cour que par sa femme, qui étoit dame d'honneur de la duchesse d'Enghien. »

Page 35, note 2. Ajoutez : « Il avait dû épouser une fille du duc de la Ferté, en 1692 (*Sourches*, tome IV, p. 138). »

Page 36, ligne 3. Non seulement on donnait ordre, sur toute la route, de fournir au jeune Phélypeaux un carrosse et des relais de poste; mais les maires et échevins devaient lui procurer toutes les voitures nécessaires. (Ordre du 30 mars 1695, dans les registres du secrétariat de la maison du Roi, O[1] 39, fol. 44 v°.)

Page 38, fin de note, ligne 18. Miremont eut, en 1699, la pension de deux mille livres sterling dont jouissait jusque-là la duchesse Mazarin (*Gazette d'Amsterdam*, 1699, n° XCII). Plus tard, Voltaire le connut à Londres ; il le cite dans le chapitre XXV du *Siècle de Louis XIV*.

Ibidem, note 2. Le volume 486 de la collection des *Pièces originales*, au Cabinet des manuscrits, l'un de ceux qui renferment les documents relatifs à la maison de Bourbon, fournit un certain nombre de sceaux des branches bâtardes de Malauze et de Busset, que d'ailleurs les auteurs du premier tome de l'*Histoire généalogique* semblent avoir connus pour la plupart entre les mains de Clairambault. La branche des vicomtes de Lavedan et marquis de Malauze, sortie du bâtard Charles (p. 42, note 4), portait, comme le dit exactement Saint-Simon d'après l'*Histoire généalogique*, non pas une barre ou une cotice de bâtardise (car généralement, au quinzième siècle, l'usage était de réduire la largeur de la barre prise comme marque de bâtardise et de n'en faire qu'une cotice ou un simple filet), mais une bande fleurdelisée, occupant presque tout l'écu en travers, et chargée d'un filet aussi en bande : voyez notamment le sceau de la pièce 204 dudit volume. Ni la collection des *Pièces originales*, ni les gravures de l'*Histoire généalogique* ne nous renseignent sur les transformations que subit plus tard ce blason; mais, dans un volume du Cabinet des titres coté 185 et contenant des tableaux généalogiques de la maison de Bourbon, les dernières générations de Malauze ont les deux bâtons péris et croisés en cœur (fol. 127-137). Les pièces 214, 238, 313, etc., du volume 456 des *Pièces originales* portent le sceau de Bourbon-Busset, tel que nous l'avons décrit, avec le chef de Jérusalem et des écartelures très nombreuses. La pièce 158 v° et beaucoup d'autres provenant de Louis, bâtard de Bourbon, comte de Roussillon (p. 45, note 2), portent un sceau chargé de trois fleurs de lis seulement, mais brisé d'une cotice à chicots ou bâton noueux mis en barre. Ces armoiries sont figurées dans l'*Histoire généalogique*, p. 308 et 309, ainsi que dans le ms. 185 du Cabinet des titres.

Page 42, note 4, ligne 4. On trouve des lettres du bâtard de Bourbon-Malauze, du temps qu'il était à la cour de Louis XII, dans le ms. Fr. 3924.

Page 50, note 4. Selon une obligeante communication de M. le docteur Jörgensen, directeur des archives privées de la couronne de Danemark, la reine Charlotte-Amélie mourut, non le 25 mars, comme le disent nos dictionnaires, mais le 27.

Page 53, note 2. M. le docteur Jörgensen nous fait observer que l'ancienne forme *Christiern*, employée par les deux premiers rois de ce nom, avait fait place à la forme moderne *Christian*. De plus, il rectifie comme il suit les dates données pour Christian V par la *Gazette* et Moréri : *15* avril 1646, au lieu de *18* avril, et *25 août* 1699, au lieu de *4 septembre*. Cette dernière différence doit venir de celle des calendriers.

Ibidem, note 8. Le duc de Luynes mentionne la mort de lord Lifford dans ses *Mémoires*, tome IX, p. 359, mais il la place au 8 mars 1749, et dit que le lord avait quatre-vingts ou quatre-vingt-un ans. Il établit, à cette occasion, l'origine des la Rochefoucauld-Roye comme vient de le faire notre auteur, et, plus loin, p. 365-366, il explique comment, lord Lifford et ses sœurs ayant émigré en Angleterre avec la permission du Roi, MM. de Roye pouvaient administrer leurs biens de France et en faire passer les produits à Londres, sans qu'il y eût lieu à confiscation.

Page 59, ligne 1. Il est question de deux prises faites par le chevalier des Augers, dont une valant quatorze cent mille livres, dans la *Gazette de Leyde*, correspondances de Paris du 19 avril et du 6 mai 1697.

Page 59, note 3. Le comte d'Egmont se qualifiait : « Par la grâce de Dieu duc de Gueldre et de Juliers, comte d'Egmont et de Zutphen, Buren, Leerdam et Hornes, seigneur souverain du pays d'Arckel, des ville et territoires de Malines et Iselstein, de l'île d'Ameland, et autres seigneuries. » Il déposa une protestation au congrès de Ryswyk, en septembre 1697, pour la conservation de ses droits ou prétentions de souveraineté. (Bibl. nat., *Pièces originales*, vol. 1047.) Voyez la suite des *Mémoires*, tome V, p. 343.

Ibidem, note 6, ligne 5. Au lieu de « *18* janvier », lisez « *21* janvier ».

Page 63, note 1. Ajoutez : « On a, dans le tome IX de la première édition des *Œuvres de Bossuet* (1744), des *Méditations* composées en 1695 pour les religieux de Meaux, et une *Instruction sur la lecture de l'Écriture sainte*, pour les mêmes.

Page 78, note de note. Ajoutez : « On vit reparaître ces insinuations, mais plus accentuées, dans le libelle que le Parlement répandit, en mars 1716, contre les ducs et pairs (cité dans notre tome I, p. 402). On y lit ceci : « Les Nouailles viennent d'un domestique de Pierre Roger, « comte de Beaufort, vicomte de Turenne, qui les anoblit et érigea en « fief un petit coin de la terre de Nouailles dont il étoit sorti.... La fa- « mille de Montmorin conserve encore une tapisserie où un Nouailles « présente les plats sur la table. » (*Cabinet historique*, tome V, p. 9; *Vie privée de Louis XV*, tome I, p. 248, etc.) Il fut répondu très pertinemment à cette assertion dans les mémoires justificatifs que la pairie fit paraître (*Recueil A-Z*, tome C, p. 7). Un érudit défenseur des ducs écrivait aussi ceci : « La domesticité de la maison de Noailles est un « fait en l'air, dénué non seulement de preuves, mais de toute vrai- « semblance. Mais, quand même il seroit prouvé, que s'ensuivroit-il, si « ce n'est que Roger auroit eu un domestique de meilleure maison que « lui, car son anoblissement est une pure vision.... L'insulte est tou- « jours retombée sur ceux qui ont voulu l'entreprendre. » (*Journal de Dangeau*, Appendice du tome XVIII, p. 399.) Il est regrettable que M. Tamizey de Larroque n'ait pas traité cette question incidente dans son excellente étude sur *Antoine de Noailles à Bordeaux*. »

Ibidem, note 3, ligne 12. Dans le contrat en question, Antoine de Noailles figure comme témoin, avec la qualification de gentilhomme de la maison du Roi, après le baron de Morimont et Louis de Cosnac. Voyez une copie dans le ms. Fr. 23 023, fol. 328 v°.

Page 81, note 8. Ajoutez : « M. l'abbé Verlaque a publié, en 1883, dans le tome IV des *Mélanges historiques* de la collection des Documents inédits, les lettres écrites par Louis XIV au cardinal de Bouillon à propos de l'affaire des *Maximes des Saints*. »

Page 82, note 6. Selon les *Divertissements de Sceaux* (1712), tome I, p. 87, et l'*Histoire de Sceaux*, par M. Victor Advielle (1883), p. 278, note 1, et p. 280, la duchesse du Maine allait souvent chez Malezieu, à Châtenay, dès 1699. En juillet 1700, le duc fit ajouter des cuisines et des offices à cette maison (*Gazette d'Amsterdam*, 1700, n° LVIII); mais ce fut seulement le 23 décembre 1700 qu'étant alors seigneur dominant, il fit don de la seigneurie de Châtenay à Malezieu. L'*Histoire du village de Châtenay-lez-Bagneux*, par M. Ch. Barthélemy (1847), ne dit pas quand Malezieu s'était installé dans ce pays.

Page 87, note 1. Le jour de Noël de l'année 1688, le P. Gaillard fit devant la cour « un très beau sermon, dans lequel on ne peut pas dire qu'il flatta le Roi, car il lui parla avec toute la force que doit avoir un prédicateur de l'Évangile, et si clairement qu'il ne pouvoit pas prendre ce qu'il disoit pour d'autres que pour lui; mais il termina son sermon par un compliment merveilleux, qui, renfermant beaucoup de louanges, ne laissoit pas de contenir beaucoup d'instructions. » Peu auparavant, à la fête de la Toussaint, il avait eu un grand succès d'à-propos sur la prise de Philipsbourg. (*Mémoires de Sourches*, tome II, p. 262 et 316.)

Page 99, note 4, et page 100, note 2, ligne 19. Le duc de Luynes, en rappelant l'affaire de 1661-1662 (*Mémoires*, tome III, p. 312), fait observer que la phrase de Louis XIV aux ambassadeurs étrangers outrepassait, comme sens, l'engagement pris par l'Espagne, et il ajoute : « Cependant l'acte ne porte que le mot de *concurrence*. » Ainsi, en 1740, époque où M. de Luynes écrivait, le mot *compétence*, qui se trouve dans nos textes, était si bien tombé en désuétude, ou avait si complètement perdu son sens primitif, que le duc y substituait, sans s'en apercevoir, le terme nouveau de *concurrence*. Au contraire, et quoique écrivant vers le même temps, Saint-Simon a conservé partout *compétence*.

Page 100, note 2, ligne 2. Saint-Simon a encore parlé de l'affaire de Watteville et de l'ambassade du marquis de la Fuente dans les *Duchés et comtés-pairies éteints*, art. Poix-Créquy, et surtout dans l'article Roannois-Aubusson, qui sont, l'un et l'autre, publiés au tome VI des *Écrits inédits*, p. 152-153 et 373-376.

Page 101, note 4. Ajoutez : « Le portrait de l'archevêque d'Embrun offre quelques détails de plus dans la rédaction de l'article Roannois-Aubusson (*Écrits inédits*, tome VI, p. 375), celui-ci entre autres : « Il « avoit un bras plus court et plus menu que l'autre, naturellement, avec « un mouvement dans le coude dont le Roi lui faisoit souvent la guerre, « et il se plaisoit à exciter des estocaderies entre lui et ses principaux « courtisans.... » Quant à la soutanelle dont les *Mémoires* parlent plus loin, il soutenait « que la soutanelle étoit comme la soutane longue, sur « laquelle personne n'en portoit, parce qu'elle exigeoit le manteau « sur lequel il y en avoit un (Saint-Esprit), et comme les pourpoints « d'autrefois des laïques, qui n'y en portoient point non plus par la « même raison. »

Page 102, note 3. Ajoutez : « La soutanelle était aussi portée par les médecins, et l'on peut en voir un spécimen sur le portrait de Meyssonnier qui accompagne son *Médecin charitable* (1668). »

Page 103, note 1. Ajoutez : « Nous avons vu passer récemment dans une vente d'autographes faite par M. Étienne Charavay (18 juin 1883), sous le n° 21 du catalogue, une lettre de Bossuet à son neveu, 1er juillet

1697, lui annonçant le don de la place de conseiller d'État, fait « avec « toutes les bontés dont S. M. sait accompagner ses grâces. »

Page 107, note 1. Ajoutez : « M. l'abbé Verlaque donne les noms des membres de cette congrégation, p. 713 et 717 de la publication indiquée ci-dessus. »

Page 108, note 2. Ajoutez : « On trouve un article sur la postulation du 22 avril dans la *Gazette de Leyde*, correspondance de Paris, 6 mai 1697. Elle avait l'avantage, dit ce journal, que, si le cardinal venait à mourir pendant son séjour à Paris, le saint-siège ne pouvait plus prétendre nommer à son abbaye de Cluny. »

Page 109, ligne dernière. La duchesse de Noailles figure dans le *Dictionnaire des précieuses*, sous le nom de NOZIANE.

Ibidem, note 5. Ajoutez : « L'article d'ESTRÉES vient d'être publié dans le tome VI des *Écrits inédits de Saint-Simon*, p. 109 et suivantes. »

Page 113, note 2, ligne 5. Il faudrait peut-être lire : « ne suit que ses intérêts. »

Ibidem, note 3. André d'Ormesson alla visiter la maison Tambonneau le 8 août 1647 (*Journal d'Olivier d'Ormesson*, tome II, p. 878). Aux ouvrages indiqués comme parlant de cette demeure, il faut ajouter le tome IV de la *Topographie historique du vieux Paris*, publié par la ville de Paris, en 1883, p. 274.

Page 117, note 2. Ajoutez : « On trouve dans les *Mémoires du duc de Luynes*, tome XII, p. 57, cette expression : « Le Roi parla aux évêques à « son prie-Dieu, » et, tome X, p. 207 et 278 : « Au sortir de son prie-« Dieu. » Évidemment, c'est de l'action qu'il s'agit, et non du meuble. »

Page 122, note 4. Ajoutez : « Dans un long article sur Henri-Charles du Cambout, duc de Coislin, qui a place dans les *Duchés et comtés-pairies éteints*, Saint-Simon avait raconté comment ce personnage entra dans l'Église, fut fait évêque, puis premier aumônier. Voyez les *Écrits inédits*, tome VI, p. 260 et suivantes. »

Page 123, note 1. Ajoutez : « Le duc de Luynes donne quelques détails sur l'abbaye de Boscherville, en 1752, dans le tome XII de ses *Mémoires*, p. 199-200. »

Page 124, note 4. Ajoutez : « Voyez aussi les *Historiettes de Tallemant*, tome V, p. 125-127, et les *Œuvres de la Rochefoucauld*, tome III, 1re partie, p. 117. »

Ibidem, note 6. Ajoutez : « Le marquis de Sourches raconte (tome I, p. 185) une anecdote qui prouve également en faveur de la générosité du chevalier de la Ilhière. »

Page 126, dernière partie de la note 2. Selon la *Gazette de Leyde* (correspondance de Paris, 31 mai 1697), il y eut de fortes sollicitations pour faire revenir immédiatement les comédiens, à condition qu'ils ne parleraient qu'italien. On voit dans *les Correspondants de la marquise de Balleroy*, tome I, p. 26, que M. d'Argenson lui-même demanda, en 1708, qu'on les rappelât, pour empêcher d'autres désordres. Le même ouvrage fournira des détails sur leur retour au temps de la Régence.

Pages 127-131. Saint-Simon a consacré un paragraphe du titre de NEVERS, dans ses *Duchés et comtés-pairies éteints* (*Écrits inédits*, tome V, p. 205-206), à la maison royale de Suède et aux princes ou princesses dont il parle ici.

Page 130, note 3. Ajoutez : « Selon le *Theatrum Europæum*, tome XV, p. 275, le roi Charles XI étoit souffrant depuis la fin du mois de février (des suites d'une chute de cheval, dit la *Gazette de Leyde*, Stockholm, 8 avril 1697), et il tomba tout à fait malade le 12 mars, après un dîner fort gai. Ses derniers jours furent calmes ; il les employa à prendre congé de sa famille, à revoir son testament et les papiers d'État, à signer divers actes, et il s'éteignit, le 5 avril, en pleine connaissance. L'autopsie faite le 6 révéla, dans le foie et les entrailles, des ulcérations et des enflures provenant des marches forcées et des fatigues que le défunt ne s'était pas épargnées : après quoi, le cadavre fut embaumé et revêtu, non pas, selon l'usage, d'étoffes d'or et d'argent, mais d'un sarrau de toile de Hollande, et mis dans un cercueil de velours noir. Comparez une lettre de l'ambassadeur Erizzo, dans la copie des *Dépêches vénitiennes*, filza 190, p. 178, et la *Gazette de Leyde*, correspondance du 17 avril. Dans la rédaction indiquée plus haut (celle des *Écrits inédits*, tome V, p. 205), Saint-Simon dit : « Ce prince fit d'heureuses guerres à ses voisins et « une bien cruelle à ses sujets, qui lui coûta la vie, à quarante-deux « ans, en 1697, après avoir ruiné toute la noblesse de Suède par ses « tyranniques réunions et répétitions, et mis à la mendicité et réduit « au désespoir les plus grands seigneurs. Il mourut d'un cruel poison. » Voyez ci-dessus, p. 366, Addition 211 et note. »

Ibidem, note 6. Ajoutez : « Le mémoire de M. d'Avaux pour avoir la médiation de la Suède est imprimé dans le recueil diplomatique de Lamberty : *Mémoires pour servir à l'histoire du dix-huitième siècle*, tome I, p. 3-11. »

Page 136, note 1. Voyez un emploi d'*évangéliste* au sens d'*assesseur* dans le livre de M. le vicomte d'Avenel sur *Richelieu et la monarchie absolue*, tome I, p. 137.

Ibidem, note 5. Ajoutez : « Ces *Castagneri*, venus de Gênes en 1510, avaient fait leur fortune en créant les fonderies du Bourget et d'Argentine. »

Page 138, fin de note. Ajoutez : « Lassay ne reconnaissait pas un fond sérieux sous les plus brillants dons : « Je suis persuadé, disait-il, « qu'il est à la place du monde qui lui convient le mieux, et, s'il « en occupe quelque jour une plus considérable, il perdra de sa ré- « putation et diminuera l'opinion qu'on a de lui, car il est bien éloigné « d'avoir les qualités nécessaires pour commander une armée ou pour « gouverner un État ; il ne connoît ni les hommes, ni les affaires, et « n'en juge jamais par lui-même ; il n'a point d'opinion qui lui soit « propre, etc. » (*Recueil de différentes choses*, tome I, p. 141-145.) »

Page 139, lignes 11 et 12. Sur la nomination et le départ des plénipotentiaires, voyez la *Gazette de Leyde*, correspondances de Paris, 4, 8 et 11 mars, de Gand, 17 mars, etc., et le *Theatrum Europæum*, tome XV, p. 358.

Page 140, note 3. Ajoutez : « Il avait marié sa fille, en 1691, au comte d'Estrades (*Mémoires de Sourches*, tome III, p. 417). »

Page 144, note 5. Ajoutez : « La *Gazette de Leyde* (correspondance de Paris, 6 mai 1697) dit que le comte de Toulouse a fait partir le 27 avril son équipage, composé de vingt-huit mulets, d'un grand nombre de chevaux de main et de bât, de trois chariots couverts, d'un carrosse à six chevaux, et une suite nombreuse d'officiers de bouche et d'autres domestiques, deux trompettes et douze gardes. Il venait de placer en rentes cinq ou six cent mille francs provenant des revenus de sa charge. »

Ibidem, note 7. Ajoutez : « Petite place à la vérité, disent les *Mé-* « *moires de Louis XIV* pour l'année 1667 (tome II de l'édition Dreyss, « p. 253), mais d'une situation avantageuse pour faciliter à mes gens « le passage dans le pays et pour incommoder les villes espagnoles au « milieu desquelles elle est située. »

Page 147, note 2. Ajoutez : « La *Gazette de Leyde* (correspondance de Barcelone, 17 juin) dit que le vice-roi a constitué gouverneur de cette ville le comte de Corzana, major général, et lui a adjoint le marquis de Florida, général de l'artillerie. »

Ibidem, note 5. Ajoutez : « La *Gazette* de 1697 écrit : *sommetans* (p. 284 et 335), de même que la *Gazette de Leyde* (correspondance de Barcelone, 17 juin), qui dit que ce sont « les habitants du pays depuis dix- « huit jusqu'à soixante ans, » convoqués à Barcelone. Les *Annales de la cour* (tome II, p. 195) confondent les *soumettans* avec les miquelets. La *Gazette d'Amsterdam* (Extraordinaire LVI) dit seulement : « Depuis « qu'on a arboré le grand étendard de la principauté, toutes les milices « du pays venoient en foule se rendre au camp du vice-roi. » — Le mot *somettant* est une manière de franciser le catalan *sometent*, devenu plus tard *someten* et *somaten*, au pluriel *sometenes* (*Anales de Cataluña*, de don Narciso Feliu de la Peña y Farell, Barcelona, 1709, tome III, p. 73, 184, 185, 229 et 421). M. Alfred Morel-Fatio, qui nous a communiqué une définition extraite des *Variæ resolutiones* de Jacme Cancer, où elle est intitulée : « De sono emisso vulgo *somaten* », nous apprend que, dans les anciens documents, on le trouve en deux mots *so* (espagnol *son*) et *mettent*, en latin « sonum emittens », et aussi ce tour par le participe passé qui rend l'étymologie indubitable, *sia mes so*, « sit missus « sonus ». Le *sometent* était originairement le ban, le cri, le son de la cloche ou d'autres instruments par lequel on appelait le peuple aux armes; ensuite le mot s'appliqua aux milices ainsi convoquées, comme d'ailleurs notre mot *ban* en français. Le *Dictionnaire catalan-castillan-latin* d'Estève, etc. (Barcelone, 1805), à l'article synonyme REBATO, renvoie à SOMETENT, forme qu'ensuite il omet à sa place alphabétique, et au lieu de laquelle il donne SOMATEN, avec le double sens de *conclamatio ad arma* et d'*oppidanorum cœtus ad arma*. Au premier de ces sens, il ajoute en espagnol cette explication : « Convocation populaire et « soudaine, dont le signal est donné par la cloche (le tocsin). »

Page 150, note 3, ligne 18. Le comte de Montsoreau fut tenu sur les fonts par Leurs Majestés, le 29 janvier 1678 (*Gazette*, p. 95), comme son père l'avait été en 1645.

Page 154, note 3. Ajoutez : « En 1695, l'ambassadeur vénitien P. Venier disait : « On compte plus de trois cents ingénieurs en France. « Chaque ville de la frontière en a trois ou quatre, avec un chef expé- « rimenté. Pas de général qui n'en ait au moins un dans son armée, « pour dessiner les camps, tracer le plan d'un siège et établir une po- « sition. Soixante sont enrôlés en six brigades, ayant chacune un chef « très capable, et M. de Vauban au-dessus de tous. » (*Relazioni*, série FRANCIA, tome III, p. 532-533.) »

Page 156, note 1. Ajoutez : « Selon la notice d'Augoyat sur le lieutenant général Lapara, l'armée française eut deux cents officiers et trois mille sept cents soldats tués, trois cent cinquante officiers et quatre mille deux cent cinquante soldats blessés. »

Page 162, note 2. En 1697, Villars (*Mémoires*, p. 58) dit que l'armée avait plusieurs ponts sur le bras du Rhin qui forme la grande île du Fort-Louis.

Page 163, note 2. Ajoutez : « C'est ce Praslin qui avait enlevé le régiment de Roussillon à Saint-Simon, après Nerwinde (voyez notre tome I, p. 269) ; mais ils étaient devenus amis intimes malgré cette compétition. »

Page 164, note 3, ligne 4. Deux mois plus tard, la mort de M. de Jarnac laissa M. de Ligondès paisible possesseur de la lieutenance de Roi (*Sourches*, tome III, p. 363).

Page 165, note 2. Ajoutez : « Le colonel n'était, à proprement parler, que lieutenant-colonel commandant pour le colonel général (*Sourches*, tome IV, p. 157, note 5). »

Page 166, note 4. Ajoutez : « On trouve aussi dans les *Mémoires du duc de Luynes* (tome II, p. 186) ce mot entendu à la tranchée devant Philipsbourg : « Où peut aller un grenadier qui quitte son poste? je vais « mourir. » Notre auteur lui-même, pour exprimer que les carabiniers formaient un corps d'élite, a dit que « c'étoient les grenadiers de la « cavalerie. » (Tome I, p. 282.) »

Page 172, ligne 9. Les gazettes ne nous apprennent pas quel était le pont « d'une structure particulière » que les alliés avaient sur le Rhin ; mais, dans la *Gazette de Leyde* (1697, feuille v, correspondance de Heilbronn, 5 mars), il est dit que les Français avaient fait construire au Fort-Louis et à Strasbourg des barques doublées de fer-blanc à l'intérieur, pouvant contenir cent hommes chacune, et ayant une ouverture sur un côté pour y faire entrer un chariot. Un des documents que nous donnons dans l'appendice VIII, p. 472, parle d'un pont de bateaux toujours prêt sur des chariots de transport.

Ibidem, note 4. Ajoutez : « La *Gazette de Leyde* (correspondance de Sinzheim, 25 mai 1697), sans désigner autrement le personnage, dit que « le comte de Fürstenberg est dans la Forêt-Noire, avec six escadrons « et treize bataillons ; et il pourra bien y rester tout l'été, soit pour « tenir en bride les garnisons de Brisach, Strasbourg et autres places

« voisines des ennemis, soit pour faire lui-même quelque irruption « dans leur pays de l'autre côté du Rhin. »

Page 176, note 3. La *Gazette de Leyde* donne cet article, sous la rubrique de Bruxelles, 17 juillet : « On se raille extrêmement des réjouissances que les François firent dimanche au soir, dans leurs places frontières, pour la prétendue élection du prince de Conti à la couronne de Pologne. Le roi d'Angleterre, qui avoit été averti dès l'après-midi de la triple décharge qu'ils devoient faire de leur artillerie et de leur mousqueterie, fut, sur le soir, avec le prince de Vaudémont, prendre le plaisir de la voir d'une hauteur au-dessus de Dielbech. S. M. fera aussi tirer le canon et la mousqueterie de son armée, mais à meilleures enseignes, pour l'avènement de l'électeur de Saxe au trône des Polonois, dès que ce prince le lui aura fait savoir. Cependant il semble que les François, après leurs réjouissances publiques, vont être obligés de traiter de roi le prince de Conti, et lui de maintenir l'éclat de la royauté en augmentant sa maison et en vivant avec plus de splendeur que par le passé : ce qui l'incommoderoit fort après les dépenses excessives qu'il a faites pour parvenir à la couronne qui vient de lui manquer. »

Ibidem, note 5. Ajoutez : « A la date du 21 décembre 1696, l'ambassadeur vénitien annonce que la reine Sobieska perd toute prudence et mesure, et qu'elle a écrit au roi de France pour se plaindre de la candidature Conti (Bibl. nat., *Dépêches vénitiennes*, filza 189, fol. 433). La *Gazette de Leyde* (correspondance de Dantzick, 4 juin) reproduit les lettres par lesquelles elle sollicitait encore, en avril, l'Empereur et l'Impératrice pour qu'ils soutinssent son fils Jacques ; mais, en même temps, elle avait obtenu du Pape une permission de venir se fixer à Rome dans le palais Massimi, ne voulant pas voir régner une autre reine, fût-ce sa belle-fille (Correspondance de Rome, 1er juin). »

Page 177, note 7. Ajoutez : « D'après les textes, il semble que l'Électeur n'offrait que dix millions de *chelons*, qui ne faisaient pas même cinq millions de livres de France. Voyez l'Appendice, p. 501. »

Page 179, note 3. Ajoutez : « Massuet (*Histoire des rois de Pologne*, tome II, p. 172-173) raconte comment Potocki, palatin (*sic*) de Cracovie, se donna à l'électeur de Saxe parce que le parti français manquait d'argent. L'auteur de l'*Histoire de Pologne et du grand-duché de Lithuanie depuis la monarchie jusques à présent, où l'on voit une relation fidèle de ce qui s'est passé à la dernière élection* (Amsterdam, 1698), donne (p. 411) au petit général Potocki le prénom de Félix. »

Pages 186 et 187. Nous croyons devoir rapprocher du récit de Saint-Simon, copiant ou suivant Dangeau, celui de la *Gazette de Leyde* (correspondance de Paris, 15 juillet), où l'on remarquera une parfaite concordance avec le texte du *Journal* : « On ne s'entretient quasi d'autre chose, et à la cour et à la ville, que de l'élection du prince de Conti à la couronne de Pologne. Ce fut M. Gallerand, secrétaire de notre ambassade à Varsovie, qui en apporta, jeudi au soir, la nouvelle au Roi. S. M. ayant d'abord fait appeler ce prince pour la lui notifier, il lui embrassa les genoux en disant qu'il lui en avoit toute l'obligation de ce qu'il étoit élu roi; et S. M. lui répondit qu'il ne la devoit attribuer qu'à son mérite. Après cela, S. M. le mena dans l'appartement de Mme de Maintenon, où étoit la princesse de Savoie, et leur dit : « Je vous amène un roi « de Pologne. » Ce prince reçut ensuite les compliments de la cour, mais avec modération, ne voulant pas souffrir qu'on le traitât de *Majesté*. On a bien eu avis que l'électeur de Saxe a été aussi nommé roi de Pologne; mais on s'attend d'apprendre bientôt que ceux de son parti se seront désistés de leur nomination et auront reconnu le prince de Conti, et l'on se prépare à voir ici une grande ambassade pour venir querir ce prince, laquelle doit être précédée d'une autre pour lui notifier son élection. Les personnes nommées pour celle-ci sont le prince de Radziwill, le prince Lubomirski et le comte de Towienski, neveu du cardinal-primat qui vint ici, il y a quelque temps, notifier la mort du feu roi Jean Sobieski. La princesse de Conti ne partira pas avec le prince son époux, parce qu'elle est grosse, et les deux princes ses enfants resteront aussi en cette cour. »

Page 189, ligne 14. La princesse de Conti, femme de François-Louis de Bourbon, était Marie-Thérèse de Bourbon-Condé, fille de Monsieur le Prince (Henri-Jules) et d'Anne de Bavière. Elle était née le 1er février 1666, fut mariée le 29 juin 1688, devint veuve le 22 février 1709, et mourut le 22 février 1732.

Ibidem, lignes 17 et 18. Saint-Simon a écrit, avec le signe conventionnel : « 400 000 ᵗᵗ, » et, en toutes lettres : « 100 000 francs. » En d'autres endroits (ci-dessus, p. 58 et 241), il se sert du signe ᵗᵗ, mais, souvent aussi, ne met rien; comme à la manchette de la page 25-26.

Ibidem, note 1. Ajoutez à la fin de la première partie : « La *Gazette d'Amsterdam* (nº LVII, correspondance de Hambourg, 12 juillet 1697) donne cette information : « On apprend de Dresde que, lorsqu'on y fit chan- « ter.... le *Te Deum* pour l'élection de S. A. É. de Saxe à la couronne « de Pologne, le prince de Fürstenberg, qui est nommé pour l'admi- « nistration de l'Électorat, ayant voulu faire dire la messe dans le « château, y avoit trouvé de l'opposition, et même avec quelque espèce « d'insulte de la part du peuple, et que ce prince étoit parti, avec un « conseiller privé, pour aller trouver S. A. É. » Un peu après (nº LXII), un correspondant de Dresde écrit que l'Électrice reste invisible. La *Gazette de Leyde* dit (correspondances de Dresde, 26 juillet et 6 août) que M. de Fürstenberg a hésité quelque temps à prendre ses fonctions de *stadhouder* (sic). — On ne bâtit une église catholique à Dresde, par ordre du roi Auguste, que longtemps après, et elle ne fut consacrée qu'en 1751 (*Mémoires du duc de Luynes*, tome XI, p. 213). »

Page 191, lignes 3 et suivantes. On lit dans la lettre XIV du recueil de Mme Dunoyer (éd. 1738, tome I, p. 172-173), à propos des affaires de Pologne : « Le prince de Conti va se prévaloir de toute la protection du roi très chrétien. Je ne sais.... si c'est tout de bon qu'il doit y compter : ce prince a le péché originel, et la qualité de prince du sang n'est pas d'un grand relief sous ce règne-ci. Ainsi je doute que le Roi le vît monter avec plaisir sur un trône d'où il pourroit peut-être se ressentir des mauvais traitements qu'on lui a faits. Il est vrai.... que les princes du sang ne sont pas fort à la mode; mais le Roi connoît la générosité de celui-ci, et par conséquent n'a pas lieu d'en craindre. D'ailleurs, en lui aidant à monter sur un trône, il répare assez bien tous les sujets de plaintes qu'il peut lui avoir donnés. »

Page 197, note 6, et Addition 215. Saint-Simon a parlé encore des Guldenlew, à propos des Vendôme, dans ses *Duchés et comtés-pairies éteints* (*Écrits inédits*, tome V, p. 480), et ce texte explique la dernière phrase, peu intelligible, de l'Addition 215. « Le Danemark, dit-il, où le paganisme et la barbarie ont régné si tard, les bâtards des particuliers y sont, comme partout, sans existence; mais ceux des rois y portent le titre de comte de Guldenlew, qui leur est affecté comme s'il étoit nécessaire que ces rois en eussent.... »

Page 199, fin de note, ligne 5. Ajoutez : « C'est sans doute l'original de cette lettre de Jean Bart qui a passé dans la vente Chambry, n° 40 du catalogue. »

Page 203, note 1. Le prénom de Pryemski était Wladislas, selon l'*Histoire des rois de Pologne*, de Massuet, tome II, p. 172.

Page 215, note 6. Ajoutez : « Le conseil du comte de Toulouse fut d'avis de refuser à Ducasse le quart du dixième des prises adjugées aux flibustiers (Arch. nat., G 478, fol. 117-119). »

Page 218, note 3. Ajoutez : « *Sourches*, tome IV, p. 131. »

Page 220, note 4. Ajoutez : « Un chapitre entier du *Traité de la police* (tome IV, p. 574-575) a été consacré aux courriers du cabinet par les continuateurs de Nicolas Delamare. »

Page 223, ligne 5. Les *Mémoires du marquis de Sourches* (tome IV, p. 96) parlent également d'une possédée qu'on allait voir pendant le siège de Namur.

Page 225, note 7. Ajoutez : « Cette fonction était occupée à Notre-Dame par M. le Chapellier, docteur de Sorbonne et grand maître du collège Mazarin. Le duc de Luynes raconte un cas de confession au grand pénitencier, en 1755, tome XIV de ses *Mémoires*, p. 259. »

Page 230, note 6. Le comte d'Haussonville (*Histoire de la réunion de la Lorraine à la France*, tome IV, p. 18) dit que le premier rendez-vous fut demandé à Portland par Gaugy, écuyer du duc d'Elbeuf.

Page 233, note 4. Ajoutez : « On trouve encore, dans les *Écrits inédits de Saint-Simon*, tome IV, p. 340, cette expression : « Il ne pelote pas « longtemps sans approfondir davantage. »

Page 236, note 6. Ajoutez : « Sur l'état du petit comptant de décembre 1697, on voit une somme de deux mille huit cent trente francs, portée, suivant ordonnance du 24 novembre, au nom du sieur de Montfort, capitaine d'infanterie, « pour avoir été avec un courrier d'Espagne, « qu'il a défrayé, de Mons à Bayonne, et pour son retour seul. » (Arch. nat., G[7] 901.) »

Page 237, note 4. Ajoutez : « Outre sa gratification de trois mille livres, Cély eut quinze cent cinquante livres pour être venu en poste (Arch. nat., G⁷ 901). Cependant Saint-Simon parle plus loin, p. 241, d'après Dangeau, d'une gratification de douze mille livres. »

Page 239, note 2. Ajoutez : « L'ambassadeur Erizzo dit, dans une de ses dépêches (Bibl. nat., *Dépêches vénitiennes*, filza 190, p. 395) : « La nou-« velle heureuse de la paix arriva en même temps que le Roi recevait « à Fontainebleau les malheureux roi et reine d'Angleterre. Il n'y a pas « de délicatesse que le Roi n'ait recherchée pour accueillir Leurs Ma-« jestés et les entourer de tous les soins imaginables. Mais, au milieu « de tout cet apparat, ils n'en perdent pas moins tout espoir de revenir « à un meilleur sort, et quiconque les voit ne peut refuser à leur mal-« heureux sort une compassion dont ils sont bien dignes par leur atti-« tude majestueuse et le silence où ils ensevelissent leur infortune. »

Page 240, note 4, première partie. Ajoutez : « La France perdait la meilleure portion de la basse Alsace par la restitution du bailliage de Germersheim à l'électeur palatin et de celui de Berquesabe au roi de Suède. La *Gazette d'Amsterdam* (nᵒˢ xcix, c et ci) a des détails sur la remise des places de Tournay, Ath, Mons, Charleroy, Luxembourg, Rheinfels, Philipsbourg, etc. Kehl fut livré au général Wurtz, et Thungen eut le gouvernement de Philipsbourg et du pays compris entre Brisach et Mayence. » — *Ibidem*, seconde partie, ajoutez : « Sur la requête et les démarches des protestants pour être compris dans les traités de Ryswyk, on peut voir les lettres de l'ambassadeur Erizzo, dans la copie des *Dépêches vénitiennes*, filza 190, p. 347-355 et 487-489. Dans le *Parallèle* (*Écrits inédits*, tome I, p. 313), Saint-Simon prétend que les ennemis de Louis XIV, catholiques ou protestants, n'eurent garde de faciliter la rentrée en France des religionnaires qui avaient apporté chez eux industrie, commerce et richesses. « Les puissances.... laissè-« rent tranquillement Louis XIV s'applaudir, comme d'une grande gloire, « d'avoir détruit le calvinisme en France..., tandis qu'il ne s'apercevoit « pas de la plaie qu'il faisoit à son État. »

Page 241, note 2, ligne 1. Ajoutez : « Les lettres de *Te Deum*, dont nous avons déjà cité plusieurs textes, se préparaient au secrétariat d'État de la guerre, mais étaient expédiées par chacun des quatre secrétaires d'État, et un simple commis y apposait la signature royale. Voyez les *Mémoires du duc de Luynes*, tome V, p. 480. »

Page 243, fin de note, ligne 16. Il convient cependant de faire observer qu'on voit dès 1665, dans la correspondance de Colbert (tome VI, p. 245-247), que Louis XIV redoutait alors le rétablissement de la maison d'Orange et songeait à opposer la candidature de Turenne à celle du jeune Guillaume. Le récent historien de Jean de Witt, M. Antonin Lefèvre-Pontalis, n'a point trouvé trace des ouvertures dont parle Saint-Simon ; mais il mentionne un projet de faire épouser à Guillaume la fille du prince de Tarente, ce qui est bien différent. Il expose d'ailleurs les motifs et l'intensité du ressentiment de Louis XIV contre la Hollande.

Page 245, ligne 4. Les *Mémoires de Louis XIV* (tome I, p. 17, 138-

139, 174, 177) mentionnent à plusieurs reprises, en 1666, des distributions d'argent faites en Hollande (alors qu'il y avait alliance avec cette république contre l'Angleterre) pour gagner les députés, « acquérir du crédit dans leurs délibérations (des États), et éloigner des magistratures les partisans de la maison d'Orange, toujours liés avec les Anglois. » Cependant, peu de temps avant que la guerre éclatât entre la France et les États-Généraux, Louis XIV témoignait encore beaucoup de sympathie et d'amitié au jeune Guillaume de Nassau. On trouve dans le recueil de Rose (Bibl. Sainte-Geneviève, ms. L[f] 17, tome II, p. 197) cette lettre *de la main* qu'il adressa au prince le 7 juillet 1670 : « J'ai eu beaucoup de satisfaction de voir, par la lettre que vous m'avez écrite, les bons sentiments que vous avez pour moi; et, quoiqu'elle ne me permette pas de douter que le sieur de Pomponne, mon ambassadeur, ne vous ait assez fait connoître ceux que j'ai pour votre personne et pour vos intérêts, je n'ai pas laissé d'être bien aise de vous assurer encore, par ces lignes de ma main, qu'ils sont tels que vous pouvez souhaiter, et j'aurai d'autant plus de plaisir à vous les faire paroître, aux occasions qui s'offriront, qu'outre la parenté je sens que l'estime m'y convie, et même une confiance assez juste qu'avec la vertu de vos pères vous avez aussi l'affection qu'ils ont tant de fois signalée pour le bien de cette couronne. Cependant je prie Dieu qu'il vous ait, mon cousin, etc. »

Page 245, ligne avant-dernière. Plusieurs pages du *Parallèle* (*Écrits inédits de Saint-Simon*, tome I, p. 309-314) sont consacrées à la lutte de Guillaume III contre Louis XIV. Certains passages sont une nouvelle rédaction du texte des *Mémoires* : « L'alarme et la jalousie de ses succès (de Louis XIV) fut d'un merveilleux usage à un génie du premier ordre (Guillaume), outré de n'avoir pu, par la longueur de sa patience et les tentatives les plus réitérées de soumission et de respect, émousser la haine personnelle de Louis XIV, qui lui donnoit sans cesse des traverses et des marques publiques de son mépris et de l'indignation qu'il ne pouvoit éteindre du refus d'épouser l'aînée de ses bâtardes, et se marier après à une fille d'Angleterre. Ce grand génie, je veux dire le fameux et dernier prince d'Orange, s'étoit acquis un grand crédit dans toutes les cours de l'Europe, et un si absolu dans les Provinces-Unies, qu'il en étoit devenu comme entièrement le maître. Il sut si bien profiter de tous ses avantages pour se venger personnellement de Louis XIV, qu'il ourdit contre lui la formidable ligue d'Augsbourg, qui le porta sur le trône d'Angleterre, et la maison d'Hanover après lui, et, après, la reine Anne, sa belle-sœur.... La paix de Ryswyk n'imposa donc rien à Louis XIV par rapport aux huguenots; mais la reconnoissance du prince d'Orange en qualité de roi d'Angleterre, et de la succession protestante de ce prince, qu'il avoit si constamment personnellement haï, méprisé, traversé, fut une condition bien amère après tant d'efforts pour le rétablissement de Jacques II.... Il s'agissoit du rétablissement d'un ami personnel contre un prince que Louis haïssoit personnellement depuis qu'il avoit refusé l'aînée de ses bâtardes.... »

Page 246, note 4. Ajoutez : « Voyez, entre autres passages, le tome XV des *Mémoires de Luynes*, p. 27, 31-33 et 103-106. »

Page 247, note 2, ligne 2. L'abbé de Barrière avait été fait camérier secret sur la demande du cardinal d'Estrées, aussitôt après l'élection du pape Innocent XII. (*Mémoires de Sourches*, tome III, p. 442.)

Ibidem, note 3. Ajoutez : « Le tome XV des *Mémoires du duc de Luynes* (p. 96, 102, 104, 111, 112 et 122) renferme beaucoup de détails sur les camériers et sur leur rôle dans la remise de la barrette. »

Ibidem, note 5. Ajoutez : « La cérémonie de la barrette, véritable réception du nouveau cardinal, était précédée de la prestation de serment et de la profession de foi, et suivie de visites à la maison royale : voyez les *Mémoires de Luynes*, tome XV, p. 32, 96-97, 99, 102-106 et 108.

Page 253, note 4. Ajoutez : « Son mariage s'était fait en dépit du ressentiment que le père du duc de la Feuillade avait contre les la Vrillière (*Mémoires de Sourches*, tome IV, p. 31). »

Page 256, note 7, dernière ligne. Ajoutez : « Ailleurs, M. de Sourches (tome IV, p. 2) dit que la duchesse était presque une fois plus vieille que son mari. »

Page 257, note 4. Saint-Simon s'étend plus longuement sur l'usage qui « a peu à peu emporté que des ducs faits maréchaux de France ont cessé d'être appelés ducs pour être appelés maréchaux, flattés peut-être de l'être par un titre d'honneur qu'ils tenoient d'eux-mêmes, sans succession comme celui de ducs, » et, à ce propos, il cite l'exemple de la duchesse de Picquigny, veuve du maréchal de Chaulnes, dans le mémoire sur l'*État des changements arrivés à la dignité de duc et pair*, tome III des *Écrits inédits*, p. 163-164.

Page 258, note 7. Ajoutez : « En 1666, le Peletier eût acheté la charge de lieutenant civil de M. Daubray, si elle n'avait valu plus de six cent mille livres (*Journal d'Ol. d'Ormesson*, tome II, p. 472-473). »

Page 259, note 2. Ajoutez : « Le candidat était désigné plusieurs mois à l'avance, et néanmoins on faisait faire un simulacre d'élection par les députés élus au nombre de deux dans chaque quartier (*Mémoires du duc de Luynes*, tome XVI, p. 148; *Mémoires de Sourches*, tome III, p. 241). Voici en quels termes l'ordre fut donné pour la réélection de Claude le Peletier (Arch. nat., O[1] 16, fol. 119) : « La satisfaction par- « ticulière que nous avons de la bonne conduite du sieur le Peletier, « conseiller en nos conseils et président aux enquêtes de notre par- « lement de Paris, dans la fonction de la charge de prévôt des mar- « chands de notre bonne ville de Paris, qu'il exerce depuis quatre « années, et l'avantage que le public en reçoit nous faisant desirer « qu'il soit continué dans la même charge, nous avons résolu de vous « faire savoir que notre intention est que, lorsque le jour de procéder « à une nouvelle élection sera venu, vous ayez à donner vos voix et « vos suffrages audit sieur le Peletier, et à l'élire de nouveau pour être « continué en la charge de prévôt des marchands pendant deux ans « consécutifs. »

Page 259, note 3. La construction d'un quai depuis le pont Notre-Dame jusqu'à la Grève avait été décidée par arrêt du 16 décembre 1645, au profit du maréchal de Bassompierre, concessionnaire privilégié (*Journal d'Ol. d'Ormesson*, tome I, p. 337) ; mais il mourut dix mois plus tard.

Page 265, note 4. Ajoutez : « Une estampe de Bonnart (Cabinet des estampes, Oa 49) représente Claude le Peletier en conseiller d'État, costume noir, manteau, soutanelle et rabat ; et une autre, en costume complet de courtisan, mais de couleur sombre, comme ministre d'État. »

Page 268, note 5. Ajoutez : « Les pensions de le Peletier se décomposaient en une de dix-huit mille livres comme conseiller au conseil royal, une de vingt mille comme ministre, quarante mille livres de gratification, et six mille livres de pension ordinaire. Soit : quatre-vingt-quatre mille livres en tout. Les états de 1697 ne mentionnent rien sur les postes. »

Page 271, note 4. Selon le *Journal d'Olivier d'Ormesson*, tome II, p. 603-606, le mariage Châteauneuf eut lieu à l'église Saint-Gervais le 21 décembre, et non le 30. Jal donne en effet une partie de l'acte avec cette date du 21 (*Dictionnaire critique*, p. 373).

Page 273, ligne 7 du texte. Comparez le passage qui suit de l'article Coislin des *Duchés éteints* (*Écrits inédits*, tome VI, p. 264) : « L'évêché (d'Orléans) fut donné au frère d'Armenonville par l'alliance et l'intimité des Peletiers et le grand crédit que commençoit à prendre sourdement l'abbé de Saint-Aubin, fils de [le] Peletier le ministre d'État, qui étoit l'âme et le supérieur des séminaires de Saint-Sulpice, et qui, sous prétexte de n'avoir point voulu d'évêché, et par la cabale qui persécutoit les jansénistes et ceux qu'il lui plaisoit de faire passer pour tels, distribuoit beaucoup de places par le moyen de Mme de Maintenon et du curé de Saint-Sulpice, qui avoit succédé à l'évêque de Chartres dans sa confiance. »

Ibidem, note 1. Ajoutez : « Louis XIV lui-même, tout jeune, en 1648, était allé allumer le feu de la Saint-Jean, pour gagner l'affection du populaire (*Journal d'Ol. d'Ormesson*, tome I, p. 529). »

Ibidem, note 2, ligne 2. Nous n'avons pu trouver quel était le prieuré de Ch.-M. le Peletier. Le marquis de Sourches (tome III, p. 53, note) dit qu'il prenait le titre modeste de *prieur* « et par son inclination, et pour être distingué de son frère aîné, qui portoit le nom d'*abbé*. » Tous les deux, ajoute-t-il, étaient d'une grande piété, et la vertu du prieur le rendait très digne d'une abbaye aussi considérable que celle de Saint-Aubin, comme revenus et comme collations. Voyez l'Addition 221, p. 370.

Page 276, ligne 6. Le duc de Luynes rapporte une anecdote (*Mémoires*, tome II, p. 310-311) qui témoigne bien quelle était la défiance de Louis XIV à l'égard de tous les cardinaux : « Le P. de la Chaise, à son premier travail avec le Roi (après la mort de M. de Harlay, archevêque de Paris), porta à S. M. la liste de ceux qui étoient propres à remplir cette place. Le Roi, ayant vu plusieurs noms de cardinaux à la tête de cette liste, lui dit : « Non, mon père! pour des cardinaux, je « n'en veux point; je leur donnerois ma couronne, qu'ils ne seroient « pas contents. » Le P. de la Chaise répéta cette expression à M. l'archevêque (Noailles), de qui je la tiens. »

Page 277, note 3. Ajoutez : « L'instruction que Villars emporta en partant pour Vienne vient d'être imprimée par M. Sorel, dans le premier volume du *Recueil des instructions diplomatiques*, qui est consacré à l'Autriche, p. 125-150. »

Page 280, note 3. Le marquis de Sourches (*Mémoires*, tome III, p. 114 et 324) raconte que Bonrepaus remplaça Seignelay pendant l'absence que le ministre fit en 1689, et qu'il avait « de sa part toutes les relations avec le Roi, telles ou plus grandes que ne les avoit jamais eues Saint-Pouenge pendant les absences de M. de Louvois. »

Ibidem, note 6. Ajoutez : « On trouvera le texte d'une lettre de Ninon à Bonrepaus dans le catalogue Fillon, où elle porte le n° 2963. »

Page 283, note 3. Ajoutez : « C'est à Mademoiselle, en 1692, que des Alleurs avait dû le gouvernement de Honfleur, qui était dans l'apanage de cette princesse (*Sourches*, tome IV, p. 118). »

Ibidem, note 6 sur *matois*. Ajoutez : « Loret dit du premier maréchal de Villeroy, en septembre 1651 (*Muse historique*, tome I, p. 157) :

> On parle peu de sa vaillance;
> Mais il est doux, sage et courtois,
> Et tout à fait fin et matois. »

Page 284, note 1. Ajoutez : « Une sœur de Mme des Alleurs avait épousé, bien plus anciennement, le marquis de Chabannes-Pionsat, qui commanda brillamment le régiment de Navarre pendant la guerre de Succession et fut un des favoris du duc de Bourgogne. Leur frère, le comte Jacques-Antoine de Lutzelbourg, renommé pour sa belle figure, quitta le régiment de Gesvres, où il avait une compagnie, pour aller faire fortune à la cour de l'électeur de Saxe, qui, devenu roi de Pologne, le nomma gouverneur de son fils, feld-maréchal, etc. On trouve une généalogie des très nombreuses branches de la maison de Lutzelbourg dans le *Dictionnaire de la noblesse*, de la Chenaye des Bois. »

Ibidem, note 2. Ajoutez : « Nous reproduisons textuellement une de ces lettres d'après l'autographe (Papiers du Contrôle général, G⁷ 587) :

« A Paris, le 16 fevrier [1713].

« Quel est le maudit anchanteur qui de concert avec nos enemis a « envoyer la goute a nostre illustre ministre cest sans doute dans le « dessain de le distraire de ces grandes aucupasions mais il en ora le « dementy le vilain ie vous vois dicy monsieur dans vostre fauteuil « tres mal a vostre aise faisans de tens en tens une mine que ie ne « voudrois poins qui fus pour moy, mais touiours apliquer a nous « procurer la paix, iorois eu lhoneur de vous voir auiourdhuy sy

« md[e] de gobrians avois pu me doner une place dans son carosse mais
« enatendens une occasion plus favorable ie naye pu me refuser la
« satisfacsion denvoyer scavoir de vos nouvelles ie vous suplie dor-
« doner a m[r] genty de me mender lestat ou vous est et destre bien
« persuader monsieur que persone au monde ne sy interesse plus que
« moy et nest avec plus datachemens et de respez vostre tres humble
« et tres obeissante servante.

« LUTZELBOURG DESALLEURS. »

Page 284, note 6. Ajoutez : « D'Iberville avait un frère, Henri-François de la Bonde, qui fut anobli en août 1697, ayant alors la charge de vicomte de Torigny, en Normandie, et ils devaient être fils d'un autre vicomte (officier de justice) de cette petite ville. »

Page 286, ligne 10. Le prince de Darmstadt avait débuté en 1690, à la bataille de la Boyne, aux côtés de Guillaume III, et il avait eu un cheval tué sous lui en même temps que Guillaume était blessé. (Macaulay, *Histoire de Guillaume III*, trad. Pichot, tome II, p. 124 et 127.)

Ibidem, note 7. Ajoutez : « L'instruction que le marquis d'Harcourt reçut le 23 décembre 1697, au moment de partir pour Madrid, renferme ce passage, qui n'est guère moins vague que tous les autres, sur le véritable rôle du prince de Darmstadt : « La faveur de la Berleps, du « capucin confesseur de la reine et du prince de Darmstadt, sont les « principales causes de la haine des Espagnols pour les Allemands. « Toutes les actions distinguées qui se sont passées au siège de Bar- « celone ont été attribuées à ce prince. A son retour à Madrid, le roi « d'Espagne lui a conféré tous les honneurs et toutes les dignités qu'il « peut donner. Il ne sera peut-être pas inutile pour le service du Roi « que le prince de Darmstadt continue d'être comblé des bienfaits du roi « catholique : la haine des Espagnols en augmentera contre les Alle- « mands, et, comme on ne parle pas avantageusement de l'esprit de ce « prince, l'Empereur tirera peu d'usage des postes où la reine d'Es- « pagne l'élèvera. Il n'est pas étonnant que les marques qu'elle lui « donne de son amitié excitent la médisance dans un pays comme « l'Espagne, où de bien moindres sujets font parler; mais il sera de la « prudence du marquis d'Harcourt de ne point entrer dans ce qu'on « peut dire personnellement de la reine.... »

Page 288, note de note [a]. Le duc de Luynes (*Mémoires*, tome XIII, p. 220) affirme comme une chose connue et sûre que, « quoi qu'en dise M. de Voltaire, la reine d'Espagne fut empoisonnée; que le roi d'Espagne, qui l'aimoit, prévoyoit ce funeste événement et lui avoit recommandé de ne boire et de ne manger que les mêmes choses que lui. »

Page 291, ligne dernière. Sur cet emploi de l'adjectif *politique*, voyez des exemples dans le *Molière*, tome VII, p. 121, et note 2; dans les *Écrits inédits de Saint-Simon*, tomes I, p. 169, et IV, p. 45; dans deux Additions à Dangeau, tome XVI, p. 163, et tome XVII, p. 289, etc.

Page 292, note 5. Ajoutez : « On trouve l'anecdote qui suit dans les *Lettres historiques et galantes* de Mme Dunoyer, lettre x, édition de 1738, tome I, p. 107-108 : « Le maréchal de Noailles l'est devenu « à si peu de frais, que Mme de Maintenon croyoit pouvoir procurer le « même honneur à son frère, et le Roi auroit bien voulu lui donner « cette satisfaction; mais le comte d'Aubigné n'a pas voulu courre le « moindre risque pour en tâter, et, quoiqu'il ne fût question que de « faire une campagne, il a toujours dit :

« Je ne saurois;
« J'en mourrois! »

Page 296, note 1. Les *Mémoires* parlent des nouvellistes des Tuileries, tome VI, p. 165. On peut voir aussi, dans les *Mémoires de Charles Perrault*, une conversation de celui-ci avec Colbert sur le monde qui fréquentait le jardin et sur la nécessité de le fermer.

Page 297, note 1. Ajoutez : « La charge de procureur du Roi à l'hôtel de ville de Paris était beaucoup plus ancienne. Il en est question dès le quinzième siècle, dans le tome I des *Registres du bureau de la ville de Paris*, publié en 1883. »

Ibidem, note 3. Ajoutez : « M. de Luynes dit (tome XIV, p. 124) que la comtesse d'Aubigné se trouvait proche parente de la femme de Dumoulin, médecin de Louis XV. Il est parlé aussi d'une dame de la Barre, pouvant lui servir de mentor, dans les lettres de Mme de Maintenon. »

Page 298, ligne 13. Dès 1685, Mme de Maintenon voulait le ramener à la dévotion. « Mon très cher frère, lui écrivait-elle, comptez que la Providence, qui règle jusqu'aux moindres de nos actions, ne vous a point amené à Paris pour voir l'opéra : cherchez-y quelque homme de bien qui vous conduise à Dieu; voyez M. l'abbé Gobelin : s'il vous plaît, demeurez-en là; sinon, voyez le P. Bourdaloue.... » (*Correspondance générale*, tome II, p. 421.) Mais une lettre suivante (p. 429) prouve que ces conseils ne portèrent pas fruit.

Page 299, note 3. Ajoutez : « La *Gazette d'Amsterdam* de 1699, n° XII, contient cette nouvelle de Paris, 2 février : « Le marquis (*sic*) « d'Aubigné traita ces jours passés, dans la communauté où il s'est « retiré, MM. les cardinaux d'Estrées et de Janson, le nonce du Pape, « l'archevêque de Paris et le curé de Saint-Sulpice. » Dans son n° LIV, le même journal annonce que le prince Emmanuel de Lorraine se retire dans la communauté de M. Payen (*sic*), où est déjà le comte d'Aubigné. Le chevalier de Champlâtreux y mourut aussi au commencement de 1698. »

Page 304, note 8, ligne 5. Dans sa notice sur la maison de Saint-Simon, notre auteur dit que son aïeul, Louis II, « se trouva ruiné par une suite de malheurs domestiques, et en dernier lieu parce que son père avoit répondu pour son cousin germain de Mailly. » (Tome XXI de l'édition de 1873, p. 26-27.)

Page 315, note 3. Ajoutez : « L'ambassadeur Erizzo avait remarqué, huit jours auparavant, que le duc de Bourgogne ne montrait pas beaucoup d'inclination (en ce qui concernait la duchesse), et il disait que cela avait aidé le Roi à refuser la consommation immédiate réclamée par Victor-Amédée (*Dépêches vénitiennes*, filza 190, p. 494-495). »

Page 316, note 1. Ajoutez : « On voit, dans les *Mémoires de Fontenay-Mareuil* (p. 35), les cercles commencer dès 1610 et 1611 chez Marie de Médicis. Saint-Simon donne des détails intéressants sur ceux qui furent tenus par Anne d'Autriche, Marie-Thérèse et la Dauphine, à propos de la chancelière Séguier, dans son article sur le duché de Coislin (*Écrits inédits*, tome VI, p. 224-225). Le cercle tenu debout, au sortir du souper, en 1692 (voyez notre tome I, p. 74), est tout autre chose que ceux dont il s'agit ici. »

Page 324, note 2. Ajoutez : « On voit dans la correspondance de Racine (tome VII de ses *Œuvres*, p. 253), en juin 1698, Destouches présenté chez Boileau et chantant des morceaux de son second opéra. »

Page 325, note 2. Ajoutez : « Comparez un passage du portrait de Vendôme dans les *Duchés et comtés-pairies éteints*, tome V des *Écrits inédits de Saint-Simon*, p. 472. »

Page 327, note 3, ligne 5. Ajoutez : « Le chancelier de Cheverny (*Mémoires*, p. 503 et 534) parle de la Varenne comme employé dans les plus importantes et secrètes négociations dès 1590, malgré son simple titre de porte-manteau, et il le qualifie de serviteur très affectionné, capable et courageux. Palma Cayet (*Chronologie novenaire*, p. 528-529) énumère les services qui lui valurent, en 1594, la charge de contrôleur général des postes, et dit que ces Foucquet servaient de père en fils dans la maison royale. Il est aussi parlé des négociations délicates menées par la Varenne, peu après la conversion du Roi, avec les agents espagnols, dans les *Œconomies royales*, tome I, p. 121 : « Le sieur de « la Varenne fut choisi par le Roi.... sous couleur d'aller comme de « lui-même, et sans charge ni lettres du Roi, travailler à quelque rè- « glement des postes des frontières, pour lesquelles il y avoit alors « quelque dispute avec le courrier major d'Espagne; mais, ledit sieur « de la Varenne, soit par vanité ou autrement, ne s'étant pu empêcher « de publier les causes de son voyage et faire le grand ambassadeur, « et dom Bernardin l'ayant reçu comme tel avec grand apparat et peu « de paroles substantielles, cela pensa causer de grandes altercations « du côté d'Angleterre, des Provinces-Unies et des princes d'Allemagne « alliés de la France. » Sur quoi Marbault fait cette remarque (Appendice du tome II, p. 14) : « Nous savons bien qu'en 1593 la Varenne « n'étoit point général des postes, mais seulement porte-manteau : du « Mas avoit encore la charge des postes; et ainsi le porte-manteau « étoit préféré au premier homme d'État. » On prétendait que sa première fortune vint de ce qu'il découvrit les desseins du duc de Guise aux États de 1588. Après la mort d'Henri IV, il eut encore des missions dont parlent les *Mémoires de Pontchartrain*, p. 306, 313, 314, 327. »

Page 328, note 1. Ajoutez : « La Varenne avait soutenu les Jésuites de son argent lorsqu'ils avaient commencé leur établissement à la Flèche;

mais il fut remboursé en 1606 (*Œconomies royales*, tome II, p. 164). »

Pages 332 et suivantes. Dans l'article du duché de Guise, tome V des *Écrits inédits*, p. 56-60, Saint-Simon parle de Charles IV, « qui se rendit si célèbre par ses souplesses, ses industries, ses continuels changements de partis, ses divers dépouillements, sa longue prison en Espagne, » du cardinal François, du prince Charles de Lorraine, « ce héros si connu dans le monde par ses vertus et par ses exploits,... si illustre en tous genres, qu'il suffit de nommer son grand nom pour faire connoître et admirer sa vie, » et de leurs femmes et enfants.

Page 336, note 1. Ajoutez : « Dans l'article des *Écrits inédits*, tome V, p. 58, Saint-Simon s'exprime en ces termes : « Charles IV, « durant son premier mariage, se publia veuf tout à coup, à Bruxelles, « comme en venant de recevoir le courrier, prit un grand deuil, et y « épousa tout aussitôt, en particulier pour la bienséance de son deuil, « Béatrix de Cusance, dame de Cantecroix, dont un valet déguisé en « prêtre fit la cérémonie, 2 avril 1027 (*sic*). »

Page 345, note 2, ligne 5. Comparez les *Mémoires du marquis de Sourches*, tome III, p. 428.

Page 351, note 9. Ajoutez : « Dès 1700, Jean Quentin se prétendait issu de pareille souche que les Quentin de Richebourg, maîtres des requêtes, et sa branche figure même comme l'aînée de toutes dans la généalogie du *Dictionnaire de la noblesse*. Cette prétention fut l'objet d'un procès aux requêtes de l'hôtel, en 1777, et on produisit alors l'extrait baptistaire de François Quentin, en date du 14 novembre 1630 (le père habitant alors dans l'élection de Chinon, auprès de la Haye), mais non celui de Jean, et le contrat de mariage de ce dernier avec Marie-Angélique-Madeleine Poisson, passé à Paris, le 3 avril 1676 (Bibl. nat., *Pièces originales*, vol. 2411). »

Page 371, note 2. L'acte fameux par lequel Necker régla, en date du 27 décembre 1788, les formes à suivre pour l'élection des députés aux États généraux, est qualifié de « résultat du Conseil du Roi. »

Page 381, note 4, ligne 2. Avant *483*, ajoutez : *99*. — A la fin de la note, ajoutez : « Le règlement du 21 mai 1615 porte que le conseil privé se tiendra le mercredi, celui d'État et finances le jeudi, celui de finances le samedi (ms. Fr. 16 218, fol. 186; comparez fol. 189 v° et 195 v°). »

Page 383, note 3. Ajoutez : « Dans un projet de réorganisation préparé en 1620 par Marie de Médicis et Richelieu (Arch. nat., KK 1355, fol. 71), il est dit que « le quatrième conseil sera composé des Chan- « celier, Garde des sceaux, douze conseillers par chaque quartier, sa- « voir : quatre du corps ecclésiastique, quatre de la noblesse et quatre « de la justice, et les maîtres des requêtes ordinaires de l'hôtel, devant « lesquels se décideront les affaires qui concernent les parties, fors « celles qui sont de juridiction contentieuse, lesquelles seront renvoyées « selon que leur nature le requerra. Ce conseil aussi ne pourra plus « faire évocation des causes pendantes devant les juges ordinaires ou,

« par appel, aux Parlements, surseoir, casser ou révoquer sur simples « requêtes les arrêts donnés avec connoissance de cause, ni décerner « aucune commission pour juger souverainement les procès criminels. »

Page 399, ligne 17. Sous Henri IV, les gages n'étaient que de deux mille livres, mais s'augmentaient d'une pension de trois mille six cents livres (*Œconomies royales*, tome II, p. 90).

Page 404, note 4. Ajoutez : « Voyez plusieurs exemples de cas de parenté énumérés dans une pièce du ms. Lancelot 104, fol. 218. »

Page 411, note 2, ligne 2. Ajoutez : « Les règlements de 1629 et années suivantes sont réunis dans le ms. Fr. 18 151, fol. 130 et 134, et dans le ms. Fr. 16 218, fol. 405 et suivants.

Page 415, note 3. Ajoutez : « L'abbé Lempereur avait été nommé par M. Boucherat, le 29 juin 1687, en vertu d'un arrêt du 4 mai 1680. »

Page 416, note 4. Voltaire (*Siècle de Louis XIV*, chap. XXIX) dit que le Roi « était instruit des lois principales, en possédait l'esprit et savait ou les soutenir ou les mitiger à propos. Il jugeait souvent les causes de ses sujets, non seulement dans le conseil des secrétaires d'État, mais dans celui qu'on appelle le *conseil des parties*. » Et, à ce propos, il cite deux « jugements célèbres dans lesquels la voix du Roi décida contre lui-même, » le premier, de 1680, confirmant à des particuliers de Paris la propriété de maisons qu'ils avaient bâties sur le fonds du domaine, et le second, ordonnant de rendre au persan Roupli des marchandises que les fermes avaient indûment saisies en 1687. Mais cette dernière date est fausse, puisque, selon Dangeau (que Voltaire, à son habitude, a lu trop légèrement), le procès est antérieur de plusieurs années à 1685 et 1687 (*Journal*, tomes I, p. 272, et II, p. 66).

Page 417, note 2. Le procès-verbal de cette séance de 1762 a été publié par le vicomte de Bastard d'Estang, dans les *Parlements de France*, tome I, p. 560-565.

Ibidem, note 3. Ajoutez : « On voit, dans le *Journal inédit d'Arnauld d'Andilly*, p. 362-368, en 1618, le garde des sceaux du Vair prétendre à la place qui se trouvait immédiatement vis-à-vis du Chancelier, au-dessus des ducs et pairs. »

Page 437, note 1. Ajoutez : « Voyez aussi l'*Encyclopédie méthodique — Jurisprudence*, tome III, p. 215. »

Page 464, ligne 21 du résumé. Je trouve la même expression : « fours de ceintres » dans un rapport de l'intendant d'Alsace au contrôleur général, 5 avril 1708; mais elle manque dans les dictionnaires que j'ai pu consulter.

Page 493, note 5. Aux relations indiquées dans cette note il faut ajouter celle de l'*Histoire de Pologne et du grand-duché de Lithuanie* (Amsterdam, 1698), déjà citée plus haut.

TABLES

I

TABLE DES SOMMAIRES

QUI SONT EN MARGE DU MANUSCRIT AUTOGRAPHE

1697.

II

TABLE ALPHABÉTIQUE

DES NOMS PROPRES

ET DES MOTS OU LOCUTIONS ANNOTÉS DANS LES *MÉMOIRES*

N. B. Nous donnons en italique l'orthographe de Saint-Simon, lorsqu'elle diffère de celle que nous avons adoptée.

Le chiffre de la page où se trouve la note principale relative à chaque mot est marqué d'un astérisque.

L'indication (Add.) renvoie aux Additions et Corrections.

A

B

C

D

E

G

N

O

P

S

T

U

V

W

Z

III

TABLE DE L'APPENDICE

PREMIÈRE PARTIE

ADDITIONS DE SAINT-SIMON AU *JOURNAL DE DANGEAU*

(Les chiffres placés entre parenthèses renvoient au passage des *Mémoires* qui correspond à l'Addition.)

SECONDE PARTIE

I

II

III

IV

V

TABLE DES MATIÈRES

CONTENUES DANS LE QUATRIÈME VOLUME.

FIN DU TOME QUATRIÈME.

Imprimerie A. Lahure, rue de Fleurus, 9, à Paris.

www.ingramcontent.com/pod-product-compliance
Ingram Content Group UK Ltd.
Pitfield, Milton Keynes, MK11 3LW, UK
UKHW022319190726
13856UKWH00001B/96